医疗／教学／科研参考书

马宝璋中医妇科学

主　编　马宝璋　马文光

副主编　冯晓玲　孙可丰

全国百佳图书出版单位

中国中医药出版社

·北　京·

图书在版编目（CIP）数据

马宝璋中医妇科学 / 马宝璋，马文光主编 .—北京：中国中医药出版社，2022.8

ISBN 978－7－5132－7410－4

Ⅰ . ①马…　Ⅱ . ①马… ②马…　Ⅲ . ①中医妇科学　Ⅳ . ① R271.

中国版本图书馆 CIP 数据核字（2022）第 026491 号

中国中医药出版社出版

北京经济技术开发区科创十三街 31 号院二区 8 号楼

邮政编码　100176

传真　010－64405721

保定市中画美凯印刷有限公司印刷

各地新华书店经销

开本 787 × 1092　1/16　印张 49　彩页 0.25　字数 879 千字

2022 年 8 月第 1 版　2022 年 8 月第 1 次印刷

书号　ISBN 978－7－5132－7410－4

定价　189.00 元

网址　www.cptcm.com

服 务 热 线　010-64405510

购 书 热 线　010-89535836

维 权 打 假　010-64405753

微信服务号　zgzyycbs

微商城网址　https://kdt.im/LIdUGr

官 方 微 博　http://e.weibo.com/cptcm

天猫旗舰店网址　https://zgzyycbs.tmall.com

如有印装质量问题请与本社出版部联系（010－64405510）

《马宝璋中医妇科学》
编委会

主　编　马宝璋（黑龙江中医药大学）

　　　　　马文光（黑龙江中医药大学附属第一医院）

副主编　冯晓玲（黑龙江中医药大学附属第一医院）

　　　　　孙可丰（黑龙江中医药大学附属第一医院）

编　委　赵　莉（上海中医药大学附属岳阳中西医结合医院）

　　　　　徐晓宇（黑龙江中医药大学附属第二医院）

　　　　　杨东霞（黑龙江中医药大学附属第二医院）

　　　　　王艳萍（长春中医药大学附属医院）

　　　　　赵　锐（海南省妇女儿童医学中心）

　　　　　时思毛（黑龙江中医药大学附属第一医院）

　　　　　李　娜（黑龙江中医药大学附属第一医院）

　　　　　赵　颜（黑龙江中医药大学附属第一医院）

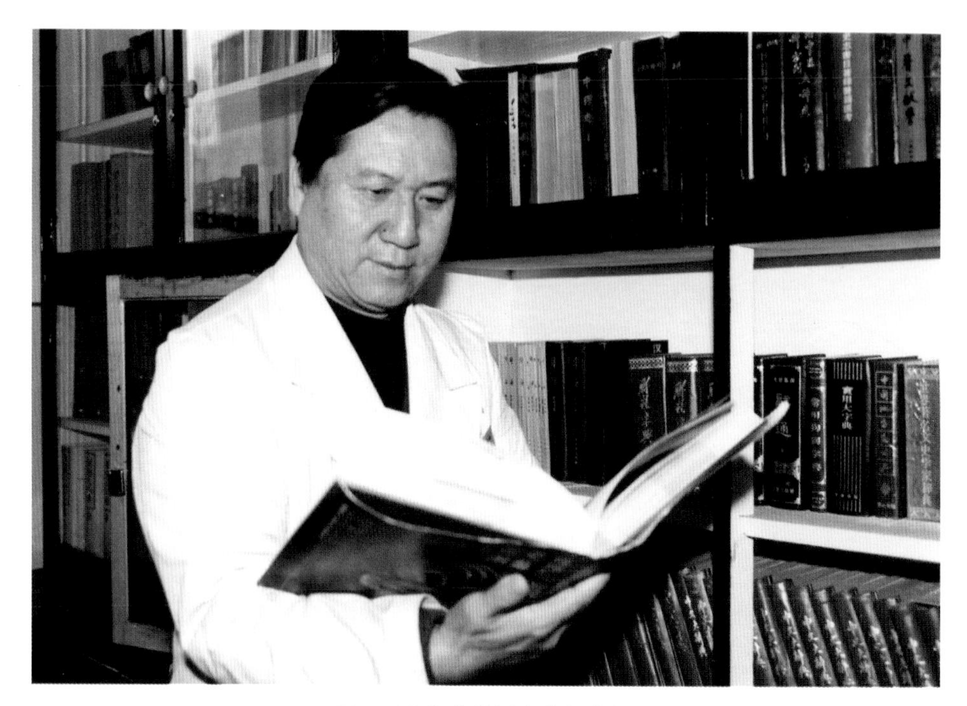

图 1　马宝璋教授在查阅资料

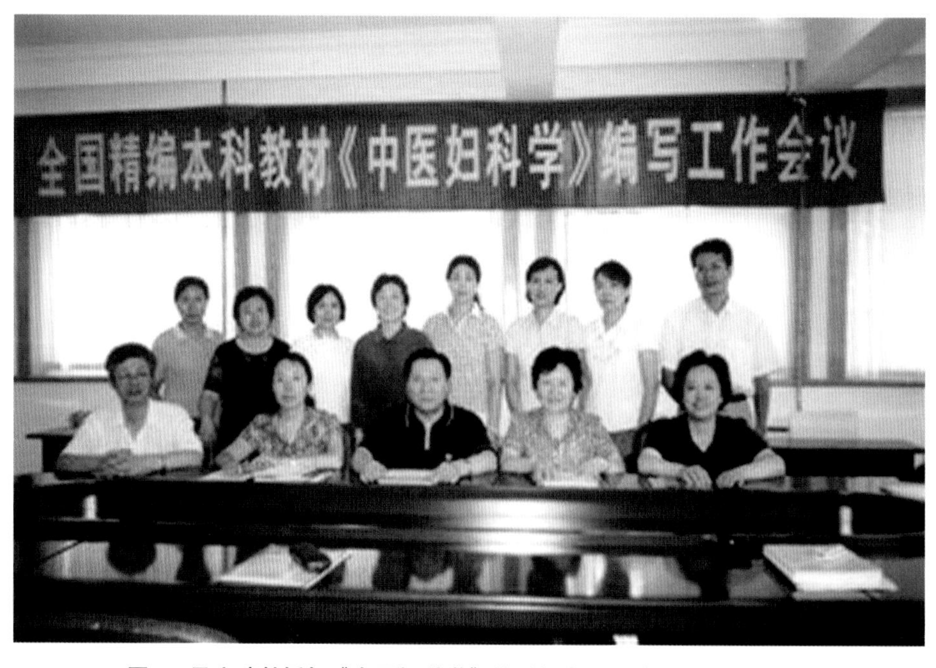

图 2　马宝璋教授与《中医妇科学》编委们合影（前排左三马宝璋）

马宝璋教授简介

马宝璋，男，1940 年 4 月生。1965 年 8 月毕业于黑龙江中医学院六年制本科首届毕业生，后留校执教行医至今 55 年。这部著作是对马宝璋教授 80 大寿的献礼。

马宝璋教授从事妇产科医疗、教学、科研工作 55 年。

1985 年 7 月马宝璋开始任黑龙江中医药大学妇科教研室副主任、主任暨附属第一医院妇产科副主任及主任 21 年。1986 年 4 月聘为硕士生导师，1989 年马宝璋亲自整理学科相关资料，申报教育部，1989 年 11 月黑龙江中医学院妇科教研室被教育部评为首批国家中医妇科学重点学科点。同年 12 月马宝璋制定了重点学科发展规划，确定学科 5 个研究发展方向：月经病的研究、妇科杂病的研究、妊娠病的研究、中药治疗妇科疾病的机理研究、妇科文献与基础理论的研究。1991 年 11 月 26 日晋升为教授；1992 年 10 月 1 日批准享受国务院政府特殊津贴，1992 年 11 月国家中医药管理局颁发聘书：聘请马宝璋为普通高等教育中医药类规划教材编审委员会委员，《中医妇科学》主编；1993 年国家中医药管理局批准黑龙江中医学院妇产科为国家局医疗重点专科，马宝璋为重点医疗专科带头人；1993 年 12 月批准马宝璋为国家重点学科点中医妇科学学科带头人，国务院学位委员会批准为博士生导师；1994 年 1 月评为黑龙江省名中医；1998 年 6 月批准为全国 500 名名中医师带徒指导教师；2003 年马宝璋教授创建的妇科实验室，被国家中医药管理局批准为国家中医药管理局三级（重点）实验室——中药药理（妇科）实验室，马宝璋为实验室主任；2007 年 10 月国家中医药管理局授予马宝璋教授全国老中医药专家学术经验继承工作优秀指导教师；2007 年 10 月被中华中医药学会授予“全国中医妇科名专家”奖牌；2009 年 11 月被中华中医药学会授予“全国中医妇科名师”荣誉证书；2001 年 11 月～2005 年 9 月、2005 年 9 月～2009 年 11 月任中华中医药学会妇科分会第二、三届副主任委员。2005 年 6 月～2009 年 5 月、2009 年 5 月～2013 年 6 月任世界中医药联合会妇科委员会第一、二届副会长。2011

年 9 月国家中医药管理局批准建设名老中医马宝璋传承工作室；2014 年 5 月批准马宝璋晋升为国家二级教授。

《马宝璋中医妇科学》编委会

2022 年 2 月

肖　序

马宝璋教授自1992年11月被国家中医药管理局聘为《中医妇科学》主编之后，主编了专科一、二版教材《中医妇科学》，本科第六、九版教材《中医妇科学》，七年制第一、二版教材《中医妇科学》；还主编了本科精编第一、二、三版教材《中医妇科学》。这些教材为中医妇科学的发展、为中医妇科的教学、医疗和科研做出了重要贡献。

《马宝璋中医妇科学》对其主编的各版教材的理论发展做了全面、系统的整理和总结，本书突出显示了其科学性、先进性和实用性。

本书科学性的具体体现：①根据医学文献，建立中医学女性生殖脏器理论。②关于天癸的研究，明确提出：天癸源于先天，藏之于肾，是促进人体生长、发育和生殖的物质，也是中医学人体遗传信息的载体。③根据经典理论发掘、整理和发展中医妇科学的冲任(督带)学说，使冲任理论贯穿于妇科“生理－病理－疾病”的整体理论过程，明确了中医妇科学理论的系统性、规范性和科学性。④根据经典理论首次提出“肾气－天癸－冲任－胞宫”月经机制的作用环节与过程，同时论证了这一机制与西医学“下丘脑－垂体－卵巢－子宫”的环路相对应的理论，进一步证明了2000多年前《素问·上古天真论》月经理论的先进性和科学性，为中西医结合治疗月经病、不孕症提供了理论根据。

本书根据临床实际需要不断发现、修正和补充原有理论的不足之处，与时俱进地保持它的先进性和实用性。例如关于盆腔炎性疾病，这是临床常见病、多发病、疑难病，是中医妇科学治疗的优势病种，但中医妇科学中对其急性期的辨证治疗缺如。根据《金匮要略》中“热入血室”的四条论述，本版教材在第十二章产后病的“产后发热”及第十三章妇科杂病的“妇人腹痛”中都增设了感染邪毒型，从而解决了对“盆腔炎性疾病”急性期的辨证论治。关于盆腔炎性疾病后遗症中不孕症、异位妊娠、慢性盆腔痛、输卵管积水及输卵管卵巢囊肿等，在中医妇科学的不孕症、异位妊娠、妇人腹痛、癥瘕中都已有明确的辨证论治。对盆腔炎性疾病引起的月经先期、月经过多、经期延长、经间期出血、崩漏、经行发热及带下过多等疾病的相关证型及加减法中有明确治疗方法。这都表现了本书的先进性和实用性。

我认为,《马宝璋中医妇科学》充分阐述了中医妇科学经典理论及中医妇科临床实践的精准治疗，对中医妇科学发展有重要价值。特为此序。

2022 年 1 月

杜　序

马宝璋教授1992年被国家中医药管理局聘为《中医妇科学》主编后，主编了国家专科规划教材第一、二版《中医妇科学》，本科规划教材六版、九版《中医妇科学》，七年制规划教材第一、二版《中医妇科学》；又主编了精编本科规划教材第一、二、三版《中医妇科学》。

《马宝璋中医妇科学》全面总结了中医妇科学的科学性、先进性和实用性。数十年的理论教学与医疗实践，体现了遵循中医药学经典理论的原则，发掘、研究和整理中医妇科学理论，是中医妇科学科学性的具体体现，是中医妇科学发展的必由之路。①根据文、史、医的相关资料，系统整理了中医妇科学发展简史。②根据中医学文献，建立中医学女性生殖脏器理论。③关于天癸的研究，明确提出：天癸源于先天，藏之于肾，是促进人体生长、发育和生殖的物质，也是中医学人体遗传信息的载体。④根据经典理论发掘、整理和发展了中医妇科学的冲任（督带）学说，使冲任理论贯穿于妇科“生理－病理－疾病”的整个论理过程，明确了中医妇科学理论的系统性、规范性和科学性。⑤根据经典理论首次提出“肾气－天癸－冲任－胞宫”月经机理的作用环节与过程，同时论证了这一机理与西医学“下丘脑－垂体－卵巢－子宫”的环路相对应的理论，进一步证明了中医学月经理论的先进性和科学性。⑥根据经典理论系统整理了妇科诊断要点与治法概要，进行了规范性、系统性的阐述，完善了中医妇科学的理论体系的科学性。

同时，根据临床实际需要不断发现、修正和补充原有理论的不足之处，与时俱进才能保持它的先进性。例如：①盆腔炎性疾病：这是临床常见病、多发病、疑难病，是中医妇科治疗的优势病种。关于盆腔炎性疾病急性期的论治，本版教材根据《伤寒论》《金匮要略》“热入血室”的经典论述，在“妇人腹痛”中增设了“感染邪毒型”，解决了中医妇科学关于盆腔炎性疾病急性期治疗缺如的问题，同时在“产后发热”中继续设置“感染邪毒型”，阐明产褥期盆腔炎性疾病——产褥感染的辨证论治，从而完善了中医妇科学关于女性平时与产褥期盆腔炎性疾病急性期的辨证治疗。盆腔炎性疾病后遗症基本涵盖了过去慢性盆腔炎的症状，这在中医妇科学中早已有全面论述。例如，小腹或小腹两侧疼痛的可按“妇人腹痛”进行调治；月经改变的按“月经先期”“经间期出血”“经期延长”“崩漏”进行调治；有水样、脓性或血性带下的按“带下病”进行调治；有不孕的按“不孕症”的肝郁型、血瘀型调治。这样全面解决了盆腔炎性疾病及其后遗症的中医辨证论治问题。②异位妊娠：自六版教材（1996 年）异位妊娠正式纳入教材以来，各版教材对其分型用药一直无大改变；关于输卵管妊娠根据多年临床实践及各地相关报道，对异位妊娠（主要是输卵管妊娠）的分期客观指标及用药均做了较大调整，以期对医疗实践起到指导作用。③闭经溢乳综合征：在文献中查到了相关记载，对此症治疗在闭经的气滞血瘀型中以加减法的形式予以阐述。④根据临床的需要，在产后病中增设“产后情志异常”一节。这些都是本书的进步和先进性的体现。

本书的实用性也是至关重要的。首先，书中的理论内容对医疗实践具有确切的指导作用，对其病种的设置、具体分型、选方用药，务求在经典理论和医疗实践中找到根据，并能在医疗实践中取得良好疗效。其次，书中设置的“科研思路”和“现代研究”为研究者提供科学研究的线索和思路。在每病的“概说”中有该病的源流记载，在末尾有“文献摘要”，这比较全面地展示了中医学的文献内容。上述诸项也应是本书实用性的体现。

本书设总论、各论、附论三部分。总论设七章，论述中医妇科学的基础理论；各论设八章，论述妇产科各具体疾病的因、机、证、治，还讨论了一些重大疾病的中医论治思路；附论中论述了西医妇产科学的基础理论、常见病治疗与计划生育。

总之，《马宝璋中医妇科学》是以阐述中医妇科学经典理论与中医妇科临床实践为主旨的专著。对中医妇科的医、教、研有重要指导作用。

杜惠兰

2022 年 1 月

前　言

马宝璋教授从事妇产科医疗、教学、科研工作55年。

（一）**在教学方面**

马宝璋教授执教55年来，一直致力于中医妇科学经典理论挖掘、整理的研究工作和教材建设工作。在中医妇科理论研究方面，提出了一些创新性的理论：①根据文、史、医的相关资料，系统整理了中医妇科学发展简史。②根据中医学文献，建立中医学女性生殖脏器理论。③根据经典理论发掘、整理和发展了中医妇科学的冲任（督带）学说，使冲任理论贯穿于妇科“生理－病理－疾病”的整个论理过程，明确和规范了中医妇科学理论的系统性和科学性。④关于天癸的研究，明确提出：天癸源于先天，藏之于肾，是促进人体生长、发育和生殖的物质。同时根据“人之未生，则此气蕴于父母”“人之既生，则此气化于吾身”的记载，可以认为天葵是中医学遗传信息的载体。⑤根据经典理论首次提出“肾气－天癸－冲任－胞宫”月经机理的作用环节、作用过程和作用结果。同时论证了这一机理与西医学“下丘脑－垂体－卵巢－子宫”的环路相对应的理论。⑥根据经典理论，在妇科病因方面，总结提出四项初始病因：淫邪因素、情志因素、生活因素和体质因素。在病机方面，总结确定三项核心机理：脏腑功能失常影响冲任为病、气血失调影响冲任为病、直接损伤胞宫影响冲任为病。⑦根据经典理论系统整理了妇科诊断要点与治法概要，进行了规范性、系统性的阐述，完善了中医妇科学的理论体系。这些理论研究成果，得到专家认可，已全部写入由马宝璋主编的本科、专科及全国中医药行业高等教育七年制规划教材《中医妇科学》中。

（二）**著作方面**

自1994年开始主编的专科、本科、七年制教材有：①高等医药院校教材（供专科中医学专业用）《中医妇科学》，中国中医药出版社1995年12月出版。②普通高等教育中医药类规划教材第6版统编教材《中医妇科学》，上海科学技术出版社1997年6月出版。③全国高等教育自学考试指定教材《中医妇科学》，中国中医药出版社2000年6月出版。④高等医药院校教材（供专科中医学专业用）《中医妇科学》，中国中医药出版社2003年1月出版。⑤普通高等教育“十五”国家级规划教材、新世纪全国高等中医药院校七年制规划教材《中医妇科学》，中国中医药出版社2004年9月出版。⑥普通高等教育“十一五”国家级规划教材、全国普通高等教育中医药类精编教材《中医妇科学》，上海科学技术出版社2006年8月出版。⑦普通高等教育“十一五”国家级规划教材、新世纪全国高等中医药院校七年制规划教材（修订版）《中医妇科学》，中国中医药出版社2012年4月出版。⑧普通高等教育“十二五”国家级规划教材、全国普通高等教育中医药类精编教材（第2版）《中医妇科学》，上海科学技术出版社2012年3月出版。⑨全国中医药行业高等教育“十二五”本科第9版规划教材、全国高等中医药院校规划教材（第九版）《中医妇科学》，中国中医药出版社2012年8月出版。⑩普通高等教育“十三五”规划教材、全国普通高等教育中医药类精编教材（第3版）《中医妇科学》，上海科学技术出版社2018年1月出版。

在教学中同时培养了硕士21名，博士32名，已有多名博士生在国内中医药院校及西医院校妇产科任科主任、博士研究生导师、硕士研究生导师，有的是学科带头人。

（三）科学实验研究方面

马宝璋教授主要针对目前妇产科临床上对女性身心健康危害较大、疗效较差的常见疑难病进行研究。如无排卵性功血、闭经（包括多囊卵巢综合征）、盆腔炎性疾病及其后遗症、子宫内膜异位症、子宫腺肌病。而这些疾病恰恰是引起女性不孕症的重要因素。这些科研成果在指导临床治疗、提高疗效方面做出了突出贡献。

同时研制了炎克宁，痛必宁，止血宁Ⅰ号、Ⅱ号、Ⅲ号，消癥宁，优生宁，妊高宁Ⅰ号、Ⅱ号，用于临床取得良好疗效。

（四）医疗方面

对月经不调、功血、痛经、闭经（多囊卵巢综合征）、先兆流产、复发性流产、妊娠高血压综合征、不孕症、盆腔炎性疾病及其后遗症、子宫内膜异位症、子宫腺肌病、子宫肌瘤等均有突出疗效，吸引了国内外患者前来就诊。

其中以子宫腺肌病来说，一是继发的痛经进行性加剧，有时是难以忍受的疼痛，有比喻为“不死的癌症”，二是不孕，三是月经不调，此病严重的疼痛西药基本无法治疗，有的痛剧难忍者只能手术切除子宫，局灶型手术术后复发。而本病用中药治疗可以使疼痛基本消失，在治疗本病痛经上有较好疗效，但疗程长，局部病变改善缓慢，治疗中有怀孕的机会。

由于中医药治疗妇产科疾病疗效突出，所以各地前来求治者甚众。就以在职最后 3 年为例说明之。马宝璋教授每周出诊 3 天，每天诊疗 70 ～ 100 人次，日诊最高人次达 128 人次。仅以 3 年诊疗为例，马宝璋教授在 2008 年全年诊疗人次 11096 人（有挂号票可以统计的，无号票义诊者未记入）；2009 年全年诊疗人次 11852 人；2010 年全年诊疗人次 12167 人次。马宝璋教授的治疗手段全部是中药饮片煎服，凸显了中医妇产科的治疗优势。

（五）学术争鸣

马宝璋教授格外关注中医药各版教材内容，不仅亲自主编中医药本科、七年制、专科等统编教材、规划教材、精编教材，而且对各版教材存在的问题予以积极评价，多次在期刊发表文章，并在学术会议交流发言，指出教材中的失误，用中医学经典理论解读正误，开展学术讨论，促进了中医妇科学理论的规范发展。

马宝璋教授精研中医经典，逐渐形成了具有马宝璋特色的中医妇科学理论。

马宝璋教授的格言：“遵循中医药学经典理论原则，挖掘、整理和研究中医妇科学理论，是中医妇科学发展的必由之路。”“发扬中医妇科学优势，提高女性的健康水平。”

马宝璋教授用 55 年的时间践行了自己的格言！

《马宝璋中医妇科学》编委会

2022 年 2 月

目 录

CONTENT

总论

各论

附论

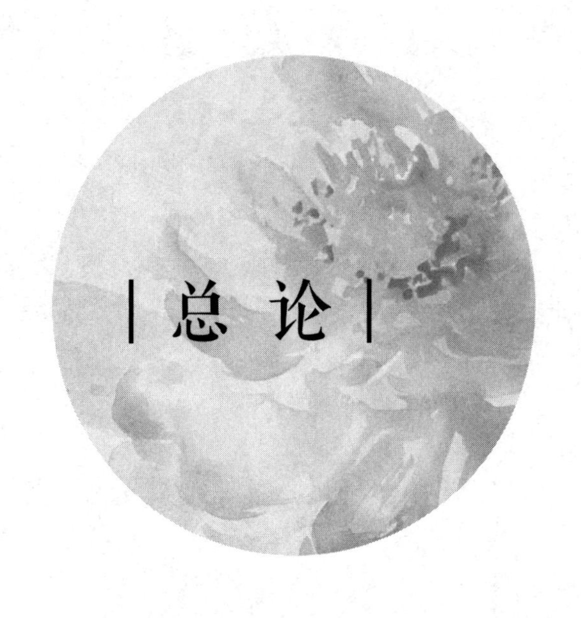

总论

第一章　绪　言

第一节　中医妇科学的定义与范围

中医妇科学是运用中医学的理论研究妇女生理、病理特点和防治妇女特有疾病的一门临床学科。中医理论包括阴阳五行学说、脏腑经络学说、气血津液学说、病因病机、四诊八纲、辨证施治等。中医妇科学就是要运用这些基本理论，以整体观念为主导思想，系统地研究妇女生理、病理特点和特有疾病的病因、病机、症状、诊断、治疗和预防。

人体脏腑经络气血的活动规律，男女基本相同。但妇女在脏器方面有胞宫，在生理上有月经、带下、胎孕、产育和哺乳等特有的功能，必然在病理上就会发生经、带、胎、产、杂等特有的疾病。如唐·孙思邈《备急千金要方·妇人方》说："妇人之别有方者，以其胎妊、生产、崩伤之异故也……所以妇人别立方也。"由此说明，妇女脏腑、经络、气血的活动有其特殊的方面，必须进行专门的研究和讨论。

中医妇科学传统的研究范围，包括月经不调、崩漏、带下、子嗣、妊娠、临产、产后、乳疾、癥瘕、前阴诸疾及杂病等项。《医宗金鉴·妇科心法要诀》说："男妇两科同一治，所异调经崩带癥，嗣育胎前并产后，前阴乳疾不相同。"这是对中医妇科疾病范围的高度概括和总结。

在总论中系统地阐述了中医妇科学的基本原理，包括女性的生殖脏器、生理特点、病理特点、妇科病的诊断要点、治疗原则、预防与保健等。在各论中，根据中医妇科文献记载与实际工作需要，设立的疾病有月经病、带下病、妊娠病、临产病、产后病、妇科杂病、前阴病、中西医结合治疗妇产科急重病等。

本书对研究范围和内容结构进行了认真设计，在保持中医妇科学理论系统性和规范性的基础上，力求突出实用性、科学性和先进性，适当地增加了科学研究内容和西医学知识，以期培养中医专业医疗、教学、科研的应用型高级人才。

（马宝璋）

第二节　中医妇科学的发展简史

中医妇科学是中医学重要组成部分之一，它是在中医学的形成和发展中，逐渐建立和充实起来的。医学发展的历史，离不开社会的政治、经济发展的历史影响。为此，我们把中医妇产科学的发展史分为十大历史阶段进行阐述。

一、夏、商、周时代（约前2197—前770）

我国远古时代的祖先，在劳动和生活中就已经发现了一些药物，积累了初步的医疗技术。到了夏、商、周时代，中医妇产科学已有了萌芽，主要有关于难产、妇科药物、种子和胎教理论的记载。

关于难产的记载，《史记·楚世家》说："陆终（妻女嬇）生子六人，坼剖而产焉。"这里记载的难产时间相当夏或夏以前（约前20世纪前）。其注解中还有难产记载："（夏）修已背坼而生禹，（殷）简狄胸剖而生契。"这在《史记·夏本纪》的注解中也有类似的记载，即"父鲧妻修已……胸坼而生禹"。最早在殷墟出土的甲骨文记载的21种疾病中，就有"疾育"（妇产科病）的记载。同时在甲骨文的卜辞中还有"乙丑卜，贞帚（妇）爵育子之疾。贞，子毋其毓不（死）"的记载。可见公元前14世纪的人们已经很关心生育的事，在一定程度上反映了古人对妇女孕产的认识。

关于妇科药物和种子的记载　约在公元前11世纪左右，现存最早成书的文学作品《诗经》中载药50余种，其中有一些重要的妇产科用药。《诗经》说："东门之墠，藘茹在阪"（墠，野土也；藘茹即茜草；阪，坡者曰阪）；"中谷有蓷，暵其乾也"（蓷即坤草；暵，曝也，热气也）；"爰采唐矣，沬之乡矣"（唐即菟丝子；沬，音妹，水名，位卫国朝歌）；"陟彼北山，言采其杞"（杞即枸杞子）。同时代的地理作品《山海经》中载药120余种，其中就有"种子"及"避孕"的药物。《山海经·中山经》说："青要之山……其中有鸟焉，名曰鴢，其状如凫，青身而朱目赤尾，食之宜子。"《山海经·西山经》又说："嶓众之山……有草焉，其叶如穗，其本如桔梗，黑华而不实，名曰骨蓉，食之使人无子。"其他如鹿蜀（兽类）佩之宜子孙；黄棘（木类）之实服之不字（字，孕也）。

关于胎教的认识　《列女传》说："太任，王季娶以为妃……及其有身，目不视恶色，耳不听淫声，口不出傲言，能以胎教子，而生文王。”可见在周朝已注意到母亲的精神情绪，对胎儿发育是有相当影响的。这种“胎教”的认识在今天也是有意义的，目前一些妇产科专家和神经科专家都认为学龄前儿童的教育应从胎儿期开始。

二、春秋战国时期（约前770—前221）

随着历史的前进，医学的发展，在这一时期出现了许多医家，如医和、医缓、扁鹊等，特别是扁鹊曾专门从事过妇产科的医疗工作，当时称为“带下医”。这一时期妇产科理论进展主要是难产、优生学、胚胎学的相关理论。《黄帝内经》的出现，提出了妇科相关理论。

❶ 关于难产和双胎的记载 《左传》已有较多关于妇产科方面的记载。如《左传》隐公元年有“（郑）庄公寤生（即逻生。逻，逆也），惊姜氏”的难产记载。《史记·郑世家》亦称：“武姜生太子，生之难，及生，夫人弗爱。”其后《左传》僖公十七年有“梁嬴孕过期，卜，招父与其子卜之，其子曰将生一男一女”，记载了过期妊娠和双胎的诊断。

❷ 关于优生的记载 《左传》僖公二十三年说：“男女同姓，其生不蕃。”（蕃，繁殖之意）明确提出近亲结婚有害于后代的繁殖。在公元前664年就提出这样的认识，比英国人达尔文1858年论及这一规律要早2500多年。据《中国通史简编》记载：我国先人在公元前12世纪便规定了同姓不婚的制度。这对今天的优生学研究也是有意义的。

❸ 关于胚胎发育的记载 文子九守篇云：“一月而膏，二月而血脉，三月而胚，四月而胎，五月而筋，六月而骨，七月而成形，八月而动，九月而躁，十月而生。”其对怀胎十月而生进行了准确记载。尽管与现代记录的相去甚远，但却是建立在解剖基础上的。如《汉书·贾山传》说：“纣刳妊者，观其胎产。”《史记·孔子世家》说：“刳胎杀夭，则麒麟不至。”这一方面反映了纣王的暴虐无道，另一方面也说明了胚胎学方面的基础知识。

❹ 关于战国时期成书的《黄帝内经》 是我国现存的第一部，包括《灵枢》《素问》各九卷，162篇，约14万字，它确立了中医学的理论基础。同时提出了女性的解剖、月经生理、妊娠诊断等基本理论，还初步论述了一些女性疾病的病理，如血崩、月事不来、带下、不孕、肠覃、石瘕等。

血崩：《素问·阴阳别论》说：“阴虚阳搏，谓之崩。”

月事不来：《素问·评热病论》：“月事不来者，胞脉闭也。胞脉者，属心而络于胞中。今气上迫肺，心气不得下通，故月事不来也。”《素问·阴阳别论》

说："二阳之病发心脾，有不得隐曲，女子不月。"《灵枢·邪气脏腑病形篇》说："肾脉……微涩，为不月。"

带下：《素问·骨空论》说："任脉为病……女子带下瘕聚。"

不孕：《素问·骨空论》说："此督脉生病……女子不孕。"

肠覃：《灵枢·水胀》说："肠覃何如？岐伯曰：寒气客于肠外，与卫气相搏，气不得荣，因有所系，癖而内着，恶气乃起，息肉乃生。其始生也，大如鸡卵，稍以益大，至其成，如怀子之状，久者离岁，按之则坚，推之则移，月事以时下，此其候也。"这与现在对卵巢肿瘤的描写十分相近。

石瘕：《灵枢·水胀》说："石瘕何如？岐伯曰：石瘕生于胞中，寒气客于子门，子门闭塞，气不得通，恶血当泻不泻，衃以留止，日以益大，状如怀子，月事不以时下，皆生于女子，可导而下。"这与现在对子宫肌瘤伴月经不调的描写亦甚相近。

《素问·腹中论》篇还记载了第一个治疗血枯经闭、调经种子药方——四乌贼骨一藘茹丸。《黄帝内经》的理论为中医妇产科学的发展奠定了基础。

三、秦汉时期（约前22—220）

秦代，已有妇产科病案的记载。据《史记·扁鹊仓公列传》记载，太仓公淳于意首创"诊籍"，其中"韩女内寒月事不下"及"王美人怀子而不乳"（乳，生也）的病案，都是妇产科最早的病案。

到了汉代，妇产科有了进一步的发展，在医事制度上设有"女医"，药物堕胎、连体胎儿、手术摘除死胎等首见记载，并出现了一批妇产科专著、专论。

❶ 关于女医的记载 汉代"女医"（或乳医），师古称："视产乳之疾者。"《汉书·许皇后传》及《汉书·霍光传》都有关于"女医"的记载。《汉书·孝宣许皇后传》说："许皇后当娠病，女医淳于衍者（公元前71年），霍氏所爱，尝入宫等侍皇后疾……皇后免身后，衍取附子并合太医大丸以饮皇后。"《汉书·霍光传》："私使乳医淳于衍行毒药杀许皇后。"这是一例"女医"乘产妇在产褥期进行谋杀的谋杀案。这里所称的"女医"（或"乳医"）当隶展于太医令。

❷ 关于药物堕胎的记载 由于对妊娠及药物的认识，公元前1世纪已有了药物堕胎（流产）的记载。《汉书·孝成赵皇后传》说："掖庭中御幸生子者，辄死，又饮药伤堕者无数。"

❸ 关于连体胎儿的记载 《汉书·五行志》有关于连体胎儿畸形的记载：

“六月，长安女子生儿，两头异颈，面相向，四臂共胸。”

❹ 关于手术摘除死胎的记载 与张仲景同代的医学家华佗（112—207年），是我国著名的外科专家。他发明了麻醉药（麻沸散）、创伤药（神膏），并成功地进行了开腹手术，也成功地进行了摘除死胎的手术。《后汉书·华佗传》说：“佗曰‘死胎枯燥，执不自生’使人探（远取）之，果得死胎，人形可识，但其色已黑。佗之绝技，皆此类也。”这显然是进入宫腔操作的手术，可见当时外科学和妇产科已发展到相当水平。

❺ 现存最早的产科专著《胎产书》 马王堆汉墓出土的文物中有《胎产书》，约成书于公元前2世纪，书中对妊娠按月养生提出一些见解，反映了当时对妊娠、胎产卫生的认识。又据《汉书·艺文志》记载有《妇人婴儿方》（前26年），张仲景在《伤寒论》序中自称撰用《胎胪药录》，《隋志》记载有《张仲景疗妇人方》1卷，据《汉书·古今医统》记载：张仲景弟子卫讯好医术、有才识，著有《妇人胎藏经》，可惜都已散佚。

张仲景所著《金匮要略》书中的妇人三篇，论述了妊娠呕吐、妊娠腹痛、产后发热、热入血室、带下、经闭、癥瘕等病的证治，并提出阴道冲洗和纳药的外治法。这里许多经验和方药至今有效，有些重要理论一直指导着妇产科的临床工作。

❻ 第一部记载了许多妇产科用药的药物学专著《神农本草经》 东汉时期药物学也发展到相当程度，并且著成了我国历史上现存第一部也是世界最早的药物学。书中记载了许多妇产科用药，如地黄、当归、芍药、芎穷、丹参、桃仁、王不留行、牛膝、阿胶、茜草、地榆等；还记载了牛膝堕胎、当归治妇人漏下绝子等，至今仍有使用价值。

四、魏晋南北朝及隋代（220—618）

这一时期主要是脉学和病源证候学的成就，推动了妇产科学的发展。提出了晚婚与节育的主张，记载了针刺引产成功的案例，以及逐月养胎的理论。

❶ 脉学成就 晋·王叔和著成《脉经》。他根据《难经》独取寸口的原则，总结了公元3世纪以前的脉学知识，使诊脉的理论与方法系统化、规范化了。其中在妇产科方面，提出了“居经”“避年”之说，指出“尺中不绝，胎脉方真”及脉辨男女，描写了产时“离经脉”，即“怀娠离经，其脉浮，设腹痛引腰脊，为今欲生也”“又法，妇人欲生，其脉离经，夜半觉，日中则生也”。此外，还论及了其他妇产科病的简要脉证。

❷ 晚婚与节育理论 晚婚与节育理论稍晚，南齐·褚澄著《褚氏遗书》1

卷（10篇），其中从摄生角度，提出了晚婚与节育的主张。如说："合男子必当其年，男虽十六而精通，必三十而娶；女虽十四而天癸至，必二十而嫁，皆欲阴阳气完实而交合，则交而孕，孕则育，育而为子，坚壮强寿。"同时指出"合男子多则沥枯虚人，产乳众则血枯杀人"。这些论述对保护妇女健康是有积极意义的。

❸ 针刺引产案例 南齐·徐文伯著有专书《疗妇人瘕》。据《南史·张部传》记载，徐文伯医术高明，诊一妇人有孕，并予针刺引产成功。书中说："文伯曰：腹有二子，一男一女……请针之，立落。便泻足太阴，补手阳明。胎便应针而落，两儿相续出，如其言。"由此可见当时妇产科发展之一斑。

❹ 胚胎发育与逐月养胎理论 北齐·徐之才著《逐月养胎法》，对胚胎发育有了比较准确描述："妊娠一月始胚，二月始膏，三月始胞，四月形体成，五月始动，六月筋骨立，七月毛发生，八月脏腑具，九月谷气入胃，十月诸神备，日满即产矣。"同时明确提出了逐月养胎理论：妊娠一月，"饮食精熟，酸美受御""不为力事，寝必安静"；妊娠二月，"居必静处，男子勿劳"；妊娠三月，"未有定象，见物而化""欲子美好，数视璧玉，欲子贤良，端正清虚"；妊娠四月，"食宜稻粳，羹宜鱼雁""当静形体，和心志，节饮食"；妊娠五月，"卧必晏起，沐浴浣衣""其食稻麦，其羹牛羊"；妊娠六月，"身欲微劳，无得静处，出游于野，数观走犬及视走马，食宜鸷鸟猛兽之肉，是谓变腠理纫筋"；妊娠七月，"劳身摇肢，无使定止""居处必燥，饮食避寒"；妊娠八月，"和心静养，无使气极""无食燥物，无辄失食，无怒大起"；妊娠九月，"饮醴食甘，缓带自持""无处湿冷，无著炙衣"；妊娠十月，"五脏俱备，六腑齐通，纳天地气于丹田，故使关节人神皆备，但俟时而生"。这些记载，从今天围生期医学的观点看也是有意义的。

隋代，在610年，巢元方等编著了《诸病源候论》全书50卷，67门，1730个证候，是当时中医病理学巨著，包括内、外、妇、儿、五官五科。书中有妇人病8卷，前4卷论妇科病，包括月经、带下、前阴、乳房诸病，凡月水不调候5论，带下候9论，漏下候7论，崩中候5论，全部以损伤冲任立论，这对今天妇产科病机阐述仍有重要指导作用。后4卷论产科病，按照妊娠、将产、难产及产后分类，逐项讨论了病因、病机及临床所见，内容颇为丰富。

五、唐代（618—907）

唐代继隋制建立了比较完备的医事制度，设立了"太医署"，这是唐朝最高的医学教育机构和医疗机构，专门培养医药人才。自晋至唐临证医学日益兴盛，发展特点是逐渐趋向专科化。此期相继出现了综合性大部头医书，丰富了各科临床医学。为妇产科发展成为独立专科创造了条件。

❶ 比较重要的大部头医书 当时著名的医学家孙思邈，兼长内、妇、儿各科，所著《备急千金要方》，成书于 652 年，全书凡 30 卷，有妇人方上、中、下 3 卷，而且将妇人胎产列于卷首。广泛地讨论了求子、妊娠、产难、胞衣不出、月经、带下及杂病，还精辟地论述了临产及产后护理等内容。如《备急千金要方·妇人方》说："凡欲产时，特忌多人瞻视，惟得三二人在旁待摠，产讫乃可告语诸人也，若人众看之无不难产耳。凡产妇第一不得匆匆忙怕，旁人极需稳审，皆不得予缓予急……儿出讫，一切人及母皆忌问是男是女。"还记载有难产、横产、倒生不出者诸方，及针刺引产的穴位、手法。由此可以看出当时妇产科发展的一般情况。

稍晚，王焘著有《外台秘要》，成书于 752 年，全书计 40 卷，1104 门，其中有妇人 2 卷 35 门，关于妊娠、产难、产后、崩中、带下、前阴诸疾均有论述。还记载了若干堕胎断产的方法。可见在唐代已注意到节制生育问题。

又据《中国医学人名志》记载，许仁则曾著《子母秘录》10 卷，当属妇产科专书，但有记无书，内容不详。考察《外台秘要》有"许仁则方"的记载，由此可见《子母秘录》成书年代当在《外台秘要》之前。

❷ 理论较完备的产科专著 此期，妇产科发展的重要特征，是出现了我国现存理论较完备的产科专著，即昝殷著的《产宝》，成书于 852 ～ 856 年。现存的《经效产宝》系据光绪年间影刻北宋本加句缩影，并补抄目录印行。全书 3 券 41 门，260 余方。每门前有短论，后有附方，记述了妇人妊娠至产后诸疾治法。书中说："安胎有二法，因母病以动胎，但疗母疾，其胎自安；又缘胎有不坚，故致动以病母，但疗胎则母瘥。"并第一次提出"冲心"，还说证有虚实。《经效产宝》对后来产科发展有一定指导作用。

总之，唐代妇产科虽然没有发展成独立的专科，但是大部头医书关于妇产科理论阐述和产科专著的出现，表明唐代妇产科已经发展到了相当水平。

六、宋代（960—1279）

宋代妇产科已发展成为独立专科。在国家医学教育规定设置的九科之中有产科。如《元丰备对》载："太医局九科学生额三百人……产科十人……"这一时期出现较多著名的妇产科专著。

杨子建著《十产论》，成书于 1098 年。"十产"包括正产、伤产、横产、倒产、偏产等，并对各种异常胎位和助产方法作了叙述，对产科的贡献较大。如书中记载的肩产式转胎法说："凡推儿之法，先推其儿身令直上，渐渐通手以中指摩其肩，推其上而正之。渐引指攀其耳而正之。须是产母仰卧，然后推儿直上，徐徐正之，候其身正，门路皆顺，煎催生药一盏，令产母吃了，方可令产母用力，令儿下生，此名横产。"（载于《妇人大全良方》）论述精辟而深刻，这显然是进入宫腔操作的内倒转术的雏型。

朱瑞章著《卫生家宝产科备要》成书于1184年，集宋以前产科的各家论著，明标出处。书中包括妊娠、临产、产后等内容，并附有新生儿护理和治疗。书中还明确写了产后"冲心""冲胃""冲肺"的症状和治疗，指出了"三冲"的严重性。齐仲甫著《女科百问》成书于1220年，全书凡2卷，将有关妇人的生理、病理、经、带、胎、产及妇科杂病等内容归纳为100个问题，逐一解答，条理清晰，内容简明，并附理法方药。提出的"胞宫"一词为今人所习用。

此期，在妇产科方面成就最大的是陈自明和他的著作《妇人大全良方》。陈自明三世医家，曾任建康府医学教授。历阅30余种妇产科专书，结合家传经验，于1237年著成该书。全书分调经、众疾、求嗣、胎教、妊娠、坐月、产难、产后等8门，共24卷，凡268论，论后附方，并有验案。系统地论述了妇产科常见疾病，还特别谈到了对难产的处理。陈自明学术渊源于《黄帝内经》，受《诸病源候论》的影响（有56论与《诸病源候论》全同）。在阐述月经产生机理时，以《素问·上古天真论》为指导，论病以脏腑、经络为辨证纲领。明确提出："凡妇人三十六种病，皆由子脏冷热，劳损而夹带下，起于胞内也。是故冲任之脉，为十二经之会海。"突出冲任损伤、病位在胞宫的病机。又提出肝脾是月经的化源，治疗必须十分重视滋其化源。总之《妇人大全良方》是我国著名的妇产科专著，是当时一部杰出的作品，一直风行300多年，对后世医家也有巨大影响。

此外，还有李师圣的《产论》21篇，郭稽中写《妇人方》附其后，遂为完书，名《产育宝庆集》。陆子正著《胎产经验方》、薛轩著《坤元是宝》、虞流著《备产济用方》、李辰拱著《胎产救急方》，惜乎都很少流传。在其他综合性医籍中，如《圣惠方》《圣济总录》《本事方》《济生方》《三因极一方论》等也有妇产科专论。

中医妇产科学在宋代得到了迅速发展，与同期西方妇产科学形成鲜明对比，1280年在德国科隆召开的神学会议决议里规定，将横棒放入死亡的产妇的嘴和阴道中，"以便胎儿不致闷死在母亲子宫内"（见《病理产科学概论及产科手术学·简史》)。这是缺乏专门产科经验的明显错误的例证。

七、金元时期（1115—1234；1271—1368）

金元时期是医学百家争鸣时期，由于历史的局限，地域的不同，医学流派开始兴起，刘、张、李、朱四大家的学术发展，开阔了对妇产科疾病的诊断和治疗的思路。对妇产科从不同角度作出了贡献。元代医学设 13 科，有产科 1 门。

刘完素认为“六气皆从火化”，治法主用寒凉，这种方法也常用于妇科。刘完素著《素问病机气宜保命集》，成书于 1184 年，集中反映了其学术思想。同时该书妇人胎产论说：“妇人童幼天癸未行之间，皆属少阴；天癸既行，皆从厥阴论之；天癸已绝，乃属太阴经也。”对妇女生理作出了规律性阐述，成为少女着重补肾、中年着重调肝、绝经期着重理脾的理论根据。

张子和著《儒门事亲》，成书于 1228 年，认为“养生当论食补，治病当论药攻”，善用汗、吐、下三法以驱病，这种观点也常用于妇科。此外，该书卷 7 的内伤形说：“又一妇人临产……子死于腹……急取秤钩，续以壮绳……钩其死胎……”这里钩取死胎成功的案例，开创了中医产科器械手术助产的先河，或许就是头皮牵引助产的雏形。

李杲认为“内伤脾胃，百病始生”，治病着重应用补脾升阳除湿之法，此法也广泛用于妇科而收到较好的效果。同时李杲著《兰室秘藏》，成书于 1276 年，该书所论：“妇人血崩，是肾水阴虚，不能镇守包络相火，故血走而崩也。”对今天月经病（主要是“功血”）的治疗是有指导意义的。

朱震亨在理论上提出“阳常有余，阴常不足”之说，治疗上重视保存阴精，但在具体应用上不是固执不变的。特别是朱震亨著《格致余论》，成书于 1347 年。该书受胎论说：“阴阳交媾，胎孕乃凝，所藏之处，名曰子宫，一系在下，上有两歧，一达于左，一达于右。”第一次明确描写了子宫的形态。另外，对妇科胎前病、产后病、不孕症等提出的一些治疗原则在临床上有一定参考价值。

八、明代（1368—1644）

明代的医事制度和医学教育设 13 科，据明史《百官志》记载有妇人科。此期中医妇科学在理论和实践上都取得了较大进展，突出表现在薛、赵、张对肾及命门学说的研究和阐发，使妇科治疗有规律可循，而更切实际。其他著作除对前人经验系统整理外，多是临床实践的自识心得，对妇科实践有重要指导作用。

此期妇科专著较多。薛己著《薛氏医按》，成书于1528～1554年，即医案16种，凡28卷，大旨以命门真阴真阳立论，对妇科理论也有重要影响。其中《女科撮要》上卷论经水及外证，下卷专论胎产，共30条，每条均附治验。所撰《校注妇人良方》阐发理论有新意，所集验案多显效。万全著《广嗣纪要》《妇人秘科》，成书于1549～1615年，对妇产科常见病有所论述，多是自识心得，颇有见的。其《广嗣纪要·择配篇》对妇女生理缺陷的螺、纹、鼓、角、脉的五种不宜，即“五不女”作了论述。王肯堂著《证治准绳·女科》，成书于1602～1607年。《证治准绳》分6种，集明代以前的医家大成，博采各家之长，加以发挥，其中对妇科疾病的治疗论述甚详，内容丰富。明·王化贞著《产鉴》一书孕产科专著，成书于1618年，分上、中、下3卷。上卷详论妊娠及产前诸证与调治；中卷论述了临产须知及分娩中异常情况处理与施治；下卷论产后诸证的治疗与调补。武之望著《济阴纲目》，成书于1620年。书中广集别说，细列纲目，资料较全，但少有己见。李时珍著《本草纲目》，成书于1578年，并著《奇经八脉考》和《濒湖脉学》，其对月经理论和奇经八脉的论述，对中医月经理论的发展作出了重要贡献。

明·张介宾著《景岳全书》，成书于1624年。全书凡64卷，有《妇人规》3卷。提出“阳非有余，阴常不足”，强调“命门为元气之根，为水火之宅，五脏之阴气非此不能滋，五脏之阳气非此不能发。”认为阳气阴精互为生化，形成了全面温补的一派，这对妇科理论发展有重要意义，在《妇人规》中有所体现。同时书中对妇科疾病的论述精湛，理法严谨，对后世妇科的发展有深刻影响。

明·赵献可著《邯郸遗稿》系妇科专书，为其晚年作品，成书年代不详，现存珍本刊行于1769年。赵氏师从薛己，独重命门学说，早年著作《医贯》成书于1617年。强调“命门为十二经之主”指出命门在两肾之中，有一水一火，“故曰五脏之真惟肾为根”。在《邯郸遗稿》中又有发挥，论经、孕诸病尽以《素问·上古天真论》为据。“论调经以滋水为主，不须补血”“滋水必兼补血，故必以六味丸滋水”“滋水更当养火”。论妊娠时说：“两肾中具水火之原，冲任之根，胎元之所系……如肾中无水胎不安，用六味地黄丸壮水；肾中无火，用八味地黄丸益火。”使妇科治疗别开生面，这些观点对妇科的学术发展有重要价值。

《陈素庵妇科补解》约成于1613～1630年，系陈素庵第十九代裔孙陈文昭从《素庵全书》妇科部分录出并补解的。书中的“天癸总论”“调经总论”“安胎以养血补血为不易之理论”“催生者，使气血调和而易产也”，以及创制的催生如圣散、兔脑催生丹等仍有现实指导作用。此外，楼英著的《医学纲目》、李梴著的《医学入门》、龚信著的《古今医鉴》等，对妇科疾病也有精辟论述。这些妇产科专著和有关论述，多广泛流传，大大地丰富了妇产科学的内容。此期妇科代表性著作应为《万氏妇人科》《广嗣纪要》《证治准绳·女科》《景岳全书·妇人规》《邯郸遗稿》等，可称当时妇产科的佳作。

此期，中医学对肾及命门学说的研究和阐发，从理论上给妇产科以重大影响，但未能引起妇产科临床的广泛重视。只在近年才得到了进一步的研究和发展。

九、清代与民国时期（1636—1949）

清代将妇产科统称为妇人科或女科，继续以独立专科向前发展。清代妇产科的著作较多，流传也较广。民国时期妇产科著作较少。总之清代后期及民国时期由于历史的局限，中医学及其妇产科学与同期西方文艺复兴时代兴起的西医学比较显然是落后的。

傅山著《傅青主女科》，作者生于1607～1684年，著作系后人辑录而成。傅山是明末清初的医家，擅长妇产科。书中辨证以肝、脾、肾三脏立论，论述平正扼要，理法严谨，方药简效，更有独到见解，影响久远。萧赓六著《女科经纶》，成书于1684年，辑前人之论，颇有条理，内容较丰富，间有己见。亟斋居士著《达生篇》1卷，成书于1715年。论胎前、临产、产后调护之法，难产救治之方，平易浅近，尽人能晓，通俗而广传。

陈梦雷等编著的《古今图书集成·医部全录》，成书于1726年。凡520卷，其中有《妇科》20卷。广集各家之说，内容丰富，为学习和研究妇产科学提供了重要资料。

吴谦等编著的《医宗金鉴》，成书于1742年。此书由国家组织编写，内有《妇科心法要诀》，集清前的妇产科大成，理法严谨，体例规范，通俗广传，成为医者必读的参考书。陈念祖著《女科要旨》，成书于1804年前后。论调经、种子、胎前、产后，亦多精论。沈尧封著《沈氏女科辑要》，1850年由王孟英校注刊行。全书计2卷，最为晚出，而颇多新说，对妇产科有其独到见解，所论精详。其他著作，如陈士铎的《石室秘录》、徐大椿的《兰台轨范》、叶天士的《叶天士女科》、沈金鳌的《妇科玉尺》、吴道源的《女科切要》、陈莲舫的《妇科秘诀大全》等；专论胎产的有阎成斋的《胎产心法》、汪朴斋的《产科心法》、单养贤的《胎产全书》、张曜孙的《产孕集》等。王清任著《医林改错》，成书于1830年。其求实与创新精神，和对活血化瘀法的发展，对妇科治疗学有很大影响。唐容川著《血证论》，成书于1884年。他对气血的化生、作用等有所讨论，在治疗上重视调和气血这一原则，对妇产科治疗学发展也有较大影响。

民国时期对妇科贡献比较大的著作有张锡纯著的《医学衷中参西录》，成书于1918年。书中关于妇产科方面的医论、医话、医案多有创新之见、精通之论。特别是创制的理冲汤、安冲汤、固冲汤、温冲汤、寿胎丸等各方为今人习用。还有张山雷笺正的《沈氏女科辑要笺正》，成书于1933年，书中所畅肝肾学说，多是自识心得，切要发明，曾作教本而广泛流传。

总之，清代以近的妇产科专著，现存不下数十种，在理论和实践中影响较大的首推《傅青主女科》《达生篇》《医宗金鉴·妇科心法要诀》和《沈氏女科辑要笺正》等。

十、中华人民共和国成立后的中医妇科学的发展（1949年以后）

中华人民共和国成立后，中医药学作为中华文化遗产的瑰宝，得到了党和国家的高度重视，制定了保护和发展中医药的政策，1955年成立了中国中医研究院，自1956年以后各省市相继建立了中医学院和中医药大学，各学校均建立了附属医院。在广大中医药专家的努力下，既培养了中医药人才，也使中医药事业得到了蓬勃发展。同样，在广大中医药妇产科专家努力下，中医妇产科学得到了整理和提高，连续编写了七版《中医妇科学》规划教材，出版了《中国医学百科全书·中医妇科学》、教学参考丛书《中医妇科学》，各地还先后编写了一批内部教材和妇科专著。1979年开始了中医妇科硕士学位教育，1982年开始了中医妇科博士学位教育，培养了一大批中医妇科高层次人才。目前又编写长学制规划教材《中医妇科学》作为本硕连读或本博连读的教材。

同时，出现了许多中西医结合的新成果。如1964年，上海第一医学院脏象专题研究组的《肾的研究》，其中有"无排卵性功能性子宫出血病的治疗法则与病理机制的探讨"及"妊娠中毒症中医辨证分类及其治疗法则的探讨"；20世纪60年代，山西医学院附属第一医院"中西医结合治疗宫外孕"；1978年江西省妇女保健院的"中药药物锥切治疗早期宫颈癌"；针灸纠正胎位，防治难产等。并研制了多种妇科准字号药物用于临床，提高疗效。1989年开始了国家级重点学科建设的评审，黑龙江中医药大学中医妇科学被评为国家重点学科点，在2000年重新评审中黑龙江中医药大学中医妇科学再次被评为国家重点学科点，同时增加了广州中医药大学中医妇科学国家重点学科。这些都为中医妇科学的发展提供了新的线索和途径。

应该指出，中医妇科学疗效好，是中医学最具优势的学科。其理论的系统性、规范性和科学性是比较完备的，但是由于历史的局限、“文革”的影响，以及个人学习方面和认识角度不同，几版教材对妇科重大理论问题的阐述每版教材有不相同之处，与经典理论也有出入，这需要中医妇产科学术界进一步讨论和整理，以提高中医妇科学学术水平，保护广大妇女的健康。

综上所述，这里仅列举了中医妇科学发展的简要史料，已充分说明中医妇科学的发展为中华民族的繁衍昌盛作出了巨大贡献。我们学习中医妇科简史的目的，一是增强学习中医妇科学的自信心，二是引起我们的思考，瞄准今后的工作目标。史料中肾与命门的研究理论，以及目前对肾主生殖的认识，关于妇科功能性疾病的治疗，首当补肾，这需要进一步取得实验研究成果。史料中药物堕胎成功和针刺引产成功的案例，也应该激起我们进一步研究的决心，在今天的现实中取得成功或成果。史料中摘除死胎的手术，宫腔内倒转术，器械头皮牵引助产等在当时都是惊人的创造，现在已是解决了的问题。但是目前一些多发的妇产科疾病，如：无排卵型功血、原发性痛经、子宫内膜异位症、盆腔炎性疾病及其后遗症、子宫肌瘤、卵巢肿瘤、围绝经期综合征、妊娠高血压综合征等，仍在对女性健康造成伤害，对此我们应该拿出一套为世人公认的经得起科学检验的中医药治疗方案来，这是时代对我们的要求。为此必须对中医妇科学进行深入的学习和研究。

（马宝璋）

第二章　女性的生殖脏器

中医学典籍中一些关于女性生殖器官的解剖术语，都有具体所指，而且各家论述基本一致。系统讨论这些器官的名称、位置、形态和功能，建立中医学女性生殖脏器的理论，对阐述女性生理、病理有重要临床意义。

第一节　阴户、玉门

阴户、玉门是女性外生殖器官的解剖术语。阴户一词最早见于《校注妇人良方》。玉门一词最早见于《脉经》。

一、阴户

阴户，又名四边。《校注妇人良方》提出："登厕风入阴户，便成痼疾。"阴户系指女性阴蒂、大小阴唇、阴唇系带及阴道前庭的部位。后世诸家较广泛地使用阴户这一术语。如《医学入门》"阴户肿痛不闭者""阴户肿痛不闭，寒热溺涩，体倦少食者"；《外科正宗》"阴户忽然肿突作痛，因劳伤血分，湿火下流""阴户开而不闭者"等都有关于阴户的记载，说明阴户是中医学固有的解剖术语。

又《诸病源候论》说："胞门、子户主子精神气所出入，合于中黄门、玉门、四边。"又说："玉门、四边皆解散，子户未安。"说明了四边是与玉门并列的固有解剖名词。据其文意"四边"应指阴道口外前后左右四边。即前至阴蒂，后至大小阴唇系带，左右应是指两侧大小阴唇，似以小阴唇为主的部位。可见四边与阴户解剖范围一致，因此，四边应是阴户的别名。

二、玉门

玉门，又名龙门、胞门。《诸病源候论》云：“已产属胞门，未产属龙门，未嫁女属玉门。”及《备急千金要方》关于龙门位置的论述：“在玉泉下，女人入阴内外之际。”说明玉门、龙门、胞门的部位相当于外生殖器的阴道口及处女膜的部位。现在认为这个部位可以判断已婚未婚、已产未产，看来古今认识是一致的。又据《备急千金要方》“妇人阴阳过度，玉门疼痛”“产后玉门不闭”及《妇人大全良方》“产后阴脱，玉门不闭”等记载，说明玉门并非未嫁女的专用语，而是已婚已产者也可称为玉门。

关于阴户、玉门的功能，据《妇人大全良方》：“玉门、四边，主持关元，禁闭子精。”说明阴户、玉门是生育胎儿，排出月经、带下、恶露的关口，也是“合阴阳”的出入口。同时，据《诸病源候论》：“四边中于湿，风气从下上入阴里”“玉门、四边皆解散，子户未安……若居湿席，令人苦寒，洒洒入腹”及《校注妇人良方》“登厕风入阴户”的论述，说明阴户、玉门又是防止外邪侵入的关口。

（马宝璋）

第二节　阴道、子门

阴道、子门是女性内生殖器官的一部分。阴道一词最早见于《诸病源候论》，子门一词最早见于《黄帝内经》。阴道和子门是中医学的解剖术语。

一、阴道

阴道又名子肠。《诸病源候论》有“五脏六腑津气流行阴道”“产后阴道肿痛候”“产后阴道开候”。《备急千金要方》有“治产后阴道开不闭方”。说明“阴道”一词早是医学中的固有解剖名称，且解剖位置与西医学一致。

又《诸病源候论》有“阴挺出下脱候”，《备急千金要方》有“阴脱”，《妇人大全良方》产难门有“子肠先出”“阴脱”，产后门有“产后阴脱玉门不闭”“子肠下出，不能收拾”，《三因极一病证方论》有“阴下脱，若脱肛状”的记载。这里所说的“阴”，也是阴道的意思；“子肠”也主指阴道而言，主要是说阴道壁的膨出。

二、子门

子门又名子户。《灵枢·水胀》:“石瘕生于胞中，寒气客于子门，子门闭塞。”说明子门是指子宫颈口的部位。其后《诸病源候论》云“子门擗，月水不时”;《备急千金要方》云“子门闭，血聚腹中生肉癥”，都进一步明确了这一解剖部位。

又《诸病源候论》云:“肾为阴，主开闭，左为胞门，右为子户，主定月水，生子之道。”说明子户应是子门的别名。

关于阴道、子门的功能，如前所述，阴道是娩出胎儿、排出月经、带下、恶露的通道，是合阴阳，禁闭子精，防御外邪的处所；子门则是“主定月水，生子之道”，即主持排出月经和娩出胎儿的关口。

（马宝璋）

第三节　胞宫

胞宫，又名女子胞、子处、子宫、子脏、血室、胞室等。胞宫是女性的重要内生殖器官，关于女子胞的记载最早见于《黄帝内经》，在《素问·五藏别论》里称为“女子胞”，在《灵枢·五色》里称为“子处”。《神农本草经》里称为“子宫”“子脏”，如《神农本草经》：紫石英主治“女子风寒在子宫”、槐实主治“子脏急痛”。“子宫”一词在历代著作中多有记载。“血室”一词出自《金匮要略》，血室有指肝脏、冲脉、子宫的不同解释，实际上“热入血室”中的血室就是指子宫而言的。胞宫一词，始见于《女科百问》:“热入胞宫，寒热如疟。”以后各妇产科专著里多有记载，特别自全国二版教材以来，“胞宫”一词为中医界所熟知，而广泛应用这一术语，因此将“胞宫”确定为女性内生殖器官的代表名称。

❶ 胞宫的位置　《类经附翼》说：子宫“居直肠之前，膀胱之后。”其后则是唐容川的《医经精义》里记载了它的位置，并绘有图形。它位于带脉以下，小腹正中，前邻膀胱，后有直肠，下口连接阴道。

❷ 胞宫的形态　最早记载见于《格致余论》,《景岳全书》又进一步描述说:“阴阳交媾，胎孕乃凝，所藏之处，名曰子宫，一系在下，上有两岐，中分为二，形如合钵，一达于左，一达于右。”可见中医学的子宫形态除了包括

子宫的实体之外，还包括两侧的附件（输卵管、卵巢），说明中医学子宫（胞宫）的解剖范围与西医学子宫的解剖范围是不同的。此外，《素问·评热病论》说："胞脉者，属心而络于胞中。"《素问·奇病论》说："胞络者系于肾。"说明胞宫还有经脉直接与脏腑相连。由于中医学的"子宫"与西医学的"子宫"解剖范围不尽相同，所以定名为"胞宫"更合理，而且"胞宫"与"胞脉""胞络"更贴切。

❸ **胞宫的功能** 《素问·上古天真论》说："月事以时下，故有子。"《诸病源候论》说："风冷入于子脏，则令脏冷，致使无儿。若搏于血，则血涩壅，亦令月水不利，断绝不通。"《类经》说："女子之胞，子宫是也，亦以出纳精气而成胎孕者为奇。"可见胞宫有排出月经和孕育胎儿的功能。同时《黄帝内经》称女子胞为"奇恒之府"，说明了它的功能不同于一般的脏腑。脏是藏而不泻，腑是泻而不藏。而胞宫是亦泻亦藏，藏泻有时。它行经、蓄经，育胎、分娩，藏泻分明，各依其时，充分表现了胞宫功能的特殊性。胞宫所表现出来的功能，是人体生命活动的一部分，是脏腑、经络、气血作用的结果。

（马宝璋）

第三章　女性的生理特点

人体以脏腑、经络为本，以气血为用。脏腑、经络、气血的活动，男女基本相同。但是女性在脏器上有胞宫，在生理上有月经、带下、胎孕、产育和哺乳等，这些与男性的不同点便构成了女性的生理特点。

女性的经、带、胎、产、乳等特殊功能，主要是脏腑、经络、气血乃至天癸的化生功能作用于胞宫的表现。研究妇女的生理特点，找出其活动规律，必须了解脏腑、经络、气血、天癸与胞宫的内在联系及其在女性生理中的特殊作用。按照中医学的理论，胞宫是行经和孕育胎儿的器官；天癸是肾中产生的一种促进人体生长、发育和生殖的物质；气血是行经、养胎、哺乳的物质基础；脏腑是气血生化之源；经络是联络脏腑、运行气血的通路。因此，研究妇女的生理特点，必须以脏腑、经络为基础，深入了解脏腑、经络、气血、天癸与胞宫的整体关系，尤其要着重了解肾、肝、脾胃和冲、任二脉在妇女生理上的作用。这样才能系统阐述中医妇科学的月经、带下、胎孕、产育和哺乳等理论。

第一节　女性的生理基础

一、冲、任、督、带四脉与胞宫

胞宫是体现妇女生理特点的重要器官，它与脏腑有密切的经络联系和功能联系。本节通过对冲任督带四脉的阐述，了解冲任督带四脉是如何与整体经脉联系在一起的，从而加深对中医妇科学冲任督带理论的理解。

冲、任、督、带四脉属“奇经”，胞宫为“奇恒之府”，冲、任、督三脉下起胞宫，上与带脉交会，冲、任、督、带又上联十二经脉，因此胞宫的生理功能主要与冲、任、督、带四脉的功能有关，从而使冲、任、督、带四脉在妇女生理理论中具有重要的地位。“奇经”不同于十二正经，别道奇行，无表里配属，不与五脏六腑直接联通。从中医学经典理论中可以总结出冲、任、督、带四脉有四个共同特点。

❶ 从形态上看 冲、任、督、带四脉属经络范畴，而有经络形象。即经有路径之意，是纵横的干线；络有网络之意，是经的分支，如罗网维络，无处不至。

❷ 从功能上看 冲、任、督、带四脉有湖泽、海洋一样的功能。如《难经》说："其奇经八脉者，比于圣人图设沟渠，沟渠满溢，流于深湖，故圣人不能拘通也。"《奇经八脉考》更明确说："盖正经犹夫沟渠，奇经犹夫湖泽，正经之脉隆盛，则溢于奇经。"即十二经脉中气血旺盛流溢于奇经，使奇经蓄存着充盈的气血。

❸ 冲、任、督、带四脉是相互联通的 《素问·痿论》记载："冲脉者，经脉之海也……皆属于带脉，而络于督脉。"说明冲、带、督三脉相通。《灵枢·五音五味》记载："冲脉、任脉皆起于胞中……会于咽喉，别而络唇口。"说明冲、任二脉相通。《素问·骨空论》记载："督脉者……其少腹直上者，贯脐中央，上贯心入喉，上颐环唇，上系两目之下中央。"说明督、任脉相通。综前所述，冲、任、督、带四脉都是相通的，这对调节全身气血，渗灌溪谷，濡润肌肤，和协调胞宫生理功能都有重要意义。

❹ 流蓄于冲、任、督、带四脉的气血不再逆流于十二正经 《难经》说："人脉隆盛，入于八脉而不环周，故十二经不能拘之。"徐灵胎说："不环周，言不复归于十二经也。"都明确阐述了奇经气血不再逆流于十二正经的理论观点，这犹如湖海之水不能逆流于江河、沟渠一样。

为了进一步阐述冲、任、督、带四脉在妇科理论中的地位，下面将从胞宫与各脉、脏腑的经络联系及功能联系两个方面具体说明。

（一）冲脉与胞宫

❶ 冲脉与胞宫的经络联系 《灵枢·五音五味》说冲脉"起于胞中"，这就明确了冲脉与胞宫的经络联系。冲脉循行，有上行、下行支，有体内、体表支，其体表循行支出于气街（气冲穴）。

冲脉为奇经，它的功能是以脏腑为基础的。《灵枢·逆顺肥瘦》记载："夫冲脉者，五脏六腑之海也……其上者，出于颃颡，渗诸阳……其下者，注少阴之大络，出于气街……其下者，并于少阴之经，渗三阴……渗诸络而温肌肉。"说明冲脉上行支与诸阳经相通，使冲脉之血得以温化；又一支与足阳明胃经相通，故冲脉得到胃气的濡养；其下行支与肾脉相并而行，使肾中真阴滋于其中；又其"渗三阴"，自然与肝、脾经脉相通，故取肝、脾之血以为用。

另外，冲脉与足阳明胃经关系十分密切。胃为多气多血之腑，《灵枢·经脉》说：胃经“从缺盆下乳内廉，下夹脐，入气街中。”《素问·骨空论》说：“冲脉者，起（出）于气街。”还有《难经译释》原文说：“冲脉者，起（出）于气冲，并足阳明之经，夹脐上行，至胸中而散也。”都明确指出冲脉与阳明经会于“气街”，并且关系密切，故有“冲脉隶于阳明”之说。

❷ 冲脉与胞宫的功能联系 冲脉“渗诸阳”“渗三阴”，与十二经相通，为十二经气血汇聚之所，是全身气血运行的要冲，而有“十二经之海”“血海”之称。因此，冲脉之精血充盛，才能使胞宫有行经、胎孕的生理功能。

（二）任脉与胞宫

❶ 任脉与胞宫的经络联系 任脉亦“起于胞中”，确定了任脉与胞宫的经络联系。任脉循行，下出会阴，向前沿腹正中线上行，至咽喉，上行环唇，分行至目眶下。

同样，任脉的功能也是以脏腑为基础的。《灵枢·经脉》说：“足阳明之脉……夹口环唇，下交承浆。”说明任脉与胃脉交会于“承浆”，任脉得胃气濡养。肝足厥阴之脉，“循股阴入毛中，过阴器，抵少腹”，与任脉交会于“曲骨”；脾足太阴之脉，“上膝股内前廉，入腹”，与任脉交会于“中极”；肾足少阴之脉“上膝股内后廉，贯脊属肾络膀胱”，与任脉交会于“关元”。故任脉与肝、脾、肾三经分别交会于“曲骨”“中极”“关元”，取三经之精血以为养。

❷ 任脉与胞宫的功能联系 任脉，主一身之阴，凡精、血、津、液等都由任脉总司，故称“阴脉之海”。王冰说：“谓之任脉者，女子得之以妊养也。”故任脉又为人体妊养之本而主胞胎。任脉之气通，才能使胞宫有行经、带下、胎孕等生理功能。

（三）督脉与胞宫

❶ 督脉与胞宫的经络联系 唐·王冰在《黄帝内经》注解里说：“督脉，亦奇经也。然任脉、冲脉、督脉者，一源而三歧也……亦犹任脉、冲脉起于胞中也。”此说被后世医家所公认，如李时珍《奇经八脉考》说：“督乃阳脉之海，其脉起于肾下胞中。”因此督脉也起于胞中。督脉循行，下出会阴，沿脊柱上行，至项风府穴处络脑，并由项沿头正中线向上、向前、向下至上唇系带龈交穴处。

督脉的功能也是以脏腑为基础的。《灵枢·经脉》说督脉与肝脉“会于颠”，得肝气以为用，肝藏血而寄相火，体阴而用阳；《素问·骨空论》记载督脉“合少阴上股内后廉，贯脊属肾”，与肾相通，而得肾中命火温养；又其脉“上贯心入喉”，与心相通，而得君火之助。且督脉“起于目内眦”与足太阳相通，行身之背而主一身之阳，又得相火、命火、君火之助，故称“阳脉之海”。

❷ **督脉与胞宫的功能联系** 任督二脉互相贯通，即二脉同出于“会阴”，任行身前而主阴，督行身后而主阳，二脉于“龈交”穴交会，循环往复，维持着人体阴阳脉气的平衡，从而使胞宫的功能正常。同时《素问·骨空论》称督脉生病“其女子不孕”，可见督脉与任脉共同主司女子的孕育功能。

（四）带脉与胞宫

❶ **带脉与胞宫的经络联系** 《难经》说：“带脉者，起于季胁，回身一周。”说明带脉横行于腰部，总束诸经。《素问·痿论》说：“冲脉者……皆属于带脉，而络于督脉。”王冰说：“任脉自胞上过带脉贯脐而上。”可见横行之带脉与纵行之冲、任、督三脉交会，并通过冲、任、督三脉间接地下系胞宫。

带脉的功能也是以脏腑为基础的。《针灸甲乙经》说：“维道……足少阳、带脉之会。”《素问·痿论》说：“足阳明为之长，皆属于带脉。”前述足太阳与督脉相通、督带相通，则足太阳借督脉通于带脉；《灵枢·经别》说：“足少阴之正……当十四椎（肾俞），出属带脉。”又因带脉与任、督相通，也足能与肝、脾相通。由此带脉与足三阴、足三阳诸经相通已属可知。故带脉取肝、脾、肾等诸经之气血以为用。

❷ **带脉与胞宫的功能联系** 带脉取足三阴、足三阳等诸经之气血以为用，从而约束冲、任、督三脉维持胞宫生理活动。

上列叙述，说明冲、任、督三脉下起胞宫，上与带脉交会，冲、任、督、带又上联十二经脉，而与脏腑相通，从而把胞宫与整体经脉联系在一起。正因为冲、任、督、带四脉与十二经相通，并存蓄十二经之气血，所以四脉支配胞宫的功能是以脏腑为基础的。

二、脏腑与胞宫

人体的卫、气、营、血、津、液、精、神都是脏腑所化生的，脏腑的功能活动是人体生命的根本。胞宫的行经、胎孕的生理功能是由脏腑的滋养实现的。这里通过对脏腑功能和经脉的论述阐明脏腑功能是如何作用于胞宫的。

（一）肾与胞宫

❶ **经络上的联系** 肾与胞宫有一条直通的经络联系，即《素问·奇病论》所说：“胞络者，系于肾。”又肾脉与任脉交会于“关元”；与冲脉下行支相并而行；与督脉同是“贯脊属肾”。所以肾脉又通过冲、任、督三脉与胞宫相联系。

❷ **功能上的联系** 肾为先天之本，元气之根，主藏精气，是人体生长、发育和生殖的根本；而且精又为化血之源，直接为胞宫的行经、胎孕提供物质基础。肾主生殖，而胞宫的全部功能就是生殖功能，由此可见肾与胞宫功能是一

致的。因此，肾与胞宫两者之间由于有密切的经络联系和功能上的一致性，所以关系最为密切。女子发育到一定时期后，肾气旺盛，肾中真阴——天癸承由先天之微少，而逐渐化生、充实，才促成胞宫有经、孕、产、育的生理功能。

（二）肝与胞宫

❶ **经络上的联系** 肝脉与任脉交会于“曲骨”；又与督脉交会于“百会”；与冲脉交会于“三阴交”，可见肝脉通过冲、任、督三脉与胞宫相联系。

❷ **功能上的联系** 肝有藏血和调节血量的功能，主疏泄而司血海，而胞宫行经和胎孕的生理功能，恰是以血为用的。因此，肝对胞宫的生理功能有重要的调节作用。

（三）脾与胞宫

❶ **经络上的联系** 脾脉与任脉交会于“中极”；又与冲脉交会于“三阴交”，可见脾脉通过冲、任二脉与胞宫相联系。

❷ **功能上的联系** 脾为气血生化之源，内养五脏、外濡肌肤，是维护人体后天生命的根本。同时脾司中气，其气主升，对血液有收摄、控制的作用，就是后世医家所说的“统血”“摄血”。脾司中气的主要功能在于“生血”和“统血”，而胞宫的经、孕、产、育都是以血为用的。因此，脾所生所统之血，直接为胞宫的行径、胎孕提供物质基础。

（四）胃与胞宫

❶ **经络上的联系** 胃脉与任脉交会于“承浆”；与冲脉交会于“气冲”，可见胃脉通过冲、任二脉与胞宫相联系。

❷ **功能上的联系** 胃主受纳，腐熟水谷，为多气多血之腑，所化生的气血为胞宫之经、孕所必需。因此，胃中的谷气盛，则冲脉、任脉气血充盛，与脾一样为胞宫的功能提供物质基础。

（五）心与胞宫

❶ **经络上的联系** 心与胞宫有一条直通的经络联系，即《素问·评热病论》所说：“胞脉者属心而络于胞中。”又《素问·骨空论》说：督脉“上贯心入喉”。可见心又通过督脉与胞宫相联系。

❷ **功能上的联系** 心主神明和血脉，统辖一身上下。因此，胞宫的行径、胎孕的功能正常与否，和心的功能有直接关系。

（六）肺与胞宫

❶ **经络上的联系** 《灵枢·营气》说：“上额，循颠，下项中，循脊，入骶，是督脉也，络阴器，上过毛中，入脐中，上循腹里，入缺盆，下注肺中。”可见肺与督、任脉是相通的，并借督、任二脉与胞宫相联系。

❷ **功能上的联系** 肺主一身之气，有“朝百脉”和“通调水道”而输布精微的作用，机体内的精、血、津、液皆赖肺气运行。因此，胞宫所需的一切精微物质，是由肺气转输和调节的。

上述说明了脏腑与胞宫有密切的经络联系和功能联系，胞宫的生理功能是脏腑功能作用的结果。

三、天癸的生理基础与作用

天癸，作为中医学术语，最早见于《素问·上古天真论》。天癸由于具有特殊的生理作用，使其在中医妇产科学的理论中占有重要地位。

（一）天癸的生理基础

天癸，源于先天，藏之于肾，受后天水谷精微的滋养。人体发育到一定时期，肾气旺盛，肾中真阴不断得到充实，天癸逐渐成熟。

根据《黄帝内经》的记载，男女都有天癸。《素问·上古天真论》说：“女子七岁，肾气盛，齿更发长；二七而天癸至，任脉通，太冲脉盛，月事以时下，故有子；三七肾气平均，故真牙生而长极……七七任脉虚，太冲脉衰少，天癸竭，地道不通，故形坏而无子也。丈夫八岁，肾气实，发长齿更；二八肾气盛，天癸至，精气溢写（泻），阴阳和，故能有子；三八肾气平均，筋骨劲强，故真牙生而长极……七八肝气衰，筋不能动；八八天癸竭，精少，肾脏衰，形体皆极，则齿发去。”说明天癸不仅是男女皆有的，并直接参与男、女的生殖生理活动。同时在天癸“至”与“竭”的过程中，人体发生了生、长、壮、老的变化。因此，可以认为天癸是一种促进人体生长、发育和生殖的物质。

在诸医家论述中，明·马莳《黄帝内经素问灵枢注证发微》说：“天癸者，阴精也，盖肾属水，癸亦属水，由先天之气蓄极而生，故谓阴精为天癸也。”明·张景岳《类经》说：“天癸者，言天一之阴气耳，气化为水，因名天癸，此先圣命名之精而诸贤所未察者。其在人身，是为元阴，亦曰元气。人之未生，则此气蕴于父母，是为先天之元气；人之既生，则此气化于吾身，是为后天之元气。第气之初生，真阴甚微，及其既盛，精血乃王（旺），故女必二七、男必二八而后天癸至。天癸既至，在女子则月事以时下，在男子则精气溢泻，盖必阴气足而后精血化耳。”这里进一步说明了天癸即先天之精。又《黄帝内经·素问·上古天真论》说：“肾者主水，受五脏六腑之精而藏之。”所以肾中之天癸也受后天水谷之精的滋养。对天癸属阴精的物质性来说，可以理解为“元阴”；对天癸的功能上的动力作用，可以理解为“元气”，明确了天癸是物质与功能的统一体。

同时根据“人之未生，则此气蕴于父母”“人之既生，则此气化于吾身”的记载，可以认为天癸是中医学遗传信息的载体。

（二）天癸的生理作用

对女性来说，天癸的生理作用主要表现在它对冲任、胞宫的作用方面。“天癸至”则“月事以时下，故有子”“天癸竭，则地道不通，故形坏而无子也”，说明天癸是促成月经产生和孕育胎儿的重要物质，即在天癸“至”与“竭”的生命过程中，天癸始终存在，并对冲任、胞宫起作用。因此天癸通达于冲任经脉，不仅促使胞宫生理功能出现，而且是维持胞宫行经、胎孕正常的物质。

综上所述，天癸源于先天，为先天之精，藏之于肾，受后天水谷精微的滋养，是促进人体生长、发育和生殖的物质。人体发育到一定时期，肾气旺盛，肾中真阴不断得到充实，天癸逐渐成熟。在妇女生理活动中，始终对冲任、胞宫起作用。

四、气血对胞宫的生理作用

气血是人体一切生命活动的物质基础，胞宫的经、孕、产、乳无不以血为本，以气为用。气血二者之间也是互相依存、互相协调、互相为用的，《女科经纶》说：“血乃气之配，其升降、寒热、虚实，一从乎气。”故有气为血之帅，血为气之母的说法。《圣济总录》说：“血为荣，气为卫……内之五脏六腑，外之百骸九窍，莫不假此而致养。矧妇人纯阴，以血为本，以气为用，在上为乳饮，在下为月事。”月经为气血所化，妊娠需气血养胎，分娩靠血濡气推，产后则气血随冲、胃之脉上化为乳汁以营养婴儿。气血由脏腑化生，通过冲、任、督、带、胞络、胞脉运达胞宫，在天癸的作用下，为胞宫的行径、胎孕、产育及上化乳汁提供基本物质，完成胞宫的特殊生理功能。

（马宝璋）

第二节　女性的特殊生理

一、月经

胞宫周期性地出血，月月如期，经常不变，称为“月经”。因它犹如月亮的盈亏，海水之涨落，有规律和有信征地一月来潮一次，故又称它为“月事”“月水”“月信”等。明·李时珍说：“女子，阴类也，以血为主。其血上应太阴，下应海潮。月有盈亏，潮有朝夕，月事一月一行，与之相符，故谓之月水、月信、月经。”

（一）月经的生理现象

健康女子到了“二七”14岁左右，月经开始来潮。月经第一次来潮，称为初潮。月经初潮年龄可受地区、气候、体质、营养及文化的影响提早或推迟，我国女子初潮年龄正常区间是（14±2）岁，即12～16岁。16周岁后月经尚未来潮者，应检查调治。健康女子一般到“七七”49岁左右月经闭止，称为“绝经”或“断经”。我国女子绝经年龄正常区间（49±3）岁，即46～52岁绝经，属正常范围。若40岁绝经者，属早衰，应检查调治。

月经从初潮到绝经，中间除妊娠期、哺乳期外，月经都是有规律地按时来潮。正常月经是女子发育成熟的标志之一。两次月经第一日的间隔时间称为月经周期，正常月经周期，一般为28天左右，但在21～35天也属正常范围。每次月经的持续时间称为经期，正常经期，为3～7天，多数为4～6天。经量，指经期排出的血量，一般行经总量约为50～80mL；经期每日经量，第一天最少，第二天最多，第三天较多，第四天减少，个体差异较大。经色，指月经的颜色，正常者多为暗红色，由于受经量的影响，所以月经开始时的颜色较淡，继而逐渐加深，最后又转呈淡红。经质，指经血的质地，正常经血应是不稀不稠，不凝结，无血块，也无特殊气味。经期症状，一般无不适感觉，仅有部分女性经前和经期有轻微的腰酸，小腹发胀，情绪变化等。

由于年龄、体质、气候变迁、生活环境等影响，月经周期、经期、经量等有时也会有所改变。应当根据月经不调之久暂、轻重、有症状、无症状而细细辨之，不可概作常论，贻误调治良机。

此外，有月经惯常二月一至的，称为“并月”；三月一至的，称为“居经”或“季经”；一年一行的，称为“避年”；终身不行经而能受孕的，称为“暗经”。还有受孕之初，按月行经而无损于胎儿的，称为“激经”“盛胎”“垢胎”。根据避年、居经、并月的最早记载，即晋·王叔和著《经脉》所述，避年、居经、并月应属病态，后世《诸病源候论》《本草纲目》等也认为是病态或异常。只有《医宗金鉴》将并月、居经、避年列为月经之常，似不切实际。

（二）月经的产生机理

月经的产生机理，是女性生理方面的重要理论。在了解女性生殖脏器（胞宫）、冲任督带与胞宫、脏腑与胞宫、天癸等理论基础上，根据《素问·上古天真论》“女子七岁，肾气盛，齿更发长；二七而天癸至，任脉通，太冲脉盛，月事以时下”的记载，可以明确月经产生机理的主要作用环节及作用过程，即“肾气－天癸－冲任－胞宫”的月经机理（图 3–1）。

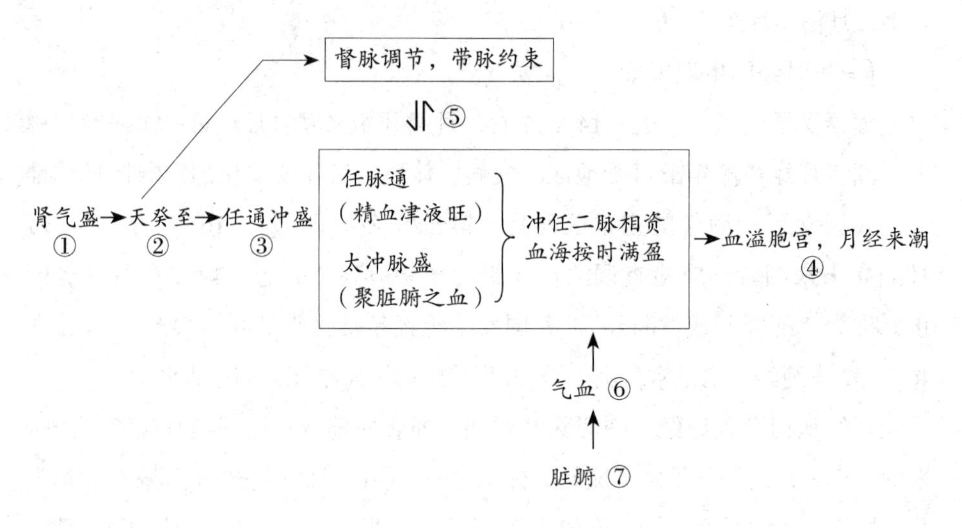

图 3–1　月经的产生机理

❶ **肾气盛（图 3–1①）** 肾藏精，主生殖。女子到了 14 岁左右，肾气盛，则先天之精化生的天癸，在后天水谷之精的充养下最后成熟，同时通过天癸的作用，促成月经的出现。所以在月经产生的机理中，肾气盛是起主导作用和决定作用的。

❷ **天癸至（图 3–1②）** “天癸至”则“月事以时下”“天癸竭，则地道不通”，说明天癸是促成月经产生的重要物质。“天癸至”是天癸自肾下达于冲任（自上向下行，曰至），并对冲任发挥重要生理作用。

❸ **任通冲盛（图 3–1③）** “任脉通，太冲脉盛”，是月经产生机理的又一重要环节，也是中心环节。“任脉通”是天癸达于任脉（通，达也），则任脉在天癸的作用下，所司精、血、津、液旺盛充沛。“太冲脉盛”，王冰说：“肾脉与冲脉并，下行循足，合而盛大，故曰太冲。”说明肾中元阴之气天癸通并于冲脉为“太冲脉”。冲脉盛（盛，音成）是冲脉承受诸经之经血，血多而旺盛。《景岳全书》说：“经本阴血，何脏无之？惟脏腑之血，皆归冲脉，而冲为五脏六腑之血海，故经言太冲脉盛，则月事以时下，此可见冲脉为月经之本也。”因此“太冲脉盛”即天癸通并于冲脉，冲脉在天癸的作用下，广聚脏腑之血，使血海盛满。

至此，由于天癸的作用，任脉所司阴精、津液充沛，冲脉广聚脏腑之血而血盛。冲任二脉相资，血海按时满盈，则月事以时下。血海虽专指冲脉，然冲任二脉同起于胞中又会于咽喉，这里的血海应理解为泛指冲任而言的。

❹ 血溢胞宫、月经来潮（图 3-1④） 月经的产生是“血海满盈、满而自溢”的理论，因此血溢胞宫，月经来潮。

（三）月经的调控机制

督脉调节，带脉约束（图 3-1⑤） 肾脉通过冲、任、督、带四脉与胞宫相联系，同时冲、任、督、带四脉是相通的。肾所化生的天癸能够作用于冲任，同样可以作用于督带。即在天癸的作用下，督带二脉发挥调节和约束冲任及胞宫的功能，督脉调节冲任二脉阴阳的盛衰和平衡，带脉约束冲任二脉（二海）气血的多少和流量，从而使月经按期来潮。因此，督脉的调节和带脉的约束应该是月经周期、经期、经量的调控机制。

（四）与月经产生机理有关的因素

这些有关因素，如脏腑、气血和督带二脉参与了月经产生的生理活动。

❶ 气血 气血是化生月经的基本物质（图 3-1⑥）气血充盛，血海按时满盈，才能经事如期。月经的成分主要是血，而血的统摄和运行有赖于气的调节，同时气又要靠血的营养。输注和蓄存于冲任的气血，在天癸的作用下化为经血。因此在月经产生的机理上，气血是最基本的物质。

❷ 脏腑 脏腑为气血之源（图 3-1⑦）气血来源于脏腑。在经络上，五脏六腑十二经脉与冲、任、督、带相联，并借冲、任、督、带四脉与胞宫相通。在功能上，脏腑之中心主血；肝藏血；脾统血，胃主受纳腐熟，与脾同为生化之源；肾藏精，精化血；肺主一身之气，朝百脉而输布精微。故五脏安和，气血调畅，则血海按时满盈，经事如期。可见脏腑在月经的产生机理上有重要作用。

综前所述，在“肾气－天癸－冲任－胞宫”这一月经产生机理的过程中，肾气化生天癸为主导；天癸是元阴的物质，表现出化生月经的动力作用；冲任受督带的调节和约束，受脏腑气血的资助，在天癸的作用下，广聚脏腑之血，血海按时满盈，满溢于胞宫，化为经血，使月经按期来潮。

（五）月经产生机理的临床意义

月经的产生机理集中应用了妇科全部基础理论而成为妇科理论的核心。因此月经的产生机理，对妇科临床的病机和治疗原则有重要的指导意义。

❶ 肾气 从“肾气－天癸－冲任－胞宫”的月经机理中，可以看出，肾气在女性生理活动中起主导作用，而具有特殊地位。所以在治疗妇科疾病时，肾气是时刻要考虑的因素。如月经不调、崩漏、经闭、痛经、胎动不安、滑胎、不孕等多因肾气虚损所致，因此补益肾气是治疗的关键，而又常收到较好的效果。所以补肾滋肾是妇科的重要治疗原则。

❷ **气血** 参与月经产生的生理活动，是冲任经脉维持胞宫正常生理活动的基本物质。因此，无论何种原因导致气血失调，如气血虚弱、气滞血瘀、气郁、气虚、血热、血寒等，都能直接影响冲任的功能，导致胞宫发生经、带、胎、产诸病，所以气血失调成为妇科疾病的重要病机。因而调理气血在妇科治疗中占有重要地位，而成为又一治疗原则。

❸ **脏腑** 化生气血，与冲任有密切的经络联系，参与月经产生的生理活动。因此，致病因素导致脏腑功能失常也会影响冲任而使胞宫发生经、带、胎、产诸病。所以脏腑功能失常成为妇科疾病的又一重要病机。其中肾、肝、脾、胃，与冲任在经络上和功能上关系最为密切（肾的临床意义已在1项内叙及）。肝主疏泄，性喜条达，藏血而司血海；脾司中气而统血，与胃同为气血生化之源。若肝失条达，疏泄无度；或脾气不足，血失统摄；或脾胃虚弱，气血化源不足，都可影响冲任功能而发病。因此在治疗上，疏肝养肝、健脾和胃也成为妇科的重要的治疗原则。

❹ **中西医月经理论的对应** 在月经产生机理的理论中，中医学的“肾气－天癸－冲任－胞宫”的月经机理与西医学的“丘脑－垂体－卵巢－子宫”的作用环路相对应。这为中西医结合治疗月经病，提供了理论根据。从西医角度看，一些属丘脑、垂体、卵巢轴调节障碍的功能性疾病，如月经不调、功血、闭经等月经疾病，运用中医的“补肾气，调冲任”的方法治疗，可收到较好的治疗效果。同时可用中医学的月经产生机理为指导理论，建立中医药学的“月经调周法”。

因此，中医学的月经产生机理具有重要的临床意义。

（六）中西医月经理论的对应关系

西医学认为月经是女性性周期的标志。月经是子宫内膜在卵巢性激素作用下，发生的周期性子宫出血。月经周期主要是通过下丘脑－垂体－卵巢轴调节的。此轴受中枢神经系统的调控，同时受卵巢性激素的反馈作用。

中医学认为在肾气－天癸－冲任－胞宫的月经机理中肾是起主导作用的。肾藏精，是人体生长、发育和生殖的根本。《素问·阴阳应象大论》说：“肾生骨髓。”《灵枢·海论》说：“脑为髓之海。”根据肾藏志、藏精、主骨生髓，以及髓聚为脑的理论，说明肾与中枢神经系统的调节活动有密切的对应关系，在月经产生的机理中肾具有下丘脑一级的调节功能。同时《灵枢·经脉》说：“肾足少阴之脉……其支者从肺出络心。”心肾有经络联系。心藏神，主血脉，为君主之官。可见肾在月经产生机理方面的主导作用，与心的调控是有一定关系的。

肾中产生的天癸，是促进人体生长、发育和生殖的物质，是促成月经产生的重要物质，在月经产生的生理活动中，是始终对冲任、胞宫起作用的。从功能的吻合上看，天癸在月经产生过程中，有相当于垂体前叶产生促性腺激素的作用（垂体前叶同时还分泌生长素、泌乳素等促进人体生长发育）。因此可以认为天癸具有垂体一级的调节功能。

“任脉通，太冲脉盛，月事以时下”，可见冲任是直接作用于胞宫的环节，并使经血来潮。西医学认为卵巢分泌的性激素，直接作用于子宫内膜发生周期性变化，并使内膜剥脱出血，月经来潮。因此，冲任对胞宫、卵巢对子宫，在月经产生机理中，两者有明确的对应关系，可以认为冲任类似于卵巢的功能。

督脉的调节，带脉的约束，可能与月经周期性有关，也可能与西医学的反馈机制相对应，值得进一步研究讨论。

可见，在阐述月经产生机理的理论中，中医学的“肾气－天癸－冲任－胞宫”的月经机理，与西医学的“下丘脑－垂体－卵巢－子宫”的作用环路相对应（图 3–2）。由此证明了，2000 多年前的中医月经理论得到今人的认可。

中西医月经理论的对应，为中西医结合治疗妇科病提供了理论根据。

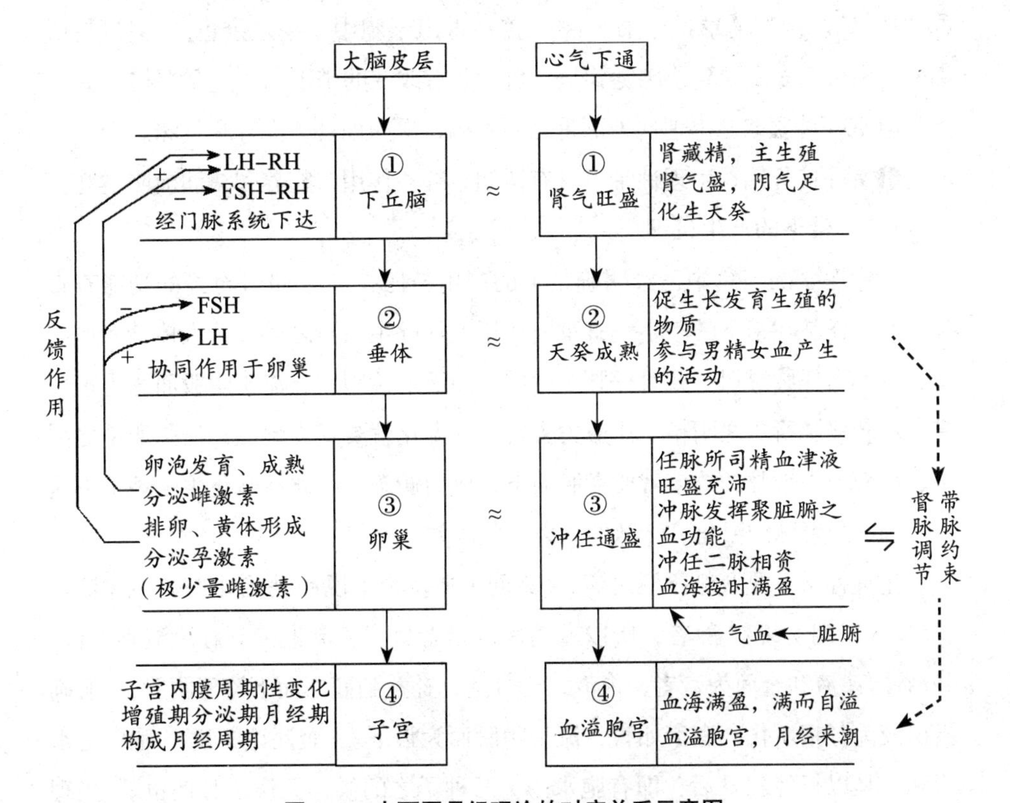

图 3–2　中西医月经理论的对应关系示意图

二、带下

带下一词，首见于《素问·骨空论》，带下有广义和狭义之分。广义带下是泛指妇女经、带、胎、产诸病而言；狭义带下是专指妇女阴中流出一种黏腻液体而言。在狭义带下之中又有生理、病理的不同。本节主要阐述女性带下的生理现象与产生机理。

（一）带下的生理现象

健康女子，润泽于阴户、阴道内的无色无臭、黏而不稠的液体，称为生理性带下。如《沈氏女科辑要》引王孟英说："带下，女子生而即有，津津常润，本非病也。"

❶ 带下的量 生理性带下其量不多，润滑如膏，不致外渗。至于经间期，氤氲之时，阳生阴长冲任气血正盛，带下量也可稍有增加，象月经一样有周期性改变。另外妊娠期血聚冲任以养胎元之间，如雾露之溉，润泽丰厚，带下量可有增多。

❷ 带下的色 生理性带下是无色透明的，有的略带白色，所以医籍中有时称"白带"。例如《景岳全书》说："盖白带出于胞中，精之余也。"但世俗所称的"白带"多是看到或感觉到量、色、质有改变的带下病，应予严格区分。

❸ 带下的质地 生理性带下是黏而不稠，滑润如膏，无异臭气味。

❹ 带下的作用 生理性带下具有濡润、补益作用，充养和濡润前阴空窍。

（二）带下的产生机理

在中医学的典籍中已经明确带下的产生与任、督 、带等奇经的功能有直接关系。任脉在带下的产生上有重要作用，任脉主一身之阴，凡人体精、血、津、液都由任脉总司。此时任脉之阴精、津液下达胞宫，流于阴股而为生理性带下。若任脉所司之阴精、津液失去督脉的温化就要变为湿浊；任脉所主之阴精、津液失去带脉的约束就要滑脱而下，成为病态。因此任脉化生生理带下这一过程又与督脉的温化、带脉的约束有关。

生理性带下是肾精下润之液，《素问·逆调论》说："肾者水脏，主津液。"《灵枢·口问》说："液者，所以灌精濡空窍者也。"《灵枢·五癃津液别》说："五谷之津液和合而为膏者，内渗入于骨空，补益脑髓，而下流于阴股。"明确指出液为肾精所化，润滑如膏，流于阴股而为带下。《血证论》说："胞中之水清和，是以行经三日后，即有胞水……乃种子之的候，无病之月信也。"生理性带下在月经初潮后明显出现，在绝经后明显减少，而且随着月经的周期性变化，带下的量也有周期性改变，进一步说明带下的产生与肾气盛衰、天癸至竭、任督带功能正常与否都有重要而直接的关系。根据月经产生机理的外延及上列经典论述，则生理性带下产生的机理如图 3–3。

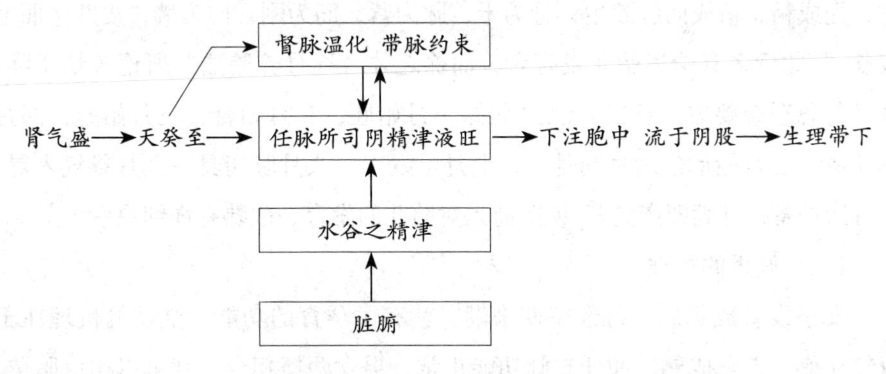

图 3–3 带下产生机理示意图

由此可见，生理性带下的产生机理是：肾气旺盛，并化生天癸，在天癸作用下，任脉广聚脏腑所化水谷之精津，则任脉所司的阴精、津液旺盛充沛，下注于胞中，流于阴股，生成生理性带下。此过程又得到督脉的温化和带脉的约束。同时需脏腑水谷之精津的资助。

三、妊娠

从怀孕到分娩这个阶段，称为“妊娠”，也称“怀孕”。

（一）妊娠的生理现象

妊娠后母体的变化，明显地表现是月经停止来潮，脏腑、经络之血，下注冲任，以养胎元。因此妊娠期间整个机体出现“血感不足，气易偏盛”的生理特点。

❶ 妊娠的临床表现 妊娠初期，由于血聚于下，冲脉气盛，肝气上逆，胃气不降，则出现饮食偏嗜，恶心作呕，晨起头晕等现象。一般不严重，经过 20 ～ 40 天，症状多能自然消失。另外，妊娠早期，孕妇可自觉乳房胀大。妊娠 3 个月后，白带稍增多，乳头乳晕的颜色加深。妊娠 4 ～ 5 个月后，孕妇可以自觉胎动，胎体逐渐增大，小腹部逐渐膨隆。妊娠 6 个月后，胎儿渐大，阻滞气机，水道不利，常可出现轻度肿胀。妊娠末期，由于胎儿先露部压迫膀胱与直肠，可见小便频数，大便秘结等现象。

❷ 妊娠脉象 妊娠 2 ～ 3 个月后，六脉平和滑利，按之不绝，尺脉尤甚。《金匮要略》说：孕 60 日“妇人得平脉，阴脉小弱。”《备急千金要方》说：“妊娠初时寸微小，呼吸五至；三月而尺数也。”西医学也认为在妊娠 10 周以后心排出量开始增加，这与中医滑脉出现的时间是一致的。必须清楚目前不能

单凭脉象诊断早期妊娠，必须作妊娠试验或B超协助诊断。

❸ 胎儿发育情况 最早在《黄帝内经》有记载，《灵枢·经脉》说："人始生，先成精，精成而脑髓生，骨为干，脉为营，筋为刚，肉为墙，皮肤坚而毛发长。"此后多有论述胎儿发育者，而徐之才"逐月养胎法"所论较切实际。即《备急千金要方·卷二》说："妊娠一月始胚，二月始膏，三月始胞，四月形体成，五月能动，六月筋骨立，七月毛发生，八月脏腑具，九月谷气入胃，十月诸神备，日满即产矣。"说明前人对胎儿的发育、成熟有详细观察。

（二）妊娠的机理

女子发育成熟后，月经按期来潮，就有了孕育的功能。受孕的机理在于肾气充盛，天癸成熟，冲任二脉功能正常，男女两精相合，就可以构成胎孕。《灵枢·决气》说："两神相搏，合而成形。"《女科正宗》说："男精壮而女经调，有子之道也。"正说明了构成胎孕的生理过程和必要条件。另外，受孕须有一定时机，《证治准绳》引袁了凡语："凡妇人一月经行一度，必有一日氤氲之候，于一时辰间……此的候也……顺而施之，则成胎矣。"这里所说的"氤氲之时""的候"相当于西医学所称之排卵期，正是受孕的良机。

四、产育

产育包括分娩、产褥与哺乳。分娩、产褥与哺乳是女子生育后代紧密联系的三个阶段，在每个阶段里都发生了急剧的生理变化，了解这些生理情况对指导临床有重要的意义。

（一）分娩

怀孕末期，即孕280天左右，胎儿及胎衣自母体阴道娩出的过程，称为"分娩"。

❶ 预产期的计算方法 关于预产期的计算方法，中医学有明确记载，明·李梴《医学入门》说："气血充实，可保十月分娩……凡二十七日即成一月之数。"10个月共270天。《妇婴新说》说："分娩之期或早或迟……大约自受胎之日计算，应以280日为准，每与第十次经期暗合也。"与西医学计算为280天已基本一致。现在预产期的计算方法是：按末次月经第1天算起，月份数加9（或减3），日数加7，即可。如按农历计算，月数算法同上，日数加14。

❷ 分娩先兆 孕妇分娩又称临产，分娩前多有征兆，如胎位下移，小腹坠胀，有便意感，或"见红"等。《胎产心法》说："临产自有先兆，须知凡孕妇临产，或半月数日前，胎胚必下垂，小便多频数。"此外，古人还有试胎（试

月）、弄胎的记载，《医宗金鉴》说："妊娠八九个月时，或腹中痛，痛定仍然如常者，此名试胎……若月数已足，腹痛或作或止，腰不痛者，此名弄胎。"说明到妊娠末期常可出现子宫收缩，应与真正分娩相区别。

❸ 分娩的生理现象 在临产时出现腰腹阵阵作痛，小腹重坠，逐渐加重至产门开全，阴户窘迫，胎儿、胞衣依次娩出，分娩结束。杨子健《十产论》说："正产者，盖妇人怀胎十月满足，阴阳气足，忽腰腹作阵疼痛，相次胎气顿陷，至于脐腹痛极甚，乃至腰间重痛，谷道挺拼，继之浆破血出，儿遂自生。"产讫胞衣自当萎缩而下。《达生篇》说："渐痛渐紧，一阵紧一阵，是正产，不必惊慌。"同时还总结了"睡、忍痛、慢临盆"的临产调护六字要诀。因此，应当帮助产妇正确认识分娩，消除恐惧心理和焦躁情绪，也不宜过早用力，以免气力消耗，影响分娩的顺利进行。

关于产程 中医学对产程也有观察和记录，晋·王叔和《脉经》说："怀娠离经，其脉浮，设腹痛引腰脊，为今欲生也。""又法，妇人欲生，其脉离经，夜半觉，日中则生也。"明确表示分娩必腰痛，从规律宫缩至分娩大致为12小时，即所谓"子午相对"，这与现代统计的一、二、三产程的时间基本一致。此外，中医学强调产室要寒温适宜，安静整洁，不能滥用催产之剂，这些论述现在仍有实用价值。

（二）产褥

新产后6周内称产褥期。分娩时的用力汗出和产创出血，损伤了阴液。整个机体的生理特点是"阴血骤虚，阳气易浮"。因此在产后1～2日内，常有轻微的发热、自汗等阴虚阳旺的症状，如无其他致病因素，一般短时间内会自然消失。

产后数日内，胞宫尚未复常而有阵缩，故小腹常有轻微阵痛。在产后2周内腹部可触及尚未复旧的子宫。大约产后6周，胞宫才能恢复到孕前大小，这段时间称产褥期。同时自阴道不断有余血浊液流出，称为"恶露"。恶露先是暗红的血液，以后血液逐渐由深变浅，其量也由多变少，一般在2周内淡红色血性恶露消失，3周内黏液性恶露断绝。

（三）哺乳

新产妇一般产后第2天可以挤出初乳，约持续7天后逐渐变为成熟乳。鼓励母乳喂养，母乳营养丰富，易消化，并有抗病能力。分娩后30分钟内可令新生儿吮吸乳头，以刺激乳汁尽早分泌，让婴儿吃到免疫价值极高的初乳，增强抗病能力，促进胎粪排出。同时促进母亲子宫收缩减少出血，尽早建立母子感情联系。母乳喂养提倡按需哺乳，即按婴儿的需要哺乳，不规定哺乳的时间和次数，婴儿饥饿时或母亲感到乳房充满时就哺乳。一般每次哺乳时间 10 分钟左右，最多不超过 15 分钟，以免乳头浸软皲裂。母乳是产妇气血所化。《胎产心法》说："产妇冲任血旺，脾胃气壮则乳足。"在哺乳期要使产妇保持精神舒畅，营养充足，乳房清洁，按需哺乳，这对保证乳汁的质和量有重要意义。哺乳时限，纯母乳喂养 4 ～ 6 个月后，边喂母乳边加辅食。婴儿断乳的适当月龄为 10 ～ 12 个月，最好在秋凉和春暖的季节里进行。

产后，脾胃生化之精微除供应母体营养需要外，另一部分则随冲脉之气循胃经上行，生化为乳汁，以供哺育婴儿的需要。薛立斋说："血者，水谷之精气也，和调于五脏，洒陈于六腑，妇人则上为乳汁，下为月水。"故在哺乳期，气血上化为乳汁，一般无月经来潮，也比较不易受孕。

月经、带下、妊娠、分娩、哺乳是妇女的生理特点，这都是脏腑、经络、气血乃至天癸的化生功能作用于胞宫的结果，特别是与肾气、天癸的主导作用分不开的（图 3–4）。

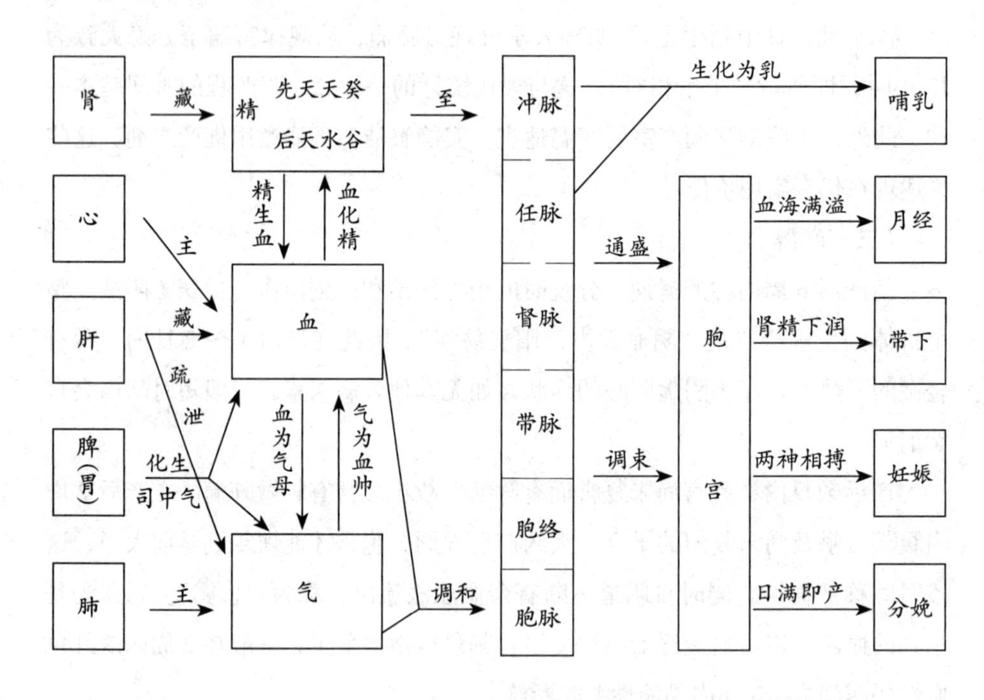

图 3–4　妇女生理特点示意图

（马宝璋）

第四章　女性的病理特点

女性的疾病主要表现在经、带、胎、产和杂病诸方面，这与女性的生理特点是密切相关的。因此，其病因、病机、转归等都有独自的特点和规律，应予系统阐述。

第一节　病因

导致妇女疾病的因素有淫邪因素、情志因素、生活因素和体质因素。淫邪因素之中以寒、热、湿为多发；情志因素方面以怒、思、恐为常见；生活因素主要指早婚多产、房事不节、饮食失调、劳逸过度、跌扑损伤、调摄失宜等；体质因素（包括先天因素）是指人的体质强弱而言，即脏腑、经络、气血功能活动的盛衰。淫邪因素、情志因素和生活因素都是致病的条件，它们作用于机体后能否发病，以及发病后的表现形式、程度与转归如何，是由体质强弱的因素来决定的，而妇科病证则常是由脏腑、气血、冲任督带四脉和胞宫功能盛衰来决定的。《素问·评热病论》说："邪之所凑，其气必虚。"说明了外因是变化的条件，内因（体质）是变化的根据，外因通过内因而起作用，现将妇科的致病因素及致病特点分述于下。

一、淫邪因素

淫邪因素是指风、寒、暑、湿、燥、火六种病邪的统称。其常为"六气"，其失常如太过、不及或非时而至则为六淫，成为致病因素。六淫皆能导致妇产科疾病，但因妇女以血为本，寒、热、湿邪更易与血相搏而导致妇产科诸证。《灵枢·痈疽》说："寒邪客于经络之中，则血泣（涩），血泣则不通。"《素问·阴阳应象大论》说："热盛则肿。"（营气逆于肉里）。《素问·调经论》说：

"寒湿之中人也，皮肤不收，肌肉坚紧，荣血泣。"这些都充分说明寒、热、湿邪致病主要是引起血分病变，当然血与气是互相协调、互相依存、互相为用的，且气血又来源于脏腑，因此伤于血分，也会累及气分和脏腑。

此外，人体脏腑功能失常，也会产生内在的寒、热、湿邪，为了理论归类，叙述的方便，在这里一并进行了讨论。

（一）寒

寒为阴邪，收引凝涩，易伤阳气，影响气血运行。寒邪就部位而言有外寒、内寒之分，就性质而论有实寒、虚寒之别，这四者常是交互存在的，但应以虚、实为纲。寒邪伤人的具体病因归纳如下：若感受寒邪、冒雨涉水、或过食生冷，则血为寒凝，血行不畅，胞脉阻滞，可出现月经后期、痛经、闭经、癥瘕等。若机体阳气不足，寒自内生，脏腑功能失常，影响冲任、胞宫的功能，可出现痛经、带下病、妊娠腹痛、宫寒不孕等。

（二）热

热为阳邪，耗气伤津，每易动血，迫血妄行。热邪同样有外热、内热、实热、虚热之分，这里仍以虚、实为纲将热邪病因归纳如下：若感受热邪、五志过极化火、过服辛辣助阳之品，都可导致阳热内盛；或素体阴分不足，阳气偏盛，以致阴虚而生内热。至于热毒则属实热范畴，即所谓热之极为毒，是实热中的重证。无论实热、虚热都可损伤冲任经脉，迫血妄行，出现月经先期、崩漏、经行吐衄、胎漏、胎动不安、恶露不绝、产后发热等。

（三）湿

湿为阴邪，重浊腻滞，阻塞气机。湿邪依其伤害人体部位的不同，有外湿和内湿之别。若感受水湿、冒雨涉水、或久居阴湿之地，以致湿邪内侵，是外湿。若脾阳素虚，运化失职，湿浊内盛；或肾阳不足，气化失常，水气内停，都可导致水湿停聚，是内湿。湿为有形之阴邪，因此湿邪伤人自无虚、实可分，但却能随人体的阴阳盛衰，以及湿浊停留之久暂，而发生从化的转变，或从阳化为湿热，或从阴化为寒湿。关于湿毒，一是湿热蕴结所致，一是从阴部感染而来。总之湿邪重浊趋下，下注冲任，带脉失约，可致带下病、阴痒、不孕症等；若在孕期，受胎气影响可致妊娠呕吐、妊娠水肿等。

二、情志因素

情志因素是指喜、怒、忧、思、悲、恐、惊七种情志的变化。妇女受到过度的精神刺激，情志发生变化主要引起气分病变，继而引起血分病变，使气血不和，以致机体阴阳失调、脏腑功能失常而发病。《素问·举痛论》说："百病皆生于气也，怒则气上，喜则气缓，悲则气消，恐则气下……惊则气乱，劳则气耗，思则气结。”《医宗金鉴·妇科心法要诀》说：“妇人从人凡事不得专主，忧思、忿怒、郁气所伤，故经病因于七情者居多，盖以血之行止顺逆，皆由一气率之而行也。” 这里不仅说明了情志变化要引起气分病变，同时说明了内伤七情之中，以怒、思、恐对妇科病证影响较著，故分述于下。

（一）**怒**

精神抑郁，忿怒过度，常使气滞不畅，气逆冲上，进而引起血分病变，可致月经后期、痛经、闭经、崩漏、经行吐衄、妊娠呕吐、缺乳、癥瘕等。在脏腑之中又常伤及于肝，《万氏妇人科·调经》说：“女子之性，执拗偏急，忿怒妒忌，以伤肝气，肝为血海，冲任之系。冲任失守，血妄行也。”

（二）**思**

忧思不解，积念在心，每使气结，气机不畅，气结血滞，可致月经后期、月经过少、闭经、胎动不安、堕胎小产、缺乳、癥瘕等。在脏腑之中又常伤及于脾胃，影响气血生化之源。《沈氏女科辑要笺正·月事不来》说：“经言不得隐曲，即指所思不遂，谋虑拂逆而言，则心脾之阴营暗耗，而不月之病成矣。”

（三）**恐**

惊恐过度，常使气下、气乱，失去对血的统摄和调控，可致月经过多、崩漏、胎动不安、堕胎、小产等。甚或闭经，例如二次世界大战期间，由于长期的恐惧、忧虑和紧张，不同地区数以万计的妇女闭经，战争结束后，生活并未得到改善，但妇女都恢复了月经。惊恐过度，在脏腑之中主要伤及于肾。《妇科玉尺·月经》说：“经血暴下者……《内经》曰火主暴速，亦因暴喜暴怒忧结惊恐之致。”

总之，女性发生的怒、思、恐等强烈的情志变化，可以使整个机体气机失调，导致气血病变，并且可以导致肝、脾、肾三脏的功能失常。

三、生活因素

生活因素是致病的条件，也是影响体质因素的条件，在一定程度上是损伤体质强健的重要原因。

（一）**房劳多产**

妇女若先天不足，或早婚、房事不节、产多乳众，都可损伤肾气，耗伤气血。肾气不足，气血失调，能引起各种月经病、带下病、胎动不安、堕胎小产、不孕等。

（二）饮食失节

若暴饮暴食、过食肥甘、饮食偏嗜、或寒温失宜，都可损伤脾胃，引起脾气虚、脾阳虚、脾之化源不足等诸病。若过食辛辣助阳之品，可致月经先期、月经过多、经行吐衄、胎动不安等；过食寒凉生冷食物，可致痛经、闭经、带下病等。

（三）劳逸过度

妇女在月经期、妊娠期和产育期劳动要适度。劳则气耗，逸则气滞。劳倦伤脾，过力伤肾。若经期繁劳过力，可致经期延长或月经过多。经期的体育达标赛可致月经过多、经期延长、月经愆期，甚至崩漏。若长期剧烈运动如长跑等，可致闭经，现代研究已得到证实。若孕期持重过劳，易致胎动不安、堕胎、小产；反之过度安逸，气血凝滞，易成滞产。产后持重、操劳过早，易致子宫脱垂。

（四）跌扑闪挫

跌仆伤血，闪挫伤气，气血两伤，冲任失调导致经产诸病。妇女在经期、孕期、登高持重，或跌仆闪挫，易致月经过多、崩漏、胎动不安、堕胎小产等病，阴户受伤可致阴户血肿或撕裂伤。

（五）调摄失宜

正常规律地生活是健康的基础。目前时行“减肥”，无论是过度节食减肥，还是药物减肥，都会对女性身心造成伤害。有文献记载在饥饿的情况下，营养缺乏，体重急剧下降，首先受累的器官是性腺系统（现代研究证明，GnRH浓度可降至青春期前水平），可致月经后期、月经过少，甚至闭经，而这种闭经的治疗难度较大。口服短效避孕药，有的发生阴道不规则少量出血，有的闭经。服避孕药还有少数妇女颜面部皮肤出现淡褐色色素沉着，停药后不一定都能自然消退。孕前酗酒可致“胎儿酒精中毒综合征”（生长迟缓、小头畸形），孕后大量吸烟，可致流产、死胎、畸胎、低体重儿及胎儿宫内窒息等。有时孕早期未查出怀孕，误做放射线检查，可能导致胎儿畸形、流产。

四、体质因素

人体的体质因素明显地表现出抗病能力的强弱，它不仅决定着上述致病因素能否损伤机体导致疾病，而且决定着导致疾病的种类、程度、转归和预后。《灵枢·百病始生》说：“卒然逢疾风暴雨而不病者，盖无虚，故邪不能独伤人。”说明体质因素的重要性。同时，不同类型的体质因素，可能影响机体对某种致病因素的易感性。吴德汉《医理辑要》说：“要知易风为病者，表气素虚；易寒为病者，阳气素弱；易热为病者，阴气素衰；易伤食者，脾胃必亏；劳伤者，中气必损。须知发病之日，即正气不足之时。”可见在同样的生活环境中，体质强健者在致病因素作用下可以不病，而体质虚弱者经受不了致病因素的攻击而发生疾病。

人体由于先天禀赋的不同，后天营养状态和生活习惯的影响，可以形成不同类型的体质，有的人素禀阳盛，经常便秘、手足心热；有的人素禀阴盛，经常便溏、畏寒肢冷。不同类型的体质，同－因素致病可有不同临床表现。同样是先天不足、早婚多产、房事不节，损伤肾气，但结果不同。有的人主要是损伤了命门真火，而表现为肾阳虚衰诸证，如肾阳虚型经行泄泻、带下、子肿、不孕等；有的人主要是耗伤了阴精真水，而表现为肾阴亏损诸证，如肾阴虚型崩漏、闭经、经断前后诸证、胎动不安等。又如同样是感受湿邪，但由于体质阴阳盛衰的不同，而结果各异。有的湿邪从阳化热，表现为湿热诸证，如湿热型带下病、阴痒等；有的湿邪从阴化寒，表现为寒湿诸证，如寒湿凝滞型痛经、闭经等。此外，体质强健者，病轻而易治；体质虚弱者，病重而难愈。

由此可见，体质因素在疾病的发生、发展、转归和预后的整个过程中起着决定性的作用。

（马宝璋）

第二节　病机

妇产科疾病的病理机转，可以概括三个大方面：脏腑功能失常影响冲任为病；气血失调影响冲任为病；直接损伤胞宫影响冲任为病。

妇科病机与内科、外科等其他各科病机的不同点，就在于妇科病机必须是损伤冲任（督带）的。在生理上胞宫是通过冲任（督带）和整体经脉联系在一起的，在病理上脏腑功能失常、气血失调等只有损伤了冲任（督带）的功能时，才能导致胞宫发生经、带、胎、产、杂等诸病。历代医家多是以此立论的。《诸病源候论》论妇人病，凡月水不调候五论、带下候九论、漏下候七论、崩中候五论，全部以损伤冲任立论；《校注妇人良方》称：“妇人病有三十六种，皆由冲任劳损而致，盖冲任之脉为十二经之会海。”《医学源流论》说：“凡治妇人，必先明冲任之脉……冲任脉皆起于胞中，上循脊里，为经脉之海，此皆血之所从生，而胎之所由系，明于冲任之故，则本源洞悉，而候所生之病，则千条万绪，以可知其所从起。”李时珍更明确说：“医不知此，罔探病机。”说明必须突出“冲任损伤”在妇科病机中的核心地位。本节仅就主要病理机制予以叙述。

一、脏腑功能失常影响冲任为病

中医学认为，脏腑功能活动是人体生命的根本。脏腑功能失常可以导致气血失调，影响冲任督带和胞宫的功能，导致妇科经、带、胎、产诸病的发生，其中与肾、肝、脾胃的功能失常关系密切。

（一）肾的病机

肾藏精，主生殖，胞络系于肾。五脏之真，惟肾为根，故五脏之伤，穷必及肾。肾在妇科生理、病理占有特殊重要的位置，若先天不足、早婚多产、房事不节、劳繁过力或惊恐过度均可损伤肾气，影响冲任、胞宫的功能而发生妇产科疾病。由于机体阴阳盛衰的不同，损伤肾气、肾精、肾阳的不同，因此在临床上有肾气虚、肾阴虚、肾阳虚等不同证型。

❶ 肾气虚 肾气，乃肾精所化之气，概括肾的功能活动。肾气的盛衰，天癸的至与竭，直接关系到月经、带下与胎产。若肾气不足，则冲任不固，系胞无力，可致子宫脱垂；冲任不固，胎失所系，可致胎动不安；冲任不固，封藏失职，可致崩漏；冲任不固，血海失司，蓄溢失常，可致月经先后无定期；冲任不固，不能摄精成孕，可致不孕等病。

❷ 肾阴虚 肾阴，指肾所藏之阴精，肾气功能活动的物质基础，所谓肾精足则肾气盛。若肾阴亏损，则精亏血少，冲任血虚，血海不按时满，可致月经后期、月经过少、闭经；冲任血虚，胞脉失养，可致经断前后诸证；冲任血虚，胎失所养，可致胎动不安；冲任血虚，不能凝精成孕，可致不孕。若肾阴亏损，阴虚内热，热伏冲任，迫血妄行，则致月经先期、崩漏等。

❸ 肾阳虚 肾阳，即命门之火，是机体温煦气化的源动力。同样肾阳的功能也是以肾精为基础的，肾阳虚是肾气虚的进一步发展。若肾阳不足，冲任失于温煦，胞脉虚寒，可致痛经、妊娠腹痛、胎动不安、不孕等；冲任失于温煦，胞脉虚寒，血行迟滞，可致月经后期、月经过少，甚至血海不满而致闭经。经期血气下注冲任，命火愈衰，可致经行泄泻；气化失常，湿浊下注冲任，带脉失约，可致带下病；孕期冲任养胎，胎阻气机，湿浊泛溢肌肤，可致妊娠肿胀等病。

（二）肝的病机

肝藏血，调节血量；主疏泄，而司血海，性喜条达；通调气机，体阴而用阳，助脾胃消食运化。若素性抑郁，忿怒过度，或肝血不足，肝阳偏亢，均可使肝的功能失常，表现其易郁、易热、易虚、易亢的特点，影响冲任、胞宫的功能，导致妇产科疾病的发生。在临床上有肝气郁结、肝郁化热、肝经湿热、肝气犯胃、肝阳偏亢等不同证型。

❶ 肝气郁结 若情志不畅，肝气郁结，则血为气滞，冲任失畅，血海蓄溢失常，可引起月经先后无定期、经量多少不定；冲任失畅，胞脉阻滞，可引起经行不畅、痛经、闭经等。

❷ 肝郁化热 若肝郁化热，热伤冲任，迫血妄行，可引起月经先期、月经过多、崩漏等；肝郁化热，经期冲脉气盛，气火循经上犯、损伤阳络，可致经行吐衄。

❸ 肝经湿热 若肝气犯脾，肝郁化热，脾虚生湿，湿热蕴结，下注冲任，带脉失约，可引起带下病、阴痒、阴肿、阴痛。

❹ 肝气犯胃 若肝气犯胃，孕期冲脉气盛，夹胃气上逆，可引起妊娠呕吐。

❺ 肝阳偏亢 若肝血不足，孕后血聚冲任养胎，肝血愈虚，肝阳偏亢，可引起妊娠眩晕；甚则肝风内动，发为妊娠痫证。若在产后，可致产后痉证。若肾阴不足，致肝阳偏亢者，可致经断前后诸证。

（三）脾的病机

脾主运化，在气为湿，与胃同为气血生化之源，为人体后天之本；脾司中气，其气主升，对血液有收摄、控制和保护作用。若饮食失节、劳倦过度、减肥调养失宜或忧思不解，均可损伤脾胃，影响冲任、胞宫的功能，而发生妇产科疾病。临床上有脾气不足、脾虚血少、脾阳不振等不同证型。

❶ 脾气不足 若脾气不足，则冲任不固，血失统摄，可致月经先期、月经过多、崩漏等；冲任不固，胎失所载，可致胎动不安、胎漏、堕胎、小产等；冲任不固，系胞无力，可致子宫脱垂。

❷ 脾虚血少 若脾虚血少，化源不足，冲任血虚，血海不按时满，可致月经后期、月经过少、闭经等；冲任血虚，胎失所养，可致胎动不安、堕胎、小产等。

❸ 脾阳不振 若脾阳不振，湿浊内停，下注冲任，痰浊阻滞胞脉，可致月经后期、闭经，甚至不能摄精成孕而不孕；湿浊内停，下注冲任，带脉失约，任脉不固，可致带下病；湿浊内停，孕期冲脉气盛，夹痰饮上逆，可致妊娠呕吐；湿浊内停，孕期冲任养胎，胎阻气机，湿浊泛溢于肌肤，可致妊娠肿胀。

（四）心的病机

心藏神，主血脉。若忧思不解、积念在心，阴血暗耗，心气不得下达，冲任血少，血海不能按时满盈，可致月经过少、闭经；阴血不足，心火偏亢，届绝经之年，肾水不足，不能上济心火，可致经断前后诸证；心火偏亢，移热小肠，传入膀胱，可致妊娠小便淋痛；营阴不足，神失所养，可致脏躁。

（五）肺的病机

肺主气，主肃降，朝百脉而通调水道。若阴虚肺燥，经期阴血下注冲任，肺阴愈虚，虚火上炎，损伤肺络，可致经行吐衄；孕期肃降失职，则致妊娠咳嗽。若肺气失宣，水道不利，可发生妊娠小便不通、产后小便不通。

二、气血失调影响冲任为病

气血失调，是妇产科疾病中一种常见的发病机理。由于经、孕、产、乳都是以血为用，而且皆易耗血，所以机体常处于血分不足，气偏有余的状态。《灵枢·五音五味》说：“妇人之生，有余于气，不足于血，以其数脱血也。”由于气血之间是相互依存，相互滋生的。伤于血，必影响到气；伤于气，也会影响到血。所以临证时应该分析是以血为主，或以气为主的不同病机。前面已叙及，情志变化主要引起气分病变，而寒、热、湿邪则主要引起血分病变。当然，脏腑功能失常亦可导致气血失调。明确这一病机要点可以为审因论治提供线索。兹将气血失调具体病机分述如下。

（一）气分病机

气是指在人体内流动着的精微物质，也是脏腑经络活动能力的表现，它涵盖了元气、宗气、卫气、营气的全部功能。在病因里已经叙及情志变化主要引起气分病变，当然脏腑功能失常，亦可引起气分病变。气分病变的主要证型有气虚、气滞、气逆、气寒和气热。

❶ 气虚　气虚则冲任不固，血失统摄，可致经行先期、月经过多、崩漏、产后恶露不绝；冲任不固，不能载胎，则胎动不安；气虚，冲任胞宫气弱，无力送胞，可致胞衣不下；气虚下陷，冲任不固，系胞无力，则子宫脱垂。气虚卫表不固，经期血气下注冲任，卫气愈虚，感受风热，而致经行先期；气虚卫表不固，产后腠理不实，而致产后自汗；气虚卫表不固，易感外邪，可致产后发热，产后身痛。

❷ 气滞　气郁、气结则气滞。气滞可以引起疼痛，其痛以胀为主，痛无定处。气滞血滞，冲任失畅，血海失司，可致月经先后无定期；冲任失畅，血行迟滞，可致月经后期；气滞，冲任失畅，经期冲脉气血充盛，可致经行乳房

胀痛；冲任失畅，产后阻滞乳汁运行则缺乳。气滞血瘀，冲任阻滞，可致痛经、闭经、癥瘕、不孕等。气滞湿郁，经期气血壅滞冲任，湿浊宣泄不利，可致经行浮肿；气滞湿郁，痰湿内生，下注冲任，胞脉阻滞，可致月经后期、闭经、不孕；气滞湿郁，孕期冲任养胎，胎阻气机，湿浊泛溢于肌肤，而致妊娠肿胀。气郁化热，热伤冲任，迫血妄行，可致月经先期、崩漏。气郁化火，经期冲脉气盛，气火上逆，扰犯神明，可致经行情志异常。

❸ **气逆** 怒则气上，经行之际，血气下注冲任，冲脉气盛，则气逆冲上，损伤阳络，可致经行吐衄；孕期血气下注冲任，冲脉气盛，则气逆冲上，可致妊娠呕吐；孕期冲脉气盛，气逆冲上，肺失肃降，而致妊娠咳嗽。

❹ **气寒** 寒伤阳气，或素体阳虚，寒自内生，可见气寒。临床月经后期、月经过少、痛经、闭经、不孕、妇人腹痛等多有气寒之征。

❺ **气热** 五志化火，或感受热邪，入里化热，可见气热。气火上炎可见经行吐衄；湿热蕴结致妇人腹痛，感染邪毒致产后发热等病，多有阳明经证和腑证等气热之征。当然临床上月经先期、月经过多、崩漏等也有气热之证。

（二）血分病机

血乃中焦脾胃所纳水谷化生之精微物质，上输于肺心变化为赤色的血，亦可由肾精化生而来。血循行于脉道之中，内养五脏六腑，外濡形体肌肤，是人体精神活动的物质基础。在病因里已叙及寒、热、湿邪主要引起血分病变，同样脏腑功能失常，亦可引起血分病变。血分病变的主要证型有血虚、血瘀、血热、血寒、出血等。

❶ **血虚** 血虚一是由于化源不足，二是由于经、孕、产、乳失血、耗血过多。血虚，冲任血少，血海不按时满，导致月经后期、月经过少、闭经；冲任血少，胞脉失养，导致痛经、妊娠腹痛、妇人腹痛；冲任血少，胎失所养，导致胎动不安、滑胎、胎萎不长；冲任血少不能凝精成孕，导致不孕；冲任血少、乳汁化源不足，导致产后缺乳。

❷ **血瘀** 离经之血，未排出体外，停滞体内（如异位妊娠、黄体破裂等引起的盆腔内积血）；或脉中之血，为寒、热邪气所阻，或气虚、气滞不能行血，均可导致血瘀。血瘀的特点是引起疼痛，以刺痛为主，痛处固定不移。血瘀，冲任阻滞，胞脉不畅，导致经行不畅、经期延长、痛经、产后腹痛；冲任阻滞，瘀停胞脉，导致闭经、癥瘕、异位妊娠；瘀停胞脉，血不归经，可致崩漏；瘀停胞脉，不能摄精成孕，可致不孕。瘀阻冲任，气机不畅，营卫不通，可致产后发热；瘀阻冲任，氤氲之时，阳气内动，引动瘀血，血不循经，可致经间期出血。

❸ **血热** 血热多见于感受热邪；五志过极化火，移于血分；嗜食辛辣助阳之品，引起血热；素体阴分不足，阴虚内热者有之。血热，热伤冲任，迫血妄行，可致月经先期、月经过多、崩漏、产后恶露不绝；热扰冲任，损伤胎气，可致胎动不安；热伤冲任，热与血结，阻痹胞脉，不通则痛，可致产后腹痛。阴虚血热，热伏冲任，亦可迫血妄行，导致月经先期、崩漏，但血量甚少。血热兼湿者，湿热下注冲任，可致带下病、阴疮；湿热与血搏结，瘀阻冲任，胞脉失畅，可致妇人腹痛；湿热蕴结于冲任，氤氲之时，阳气内动，迫血妄行，而致经间期出血。

❹ **血寒** 感受寒邪，过食生冷，冒雨涉水，久居阴湿之地，或素体阳气不足，均可导致寒与血结。血寒，寒客冲任，胞脉阻滞，血为寒凝，可致月经后期、月经过少、痛经、闭经、癥瘕、产后腹痛等；寒客冲任，不能摄精成孕，而致不孕。阳虚内寒者，生化失期，气虚血少，冲任不足，亦可致月经后期、月经过少、痛经，但其经血色淡。血寒兼湿者，寒湿凝滞，瘀阻冲任，血行不畅，可致痛经、闭经、妇人腹痛；寒湿客于冲任，寒湿生浊伤胎，可致鬼胎；寒湿客于冲任，痰瘀交阻，阴部肌肤失养，可致阴疮。

❺ **出血** 正常人血行脉中，若脉络伤损，血溢于外，即为出血。从上而出者为上溢，如衄血、咳血、吐血等；从下而出者为下溢，如崩漏、便血、尿血等。中医学将内出血称为瘀血。出血病因有气虚、血热、血瘀之不同，病机亦各不相同。气虚者，冲任不固，血失统摄，可致月经先期、月经过多、经期延长、崩漏、产后恶露不绝等。血热者，热伤冲任，迫血妄行，可致月经先期、月经过多、崩漏、产后恶露不绝；若忿怒过度，肝郁化火，或肺阴不足、虚火上炎，经期血注冲任，冲脉气盛，气火上炎，损伤阳络，可致经行吐衄。血瘀者，冲任阻滞，血不归经，可致经期延长、经间期出血、崩漏、产后恶露不绝等。

（三）气血同病

气血之间是相互依存、相互化生的，伤于血要影响到气，伤于气也要影响到血，只是所伤先后而已。在临床上最常见的气血同病证型有气血虚弱和气滞血瘀。

❶ **气血虚弱** 气虚者，血失气化，不能变化而赤，致令血少；血虚者，气失所养，失去其运行、推动和化生能力，致令气弱。可见气虚则血少，血虚则气弱，气血虚弱是临床常见的证型。气血虚弱，冲任不足，气血上不能荣头目，外不荣四肢百骸，可致经行头痛、经行眩晕、经行身痛等；冲任不足、气虚不能载胎，血虚不能养胎，可致胎动不安、滑胎、胎萎不长；冲任不足，气

虚清阳不升，血虚髓海失养，可致妊娠眩晕；冲任不足，无力送胎，可致过期不产、难产等。

❷ 气滞血瘀 气滞者，气滞则血行不畅，甚至血瘀；血瘀者，瘀血阻滞气机，气行不畅，而致气滞。可见气滞可致血瘀，血瘀可令气滞，气滞血瘀是临床常见证型。气滞血瘀，瘀滞冲任，血行不畅，可致痛经、妇人腹痛；瘀滞冲任，血行受阻，可致闭经；瘀滞冲任，胞脉不畅，孕卵阻滞可致异位妊娠；瘀滞冲任，瘀结胞中，瘀血伤胎，可致鬼胎；瘀滞冲任，胞脉壅阻，不能运胎，可致过期不产、难产等。

三、直接损伤胞宫影响冲任为病

经期产时，忽视卫生，感染邪毒，搏结胞宫，损伤冲任，可致月经不调、崩漏、带下病、产后发热等。久居湿地，冒雨涉水，或经期游泳，寒湿之邪，侵袭胞宫，客于冲任，血为寒湿凝滞，可致痛经、闭经、癥瘕等。跌仆闪挫，外伤（含宫腔手术创伤），房事不节，或"合之非道"（不洁性交或经期性交），可直接伤及胞宫，冲任失调，导致月经不调、崩漏、胎动不安、堕胎小产、不孕、带下病、妇人腹痛等。

综上所述，三种病机不是孤立的，而是相互联系、相互影响的。如脏腑功能失常，可导致气血失调；气血失调，也能使脏腑功能失常；同样直接损伤胞宫，可能导致脏腑功能失常、气血失调。总之，不论何种致病因素损伤了机体，不论病变起于哪个脏腑，是在气还是在血，其病机反应总是整体的，都是损伤了冲任（督带）生理功能才发生妇产科疾病的。懂得这些，才能从错综复杂的变化中，找出经、带、胎、产、杂等诸病病机的关键所在，最后作出比较正确的诊断。

为了明确妇产科病因病机的思维线路与逻辑关系，简要整理如图 4-1 所示。

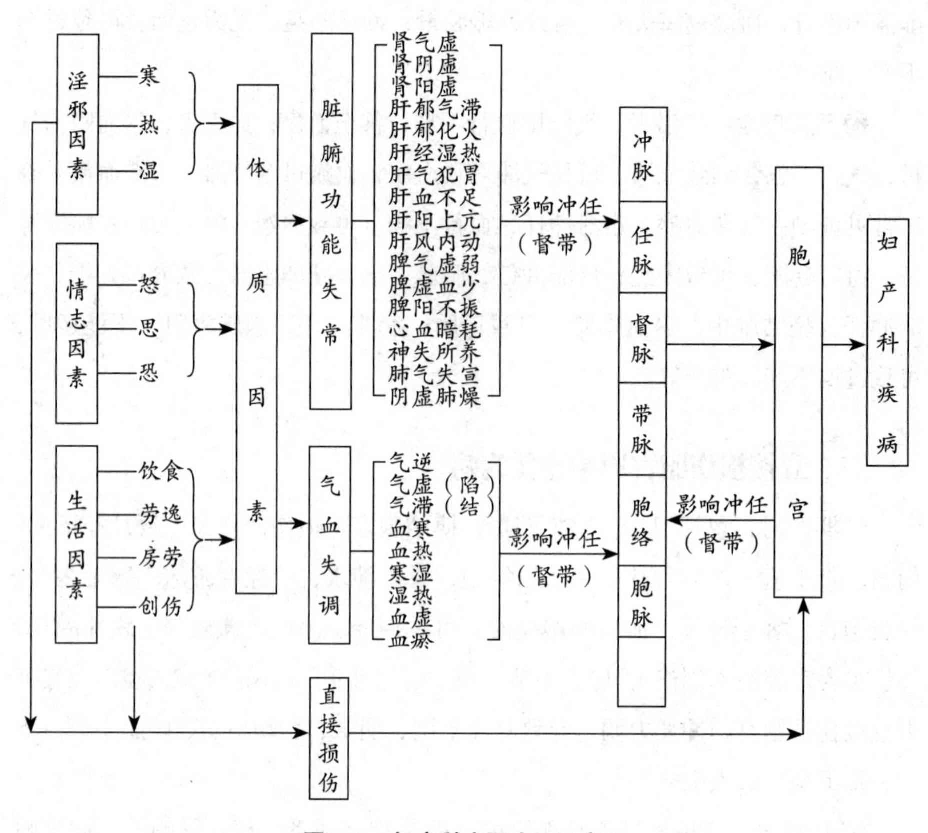

图 4-1　妇产科病因病机示意图

（马宝璋）

第五章　妇科疾病的诊断要点

妇科疾病的诊断与其他科一样，必须通过望、闻、问、切四诊，了解经、带、胎、产的病证特点和全身表现。然后把获得的多方面材料运用八纲辨证进行综合分析，找出疾病的发生原因和病理机转，确定脏腑经络气血的病变性质，作为妇科疾病辨证施治的依据。

第一节　四诊要点

妇科疾病的四诊要点，在诊察全身症状、舌苔、脉象的同时，着重阐述经、带、胎、产方面的诊察方法。在临床上必须四诊合参，不可偏废。《素问·阴阳应象大论》说："视喘息，听声音，而知所苦；观权衡规矩，而知病所主；按尺寸，观浮沉滑涩，而知病所生。以治无过，以诊则不失矣。"所以在临证时一定要通过望、闻、问、切四种手段对患者进行全面的调查了解。

一、望诊

根据妇科特点，望诊时除观察患者的神志、形态、面色、唇色、舌质、舌苔外，应注意观察月经、带下和恶露的量、色、质的变化。

（一）望形神

形是神志存在的基础，神是形体生命活动的表现。有形才有神，形健则神旺，形衰则神惫。《素问·上古天真论》有"形神合一"及"形与神俱"的理论，说明了形与神的依存关系。

在妇科临床上，望形神的改变对诊断疾病的性质和轻重是有重要参考价值的。若神思清楚，捧腹曲背，面呈痛苦，多为妇科痛证，或为妇人腹痛，或为经行腹痛，或为胎动不安腹痛、异位妊娠，或为产后腹痛；若妊娠足月，腹痛阵作，一阵紧一阵，坐卧不宁，是临产之象。若头晕困倦，甚至昏不知人，肢冷汗出，面色苍白或晦暗，多为妇科血证，或为经血过多、崩漏暴下，或为堕胎、小产、胎堕不全、异位妊娠，或为产后血崩。若神昏谵语，高热不退，躁动不宁，面赤息粗，多为妇科热证，或为热入血室，或为感染邪毒产后发热。若神情淡漠，向阳而卧，欲得衣被，面色㿠白或青白，多为妇科寒证，或为月经错后、闭经，或为妊娠腹痛，或为宫寒不孕。若神昏口噤，项背强直，角弓反张或四肢抽搐，为肝风内动，多见于妊娠痫证，或重型产后破伤风。上列诸病形神巨变，多数病情危重，临床应结合病史及兼症，详细辨证，积极救治。

望形体还常常注意体格发育。女性成熟之年，月经来潮，胸廓、肩部、臀部丰满，乳房隆起，有腋毛、阴毛生长，躯体有相应的高度，表现出女性具有的体态。否则，月经初潮来迟，或月经不潮、性征发育欠佳，多属肾气亏损。妊娠之妇，乳房胀大，乳头乳晕着色，孕 4 个月后小腹膨隆，并逐月相应长大。若闭经 4 ～ 5 个月未显身形者，多属胎萎不长、死胎，或根本未孕。

（二）望面色

面部颜色和光泽的变化，可以反映脏腑气血盛衰和邪气消长的情况。面色㿠白者多属气虚、阳虚；兼有面目虚浮者，多夹痰湿；面色苍白者，多为急性大失血，或气血两虚；面色浮红而颧赤者，多为肺肾阴虚或阴虚血热；面色萎黄少泽者，多为血虚、脾虚；面色红润者，多为气血充盛，或血热；面色紫黯者，多为气滞、血瘀，或血寒；面色晦暗者，多为肾气虚、肾阳虚；兼目眶黯黑者，多属肝肾亏损。

（三）望唇舌

望唇舌包括望口唇、望舌质、望舌苔。

❶ 望口唇　口唇的颜色、润燥等变化主要反映脾胃的情况。唇色红润，是脾胃健运，气血充盛的正常人的表现。唇色淡白者，多是急性大失血，或气血两亏；唇色淡红者，多是血虚、脾虚，或为阳虚内寒；唇色深红，多属血热；兼见口唇干裂，甚或肿胀生疮，多属热毒或肝火；口唇溃疡发于经前者，多属阴虚内热；口唇紫黯或有瘀斑者，多属血瘀；唇色青紫者，多属血寒。

❷ 望舌质　舌为心之苗窍，但五脏六腑通过经络、经筋都直接或间接与舌相连，脏腑精气均上荣于舌，故脏腑的病变都反映于舌。舌质的颜色、形态、荣枯对判断正气盛衰、病邪性质和进退有重要价值。

舌质深红者，多为血热；舌尖红赤为心肺有火；舌边红赤为肝胆火炽；舌质绛红者，为热入营血；舌色淡红，多属血虚、气虚；舌色淡白者，多为气血两亏，或阳虚内寒；舌质黯红者，多属气血郁滞；舌有瘀斑紫点者，多属血瘀；舌质青紫者，多为寒凝血瘀。

舌形胖大湿润者，多属脾虚、湿盛；舌形瘦小者，多属津亏血少；舌形瘦小色淡者，多属气血两虚；舌形瘦小色红而干者，多属阴虚血热；舌面裂纹者，多是热邪伤阴，或血虚不荣，或脾虚湿浸。

❸ 望舌苔 舌苔的颜色，可察病变之寒热；舌苔的厚薄，可辨邪气之深浅；舌苔的润燥，可验津液之盛衰。白苔主寒证、表证。苔白薄者，多为气虚，或外感风寒；苔白薄而滑者，多为阳虚湿浊初犯；苔白厚腻者，多为湿浊内停，或寒湿凝滞。黄苔主热证、里证。苔黄薄者，多属血热轻证，或外感风热；苔黄厚而干者，多属血热重证，或里热炽盛；苔焦黄，或焦老芒刺者，多属热结在里。灰苔主湿证、里证。苔灰而润者，多属痰饮内停，或寒湿内阻；苔灰而干，甚或黑苔者，多属热炽伤津、或阴虚火旺、或肾阴亏损。舌绛红而干，无苔或花剥苔，多属热入营血、阴虚火炽。

（四）望月经

经量过多，多属血热或气虚；经量过少，多属血虚、肾虚或寒凝血滞；经量时多时少，多属气郁、肾虚。经色紫红或鲜红，多属血热；经色淡红，多属气虚、血虚；经色紫黯，多属瘀滞。经质稠黏，多属瘀、热；经质稀薄，多属虚、寒；夹紫黯血块者，多属血瘀。

（五）望带下

带下量多，是属病态，或因湿热较重，或由脾虚、肾虚，临证必当详辨。带下色白，多属脾虚、肾虚；带下色黄，多属湿热或湿毒；带下色赤或赤白相兼，多属血热或邪毒。带质清稀，多属脾虚、肾虚；带质稠黏，多属湿热蕴结。

（六）望恶露

恶露量多，色淡，质稀者，多为气虚；色鲜红或紫红，稠黏者，多属血热；色紫黑有块者，多为血瘀。

二、闻诊

闻诊包括耳听声音、鼻嗅气味两个方面。

（一）耳听声音

听患者的语音、呼吸、嗳气、叹息、痰喘、咳嗽等声音，帮助判断病在何脏何腑，属虚属实。如语音低微者，多属中气不足；言寡少语，时欲太息，多属肝气郁结；声高气粗，甚或语无伦次者，多属实证、热证；嗳气频作，或恶心呕吐者，多属胃气上逆、脾胃不和；喘咳气急者，多属饮停心下，或肺气失宣。

（二）**鼻嗅气味**

了解病体及病室气味，以辨阴阳、寒热。在妇科主要是了解月经、带下、恶露等气味。若气味腥臭，多属寒湿；气味臭秽，多属血热或湿热蕴结；气味恶臭难闻者，多属邪毒壅盛，或瘀浊败脓等病变，为临床险症。

三、问诊

问诊是诊察疾病的重要方法之一。通过问诊可以了解患者起居、饮食、特殊的生活习惯等，同时了解疾病的发生、发展、治疗经过、现在症状及其他与疾病有关情况，为诊断提供重要依据。《素问·三部九候论》说："必审问其所始病与今之所方病，而后各切循其脉。"前人还系统地总结了"十问"，充分体现了问诊的重要性。问诊在临床具体运用上，是有一定技巧的，一是围绕患者主诉进行问询，二是根据望、闻、切所得初步印象进行问询，这样往往会得到肯定的回答，而且在诊断上有重要价值。如果盲目地泛泛问询，可能造成两种后果，一是所问多得到否定的回答，使患者失去对医生的信任；二是所问得的证候虚、实、寒、热交织错杂，给诊断造成困难。

在妇科疾病的诊察中，要熟练掌握与妇女经、带、胎、产有关的问诊内容。

❶ **年龄**　不同年龄的妇女，由于生理上的差异，表现在病理上各有特点，因此在治疗中也各有侧重。《素问病机气宜保命集·妇人胎产论》说："妇人童幼天癸未行之间，皆属少阴；天癸即行，皆从厥阴论之；天癸已绝，乃属太阴经也。"一般来说，青春期常因肾气未充，易导致月经疾患。中年妇女由于胎产、哺乳，数伤于血，肝肾失养，常出现月经不调、胎前、产后诸病。老年妇女脾肾虚衰，易发生经断前后诸证、恶性肿瘤等。因此，问询年龄在妇科诊断上具有一定参考价值。

❷ **主诉**　主诉应该包括两个要素，即主要病证性质和发生时间。"主诉"在问诊时必须首先询问清楚，在具体书写时要求文字简练、精确。主诉为妇科的其他问诊内容提供了线索，在疾病的诊断上有重要价值。

❸ **现病史**　包括发病原因或诱因，起病缓急。开始有哪些症状，治疗经过与效果。现在有何症状等。

❹ **月经史**　了解月经初潮年龄，月经周期，经行天数，末次月经日期，末次前月经日期，经量、经色、经质的变化，经期前后的症状，现在或经断前后的情况。常用14 4–528–30表示初潮年龄、经期、周期。经期提前，多属血

热或气虚；经期错后，多属血虚或寒凝；经期或先或后，多属肝郁或肾虚。月经持续超过7天以上者，属月经过多或经期延长；不足2天者，为月经过少。育龄妇女突然停经，应注意是否妊娠。若经前或经期小腹疼痛拒按，多属实证；经后腰酸腹痛，按之痛减，多属虚证。胀甚于痛者，多属气滞；痛甚于胀者，多属血瘀。小腹冷痛喜按，得温痛减，多属虚寒；小腹冷痛拒按，得温痛减，多属实寒。

❺ **带下** 询问带下的量、色、质、气味等情况，也须结合望诊、闻诊进行辨证。若带下量明显增多，色白清稀，气味腥臭者，多属虚证、寒证；色黄或赤，稠黏臭秽者，多属热证、实证。同时还应注意阴部有无坠、胀、痒、痛等情况。

❻ **婚产史** 问结婚年龄，配偶健康情况。孕产次数。有无堕胎、小产、难产、死胎、葡萄胎、胎前产后诸病，以及避孕措施等。

❼ **既往史** 目的在于了解过去病史与现在妇科疾病的关系。既往慢性肾病史，怀孕后可能浮肿较重；既往高血压史，怀孕末期患子晕、子痫机会多，而且病情较重，应予重视。严重贫血、心力衰竭、药物中毒、严重感染的病史，常可导致死胎、堕胎、小产；结核病史、反复刮宫病史，常可导致闭经。

❽ **家族史** 着重了解有无遗传性疾病、肿瘤病史等。另外，肝炎、肺结核也有一定家族性，与生活上的经常接触有关。

❾ **个人生活史** 包括职业，工作环境，生活习惯，嗜好，家庭情况等。如久居湿地，或在阴湿地区工作，常为寒湿所侵；偏嗜辛辣，易致血热；家庭不睦，常使肝气郁结；经期产后，房事不禁，易致肾气亏损，或感染邪毒。孕前酗酒可引起胎儿“酒精中毒综合征”（生长迟缓，面貌特殊：头过小、眼过小、下颌小，心脏畸形）；孕后大量吸烟可致流产、死胎、畸胎、低体重儿及胎儿窘迫等。

四、切诊

切诊包括切脉与按察胸腹、四肢两个部分。

（一）脉诊

妇科疾病寒、热、虚、实的辨证，其脉诊与其他科相同。这里仅就经、带、胎、产的常见脉象阐述如下：

❶ **月经脉**

月经常脉：月经将至，或正值月经来潮期间，脉多滑利。

月经病脉：月经病脉主要有虚、实、寒、热四个方面。脉缓弱者，多属气虚；脉细而无力或细弱者，多属血虚；脉沉细者，多属肾气虚；脉细数者，多属肾阴虚，或虚热；脉沉细而迟或沉弱者，多属肾阳虚，或虚寒。脉弦者，多属气滞、肝郁；脉涩而有力或滑者，多属血瘀；滑而有力者，多属痰湿与血搏结。脉沉紧者，多属血寒；脉沉迟无力或沉细而迟者，多属虚寒；脉沉紧或濡缓者，多属寒湿凝滞；脉滑数、洪数者，多属血热；脉细数者，多属虚热；脉弦数有力者，多属肝郁化热。

❷ **带下脉** 带下量多，脉缓滑者，多属脾虚湿盛；脉沉弱者，多属肾气虚损；脉滑数或弦数者，多见湿热；脉沉紧或濡缓，多见寒湿。

❸ **妊娠脉**

妊娠常脉：妊娠 2 ～ 3 月后，六脉多平和而滑利，按之不绝，尺脉尤甚。

妊娠病脉：若妊娠脉现沉细而涩，或两尺弱甚，多属肾气虚衰，冲任不足，易致胎动不安、堕胎等。若妊娠末期脉弦而劲急，或弦细而数，多属肝阴不足，肝阳偏亢，易致妊娠眩晕、妊娠痫证。

❹ **临产脉** 又称离经脉。《脉经》称："怀妊离经，其脉浮。"《妇人大全良方》说："沉细而滑亦同名。"《证治准绳》说："诊其尺脉转急，如切绳转珠者，即产也。"《薛氏医按》说："试捏产母手中指，中节或本节跳动，方与临盆即产矣。" 后世多有相同或相近之论。一般来说，离经脉是六脉浮大而滑，即产时则尺脉转急，如切绳转珠，同时中指本节、中节甚至末端指侧动脉搏动。

❺ **产后脉**

产后常脉：产后冲任气血多虚，故脉多见虚缓平和。

产后病脉：若脉浮滑而数，多属阴血未复，虚阳上泛，或外感实邪。脉沉细涩弱者，多属血脱虚损诸证。

（二）按诊

妇产科疾病的按诊，主要是按察腹部、四肢。

凡痛经、经闭、癥瘕等病，临证应按察小腹，以辨证之虚实，以明结块之有无，并审孕病之区别。若妇女经行之际，小腹疼痛拒按，多属于实；隐痛而喜按，多属于虚；诊四肢不温，小腹疼痛，喜热喜按，多属虚寒。若察得小腹内有结块，则为癥瘕之病；其结块坚硬，推之不动，按之痛甚者，为血瘀；其结块不硬，推之可移，按之可散者，为气滞。

有时为了进一步明确诊断，尚须进行妇科检查及辅助检查（详见附论）。

若诊四肢冷凉，多为阳虚、气虚之征；若手足心热，则属阴虚内热之象。妊娠肿胀者，临诊常按下肢。若按胫凹陷明显，甚或没指者，多属水盛肿胀；按之压痕不显，随手而起者，属气盛肿胀。

凡孕妇产前检查，应按察腹部（详见附论）。

总之，临床上宜四诊合参，抓住主症，分析病变所在，才能做出正确的诊断。

（马文光）

第二节　辨证要点与常见证型

妇科疾病的辨证要点，是根据经、带、胎、产的临床特征，结合全身症状、舌苔、脉象，按照阴阳、表里、寒热、虚实八纲辨证的原则，来确定它的证型诊断。因此对妇科疾病的辨证，必须从局部到整体进行全面综合分析，才能辨别脏腑、气血的病变性质，作出正确诊断，为治疗提供可靠的依据。

妇科采用的辨证方法主要是脏腑辨证和气血辨证，个别采用卫气营血辨证，如产后发热的感染邪毒型，病变表现了温热病的发展全过程，此时用卫气营血辨证就较为合理。当然无论何种辨证方法，尽可以八纲统而论之。

一、脏腑辨证

脏腑辨证是以脏腑的生理、病理为基础进行的辨证分析，以便掌握各脏腑病变的证候特征。

（一）肾病辨证

肾病在妇科临床上主要是虚证表现，有肾气虚、肾阴虚、肾阳虚等，并可导致多种妇科疾病，如月经先期、月经后期、月经先后无定期、崩漏、闭经、经断前后诸证、带下、胎动不安、堕胎、小产、妊娠肿胀、子宫脱垂、不孕等。在辨证时要掌握肾的生理功能和病理变化。肾藏精，主生殖，腰为肾之府，肾与膀胱相表里；肾开窍于耳，肾主骨、生髓，脑为髓之海。《灵枢·海论》说：“髓海不足，则脑转耳鸣，胫酸眩冒，目无所见，懈惰安卧是也。”所以肾虚证，必有“头晕耳鸣，腰酸腿软”的证候，其肾气虚者常兼小便频数，精神不振，舌淡苔薄，脉沉细；肾阴虚者常兼手足心热，颧赤唇红，舌红苔少，脉细数；肾阳虚者常兼畏寒肢冷，小便清长，夜尿多，舌淡苔白，脉沉细而迟或沉弱。

（二）肝病辨证

肝病在妇科临床上主要是实证和虚中夹实的表现，有肝气郁结、肝郁化火、肝经湿热、肝阳上亢、肝风内动等，并可导致多种妇科疾病，如月经先期、月经先后无定期、痛经、闭经、崩漏、带下病、阴痒、妊娠恶阻、妊娠眩晕、妊娠痫证、缺乳、不孕等。在辨证时要掌握肝的生理功能和病理变化。肝藏血，主疏泄，肝位于右胁，与胆相表里，开窍于目，肝脉布胁肋，过少腹、乳房，夹胃过咽上颠，肝在体为筋，在志为怒，在气为风。《灵枢·胀论》说："肝胀者，胁下满而痛引小腹。"所以肝实证多有"胸胁、乳房、少腹胀痛，烦躁易怒"的证候；其肝气郁结者常兼时欲太息，食欲不振，舌苔正常，脉弦；肝郁化火（热）者常兼头晕胀痛，目赤肿痛，或头晕目眩，口苦咽干，舌红，苔薄黄，脉弦数；肝经湿热者常兼头晕目眩，口苦咽干，便秘溲赤，舌红，苔黄腻，脉弦滑而数。肝阳上亢者主要表现为虚中夹实证，头晕头痛，目眩心烦，少寐多梦，四肢麻木，震颤，手足心热，舌红苔少，脉弦细或弦而有力；肝风内动者也为虚中夹实证，较前证又进一步发展，常兼四肢抽搐，角弓反张，突然昏厥不省人事，舌红或绛，无苔或花剥，脉弦细而数。

（三）脾病辨证

脾病在妇科临床上主要是虚证或虚中夹实的表现，有脾气虚（胃虚）、脾阳虚（痰湿）等，并可导致多种妇科疾病，如月经先期、月经后期、月经过多、崩漏、闭经、经行泄泻、带下病、妊娠恶阻、胎动不安、妊娠肿胀、子宫脱垂、不孕等。在辨证时要掌握脾的生理功能和病理变化。脾主运化，为气血生化之源；脾居中焦，与胃相表里；脾司中气，其气主升，可以统血；脾主四肢、肌肉，开窍于舌；在色为黄，在气为湿。《素问·太阴阳明论》说："今脾病不能为胃行其津液，四肢不得禀水谷气，气日已衰，脉道不利，筋骨肌肉皆无气以生，故不用焉。"所以脾虚证多有"脘腹胀满，不思饮食，四肢无力"的证候，其脾气虚者常兼口淡乏味，面色淡黄，舌淡，苔薄白，脉缓弱；脾阳虚者常兼畏寒肢冷，大便溏泄，甚则浮肿，舌淡，苔白腻，脉缓滑无力；痰湿内盛者常兼头晕目眩，心悸气短，形体肥胖，苔腻，脉滑。

（四）心病辨证

心病在妇科临床上的证型较为少见，主要见于月经过少、闭经、经断前后诸证、妊娠小便淋痛、脏躁等。辨证时要熟悉心的生理功能和病理变化。心藏神，主血脉，胞脉属心，心与小肠相表里，在气为火。《素问·调经论》说："心藏神……神有余则笑不休，神不足则悲。"所以心病多有"心悸心烦，少寐多梦，神志失常"的证候。依其心气虚、心阴虚、心火偏亢等变化而有不同的兼症。

(五）肺病辨证

肺病在妇科临床上证型也较少见，主要见于经行吐衄、妊娠咳嗽、妊娠小便不通、产后小便不通等。辨证时要熟悉肺的生理功能和病理变化。肺主气，主肃降，肺与大肠相表里，肺开窍于鼻，通调水道，朝百脉，在气为燥。《素问·至真要大论》说：“诸气膹郁，皆属于肺。”所以肺病多有“咳嗽喘满”的证候，依其阴虚肺燥，肃降失职，肺气失宣等变化各有兼症可凭。

二、气血辨证

气血辨证是以气、血的生理、病理为基础进行的辨证分析，从而掌握气血各种病变的证候特征。

气血是由脏腑所化生并使之运行，又是脏腑功能活动的物质基础，所以脏腑病变可以影响气血，气血病变也可损伤脏腑。气和血两者的病变也是互相影响的，或气病及血，或血病及气，以致产生各种病变，所以《素问·调经论》说：“气血不和，百病乃变化而生。”由于气和血有损伤先后、主次、轻重之别，所以在辨证时要分析气病为主和血病为主的不同情况。

(一）气病辨证

气在人体有推动、温煦、防御、固摄、升发、气化等多种生理功能，在病理上有气虚、气陷、气滞、气逆等不同变化。兹按虚、实论述如下。

❶ **气虚证**　以全身功能活动低下为主要特征。在妇科临床上气虚可以导致多种疾病，如月经先期、月经过多、崩漏、胎动不安、恶露不绝、子宫脱垂等，在辨证时气虚证常见“气短懒言，神疲乏力，舌淡苔薄，脉缓弱”的证候。气虚的进一步发展可以导致升举无力而下陷，出现气陷证则兼有头晕目眩，小腹空坠等症。值得注意的是气虚证与脾虚证有一定联系，在证候上是有所区别的。

❷ **气滞证**　是以全身或局部的气机不畅与阻滞为主要特征。在妇科临床上气滞也能导致多种疾病，如月经后期、痛经、经行乳胀、妊娠肿胀、难产、缺乳、癥瘕等，在辨证时气滞证常见“胸闷不舒，小腹胀痛，舌苔正常，脉弦或弦涩有力”的证候。气滞进一步发展可以导致全身气机壅塞而升降失常，出现气逆证，在前证的基础上兼见咳逆喘息，或恶心呕吐，或头晕胀痛等症。另外，气滞证与肝郁证有一定联系，但证候上也是小有区别的。

(二）血病辨证

血在人体有内荣脏腑、外润肌肤而充养精神的生理功能，在病理上有血虚、血瘀、血寒、血热、出血等不同变化。兹按虚、实论述如下。

❶ **血虚证**　以血液不足，脏腑血脉失养，全身虚弱为主要特征。在妇科临床上血虚可以导致多种疾病，如月经后期、闭经、胎动不安、产后腹痛、不孕等，在辨证时血虚证常见“头晕眼花，心悸少寐，手足发麻，皮肤不润，面色萎黄或苍白，舌淡苔少，脉细无力”的证候。

❷ **血瘀证**　以血液运行迟缓，或阻滞不畅，壅遏脉道为主要特征。在妇科临床上血瘀也能导致多种疾病，如崩漏、闭经、痛经、产后腹痛、恶露不绝、胞衣不下、癥瘕等，在辨证时血瘀证常见“刺痛拒按，痛有定处，皮肤干燥，甚则甲错，腹内积块，舌紫黯，或有瘀斑紫点，脉沉涩有力或沉滑”的证候。引起血瘀的常见因素有气虚、气滞、寒凝、热灼。气虚证、气滞证已如前述；血寒、血热也可引起血瘀，当然血寒者有寒证可凭，辨证时血寒证常见“小腹绞痛或冷痛、得温痛减，畏寒肢冷，面色青白，舌暗苔白，脉沉紧”的证候。血热者有热证可见，辨证时血热证常见“心胸烦闷，渴喜冷饮，小便黄赤，大便秘结，舌红苔黄，脉滑数”的证候。

❸ **出血证**　脉络损伤，血溢于脉外为其特征。在妇科临床上，血上溢者有经行吐血、衄血；血下溢者有月经过多、经期延长、经间期出血、崩漏、胎动不安、胎漏、堕胎、小产、产后血崩、产后恶露不绝等；还有内出血疾病如异位妊娠、黄体破裂等（中医学认为是瘀血）。这些以出血为主的疾病，在辨证时主要见到前述血虚证，大量出血时则可见到气随血脱的危候“肢冷汗出，昏仆不知人，脉微细欲绝”等。甚至可见到亡阳之候“四肢厥逆，冷汗淋漓”等。临证时必须积极救治。当然引起出血的原因有气虚、血热、血瘀的不同，在临床辨证时也可见到相应的证候，前面已论及，这里不予赘述。

三、常见证型

兹将妇科疾病几种常见证型，按脏腑辨证和气血辨证列表于表 5–1、表 5–2。

表 5–1　脏腑辨证证型简表

证型	妇科特征	全身证候	舌苔	脉象
肾气虚	经行先后不定期，经行后期，量或多或少，经量过少，经色淡红，崩漏，经闭，胎动不安，滑胎，不孕，阴挺，难产	腰酸腿软，头晕耳鸣，小便频数，精神不振，面色晦暗	舌淡红，苔薄白	沉细

续表

证型	妇科特征	全身证候	舌苔	脉象
肾阴虚	经行后期或先期，经血量少，色鲜红，经闭，崩漏，经断前后诸证，胎动不安，不孕	腰酸腿软，头晕耳鸣，口燥咽干，颧红，手足心热，失眠盗汗	舌红干，少苔或无苔，或花剥	细数，尺脉无力
肾阳虚	经行泄泻，带下量多，清稀，子肿，不孕，崩漏，胎动不安，月经后期，闭经	腰酸腿软，甚至腰痛如折，头晕耳鸣，畏寒肢冷，小便清长，夜尿多，性欲减退，精神萎靡，泄泻，水肿	舌淡，苔薄白而润	沉细而迟，或沉弱
肝气郁结	经行先后无定期，经量多少不定，血色暗红，经行不畅，痛经、经闭，不孕，缺乳	胸胁乳房胀痛，胸闷不舒，小腹胀痛，时欲太息，嗳气，食欲不振	舌正常，苔薄白	弦
肝郁化火	经行先期，量多，色紫红，崩漏，经行吐衄，妊娠恶阻	头痛，眩晕，耳鸣，目赤肿痛，口苦而干，烦躁易怒，胁痛	舌红，苔薄黄	弦数
肝经湿热	带下色黄，或赤，臭秽，阴痒，阴蚀	胸闷胁痛，心烦易怒，大便干燥，小便黄赤，口苦咽干	舌红，苔黄腻	弦滑而数
肝阳上亢	经断前后诸症，妊娠眩晕	头晕头痛，目眩，耳聋，耳鸣，四肢麻木，震颤，少寐多梦，手足心热	舌红，苔少	弦细或弦而有力
肝风内动	妊娠痫证，产后发痉	头痛头晕，眼花，突然昏厥，不省人事，手足抽搐，角弓反张	舌红或降，无苔或花剥	弦细而数
脾气虚弱	经行先期，月经过多，血色淡，崩漏，经闭，带下，阴挺	面色淡黄，四肢倦怠，无力，口淡乏味，不思饮食，食后腹胀	舌淡，苔薄白	缓弱
脾阳不振（痰湿）	经行泻泄，带下，子肿，不孕，经行后期，闭经，恶阻	面色㿠白，倦怠无力，畏寒肢冷，甚则浮肿，食欲不振，腹部胀满，大便溏泄，形体肥胖，心悸气短	舌淡，胖嫩，苔白腻	缓滑无力或滑

证型	妇科特征	全身证候	舌苔	脉象
脾虚血少 心脾两虚	月经后期，量少，闭经，胎动不安 月经先期，崩漏，脏躁	面色萎黄，头晕心悸，怔忡健忘，少寐多梦，神疲肢倦	舌淡红，苔薄白	细弱
心肾不交	经断前后诸症，脏躁	怔忡，健忘，虚烦，多梦，头晕耳鸣，腰酸腿软	舌红，苔薄或无苔	细数，两尺无力
阴虚肺燥	经闭，经行衄血，妊娠咳嗽	头晕耳鸣，两颧潮红，潮热，盗汗，咳嗽，手足心热，咽干鼻燥	舌红或绛，苔花剥或无苔	细数
肝肾阴虚	崩漏，妊娠眩晕，脏躁，阴痒	同“肾阴虚”与“肝阳上亢”二型之合证	舌红而干	弦细而数
脾肾阳虚	经行泄泻，带下，子肿	同“肾阳虚”与“脾阳虚”二型之合证	舌淡，苔白润或腻	沉迟或沉弱

表 5-2　气血辨证证型简表

证型	妇科特征	全身证候	舌苔	脉象
气虚	经行先期，量多色淡，质稀，崩漏，恶露不绝，阴挺，胞衣不下	面色㿠白，气短懒言，神倦乏力，头晕目眩，小腹空坠，多汗	舌淡，苔薄白	缓弱
气滞	经行后期，淋漓不畅，痛经，经闭，癥瘕，缺乳	胸闷不舒，小腹胀痛，连及两胁，痛无定处，或腹部包块，推之可移，按之可散	舌正常，苔薄白	弦
血虚	经行后期，量少，色淡，质稀，经闭，经后腹痛，胎动不安，不孕，缺乳	面色萎黄，指甲色淡，唇色淡红，皮肤不润，头晕，眼花，心悸少寐，疲乏无力，手足发麻	舌淡，苔少	细而无力
血瘀	经期不定，色紫有块，经行不畅，痛经，经闭，崩漏，癥瘕，产后腹痛，恶露不下或恶露不绝，胞衣不下	小腹疼痛，或有积块，痛处不移，如针刺状，按之痛甚，血块下后痛减，皮肤干燥，甚则甲错，口干不欲饮	舌紫黯，舌边有紫点或瘀斑	沉涩有力

续表

证型	妇科特征	全身证候	舌苔	脉象
血热	实热：经行先期，月经过多，色紫红，质黏稠，崩漏，胎动不安，恶露不绝 虚热：经行先期，经量少，色鲜红，崩漏，胎动不安	面色红，口干发热，渴喜冷饮，心胸烦闷，小便黄赤，大便秘结 面色潮红，低热或潮红，五心烦热，少寐多梦，盗汗，口燥咽干	舌红，苔黄 舌红，苔少或无苔	滑数或洪数 细数无力
血寒	实寒：经行后期，量少，色黯红，痛经，经闭，不孕，癥瘕，胞衣不下 虚寒：经行后期，量少、色淡，痛经	小腹绞痛，得热稍减，面色青白，形寒肢冷 腹痛绵绵，喜暖喜按，头晕短气，腰酸无力	舌黯，苔白 舌淡，苔白润	沉紧 沉迟无力

（马文光）

第六章　妇科疾病的治法概要

妇科疾病的治疗，也和其他临床各科一样，着重在调整全身功能。临证时必须运用四诊八纲认真地进行辨证分析，分清脏、腑、气、血、寒、热、虚、实，然后确定治疗原则。从妇科总的病机来看，由于妇女素禀不足，早婚多产，房事不节，常损伤肾气。又由于妇女生理上数伤于血，以致气分偏盛，性情易于波动，常影响于肝。另外饮食失调，忧思不解，劳倦过度，每易损伤脾胃；脏腑为气血生化之源，气靠血养，血赖气行，气血二者互相依存，互相协调，互相为用的，妇女在生理上以血为用，且皆易耗血，常使气血处于失调状态。因此，脏腑（肾、肝、脾胃）功能失常，气血失调，导致冲任损伤，产生的经、带、胎、产、杂诸病，常用补肾滋肾、疏肝养肝、健脾和胃、调理气血诸法来调补冲任，作为妇科疾病治疗的基本原则。同时，女性生殖道与外界相通，容易直接感受外邪，因此在妇科疾病治疗中除内治法外，还可以配合外治法，以使药物直达病所，提高疗效。

第一节　补肾滋肾

肾为先天之本，主藏精气，是人体生长、发育和生殖的根本。妇女发育到一定时期，肾气旺盛，天癸成熟，冲任通盛，才有月经和孕育的可能。若肾气不足，冲任亏损，就会发生经、带、胎、产、杂诸方面的疾病。所以补肾滋肾是治疗妇产科病的一个重要原则。

同样是早婚多产、房事不节，但由于体质的不同，有的损伤了肾气，有的损伤了肾阳，有的则损伤了肾阴，因此在运用补肾方法时，又有平补、温补、滋补之分。

（一）补肾益气

肾气虚，冲任不固，导致月经先期、月经先后无定期、崩漏、胎动不安、子宫脱垂、不孕等疾病，治疗宜平补肾气为主。为了达到补肾目的，必须酌定病情，选用恰当的补肾药物，在补肾药物中有：补肾填精养血药、补肾助阳药、补肾止腰痛药、补肾益阴药，务必精心选用。常用的代表方剂如大补元煎、固阴煎之类。常用药物即补肾药如熟地黄、山茱萸、枸杞子、五味子、制首乌；菟丝子、覆盆子、补骨脂、巴戟天、淫羊藿、仙茅、益智仁、芡实、肉苁蓉、鹿茸、鹿角胶、紫河车；杜仲、续断、狗脊、桑寄生；女贞子、旱莲草、黄精、龟甲、鳖甲之类与常用补气药如人参、党参、黄芪、山药、白术、西洋参之类的伍用。

（二）滋肾益阴

肾阴虚，冲任血少或热伏冲任，导致月经先期、崩漏、闭经、不孕等疾病，治疗宜滋肾益阴为主，常用的代表方剂如左归丸、六味地黄丸、补肾地黄丸之类。常用药物即补肾药与滋阴降火药物如知母、黄柏、泽泻、牡丹皮、麦冬、玄参之类的伍用。

（三）温肾助阳

肾阳虚，命门火衰，冲任失于温煦，导致经、带、胎、产、杂诸病，治疗宜温肾助阳为主，常用的代表方剂如金匮肾气丸、温胞饮、右归丸之类。常用药物即补肾药与补气药、温经药如附子、肉桂、吴茱萸、炮姜、茴香；桂枝、艾叶之类的伍用。

（四）温阳行水

肾阳虚的进一步发展，以致气化失常，水湿内停，水湿下注冲任或泛溢肌肤，导致带下病、妊娠肿胀等疾病，治疗宜温肾助阳，化气行水为主，常用的代表方剂如真武汤、五苓散之类。常用药物即上述温肾助阳药物与利水祛湿药物如白术、苍术、茯苓、猪苓、泽泻、薏苡仁、车前子、大腹皮、茵陈蒿之类的伍用。

（五）滋肾养肝

肝肾同司下焦，肝藏血，肾藏精，精血相生，肝肾同源。肝肾又为冲任之本，所以肝肾不足产生的病变可影响冲任；冲任损伤，也可涉及肝肾。一般常见的崩漏、经闭、胎动不安、滑胎、不孕等大都由肝肾不足所致。因此，肝肾不足，冲任损伤所引起的妇科疾病，应以滋肾养肝为主，常用的代表方剂如左归丸、杞菊地黄丸之类，常用药物即补肾药与养血柔肝药如当归、白芍、阿胶、枸杞、桑椹子之类的伍用。并应根据具体病情佐以血肉有情之品。滋肾养肝即是益冲任之源，源盛则流自畅，其病自愈。

（六）温肾健脾

脾主湿，肾主水，水湿同根，根于命火的盛衰。脾肾阳虚，水湿内停或日久化为痰浊，可导致经行泄泻、妊娠肿胀、带下病、月经后期、闭经、不孕等病。治疗宜温肾健脾为主，常用的代表方剂如四神丸合健固汤、温胞饮之类。常用药物即补肾药与温经药、燥湿利水药的伍用。同时根据水湿、痰浊的不同情况兼用燥湿、化痰之品。

总之，补肾滋肾法在妇科疾病治疗中占有突出重要的地位，必须熟练运用，特别是青春期的女子，肾气未充，补肾滋肾就更为重要。

（马文光）

第二节　疏肝养肝

肝藏血，主疏泄，性喜条达。又肝司血海，冲为血海。妇女若肝气平和，则经脉流畅，血海宁静，经、孕、产、乳正常。但由于妇女数伤于血，气分偏盛，情绪易于激动，每致肝失条达，疏泄无度，冲任不调，发生经、带、胎、产、杂诸病，治疗应以疏肝养肝为主。因此，疏肝养肝成为治疗妇科疾病的又一个重要原则。

疏肝气的方法，是郁结者疏之、泄之，上逆者抑之、平之，阳亢者柔之、缓之，以使肝气冲和为要。养肝血的方法重在补血，或以填精养血，或以益气养血，贵在权衡。

（一）疏肝解郁

由于抑郁忿怒，使肝气郁结，冲任失畅，导致月经后期、痛经，闭经、不孕等妇科疾病，治疗宜疏肝解郁为主。疏肝解郁，最常用的是疏肝理气药，由于肝郁常常影响全身上、中、下三焦的气机，所以在疏肝理气药之中，有的可总理三焦之滞气，有的主理中焦之滞气，有的主理下焦之滞气；此外还有芳香行气药、行气活血药、行气利水药、疏肝宣表药、疏肝宣肺药等。这些药物有寒热之分，有的有辛燥耗散之弊，选用时要依病情酌定。常用的代表方剂如加味乌药汤、八物汤之类。常用药物即疏肝解郁药如香附、乌药、陈皮、青皮、枳壳、枳实、木香、沉香、川楝子、橘核、荔枝核；砂仁、厚朴、白豆蔻；延胡索、莪术、三棱、姜黄、郁金；大腹皮、槟榔；柴胡、薄荷、紫苏叶；款冬花、苏子之类与养血行血药如当归、白芍、枸杞子、丹参、川芎、赤芍、牡丹皮之类的伍用。

（二）疏肝泻火

若肝郁化火，热伤冲任，或气火上逆，导致月经先期、崩漏、经行吐衄等疾病，治疗宜疏肝泻火为主，常用的代表方剂如丹栀逍遥散、清肝止淋汤之类。常用药物即疏肝解郁药与清热降火药如栀子、夏枯草、黄芩、龙胆草、苦参之类的伍用。

（三）泻肝除湿

若肝郁化热，肝气犯脾，脾虚湿盛，湿热互结，下注冲任，导致带下病、阴痒、阴肿、阴痛等疾病，治疗宜泻肝清热除湿为主，常用的代表方剂如龙胆泻肝汤之类。常用药物即疏肝解郁药与清热降火药、利水祛湿药（见第一节）的伍用。

（四）疏肝理脾

若肝气犯脾，肝脾不和，冲任失司，导致月经不调、不孕等疾病，治疗宜疏肝理脾，常用的代表方剂如逍遥散、开郁种玉汤之类。常用药物即疏肝解郁药与健脾理脾药如白术、山药、茯苓、扁豆之类的伍用。

（五）调肝补肾

若肝郁兼肾虚，冲任失调，导致月经不调、痛经、不孕等疾病，治疗宜调肝补肾，常用的代表方剂如调肝汤、定经汤之类。常用药物即养血柔肝药（见第一节）与补肾药的伍用。

（六）养血柔肝

妇女由于经、孕、产、乳数伤于血，肝血不足，冲任血虚，进一步导致月经后期、月经过少、闭经、胎动不安、不孕等疾病，治疗宜养血柔肝，常用的代表方剂如四物汤、滋血汤、养精种玉汤之类。常用药物即养血柔肝药与补肾止腰痛药（见第一节）的伍用。

（七）平肝潜阳

若肝经血虚日重，肝阴不足，或肝血本虚，孕血养胎，肝血愈虚，肝阴不足，均使肝阳偏亢，导致妊娠眩晕、产后痉证等。治疗宜平肝潜阳，常用的代表方剂如一贯煎、三甲复脉汤之类。常用药物即养血柔肝药与补阴药如玄参、沙参、麦冬、天冬、龟甲、鳖甲、牡蛎之类的伍用。

（八）镇肝息风

若阴虚火旺，肝风内动者，可致妊娠痫证，宜镇肝熄风，代表方剂如羚角钩藤汤之类。常用药物即补阴药、清热降火药与平肝息风药如羚羊角、石决明、钩藤、天麻；全蝎、蜈蚣、地龙、僵蚕之类的伍用。

疏肝养肝在中年妇女疾病治疗中广为应用。中年妇女由于胎产、哺乳，数伤于血，以致肝失所养，导致经、带、胎、产诸病，因此治疗常以调肝为主。但肝肾同源，故也常兼予补肾。

（马文光）

第三节　健脾和胃

脾胃为后天之本，乃气血生化之源。而冲脉又隶于阳明。妇女脾胃健运，气血充盛，则血海满盈，经候如期，胎孕正常。若脾胃失调，生化之源不足，影响冲任，就容易发生经、带、胎、产、乳各种疾病。其治疗原则应是健脾和胃，资其化源。

健脾和胃的方法，须根据不同的病情，采用虚者补之、实者泻之、寒者温之、热者清之的法则辨证施治。

（一）健脾和胃

素体脾胃虚弱，或为饮食、劳倦所伤，以致脾胃虚弱，冲任不调，或孕期冲气上逆，导致胎产诸病，治疗宜健脾和胃，或佐以消导之品，常用的代表方剂如香砂六君子汤之类。常用药物即健脾和胃药如白术、山药、扁豆、甘草、茯苓、薏苡仁；神曲、山楂、炒麦芽、莱菔子、鸡内金之类与中焦行气药如陈皮、枳壳、砂仁之类的伍用。

（二）健脾益气

若脾胃虚弱，中气不足，冲任不固，血失统摄，导致胎产崩伤诸病，治疗宜健脾益气为主，常用的代表方剂如举元煎、补中益气汤之类。常用药物即健脾和胃药与补气药如人参、党参、黄芪之类的伍用。气陷者加升麻、柴胡。

（三）健脾养血

若脾胃虚弱，影响了生化之源，则脾虚血少，冲任血虚，导致经、带、胎、产诸病，治疗宜健脾养血为主，常用的代表方剂如归脾汤、八珍汤之类。常用药物即健脾益气药与补血药如熟地黄、当归、白芍、川芎、丹参、阿胶、龙眼肉、制首乌之类的伍用。

（四）健脾扶阳

脾胃气虚严重者，脾阳不振，运化失职，导致经行泄泻、浮肿等疾病，治疗宜健脾扶阳为主，常用的代表方剂如参苓白术散、健固汤之类。常用药物即健脾益气药与温经助阳药如吴茱萸、干姜、肉豆蔻、丁香、高良姜；巴戟天、补骨脂之类的伍用。

（五）健脾利湿

脾阳不振，湿浊内停，甚至湿浊下注冲任，导致妊娠肿胀、带下病等疾病，治疗宜健脾利湿，常用的代表方剂如全生白术散、完带汤之类。常用药物即健脾扶阳药与利水祛湿药（见第一节）的伍用。

（六）健脾豁痰除湿

脾阳不振，湿浊停聚，化为痰湿，壅塞胞脉，导致月经后期、闭经、不孕等妇科疾病，治疗宜健脾豁痰除湿，常用的代表方剂如丹溪治湿痰方、启宫丸之类。常用药物即健脾利湿药与化痰药如半夏、陈皮、天南星、胆南星、前胡、瓜蒌、贝母、竹茹、海藻之类的伍用。

（七）温中和胃

胃中积寒，受纳失权，导致经行泄泻，妊娠呕吐等病，宜温中和胃，常用的代表方剂如理中汤、半夏茯苓汤之类，常用药物如砂仁、肉豆蔻、藿香、丁香、炮姜、吴茱萸之类。

（八）清热和胃

胃中郁热，或邪热入里，导致妊娠呕吐、产后便秘、产后发热等病，宜清热和胃或泻热和胃，常用的代表方剂如白虎汤、麻子仁丸之类，常用药物如竹茹、黄芩、黄连、大黄之类。

（九）养阴和胃

妊娠恶阻，久吐损伤胃阴，或热邪损伤胃阴者，宜养阴和胃，代表方剂如近效方（《妇人大全良方》青竹茹、麦冬、前胡、橘皮、芦根 ）之类，常用药物如石斛、麦冬、天花粉、胡麻仁之类。

在治疗过程中，即使病邪尚未伤及脾胃，用药时也须予以兼顾，不宜过用滋腻或攻伐的药品，以免损伤脾胃，影响运化功能。老年妇女经断以后，先天肾气已衰，气血俱虚，全赖后天水谷滋养，此时健脾和胃以资化源，就更为重要。

（马文光）

第四节　调理气血

气血来源于脏腑，运行于经络，是妇女经、孕、产、乳的物质基础。气为血之帅，血为气之母，两者是相互协调，相互为用的。妇女若气血调畅，则五脏安和，冲任通盛，经孕正常。然妇女以血为本，血随气行，由于经、孕、产、乳的关系，容易耗血伤气，导致气血失调，影响冲任，发生妇科疾病。气血失调，不但是妇产科疾病的成因，有时也是妇产科疾病的结果。因此，调理气血成为治疗妇产科疾病的重要原则之一。

情志变化常引起气分病变，寒热湿邪主要引起血分病变。因此，调气血的方法必须根据临床症状，分辨其在气在血，分析其虚、实、寒、热，然后确定具体治法。

一、病在气分，以治气为主，治血为佐

（一）补气

气虚者补气。气虚者，中气不足，冲任不固，导致月经先期、量多、崩漏、胎动不安、堕胎、小产、产后恶露不绝、子宫脱垂等病，治疗宜补气为主。常用代表方剂如举元煎之类。常用药物如人参、党参、黄芪、白术、山药之类。

（二）升提

气陷者升提。中气不足，甚者则气虚下陷，清阳不升，导致月经过多、崩漏、带下、子宫脱垂等病，治疗宜于补气之中加用升提之品。常用代表方剂如补中益气汤之类。常用的升提药物如升麻、柴胡、荆芥穗之类。

（三）行气

气滞者行气。抑郁忿怒，气机不利，郁滞不行，气滞则血瘀，冲任失畅，导致月经后期、量少、痛经、闭经、缺乳、癥瘕等病，治疗宜行气为主。常用代表方剂如乌药汤之类。常用药物如香附、乌药、木香、枳壳、陈皮、砂仁、川楝子、橘核、荔枝核之类。

（四）降气

气逆者降气。郁怒之甚，则气机逆乱，引起经行吐衄、妊娠恶阻等病，治疗宜行气之中兼以降气之品。常用代表方剂如加味温胆汤、苏子降气汤（《太

平惠民和剂局方》紫苏子、半夏、前胡、厚朴、肉桂、当归、甘草、生姜）之类。常用药物如沉香、枳实、厚朴、半夏、苏子之类。

（五）温经扶阳

气寒者温经扶阳。感受寒邪，寒伤阳气，或素体阳虚，寒自内生，导致经、带、胎、产诸病，治疗宜温经扶阳为主。常用代表方剂如温胞饮之类。常用药物如附子、肉桂、吴茱萸、炮姜、小茴香、桂枝、艾叶；淫羊藿、补骨脂、巴戟天、仙茅之类。

（六）清气泄热

气热者清气泄热。感受热邪，入里化热，或五志过极化火，导致经、带、胎、产诸病，治疗宜清气泄热为主。常用代表方剂如白虎汤、调胃承气汤（《伤寒论》大黄、芒硝、甘草）之类。常用药物如石膏、知母、栀子、黄芩、黄连、黄柏；大黄、芒硝之类。

上述调理气分诸法，常佐以补血、理血、活血之药。

二、病在血分，以治血为主，治气为佐

（一）补血养血

血虚者补血养血。经、孕、产、乳都是以血为用，而又都易耗血，以致冲任血虚，导致月经后期、量少、闭经、胎动不安、产后腹痛等病，治疗宜补血养血为主，重证血虚宜填精补血。常用代表方剂如四物汤，养精种玉汤、小营煎之类。常用药物如熟地黄、白芍、当归、阿胶、龙眼肉；山茱萸、枸杞子之类。

（二）活血化瘀

血瘀者活血化瘀。寒凝、热结、气滞、气虚均可导致血瘀、冲任失畅，引起月经后期、月经过少、经期延长、经间期出血、痛经、崩漏、胞衣不下、产后腹痛、癥瘕等病，治疗宜活血化瘀为主，血瘀重证宜用虫类血肉有情之品搜剔脉络。常用代表方剂如血府逐瘀汤、少腹逐瘀汤、大黄䗪虫丸之类。常用药物如赤芍、丹参、红花、桃仁、牡丹皮、益母草、当归、川芎、川牛膝、王不留行、五灵脂、蒲黄、泽兰、山楂、三棱、莪术、延胡索；䗪虫、水蛭、虻虫之类。久瘀重证，血结成癥，宜活血化瘀，同时兼以软坚散结，常用药物如海藻、昆布、鳖甲、牡蛎、穿山甲之类。

（三）固冲止血

出血不止者固冲止血。气虚、血热、血瘀等多种原因可以导致冲任损伤，发生妇产科出血疾病，如月经过多、崩漏、胎漏、胎动不安、产后恶露不绝

等。在针对出血原因治疗的同时，宜以止血为主。常用代表方剂如育阴汤、固冲汤、清热固经汤，逐瘀止崩汤之类。以药物作用不同可分为固摄止血、涩血止血、温经止血、凉血止血、活血止血等类。常用药物如龙骨、牡蛎、乌贼骨；陈棕炭、仙鹤草、血余炭、藕节；艾叶炭、炮姜炭；炒地榆、贯众炭、黑黄柏、焦栀子、小蓟、侧柏叶、苎麻根；三七、茜草、炒蒲黄、牡丹皮炭之类。

（四）清热凉血

血热者清热凉血。热邪与血搏结，损伤冲任，迫血妄行，导致月经先期、量多、崩漏、经行发热、产后恶露不绝、产后发热等病，治疗宜清热凉血为主。常用代表方剂如清经散、两地汤之类。常用药即清气泄热药与凉血药物如水牛角、生地黄、牡丹皮、玄参、白芍之类的伍用。

（五）清营祛瘀

热毒与血搏结者清营祛瘀。感染邪毒，入里化热，或热极化毒，与血搏结，导致热入血室，妇人腹痛，产后发热等病，治疗宜清营祛瘀，即清热解毒，活血化瘀。常用代表方剂如清营汤之类。常用药物即清热解毒药如金银花、连翘、蒲公英、紫花地丁、败酱草、鱼腥草、土茯苓之类，与活血化瘀药的伍用。

（六）温经行滞

血寒者温经行滞。寒邪入里，与血搏结，血为寒凝，冲任阻滞，导致月经后期、量少、痛经、闭经、不孕、癥瘕、胞衣不下等病，治疗宜温经行滞。常用代表方剂如良方温经汤、当归丸之类。常用药物即温经扶阳药与活血化瘀药的伍用。

（七）温经养血

虚寒者温经养血。素体阳气不足，寒自内生，脏腑生化功能不足，不能生血行血，冲任血虚，导致月经后期、量少、痛经等病，治疗宜温经养血。常用代表方剂如大黄煎、加味当归补玉汤之类。常用药物即温经扶阳药与补血养血药的伍用。

（八）散寒祛湿

寒湿者散寒祛湿。脾肾阳虚，或感受寒湿，寒湿与血凝结，血行不畅，冲任阻滞，导致痛经、闭经、癥瘕等病，治疗宜散寒祛湿为主。常用代表方剂如少腹逐瘀汤加苍术、茯苓之类。常用药物即温经扶阳药与燥湿利湿药如苍术、白术、茯苓、猪苓、泽泻、薏苡仁、车前子、大腹皮、茵陈蒿之类的伍用。因寒湿凝滞，血行不畅，所以又常伍用活血化瘀药。

（九）清热除湿

湿热者清热除湿。湿浊从阳化热，或感受湿热之邪，湿热下注，损伤冲任，导致痛经、带下病、阴痒等病，治疗宜清热除湿为主。常用代表方剂如止带方、银花蕺菜饮之类。常用药物即清气泄热药与燥湿利湿药的伍用。若湿热化毒或感受湿毒者，又宜解毒除湿，常同时伍用清热解毒药。由于湿阻气机，血行不畅，也常伍用活血化瘀药。

（十）解毒杀虫

感染病虫者解毒杀虫，常用代表方剂内服如萆薢渗湿汤加白头翁、苦参、防风之类。外洗如塌痒汤之类。常用的外洗药物，详见外治法。

上述调理血分诸法，常佐以补气、理气、行气之药。

此外，若失血过多，肢冷欲脱者，应急予补气固脱。同时在采用温补、清补、滋补、破气、逐瘀等法时，也应随时照顾气血，用药不宜过于滋腻、耗散或攻伐，以免滞气滞血、耗气耗血。总之，调理气血的原则，务使气血和调，冲任通畅，则经、带、胎、产诸病，自可治愈。

（马文光）

第五节　妇科外治法

外治法是中医治疗学的组成部分之一，外治法在妇科临床上应用的历史悠久，内容丰富。早在《金匮要略》中就有多种外治法的记载，如“少阴脉滑而数者，阴中即生疮，阴中蚀疮烂者，狼牙汤洗之”。在用法上还详细记载：“以绵缠筋如茧，浸汤沥阴中，日四遍。”同时还记载了温阴中坐药——蛇床子散：“以白粉少许，和令相得，如枣大，绵裹内之，自然温。”后世妇科专著中对妇科外治法也有大量记载，如外阴熏洗、阴道冲洗、阴道纳药、肛门导入、外敷、热熨、灸治、针刺、割治、切开排脓等，根据病情设方取法，以取得杀虫、清热、解毒、止痒、止带、止痛、止血、祛寒、消肿、排脓、生肌等疗效。现在妇科临床上常用的外治法有外阴熏洗法、阴道冲洗法、阴道纳药法、贴敷法、热熨法、导肠法、腐蚀法等，使药物直达病所，取得疗效。

妇科外治法最常用于前阴诸病，病变部位主要表现在前阴局部，但这些局部的反应和影响可累及全身，同样有些前阴病又是全身病变在外阴局部的反应。所以治疗上既要外治法局部用药，又要结合内治法进行整体调治。前阴病多为邪毒、病虫致病，发生肿胀、脓肿、溃疡、糜烂等病变，在外治法中常选用清热、解毒、杀虫、收敛之类的药物。清热的常用药物如黄柏、黄连、知母等；解毒的常用药物如金银花、蒲公英、土茯苓、鱼腥草、败酱草、白花蛇舌草等；杀虫的常用药物如苦参、鹤虱、蛇床子、百部、雄黄、白头翁等；收敛的常用药物如乌梅、五倍子、赤石脂、乌贼骨、海蛤粉、枯矾等。兹就妇科主要外治原则及外治法叙述如下。

一、妇科外治法的原则

为了确保外治法的疗效，又不致造成伤害，所以必须遵守采用外治法的原则。

1. 所有外用制剂（栓、膏、散等）必须按标准操作规程制备，消毒后使用（院内用药需有批准文号）；所有自煎外用药水，必须煮沸 20 ～ 30 分钟备用。

2. 治疗部位应常规清洁或消毒。

3. 月经期前、后 3 天内不宜施用外治法，妊娠期、新产后宜少采用外治法，特殊需要者除外。

4. 外用药物治疗期间，禁止房事或盆浴。

5. 从整体观念出发，强调局部外治与全身调治相结合的原则，突出辨证论治。

6. 准字号妇科外用药物，按说明书使用。

二、妇科常用外治法

（一）熏洗法

适用范围　用药水熏蒸和洗涤外阴局部的方法，主要用于外阴病变，如瘙痒、湿疹、肿胀、溃疡等。

使用方法　将所用药物包煎，必须煮沸 20 ～ 30 分钟后方可外用。同时将药水倾入专用盆内，趁热熏洗患部，先熏后洗，待温度适中可以洗涤外阴或坐盆，每次 10 分钟。溃疡者不浸洗。7 日为 1 个疗程，每日 1 剂，煎 2 次，分早、晚熏洗。

（二）冲洗法

适用范围　用药水冲洗阴道、外阴的方法，主要用于阴道及宫颈的病变，如滴虫性阴道炎、霉菌性阴道炎、非特异性阴道炎、急慢性宫颈炎（糜烂）等。

使用方法　将所用药物包煎，煮沸 20 ～ 30 分钟。待药水温度适宜（与体温基本一致）时，置阴道冲洗器内进行冲洗。但阴道内皱襞多，分泌物及病原体不易冲洗干净，可用擦洗阴道效果更好，即坐于药水盆内，已婚者可夹持棉球蘸药水擦洗阴道，洗的越彻底效果越好。7 日为 1 个疗程，每日 1 剂，煎 2 次，分早、晚冲洗。坐盆洗者每次 5 ～ 10 分钟。

（三）纳药法

适用范围　将外用药物放置于阴道穹隆和子宫颈部位的方法，主要用于宫颈及阴道的病变，如慢性子宫颈炎（糜烂）、子宫颈癌、滴虫性阴道炎、霉菌性阴道炎、非特异性阴道炎、老年性阴道炎等。

使用方法　将外治药物按需要制成栓剂、膏剂或粉剂等消毒后备用。待外阴或阴道清洁处理后，栓剂可放置于阴道后穹隆，此法可指导患者自己操作；膏剂可涂于无菌纱布上，粉剂可以蘸在带线棉球上，由医务人员常规操作置于创面上。7 ～ 10 次为 1 个疗程，每日或隔日上药 1 次。

（四）贴敷法

适用范围　将外治用的水剂、散剂或膏剂用无菌纱布贴敷于患处的方法，主要用于外阴或乳房的病变，如外阴肿胀、外阴溃疡、外阴脓肿切开，急性乳腺炎或回乳等。

使用方法　水剂时可将无菌纱布浸满药水，贴敷于患处；散剂时可直接撒布破溃之创面上；膏剂时可涂于无菌纱布上，贴敷于患处。然后覆盖纱布固定。每日或隔日换药 1 次，至痊愈为止。

综上所述，本章所述为治疗妇科疾病补肾滋肾、疏肝养肝、健脾和胃、调理气血以及主要的外治的基本原则和常用方法。至于经、带、胎、产、杂病等具体治法，将在各论中分别叙述。

（马文光）

附：妊娠忌服药歌

蚖斑水蛭及虻虫，乌头附子配天雄；
野葛水银并巴豆，牛膝薏苡与蜈蚣；
三棱芫花代赭麝，大戟蝉蜕黄雌雄；
牙硝芒硝牡丹桂，槐花牵牛皂角同；
半夏南星与通草，瞿麦干姜桃仁通；
硇砂干漆蟹爪甲，地胆茅根都失中。

（《珍珠囊补遗药性赋》）

第七章　预防与保健

预防与保健是从内、外两个不同侧面提出的防止疾病发生和发展的措施，预防是避免外在致病因素对人体的伤害，保健是增强内在的体质因素抵御外邪侵袭。中医学历来十分重视预防与保健，早在《素问・上古天真论》说："虚邪贼风，避之有时；恬惔虚无，真气从之；精神内守，病安从来。是以志闲而少欲，心安而不惧，形劳而不倦，气从以顺，各从其欲，皆得所愿。"这种预防与保健的思想，对妇女也是很重要的。

预防为主，是我国卫生工作四大方针之一，因此必须深刻领会预防对保护广大妇女健康的重大意义，把预防工作放在妇女保健工作的首位。预防就是避免一切致病因素对机体的侵袭和伤害，所以在"虚邪贼风，避之有时""五疫之至，皆相染易"，应"避其毒气"；同时提出"不治已病治未病"，从而防止疾病的发生和发展。这里的预防应包括两层意思：一是未病先防，就是在疾病未发生之前，做好各种预防工作，防止疾病的发生；二是既病防变，就是一旦疾病已经发生，则应争取早期诊断、早期治疗，防止疾病的发展与传变。

保健是通过生活调摄，增强体质，以提高正气的抗邪能力。《素问・刺法论》说："正气存内，邪不可干。"外因是条件，内因是根据，所以体质因素是疾病发生和发展的决定性因素。从妇科角度来说，要注意调摄精神，"恬惔虚无""精神内守"；起居规律，"法于阴阳，和于术数，饮食有节，起居有常，不妄作劳"；锻炼身体，"呼吸精气""广步于庭"等，这些都是增强妇女体质的可行措施。

妇女在经、孕、产、乳等各期，整个机体发生急骤变化，容易招致外邪侵袭。因此，在妇女各期的预防与保健是非常重要的，并在各期都有特殊要求和具体内容。

第一节　月经期与妊娠期卫生

（一）月经期卫生

妇女在月经期间，血海由满而溢，子门正开，血室空虚，邪气容易入侵；同时气血失调，情绪易于波动，整个机体抵抗力下降，若调摄不当即可引起疾病。《校注妇人良方》说："若遇经行，最宜谨慎，否则与产后症相类。若被惊怒、劳役，则血气错乱，经脉不行，多致劳瘵等疾。"所以在月经期间，应注意以下几方面的调护。

❶ **保持清洁**　月经期血室空虚，邪毒容易感染和侵袭胞中，必须保持外阴清洁，防止疾病发生。月经带、月经垫要清洁，或日光消毒。禁止性交、盆浴和游泳，可以湿擦阴部，保持卫生。

❷ **避免过劳**　经期出血体力下降，过度劳累则伤肾，且又耗气动血，可致月经过多、经期延长，甚至崩漏。因此，经期要避免重体力劳动和剧烈体育运动。

❸ **避免寒凉**　经期机体抵抗力下降，若感受寒凉或寒湿之邪，则气血凝滞，可致月经后期、月经过少或痛经。因此，经期不宜当风感寒，冒雨涉水，冷水洗脚或冷水浴。

❹ **饮食有节**　经期饮食不节，若嗜食辛辣助阳之品，或过度饮酒，则热迫血行，致月经过多、月经不调等；若过食寒凉，寒凝血滞，可致痛经、月经过少。故经期要注意饮食调摄，宜食清淡而富于营养的食品。

❺ **调和情志**　经期阴血下注，气偏有余，情绪容易波动，若被情志伤害可致月经过多、痛经、闭经等。所以要防止情志损伤，注意化解矛盾，疏通思想，保持心情舒畅。

（二）妊娠期卫生

妊娠后，由于生理上的特殊变化，胚胎初结，根基浅薄；血感不足，气易偏盛，机体自身易出现阴阳平衡失调；同时抵抗力下降又易感受外邪。凡此种种，调理失宜，便可导致妊娠疾病的发生。《逐月养胎法》对妊娠期的生活起居、饮食、活动和情志等都提出了具体要求。因此应注意以下几方面的摄生。

❶ **劳逸结合**　适当的劳动和休息，以便气血流畅。《产孕集》说："凡妊娠，起居饮食，惟以和平为上，不可太逸，逸则气滞；不可太劳，劳则气衰。"

所以孕期不宜过持重物，或攀高涉险，以免伤胎。睡眠要充分，又不宜过于贪睡，以免气滞。衣服宜宽大些，腹部和乳房不宜紧束。

❷ 调节饮食 饮食宜选清淡平和、富于营养且易消化的食品，保持脾胃调和，大便通畅。《逐月养胎法》说："无大饥，无甚饱，节饮食，调五味。"所从孕期勿令过饥过饱，不宜过食寒凉，以免损伤脾胃。妊娠后期，饮食不宜过咸，以预防子肿、子痫。

❸ 慎戒房事 孕期必须慎戒房事，尤其是孕早期3个月和孕晚期2个月，应避免房事，以防导致胎动不安、堕胎、早产及感染邪毒。

❹ 用药宜慎 孕期禁用剧毒、破气、破血、通利之类的药品，中医学早已列有妊娠忌服药，并编有歌诀，虽然有"有故无殒，亦无殒也"之说，但用药仍应审慎用之。近年已证实很多药物（包括西药）有致畸作用。特别孕早期（10周内）应禁用有毒药物（包括有致畸作用的西药），以保证胎儿健康发育。

❺ 注意胎教 孕妇的精神状态，对胎儿发育有很大影响。中医学早在《大戴礼记》《列女传》中就已提出了胎教的理论，后世医家进一步丰富了它的内容。《叶氏女科证治》说："胎前静养，乃第一妙法。不较是非，则气不伤矣。不争得失，则神不劳矣。心不嫉妒，则血自充矣。情无淫荡，则精自足矣。安闲宁静，即是胎教。"因此孕妇要调节情志，心情舒畅，言行端正，以感化教育胎儿，使其智能健康发育。

❻ 定期检查 定期产前检查（详见第十六章）是孕期保健的重要措施。首先应及时发现并确定早孕，确定妊娠后应对孕期保健给予指导：避免药物、感冒等伤害，注意饮食、生活、起居的调节，孕7个月后指导乳头护理、乳头内陷纠正方法。检查发现异常情况，应予及时纠正，以防难产。

（马文光）

第二节　临产护理与产时卫生

（一）临产护理

妊娠足月时，孕妇本人及家属要做好临产准备。

❶ 认识分娩 孕妇对分娩要有正确认识，《达生篇》说："天地自然之道莫过于生人养人……生与养皆有自然之道也，无难也。"说明分娩是一种自然的生理现象，孕妇必须消除恐惧和惊疑的心理。

❷ **产室要求** 要安静整洁，不宜喧哗或私议，以利分娩顺利进行。《备急千金要方》说："凡欲产时，特忌多人瞻视，惟得三二人在旁待摠，产讫，乃可告语诸人也。若人众看之无不难产耳。"

❸ **临产勿慌** 有临产征兆时，忍痛勿慌，养息精力，不宜用力过早，以防难产。《达生篇》提出的"睡、忍痛、慢临盆"有重要临床意义。

❹ **清洁阴部** 清洁外阴及灌肠，防止邪毒感染，并促进宫缩，以利分娩。

（二）产时卫生

此时宫缩频作，腹痛剧烈，产妇精神紧张，尤应注意监护与指导。

❶ **观察产程** 严密观察产程进展，了解宫缩情况，听取胎心，记录破膜时间，测量血压。切忌产门尚未开全临盆过早。

❷ **正确助产** 当产门开全，"腰腹作阵疼痛，相次胎气顿陷……谷道挺进"，胎头着冠之时，指导产妇正确运用腹压，配合医生的接生操作。

❸ **新生儿护理** 胎儿娩出后，立即清理呼吸道，使其建立呼吸并啼哭，处理脐带。《备急千金要方》说："儿出讫，一切人及母皆忌问是男、是女。"也是保护性措施，以避免影响产妇情绪，引起子宫弛缓性出血。

❹ **娩出胎盘** 胎盘完全剥离娩出时，应检查胎盘、胎膜的完整情况。

❺ **减少出血** 胎盘娩出后，可例行催产素 10U 肌注，产创要及时缝合，以减少出血。同时要继续观察阴道流血情况。

（马文光）

第三节 产褥期与哺乳期卫生

（一）产褥期卫生

产妇分娩结束后，到全身器官（除乳房外）恢复至未孕状态时的一段时间，称产褥期，需 6 ～ 8 周，一般为 6 周。产后，由于产时用力汗出和产创出血，阴血骤虚，卫表不固，抵抗力下降；恶露排出，血室已开，胞脉空虚，此时若护理不当，将息失宜，每易引起疾病。因此，在产褥期要注意以下几方面。

❶ **寒温适宜** 产妇居室应空气清新，冷热适宜。不可当风坐卧，以免外邪侵袭。卫表不固，应避风寒，受之则遍身疼痛；室温不宜过高或过加衣被，特别是夏日暑天，可致中暑。

❷ **劳逸适度** 产妇要充分休息，保证睡眠时间，劳动不宜过早过累，以免导致恶露不绝、子宫脱垂。

❷ **调节饮食** 产后气血耗伤，又须化生乳汁哺育婴儿，极需加强营养。饮食宜选营养丰富而易消化的食品，忌食生冷或过食肥甘，以免损伤脾胃。

❹ **调和情志** 产妇精神要愉快，切忌暴怒或忧思，以免气结血滞，引起腹痛、缺乳等病变。

❺ **保持清洁** 会阴部的产创要注意消毒和护理。产褥期有恶露排出，血室已开，易致邪毒感染。产创已愈，可用温开水擦洗外阴，内裤及月经带应经常换洗和日光消毒。

（二）哺乳期卫生

产妇分娩后30分钟内即可开始哺乳，哺乳时限一般为12～18个月，即称哺乳期。至4～6个月时即应增加辅助食品。母乳是婴儿的最佳营养品，不仅含有易于消化的各种营养素，而且含有抵御病邪的抗体。因此，应当尽量坚持母乳喂养。为了保持哺乳的顺利进行，应注意以下几个问题。

❶ **清洁乳房** 每次哺乳前要用温开水清洗乳头和乳晕，特别是第1次哺乳更要彻底清洗，以免不洁之物带入婴儿口内。同时乳母先要洗手，免致污染乳头。按摩乳房，避免乳汁壅积成痈。乳头皲裂应及时处理。

❷ **正确哺乳** 哺乳姿势可采用侧卧式或坐式，要注意乳房不能堵塞住婴儿鼻孔。母乳喂养提倡按需哺乳，不规定哺乳时间和次数。大约每次哺乳时间10～15分钟，时间过长会增加乳头的浸软程度，而易发生皲裂。每次哺乳最好完全吸空，以便下次泌乳量增加。

❸ **保持乳量** 保持乳汁的质和量，调节饮食、加强营养为第一要务。其次，心情舒畅，精神愉快，睡眠充足，避免过劳，按需喂哺等也是重要的条件。

（马文光）

第四节　更年期卫生

更年期为绝经前后的一段时期，西医学已改称围绝经期。有的认为是生殖旺盛时期到绝经期的过渡时期。总之此时肾气渐衰，天癸将竭，冲任二脉虚损，失去生殖功能。此时人体阴衰阳盛，阴阳失调，出现一系列不适的自觉症状，如头晕耳鸣，心悸失眠，烦躁易怒，烘热汗出等。为了使妇女顺利度过这一时期，应注意以下几方面的调护。

❶ 广宣传，多关怀 广泛宣传更年期卫生知识，使更年期妇女消除不必要的思想顾虑。同时关心她们的工作和生活，绝经期前后的妇女是生殖器肿瘤好发年龄，应定期作防癌普查。对发生的特殊腹痛、异常的阴道流血、异常增多的带下等情况，要及时检查，确定疾病性质，以便早期诊断、早期治疗。

❷ 合劳逸，当运动 注意劳逸结合，参加适当的劳动和活动，不可过度安逸少动，要充分理解“流水不腐，户枢不蠹”的道理，宜做适当运动如打太极拳、练气功等，可以锻炼身体，分散注意力，顺利度过更年期。

❸ 慎起居，适寒温 起居、生活应有规律，以避免外邪侵袭。调节饮食，忌食辛燥耗散之品。

❹ 调情志，节嗜欲 日常生活要轻松愉快，勿使大怒，勿令忧思。节制房事，以养精神。

（马文光）

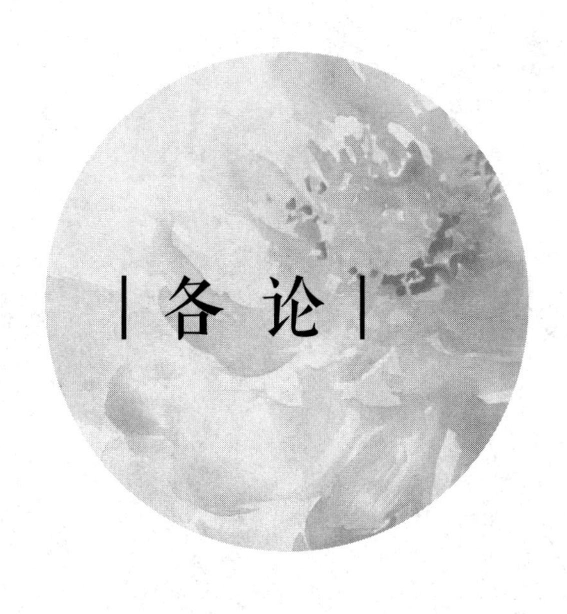

各论

第八章　月经病

凡月经的周期、经期、经量等发生异常，以及伴随月经周期出现明显不适症状的疾病，称为“月经病”。是妇科临床的多发病。

常见的月经病有月经先期、月经后期、月经先后无定期、月经过多、月经过少、经期延长、经间期出血、崩漏、痛经、闭经、经行发热、经行头痛、经行眩晕、经行身痛、经行吐衄、经行泄泻、经行浮肿、经行乳房胀痛、经行情志异常、经行口糜、经行瘖瘟、经断前后诸证、经断复来等。

月经病发生的主要机理是脏腑功能失常、气血失调，导致冲任二脉的损伤。其病因除外感邪气、内伤七情、房劳多产、饮食不节之外，尚须注意体质因素对月经病发生的影响。

月经病的辨证着重在月经的期、量、色、质及伴随月经周期出现的局部症状，同时结合全身证候，运用四诊八纲进行综合分析。

月经病的治疗原则重在治本以调经。治本大法有补肾、扶脾、疏肝、调理气血等。“经水出诸肾”，故补肾为第一大法，补肾目的在于益先天之真阴，用药以填精养血为主，佐以助阳益气之品，使阳生阴长，精血俱旺，则月经自调。即在淫邪致病的情况下，邪去之后，也以补肾为宜。扶脾目的在于益气血之源，用药以健脾升阳为主，佐以补血养血之品。脾胃健运，气血充盛，则源盛而流自畅。然而不宜过用甘润或辛温之品，以免滞碍脾阳或耗伤胃阴。疏肝目的在于通调气机，用药以开郁行气为主，佐以养血柔肝之品，使肝气得疏，气血调畅，则经病可愈。然而不宜过用辛燥耗散之品，以免耗气伤血。调理气血当辨气病、血病，病在气者，治气为主，治血为佐；病在血者，治血为主，治气为佐。气血来源于脏腑，其补肾、扶脾、疏肝也寓调理气血之法。上述诸法，又常以补肾扶脾为要。如《景岳全书·妇人规》说：“故调经之要，贵在补脾胃以资血之源，养肾气以安血之室，知斯二者，则尽善矣。”此外，不同年龄的妇女有不同的生理特点，治疗的侧重点也不同，应予考虑。

月经病的论治过程中，首辨经病、他病的不同，如因他病致经不调者，当治他病，病去则经自调；若因经不调而生他病者，当予调经，经调则他病自愈。次辨标本缓急的不同，急则治其标，缓则治其本，如痛经剧烈，应以止痛为主；若经崩暴下，当以止血为先，缓则审证求因治其本，使经病得到彻底治疗。再辨月经周期各阶段的不同，以指导用药，经期血室正开，大寒大热之剂用时宜慎；经前血海充盛，勿滥补，宜予疏导；经后血海空虚，勿强攻，宜于调补，但总以证之虚实酌用攻补。这是月经病论治的一般规律。

总之，月经病是常见病，病变多种多样，病证虚实寒热错杂，必须在充分理解肾主司月经的基础上，同时注意脾、肝以及气血对月经的影响，全面掌握其治法，灵活运用。

（马宝璋）

第一节　月经先期

【概说】

月经周期提前1～2周，经期正常，连续2个月经周期以上者，称为“月经先期”，亦称“经期超前”“先期经行”“经早”。

本病的主要特点是月经先期伴有月经过多者，有可能发展为崩漏证。育龄期妇女罹患本病，可难以受孕，或易于流产。因此，应及时予以治疗。

本病始见于《金匮要略方论·卷下》：“带下经水不利，少腹满痛，经一月再见者，土瓜根散主之。”其后各家对本病的病因病机证治多有论述。《妇人大全良方·卷之一》：“故其来必以月，太过不及，皆为不调。过于阳则前期而来，过于阴则后时而至。”《景岳全书·妇人规》：“勿以素多不调而偶见先期者为早，勿以脉证无火而单以经早为热……亦有无火而先期者，则或补中气，或固命门。”这些论断对指导我们临床仍有很重要的意义。

西医学有排卵型黄体不健的功能失调子宫出血病和盆腔炎所致的经期提前可参照本病辨证治疗。

【病因病机】

主要机理是冲任不固，经血失于制约，月经提前而至。引起冲任不固的原因多由气虚和血热。气虚中有脾气虚和肾气虚之不同，血热之中有阴虚血热、阳盛血热和肝郁化热之区别。

（一）气虚

可分为脾气虚和肾气虚。

❶ 脾气虚 素体脾虚，或久病伤气，或劳倦过度，思虑不解，饮食失节，损伤脾气，中气虚弱，失于摄纳，冲任不固，不能统摄经血，故月经提前而至。《景岳全书·妇人规》："若脉证无火，而经早不及期者，乃心脾气虚不能固摄而然。"

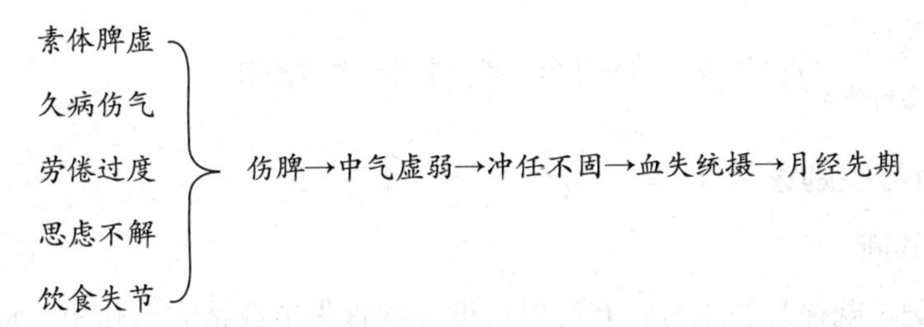

❷ 肾气虚 先天禀赋不足，肾气虚衰，或房劳多产，或久病伤肾，耗伤肾气，则冲任不固，失于封藏，不能制约经血，遂致月经提前而至。《景岳全书·妇人规》："矧亦有无火而先期者，则或补中气，或固命门，皆不宜过用寒凉也。"

素禀肾虚
房劳多产
久病伤肾 } 伤肾→肾气虚弱→冲任不固→失于封藏→月经先期

（二）血热

可分为阴虚血热、阳盛血热和肝郁化热。

❶ 阴虚血热 素体阴虚，或失血伤阴，或多产房劳，耗损精血；或思虑过度，阴血暗耗，阴虚生内热，热扰冲任，冲任不固，经血失于制约，遂致月经提前而至。《邯郸遗稿·卷之一》："经水不及期而来者，有火也，宜六味地黄丸滋水则火自平矣。"

素体阴虚
失血伤阴
多产房劳
思虑过度 } 耗损精血→阴虚内热→热扰冲任→血失制约→月经先期

❷ 阳盛血热 素体阳盛，或过食温燥、辛辣之品，或感受热邪，蕴而化热；热伤冲任，扰动血海，迫血妄行，故月经提前而至。《丹溪心法·妇人》："经水不及期而来者，血热也。"

素体阳盛
过食辛辣 } 蕴而化热→热伤冲任→扰动血海→月经先期
感受热邪

❸ **肝郁化热** 素性抑郁，或情志内伤，抑郁不舒，肝气郁结，郁久化热，热伤冲任，扰及血海，遂致月经提前而至。《万氏女人科·卷之一》：“不及期而经先行……如性急躁，多怒多妒者，责其气血俱热，且有郁也。”

素性抑郁
情志内伤 } 肝郁化热→热伤冲任→扰动血海→月经先期

【诊断与鉴别诊断】

（一）诊断

❶ **病史** 既往月经正常，有劳倦过度、饮食失节或情志内伤史。或盆腔炎性疾病病史。

❷ **症状** 月经提早7天以上、14天以内，连续2个月经周期，而经期、经量基本正常者。或可伴有月经过多。

❸ **检查**

（1）**妇科检查** 盆腔无明显器质性病变者，多属排卵型黄体不健之功能失调性子宫出血病；有盆腔炎症体征者，应属盆腔炎症引起的月经先期。

（2）**卵巢功能检查** 因黄体功能不健而月经先期者，基础体温（BBT）呈双相型，但黄体期少于12天，或BBT上升缓慢；月经来潮6小时内诊刮子宫内膜活组织检查呈分泌不良象。

（二）鉴别诊断

❶ **与经间期出血的鉴别** 经间期出血常发生在月经周期的第12～16天，出血量较月经量少，或表现为透明黏稠的白带中夹有血丝，出血持续数小时以至2～7天自行停止，经间期出血与月经期出血形成出血量一次少、一次多相间的现象，结合BBT测定，若出血发生在排卵期，即可确诊；月经先期则每次出血量大致相同，且出血时间不在排卵期内。

❷ **与月经先后无定期的鉴别** 月经先后无定期以月经时而提前，时而延后7天以上，并要连续观察3个周期以上才能明确诊断，而月经先期则只有月经提前而无月经推后，通过病史的询问与症状的分析，多可鉴别。

❸ **与崩漏的鉴别** 月经先期同时伴有月经过多者，应与崩漏相鉴别。崩漏是月经周期、经期和经量均发生严重紊乱的无周期性的子宫出血，量多如崩，或量少淋漓不断；月经先期伴月经过多虽周期改变但提前不超过10日，经量

虽多但经期正常且能自行停止。

【辨证论治】

辨证主要辨其属气虚或血热。论治以安冲为大法，或补脾固肾以益气，或养阴清热或清热降火。气虚之中有脾气虚证、肾气虚证；血热之中有阴虚血热证、阳盛血热证和肝郁化热证，临证时必须细加辨之。

（一）气虚证

❶ 脾气虚证

主要证候 经期提前，或兼量多，色淡质稀，神疲肢倦，气短懒言，小腹空坠，纳少便溏，舌淡红，苔薄白，脉缓弱。

证候分析 脾主中气而统血，脾气虚弱，统血无权，冲任不固，故月经提前而至，量多；气虚血失温煦，则经色淡而质稀；脾虚中气不足，故神疲肢倦，气短懒言，小腹空坠；运化失职，则纳少便溏。舌淡红，苔薄白，脉缓弱，皆为脾虚之征。

治疗法则 补脾益气，固冲调经。

方药举例 补中益气汤（《脾胃论》）。

人参　黄芪　甘草　当归　陈皮　升麻　柴胡　白术

若月经过多者，去当归，重用黄芪、党参以益气摄血；经行期间去当归，酌加艾叶、阿胶、乌贼骨以止血固摄；便溏者，酌加山药、砂仁、薏苡仁以扶脾止泻。

若心脾两虚者，症见月经提前，心悸怔忡，失眠多梦，四肢倦怠，舌淡苔薄，脉细弱。治宜养心健脾，固冲调经，方用归脾汤（《校注妇人良方》）。

白术　茯神　黄芪　龙眼肉　酸枣仁　人参　木香　当归　远志　甘草　生姜　大枣

方中人参、白术、黄芪、甘草健脾补气固冲；当归、龙眼肉、大枣健脾养血；酸枣仁、茯神、远志养心宁神；生姜、木香行气醒脾。全方共奏补脾养心，固冲调经之效。

❷ 肾气虚证

主要证候 经期提前，量少，色淡黯，质清稀，腰酸腿软，头晕耳鸣，小便频数，面色晦暗或有暗斑，舌淡黯，苔薄白，脉沉细。

证候分析 “冲任之本在肾”，肾气不足，冲任不固，故月经提前；肾气虚弱精血不足，故量少，经色淡暗，质稀；腰为肾之外府，肾主骨，肾虚故腰酸腿软；肾虚精血不足，髓海失养，故头晕耳鸣；肾虚则气化失常，故小便频数；肾虚则肾水之色上泛，故面色晦暗或有暗斑。舌淡暗，脉沉细，也为肾虚之征。

治疗法则 补肾益气，固冲调经。

方药举例 固阴煎（《景岳全书》）。

人参 熟地黄 山药 山茱萸 远志 炙甘草 五味子 菟丝子

方中菟丝子补肾而益精气；熟地黄、山茱萸滋肾益精；人参、山药、炙甘草健脾益气，补后天养先天以固命门；五味子、远志交通心肾，使心气下通，以加强肾气固摄之力。全方共奏补肾益气，固冲调经之效。

若腰痛甚者，酌加续断、杜仲补肾而止腰痛；夜尿频数者，酌加益智仁、金樱子固肾缩小便。

（二）血热证

❶ 阴虚血热证

主要证候 经期提前，量少，色红质稠，颧赤唇红，手足心热，咽干口燥，舌红，苔少，脉细数。

证候分析 阴虚内热，热扰冲任，冲任不固，故月经提前；阴虚血少，冲任不足，血海满溢不多，故经血量少；血为热灼，故经色红而质稠；虚热上浮，故颧赤唇红；阴虚内热，故手足心热；阴虚津少，不得濡润，故咽干口燥。舌红，苔少，脉细数，也为阴虚血热之征。

治疗法则 养阴清热，凉血调经。

方药举例 两地汤（《傅青主女科》）。

生地黄 玄参 地骨皮 麦冬 阿胶 白芍

方中地骨皮、玄参、麦冬养阴清热，生地黄滋阴清热凉血，白芍和血敛阴，阿胶滋阴止血。全方共奏滋阴清热，凉血调经之效。

若月经量少者，酌加山药、枸杞子、何首乌滋肾以生精血；手足心热甚者，酌加白薇、生龟甲育阴潜阳以清虚热。

❷ 阳盛血热证

主要证候 经期提前，量多，色紫红，质稠，心胸烦闷，渴喜冷饮，大便燥结，小便短赤，面色红赤，舌红，苔黄，脉滑数。

证候分析 热伤冲任，迫血妄行，故月经提前，量多；血为热灼，故经色紫红，质稠；热扰心肝二经，故心胸烦闷；热邪伤津，故渴喜冷饮，大便燥结；热灼膀胱，故小便短赤。面色红赤，舌红，苔黄，脉滑数，为热盛之征。

治疗法则 清热降火，凉血调经。

方药举例 清经散（《傅青主女科》）。

牡丹皮　地骨皮　白芍　熟地黄　青蒿　黄柏　茯苓

方中黄柏、青蒿、牡丹皮清热降火凉血；熟地黄、地骨皮清血热而生水；白芍养血敛阴；茯苓行水泄热；全方清热降火，凉血养阴，使热去则阴不伤，血安而经自调。

若月经过多者，去茯苓，酌加地榆、茜草根以凉血止血；若经行腹痛，经血夹瘀块者，酌加炒蒲黄、三七以化瘀止血。若同时伴有发热者，可酌加金银花、连翘、柴胡等以清热解毒。

❸ 肝郁化热证

主要证候　经期提前，量多或少，经色紫红，质稠有块，经前乳房、胸胁、少腹胀痛，烦躁易怒，口苦咽干，舌红，苔黄，脉弦数。

证候分析　肝郁化热，热扰冲任，迫血妄行，故月经提前；肝郁化热血海失司，故月经量多或少；血为热灼，故经色紫红，质稠有块；气滞于肝经，故经前乳房、胸胁、少腹胀痛；气机不畅，则烦躁易怒；肝经郁热，故口苦咽干。舌红，苔黄，脉弦数，为肝郁化热之象。

治疗法则　清肝解郁，凉血调经。

方药举例　丹栀逍遥散（《女科撮要》）。

牡丹皮　炒栀子　当归　白芍　柴胡　白术　茯苓　炙甘草

方中柴胡、栀子、牡丹皮疏肝解郁，清热凉血；当归、白芍养血柔肝；白术、茯苓、炙甘草培脾和中。全方共奏清肝解郁，凉血调经之功。

若月经过多者，或行经时去当归，酌加牡蛎、茜草、炒地榆以固冲止血；经行不畅，夹有血块者，酌加泽兰、益母草以活血化瘀；经前乳房胀痛甚者，酌加瓜蒌、川楝子以解郁行滞止痛。

【文献摘要】

《景岳全书·妇人规》：“凡血热者，多有先期而至，然必察其阴气之虚实。若形色多赤，或紫而浓，或去多，其脉洪滑，其脏气饮食喜冷畏热，皆火之类也。”“先期而至，虽曰有火，若虚而夹火，则所重在虚，当以养营安血为主。矧亦有无火而先期者，则或补中气，或固命门，皆不宜过用寒凉。”

《傅青主女科·女科上卷》：“夫同是先期之来，何以分虚实之异……先期者火气之冲，多寡者水气之验。故先期而来多者，火热而水有余也；先期而来少者，火热而水不足也。倘一见先期之来，俱以为有余之热，但泻火而不补水，或水火两泄之，有不更增其病者乎！”

【现代研究】

目前中医药对黄体功能不足的病因病机认识及治疗研究方面已有一定的深度和广度，尤其是在治疗黄体功能不足方面具有不良反应很小、疗效显著、病情控制较稳定等诸多优势。在针灸治疗方面，可选择关元、血海、三阴交为主穴，然后根据临床症状的不同配以太溪、肾俞等穴位治疗，还可采用耳针法、皮肤针法、穴位注射法进行治疗，也可获较好疗效。在心理治疗方面，早在《黄帝内经》中就有“告之以其败，语之以其善，导之以其所，开之以其苦”的记载［王卓，李燕．寿胎丸调治月经先期与改善黄体功能相关性研究进展．中国当代医药，2009，16（13）：103］。有研究将147例阴虚血热型月经先期患者随机分为两组；试验组给予自拟先期汤治疗，对照组给予口服甲羟孕酮治疗，对比两组疗效及治疗前后血小板计数（PLT）、活化部分凝血活酶时间（APTT）、凝血酶原时间（PT）、卵泡刺激素（FSH）、雌二醇（E_2）、黄体生成素（LH）水平变化情况。结果：试验组总有效率（93.24%）显著高于对照组（73.97%），$P < 0.05$。显示中药治疗月经先期患者能改善临床症状及凝血功能，促进雌激素的分泌，提高黄体功能［卢通．自拟先期汤治疗阴虚血热型月经先期的疗效及对患者黄体功能的影响．临床药物治疗杂志，2016，14（1）：47］。

【思考题】

1. 何谓月经先期？

2. 月经先期血热证（阴虚血热证、阳盛血热证、肝郁化热证）的主要证候、治法和代表方剂是什么？

3. 月经先期气虚证（脾气虚证、肾气虚证）的主要证候、治法和代表方剂是什么？

（马文光）

第二节　月经后期

【概说】

月经周期错后1周以上，甚至3～5个月一行，经期正常，连续2个月经周期以上者，称为“月经后期”，亦称“经期错后”“经行后期”“经迟”。

本病的特点是月经周期超过35天以上，6个月以内，关键是经期正常。月经后期如伴经量过少，常可发展为闭经。

本病始见于《金匮要略方论·卷下》:“温经汤方……主妇人少腹寒久不受胎，兼取崩中去血，或月水来过多及至期不来。”其后各家对本病病因病机证治多有论述。《妇人大全良方·卷一》:“过于阴则后时而至。”《景岳全书·妇人规》:“凡血寒者，经必后期而至。然血何以寒？亦惟阳气不足，则寒从内生，而生化失期，是即所谓寒也。”《儒门事亲·卷五》:“夫妇人月事沉滞，数月不行，肌肉不减……急宜服桃仁承气汤加当归。”

西医学的月经稀发，可参照本病辨证治疗。

【病因病机】

主要发病机理是精血不足或邪气阻滞，血海不能按时满溢，遂致月经后期。导致本病常见的原因有肾虚、血虚、血寒、气滞和痰湿。

（一）肾虚

先天禀赋不足，肾气亏虚，或房事不节，或早婚多产，损伤肾气，肾虚则冲任不足，血海不能按时满溢，遂致经行错后。《女科经纶·月经门》引赵献可说:“过期而来者火衰也，六味加艾叶。”

素禀肾虚
房劳多产 } 肾气亏虚→冲任不足→血海不按时满→月经后期

（二）血虚

数伤于血，或产多乳众，病后体虚，饮食减少，化源不足，营血衰少，冲任不足，血海不能按时满溢，遂致经行错后。《丹溪心法·妇人》:“过期而来，乃是血虚，宜补血。”

数伤于血
产多乳众
病后体虚
脾胃虚弱 } 营衰虚少→冲任血虚→血海不按时满→月经后期

（三）血寒

❶ 虚寒 素体阳虚，或久病伤阳，阳虚内寒，脏腑失于温养，生化失期，气虚血少，冲任不足，血海不能按时满溢，遂致经行错后。《景岳全书·妇人规》:“凡血寒者，经必后期而至。然血何以寒？亦惟阳气不足，寒从中生而生化失期。”

素体阳虚
久病伤阳 } 阳虚内寒→脏腑生化失期→冲任不足→血海不按时满→月经后期

❷ **实寒** 经产之时，感受寒邪，或过服寒凉，寒邪搏于冲任，血为寒凝，胞脉不畅，血行迟滞，血海不能按时满溢，遂致经行错后。《妇人大全良方·卷之一》："盖阴气胜阳，则胞寒气冷，血不运行，经所谓天寒地冻，水凝成冰，故令乍少而在月后。"

感受寒邪
过食生冷 } 畏血寒凝→冲任阻滞→胞脉不畅→血海不按时满→月经后期

（四）气滞

素性抑郁，情志不遂，气不宣达，血为气滞，冲任不畅，气血运行迟滞，血海不能按时满溢，遂致经行错后。《叶天士女科诊治秘方·卷一》："性躁多怒，而过期经行。"

素性抑郁
情志不遂 } 肝郁气滞→血为气滞→冲任不畅→血海不按时满→月经后期

（五）痰湿

素体肥胖，痰湿内盛；或劳逸过度，饮食不节，损伤脾气，脾失健运，痰湿内生。痰湿下注冲任，壅滞胞脉，气血运行缓慢，血海不能按时满溢，遂致经行错后。《丹溪心法·妇人》："妇人经水过期……过期色淡者，痰多也。"

素体肥胖
劳逸过度
饮食不节 } 伤脾→痰湿内生→痰湿下注冲任→壅滞胞脉→血海不按时满→月经后期

【诊断与鉴别诊断】

（一）诊断

❶ **病史** 先天不足，初潮来迟，或有感寒饮冷、情志不遂史。

❷ **症状** 月经周期延后7天以上，甚至延后3～5个月一行，但经期基本正常。

❸ **检查**

（1）***妇科检查*** 子宫大小正常或略小。

（2）***实验室检查*** 卵巢功能测定有助于诊断。

（3）***超声检查*** 了解子宫、卵巢的发育和病变。先天不足者，多有发育不良的体征。

（二）鉴别诊断

❶ 与月经先后无定期鉴别 两者月经周期都不正常，月经先后无定期者，月经时而提前，时而错后 1 ～ 2 周。本病的月经周期没有提前，只有延后，甚至延后 3 ～ 5 个月一行。

❷ 与早孕鉴别 育龄期妇女，月经过期不来，应有妊娠可能。早孕者，有早孕反应，妇科检查子宫体增大、变软，宫颈着色；妊娠试验阳性反应，B 超盆腔扫描可见子宫腔内有孕囊。月经后期者则无以上表现，且停经前多有月经失调病史。

【辨证论治】

以月经错后，经期基本正常为辩证要点。治疗须辨明虚实，虚证治以补肾养血，实证治以活血行滞。

（一）肾虚证

主要证候 经期错后，量少，色淡黯，质清稀，腰酸腿软，头晕耳鸣，带下清稀，面色晦暗，或面部暗斑，舌淡黯，苔薄白，脉沉细。

证候分析 肾虚精血亏少，冲任不足，血海不能按时满溢，故经行错后，量少，色淡黯，质清稀；肾主骨生髓，脑为髓海，腰为肾之外府，肾虚则腰酸腿软，头晕耳鸣；肾气虚，水失气化，湿浊下注，带脉失约，故带下清稀；肾主黑，肾虚则肾色上泛，故面色晦暗或面部暗斑。舌淡黯，苔薄白，脉沉细，为肾虚之征。

治疗法则 补肾益气，养血调经。

方药举例 大补元煎（《景岳全书》）。

人参 山药 熟地黄 杜仲 当归 山茱萸 枸杞子 炙甘草

方中人参、山药、杜仲补肾气以固命门；山茱萸、枸杞子补肾填精而生血；当归、熟地黄养血益阴；甘草调和诸药。全方共奏补肾益气，养血调经之效。

若月经量少者，酌加紫河车、肉苁蓉、丹参养精血以行经；带下量多者，酌加鹿角霜、金樱子、芡实固涩止带；若月经错后过久者，酌加肉桂、牛膝以温经活血，引血下行。

（二）血虚证

主要证候 经期错后，量少，色淡质稀，小腹空痛，头晕眼花，心悸失眠，皮肤不润，面色苍白或萎黄，舌淡，苔薄，脉细无力。

证候分析 营血虚少，冲任不能按时通盛，血海不能如期满溢，故月经错后，量少，色淡质稀；血虚胞脉失养，故小腹空痛；血虚上不荣清窍，故头晕眼花；血虚外不荣肌肤，故皮肤不润，面色苍白或萎黄；血虚内不养心，故心悸失眠。舌淡，苔薄，脉细无力，也为血虚之征。

治疗法则 补血养营，益气调经。

方药举例 人参养荣汤（《太平惠民和剂局方》）。

人参 白术 茯苓 炙甘草 当归 白芍 熟地黄 肉桂 黄芪 五味子 远志 陈皮 生姜 大枣

若月经过少者，去五味子，酌加丹参、鸡血藤；若经行小腹隐隐作痛者，重用白芍，酌加阿胶、香附。

（三）血寒证

❶ 虚寒证

主要证候 经期错后，量少，色淡质稀，小腹隐痛，喜热喜按，腰酸无力，小便清长，面色㿠白，舌淡，苔白，脉沉迟无力。

证候分析 阳气不足，阴寒内盛，脏腑虚寒，气血生化不足，气虚血少，冲任不能按时通盛，血海满溢延迟，故月经推迟而至，量少，色淡，质稀；胞中虚寒，胞脉失于温养，故经行小腹隐隐作痛，喜热喜按；阳虚肾气不足，外府失养，故腰酸无力；阳气不布，故面色㿠白；膀胱虚寒，失于温煦，故小便清长。舌淡，苔薄，脉沉迟无力，为虚寒之征。

治疗法则 温经扶阳，养血调经。

方药举例 大营煎（《景岳全书》）。

当归 熟地黄 枸杞子 炙甘草 杜仲 牛膝 肉桂

方中肉桂温经扶阳，通行血脉；熟地黄、当归、枸杞子、杜仲补肾填精养血；牛膝活血通经，引血下行。全方共奏温经扶阳，养血调经之效。

若经行小腹痛者，酌加巴戟天、小茴香、香附；虚甚者，加人参。

❷ 实寒证

主要证候 经期错后，量少，经色紫黯有块，小腹冷痛拒按，得热痛减，畏寒肢冷，舌暗，苔白，脉沉紧或沉迟。

证候分析 寒邪客于冲任，血为寒凝，运行不畅，血海不能按期满溢，故月经推迟而至，量少；寒凝血滞，故经色紫黯有块；寒邪客于胞中，气血运行不畅，“不通则痛，”故小腹冷痛，得热后气血稍通，故小腹痛减；寒为阴邪，易伤阳气，阳气不得外达，故畏寒肢冷。舌暗，苔白，脉沉紧或沉迟，也为实寒之征。

治疗法则 温经散寒，活血调经。

方药举例 温经汤（《妇人大全良方》）。

人参 当归 川芎 白芍 肉桂 莪术 牡丹皮 甘草 牛膝

方中肉桂温经散寒，通脉调经；当归、川芎养血活血调经；人参甘温补气，助肉桂通阳散寒；莪术、牡丹皮、牛膝活血祛瘀，助当归、川芎通行血滞；白芍、甘草缓急止痛。全方共奏温经散寒，活血调经之效。

若经行腹痛者，加小茴香、香附、延胡索以散寒行滞止痛；月经过少者，酌加丹参、益母草、鸡血藤养血活血调经。

（四）气滞证

主要证候 经期错后，量少，经色黯红或有血块，小腹胀痛，精神抑郁，胸闷不舒，舌苔正常，脉弦。

证候分析 肝气郁结，血为气滞，冲任气血运行不畅，血海不能按时满溢，故月经错后，量少；气滞血瘀，故经色黯红，或有小血块；气机不畅，经脉壅滞，故小腹胀痛；肝失调达，精神抑郁，胸闷不舒。脉弦乃气滞之征。

治疗法则 理气行滞，活血调经。

方药举例 乌药汤 （《兰室秘藏》）。

乌药 香附 木香 当归 甘草

方中乌药理气行滞，香附理气调经，木香行气止痛，当归活血行滞调经，甘草调和诸药。全方共奏行气活血调经之效。

若小腹胀痛甚者，酌加柴胡、枳壳、延胡索；乳房胀痛明显者，酌加橘核、川楝子、王不留行；月经过少者，酌加鸡血藤、川芎、桃仁、红花。

（五）痰湿证

主要证候 经期错后，量少，色淡，质黏，头晕体胖，心悸气短，脘闷恶心，带下量多，舌淡胖，苔白腻，脉滑。

证候分析 痰湿内盛，滞于冲任，气血运行不畅，血海不能如期满溢，故经期错后，量少，色淡质黏；痰湿停于中焦，气机升降失常，故头晕，心悸气短，脘闷恶心；痰湿流注下焦，损伤带脉，带脉失约，故带下量多。舌淡胖，苔白腻，脉滑，也为痰湿之征。

治疗法则 燥湿化痰，活血调经。

方药举例 芎归二陈汤（《丹溪心法》。

陈皮 半夏 茯苓 甘草 生姜 川芎 当归

方中半夏、陈皮、甘草燥湿化痰，理气和中；茯苓、生姜渗湿化痰；当归、川芎养血活血。全方使痰湿除，经脉无阻，其经自调。

若脾虚食少，神倦乏力者，酌加人参、白术；脘闷呕恶者，酌加砂仁、枳壳；白带量多者，酌加苍术、车前子；肝郁脾湿者加香附、苍术。

【文献摘要】

《丹溪心法·妇人八十八》云："妇人经水过期，血少也，四物加参术；带痰加南星、半夏、陈皮之类。""过期，紫黑有块，亦血热也，必作痛，四物加香附、黄连；过期，淡色来者，痰多也，二陈加川芎、当归。"

《女科撮要·卷上》："其过期而至者，有因脾经血虚，有因肝经血少，有因气虚血弱。主治之法，脾经血燥者，加味逍遥散；脾经郁滞者，归脾汤；肝经怒火者，加味小柴胡汤；血分有热者，加味四物汤；劳役火动者，补中益气汤；脾经血虚者，人参养荣汤；肝经血少者，六味地黄丸；气虚血弱者，八珍汤。盖血生于脾土，故云脾统血。凡血病当用苦甘之剂，以助其阳气而生阴血，俱属不足。"

《邯郸遗稿·卷之一》："经水过期而来，有血虚、血寒、血滞、血热。血虚者，腹不痛，微微身热，宜生血调气，用八珍汤加香附，或四物汤加黄芪、升麻、陈皮；血寒者，宜四物汤加木香、香附、陈皮、甘草、红花，或用归附丸、艾煎丸；血滞者腰腹疼痛，胸膈饱满，宜四物汤加醋炒香附、延胡索；腹不痛者为血热，宜四物汤加黄连、香附。过期而来，并色淡者，此痰多血少也，宜补血豁痰，治以川芎、当归、生地黄合二陈，或加参、芪、阿胶；肥人过期是气虚夹痰也，以二四汤去熟地黄，加香附、参、芪，或二陈加芎、归、苍、附、南星。"（二四汤：橘红、半夏、茯苓、甘草、熟地黄、当归、川芎、芍药）。

【现代研究】

有学者认为临床上尤以血寒、血虚、气滞血瘀为多见用加减温经汤进行治疗，也有学者采用针刺冲任二脉为主的穴位，配合中药人工周期疗法治疗月经后期［应慧群.加减温经汤治疗月经后期50例.山东中医药杂志，2009，28（3）:159；徐红.针药结合治疗月经后期疗效观察针灸临床杂志.2008，24（2）:10–11］。有学者指出，若卵巢储备功能下降，则会影响月经的产生。月经后期为卵巢储备功能下降的表现之一，若不及时的加以干预将进一步发展为闭经、不孕等症甚至使卵巢功能衰退至早衰的程度，对女性的生殖造成严重的影响。应本着未病先防，既病防变的理念，对卵巢储备功能下降月经后期的患者进行早期的干预治疗［杨冬梅，等.当归地黄饮合乌药汤加减对卵巢储备功能下降月经后期相关因素的影响.四川中医，2014，32（3）：79］。

【思考题】

1. 月经后期临床常见证型有哪些？各证型的代表方剂是什么？

2. 月经后期如何与早孕相鉴别？

（马文光）

第三节　月经先后无定期

【概说】

月经周期提前 7 ～ 10 日或错后 7 ～ 14 日，经期正常，连续 3 个周期以上者，称为“月经先后无定期”，亦称“经水先后无定期”“月经愆期”“经乱”。

本病如伴有月经涩少，则可形成闭经；如若伴有月经过多、经期延长，则易发展为崩漏之症。

本病始见于《备急千金要方·卷之二》：“当归圆治女人脐下症结刺痛……月水或在月前，或在月后。”其后各家对本病病因病机证治多有论述。《医学入门·妇人门》记述其病状为“或前或后”“或逾月不至，或一月再至”。《景岳全书·妇人规》：“血虚经乱：凡女人血虚者，或迟或早，经多不调，此当察脏气，审阴阳，详参形证脉色，辨而治之，庶无误也……肾虚经乱　妇人因情欲房事，以致经脉不调者，其病皆在肾经。”

西医学有排卵型功能失调性子宫出血病症的月经不规则，可参照本病辨证治疗。

【病因病机】

主要机理是冲任气血不调，血海蓄溢失常。常见分型有肾虚、脾虚和肝郁。

（一）肾虚

素体肾气不足，房劳多产，或少年肾气未充，更年期肾气渐衰，久病大病，肾精亏耗，肾气不守，封藏失司，冲任失调，血海蓄溢失常，遂致经行先后无定期。《景岳全书·妇人规》：“肾气日消，轻则或早或迟，重则渐成枯闭。”

素体肾虚
房劳多产 } 肾虚→封藏失司→冲任失调→血海蓄溢失常→月经先后无定期
久病大病

（二）脾虚

素体脾虚，饮食失节，或思虑过度，损伤脾气，脾虚生化不足，统摄无权，冲任失调，血海蓄溢失常，以致经行先后无定期。《叶天士女科诊治秘方·卷一》："月经或先或后：脾土不胜，不思饮食，由此血衰，故月水往后；或次饮食多进，月水又往前矣。"

素体脾虚
饮食失节 } 脾虚→统摄无权→冲任气血失调→血海蓄溢失常→经行先后无定期
思虑过度

（三）肝郁

素性抑郁，或忿怒过度，肝气逆乱，气乱则血乱，冲任失司，血海蓄溢失常，遂致月经先后无定期。《傅青主女科·女科上卷》："妇人有经来断续，或前或后无定期，人以为气血之虚也，谁知是肝气之郁结乎。"

素性抑郁
忿怒伤肝 } 肝郁气乱→冲任失司→血海蓄溢失常→月经先后无定期

【诊断与鉴别诊断】

（一）诊断

❶ **病史** 素体脾肾虚弱，有七情内伤或劳力过度等病史。

❷ **症状** 月经提前7～10日或错后7～14日，但经期正常，观察3个周期以上，可有诊断意义。

❸ **检查**

（1）**妇科检查** 子宫大小正常或偏小。

（2）**实验室检查** 卵巢功能测定有助诊断。

（二）鉴别诊断

与崩漏鉴别 两者都有周期紊乱，但崩漏的出血完全没有周期性，并同时出现经期和经量的紊乱，与只有周期不规则而经期正常的月经先后无定期迥然不同。

【辨证论治】

以月经周期或长或短，但经期正常为辨证要点。治疗以调理冲任气血为原则，或疏肝解郁，或调补脾虚，随证治之。

（一）肾虚证

主要证候 经行或先或后，量少，色淡，质稀，头晕耳鸣，腰酸腿软，小便频数，舌淡，苔薄，脉沉细。

证候分析 肾气虚弱，封藏失职，开阖不利，冲任失调，血海蓄溢失常，故经行先后无定期；肾为水火之脏，藏精主髓，肾气虚弱，水火两亏，精血虚少则髓海不足，故经少色淡，头晕耳鸣；腰为肾之外府，肾主骨，肾虚失养则腰酸腿软；肾虚则气化失司，故小便频数。舌淡苔薄，脉沉细，为肾虚之征。

治疗法则 补肾益气，养血调经。

方药举例 固阴煎（方见月经先期）。

若腰骶酸痛者，酌加杜仲、巴戟天；带下量多者，酌加鹿角霜、沙苑子、金樱子。

若肝郁肾虚者，症见月经先后无定期，经量或多或少，平时腰痛膝酸，经前乳房胀痛，心烦易怒，舌黯红，苔白，脉弦细。治宜补肾舒肝，方用定经汤（《傅青主女科》）。

当归　白芍　熟地黄　柴胡　山药　茯苓　菟丝子　炒荆芥

方中柴胡、炒荆芥疏肝解郁；当归、白芍养血柔肝；熟地黄，菟丝子补肾而益精血；山药、茯苓健脾生血。全方舒肝肾之郁气，补肝肾之精血，肝气舒而肾精旺，气血疏泄有度，血海蓄溢正常，月经自无先后不调之虞。

（二）脾虚证

主要证候 经行或先或后，量多，色淡质稀，神倦乏力，脘腹胀满，纳呆食少，舌淡，苔薄，脉缓。

证候分析 脾虚统摄无权，冲任气血失调，血海蓄溢失常，故致月经先后不定；脾虚生化气血之源不足，故经色淡红而质稀；脾主四肢、肌肉，脾虚则神倦乏力；脾虚运化失职，故脘腹胀满，纳呆食少，舌淡，苔薄，脉缓，也为脾虚之征。

治疗法则 补脾益气，养血调经。

方药举例 归脾汤（方见月经先期）。

若食少腹胀者，酌加麦芽、砂仁、陈皮；月经量多者，去生姜、当归，酌加乌贼骨、陈棕炭。

（三）肝郁证

主要证候 经行或先或后，经量或多或少，色黯红，有血块，或经行不畅，胸胁、乳房、少腹胀痛，精神郁闷，时欲太息，嗳气食少，舌质正常，苔薄，脉弦。

证候分析 肝郁气结，气机逆乱，冲任失司，血海蓄溢失常，故月经或先或后，经血或多或少；肝气郁滞气机不畅，经脉不利，故经行不畅，色黯有块；肝郁气滞经脉涩滞，故胸胁、乳房、少腹胀痛；气机不利，故精神郁闷，时欲太息；肝强侮脾，脾气不舒，失于健运，故嗳气食少；证属气滞，内无寒热，故舌苔正常。脉弦，正是肝郁之征。

治疗法则 疏肝解郁，和血调经。

方药举例 逍遥散（《太平惠民和剂局方》）。

柴胡　当归　白芍　白术　茯苓　甘草　薄荷　煨姜

若经来腹痛者，酌加香附，延胡索；夹有血块者，酌加泽兰、益母草；有热者，加牡丹皮、栀子；脘闷纳呆者，酌加枳壳、厚朴、陈皮；兼肾虚者，酌加菟丝子、熟地黄、续断。

【文献摘要】

《景岳全书·妇人规》："凡欲念不遂，沉思积郁，心脾气结，致伤冲任之源，而肾气日消，轻则或早或迟，重则渐成枯闭……凡女人血虚者，或迟或早，经多不调。此当察脏气，审阴阳，详参形证脉色，辨而治之，庶无误也。"

《万氏妇人科·卷之一》："经行或前或后，悉从虚治……乌鸡丸，此丸专治妇人脾胃虚弱，冲任损伤，血气不足，经行不调，以致无子者，服之屡验。"

《傅青主女科·女科上卷》："夫经水出诸肾，而肝为肾之子，肝郁则肾亦郁矣；肾郁而气必不宣，前后之或断或续，正肾之或通或闭耳；或曰肝气郁而肾气不应，未必至于如此……治法宜舒肝之郁，即开肾之郁也，肝肾之郁既开，而经水自有一定之期矣。方用定经汤。"

【现代研究】

关于月经先后不定期近年来报道不多，有学者用养阴化浊汤治疗痰湿壅盛型月经先后不定期及定经汤治疗肝气郁滞或肾气虚衰所致的月经先后不定期［李春研.养阴化浊汤治疗痰湿壅盛型月经先后不定期.光明中医，2009，24（7）：1266-1267；杨冬梅，等.定经汤加减治疗月经先后不定期36例.新中医，2008，40（4）：84-85］。有研究根据女性月经周期中行经期、经后期、经间期、经前期不同的生理特点，运用中医周期疗法，给予不同的方剂，并与单一方剂进行对照，结果显示中医周期疗法优于单一方剂治疗的对照组［张少华.中医周期疗法治疗肾虚型月经先后无定期之临床研究.广州中医药大学，2014］。

【思考题】

1. 月经先后无定期的主要发病机理是什么？

2. 月经先后无定期有哪些证型？其代表方剂是什么？

（马文光）

第四节　月经过多

【概说】

月经周期、经期正常，经量明显多于既往者，称为“月经过多”。亦称“经水过多”，或“月水过多”。

本病主要表现为经量增多，常与周期提前、错后相间，诊断时应写明“月经先期、月经过多”；或“月经后期、月经过多”。

本病始见于《圣济总录·妇人血气门一百五十一卷》：“治妇人经候不调，或所下过多，腹痛腰重，黄连汤方。”《素问病机气宜保命集·卷下》：“治妇人经水过多，别无余证，四物内加黄芩、白术各一两。”《妇科玉尺·月经》认为经水过多是“体虚寒也”“由火旺也”。

西医学排卵性月经失调引起的月经过多，或子宫肌瘤、盆腔炎症、子宫内膜异位症等疾病引起的月经过多；宫内节育器引起的月经过多等，可参照本病辨证治疗。

【病因病机】

主要病机是冲任不固，经血失于制约而致经血量多。常见分型有气虚、血热和血瘀。

（一）气虚

素体虚弱，或饮食失节，劳倦过度，大病久病，损伤脾气，中气不足，冲任不固，血失统摄，以致经行量多。《证治准绳·女科》：“经水过多……为气虚不能摄血。”

素体虚弱
饮食劳倦｝伤脾→中气不足→冲任不固→血失统摄→月经过多
大病久病

（二）血热

素体阳盛，或恣食辛燥，感受热邪，七情过极，郁而化热，热扰冲任，迫血妄行，以致经行量多。《万氏妇人科·卷之一》：“经水来太多者，不论肥瘦，皆属热也。”

素体阳盛
恣食辛燥
感受热邪
情志郁热
} 阳盛血热→热扰冲任→迫血妄行→月经过多

（三）血瘀

素性抑郁，或忿怒过度，气滞而致血瘀；或经期产后余血未尽，感受外邪或不禁房事，瘀血内停。瘀阻冲任，血不归经，以致经行量多。《褚氏遗书·精血》：“旧血不去，新血误行。”

素性抑郁
忿怒过度
} 气滞血瘀

经期产后
感受外邪
不禁房事
} 瘀血内停

气滞血瘀、瘀血内停 } 瘀阻冲任→血不归经→月经过多

【诊断与鉴别诊断】

（一）诊断

❶ 病史 大病久病，精神刺激，饮食不节，经期、产后感邪或不禁房事史；或宫内节育器避孕史。

❷ 症状 月经周期、经期正常，经期的出血量明显多于以往，或伴有痛经、不孕、癥瘕；失血多，病程长者，可有血虚之象。

❸ 检查

（1）**妇科检查** 功能失调性子宫出血患者，盆腔器官没有明显器质性病变；子宫肌瘤患者的子宫体增大，质较硬，形态不规则，或可触及肿瘤结节；盆腔炎症患者多有宫体压痛，附件增粗、压痛或有炎性包块存在；子宫腺肌症患者，子宫呈均匀性增大、球形、质硬有压痛；盆腔子宫内膜异位症的子宫大小基本正常，多有不同程度的粘连，子宫骶骨韧带、主韧带等处可触到痛性结节，或卵巢囊肿。

（2）**实验室检查** 卵巢功能测定对功能失调性子宫出血的诊断有参考意义；血液分析显示白细胞增高，多为盆腔炎症病变；有贫血者，红细胞及血色素下降。子宫腺肌症、子宫内膜异位症患者的CA125测定可能增高。

（3）**其他检查** B超盆腔扫描对子宫肌瘤、子宫腺肌症、子宫内膜异位症和盆腔炎症包块的诊断有帮助；子宫内膜病理检查，有助于功能失调性子宫出

血病和子宫内膜炎的诊断；纤维内窥镜、子宫碘油造影等检查是诊断子宫内膜息肉、黏膜下子宫肌瘤等引起月经过多的一种较为可靠的方法。

（二）鉴别诊断

与崩漏鉴别 崩漏在大量阴道出血时的症状与月经过多相似，但崩漏的出血无周期性，同时伴有经期延长，淋漓日久不能自然停止，与月经过多的有周期性出血和正常的经期显然不同，通过病史、发病经过等的询问，结合临床症状，不难鉴别。

此外，尚须排除血液病、心血管疾患、肝功能损害等引起的月经过多。

【辨证论治】

以月经量多而周期、经期正常为辨证要点，结合经色和经质的变化以及全身证候分辨虚实、寒热。治疗要注意经时和平时的不同，平时治本以调经，经时固冲止血需标本同治。

（一）气虚证

主要证候 行经量多，色淡红，质清稀，神疲体倦，气短懒言，小腹空坠，面色㿠白，舌淡，苔薄，脉缓弱。

证候分析 气虚则冲任不固，经血失于制约，故经行量多；气虚火衰不能化血为赤，故经色淡红，质清稀；气虚中阳不振，故神疲体倦，气短懒言；气虚失于升提，故小腹空坠；气虚阳气不布，故面色㿠白。舌淡，苔薄，脉缓弱，为气虚之象。

治疗法则 补气升提，固冲止血。

方药举例 安冲汤（《医学衷中参西录》）酌加升麻。

白术　黄芪　生龙骨　生牡蛎　生地黄　白芍　海螵蛸　茜草根　续断

方中黄芪、白术、升麻补气升提，固冲摄血；生龙骨、生牡蛎、海螵蛸、续断固冲收敛止血；生地黄、白芍凉血敛阴；茜草根止血而不留瘀。全方共奏补气升提，固冲止血之效。

若经行有瘀块或伴有腹痛者，酌加泽兰、三七、益母草；兼腰骶酸痛者，酌加鹿角霜、补骨脂、桑寄生；兼头晕心悸者，生地黄易熟地黄，酌加制首乌、五味子。

（二）血热证

主要证候 经行量多，色鲜红或深红，质黏稠，口渴饮冷，心烦多梦，尿黄便结，舌红，苔黄，脉滑数。

证候分析 阳热内盛，伏于冲任，经行之际，热迫血行，故经行量多；血为热灼，故经色红而质稠；热邪伤津，口渴饮冷，尿黄便结；热扰心神，故心烦多梦。舌红，苔黄，脉滑数，为血热之征。

治疗法则 清热凉血，固冲止血。

方药举例 保阴煎（《景岳全书》）酌加炒地榆、槐花。

生地黄 熟地黄 黄芩 黄柏 白芍 山药 续断 甘草

方中黄芩、黄柏、生地黄清热凉血；熟地黄、白芍养血敛阴；山药、续断补肾固冲；炒地榆、槐花凉血止血；甘草调和诸药。全方共奏清热凉血，固冲止血之效。

若经血黏稠有腐臭味，或平时黄带淋漓，下腹坠痛者，重用黄芩、黄柏，酌加马齿苋、败酱草、薏苡仁；热甚伤津，口干而渴者，酌加天花粉、玄参、麦冬以生津止渴。

（三）血瘀证

主要证候 经行量多，色紫黯，质稠有血块，经行腹痛，或平时小腹胀痛，舌紫黯或有瘀点，脉涩有力。

证候分析 瘀血阻于冲任，新血难安，故经行量多；瘀血内结，故经色紫黯有块；瘀阻胞脉，“不通则痛”，故经行腹痛，或平时小腹胀痛。舌紫黯，或有瘀点，脉涩有力，为血瘀之征。

治疗法则 活血化瘀，固冲止血。

方药举例 桃红四物汤（《医宗金鉴》）酌加三七、茜草、蒲黄。

当归 熟地黄 白芍 川芎 桃仁 红花

方中桃仁、红花活血化瘀；当归、川芎活血养血调经；熟地黄、白芍补血养阴以安血室；瘀去则冲任通畅，自能血循常道。加三七、茜草、蒲黄以增强祛瘀止血之效。

若经行腹痛甚者，酌加延胡索、香附。血瘀夹热，兼口渴便秘者，酌加川军、牡丹皮、黄芩、炒地榆。

【文献摘要】

《傅青主女科·女科上卷》：“妇人有经水过多，行后复行，面色萎黄，身体倦怠，而困乏愈甚者，人以为血热有余之故，谁知是血虚而不归经乎！”

《医宗金鉴·妇科心法要诀》：“经水过多，清稀浅红，乃气虚不能摄血也；若稠黏深红，则为热盛有余；或经之前后兼赤白带，而时下臭秽，乃湿热腐化也；若形清腥秽，乃湿瘀寒虚所化也。”

《妇科玉尺·卷一》：“经水过多不止，平日肥壮，不发热者，体虚寒也，宜姜棕散。经水过多不止，平日瘦弱，常发热者，由火旺也，宜龟板丸。”“妇人四十九岁，经当止，今每月却行过多，及五旬外，月事比少时更多者，血热或血不归经也。宜芩心丸、琥珀丸。”

【现代研究】

月经过多，现在引进子宫内膜切除术治疗，效果较为理想，但去除子宫内膜后，引起闭经，这对女性可产生危害，我们着重运用中医药使月经过多得到根本治疗。

近年宫腔镜监测下热球子宫内膜去除术治疗月经过多开始应用于临床。热球治疗次数为 1 ～ 3 次，适应于绝大多数激素治疗或诊刮治疗无效、不愿切除子宫且无生育要求的患者。治疗效果：40 例患者完成 3 ～ 12 个月定期门诊随访，19 例无月经来潮占 48% ；18 例月经量明显减少，占 45% ；2 例月经量减少，占 5% ；无效 1 例，占 2% ；治疗总有效率为 98% [郭春霞，等 . 宫腔镜监测下热球子宫内膜去除术治疗月经过多的临床研究 . 中医妇产科临床杂志，2007，8（5)：378–386]。近年有采用左炔诺黄体酮宫内缓释系统（LNG-IUS）治疗月经过多，放置 LNG–IUS 后，患者的月经日数、月经量明显减少，子宫内膜变薄，血红蛋白明显增加；放置 6 个月较 3 个月效果更明显 [张克球，等 . 左炔诺黄体酮宫内缓释系统治疗月经过多的临床探讨 . 江苏卫生保健，2009, 11（6）:40–41]。亦有采用自拟中药益气化瘀方加减治疗月经过多 28 例，总有效率达 92.86% [张菊芳 . 自拟中药益气化瘀方加减治疗月经过多 28 例临床观察 . 航空航天医药，2010，21（5)：815]。有学者选择无生育要求的月经过多和功能性子宫出血患者 46 例，采用射频消融术根据病灶进行治疗，保留部分子宫内膜 [黄晓灵 .15 例妇产科手术后盆腔腹膜囊肿的临床分析 . 华北煤炭医学院学报，2011，13（3)：381–382]。

氨甲环酸是一种抗纤维蛋白溶解剂，临床上已经证明其能有效治疗月经过多。氨甲环酸在欧洲的许多国家治疗月经过多已有超过 40 年的历史，美国在 2009 年批准氨甲环酸用于治疗月经过多。氨甲环酸是一种非激素、使用方便且起效快的药物。口服 3.9 ～ 4g/ 日，连服 4 ～ 5 日能有效治疗月经过多。与安慰剂或炔诺酮相比，其能显著改善生活质量 [胡焰，等 . 氨甲环酸治疗月经过多的研究进展 . 中国新药与临床杂志，2014，33（2)：105–109]。国内自 2011 年引入诺舒（NovaSure）阻抗控制子宫内膜去除术治疗月经过多。操作简单，安全性好，疗效明显，该项研究纳入 349 例，有效率 98.3%，但 6 ～ 12 个月闭经率为 60.7% [孙小丽，等 . 诺舒子宫内膜去除术治疗月经过多的临床研究：附349例报告［J］. 中国微创外科杂志，2016，16（10）：875–878］。到目前为止，我认为还是中医辨证治疗效果好，安全可靠。

【思考题】

1. 月经过多如何与崩漏相鉴别？

2. 月经过多血热证的主要证候有哪些？治法和代表方剂是什么？

（马文光）

第五节 月经过少

【概说】

月经周期正常，经量明显少于既往，不足2天，甚或点滴即净者，称“月经过少”。亦称“经水涩少”“经量过少”。

本病特点是虚证多而实证少。若月经稀发过少可发展为闭经。

本病始见于《女科百问·卷上》：“阴气胜阳，月假少者，七物汤。”其后各家对本病病因病机证治多有论述。《素问病机气宜保命集·卷下》：“治妇人经水涩少，四物内加葵花煎。”《证治准绳·女科》：“经水涩少，为虚为涩，虚则补之，涩则濡之。”

西医学的子宫发育不良、子宫内膜结核、子宫内膜炎症、卵巢功能早衰等出现的月经过少，可参照本病辨证治疗。

【病因病机】

主要机理是精亏血少，冲任气血不足，或寒凝瘀阻，冲任气血不畅，血海满溢不多而致。常见的分型有肾虚、血虚、血寒和血瘀。

（一）肾虚

先天禀赋不足，或房事不节，或产多乳众，损伤肾气，或屡次堕胎，伤精耗气，肾精亏损，肾气不足，冲任亏虚，血海满溢不多，遂致月经量少。《血证论·经血》：“经行太少……”

禀赋不足
房事不节 ⎬ 肾精亏损→冲任虚衰→血海满溢不多→月经过少
产多乳众

（二）血虚

数伤于血，大病久病，营血亏虚，或饮食劳倦，思虑过度，损伤脾气，脾虚化源不足，冲任血虚，血海满溢不多，致经行量少。《万氏妇人科·卷之一》："瘦人经水来少者，责其血虚少也。"

阴血亏虚、数伤于血、大病久病 → 营血亏虚；饮食劳倦、思虑过度 → 化源不足；→ 血虚→冲任不足→血海满溢不多→月经过少

（三）血寒

经期产后，感受寒邪，或过食生冷，血为寒凝，冲任阻滞，运行不畅，血海满溢不多，致经行量少。《医学入门·妇人门》："内寒血涩，来少。"

经期产后、感受寒邪、过食生冷 → 冲任阻滞→血海满溢不多→月经过少

（四）血瘀

经期产后，余血未净之际，七情内伤，气滞血瘀，或感受邪气，邪与血结，瘀滞冲任，气血运行不畅，血海满溢不多，致经行量少。

经期产后→余血未净、内伤七情→肝郁气滞、感受外邪→邪与血结 → 瘀血内停→阻滞冲任→血海满溢不多→月经过少

【诊断与鉴别诊断】

（一）诊断

❶ **病史** 注意询问有无失血病和经期、产后感染史；宫腔内冷冻、电凝术史；发病前有无使用过避孕药及有无人流、刮宫术史；有无结核病或结核病接触史。

❷ **症状** 月经周期、经期正常，经量较以往明显减少，或经量减少的同时，经期也缩短不足2天。

❸ **检查**

（1）**妇科检查** 性腺功能低下引起的月经过少，盆腔器官基本正常或子宫体偏小。

（2）**实验室检查** 卵巢功能测定，对性腺功能低下引起月经过少的诊断，

有参考意义。

(3)其他检查 子宫碘油造影、宫腔镜检查，对子宫内膜炎、刮宫术后或子宫内膜结核造成的宫腔粘连的诊断有意义。

（二）鉴别诊断

❶ 与经间期出血鉴别 经间期出血的出血量较月经量明显减少，易误诊为月经过少，但经间期出血的发生时间在两次月经之间（即排卵期），结合BBT测定，大多能鉴别。

❷ 与激经鉴别 激经是妊娠以后，仍有规律的少量阴道流血而无损于胎儿发育的一种特殊生理现象，易与月经过少相混淆。但激经者应有恶心、呕吐等早孕反应，妊娠试验可有阳性反应；妇科检查可见子宫体增大，宫体软；BBT呈双相反应，高温相持续18天以上；B超子宫扫描，可见子宫腔内有孕囊、胚芽或胎心搏动等现象。

❸ 与胎漏鉴别 胎漏是在停经一段时间以后，发生的少量阴道流血，应与月经后期伴有月经过少相鉴别，胎漏者大多有早孕的各种临床表现（见激经）。

【辨证论治】

以经量的明显减少而周期正常为辨证要点，也可伴有经期缩短。治疗须分辨虚实，虚证者重在补肾益精，或补血益气以滋经血之源；实证者重在温经行滞，或祛瘀行血以通调冲任。

（一）肾虚证

主要证候 经来量少，不日即净，或点滴即止，血色淡黯，质稀，腰酸腿软，头晕耳鸣，小便频数，舌淡，苔薄，脉沉细。

证候分析 肾气不足，精血亏虚，冲任气血衰少，血海满溢不多，故经量明显减少，或点滴即净，色淡黯质稀；精血衰少，脑髓不充，故头晕耳鸣；肾虚腰腿失养，故腰酸腿软；肾虚膀胱失于温固，故小便频数。舌淡，苔薄，脉沉细，也为肾虚之征。

治疗法则 补肾益精，养血调经。

方药举例 当归地黄饮（《景岳全书》）酌加紫河车、丹参。

当归　熟地黄　山茱萸　杜仲　山药　牛膝　甘草

方中熟地黄、山茱萸、当归、紫河车补肾益精养血；当归、丹参养血活血调经；杜仲、牛膝补肾强腰膝；山药补脾滋生化之源；甘草调和诸药。全方共奏补肾填精，养血调经之效。

若形寒肢冷者，酌加肉桂、淫羊藿、人参；夜尿频数者，酌加益智仁、桑螵蛸。

（二）血虚证

主要证候 经来量少，不日即净，或点滴即止，经色淡红，质稀，头晕眼花，心悸失眠，皮肤不润，面色萎黄，舌淡，苔薄，脉细无力。

证候分析 气虚血少，冲任气血不足，血海满溢不多，故月经量少，不日即净，或点滴即止，经色淡红，质稀；血虚不能上荣清窍，故头晕眼花；血少内不养心，故心悸失眠；血虚外不荣肌肤，故面色萎黄，皮肤不润。舌淡苔薄，脉细无力，为血虚之征。

治疗法则 补血益气调经。

方药举例 滋血汤（《证治准绳·女科》）。

人参　山药　黄芪　白茯苓　川芎　当归　白芍　熟地黄

方中熟地黄、当归、白芍、川芎补血调经；人参、黄芪、山药、茯苓补气健脾，益生化气血之源。合而用之，有滋血调经之效。

若心悸失眠者，酌加炒枣仁、五味子；脾虚食少者，加白术、砂仁。

（三）血寒证

主要证候 经行量少，色黯红，小腹冷痛，得热痛减，畏寒肢冷，面色青白，舌黯，苔白，脉沉紧。

证候分析 血为寒凝，冲任阻滞，血行不畅，故经行量少，色黯红；寒客胞脉，则小腹冷痛，得热痛减；寒伤阳气，则畏寒肢冷，面色青白。舌黯，苔白，脉沉紧，为寒邪在里之征。

治疗法则 温经散寒，活血调经。

方药举例 温经汤（方见月经后期）。

（四）血瘀证

主要证候 经行涩少，色紫黑有块，小腹刺痛拒按，血块下后则痛减，舌紫黯，或有瘀斑紫点，脉涩有力。

证候分析 瘀血内停，冲任阻滞，故经行涩少，色紫黑有血块，小腹刺痛拒按；血块下后瘀滞稍通，故使痛减。舌紫黯，或有瘀斑紫点，脉涩有力，为血瘀之征。

治疗法则 活血化瘀，理气调经。

方药举例 通瘀煎（《景岳全书》）。

当归尾　山楂　香附　红花　乌药　青皮　木香　泽泻

方中归尾、山楂、红花活血化瘀；香附理气解郁调经；乌药、青皮、木香行气止痛；泽泻利水以行滞。全方共奏活血化瘀，理气调经之效。

若兼少腹冷痛，脉沉迟者，酌加肉桂、吴茱萸、干姜；若平时少腹疼痛，或伴低热不退，舌紫黯，苔黄而干，脉数者，酌加牡丹皮、栀子、鸡血藤。

【文献摘要】

《普济本事方·卷第十》:“盖阴气乘阳，则胞寒气冷，血不运行，《经》所谓天寒地冻，水凝成冰，故令乍少而在月后。”

《万氏妇人科·卷之一》:“瘦人经水来少者，责其血虚少也，四物加人参汤主之。……肥人经水来少者，责其痰碍经隧也，用二陈加芎归汤主之。”

《邯郸遗稿·卷之一》:“经水涩少不快，宜四物加红花、葵花；如经水行微少，或胀或疼，宜四物加延胡索、白芷，醋煎。”

“经水涩少，渐渐不通，潮热瘦弱者，宜四物汤倍加泽兰治之。”

【现代研究】

雌激素受体（ER）是雌激素发挥作用的中介，ER 下降可以导致血管内皮生长因子以及血管内皮生长因子受体下降，子宫内膜血管形成减少，子宫内膜增生修复困难，引起月经过少。有研究表明，雌激素受体 a（ERa）基因多态性 PvuII 和 XbaI 与月经过少存在相关性，p 和 x 等位基因可能是其危险因素；pp 基因型和 xx 基因型可能是其易感基因多态性［林晓华，等 .ERα 基因多态性与月经过少相关性研究 . 北京中医药大学学报，2014，37（6）：424–428］。另有研究显示，针灸配合中药治疗可以显著改善月经过少患者子宫内膜厚度和局部血流灌注，增加月经量，进而改善子宫内膜容受性［谢津津 . 针药结合对肾虚型月经过少子宫内膜容受性的影响［D］. 广州中医药大学，2015］。

【思考题】

1. 月经过少有几个证型？其中肾虚证、血虚证的主症、治则、方剂是什么？

2. 月经过少如何与激经相鉴别？

（马文光）

第六节　经期延长

【概说】

月经周期正常，经期超过 7 天以上，甚至 2 周方净者，称为“经期延长”。

又称“经事延长”。

本病月经周期多正常，若伴见量多则为经期延长伴月经过多；若正常行经超过半月仍淋漓不净者，则致经漏。

本病始见于《诸病源候论·卷三十七》：“妇人月水不断者……劳伤经脉，冲任之气虚损，故不能制其经血，故令月水不断也。”其后各家对本病的病因病机证治多有论述。《校注妇人良方·卷一》：“妇人月水不断，淋漓腹痛，或因劳损气血而伤冲任，或因经行而合阴阳，以致外邪客于胞内，滞于血海故也。但调养元气而病邪自愈，若攻其邪则元气反伤矣。”《女科经纶·月经门》：“或因冲任气虚不能制约，或劳伤气血，外邪客胞而外感有余，有余不足当参以人之强弱。”

西医学排卵型功能失调性子宫出血的黄体萎缩不全者、盆腔炎症、子宫内膜炎等引起的经期延长，宫内节育器和输卵管结扎术后引起的经期延长，均可参照本病辨证治疗。

【病因病机】

发病机理主要是冲任不固，经血失于制约而致。常见的分型有气虚、虚热和血瘀。

（一）气虚

素体虚弱，或劳倦过度，或忧思不解，损伤脾气，中气不足，冲任不固，不能约制经血，以致经期延长。《妇人大全良方·卷一》：“若劳伤经脉，冲任气虚，故不能制约经血，令月水不断也。”

素体虚弱
劳倦过度
忧思不解

}损伤脾气→中气不足→冲任不固→经血失于约制→经期延长

（二）虚热

素体阴虚，或久病伤阴，房事不节，产多乳众，或忧思积念，阴血亏耗，阴虚内热，热扰冲任，迫血妄行，不能约制经血，以致经期延长。《沈氏女科辑要笺正·卷上》：“经事延长，淋漓不断……必当潜藏龙相，封固滋填，非仅清血热所能有济。”

素体阴虚
久病伤阴
产多乳众
忧思积念

}阴血亏耗→阴虚内热→热扰冲任→经血失于约制→经期延长

（三）血瘀

素性抑郁，或忿怒过度，肝气郁结，气滞血瘀；或经期产后，余血未尽之际，感受外邪，或交合阴阳，外邪与血相搏成瘀，瘀阻冲任，血不循经，遂致经期延长。《陈素庵妇科补解·调经门卷之一》："若外邪客于胞门，血滞血海……淋漓有延至半月者。"

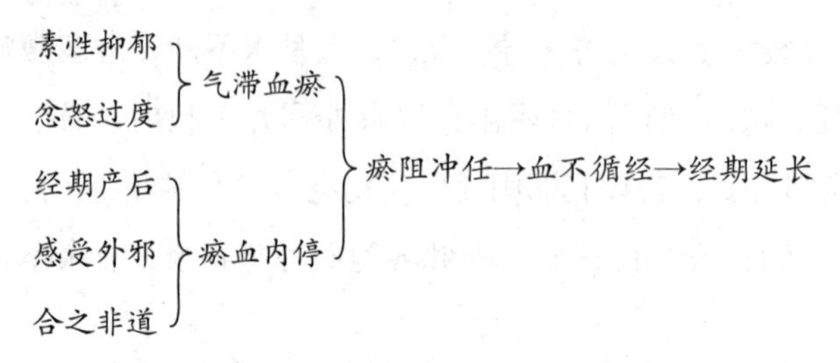

【诊断与鉴别诊断】

（一）诊断

❶ 病史　注意有无盆腔感染史，有无使用宫内避孕环及输卵管结扎术史。

❷ 症状　月经周期正常而月经持续的天数增加，或伴有经量增多，慢性盆腔炎患者可伴有少腹痛，腰骶坠痛或白带增多。

❸ 检查　功能失调性子宫出血者，妇科检查多无明显器质性病变；慢性子宫内膜炎者，子宫内膜活组织检查有助于诊断；盆腔炎患者，妇科检查时宫体有压痛，附件增厚压痛。

（二）鉴别诊断

❶ 与崩漏的鉴别　崩漏者阴道流血淋漓不断，易与经期延长混淆，其鉴别要点是：崩漏经期长达 2 周以上，此外，尚有月经周期紊乱，甚至出血不能自行停止；本病行经时间虽在 7 天以上，但往往在 2 周之内自然停止，且月经周期正常。

❷ 与异位妊娠的鉴别　异位妊娠者，阴道少量出血有时持续 1 周以上，易与经期延长混淆，但异位妊娠多有停经史和早孕反应，妊娠试验阳性反应，妇科检查和盆腔 B 超扫描可协助诊断；经期延长者应无妊娠征象，且无停经史，月经在 2 周内能自然停止。

【辨证论治】

以经期延长而月经周期正常为辨证要点。治疗以固冲调经为大法，气虚者重在补气升提，阴虚血热者重在养阴清热；瘀血阻滞者以通为止，不可概投固涩之剂，误犯虚虚实实之戒。

(一) 气虚证

主要证候 经行时间延长，量多，经色淡红，质稀，肢倦神疲，气短懒言，面色㿠白，舌淡，苔薄，脉缓弱。

证候分析 气虚冲任不固，经血失于制约，故经行时间延长，量多；气虚火衰不能化血为赤，故经色淡而质稀；中气不足，故肢倦神疲，气短懒言；气虚阳气不布，故面色㿠白。舌淡，苔薄，脉缓弱，也为气虚之征。

治疗法则 补气升提，固冲调经。

方药举例 举元煎(《景岳全书》)酌加阿胶、艾叶、乌贼骨。

人参 黄芪 白术 炙甘草 升麻

方中人参、白术、黄芪、炙甘草补气健脾摄血；升麻升举中气；阿胶养血止血；艾叶暖宫止血；乌贼骨固冲止血。全方共奏补气升提，固冲止血之效。

若经量多者，酌加生牡蛎、五味子、棕榈炭；伴有经行腹痛，有块者，酌加三七、茜草根、血余炭；兼血虚者，症见头晕心悸，失眠多梦，酌加制首乌、龙眼肉、熟地黄。

(二) 虚热证

主要证候 经行时间延长，量少，经色鲜红，质稠、咽干口燥，潮热颧红，手足心热，大便燥结，舌红，苔少，脉细数。

证候分析 阴虚内热，热扰冲任，冲任不固，经血失约，故经行时间延长；血为热灼，故量少，色红而质稠；阴虚内热，故颧红潮热，手足心热；热灼津亏，故咽干口燥。舌红，苔少，脉细数，也为虚热之征。

治疗法则 养阴清热，凉血调经。

方药举例 清血养阴汤(《妇科临床手册》)。

生地黄 牡丹皮 白芍 玄参 黄柏 女贞子 旱莲草

方中黄柏、牡丹皮清热凉血；生地黄、玄参、旱莲草滋阴凉血止血；女贞子滋肾阴；白芍敛肝阴。全方共奏滋阴清热，凉血调经之效。

若月经量少者，酌加熟地黄、丹参；潮热不退者，酌加白薇、地骨皮。

(三) 血瘀证

主要证候 经行时间延长，量或多或少，经色紫黯有块，经行小腹疼痛拒按，舌紫黯或有小瘀点，脉涩有力。

证候分析 瘀血阻于冲任，瘀血不去，新血难安，故经行时间延长，量或多或少；瘀血阻滞，气血运行不畅，“不通则痛”，故经行小腹疼痛拒按，经血有块。舌紫黯或有小瘀点，脉涩有力，也为血瘀之征。

治疗法则 活血祛瘀，固冲调经。

方药举例 棕蒲散（《陈素庵妇科补解》）。

棕榈炭 蒲黄炭 归身 炒白芍 川芎 生地黄 牡丹皮 秦艽 泽兰 杜仲

方中归身、川芎、泽兰活血祛瘀；牡丹皮、生地黄、白芍凉血和阴，清泄血分之热；秦艽、杜仲壮腰补肾，固摄冲任；蒲黄炭、棕榈炭活血止血。全方活血祛瘀，凉血止血，故月经可调。

【文献摘要】

《陈素庵妇科补解·调经门》："妇人经行，多则六七日，少则四五日，血海自净。若迟至半月或一月，尚淋漓不止，非冲任内虚，气不能摄血，即风冷外感，使血滞经络，故点滴不已，久则成经漏，为虚劳、血淋等症。若经行合房，以致血漏，尤为难治。"

《沈氏女科辑要笺正·卷上》："经事延长，淋漓不断，下元无固摄之权，虚象显然。良甫谓经行交合一层，亦因扰动冲任，有开无阖，皆宜封锁滋填，气血并补。此证总是属虚，何有外邪可言。王谓有因血热而不循其常，亦是肝之疏泄无度，必当潜藏龙相，封固滋填，非仅清血热所能有济。须知淋漓之延久，即是崩陷之先机。"

【思考题】

何谓经期延长？其临床各证（气虚证、虚热证、血瘀证）的治疗法则和代表方剂是什么？

（马文光）

第七节 经间期出血

【概说】

月经周期基本正常，在两次月经之间，氤氲之时，发生周期性出血者，称为"经间期出血"。

本病一般多发生在月经周期的第 10 ～ 16 天，如出血量很少，偶然一次者可不作疾病论治，但如反复出血，持续时间长，血量增多，不及时治疗，进一步发展可致崩漏。

本病在中医学文献中没有专论记载，但对经间期即排卵期早有认识，如

《证治准绳·女科》所引袁了凡关于氤氲期、的候的描述，与此期相合。《中医妇科学》第三版教材首次将本病从病因病机、辨证论治等方面进行了系统的论述。

西医学排卵期出血可参照本病辨证治疗。

【病因病机】

月经中期又称氤氲期，是冲任阴精充实，阳气渐长，由阴盛向阳盛转化的生理阶段，若肾阴不足，脾气虚弱，湿热扰动或瘀血阻遏，使阴阳转化不协调，遂发生本病。常见的分型有肾阴虚、脾气虚、湿热和血瘀。

（一）肾阴虚

肾阴素虚，房事不节，产多乳众，精血耗伤，阴虚内热，热伏冲任，于氤氲之时，阳气内动，阳气乘阴，迫血妄行，以致经间期出血；血出之后，阳气外泄，阴阳又趋平衡，故出血停止。

肾阴素虚
房事不节
产多乳众 }精血耗伤→阴虚内热→热伏冲任→氤氲之时→阳气内动→迫血妄行→经间期出血

（二）脾气虚

素体脾虚，或劳倦过度，或饮食不节，损伤脾气，中气不足，冲任不固，于氤氲之时，阳气内动，阳气动血，血失统摄，以致经间期出血；阴随血泄，阴阳又趋平衡，故出血停止。

素体脾虚
劳倦过度
饮食不节 }损伤脾气→中气不足→冲任不固→氤氲之时→阳气内动→血失统摄→经间期出血

（三）湿热

外感湿热之邪，或情志所伤，肝郁犯脾，水湿内生，蕴久化热，湿热互结，蕴于冲任，于氤氲之时，阳气内动，引动湿热，迫血妄行，遂致经间期出血；湿热随血外泄，冲任复宁，出血停止。

外感湿热
湿热内蕴
肝气犯脾 }滞于冲任→氤氲之时→阳气内动→引动湿热→迫血妄行→经间期出血

（四）血瘀

经期产后，余血未尽之际，感受外邪，邪与血结；或情志所伤，气滞血瘀，瘀阻冲任，于氤氲之时，阳气内动，引动瘀血，血不循经，遂致经间期出血；瘀随血泄，冲任暂宁，出血停止。

经期产后
感受外邪 }瘀血内停→瘀阻冲任→氤氲之时→阳气内动→引动瘀血→血不循经→经间期出血
情志内伤

【诊断与鉴别诊断】

（一）诊断

❶ **病史** 素禀不足，劳力过度，或盆腔炎症病史。

❷ **症状** 子宫出血有规律地发生在氤氲期间，一般出血少于正常月经量，或于少量出血的同时伴有透明黏液样白带流出，常持续 2 ～ 7 天，出血自行停止。部分患者可伴有一侧少腹部轻微疼痛。

❸ **检查** BBT 呈双相型，出血大多发生在高、低温相交替时，一般 BBT 升高后出血停止，也有 BBT 升高后继续出血者（此可能与炎性疾病有关）。

（二）鉴别诊断

❶ **与月经先期鉴别** 本病的出血时间有规律地发生在 BBT 由低相转高相的交替时期，出血量较月经量少，经间期出血量与正常月经出血量形成一次少与一次多相间隔的特点。月经先期的出血时间发生在 BBT 排卵后高温相短少、下降时。

❷ **与赤带鉴别** 赤带的排出无周期性，持续的时间较长，或反复发作，多有接触性出血史；经间期出血的发生有明显的周期性，在 2 ～ 7 天内多能自然停止，在 1 个月经周期内只发生 1 次出血，与赤带的反复发生或持续发生不同。

【辨证论治】

本病以发生在氤氲期有周期性的少量子宫出血为辨证要点，并需结合量、色、质进行分析。治疗以调摄冲任阴阳平衡为大法，选用滋肾阴、补脾气、利湿热或消瘀血之方药随证治之。

（一）肾阴虚证

主要证候 经间期出血，量少，色鲜红，质稠，头晕耳鸣，腰腿酸软，手足心热，夜寐不宁，舌红，苔少，脉细数。

证候分析 肾阴不足，热伏冲任，于氤氲期，阳气内动，阳气乘阴，迫血妄行，故发生出血；阴虚内热，故出血量少，色鲜红，质稠；肾主骨生髓，肾阴虚，脑髓失养，故头晕耳鸣；肾虚则外府失养，故腰腿酸软；阴虚内热，故手足心热；肾水亏损，不能上济于心，故夜寐不宁。舌红，少苔，脉细数，也为肾阴虚之征。

治疗法则 滋肾益阴，固冲止血。

方药举例 加减一阴煎（《景岳全书》）。

生地黄 白芍 麦冬 熟地黄 甘草 知母 地骨皮

方中生地黄、熟地黄、知母滋肾益阴；地骨皮泻阴火；白芍和血敛阴；麦冬养阴清心；甘草调和诸药。全方合用，功能滋肾益阴，固冲调经，故出血可止。

若头晕耳鸣者，酌加珍珠母、生牡蛎；夜寐不宁者，酌加远志、夜交藤；出血期，酌加旱莲草、炒地榆、三七。

（二）脾气虚证

主要证候 经间期出血，量少，色淡，质稀，神疲体倦，气短懒言，食少腹胀，舌淡，苔薄，脉缓弱。

证候分析 脾气虚弱，冲任不固，于氤氲期，阳气不足，不能统摄气血，因而出血；脾虚化源不足，故经量少，色淡质稀；脾气虚弱，中阳不振，故神疲体倦，气短懒言；运化失职，则食少腹胀。舌淡，苔薄，脉缓弱，也为脾气虚之征。

治疗法则 健脾益气，固冲摄血。

方药举例 归脾汤（方见月经先期）。

（三）湿热证

主要证候 经间期出血，血色深红，质稠，平时带下量多色黄，小腹时痛，心烦口渴，口苦咽干，舌红，苔黄腻，脉滑数。

证候分析 湿热内蕴，于氤氲期阳气内动之时，引动湿热，损伤冲任，迫血妄行，因而出血；湿热与血搏结，故血色深红，质稠；湿热搏结，瘀滞不通，则小腹作痛；湿热流注下焦，带脉失约，故带下量多色黄；湿热熏蒸，故口苦咽干，心烦口渴。舌红，苔黄腻，脉滑数，也为湿热之象。

治疗法则 清热除湿，凉血止血。

方药举例 清肝止淋汤（《傅青主女科》）去阿胶、红枣，酌加茯苓、炒地榆。

白芍 生地黄 当归 阿胶 牡丹皮 黄柏 牛膝 香附 红枣 小黑豆

方中黄柏、黑豆、茯苓清热解毒，利水除湿；香附、牡丹皮、牛膝理气活血止痛；当归、白芍养血柔肝缓急止痛；生地黄、炒地榆凉血止血。全方共奏清热除湿，凉血止血之效。

出血期间，去当归、香附、牛膝，酌加茜草根、乌贼骨；带下量多者，酌加马齿苋、土茯苓；食欲不振或食后腹胀者，去生地黄、白芍，酌加厚朴、麦芽；大便不爽者，去当归、生地黄，酌加薏苡仁、白扁豆。

（四）血瘀证

主要证候 经间期出血，血色紫黯，夹有血块，小腹疼痛拒按，情志抑郁，舌紫黯或有瘀点，脉涩有力。

证候分析 瘀血阻滞冲任，于氤氲期阳气内动，引动瘀血，血不循经，因而出血，血色紫黯，夹有血块；瘀阻胞脉，故小腹疼痛拒按；瘀血内阻，气机不畅，故情志抑郁。舌紫黯或有瘀点，脉涩有力，也为血瘀之征。

治疗法则 活血化瘀，理血归经。

方药举例 逐瘀止血汤（《傅青主女科》）。

大黄　生地黄　当归尾　赤芍　牡丹皮　枳壳　龟甲　桃仁

方中桃仁、大黄、赤芍、牡丹皮、归尾活血化瘀，引血归经；枳壳理气行滞；生地黄、龟甲养阴益肾固冲止血。全方共奏活血化瘀，理气归经之效。

出血期间，去赤芍、当归尾，酌加三七、炒蒲黄；腹痛较剧者，酌加延胡索、香附；夹热者，酌加黄柏、知母。

【文献摘要】

《证治准绳·女科》引袁了凡云：“天地生物，必有氤氲之时，万物化生，必有乐育之时，如猫犬至微，将受妊也，其雌必狂呼而奔跳，以氤氲乐育之气触之而不能自止耳。此天然之节候，生化之真机也……凡妇人一月经行一度，必有一日氤氲之候，于一时辰间，气蒸而热，昏而闷，有欲交接不可忍之状，此的候也……顺而施之，则成胎矣。”

【现代研究】

有学者研究发现此类患者子宫内膜除了 MMP-9 之外，MMP-2 表达也有明显增加［齐彩霞.MMP-2，-9 在无排卵性功血者子宫内膜的表达及其临床意义.浙江医学，2007，29（8）：783-785］。近年研究认为，卵巢储备功能异常是排卵期出血的主要原因，排卵期雌激素水平相对或绝对不足，使子宫内膜失去激素支持，导致突破性少量出血［刘秀.围排卵期出血治疗研究进展.中医药临床杂志，2015，27（8）：1194］。然而有学者认为围排卵期子宫出血患者可能和子宫内膜息肉有关［王树鹤，等.围排卵期子宫出血患者宫腔镜检查236 例分析.中国妇产科临床杂志，2008，9（6）：416］。

【思考题】

1. 何谓经间期出血？经间期出血的病因病机有哪些？

2. 经间期出血的各证型的主要证候、治疗法则和代表方剂是什么?

（马文光）

第八节　崩漏

【概说】

妇女不在行经期间，阴道突然大量出血，或淋漓下血不断者，称为“崩漏”。前者称为“崩中”，后者称为“漏下”。若经期延长达 2 周以上者，应属崩漏范畴，称为“经崩”或“经漏”。

一般突然出血，来势急，血量多的叫崩；淋漓下血，来势缓，血量少的叫漏。崩与漏的出血情况虽不相同，但其发病机理是一致的，而且在疾病发展过程中常相互转化，如血崩日久，气血耗伤，可变成漏；久漏不止，病势日进，也能成崩。所以临床上常常崩漏并称。正如《济生方·卷六》说：“崩漏之病，本乎一证。轻者谓之漏下，甚者谓之崩中。”本病属常见病，常因崩与漏交替，因果相干，致使病变缠绵难愈，成为妇科的疑难重症。

崩，始见于《黄帝内经》,《素问·阴阳别论》云：“阴虚阳搏谓之崩。”漏，始见于《金匮要略方论·卷下》:“妇人有漏下者，有半产后因续下血都不绝者，有妊娠下血者。”其后各家对本病的病因病机证治多有论述。《万氏妇人科·卷之一》:“妇人崩中之病，皆因中气虚，不能收敛其血，加以积热在里，迫血妄行，故令经血暴下而成崩中。崩久不止，遂成漏下……治法有三，初止血，次清热，后补其虚，未有不痊者也。”《医宗金鉴·妇科心法要诀》:“妇人经行之后，淋漓不止，名曰经漏；经血忽然大下不止，名为经崩。若其色紫黑成块，腹胁胀痛者，属热瘀；若日久不止，及去血过多而无块痛者，多系损伤冲任二经所致；更有忧思伤脾，脾虚不能摄血者；有中气下陷不能固血者；有暴怒伤肝，肝不藏血而血妄行者。”

西医学无排卵性功能失调性子宫出血病，生殖器炎症和某些生殖器良性肿瘤引起的不规则阴道出血可参照本病辨证治疗。

【病因病机】

主要病机是冲任损伤，不能制约经血。引起冲任不固的常见原因有肾虚、脾虚、血热和血瘀。

（一）肾虚

先天肾气不足，少女肾气稚弱，更年期肾气渐衰，或早婚多产，房事不节，损伤肾气。若耗伤精血，则肾阴虚损，阴虚内热，热伏冲任，迫血妄行，以致经血非时而下；或命门火衰，肾阳虚损，封藏失职，冲任不固，不能制约经血，亦致经血非时而下，遂成崩漏。《兰室秘藏·卷四》："妇人血崩，是肾水阴虚，不能镇守胞络相火，故血走而崩也。"

素禀肾虚
房事不节
早婚多产
劳力过度
耗伤精血→阴虚内热→热伏冲任→迫血妄行
命门火衰→闭藏失职→冲任不固→经血失约
崩漏伤肾

（二）脾虚

素体脾虚，饮食失节，忧思不解，或劳倦过度，损伤脾气，中气下陷，冲任不固，血失统摄，非时而下，遂致崩漏。《丹溪心法·妇人》："若劳动过极，脏腑俱伤，冲任之气虚，不能约制其经血，故忽然而下，谓之崩中暴下。"

素体脾虚
饮食失节
劳倦过度
忧思不解
伤脾→中气不足→冲任不固→血失统摄→崩漏

（三）血热

素体阳盛，或情志不遂，肝郁化火，或感受热邪，或过食辛辣助阳之品，火热内盛，热伤冲任，迫血妄行，非时而下，遂致崩漏。《医学心悟·第五卷妇人门》："阴虚阳搏谓之崩，此言热迫血而妄行也"。

素体阳盛
感受热邪
嗜食辛辣
肝郁化火
火热内蕴→损伤冲任→迫血妄行→崩漏

（四）血瘀

经期产后，余血未尽，过食生冷，或感受寒、热之邪，寒凝或热灼致瘀，或七情内伤，气滞血瘀；瘀阻冲任，血不循经，非时而下，发为崩漏。《诸病源候论·卷三十八》："崩而内有瘀血，故时崩时止，淋漓不断者，名曰崩中漏下。"

余血未尽
过食生冷
涉水感寒
不禁房事

} 瘀血内停→冲任阻滞→血不归经→崩漏

【诊断与鉴别诊断】

(一) 诊断

❶ **病史** 注意月经史、精神创伤史、孕产史，询问有无生殖器炎症和生殖器肿瘤病史，有无使用避孕药物、宫内节育器及输卵管结扎术史。

❷ **症状** 月经周期紊乱，出血时间长短不定，有时持续数日以致数十日不等，血量时多时少，出血常发生在短期停经之后，或伴白带增多、不孕、癥瘕等证候。

❸ **检查**

(1) **妇科检查** 功能失调性子宫出血患者，无明显器质性病变；生殖器炎症者，可有炎症体征；妇科肿瘤者，可有子宫体增大，质硬或形态的改变，或附件有囊性或实性包块。

(2) **实验室检查** 凝血功能检查（包括血小板计数、凝血酶原时间等）可以排除凝血及出血功能障碍性疾病；血细胞计数、血红蛋白等检查可以确定病人有无贫血及贫血的程度；对有性生活史者，应进行尿妊娠试验或血 HCG 检测，以排除妊娠及妊娠相关疾病；通过盆腔超声检查可以了解子宫大小、形状、子宫内膜厚度及回声等，以明确有无宫腔内占位性病变及其他生殖道器质性病变；性腺激素测定对卵巢功能的情况的判断有参考意义；通过甲胎蛋白、碱性磷酸酶、红细胞沉降率、CA125、癌胚抗原等检查以排除卵巢恶性病变。

(3) **其他检查** 基础体温测定（BBT）有助于判断有无排卵；还可通过观察宫颈黏液是否出现羊齿植物叶状结晶判断有无排卵；诊断性刮宫、子宫内膜活组织检查、子宫内膜细胞学检查均可有助于对子宫内膜病变有诊断性意义；宫腔镜检查可以帮助诊断各种子宫内膜病变，如子宫内膜息肉，黏膜下子宫肌瘤、子宫内膜癌等。盆腔 B 超扫描对子宫及附件的器质性病变有诊断意义。

(二) 鉴别诊断

应与月经不调、某些出血性妊娠病、生殖道外伤及内科血证鉴别。

❶ **与月经先期、月经过多伴经期延长鉴别** 月经先期是周期的缩短，月经过多者似崩，经期延长者似漏，这种周期、经量和经期的改变易与崩漏混淆，但上述情况的出血都有一定周期性，经量的增多与经期的延长应在 2 周之内自

然停止，周期的缩短一般在7天以上2周以内，与崩漏的出血无定时且持续出血不能自然停止，周期长短不一显然有别。

❷ 与月经先后无定期鉴别 月经先后无定期的周期先后不定，但应在1～2周内波动，即提前或错后在7天以上2周以内，同时经期基本正常；与崩漏完全没有规律性的阴道出血截然不同。

❸ 与经间期出血鉴别 经间期出血与崩漏同为非月经期的出血，但经间期出血常发生于两次月经的中期，出血时间多持续2～7天，能自然停止；而崩漏的出血其周期、经期和血量都没有规律性。

❹ 与胎漏鉴别 胎漏与漏下都有阴道少量出血，但胎漏者有早孕反应，妊娠试验阳性，B超检查可见宫内孕囊、胎芽、胎心搏动；而漏下则无上述妊娠征象。

❺ 与异位妊娠鉴别 异位妊娠有早孕反应，妊娠试验阳性，或有停经后少腹部疼痛的病史；B超检查可见孕囊在子宫腔以外部位，有盆腔内出血时，后穹隆穿刺阳性；崩漏则无上述阳性改变。

❻ 与堕胎、小产鉴别 堕胎、小产者，月经停闭一段时间后出现阴道出血，应与崩漏相鉴别。堕胎、小产者有过早孕反应，或妊娠试验阳性，出血伴有小腹部阵发性疼痛，有胚胎物的排出；崩漏则无上述改变。

❼ 与外阴、阴道外伤出血鉴别 外阴、阴道的损伤出血，应有外阴、阴道的创伤史或粗暴性交史，妇科检查可见外阴、阴道伤口，有活动性出血，宫颈口未见有血液自宫腔内流出，与崩漏的非时子宫出血不难鉴别。

此外，心血管疾患、肝脏疾病和血液病等导致的不正常子宫出血，通过详细的病史询问、体格检查、妇科检查、血液分析、肝功能以及凝血因子的测定、骨髓细胞分析等，不难与崩漏相鉴别。

【辨证论治】

崩漏以无周期性的阴道出血为辨证要点，临证时结合出血的量、色、质变化和全身证候辨明寒、热、虚、实。治疗应根据病情的缓急轻重、出血的久暂，采用“急则治其标，缓则治其本”的原则，灵活运用塞流、澄源、复旧三法。

塞流即是止血。崩漏以失血为主，止血乃是治疗本病的当务之急。具体运用止血方法时，还要注意崩与漏的不同点。治崩宜固摄升提，不宜辛温行血，以免失血过多导致阴竭阳脱；治漏宜养血行气，不可偏于固涩，以免血止成瘀。塞流之药可酌用十灰散、云南白药、紫地宁血散等。

澄源即是求因治本。崩漏是由多种原因引起的，针对引起崩漏的具体原因，采用补肾、健脾、清热、理气、化瘀等法，使崩漏得到根本上的治疗。塞流、澄源两法常常是同步进行的。

复旧即是调理善后。崩漏在血止之后，应理脾益肾以善其后。历代诸家都认为崩漏之后应调理脾胃，化生气血，使之康复。近代研究指出，补益肾气，重建月经周期，才能使崩漏得到彻底的治疗。“经水出诸肾”，肾气盛，才能月事以时下，对青春期、育龄期的虚证患者，补肾调经则更为重要。当然复旧也需兼顾澄源。

总之，塞流、澄源、复旧有分别，又有内在联系，必须结合具体病情灵活运用。

（一）肾虚证

❶ 肾阴虚证

主要证候 经血非时而下，出血量少或多，淋漓不断，血色鲜红，质稠，头晕耳鸣，腰酸膝软，手足心热，颧赤唇红，舌红，苔少，脉细数。

证候分析 肾阴不足，虚火内炽，热伏冲任，迫血妄行，故经血非时而下，出血量少或多，淋漓不断；阴虚内热，故血色鲜红，质稠；肾阴不足，精血衰少，不能上荣空窍，故头晕耳鸣；精亏血少，不能濡养外府，故腰腿酸软；阴虚内热，则手足心热；虚热上浮，则颧赤唇红。舌红，苔少，脉细数，也为肾阴虚之征。

治疗法则 滋肾益阴，固冲止血。

方药举例 左归丸（《景岳全书》）去川牛膝，酌加旱莲草、炒地榆。

熟地黄　山药　枸杞子　山茱萸　菟丝子　鹿角胶　龟甲胶　川牛膝

方中熟地黄、枸杞子、山茱萸滋肾阴而填精血；山药、菟丝子补肾阳而益精气，阳生阴长之意；龟甲胶、旱莲草、炒地榆育阴凉血止血。全方共奏滋肾益阴，固冲止血之效。

若阴虚有热者，酌加生地黄、麦冬、地骨皮。

本型也可用育阴汤（《百灵妇科》）。

熟地黄　山药　续断　桑寄生　山茱萸　海螵蛸　龟甲　牡蛎　白芍　阿胶　炒地榆

熟地黄、山茱萸、续断、桑寄生补肾益精；龟甲、牡蛎、海螵蛸育肾阴、固冲任，涩精止血；山药补脾阴，白芍敛肝阴，阿胶养血滋阴亦止血，地榆凉血止血。全方既滋肾益阴，又固冲止血。

❷ 肾阳虚证

主要证候 经血非时而下，出血量多，淋漓不尽，色淡质稀，腰痛如折，畏寒肢冷，小便清长，大便溏薄，面色晦暗，舌淡黯，苔薄白，脉沉弱。

证候分析 肾阳虚衰，冲任不固，血失封藏，故经乱无期，经血量多，淋漓不断；肾阳不足，经血失于温煦，故色淡质稀；肾阳虚衰，外府失荣，故腰痛如折，畏寒肢冷，膀胱失于温化，故小便清长；不能上温脾土，则大便溏薄。面色晦暗，舌淡黯，苔薄白，脉沉弱，也为肾阳不足之征。

治疗法则 温肾助阳，固冲止血。

方药举例 大补元煎（方见月经后期），酌加补骨脂、鹿角胶、艾叶炭。

（二）脾虚证

主要证候 经血非时而下，量多如崩，或淋漓不断，色淡质稀，神疲体倦，气短懒言，不思饮食，四肢不温，或面浮肢肿，面色淡黄，舌淡胖，苔薄白，脉缓弱。

证候分析 脾气虚陷，冲任不固，血失统摄，故经血非时而下，量多如崩，或淋漓不断；脾虚气血化源不足，故经色淡而质稀；脾虚中气不足，故神疲体倦，气短懒言；脾主四肢，脾虚则四肢失于温养，故四肢不温；脾虚中阳不振，运化失职，则不思饮食；甚或水湿泛溢肌肤，故面浮肢肿。面色淡黄，舌淡胖，苔薄白，脉缓弱，也为脾虚之象。

治疗法则 健脾益气，固冲止血。

方药举例 固冲汤（《医学衷中参西录》）。

白术 黄芪 煅龙骨 煅牡蛎 山茱萸 白芍 海螵蛸 茜草根 棕榈炭 五倍子

方中黄芪、白术健脾益气以摄血；龙骨、牡蛎、海螵蛸固摄冲任；山茱萸、白芍益肾养血，酸收止血；五倍子、棕炭涩血止血；茜草根活血止血，血止而不留瘀。全方共奏健脾益气，固冲止血之效。

若出血量多者，酌加人参、升麻；久漏不止者，酌加藕节、炒蒲黄。

（三）血热证

主要证候 经血非时而下，量多如崩，或淋漓不断，血色深红，质稠，心烦少寐，渴喜冷饮，头晕面赤，舌红，苔黄，脉滑数。

证候分析 热伤冲任，迫血妄行，故经血非时而下，量多如崩，或淋漓不断；血为热灼，故血色深红，质稠；邪热内炽，津液耗损，故口渴喜饮；热扰心神，故心烦少寐；邪热上扰，故头晕面赤。舌红，苔黄，脉滑数，为血热之象。

治疗法则 清热凉血，固冲止血。

方药举例 清热固经汤（《简明中医妇科学》）。

生地黄 地骨皮 炙龟甲 牡蛎粉 阿胶 黄芩 藕节 陈棕炭 甘草 焦栀子 地榆

方中黄芩、地骨皮、生地黄、阿胶清热凉血益阴；龟甲、牡蛎育阴潜阳，固摄冲任；焦栀子、地榆清热凉血止血；藕节、棕炭涩血止血；甘草调和诸药。全方共奏清热凉血，固冲止血之效。

若肝郁化火者，兼见胸胁乳房胀痛，心烦易怒，时欲叹息，脉弦数等症，宜平肝清热止血，方用丹栀逍遥散（方见月经先期）加醋炒香附、蒲黄炭、血余炭以调气理血止血。

若兼见发热恶寒、寒热往来者，宜酌加金银花、连翘、鱼腥草、柴胡等以清热解毒。

（四）血瘀证

主要证候 经血非时而下，量多或少，淋漓不净，血色紫黯有块，小腹疼痛拒按，舌紫黯，或有瘀点，脉涩或弦涩有力。

证候分析 瘀滞冲任，血不循经，故经血非时而下，量多或少，淋漓不断；冲任阻滞，经血运行不畅，故血色紫黯有块，“不通则痛”，故小腹疼痛拒按。舌紫黯或有瘀点，脉涩或弦涩有力，也为血瘀之征。

治疗法则 活血祛瘀，固冲止血。

方药举例 逐瘀止崩汤（《安徽中医验方选集》）。

当归 川芎 三七 没药 五灵脂 牡丹皮炭 炒丹参 炒艾叶 阿胶（蒲黄炒） 龙骨 牡蛎 乌贼骨

方中没药、五灵脂活血祛瘀止痛；三七、牡丹皮炭、炒丹参活血化瘀止血；当归、川芎养血活血；阿胶、炒艾叶养血止血；乌贼骨、龙骨、牡蛎固涩止血。

若阴道大量出血，兼肢冷汗出，昏仆不知人，脉微细欲绝者，为气随血脱之危候。急宜补气固脱，方用独参汤（《景岳全书》）。

人参25g，水煎取浓汁，顿服，余药再煎频服。

或用生脉散（《内外伤辨惑论》）救治，益气生津，敛阴止汗以固脱。

人参 麦冬 五味子

若症见四肢厥逆，冷汗淋漓，又为亡阳之候。治宜回阳固脱，方用参附汤（《校注妇人良方》）。

人参 附子 生姜 大枣

【文献摘要】

《诸病源候论·卷三十八》:“漏下之病，由劳伤血气，冲任之脉虚损故也……冲任之脉虚损，不能约制其经血，故血非时而下。”

《女科撮要·卷上》:“其为患因脾胃虚损，不能摄血归源；或因肝经有火，血得热而下行；或因肝经有风，血得风而妄行；或因怒动肝火，血热而沸腾；或因脾经郁结，血伤而不归经；或因悲哀太过，胞络伤而下崩。”

《丹溪心法附余·卷二十》:“血属阴也，静则循经荣内，动则错经妄行。盖今之七情过极，则五志动火。五志之火亢甚，则经血暴下，失期而来，久而不止，谓之崩中。如风动木摇，火燃水沸类也。治崩次第：初用止血，以塞其流；中用清热凉血，以澄其源；末用补血，以还其旧。若止塞其流而不澄其源，则滔天之势不能遏；若止澄其源而不复其旧，则孤孑之阳无以立。”

【科研思路】

崩漏目前认为其主要与西医学无排卵型功能失调性子宫出血病及盆腔炎性疾病有关。可从如下几方面进行研究：

❶ **性腺轴功能方面** 雌激素、孕激素、黄体生成激素、尿促卵泡素、促性腺激素释放激素等。

❷ **子宫内膜组织局部因素** 雌孕激素受体、生长因子（表皮生长因子EGF、血管内皮生长因子VEGF、碱性纤维母细胞生长因子bFGF等）、前列腺素、血管紧张素、内皮素等。此外，也可从子宫平滑肌收缩功能和凝血机制等方面进行研究。

❸ **盆腔炎性疾病** 月经期发病者可出现经量增多、经期延长、流血不止；盆腔炎性疾病后遗症期的子宫内膜炎也可导致经期延长、经间期出血、崩漏等，多伴有腹痛，可按中医学的血热证、血瘀证辨证论治。

【现代研究】

有学者发现B细胞淋巴瘤-2基因（bcl-2）与Bcl-2相关X蛋白基因（bax）蛋白的表达在整个月经周期中可以维持细胞增生和细胞凋亡的动态平衡，而bcl-2过度表达可抑制子宫内膜腺体细胞凋亡，使子宫内膜单纯性增生或复杂性增生［杨侠，等.Livin蛋白在原发性支气管肺癌中的表达及其临床意义.中华临床医师杂志，2012，6（9）：82-84］。还有人发现子宫局部微环境的改变参与了功能失调性子宫出血（现称为排卵障碍性异常子宫出血）的发生发展过程，子宫内膜腺上皮细胞凋亡便是子宫微环境的重要因素之一。其中Bax主要表达于子宫内膜腺上皮细胞胞质，Bax在正常增生期与分泌期子宫内膜组织中高表达，分泌期表达Bax显著高于增生期内膜，提示Bax对内膜腺细胞凋亡有促进作用［崔淑英，等.Bcl-2、bax、P53蛋白在无排卵型功能失调性子宫出血中的表达及意义.中国临床研究，2013，6（26）：567-568］。近期的研究还发现，在无排卵性功血各病理类型组Livin和Bax的表达有明显相关性，提示Livin和Bax的相互作用可能与功能失调性子宫出血的发生发展有关［刘伟，等.Livin与Bax蛋白在无排卵性功血中的表达及意义.哈尔滨医科大学学报，2015，49（04）：357-360］。有学者采用某些中药对子宫内膜增生大鼠模型进行干预，并用免疫组化法检测其子宫局部VEGF和BAX，BCL-2的表达。结果发现实验组大鼠子宫内膜增生情况改善，局部细胞层次减少。子宫内膜中VEGF、BAX表达明显升高、BCL-2表达明显降低、BAX/BCL-2比值显著升高。也证明了通过提高子宫局部VEGF的表达，可以达到修复内膜血管，止血的目的；而BAX/BCL-2的比值升高可促使异常增生的子宫内膜细胞凋亡，达到改变子宫内膜过度增生的病理状态。同时为功能失调性子宫出血的治疗提供了新的方向［王洁.补肾健脾固冲方对子宫内膜增生大鼠模型VEGF，BAX，BCL-2作用的实验研究.河南：河南中医学院，2015］。有学者总结功能失调性子宫出血主要病理形态为多原因所致的子宫内膜增生症（EH），其中，PTEN、Rb2/p130基因突变失活，致PTEN、Rb2/p130蛋白表达降低或不表达是重要因素之一［严谨.凋膜止崩液对人离体子宫内膜增生症腺细胞中PTEN和Rb2/p130表达的影响.陕西：陕西中医药大学，2016］。

【思考题】

1. 何谓崩漏？崩漏的病因病机有哪些？塞流、澄源、复旧三法如何灵活运用？

2. 崩漏的各证：肾虚证（肾阴虚证、肾阳虚证）、脾虚证、血热证、血瘀证的主要证候、治疗法则和代表方剂是什么？

（马文光）

第九节　闭经

【概说】

女子年逾16周岁，月经尚未来潮，或月经来潮后又中断6个月以上者，称为“闭经”。前者称原发性闭经，后者称继发性闭经。古称“女子不月”“月事不来”“经水不通”等。

本病以月经停闭不来潮为其特征，为临床常见病，属难治之症，病程较长，疗效较差，值得重视。本病虚者多实者少，临证务必细细辨之。妊娠期、哺乳期、更年期的月经停闭；或月经初潮后1年内月经不行，不伴其他不适者，属生理现象，不作闭经论。因先天性生殖器官发育异常，或后天器质性损伤而无月经者，非药物治疗所能奏效，不属本节讨论范围。

本病始见于《黄帝内经》，《素问·阴阳别论》：“二阳之病发心脾，有不得隐曲，女子不月。”其后各家对本病的病因病机证治多有论述。《金匮要略方论·卷下》：“妇人病，因虚、积冷、结气，经水断绝。”《诸病源候论·卷三十七》：“妇人月水不通者，由劳损血气，致令体虚受风冷，风冷邪气客于胞内，伤损冲任之脉……又云肠中鸣则月事不来，病本于胃，所以然者，风冷干于胃气，胃气虚不能分别水谷，使津液不生，血气不成故也。又云醉以入房，则内气竭绝伤肝，使月事衰少不来也……又先经唾血及吐血、下血，谓之脱血，使血枯，亦月经不来。”《丹溪心法·妇人》：“躯脂满经闭者，以导痰汤加黄连、川芎，不可服地黄，泥膈故也。”《景岳全书·妇人规》：“血枯之与血隔，本自不同，盖隔者，阻隔也；枯者，枯竭也。阻隔者，因邪气之阻滞，血有所逆也。枯竭者，因冲任之亏败，源断其流也。”强调对血枯经闭治疗“欲其不枯，无如养营；欲以通之，无如充之”。

西医学的闭经、多囊卵巢综合征引起的闭经可参照本病辨证治疗。

【病因病机】

本病发病机理有虚实两个方面。虚者多因精血不足，冲任不充，血海空虚，无血可下；实者多为邪气阻隔，冲任受阻，脉道不通，经血不得下行。常见分型有肾虚、脾虚、血虚、气滞血瘀、寒凝血瘀、痰湿阻滞为多见。

（一）肾虚

素禀肾虚，或早婚多产，或房事不节伤肾，以致肾精亏损，精亏血少，冲任血虚，血海不能按时满盈，遂致月经停闭。《妇人大全良方·卷之一》：“肾脉微涩者，是月水不通也。”

素禀肾虚
早婚多产
房事不节

} 肾虚→精亏血少→冲任血虚→血海不能按时满盈→闭经

（二）脾虚

脾胃素弱，或饮食劳倦，或忧思过度，损伤脾气，气血生化之源不足，冲任空虚，血海不能按时满盈，遂使月经停闭。《兰室秘藏·妇人门》：“妇人脾胃久虚，或形羸气血俱衰，而致经水断绝不行”。

脾胃素弱
饮食劳倦 } 伤脾→化源不足→冲任空虚→血海不能按时满盈→闭经
忧思过度

（三）血虚

素体血虚，或数伤于血，或大病久病，营血耗损，冲任血少，以致血海空虚无血可下，遂使月经停闭。《沈氏女科辑要笺正·卷上》：“血不足而月事不至。”

素体血虚
数伤于血 } 营血耗损→冲任血少→血海无血可下→闭经
大病久病

（四）气滞血瘀

素性抑郁，或七情所伤，肝气郁结而不达，气滞则血瘀，瘀阻冲任，胞脉不通，经血不得下行而致闭经。《万氏女科·卷之一》：“忧愁思虑，恼怒怨恨，气郁血滞，而经不行”。

素性抑郁
七情所伤 } 肝气郁结→气滞血瘀→瘀阻冲任→胞脉不通→闭经

（五）寒凝血瘀

经产之时，血室正开，感受寒邪，或过食生冷，寒邪乘虚客于冲任，血为寒凝致瘀，瘀阻冲任，胞脉不通，遂使月经停闭。《罗氏会约医境·卷十四》：“凡妇女经血不行，其证非一……有寒伤者，风雨霜雪伤于外，饮食生冷伤于内，致血不行。”

经产之际
感受寒邪 } 血为寒凝→瘀阻冲任→胞脉不通→闭经
过食生冷

（六）痰湿阻滞

素体肥胖，痰湿内盛，或脾失健运，痰湿内生，痰湿下注，阻滞冲任，胞脉闭塞而经不行。《女科切要·调经门》：“肥白妇人，经闭而不通者，必是湿痰与脂膜壅塞之故也。”

素体肥胖，痰湿内盛
脾失健运，痰湿内生 } 痰湿下注→阻滞冲任→胞脉闭塞→闭经

【诊断与鉴别诊断】

（一）诊断

❶ **病史** 有月经初潮来迟及月经后期病史，或有反复刮宫史、产后出血史、结核病史，使用避孕药，或妇科手术史等。

❷ **症状** 女子年逾16周岁无月经初潮，或已建立月经周期后，停经6个月以上，可伴有体格发育不良、肥胖、多毛、不孕、溢乳等；或有结核病症状。

❸ **检查**

（1）**妇科检查** 注意内、外生殖器官的发育情况，先天发育不良者，可见子宫体细小、畸形等。子宫体的过早萎缩，多见于下丘脑、垂体病变，或卵巢早衰。同时应注意第二性征发育情况及营养状况。

（2）**实验室检查** 卵巢激素（E_2、P、T）、促性腺激素（FSH、LH）、催乳激素（PRL）测定及甲状腺、肾上腺功能的测定，对下丘脑—垂体—卵巢性腺轴功能失调性闭经的诊断有意义。

（3）**其他检查** 行B超检查以了解内生殖器官及卵泡发育情况；基础体温测定、宫颈黏液结晶检查、阴道脱落细胞检查有助于卵巢性闭经的诊断；诊断性刮宫、子宫碘油造影、影像学检查、宫腔镜、腹腔镜检查等均可协助判断闭经的原因。

（二）鉴别诊断

❶ **与胎死不下鉴别** 胎死腹中者，除月经停闭外，尚应有妊娠的征象，但子宫增大可能小于停经月份，也有与停经月份相符者。B超检查，宫腔内可见孕囊、胚芽或胎体，但无胎心搏动。闭经者，停经前大多有月经紊乱，停经后无妊娠征象。

❷ **与月经稀发者早妊鉴别** 月经稀发者月经可3～5月一行，若兼怀孕则经期进一步延后，易与闭经混淆。月经后期兼早妊，若择食、厌食、恶心等早妊反应明显者，可引起临床注意；若早妊反应不明显者，要询问患者有无乳房胀大、困倦等情况，以免误诊误治。及时借助妊娠试验、血HCG测定及B型超声等检查以资鉴别。

❸ **与暗经鉴别** 暗经极罕见。1972年哈尔滨发现一例暗经，刘某，女，42岁，一生未行经，生育两个孩子。暗经与闭经通过月经史、妊娠史、妇科

检查及B型超声检查可资鉴别。

【辨证论治】

本病辨证应根据发病原因、妇科证候、全身症状，并结合月经史及胎产史等以辨虚实。

一般而论，年逾16周岁尚未行经，或已行经而月经逐渐稀发、量少，继而停闭。若伴腰膝酸软，头晕眼花，面色萎黄，五心烦热，或畏寒肢冷，舌淡脉弱等虚象者，多属虚证；若以往月经尚正常，而骤然停闭，又伴形体肥胖，胸胁胀满，小腹疼痛，或脘闷痰多，脉多有力等实象者，多属实证。

闭经的治疗原则，根据病证，虚证者补而通之，或补肾滋肾，或补脾益气，或补血益阴，以滋养经血之源；实证者泻而通之，或理气活血，或温经通脉，或祛邪行滞以疏通冲任经脉；虚实夹杂者当补中有通，攻中有养。切不可不分虚实，滥用攻破之法，或一味峻补，误犯虚虚实实之戒。若因他病而致经闭者，又当先治他病，或治病调经并用。

（一）肾虚证

❶ 肾气虚证

主要证候 月经初潮来迟，或月经后期量少，渐至闭经，头晕耳鸣，腰酸腿软，小便频数，性欲淡漠，舌淡红，苔薄白，脉沉细。

证候分析 肾气不足，精血衰少，冲任气血不足，血海空虚，不能按时满盈，故月经初潮来迟，或后期量少，渐至停闭；肾虚不能化生精血，髓海、腰府失养，故头晕耳鸣，腰酸腿软；肾气虚阳气不足，故性欲淡漠；肾虚不能温化膀胱，故小便频数。舌淡红，苔薄白，脉沉细，也为肾气虚之征。

治疗法则 补肾益气，养血调经。

方药举例 大补元煎（方见月经后期）加丹参、牛膝。

若闭经日久，畏寒肢冷甚者，酌加菟丝子、肉桂、紫河车；夜尿频数者，酌加金樱子、覆盆子。

❷ 肾阴虚证

主要证候 月经初潮来迟，或月经后期量少，渐至闭经，头晕耳鸣，腰膝酸软，或足跟痛，手足心热，甚则潮热盗汗，心烦少寐，颧红唇赤，舌红，苔少或无苔，脉细数。

证候分析 肾阴不足，精血亏虚，冲任气血虚少，血海不能满溢，故月经初潮来迟，或后期量少，渐至停闭；精亏血少，上不能濡养空窍，故头晕耳鸣；下不能濡养外府，故腰膝酸软，或足跟痛；阴虚内热，故手足心热；热劫阴液外泄，故潮热盗汗；虚热内扰心神，则心烦少寐；虚热上浮，则颧红唇赤。舌红，少苔或无苔，脉细数，也为肾阴虚之征。

治疗法则 滋肾益阴，养血调经。

方药举例 左归丸（方见崩漏）。

若潮热盗汗者，酌加青蒿、鳖甲、地骨皮以滋阴清热；心烦不寐者，酌加柏子仁、丹参、珍珠母以养心安神；阴虚肺燥，咳嗽咯血者，酌加沙参、白及、仙鹤草以养阴润肺止血。

❸ 肾阳虚证

主要证候 月经初潮来迟，或月经后期量少，渐至闭经，头晕耳鸣，腰痛如折，畏寒肢冷，小便清长，夜尿多，大便溏薄，面色晦暗，或目眶黯黑，舌淡，苔白，脉沉弱。

证候分析 肾阳虚衰，脏腑失于温养，精血化生之源不足，冲任气血不足，血海不能满溢，故月经初潮来迟，或后期量少，渐至停闭；肾阳虚衰，阳气不布，故形寒肢冷；肾阳虚，不足以温养髓海、外府，故头晕耳鸣，腰痛如折；肾阳虚膀胱气化失常，故小便清长，夜尿多；肾阳虚不能温运脾阳，运化失司，故大便溏薄；肾在色为黑，肾阳虚，故面色晦暗，目眶黯黑。舌淡，苔白，脉沉弱，也为肾阳虚之征。

治疗法则 温肾助阳，养血调经。

方药举例 十补丸（《济生方》）。

熟地黄 山药 山茱萸 泽泻 茯苓 牡丹皮 肉桂 五味子 炮附子 鹿茸

方中鹿茸、炮附子、肉桂温肾壮阳，填精养血；熟地黄、山茱萸补肾益精血，更助以山药资生化之源；少佐以泽泻、茯苓渗湿利水，牡丹皮清泄虚火，与温肾药配伍，使补而不滞，温而不燥；五味子助肉桂引火归元，纳气归肾。全方温肾助阳，滋养精血，肾气旺盛，任冲通盛，月事以时下。

（二）**脾虚证**

主要证候 月经停闭数月，肢倦神疲，食欲不振，脘腹胀闷，大便溏薄，面色淡黄，舌淡胖有齿痕，苔白腻，脉缓弱。

证候分析 脾虚生化之源亏乏，冲任气血不足，血海不能满溢，故月经停闭数月；脾虚运化失职，湿浊内盛，故食欲不振，脘腹胀闷，大便溏薄；脾主四肢，脾虚中阳不振，故肢倦神疲。舌淡胖，有齿痕，苔白腻，脉缓弱，也为脾虚之征。

治疗法则 健脾益气，养血调经。

方药举例 参苓白术散（《太平惠民和剂局方》）加当归、牛膝。

人参 白术 茯苓 白扁豆 甘草 山药 莲子肉 桔梗 薏苡仁 砂仁

方中四君健脾益气，配以白扁豆、薏苡仁、山药、莲子肉健脾化湿，使脾气盛，气血生化有源；砂仁芳香醒脾；桔梗载药上行；当归、牛膝补血活血。全方健脾益气，养血调经，故月事自来矣。

（三）血虚证

主要证候 月经停闭数月，头晕目花，心悸怔忡，少寐多梦，皮肤不润，面色萎黄，舌淡，苔少，脉细。

证候分析 营血亏虚，冲任气血衰少，血海不能满溢，故月经停闭；血虚上不能濡养脑髓清窍，故头晕目花；血虚内不养心神，故心悸怔忡，少寐多梦；血虚外不荣肌肤，故皮肤不润，面色萎黄。舌淡，苔少，脉细，也为血虚之征。

治疗法则 补血养血，活血调经。

方药举例 小营煎（《景岳全书》）加鸡内金、鸡血藤。

当归 熟地黄 白芍 山药 枸杞子 炙甘草

方中熟地黄、枸杞子、白芍填精养血，山药、鸡内金、炙甘草健脾以生血；当归、鸡血藤补血活血调经。全方合用，养血为主，兼能活血通经。

若血虚日久，渐至阴虚血枯经闭者，症见月经停闭，形体羸瘦，骨蒸潮热，或咳嗽唾血，两颧潮红，舌绛苔少，甚或无苔，脉细数。治宜滋肾养血，壮水制火，方用补肾地黄汤（《陈素庵妇科补解》）。

熟地黄 麦冬 知母 黄柏 泽泻 山药 远志 茯神 牡丹皮 枣仁 玄参 桑螵蛸 竹叶 龟甲 山茱萸

方中知柏地黄丸滋肾阴泻相火，佐以玄参、龟甲、桑螵蛸滋阴潜阳；竹叶、麦冬清心火；远志、枣仁宁心神，使心气下通，胞脉流畅，月事自来矣。

（四）气滞血瘀证

主要证候 月经停闭数月，小腹胀痛拒按，精神抑郁，烦躁易怒，胸胁胀满，嗳气叹息，舌紫黯或有瘀点，脉沉弦或涩而有力。

证候分析 气机郁滞，气滞血瘀，瘀阻冲任，血海不能满溢，故月经停闭；瘀阻胞脉，故小腹胀痛拒按；气机不畅，故精神抑郁，烦躁易怒，胸胁胀满，嗳气叹息。舌紫黯或有瘀点，脉沉弦或涩而有力，也为气滞血瘀之征。

治疗法则 行气活血，祛瘀通经。

方药举例 膈下逐瘀汤（《医林改错》）。

当归 赤芍 桃仁 川芎 枳壳 红花 延胡索 五灵脂 牡丹皮 乌药

香附　甘草

方中枳壳、乌药、香附、延胡索行气活血止痛；赤芍、桃仁、红花、牡丹皮、五灵脂活血祛瘀止痛；当归、川芎养血活血调经；甘草调和诸药。全方行气活血，祛瘀行滞，故能通经。

若烦躁胁痛者，酌加柴胡、郁金、栀子以疏肝清热；夹热而口干，便结，脉数者，酌加黄柏、知母、大黄以清热泻火通便。

若肝郁气逆者，症见闭经而溢乳，心烦易怒，腰酸乏力，舌红苔薄，脉弦而尺弱。此乃精血不足，肝失条达，气逆而疏泄无常，冲任失调，血不下行为经，反逆上为乳。治宜疏肝下气，养血填精，回乳通经。方用逍遥散（方见月经先后无定期）酌加川楝子、炒麦芽、枸杞子、川牛膝。

（五）寒凝血瘀证

主要证候　月经停闭数月，小腹冷痛拒按，得热则痛缓，形寒肢冷，面色青白，舌紫黯，苔白，脉沉紧。

证候分析　寒邪客于冲任，与血相搏，血为寒凝致瘀，瘀阻冲任，气血不通，血海不能满溢，故经闭不行；寒客胞中，血行不畅，“不通则痛”，故小腹冷痛拒按，得热后血脉暂通，故腹痛得以缓解；寒伤阳气，阳气不达，故形寒肢冷，面色青白。舌紫黯，苔白，脉沉紧，也为寒凝血瘀之征。

治疗法则　温经散寒，活血通经。

方药举例　温经汤（方见月经后期）。

若小腹冷痛者，酌加艾叶、小茴香、姜黄以温经暖宫止痛；四肢不温者，酌加制附子、补骨脂以温肾助阳。

（六）痰湿阻滞证

主要证候　月经停闭数月，带下量多，色白质稠，形体肥胖，或面浮肢肿，神疲肢倦，头晕目眩，心悸气短，胸脘满闷，舌淡胖，苔白腻，脉滑。

证候分析　痰湿阻于冲任，占住血海，经血不能满溢，故月经数月不行；痰湿下注，损伤带脉，故带下量多，色白质稠；痰湿内盛，故形体肥胖；痰湿困阻脾阳，运化不良，水湿泛溢肌肤，故面浮肢肿，神疲肢倦；痰湿停于心下，清阳不升，故头晕目眩，心悸气短，胸脘满闷。舌淡胖，苔白腻，脉滑，也为痰湿之征。

治疗法则　豁痰除湿，活血通经。

方药举例　丹溪治湿痰方（《丹溪心法》）。

苍术　白术　半夏　茯苓　滑石　香附　川芎　当归

方中苍术、半夏燥湿化痰；白术、茯苓健脾祛湿；滑石渗利水湿；当归、川芎、香附行气活血。痰湿去则冲任、血海自无阻隔，而获通经之效。

若胸脘满闷者，酌加瓜蒌、枳壳以宽胸利气；肢体浮肿明显者，酌加益母草、泽泻、泽兰以除湿化瘀；腰膝酸软者，酌加川续断、菟丝子、杜仲补肾气强腰膝。

若肥胖多毛、黑棘皮、手心热者，酌加补骨脂、覆盆子、黄芩、黄连补肾填精以清虚热；月经错后或闭经者，酌加鹿角胶、淫羊藿、巴戟天以补肾填精通经。

【文献摘要】

《景岳全书·妇人规》:“血枯之与血隔，本自不同……凡妇女病损，至旬月半载之后，则未有不闭经者。正因阴竭，所以血枯。枯之为义，无血而然，故或以羸弱，或以困倦，或以咳嗽，或以夜热，或以食饮减少，或以亡血失血，及一切无胀无痛，无阻无隔，而经有久不至者，即无非血枯经闭之候。欲其不枯，无如养营；欲以通之，无如充之，但使雪消则春水自来，血盈则经脉自至，源泉混混，又孰有能阻之者奈何。今之为治者，不论有滞无滞，多兼开导之药，其有甚者，则专以桃仁、红花之类，通利为事。岂知血滞者可通，血枯者不可通也。血既枯矣，而复通之，则枯者愈枯，其与榨干汁者何异？为不知枯字之义耳，为害不小，无或蹈此弊也。”

《张氏医通·卷十》:“经水阴血也，属冲任二脉，上为乳汁，下为血水。其为患，有因脾盛不能生血，或郁结伤脾而血损者；有因胃火而血烁者；有因劳伤心脾而血耗者；有因积怒伤肝而血闭者；有因肾水不能生肝而血少者；有因肺气虚伤，不能统血而经不行者。治疗之法，损其肺者，益其气；损其心者，调其营卫；损其脾胃者，调其饮食，适其寒温；损其肝者，缓其中；损其肾者，益其精。审而治之，庶无误也。”

《王旭高临证医案·杂病》:“乳房属胃，乳汁血之所化。无孩子而乳房膨胀亦下乳汁，非血之有余，乃不循其道为月水，反随肝气上入乳房变为乳汁，非细故矣。夫血犹水也，气犹风也，血随气行，如水得风而作波澜也。然则顺其气而使下行，如风回波转，不必参堵截之法，涩其源而止其流。噫！可与知者，道难为俗人言也。”

【科研思路】

中医在对闭经的基础与临床研究中，可主要围绕内分泌、免疫、精神神经、遗传等方面进行细胞、分子、基因水平的研究与探索。

❶ **子宫性闭经**　对子宫内膜受严重破坏、创伤后再生障碍者，可进行有

效方药对子宫内膜细胞中成纤维细胞溶解酶活性及神经反射等相关性影响的研究。

❷ **卵巢性闭经** 对原发性闭经者，可进行有效方药对卵巢促性腺激素受体及卵巢合成雌激素相关酶等影响的研究。对卵巢早衰者，可从 FSH、LH 及其受体、免疫、染色体、代谢等方面进行发病机制、疗效机理的研究。

❸ **垂体性闭经** 对原发于垂体单一性促性腺激素缺乏症，可进行有效方药对 FSH、LH 及 FSH、LH 分子、α、β 亚单位或受体影响的研究。对高泌乳素血症者，可研究有效方药对 PRL 调节功能、PRL 细胞分子、多巴胺 D_2 受体的基因表达等方面的影响。

❹ **下丘脑性闭经** 对功能性疾病可以从神经肽、神经递质如多巴胺、β-内啡肽等方面，进行发病机制、疗效机理的研究。

【现代研究】

有学者根据中医“肾主生殖”等理论，采用补肾填精，养血行血的养血补肾片治疗肾虚型继发性闭经、稀发月经，疗效较好；并有调节 β 内啡肽（βEP）水平的作用［蔡连香，等.功能失调性继发闭经、稀发月经肾虚证型的临床与实验研究.医学研究通讯，1999，28（11）：12］。还有学者认为，应采用辨证与辨病相结合的方法治疗以闭经为主要症状的内分泌疾病，如采用补肾活血化瘀或补肾化痰除湿治疗多囊卵巢综合征所致闭经；补肾益精、养血活血治疗卵巢早衰所致闭经；疏肝补肾或养阴清肝治疗闭经——溢乳综合征；温肾填精、益气养血治疗席汉综合征；补肾养血或补肾活血化瘀治疗人流术后创伤性闭经综合征［魏绍斌，等.闭经的中医治疗方略.中国实用妇科与产科杂志，2008，24（12）：904-906］。有学者从肾脾而论，确定了补肾健脾，调理冲任的治疗原则，以菟丝子、桑寄生、山茱萸、怀山药、白术、茯苓、白芍、麦芽、香附、炙甘草等组成基本方，治疗闭经为主的垂体泌乳素微腺瘤女性患者。结果显示，中西医结合降低血泌乳素水平优于单纯西药治疗［凌聪，等.中西医结合治疗垂体泌乳素微腺瘤疗效分析.辽宁中医药大学学报，2012，14（9）：198-200］。另有研究表明麦芽提取物能显著抑制 HPRL 大鼠脑垂体 PRL 阳性细胞的数量和 PRL mRNA 的表达；同时观察到麦芽提取物能显著抑制 HPRL 大鼠乳腺组织的增生，从分子水平上证实了麦芽抗 HPRL 的确切疗效，并且揭示其发挥药效的作用机制是抑制脑垂体 PRL mRNA 的表达［朱梦军，等.麦芽提取物对高泌乳素血症大鼠脑垂体泌乳素表达及乳腺组织形态学的影响.医药导报，2015，34（8）：1036-1039］。有学者研究中药补肾调冲方可以提高卵巢对雌激素的敏感性，促进卵巢排卵，上调 Bcl–2 的表达，从而抑制卵巢中颗粒细胞的过度凋亡，因此治疗卵巢早衰有效［梁策，等 . 中药补肾调冲方对卵巢早衰大鼠激素水平和卵巢 Bcl–2/Bax 表达的影响 . 生殖与避孕，2016，36（5）：359–362］。有研究表明中药周期疗法在恢复正常月经、促进排卵和改善临床症状方面的疗效优于西药。在治疗以闭经为主要症状的多囊卵巢综合征中，推测中药可能通过调节下丘脑 – 垂体 – 卵巢 – 子宫性腺轴作用，促使卵泡发育、成熟和排卵，改善内分泌紊乱状态［徐碧红，等 . 中国中医药信息杂志，2016，23（1）：35–37］。

【思考题】

1. 何谓闭经？如何进行诊断？

2. 闭经的各证：肾虚证（肾气虚证、肾阴虚证、肾阳虚证）、脾虚证、血虚证、气滞血瘀证、寒凝血瘀证、痰湿阻滞证的主要证候、治疗法则和代表方剂是什么？

3. 闭经的病因病机是什么？

（马文光）

第十节　痛经

【概说】

妇女正值经期或行经前后，出现周期性小腹疼痛，或痛引腰骶，甚至剧痛晕厥者，称为“痛经”，亦称“经行腹痛”。

本病以经行小腹疼痛，伴随月经周期而发作为其临床特征，属临床常见病。

本病始见于《诸病源候论・卷三十七》：“妇人月水来腹痛者，由劳伤血气，以致体虚，受风冷之气，客于胞内，损冲任之脉……其静血虚，受风冷，故月水将来之际，血气动于风冷，风冷与血气相击，故令痛也。”其后各家对本病的病因病机证治多有论述。《景岳全书・妇人规》：“经行腹痛，证有虚实。实者或因寒滞，或因血滞，或因气滞，或因热滞；虚者有因血虚，有因气虚。然实痛者，多痛于未行之前，经通而痛自减；虚痛者，于既行之后，血去而痛未止，或血去而痛益甚。大都可按、可揉者为虚；拒按、拒揉者为实。”《傅青主女科·女科卷上》认为痛经有肝郁、肾虚、寒湿等不同证候，当分别治以宣郁通经汤、调肝汤、温脐化湿汤。

西医学原发性痛经、子宫内膜异位症、子宫腺肌症及盆腔炎等引起的继发性痛经可参照本病辨证治疗。

【病因病机】

痛经的发生与冲任、胞宫的周期性生理变化密切相关，主要病机在于邪气内伏或精血素亏，更值经期前后冲任二脉气血的生理变化急骤，导致胞宫的气血运行不畅，“不通则痛”；或冲任、胞宫失于濡养，“不荣则痛”，故使痛经发作。常见的分型有肾气亏损、气血虚弱、气滞血瘀、寒凝血瘀、湿热蕴结。

（一）肾气亏损

素禀肾虚，或房劳多产，或久病虚损，伤及肾气，肾虚则精亏血少，冲任血虚，经后精血更虚，胞脉失于濡养，“不荣则痛”，发为痛经。《傅青主女科·女科上卷》：“妇人有少腹疼于行经之后者，人以为气血之虚也，谁知是肾气之涸乎！”

素禀肾虚
房劳多产 } 肾虚→精亏血少→冲任血虚→胞脉失养→不荣则痛→痛经
久病虚损

（二）气血虚弱

素体虚弱，气血不足，或大病久病，耗伤气血，或脾胃虚弱，化源不足，气血虚弱，经后冲任气血更虚，胞脉失于濡养；兼之冲任气弱，无力流通血气，则血行迟滞，因而发为痛经。正如《陈素庵妇科补解·调经门卷之一》：“妇人经行后腹痛者，是气血两虚也。”

素体虚弱，气血不足
大病久病，耗伤气血 } 气血虚弱 { 冲任血虚—胞脉失养 / 冲任气弱—血行迟滞 } 痛经
脾胃虚弱，化源不足

（三）气滞血瘀

素性抑郁，或恚怒伤肝，肝郁气滞，气滞血瘀；经期产后，余血内留，感受外邪，邪与血搏，血瘀气滞，以致瘀阻冲任，血行不畅。经前、经期气血下注冲任，胞脉气血更加壅滞，“不通则痛”，发为痛经。《丹溪心法·妇人》：“经水将来作痛者，血实也，一云气滞……临行时腰疼腹痛，乃是郁滞，有瘀血。”

素性抑郁 ⎫
恚怒伤肝 ⎭ 气滞血瘀 ⎫
　　　　　　　　　　 ⎬ 瘀阻冲任→胞脉血行不畅→不通则痛→痛经
经期产后 ⎫
感受外邪 ⎭ 血瘀气滞 ⎭

（四）寒凝血瘀

经期产后，感受寒邪，或过食寒凉生冷，寒客冲任，与血相搏，以致瘀阻冲任，气血凝滞不畅。经前、经期气血下注冲任，胞脉气血更加壅滞而不畅，“不通则痛”，故致经行腹痛。《校注妇人良方·卷一》：“妇人经来腹痛，由风冷客于胞络、冲任。”

经期产后 ⎫
感受寒邪 ⎬ 寒与血搏→瘀阻冲任→胞脉血行不畅→不通则痛→痛经
过食生冷 ⎭

（五）湿热蕴结

素有湿热内蕴，或经期产后余血未尽，感受湿热之邪，湿热与血搏结，以致瘀阻冲任，气血凝滞不畅。经前、经期气血下注冲任，胞脉气血更加壅滞，“不通则痛”，故发痛经。

素有湿热内蕴 ⎫
经产余血未尽 ⎬ 湿热与血搏结→瘀阻冲任→胞脉血行不畅→不通则痛→痛经
感受湿热之邪 ⎭

【诊断与鉴别诊断】

（一）诊断

❶ 病史　有经行腹痛史；或有精神过度紧张，经期产后冒雨涉水、过食寒凉，或有不节房事等情况；盆腔炎病史及妇科手术史等。

❷ 症状　每遇经期或经行前后小腹疼痛，随月经周期性发作，疼痛为阵发性、痉挛性或胀痛，可伴下坠感。甚者疼痛难忍，甚或伴有呕吐汗出，面青肢冷，以至晕厥者。也有部分患者，经期小腹疼痛连及腰骶，放射至肛门或两侧股部。

❸ 检查

（1）**妇科检查**　功能性痛经者，妇科检查多无明显病变，部分患者可有子宫体极度屈曲，宫颈口狭窄。子宫内膜异位症者多有痛性结节，子宫粘连、活动受限，或伴有卵巢囊肿；子宫腺肌症者子宫多呈均匀性增大成球形，检查时子宫压痛明显；盆腔炎性疾病者有子宫和（或）附件压痛等征象。

（2）**其他检查** 盆腔B超检查对子宫内膜异位症、子宫腺肌症、慢性盆腔炎的诊断有帮助；必要时行腹腔镜、宫腔镜检查有助于痛经诊断。

（二）鉴别诊断

应与阴道流血伴有小腹疼痛的异位妊娠和胎动不安相鉴别。

❶ **与异位妊娠鉴别** 异位妊娠多有停经史和早孕反应，妊娠试验阳性；妇科检查时，宫颈有抬举痛，腹腔内出血较多时，子宫有漂浮感；盆腔B超检查常可见子宫腔以外有孕囊或包块存在；后穹隆穿刺或腹腔穿刺阳性；内出血严重时，患者有休克，血红蛋白下降。痛经虽可出现剧烈的小腹痛，但无上述妊娠征象。

❷ **与胎动不安鉴别** 胎动不安也有停经史和早孕反应，妊娠试验阳性。在少量阴道流血和轻微小腹疼痛的同时，可伴有腰酸和小腹下坠感；妇科检查，子宫体增大如停经月份，变软，盆腔B超检查可见宫腔内有孕囊和胚芽，或见胎心搏动。痛经无停经史和妊娠反应，妇科检查及盆腔B超检查也无妊娠征象。

【辨证论治】

痛经的辨证，须根据痛经发生的时间、部位、疼痛的性质及程度，结合月经的情况、全身证候与患者素体情况等，辨其虚、实、寒、热，在气、在血。

一般而言，痛在小腹正中多为胞宫瘀滞，痛在少腹一侧或两侧，病多在肝，痛连腰骶病多在肾。经前或经行之初疼痛者多属实，月经将净或经后疼痛者多属虚。掣痛、绞痛、灼痛、刺痛、拒按多属实，隐痛、坠痛、喜揉喜按多属虚。绞痛、冷痛，得热痛减多属寒；灼痛，得热痛剧多属热。胀甚于痛，时痛时止多属气滞；痛甚于胀，持续作痛多属血瘀。

痛经的治疗原则，以调理冲任气血为主，须根据不同的证候，或行气，或活血，或散寒，或清热，或补虚，或泻实。治法分两步：经期调血止痛以治标，迅速缓解、消除疼痛。须注意适时用药：若经前或正值行经时疼痛发作者，当于经前3～5天开始服药，痛止停服；若经净后疼痛发作者，可于痛前3～5天开始服药。平时应辨证求因以治本。一般需治疗2～5个月经周期。本病实证居多，虚证较少，“夹虚者多，全实者少”，处方用药应通调气血为主，兼顾标本虚实。

（一）肾气亏损证

主要证候 经期或经后，小腹隐隐作痛，喜按，伴腰骶酸痛，月经量少、色淡质稀，头晕耳鸣，面色晦暗，小便清长，舌淡，苔薄，脉沉细。

证候分析 肾气本虚，精血不足，经期或经后，精血更虚，胞宫、胞脉失于濡养，故小腹隐隐作痛、喜按；外府失荣则腰骶酸痛；肾虚冲任不足，血海满溢不多，故月经量少、色淡质稀；肾精不足，不能上养清窍，故头晕耳鸣；肾气虚膀胱气化失常，故小便清长。面色晦暗、舌淡苔薄、脉沉细均为肾气亏损之征。

治疗法则 补肾填精，养血止痛。

方药举例 调肝汤（《傅青主女科》）。

当归 白芍 山茱萸 巴戟 甘草 山药 阿胶

方中巴戟、山茱萸补肾气，填肾精；当归、白芍、阿胶养血缓急止痛；山药、甘草补脾肾生精血。全方共奏补肾填精养血，缓急止痛之功。

若经量少者，酌加鹿角胶、熟地黄、枸杞子以补肾填精养血；腰骶酸痛剧者，酌加桑寄生、杜仲、狗脊以补肾气强腰膝。

（二）气血虚弱证

主要证候 经期或经后，小腹隐痛喜按，月经量少，色淡质稀，神疲乏力，头晕心悸，失眠多梦，面色苍白，舌淡，苔薄，脉细弱。

证候分析 气血本虚，经血外泄，气血更虚，胞宫、胞脉失于濡养，故经期或经后，小腹隐痛喜按；气血虚冲任不足，血海满溢不多，故月经量少，色淡质稀；气虚中阳不振，故神疲乏力；血虚不养心神，故心悸，失眠多梦；气血虚不能上荣头面，故头晕，面色苍白。舌淡、苔薄、脉细弱亦为气血虚弱之征。

治疗法则 补气养血，和中止痛。

方药举例 黄芪建中汤（《金匮要略方论》）加当归、党参。

黄芪 白芍 桂枝 炙甘草 生姜 大枣 饴糖

方中黄芪、党参、桂枝补气温中，通经止痛；当归、白芍、饴糖养血和中，缓急止痛；炙甘草、生姜、大枣健脾胃以生气血。欲补气血先建中州，本方共奏补气养血、和中止痛之效。

（三）气滞血瘀证

主要证候 经前或经期，小腹胀痛拒按，经血量少，经行不畅，经色紫黯有块，块下痛减，胸胁、乳房胀痛，舌紫黯，或有瘀点，脉弦涩。

证候分析 肝郁气滞，瘀滞冲任，气血运行不畅，经前经时，气血下注冲任，胞脉气血更加壅滞，“不通则痛”，故经行小腹胀痛拒按；冲任气滞血瘀，故经血量少，经行不畅，经色紫黯有块；血块排出后，胞宫气血运行稍畅，故腹痛减轻；肝气郁滞，故胸胁、乳房胀痛。舌紫黯或有瘀点，脉弦涩，也为气滞血瘀之征。

治疗法则 行气活血，祛瘀止痛。

方药举例 膈下逐瘀汤（方见闭经）。

若痛经剧烈，伴有恶心呕吐者，酌加吴茱萸、半夏、陈皮以降逆和胃止呕；小腹胀坠或痛连肛门者，酌加姜黄、川楝子；兼寒者，小腹冷痛，酌加艾叶、小茴香温经散寒止痛；夹热者，口渴，舌红，脉数，宜酌加栀子、连翘、黄柏以清热泻火。

（四）寒凝血瘀证

主要证候 经前或经期，小腹冷痛拒按，得热则痛减，或周期后延，经血量少，色黯有块，畏寒肢冷，面色青白，舌暗，苔白，脉沉紧。

证候分析 寒客冲任，血为寒凝，瘀滞冲任，气血运行不畅，经行之际，气血下注冲任，胞脉气血壅滞，“不通则痛”，故痛经发作；寒客冲任，血为寒凝，可见周期延长，经血量少，色黯有块；得热则寒凝暂通，故腹痛减轻；寒伤阳气，阳气不能敷布，故畏寒肢冷，面色青白。舌暗、苔白、脉沉紧为寒凝血瘀之征。

治疗法则 温经散寒，祛瘀止痛。

方药举例 温经汤（方见月经后期）。

若痛经发作时，酌加延胡索、小茴香以理气温经止痛；小腹冷凉，四肢不温者，酌加熟附子、巴戟天以温肾助阳。若兼见经血如黑豆汁，肢体酸重，苔白腻，证属寒湿为患，宜酌加苍术、茯苓、薏苡仁以健脾除湿。

若经行期间，小腹绵绵而痛，喜暖喜按，月经量少，色淡质稀，畏寒肢冷，腰骶冷痛，面色淡白，舌淡，苔白，脉沉细而迟或细涩，为虚寒所致痛经。治宜温经养血止痛，方用大营煎（方见月经后期）加小茴香、补骨脂。

（五）湿热蕴结证

主要证候 经前或经期，小腹灼痛拒按，痛连腰骶，或平时小腹痛，至经前疼痛加剧，经量多或经期长，经色紫红，质稠或有血块，平素带下量多，黄稠臭秽，或伴低热，小便黄赤，舌红，苔黄腻，脉滑数或濡数。

证候分析 湿热蕴结冲任，气血运行不畅，经行之际气血下注冲任，胞脉气血壅滞，“不通则痛”，故痛经发作；湿热瘀结胞脉，胞脉系于肾，故腰骶坠痛，或平时小腹痛，至经前疼痛加剧；湿热伤于冲任，迫血妄行，故经量多，或经期长；血为热灼，故经色紫红，质稠或有血块；湿热下注，伤于带脉，带脉失约，故带下量多，黄稠臭秽；湿热熏蒸，故低热，小便黄赤。舌红，苔黄腻，脉滑数或濡数，为湿热蕴结之征。

治疗法则 清热除湿，化瘀止痛。

方药举例 清热调血汤（《古今医鉴》）加红藤、败酱草、薏苡仁。

牡丹皮 黄连 生地黄 当归 白芍 川芎 红花 桃仁 莪术 香附 延胡索

方中黄连、薏苡仁清热除湿；红藤、败酱草清热解毒；当归、川芎、桃仁、红花、牡丹皮活血祛瘀通经；莪术、香附、延胡索行气活血止痛；生地黄、白芍凉血清热，缓急止痛。全方共奏清热除湿、化瘀止痛之效。

若月经过多或经期延长者，酌加槐花、地榆、马齿苋以清热止血；带下量多者，酌加黄柏、樗根白皮清热除湿。

【文献摘要】

《格致余论·经水或紫或黑论》："将行而痛者，气之滞也；来后作痛者，气血俱虚也。"

《医宗金鉴·妇科心法要诀》："经后腹痛当归建，经前胀痛气为殃，加味乌药汤乌缩，延草木香香附榔。血凝碍气疼过胀，《本事》琥珀散最良，棱莪丹桂延乌药，寄奴当归芍地黄。"

【科研思路】

❶ 原发性痛经 本病的研究应结合现代先进的诊疗手段与科研方法，对痛经的发病机制、治疗方法及疗效机理从细胞分子水平进行更深入的临床及实验研究。可从以下方面寻找较合适的切入点：内分泌因素如前列腺素、血管升压素、催产素，神经与神经递质，精神因素等方面。

❷ 继发性痛经 中医对继发性痛经着重以子宫内膜异位症、子宫腺肌病、盆腔炎等病为主进行研究。今后应在发病机制、辨病论治等方面进行基础与临床研究。主要围绕免疫因素如整体免疫功能、细胞因子、凋亡作用、血管生成，内分泌因素如雌、孕激素受体、雌、孕激素受体亚型、细胞色素芳香化酶P450、细胞因子与性激素间的相互影响等方面，从细胞分子水平、基因水平进行更深入的研究。并可进行上皮细胞生物学研究，揭示中药对相关疾病超微结构，相关酶的活性、功能及相关抗原基因表达变化的影响。

【现代研究】

近年国内外学者对原发性痛经发病机制的研究不断深入，总结分子水平参与痛经的物质有前列腺素、催产素、雌二醇、黄体酮、内皮素、钙、加压素、β-内啡肽等［黄小琴，等.原发痛经的发病机制研究进展.中国医药指南，2013，11（34）：54-55］。孙萃等学者研究表明，补肾序贯结合活血化瘀中药治疗子宫内膜异位症痛经患者，可以明显改善患者的痛经和兼症症状，降调患者经期血清中 CA125、PGF2α、OT 等水平，推断中药活血化瘀方治疗内异症的作用机制可能与降调上述指标有关，而补肾序贯中药可能具有免疫调控机制，能够改善痛经患者内分泌环境，不利于异位内膜的黏附，侵袭，从其作用靶点即“源头”上遏制而显疗效［孙萃，等．补肾序贯结合活血化瘀方治疗子宫内膜异位症所致痛经的临床疗效及对 CA125、PGF2α、OT 的影响．世界中医药，2016，11（11）：2263–2270］。有学者对治疗原发性痛经的有效方剂痛经宁（当归、白芍药、柴胡、郁金、肉桂、香附、延胡索等）进行作用机制研究，结果显示该药通过调节雌、孕激素受体表达来调节雌、孕激素效应水平，双向调节前列腺素、β 内啡肽而达到治疗原发性痛经的作用［宋卓敏，等．痛经宁颗粒治疗原发性痛经药效观察．中医药学刊，2005，23（6）：965］。有学者采用莪棱胶囊（三棱、莪术、丹参、赤芍、郁金、浙贝、内金、鳖甲等）治疗气滞血瘀型子宫内膜异位症患者，可明显缓解患者痛经症状，其作用机制与其下调血清 CA125、促进 EmAb 转阴有关［具春花，等．莪棱胶囊对子宫内膜异位症痛经及血清 EmAb CA125 的影响．辽宁中医药大学学报，2010，12（6）：114–115］。

【思考题】

1. 何谓痛经？痛经的病因病机有哪些？

2. 痛经的各证：肝肾亏损证、气血虚弱证、气滞血瘀证、寒凝血瘀证、湿热蕴结证的主要证候、治疗法则和代表方剂是什么？

（马文光）

第十一节　经行发热

【概说】

每值经期或行经前后，出现以发热为主的病证，称为“经行发热”，又称“经来发热”。

本病是伴随月经周期出现以发热为特征的病证，热势一般不高，或低热，或自觉发热，或午后潮热，经净后自然消退。若偶尔一次经行发热者，不属本病。

本病始见于《陈素庵妇科补解·调经门卷之一》："经正行，忽然口燥咽干，手足壮热，此客热乘虚所伤（非脏腑所生，故曰客邪也）。治法退热凉血，不得用羌、防峻发之剂。若潮热有时，或濈濈然汗出，四肢倦怠，属内伤，为虚证，宜补血清热。"《医宗金鉴·妇科心法要诀》："经行发热，时热潮热之病，若在经前则为血热之热；经后则为血虚之热；发热时热，多是外感，须察客邪之热；午后潮热，多属里热，当审阴虚之热也。"

西医学的盆腔炎性疾病、生殖器结核、子宫内膜异位症以及子宫腺肌症等出现经行发热时可参照本病辨证治疗。

【病因病机】

本病主要发病机理是气血营卫失调，值经期或行经前后的生理改变而发。本病常见分型有阴虚、肝郁、血瘀。

（一）阴虚

素体阴虚，或久病热病，或思虑过度，耗损阴血，营阴暗损，经行之时阴血下注冲任胞宫，阴血益虚，阴不维阳，阳气外越，营卫失调，以致经行发热。《女科经纶·月经门》："若经后发热，则是血脉空虚，阴虚不足，为有虚而无实也。"

素体阴虚
久病热病
思虑过度

}耗损阴血→阴血下注冲任→阴血益虚→阳气外越→营卫失调→经行发热

（二）肝郁

素性抑郁，或情志所伤，肝气郁结，经行之前，气血下注冲任，血充气盛，气血更加郁滞，郁而化热，营卫不和，遂致经行发热。《丹溪心法·妇人》："经行身热，脉数头昏，四物汤加柴胡、黄芩。"

素性抑郁
情志所伤

}肝气郁结→气血下注冲任→气血更加郁滞→郁而化热→营卫失调→经行发热

（三）血瘀

宿有湿热之邪内蕴，与血搏结致瘀；或感受寒湿之邪，凝滞成瘀；或经期产后，情志内伤，气滞血瘀，瘀血内停，经期血气下注冲任，气血更加壅阻，瘀积化热，营卫失调，而致经行发热。《叶天士女科诊治秘方·卷一》："经来一半，遍身潮热，头痛口渴，小便作痛，此因伤食生冷，故血滞不行，内有余血。"

湿热与血搏结
寒湿凝滞成瘀 } 瘀血内停→血气下注冲任→瘀积化热→营卫失调→经行发热
情伤气滞血瘀

【诊断与鉴别诊断】

（一）诊断

❶ 病史 有产褥或流产等感染史，带下病史，痛经病史及精神刺激等。

❷ 症状 经期或行经前后体温升高（多为低热），呈周期性出现，或于经前或经行 1 ～ 2 天内发生，或在经行后期或经净时出现，可伴有下腹疼痛或月经失调。

❸ 检查

（1）**妇科检查** 盆腔器官正常，或有盆腔炎性疾病、盆腔结核、子宫内膜异位症或子宫腺肌症等体征。

（2）**实验室检查** 血象分析正常或白细胞升高，红细胞沉降率加快。

（3）**其他检查** 盆腔 B 超检查，子宫碘油造影及腹腔镜检查有助诊断。

（二）鉴别诊断

本病应与经行感冒及热入血室相鉴别。

❶ 与经行感冒鉴别 经期或行经前后患感冒者，亦可有发热症状，以外感表证为主，与月经周期无关；经行发热伴随月经而出现，无外感表证，经后热退。

❷ 与热入血室鉴别 热入血室系经期或经行前后，感受外邪，邪热与血相搏，出现寒热往来或寒热如疟，并伴昼则明了，暮则谵语等神志症状。热入血室，虽发于经期，但无周期性发作，可与经行发热相鉴别。

【辨证论治】

经行发热的辨证，主要根据发热时间、性质以辨虚实。一般经前、发热无时为实热，经后、潮热有时为虚热，乍寒乍热为瘀热。临证还应注意结合月经情况及全身证候以综合分析。治疗以调气血、和营卫为主。

（一）阴虚证

主要证候 经期或经后，午后潮热，五心烦热，经血量少，色鲜红，两颧潮红，咽干口燥，舌红，苔少，脉细数。

证候分析 素体阴虚，经期或经后经血外泄，阴血愈虚，阴虚不能敛阳，虚阳外越，营卫失调，故经行午后潮热，两颧潮红，五心烦热；阴虚津亏，故咽干口燥；阴虚内热，血被热灼，故经量少，色鲜红。舌红，苔少，脉细数，也为阴虚之征。

治疗法则 滋阴清热，凉血调经。

方药举例 加味地骨皮饮（《医宗金鉴》）去川芎，酌加青蒿、白薇。

生地黄 当归 白芍 川芎 牡丹皮 地骨皮 胡黄连

方中胡黄连、地骨皮、牡丹皮清热养阴凉血；青蒿、白薇退虚热；生地黄、白芍滋阴凉血；当归养血调经。全方共奏滋阴清热，凉血调经之效。

（二）肝郁证

主要证候 经前或经期发热，头晕目眩，口苦咽干，烦躁易怒，乳房、胸胁、少腹胀痛，经量或多或少，经色深红，舌红，苔薄黄，脉弦数。

证候分析 肝郁气滞，气机不畅，经前气血下注，冲任气血更加郁滞，郁而化热，营卫失调，故经行发热；肝郁化热，随冲气上逆，扰动清窍，故头晕目眩，口苦咽干；肝经过乳，布胁肋及少腹，肝失条达，故经行乳房、胸胁、少腹胀痛；肝郁不舒，故烦躁易怒；肝郁疏泄失调，血海蓄溢失常，故经量或多或少，色深红。舌红，苔薄黄，脉弦数，也为肝郁发热之征。

治疗法则 疏肝解郁，清热调经。

方药举例 丹栀逍遥散（方见月经先期）。

（三）血瘀证

主要证候 经前或经期发热，乍寒乍热，小腹疼痛拒按，经色紫黯，夹有血块，舌紫黯，或舌边有瘀点，脉沉弦或沉涩有力。

证候分析 瘀阻冲任，经行之际气血下注，冲任气血壅阻而化热，营卫失调，故经行发热，乍寒乍热；胞脉瘀滞，不通则痛，故小腹疼痛拒按；瘀阻冲任，血行不畅，则经色紫黯有块。舌紫黯，舌边有瘀点，脉沉弦或沉涩有力，也为血瘀之征。

治疗法则 活血化瘀，清热调经。

方药举例 血府逐瘀汤（方见闭经）酌加牡丹皮、栀子。

【文献摘要】

《丹溪心法附余·卷二十》："逍遥治血室发热，脉不调，脐腹胀痛，痰嗽潮热；人参荆芥散治妇人血风发热；麦门冬散治妇人客热，四肢烦闷疼痛、饮食不下；茯苓泻心汤治去血多虚劳发热；柴胡饮子治骨蒸积热……口干烦躁。"

《济阴纲目·卷之一》："经水适来适断，或有往来寒热者，先服小柴胡，以去其寒热，后以四物汤和之。"

《叶天士女科诊治秘方·卷一》："经来一半，遍身潮热，头痛口渴，小便作痛，此因伤食生冷，故血滞不行，内有余血。”

【思考题】

1. 何谓经行发热？经行发热的病因病机有哪些？

2. 经行发热临床辨证分几型，其治法与代表方剂是什么？

（徐晓宇）

第十二节　经行头痛

【概说】

每值经期或行经前后，出现以头痛为主的病证，称为“经行头痛”。

本病是伴随月经周期出现头痛为特征，其疼痛部位有侧头痛、前头痛、后头痛之分，一般以侧头痛为多见，多与妇人腹痛、经行腹痛等兼见。

本病历代医家论述较少，仅在《张氏医通·卷十》：“每遇经行辄头痛、气满，心下怔忡，饮食减少，肌肤不泽，此痰湿为患也，二陈汤加当归、炮姜、肉桂。”简要记载。近代关于经行头痛的论述也较少，但临床中常见，《中医妇科学》五版开始对本病进行系统论述。

西医学经前期综合征出现头痛者可参照本病辨证治疗。

【病因病机】

本病主要发病机理是气血、阴精不足，经行之后，气血阴精更亏，清窍失养所致；或由痰、瘀之邪，值经前经期冲气上逆，上扰清窍致痛。常见分型有气血虚弱、阴虚阳亢、瘀血阻滞、痰湿中阻。

（一）气血虚弱

素体虚弱，或大病久病，耗伤气血，或劳倦伤脾，气血化源不足。经行之际，气血下注冲任，气血更虚，不足以濡养清窍，以致头痛。

素体虚弱
大病久病
脾虚血少
} 气血虚弱→经行气血下注冲任→气血更虚→清窍失养→经行头痛

（二）阴虚阳亢

素体阴虚，或房劳多产，耗伤精血，以致肾阴亏损。经行阴血下注冲任，肾阴更虚，肝阳益亢，风阳上扰清窍，而致头痛。

素体阴虚
房劳多产 } 肾阴亏损→经行阴血下注冲任→肾阴更虚→风阳上扰清窍→经行头痛

（三）瘀血阻滞

情志不畅，气滞而血瘀，或经期产后，感受寒热之邪，余血内留，以致瘀血阻滞冲任。经行气血下注冲任，冲脉气盛上逆，阻滞脑络，“不通则痛”，故致头痛。

情志不畅
经期产后 } 瘀血阻滞冲任→经行冲气夹瘀血上逆→阻滞脑络→经行头痛
感受寒热

（四）痰湿中阻

素体肥胖，痰湿内盛；饮食劳倦伤脾，痰湿内生，痰湿阻滞于冲任。经行之际，气血下注冲任，冲脉气盛上逆，阻滞脑络清窍，“不通则痛”，遂致头痛。

肥胖之人→痰湿内盛
劳倦伤脾→痰湿内生 } 痰湿滞于冲任→经行冲气夹痰湿上逆→阻滞脑络→经行头痛

【诊断与鉴别诊断】

（一）诊断

❶ 病史 可有盆腔炎性疾病病史，或久病体弱，精神过度刺激等病史。

❷ 症状 经期或行经前后头痛，呈周期性发作，严重者剧痛难忍，月经后症状消失。头痛部位可在前额、后头、巅顶、两侧等，疼痛可为胀痛、刺痛、空痛或隐痛。

❸ 检查

（1）**妇科检查** 盆腔炎性疾病患者，妇科检查时盆腔器官有炎症改变。

（2）**实验室检查** 内分泌测定可提示雌、孕激素比例失调。

（3）**其他检查** 可行 CT 检查排除颅脑占位性病变。

（二）鉴别诊断

与经行外感头痛鉴别 经行外感头痛为经行期间感受风寒或风热之邪以致头痛者，虽可见头痛不适，但临床上必有表证可辨，如恶寒、发热、鼻塞、流涕、脉浮等，其发病与月经周期无关。

【辨证论治】

本病以头痛伴随月经周期发作为主症，临床以疼痛时间、疼痛性质辨其虚实，根据疼痛部位辨其所属脏腑经络。大抵实者多痛于经前或经期，且多为胀痛或刺痛；虚者多在经后或行经将净时作疼，多呈头晕隐痛。头痛部位，前额属阳明，后头属太阳，两侧属少阳，巅顶属厥阴。治法以调理气血为主，实证者，或行气活血，或燥湿化痰以止痛，虚证者，或补气养血，或滋阴潜阳以止痛。总宜使气顺血和，清窍得养，则头痛自止。

（一）**气血虚弱证**

主要证候 经期或经后，头痛头晕，月经量少，色淡质稀，心悸气短，神疲体倦，面色苍白，舌淡，苔薄，脉细弱。

证候分析 气血素虚，气血下注冲任行经，经期或经后气血更虚，清窍失养，故令头痛头晕；血虚冲任不足，则经量少；气虚血失温化，则色淡质稀；气血两虚，故心悸气短，神疲体倦。其面色苍白，舌淡，苔薄，脉细弱，也为气血虚弱之征。

治疗法则 益气养血，活络止痛。

方药举例 八珍汤（《正体类要》）酌加蔓荆子、鸡血藤。

当归　川芎　白芍　熟地黄　人参　白术　茯苓　炙甘草

方中当归、川芎、白芍、熟地黄、鸡血藤养血和血；人参、白术、茯苓、炙甘草健脾益气；蔓荆子清利头目而止痛。全方气血双补，使气充血足，清窍得养，经行头痛自愈。

（二）**阴虚阳亢证**

主要证候 经期或经后头痛，或巅顶痛，头晕目眩，经量少，色鲜红，口干咽燥，烦躁易怒，腰酸腿软，手足心热，舌红，苔少，脉细数。

证候分析 素体阴虚，精血耗伤，经行阴血下注冲任行经，肾阴更虚，肝阳益亢，风阳上扰清窍，且肝脉过颠，故经期或经后头痛，或巅顶痛，头晕目眩；阴虚精损及肾，冲任不足，故月经量少，腰酸腿软；阳亢肝郁，气机不畅，故烦躁易怒；阴虚内热，故口干咽燥，手足心热，经色鲜红。舌红，苔少，脉弦细而数，也为阴虚阳亢之征。

治疗法则 滋阴潜阳，疏风止痛。

方药举例 杞菊地黄丸（《医级》）酌加钩藤、石决明。

熟地黄　山茱萸　山药　泽泻　茯苓　牡丹皮　枸杞子　菊花

方中以六味地黄汤滋肾养肝；枸杞、菊花平肝；酌加钩藤、石决明以平肝潜阳。全方共奏滋肾养肝，平肝潜阳之效。

若兼腰骶酸痛明显者，酌加川续断、桑寄生。

（三）**瘀血阻滞证**

主要证型 经前或经期头痛如锥刺，经色紫黯有块，伴小腹疼痛拒按，胸闷不舒，舌紫黯，边尖有瘀点，脉细涩或弦涩。

证候分析 瘀血内停，经期冲气夹瘀血上逆，阻滞脑络，故经前或经期头痛如锥刺；瘀血阻滞冲任，血行不畅，故经色紫黯有块，小腹疼痛拒按；血瘀而致气滞，气机不利，故胸闷不舒。舌紫黯，边尖有瘀点，脉细涩或弦涩，为瘀血阻滞之征。

治疗法则 活血化瘀，通窍止痛。

方药举例 通窍活血汤（《医林改错》）。

赤芍　川芎　桃仁　红花　老葱　麝香　红枣　黄酒

方中赤芍、桃仁、红花活血化瘀；川芎、麝香、老葱行气活血通窍止痛；红枣调和营卫。全方活血祛瘀，通窍止痛，故能调经脉，止头痛。

（四）痰湿中阻证

主要证候 经前或经期头痛，头晕目眩，形体肥胖，平日带多稠黏，月经量少色淡，胸闷泛恶，面色㿠白，舌淡胖，苔白腻，脉滑。

证候分析 痰湿内停，滞于冲任，经行冲脉气盛，冲气夹痰湿上逆，阻滞脑络，故经前或经期头痛；痰湿中阻，清阳不升，故头晕目眩，面色㿠白；痰湿滞于冲任，故经血量少色淡；痰湿下注，伤及带脉，则带下量多稠黏。痰湿困脾，则胸闷泛恶，形体肥胖；舌淡胖，苔白腻，脉滑，也为痰湿之征。

治疗法则 燥湿化痰，通络止痛。

方药举例 半夏白术天麻汤（《医学心悟》）酌加葛根、丹参。

半夏　白术　天麻　茯苓　橘红　甘草　生姜　大枣　蔓荆子

方用二陈汤化湿除痰；白术健脾；天麻熄风化痰；蔓荆子载药上行而止头痛；姜枣调和营卫。全方具化湿除痰，降浊止痛之功，使湿去痰消，气机通畅，则头痛而愈。

【科研思路】

1. 近年来，由于现代生活节奏加快，工作、学习和就业等方面压力加大，精神紧张，心情压抑，易致年轻女性经行头痛，尤以肝火旺盛型较为多见。因其疼痛部位主要涉及足少阳胆经、足厥阴肝经和督脉，因此可根据经络巡行部位选取相关穴位进行针灸治疗，观察针灸“调理冲任、清肝泻火、通经活络、镇静止痛”之功效。

2. 多数学者认为本病的发生主要与经期前后内分泌变化、性激素、神经激素和血管活性物质水平异常有关，尤其与雌、孕激素比例失调，前列腺素、血管升压素等水平异常关系极为密切。故可通过以此为切入点，对患者中医药治疗前后相关实验指标的检测，明确治疗靶点。

3. β-EP是体内主要的内阿片肽之，目前被认为是与疼痛有关的神经激素。可以建立相关实验动物模型，观察通过中医药治疗提高β-EP水平，有效抑制颅内血管收缩，增加血流量，改善缺血缺氧状态，从而达到缓解经行头痛的治疗效果。

【思考题】

1. 何为经行头痛？

2. 经行头痛分几型，其主要证候表现是什么？

（徐晓宇）

第十三节　经行眩晕

【概说】

每值经期或行经前后，出现头晕目眩，视物昏花为主的病证，称“经行眩晕”。眩与晕是两种不同的症状表现：眩指眼前发黑，或视物昏花；晕则是视物旋转，严重的不能张目，睁眼即觉天旋地转，泛漾欲吐。因此说：“眩为眼黑，晕为旋转。”但因临床眩与晕常常同时并见，所以习惯上也每将眩晕并称。

本病以经行头晕目眩，视物昏花，伴随月经周期发作为临床特征，多与肾虚、血虚的月经后期、月经过少等兼见。

本病始见于《陈素庵妇科补解·调经门卷之一》：“经行发热，兼头重目暗者，何也？血虚发热，阳气下陷，故头重；精血少，故目暗也，宜地黄养血汤。”《女科撮要·卷上》：“妇人经行后，劳役失调，忽然昏愦，面赤吐痰，此元气虚火妄动……”《沈氏女科辑要笺正·卷上》：“《撮要》云经后目暗属血虚。《笺正》此是肝肾阴虚，不能上荣于目。”

西医学经前期综合征出现眩晕者可参照本病辨证治疗。

【病因病机】

本病主要发病机理是因精血衰少或痰浊上扰，时值经期冲脉气盛，致头脑清窍失所养或痰浊蒙闭所致。常见分型有气血虚弱、阴虚阳亢、痰浊上扰。

（一）气血虚弱

素体虚弱，或大病久病，气血亏耗，或脾虚气血化源不足，以致气血虚弱。经期气血下注冲任，气血更虚，脑络清窍失养，遂致眩晕发作。

素体虚弱
大病久病 } 气血虚弱→经期气血下注冲任→气血更虚→脑络清窍失养→经行眩晕
化源不足

（二）阴虚阳亢

素体肝肾亏损，精血不足，或产多乳众，或久病大病，精血耗伤，以致肾阴亏损。经期阴血下注冲任，精血益虚，致肾阴更亏，肝阳上亢，风阳上扰清窍，遂致眩晕发作。

肝肾素虚
产多乳众 } 肾阴亏损→经期阴血下注冲任→肾阴更亏→风阳上扰清窍→经行眩晕
久病大病

（三）痰浊上扰

素体痰湿内盛，或脾虚运化失职，痰湿内生，痰湿滞于冲任。经行之际，气血下注冲任，冲气偏盛，冲气夹痰浊上扰清窍，遂发眩晕。

素体痰湿内盛
脾虚痰湿内生 } 痰湿阻滞→经行气血下注冲任→冲气夹痰浊上扰清窍→经行眩晕

【诊断与鉴别诊断】

（一）诊断

❶ 病史 可有素体虚弱或慢性疾病等病史。

❷ 症状 经期或行经前后出现头晕目眩，视物昏花，轻者瞬间即止，重者如乘车船，旋转不定，不能自主，月经过后，眩晕停止，下次经行又再复发。

❸ 检查 应注意行耳及心、脑血管等检查，排除相应病变。

（二）鉴别诊断

与内科眩晕鉴别 后者眩晕发作无规律性，与月经周期无关。

【辨证论治】

经行眩晕有虚实之分，因于虚者，多于经期或经后头目眩晕；而实证者，多于经前、经期出现头晕目眩，经后逐渐缓解。治疗以调理肝脾为原则，或补气血滋肝肾，或健脾豁痰以清利空窍。

（一）气血虚弱证

主要证候 经期或经后，头晕目眩，月经量少，色淡质稀，少腹绵绵作痛，神疲肢倦，怔忡心悸，舌淡，苔薄，脉细弱。

证候分析　素体虚弱，气血不足，经血泄后，气血更虚，脑髓失于充养，故头晕目眩；气虚血少，冲任不足，故月经量少，色淡质稀；血虚胞脉失养，故经行小腹绵绵作痛；气虚则神疲肢倦，血不养心则怔忡心悸。舌淡，苔薄，脉细弱，为气血虚弱之征。

治疗法则　益气养血，调经止晕。

方药举例　补中益气汤（方见月经先期）酌加熟地黄、制首乌、枸杞子。

（二）阴虚阳亢证

主要证候　经前或经期，头晕目眩，月经量少，色鲜红，心烦易怒，腰酸腿软，口燥咽干，颧红唇赤，大便干结，舌红，苔少，脉弦细数。

证候分析　肾阴虚于下，肝阳浮于上，经行气血下注，冲气偏旺，冲气夹风阳上逆，干扰清窍，故头晕目眩；阴亏血少，故经血量少；血被热灼，故经色鲜红；阳亢肝郁，气机不利，故心烦易怒；阴虚精损及肾，故腰酸腿软；阴虚内热，故口燥咽干；虚热上浮，故颧赤唇红；阴虚肠燥，故大便干结。舌红，苔少，脉弦细数，也为阴虚阳亢之征。

治疗法则　育阴潜阳，熄风止晕。

方药举例　杞菊地黄丸（方见经行头痛）酌加钩藤、白芍、石决明。

（三）痰浊上扰证

主要证候　经前或经期，头重眩晕，平日带下量多，色白质粘，月经量少，色淡，胸闷泛恶，纳呆腹胀，大便不爽，舌淡胖，苔厚腻，脉濡滑。

证候分析　痰浊内蕴，阻碍气机，经前冲气偏旺，冲气夹痰浊上逆，蒙蔽清窍，故头重眩晕；痰浊阻于冲任，气血运行不畅，故月经量少色淡；痰浊下注，损伤带脉，带脉失约，故带下量多，色白质粘；痰滞中焦，脾阳受困，运化不良，故胸闷泛恶，纳呆腹胀，大便不爽。舌淡胖，苔厚腻，脉濡滑，也为痰浊之征。

治疗法则　燥湿化痰，熄风止晕。

方药举例　半夏白术天麻汤（方见经行头痛）酌加胆南星、白蒺藜。

若痰郁化火，症见头目胀痛，心烦口苦，舌苔黄腻，脉弦滑者，可于方中酌加黄芩、竹茹。

【文献摘要】

《陈素庵妇科补解·调经门卷之一》："补按　足太阴脾生血、统血，经行血去则脾虚，脾虚则脏腑皆失所养，头为诸阳之会。阳气下陷而不升故头重，五脏之精华皆注于目，白属肺，黑属肝，眼胞属脾，神水属肾，锐眦属于心。

脾虚则水谷不能运化，诸经无以秉籍，是以目暗而无光也。是方四物、远、枣以补肝、肾二经之血，芪、苓、炙草以补气，升、柴升举下陷之阳，蔓荆子引诸药上行至头面颠顶为使也。”

【思考题】

何为经行眩晕？经行眩晕分型的辨证要点是什么？

（徐晓宇）

第十四节　经行身痛

【概说】

每值经期或行经前后，出现以身体疼痛为主的病证，称“经行身痛”，亦称“经行遍身痛”。

本病发生与行经密切相关，与痹症不同。

本病始见于《女科百问·目上》：“经脉者，行血气，通阴阳，以荣卫周身者也……或外亏卫气之充养，内乏荣血之灌溉，血气不足，经候欲行，身体先痛也。”《陈素庵妇科补解·调经门卷之一》：“妇人经行，忽然遍体作痛，此由外邪乘虚而入，或寒邪，或风冷，内伤冲任，外伤皮毛，以致周身疼痛。治法宜散风寒，温经血。如下血多，筋失其养，痛如行痹，宜补血温经，兼祛外邪，可服归活温经汤。”《医宗金鉴·妇科心法要诀》则根据身痛发生在经来、经后以辨虚实。

西医学经前期综合征出现身痛者可参照本病辨证治疗。

【病因病机】

本病主要发病机理是气血不和，值经期、或行经前后的生理变化，肢体失于荣养而致。常见分型有气血虚弱和瘀血阻滞。

（一）气血虚弱

素体虚弱，或数伤于血，或大病久病，气虚血弱。经期气血下注冲任，令气血更虚，肢体百骸失于濡养，遂致身痛。《女科百问·目上》：“外亏卫气之充养，内乏营血之灌溉，血气不足，经候欲行，身体先痛也。”

素体虚弱
数伤于血 } 气虚血弱→经期气血下注冲任→气血更虚→百骸失于濡养→经行身痛
大病久病

（二）瘀血阻滞

经期产后，余血未尽，感受寒湿之邪，血结成瘀，或七情所伤，气滞血瘀，以致瘀血阻滞经络。经期气血下注冲任，冲脉气盛，瘀血阻滞经络更甚，以致“不通则痛”，遂致身痛。《医宗金鉴·妇科心法要诀》：“经来时身体痛疼……若无表证者，乃血脉壅阻也。”

经期产后
感受寒湿 } 血瘀气滞→经期气血下注冲任→瘀血阻络更甚→不通则痛→经行身痛
七情所伤

【诊断与鉴别诊断】

（一）诊断

❶ **病史** 可有失血或久病史，经期、产后感受寒湿史，或七情内伤史。

❷ **症状** 经前、经期或经后出现全身关节疼痛，腰背或骶部沉重酸痛，或肢体麻木，月经干净后症状消失，下次行经又再复发。

❸ **检查**

（1）**妇科检查** 盆腔器官未发现异常。

（2）**实验室检查** 血液检查红细胞沉降率及抗“O”正常，类风湿因子阴性。

（二）鉴别诊断

与内科痹证鉴别 内科痹证肢体、关节酸痛，游走不定，关节屈伸不利，甚至关节变形，疼痛持续发作，时轻时重，与月经无明显关系，但受天气变化影响；血液检查可有红细胞沉降率及抗“O”增高，或类风湿因子阳性。经行身痛的发作与天气变化无关，但必伴随月经来潮发作，与内科痹证不同。

【辨证论治】

辨证须分虚实，一般经欲行身先痛者，多为实证；痛在经后者，多为虚证。治疗以调气血，和营卫为大法，或补气血以濡养肢体，或祛瘀血以通利血脉。

（一）气血虚弱证

主要证候 经行或经后肢体酸痛或麻木，月经量少，色淡质稀，神倦乏力，心悸气短，舌淡红，苔薄白，脉细弱。

证候分析 体本虚弱，经前气血下注冲任，经时经血外泄，气血更虚，肢体失于濡养，故肢体酸痛或麻木；气血虚弱，冲任不足，血海满溢不多，故月经量少，色淡质稀。气虚，中阳不振，则神倦乏力，气短；血虚，血不养心，则心悸；舌淡红，苔薄白，脉细弱，为气虚血弱之征。

治疗法则 补气养血，通痹止痛。

方药举例 黄芪桂枝五物汤（《金匮要略方论》）酌加当归、鸡血藤。

黄芪 桂枝 白芍 生姜 大枣

方中黄芪益气生血并助血之运行；当归、白芍、鸡血藤养血活血，通痹止痛；桂枝温经通络；生姜、大枣调和营卫。全方共奏补气养血、和营止痛之功。

（二）瘀血阻滞证

主要证候 经行肢体疼痛，屈伸不利，小腹疼痛拒按，经血色黯有块，块下痛减，舌紫黯，或有瘀点，脉涩有力。

证候分析 宿有瘀血滞于经脉，经期经血下注，气血暂虚，复加瘀滞，气血运行不畅，“不通则痛”，故肢体疼痛，屈伸不利；瘀阻冲任，气血运行受阻，故经行腹痛拒按，经色紫黯有块；血块下则瘀滞暂通，故腹痛减轻。舌紫黯，或有瘀点，脉涩有力，为瘀滞之征。

治疗法则 活血化瘀，通络止痛。

方药举例 身痛逐瘀汤（《医林改错》）。

秦艽 川芎 桃仁 红花 甘草 羌活 没药 当归 五灵脂 地龙 牛膝 香附

方中桃仁、红花、没药、五灵脂、牛膝活血化瘀止痛；当归、川芎养血活血调经；秦艽、羌活祛风胜湿，通络止痛；更佐以地龙通经络利血脉；香附疏肝理气；甘草调和诸药。全方活血祛瘀，通络止痛。

若寒甚者，症见经行身痛，得热痛减，遇寒痛甚，酌加桂枝、川乌。

【文献摘要】

《古今医鉴·妇人科》：“行经之际，与产后一般，将理失宜，为病不浅……若其时劳力太过，则生虚热，亦为疼痛之根，若喜怒则气逆，气逆则血逆，逆于腰腿心腹背胁之间，遇经行时，则痛而重著，过期又安。”

《女科精要·经病门》：“经行体痛者，盖气血盛，阴阳和，则形体通畅。若外亏卫气之充养，内乏营血之灌溉，故经行身痛也。或曰血海有余者，时至而溢，血海不足，有时至而周身之血亦伤，故欲行而身体先痛也。”

【经验及体会】

临床中重用鸡血藤30～60g为主药，与补血、活血及祛风通络的药物同用治疗经行身痛可取得满意疗效。鸡血藤，苦，微甘温，入肝、肾经，补血行血，舒筋活络，临床用于血虚经闭，月经不调，痛经，筋骨肢体麻木，风湿痹痛等。无论血虚、血瘀均可应用。

【思考题】

何为经行身痛？经行身痛常见证型及代表方剂是什么？

（徐晓宇）

第十五节　经行吐衄

【概说】

每值经前或经期，出现有规律的吐血或衄血者，称为“经行吐衄”。又称“倒经”“逆经”。

本病以在经行之前或行经过程中出现吐血、衄血为特点，衄血包括鼻衄、齿衄和肌衄，而以鼻衄为多见。部分患者可因周期性吐衄而致月经量少，犹如经血的倒行逆施，所以又称“倒经”“逆经”。

本病始见于《女科百问·卷上》：“诸吐血、衄血系阳气胜，阴之气被伤，血失常道，或从口出，或从鼻出，皆谓之妄行。”其后各家对本病的病因病机证治多有论述。《陈素庵妇科补解·调经门卷之一》：“妇人素有血虚内热，今经行时，风热外乘，血为热迫，则错经妄行，或吐或衄，治宜先清心火，次和其血，则阴血自循经而不妄行矣。”《医宗金鉴·妇科心法要诀》：“妇女经血逆行，上为吐血、衄血，及错行下为崩血者，皆因热盛也，伤阴络则下行为崩，伤阳络则上行为吐衄也。”

西医学的“代偿性月经”、子宫内膜异位症所致的经行吐衄可参照本病辨证治疗。

【病因病机】

本病的发病机理主要为火热（虚火、实火）上炎，值月经期冲脉气盛，气火上逆，损伤阳络而发生吐血、衄血。经血上行由口鼻而出，必致下注冲任者少，甚或全无，故经行吐衄时，月经量减少，甚或无月经。

（一）阴虚肺燥

素体阴虚，或忧思不解，积念在心，心火偏亢。经期冲脉气盛，气火上逆，灼肺伤津，肺开窍于鼻，损伤肺络，发为经行吐衄。《医学心悟·第五卷妇人门》："血海枯，则内热咳嗽，鬓发焦，而成怯症；经脉逆转，则失其顺行之常，而为吐为衄。"

素体阴虚
久病伤阴 } 心火偏亢→经期冲脉气盛→气火上逆→灼肺伤津→损伤肺络→吐衄
忧思积念

（二）肝经郁火

素性抑郁，忿怒伤肝，肝郁化火。经期冲脉气盛，气火上逆，肝脉入颃，气火循经上犯，灼伤阳络，发为经行吐衄。《类证治裁·妇人》："按月行经，血出鼻口，此由肝火上迫，不循常道。"

素性抑郁
忿怒过度 } 肝郁化火→经期冲脉气盛→气火上逆→肝脉入颃→火伤阳络→吐衄

【诊断与鉴别诊断】

（一）诊断

❶ **病史** 精神刺激史或鼻咽部炎症病史。

❷ **症状** 吐血或衄血发生在经前或经期，血量多少不一，吐血或衄血发作时，月经量明显减少或无月经。吐衄随月经干净而停止，下次行经又再复发。

❸ **检查** 详细检查鼻、咽部以及气管、支气管，肺、胃及口腔、牙龈有无病灶，必要时可行活组织检查以辅助诊断。

（二）鉴别诊断

与内科吐血、衄血鉴别 内科吐血、衄血，常有消化道溃疡、支气管扩张、肺结核史、肝硬化史，或有血小板减少性紫癜病史等。其吐血、衄血与原发病的发作和加重有关，出血与月经周期无直接联系。血小板减少性紫癜导致的衄血、吐血，常有皮下瘀血点、瘀血斑。患者常有月经量多病史，血象可反映病因。经行吐衄只与月经的来潮相关，随经净而自然停止。

【辨证论治】

本病有虚证与实证之不同，治疗以清降逆火，引血下行为大法，或滋阴降火，或清泄肝火。

（一）阴虚肺燥证

主要证候 经前或经期吐血、衄血，量少，色鲜红。头晕耳鸣，手足心热，潮热干咳，咽干口渴，月经量少，或无月经，颧赤唇红，舌红或绛，苔花剥或无苔，脉细数。

证候分析 素体阴虚，忧思积念，心火偏亢，经期冲脉气盛，气火上逆，灼肺伤津，损伤肺络，以致经前、经期衄血、吐血，色鲜红，量少；阴虚精血耗伤，髓海失养，故头晕耳鸣，潮热干咳；阴虚精血亏少，冲任空虚，故月经量少或无月经。舌红或绛，苔无或花剥，脉细数，也为阴虚肺燥之征。

治疗法则 滋阴润肺，降火止血。

方药举例 顺经汤（《傅青主女科》）酌加知母、麦冬、旱莲草。

当归　熟地黄　白芍　牡丹皮　沙参　茯苓　黑芥穗

方中沙参、麦冬养阴润肺；当归、熟地黄、白芍养血调经；知母、牡丹皮、旱莲草、黑芥穗滋阴降火，凉血止血；茯苓健脾益肺。全方使阴液足而虚火清，肺燥除则吐衄自止。

（二）肝经郁火证

主要证候 经前或经期吐血、衄血，量较多，色深红，头晕目眩，烦躁易怒，两胁胀痛，口苦咽干，小便短赤，大便秘结，经量减少，甚或无月经，舌红、苔黄，脉弦数。

证候分析 肝经郁火，伏于冲任，经前或经期冲气偏盛。冲气夹肝火循经上逆，肝脉过颃，损伤阳络，故经行吐血、衄血，色较深，量较多；经水上行由口鼻溢出，冲任气血因而不足，血海满溢不多，甚或无血可下，故经量减少或无月经；肝气郁结故烦躁易怒，两胁胀痛；郁火上扰清窍，故头晕目眩；肝与胆相表里，肝火盛则胆也盛，胆热液泄，故口苦咽干；火热伤津，则小便短赤，大便秘结。舌红，苔黄，脉弦数，为内热之征，也为郁火之征。

治疗法则 疏肝泻火，降逆止血。

方药举例 丹栀逍遥散（方见月经先期）酌加牛膝、代赭石、黑芥穗、白茅根。

【文献摘要】

《傅青主女科·女科上卷》："妇人有经未行之前一、二日，忽然腹痛而吐血，人以为火热之极也，谁知是肝气之逆乎！夫肝之性最急，宜顺而不宜逆，顺则气安，逆者气动。血随气为引止，气安则血安，气动则血动，亦勿怪其然也……治法似宜平肝以顺气，而不必益精以补肾矣。"

《沈氏女科辑要笺正·卷上》:“倒经一证，亦曰逆经，乃有升无降，倒行逆施，多由阴虚于下，阳反上冲，非重剂抑降，无以复其下行为顺之常。甚者且须攻破，方能顺降。盖气火之上扬，为病最急。”

《类证治裁·卷之八》:“经脉气逆，直犯清道而为吐衄，折其逆势而调之。用山栀、牡丹皮、生地黄、丹参、白芍、苏子、郁金、童便。或用四物汤和韭汁、童便服。因怒火伤肝致逆者，龙胆、牡丹皮、青皮、黄芩、白芍、山栀。因心气不足，衄血面黄者，茯苓补心汤。”

【经验与体会】

对于因子宫内膜异位症引起的经行吐衄，由于异位之子宫内膜受卵巢激素的影响．可出现增生、分泌、脱落、出血等周期性变化，治疗上应结合妇女月经周期特点。可采用经前、经行、平时三阶段疗法：

1. 经前1周，冲任胞宫气血偏实，异位内膜呈增殖状态，瘀象已成，治疗以补肾调气活血为主，可促使瘀未成之前内消，常选用当归、川芎、香附、郁金、丹参、赤芍、桃仁、茜草、益母草、牛膝等；

2. 行经期异位内膜脱落出血，盆腔组织呈明显瘀血状态，治疗应清热化瘀，引血下行，药选白茅根、牛膝、赤白芍、马齿苋、生贯众等；

3. 平时以滋阴清热，凉血消癥为主，促使癥瘕积聚渐消缓散，常选用生地黄、旱莲草、玄参、炙鳖甲、半枝莲、马齿苋、生贯众等等。破瘀散结应遵循“大积大聚，衰其大半而止”的原则，切忌猛攻峻伐，以免损伤正气。

【思考题】

1. 何为经行吐衄？应与哪些疾病相鉴别？

2. 经行吐衄的病因病机？常见证型、治疗法则及代表方剂？

（徐晓宇）

第十六节　经行泄泻

【概说】

每值经前或经期，大便泄泻，而经净自止者，称为“经行泄泻”，亦称“经来泄泻”。

本病以伴随月经来潮而出现大便稀薄，或大便次数增多、泄泻为特点。

本病始见于《陈素庵妇科补解·调经门卷之一》:“全书　经正行忽病泄泻，乃脾虚。亦有外感风冷、内伤饮食而致脾气不实者。虚者补之，风冷所感则温之，饮食所伤则消之。”其后各家对本病的病因病机证治多有论述。《傅青主女科·女科上卷》:“妇人有经未来之前，泄水三日而后行经者，人以为血旺之故，谁知是脾气之虚乎！夫脾统血，脾虚则不能摄血矣；且脾属湿土，脾虚则土不实，土不实而湿更甚。所以经水将动，而脾先不固；脾经所统之血，欲流注于血海，而湿气乘之，所以先泄水而后行经也。”

西医妇科学经前期综合征出现的泄泻可参照本病辨证治疗。

【病因病机】

本病的主要发病机理是脾肾阳气不足，运化失司，值经期血气下注冲任，脾气愈虚而发生泄泻。

（一）脾气虚

素体脾虚或忧思劳倦，饮食不节，脾气受损。经行之际，气血下注冲任，脾气更虚，运化失司，湿浊内停，下走大肠，遂致泄泻。《医宗金鉴·妇科心法要诀》:“经来泄泻，乃脾虚也。”

素体脾虚
忧思劳倦 } 损伤脾气→经行血气下注冲任→脾气更虚→运化失司→湿浊下走大肠→泄泻
饮食不节

（二）肾阳虚

素禀肾虚，或房劳多产，命门火衰。经行之际，气血下注冲任，命火愈衰，不能上温于脾，脾失健运，遂致泄泻。《叶天士女科诊治秘方·卷一》:“经来之时，五更泄泻，如乳儿尿，此乃肾虚。”

素禀肾虚
房劳多产 } 命门火衰→经行血气下注冲任→命火愈衰→不能上温脾土→脾失健运→泄泻

【诊断与鉴别诊断】

（一）诊断

❶ **病史**　素体脾虚或中阳不足，或禀赋素弱，或有过劳、房劳多产或情志所伤的病史。平素大便正常。

❷ **症状**　经期或经欲行而大便溏薄、次数增多，甚泻如水样。经后能自然恢复正常，下次经前再复发。

❸ **检查**　大便常规多无异常。

（二）鉴别诊断

与内科泄泻鉴别 主要是泄泻发生的时间和诱因。内科泄泻常常与饮食、受凉有关，而与月经来潮无关，泄泻多伴腹痛或里急后重，大便夹黏液、脓血，甚或伴发热、呕吐等症状，药物治疗后泄泻才能停止。经行泄泻只发生在月经前或经行期间，不经治疗，也能在经净后自然停止，下次月经又再复发。

【辨证论治】

本病以每逢月经来潮即发生泄泻为辨证要点，属虚证者多，泻而兼脘腹胀满者属脾虚，兼腰酸肢冷者属肾虚；亦有肝强侮脾，出现虚实夹杂的证候者。治疗以健脾温肾为大法。

（一）脾气虚证

主要证候 经前或经期，大便泄泻，脘腹胀满，神疲肢倦，经行量多，色淡质稀，平时带下量多，色白质粘，无臭气，或面浮肢肿，舌淡胖，苔白腻，脉濡缓。

证候分析 脾气本虚，经前或经期，气血下注冲任，脾气益虚，运化失司，水湿下走大肠，故有泄泻、脘腹胀满；脾主四肢，脾气虚弱，故神疲肢倦；水湿泛溢肌肤，故面浮肢肿；脾气虚失于统摄，冲任不固，故经行量多，色淡质稀；脾虚生湿，湿注下焦，损伤带脉，带脉失约，故带下量多，色白质黏。舌淡胖，苔白腻，脉濡缓，也为脾虚之征。

治疗法则 补脾益气，除湿止泻。

方药举例 参苓白术散（方见闭经）。

若肝旺乘脾者，症见经行之际，腹痛则泻，泻后痛止者，或胸胁胀痛，烦躁易怒。治宜柔肝扶脾，理气止泻。用痛泻要方（《丹溪心法》）。

白术　白芍　陈皮　防风

方中白术健脾渗湿，陈皮理气和中；白芍柔肝缓急止痛；防风舒脾升清止泻。全方共奏柔肝实脾止泻之效。

（二）肾阳虚证

主要证候 经前或经期，大便泄泻，晨起尤甚。腰酸腿软，畏寒肢冷，头晕耳鸣，月经量少，色淡，平时带下量多，质稀，面色晦暗。舌淡，苔白滑，脉沉迟无力。

证候分析 素体肾阳不足，经前、经时气血下注，肾阳益虚，命火不温脾土，运化失职，水湿并走大肠，故经行泄泻；肾阳虚不能温养外府，故腰酸腿软；肾阳虚阳气不布，故畏寒肢冷；髓海失养，故头晕耳鸣；肾阳虚湿浊下注冲任，故带多质稀；肾虚冲任不足，血失温化，故月经量少，色淡。面色晦暗，舌淡，苔白滑，脉沉迟无力，也为肾阳虚虚衰之征。

治疗法则 温肾健脾，除湿止泻。

方药举例 健固汤（《傅青主女科》）合四神丸（《校注妇人良方》）。

补骨脂 吴茱萸 肉豆蔻 五味子 生姜 大枣

人参 白术 茯苓 薏苡仁 巴戟天

方中补骨脂、巴戟温肾助阳；吴茱萸温中和胃；人参、白术健脾益气止泻；茯苓、薏苡仁健脾渗湿；肉豆蔻、五味子固涩止泻。全方使肾气温固，脾气健运，湿浊乃化，泄泻遂止。

【文献摘要】

《陈素庵妇科补解·调经门卷之一》：“经正行忽病泄泻，乃脾虚。亦有外感风冷、内伤饮食而致脾气不实者。虚者补之，风冷所感则温之，饮食所伤则消之，宜服运脾饮。可随症加减。”

《张氏医通·妇人门上》：“经行时先泄泻者，此脾虚也。脾统血而恶湿，经水将动，脾血先注血海，然后下流为经。脾血既亏，不能运行其湿，所以必先作泻，补中益气加炮姜。有热，兼黄连。若饮食减少，六君、理中选用。”

《医宗金鉴·妇科心法要诀》：“经来泄泻乃脾虚也，宜用参苓白术散；鸭溏清澈冷痛乃虚寒也，宜用理中汤；肌热渴泻乃虚热也，宜用七味白术散；呕饮痰水乃虚湿也，宜用香砂六君子汤。”

【思考题】

何谓经行泄泻？经行泄泻的常见证型、治疗法则及代表方剂？

（徐晓宇）

第十七节 经行浮肿

【概说】

每值经前或经期，头面四肢浮肿者，称为“经行浮肿”。亦有称“经来遍身浮肿”。

本病以经前开始出现眼睑颜面浮肿或四肢肿胀不适为特点。若不治疗，经净后也可逐渐消退。

本病历代医家论述较少,《叶天士女科诊治秘方·卷一》:“经来遍身浮肿,此乃脾土不能剋化,水变为肿。”《中医妇科学》五版教材开始对本病进行系统论述。

西医妇科学经前期综合征出现的浮肿可参照本病辨证治疗。

【病因病机】

本病的主要病机是脾肾阳虚,水湿运化不良,或肝郁气滞,水湿宣泄不利,值经期血气下注冲任,脾肾愈虚;或气血壅滞,水湿泛溢肌肤而浮肿。常见分型有脾肾阳虚和气滞湿郁。

(一)脾肾阳虚

素体脾肾两虚,劳倦过度思虑伤脾,房劳多产、久病伤肾,脾肾阳虚,经水将行,气血下注冲任,血虚气弱,脾肾益虚,运化失职,水湿溢于肌肤,遂致浮肿。

脾肾素虚
劳倦忧思
房劳久病

} 脾肾阳虚→经行血气下注冲任→脾肾益虚→水湿不化→泛溢肌肤→浮肿

(二)气滞湿郁

素性抑郁或忿怒过度,肝失条达,疏泄无权,气机不畅,经水将行,气血下注冲任,气血壅滞,气机更加郁滞,水湿宣泄不利,溢于肌肤,遂致浮肿。

抑郁忿怒
肝失条达

} 气机不畅→经行气血下注冲任→气血壅滞→气滞湿郁→泛溢肌肤→浮肿

【诊断与鉴别诊断】

(一)诊断

❶ **病史**　七情内伤史或过度劳累史。

❷ **症状**　经前开始出现眼睑浮肿,或面浮肿胀,或手足浮肿。经净后可逐渐消失。

(二)鉴别诊断

与内科性疾病导致的浮肿鉴别　后者浮肿的发作与月经无关,同时伴有其他疾病的相关症状和体征,实验室检查可见有肝、肾功能的损害,心性水肿者尚有心电图、中心静脉压等方面的改变。经行浮肿必发生在经前或经时,经净后自然消退,除浮肿外,无心、肝、肾等功能的损害。

【辨证论治】

辨证重在辨其虚实，虚证者治以温肾健脾利水，实证者治以活血行气利水，谨防专投攻逐峻利之品，更伤正气。

（一）脾肾阳虚证

主要证候 经前或经期，面浮肢肿，腰膝酸软，疲倦乏力，纳呆食少，大便溏薄，经行量多，色淡质稀。舌淡，苔白，脉沉弱。

证候分析 脾阳虚不能运化水湿，脾阳虚水失气化，水湿内留，经前及经期气血下注冲任，脾肾益虚，水湿不化，泛溢肌肤，故面浮肢肿；腰为肾之外府，肾主骨，肾阳虚外府失养，故腰膝酸软；脾肾阳虚，运化不良，故纳呆食少，大便溏薄；脾虚统摄无力，肾虚封藏失固，脾肾两虚，冲任不固，故经行量多，色淡质稀。舌淡，苔白，脉沉弱，也为脾肾阳虚之征。

治疗法则 温肾健脾，化气行水。

方药举例 苓桂术甘汤（《金匮要略方论》）加熟附子、淫羊藿、党参。

方中茯苓、白术、甘草、党参健脾益气以运化水湿；熟附子、淫羊藿、韭菜子温补肾阳，散寒气以行水湿；桂枝温经以行血。全方共奏温肾健脾、化气行水之功。

（二）气滞湿郁证

主要证候 经前或经期，面浮肢肿，脘闷胁胀，乳房胀痛，月经量少，色黯红，或夹小血块，舌质正常，苔白，脉弦滑。

证候分析 气机本滞，经前或经期气血下注，冲任气血壅盛，气机更加不畅，气滞则水湿运化不利，泛溢肌肤，故面浮肢肿；气机不利，肝气不舒，故经前小腹胀满，脘闷胁胀，乳房胀痛；气滞冲任血行不畅，故月经量少；气滞血瘀，故经色黯红，或有小血块。舌苔白，脉弦滑，也为气滞湿郁之征。

治疗法则 理气行滞，化湿消肿。

方药举例 八物汤（《济阴纲目》）去熟地黄，加茯苓皮、泽兰。

当归　川芎　赤芍　熟地黄　延胡索　川楝子　木香　槟榔

方中延胡索、川楝子、木香理气行滞止痛；当归、川芎、赤芍养血活血行滞；槟榔、茯苓皮行气利水化湿；泽兰活血行水消肿。全方共奏理气行滞，化湿消肿之功。

【文献摘要】

《哈荔田妇科医案医话选》："（经行浮肿）系脾阳不振，寒湿凝滞，经行期间，气血运行不畅，体液调节障碍，水湿泛溢肌肤所致。此属血滞经脉，气不行水，脾肾两虚，运化失健。病在血分，不可单作水治，拟以养血调经，崇土制水。”

【思考题】

何谓经行浮肿？经行浮肿的常见证型、治疗法则及代表方剂？

（徐晓宇）

第十八节　经行乳房胀痛

【概说】

每值经前或经期乳房作胀，甚胀满疼痛，或乳头痒痛者，称为“经行乳房胀痛”。

本病主要是在经前二周之内出现乳房胀痛为特点。部分患者尚可伴有经前小腹胀满或情志异常现象。严重的经行乳房胀痛患者，双乳可有胀满似结块，经后块散胀消。

本病文献记载甚少，自《中医妇科学》第五版教材，根据临床实际的存在，对本病始有系统论述。

西医学经前期综合征出现的乳房胀痛，以及乳腺结构不良引起的乳痛症等可参照本病辨证治疗。

【病因病机】

乳房属胃，乳头属肝，冲脉所司在肝而又隶于足阳明胃经，故冲脉与乳房、乳头相关，若肝气郁结或痰湿阻滞，遇经前、经期冲脉气血充盛，郁滞更甚，令乳络不畅，可致本病发生，常见分型有肝郁气滞和胃虚痰滞。

（一）肝郁气滞

素性抑郁，或忿怒伤肝，疏泄失司，肝郁气滞。经前或经期冲脉气血充盛，肝司冲脉，肝脉夹乳，冲脉过乳，乳络气血郁滞不畅，遂致乳房胀痛，或乳头痒痛。

素性抑郁
郁怒伤肝 } 肝郁气滞→经行冲脉气盛→肝冲脉过于乳→乳络气血郁滞→乳房胀痛

（二）胃虚痰滞

素体脾胃虚弱，饮食不节，劳倦思虑，损伤脾胃，或郁怒伤肝，肝旺乘脾，脾虚运化失职，胃虚痰滞，经前或经期冲气偏盛，冲隶阳明，胃冲二脉过乳，痰气阻于乳络，乳络不畅，遂致乳房胀痛。

素体脾胃虚弱
饮食劳倦思虑 } 胃虚痰滞→经期冲脉气盛→胃冲二脉过乳→痰气阻于乳络→乳房胀痛
郁怒伤肝犯胃

【诊断与鉴别诊断】

（一）诊断

❶ **病史** 精神过度紧张或大怒史。

❷ **症状** 经前 5 ～ 7 天开始乳房胀痛，经前 2 ～ 3 天达高峰，有时胀而且痛，甚至痛不可触衣，经净后乳房胀痛明显消退。

❸ **检查** 双侧乳房胀满，扪诊时乳房敏感或触痛，多无器质性改变。实验室检查可能有泌乳素水平增高或孕激素水平偏低，雌激素水平相对偏高。

（二）鉴别诊断

与乳癖（乳腺腺病、乳腺囊性增生病）鉴别 乳腺腺病、乳腺囊性增生病又称乳腺小叶增生，患者有经前乳房胀痛 检查乳房有囊性包块，多为单侧的；经行乳房胀痛，多无器质性改变。乳房红外线扫描或 B 超扫描对诊断有帮助。

【辨证论治】

本病以乳房胀痛随月经周期性发作为辨证要点，治疗以行气豁痰、疏通乳络为大法。

（一）肝郁气滞证

主要证候 经前乳房胀痛，或乳头痒痛，痛甚不可触衣，疼痛拒按，经前小腹胀痛，胸胁胀满，烦躁易怒，经行不畅，色黯红，舌红，苔薄，脉弦。

证候分析 肝气郁结，疏泄失司，气血不畅，肝司冲脉，经前冲气偏盛，冲气循肝脉上逆，肝经气血壅盛，乳络不畅，“不通则痛”，故乳房胀痛或乳头痛痒；肝气不舒，气机不畅，故烦躁易怒，胸胁胀满，经行小腹胀痛；肝郁气滞，冲任阻滞，故经行不畅，色黯红。舌红，苔薄，脉弦，也为肝郁气滞之征。

治疗法则 疏肝理气，通络止痛。

方药举例 柴胡疏肝散（《景岳全书》）酌加王不留行、川楝子。

柴胡　枳壳　香附　陈皮　白芍　川芎　炙甘草

方中柴胡、川楝子疏肝解郁调经；枳壳、香附、陈皮理气行滞消胀；白芍、甘草缓急止痛；川芎行血中之气，配以王不留行通络行滞。全方合用，能疏肝解郁，通乳之络，故乳房胀痛可消。

若乳房有结块痛甚者，酌加夏枯草、海藻以软坚散结。

若肾虚腰痛者，酌加菟丝子、续断、杜仲。

若肝郁化热夹瘀者，症见经前乳房胀痛，乳中结块疼痛拒按，月经先期，量多，色红，质稠，有血块，或经行发热。治宜疏肝清热，凉血祛瘀，调经止痛，方用血府逐瘀汤加金银花、连翘，或用丹栀逍遥散加减。

若兼肾虚者，症见：腰酸腿软，头晕乏力，经前十余日即有乳房胀痛。舌淡苔薄，脉弦细。治宜调肝补肾。

（二）胃虚痰滞证

主要证候 经前或经期乳房胀痛，痛甚不可触衣。胸闷痰多，食少纳呆，平素带下量多，色白稠黏，月经量少，色淡。舌淡胖，苔白腻，脉缓滑。

证候分析 胃虚痰盛，气机不畅，经前或经期，冲气偏盛夹痰上逆，壅阻乳络，“不通则痛”，故经前、经期乳房胀满而痛；痰湿壅滞中焦，中阳不振，运化失职，故胸闷痰多，食少纳呆；痰湿下注，损伤带脉，带脉失约，故平时带下量多，色白黏腻；痰湿阻于冲任，气血运行不畅，故经行量少，色淡。舌淡胖，苔白腻，脉缓滑，皆为胃虚痰滞之征。

治疗法则 健胃祛痰，活血止痛。

方药举例 四物合二陈汤（《陈素庵妇科补解》）去甘草。

当归　生地黄　赤芍　川芎　陈皮　半夏　茯苓　海藻　红花　香附　牡丹皮　甘草

方中陈皮、半夏、茯苓健胃祛痰；当归、赤芍、川芎、红花祛瘀通络；生地黄、牡丹皮凉血行滞，香附疏肝理气，海藻软坚散结。全方共奏健胃祛痰，理气活血，通络散结之效。

【思考题】

经行乳房胀痛的常见证型、治疗法则和代表方剂？

（徐晓宇）

第十九节　经行情志异常

【概说】

每值经前或经期，烦躁易怒，或情绪抑郁、悲伤欲哭，或坐卧不宁，经后又复如常人者，称为“经行情志异常”。

本病以经前情绪易于失控，无端悲伤、易怒，而月经周期的其他时间精神、情绪又完全正常为特点。

本病始见于《陈素庵妇科补解·调经门卷之一》：“全书经正行发狂谵语，忽不知人，于产后发狂相似。缘此妇，素系气血两虚，多怒而动肝火，今经行去血过多，风热乘之，客热与内并而相搏，心神昏闷……经行，卒遇惊恐，因而胆怯，神志失守，经血忽闭，面青筋搐，口吐涎沫。此缘惊则气乱，恐则气结耳。”其后各家对本病间有论述。《叶天士女科诊治秘方·卷一》：“经来怒气触阻，逆血攻心，不知人事，狂言谵语，如见鬼神。”

西医学经前期综合征出现的精神、情志症状可参照本病辨证治疗。

【病因病机】

该病发生的主要机理是心血不足，经期血气下注冲任，心神更失心血之养；或因肝热、痰火随经前冲脉之气偏盛而上扰心神。

(一) 心血不足

禀赋不足，素性怯弱而心血偏虚；或忧思劳倦伤脾，脾虚化源不足而血少，经期血气下注冲任，心血更为不足。神失所养，发为情志异常。

素性怯弱 心血偏虚
忧思劳倦 脾虚血少 } 经期血气下注冲任→心血更虚→神失所养→情志异常

(二) 肝经郁热

素性抑郁，忿怒过度，肝气郁结，郁而化热，经行血气下注冲任，冲脉气盛，冲气夹肝热上逆，扰犯神明，遂致情志异常。

素性抑郁
忿怒过度 } 肝郁化热→经行冲脉气盛→冲气夹肝热上逆→扰犯神明→情志异常

(三) 痰火上扰

素体痰湿内盛；或情志内伤，肝木乘脾，脾虚生湿，湿聚成痰，痰积日久化热，痰火内盛，经行血气下注冲任，冲气偏盛，冲气夹痰火上逆，上蒙心窍，扰动心神，遂致情志异常。

素体痰盛 五志化火
脾虚生痰 日久化热 } 经前冲脉气盛→冲气携痰火上逆→扰动心神→情志异常

【诊断与鉴别诊断】

（一）诊断

❶ **病史** 有精神刺激史或过度思虑史，情绪紧张，烦躁易怒。

❷ **症状** 精神症状多在经前发作，轻者郁闷寡言，情志恍惚，或彻夜失眠，重者烦躁易怒，詈骂狂言，悲伤啼哭，以上症状可单个出现或相兼出现，月经过后，症状可完全消失，下次经期又复发。

❸ **检查** 多无明显体征发现，实验室检查黄体期血中类阿片肽浓度下降。

（二）鉴别诊断

与内科郁症鉴别 内科郁症的精神症状与本病相似，但内科郁症不一定发生在经前或行经期间，发作时间较长，且必须药物治疗才能控制症状，与经行情志异常显然有别。

【辨证论治】

以经前或经期有规律地出现情志异常为辨证要点。治疗以养心安神为大法，具体治疗或养心血，或泄肝热，或清痰火，随证之虚实治之。

（一）心血不足证

主要证候 经前或经期，精神恍惚，心神不宁，无故悲伤，心悸失眠，月经量少，色淡，舌淡，苔薄白，脉细。

证候分析 心血本虚，经前、经期气血下注冲任，心血更虚，心神失养，神不守舍，故精神恍惚，心神不宁，无故悲伤，心悸失眠；血少，冲任不足，血海满溢不多，故月经量少，色淡。舌淡，苔薄白，脉细，为血虚之征。

治疗法则 补血养心，安神定志。

方药举例 甘麦大枣汤（《金匮要略方论》）合养心汤（《证治准绳》）去川芎、半夏曲。

甘草 小麦 大枣

黄芪 人参 茯苓 茯神 半夏 当归 川芎 柏子仁 酸枣仁 五味子 远志 肉桂

方中黄芪、人参、茯苓、大枣、甘草补气健脾以滋生化之源；小麦、柏子仁、酸枣仁、远志、五味子、茯神养心安神；当归补血调经；肉桂温养血脉，通心气。全方共奏补血养心，安神定志之效。

若血虚伤精而肾虚者，症见：心神不宁，胆怯易惊，腰酸腿软者，宜酌加菟丝子、覆盆子、川续断，以补肾填精养血。

（二）肝经郁热证

主要证候 经前或经期，烦躁易怒，或抑郁不乐，头晕目眩，口苦咽干，胸胁胀满，不思饮食，月经量多，色深红，舌红，苔黄，脉弦数。

证候分析 肝气失于疏泄，郁而化热，经前冲气偏盛，冲气夹肝热上逆，上扰心神，且肝郁更甚，气机不畅，故烦躁易怒，抑郁不乐；肝热上腾，肝热胆泄，故头晕目眩，口苦咽干；肝郁气滞，故胸胁胀满；肝强克伐脾土，故不思饮食；郁热扰于冲任，迫血妄行，故月经量多；经血为热灼，故色深红。舌红，脉弦数，也为肝经郁热之征。

治疗法则 清肝泄热，解郁安神。

方药举例 丹栀逍遥散（方见月经先期）酌加川楝子、生龙齿、代赭石。

丹栀逍遥散清肝解郁，加夏枯草、郁金清肝凉血以宁神，加煅牡蛎敛肝潜阳以安神。全方共奏清肝泄热，安神宁神之效。

若兼血瘀者，症见小腹疼痛拒按，经血有块，舌紫黯或有紫点，脉涩有力。治宜疏肝解郁，化瘀安神，方用血府逐瘀汤加石决明、钩藤。

（三）痰火上扰证

主要证候 经前或经期精神狂躁、烦乱不安。或语无伦次，头痛失眠，或面红目赤，溲黄便结，或心胸烦闷，不思饮食。月经量或偏少，色红或深红，质稠黏，或夹小血块。舌质红，苔黄腻，脉滑数有力。

证候分析 素有痰热内蕴，随经前经期冲气之偏盛而上逆，扰乱心神或蒙闭清窍，故精神狂躁，烦乱不安，或语无伦次、头痛失眠；面红目赤，溲黄便结是内热之征；痰滞中阻故心胸满闷，不思饮食；月经色红，质黏亦为热之象。舌质红，苔黄腻，脉滑数有力是痰热之征。

治疗法则 化痰开窍，清热安神。

方药举例 温胆汤（《三因极一病证方论》）酌加胆南星、石菖蒲、橘红、黄芩。

枳实 竹茹 陈皮 半夏 茯苓 甘草 生姜 大枣

枳实利气行痰；竹茹、胆星、黄芩清热化痰；二陈汤合橘红、姜枣健脾利湿，行气化痰；石菖蒲芳香化浊以开窍。全方共奏化痰开窍、清热安神之功。

【文献摘要】

《陈素庵妇科补解·调经门卷之一》:“经行，因事暴怒，气逆而厥。怒伤肝，肝藏血，因而崩注。但和肝气，清肝火，养肝血，则病自愈。宜柴胡抑肝散。”“经行，卒遇惊恐，因而胆怯，神志失守，经血忽闭，面青筋搐，口吐涎沫。此缘惊则气乱，恐则气结故耳。宜用温胆汤。”

【科研思路】

基于经前期综合征的表现以中医的肝郁证候群为主，而疏肝药治疗该病的疗效已经得到肯定，该病的科研可从以下进行思考：

1. 本着肝司血海的观点，紧扣月经周期气血盈亏的自然规律和经行前后血海血气急骤变化的生理特点，以疏肝调经、和血理气为治疗原则，进行该病的临床研究。

2. 摸索直接导致性激素水平发生异常或比例失调的造模方法，复制经前期综合征的动物模型，研究经前肝郁证候周期性出现的体内因素。

3. 分析经前同样刺激条件下出现肝郁和不出现肝郁的动物的脑单胺类神经递质变化，探索先天因素在后天发病或容易发病中的固有影响。

【现代研究】

对本病机制研究，确切病因尚未定论，可能与精神社会因素、卵巢激素失调以及神经递质异常有关。有关经前期综合征（PMS）现代研究，耿燕楠等认为，经前期综合征的肝气逆证模型大鼠所出现的下丘脑和顶区皮质雌激素 α 受体蛋白表达下调，以经前平颗粒干预后可改变异常下调状态［耿燕楠，等．中药新药与临床药理，2010，9（21）：5］；冯玉等研究认为，经前舒颗粒有可能通过上调海马和下丘脑中 5HT（5 羟色胺）的表达，从而发挥其抗抑郁作用［冯玉，等．经前舒颗粒对经前期综合征肝气郁证大鼠海马和下丘脑 5-羟色胺转运体表达的影响．中国实验方剂学杂志，2011，7（17）：14］，田园等研究认为，γ 氨基丁酸 A 受体（GABAAR）β 2 亚基蛋白分布异常，蛋白、mRNA 表达上调可能是 PMS 肝气逆证发病中枢机制之一［田园，等．白香丹胶囊对经前期综合征肝气逆证大鼠下丘脑 GABAARβ 2 亚基分布及表达的影响．山东中医杂志，2010，7（29）：7］。

【思考题】

1. 何谓经行情志异常？

2. 经行情志异常常见证型、治疗法则和代表方剂是什么？

（徐晓宇）

第二十节　经行口糜

【概说】

每值经前或经期，口舌糜烂、生疮者，称为“经行口糜”。

本病以口舌、牙龈等处的糜烂或疮疡周期性发生于经前或经期为特点。病灶随经净而能自愈或基本痊愈。

本病文献记载甚少，自《中医妇科学》第五版教材，根据临床实际的存在，对本病始有系统论述。

【病因病机】

发病机理主要是火热内蕴，值月经期冲脉气盛，气火上逆，灼伤口舌而致，常见分型有阴虚火旺和胃中积热。

（一）阴虚火旺

素体阴虚，阴分不足，或忧思过度，营阴暗耗，或热性病后，阴津耗损，阴虚火旺，经前或经期冲气偏盛，冲气夹虚火上炎，灼伤口舌，致口舌生疮、糜烂。

素体阴分不足
忧思营阴暗耗　}阴虚火旺→经行冲气旺盛→冲气夹虚火上炎→灼伤口舌→口舌糜烂
热病伤津耗损

（二）胃中积热

嗜食辛辣香燥，或膏粱厚味，胃中蕴热。经前或经期冲气偏盛，冲气夹胃热上逆，热灼口舌，致口舌生疮、糜烂。

嗜食辛辣
膏粱厚味　}胃中蕴热→经期冲脉气盛→冲气夹胃热上逆→灼伤口舌→口舌糜烂

【诊断与鉴别诊断】

（一）诊断

❶ **病史**　劳累过度，睡眠不足或热性病史。

❷ **症状**　经前或经期在舌体、齿龈、颊部或口唇等部位黏膜，发生基底部潮红，表面被覆白色膜状物的痛性溃疡，严重时可因溃疡疼痛而影响进食；月经过后，溃疡自然愈合，下次经期有复发。

（二）鉴别诊断

与狐惑病鉴别 狐惑病与西医学的白塞病相似。白塞病是以虹膜睫状体炎、滤泡性口腔溃疡、急性女阴溃疡为主要特征，非特异性皮肤过敏反应阳性有助诊断，发作时，实验室检查可有白细胞中度增加，红细胞沉降率加快等血液生化改变。经行口糜的溃疡病仅发生在口腔内，且与月经周期相关，实验室检查无明显异常改变。

【辨证论治】

本病以热证为主，或因虚热，或因实热。治疗总以清热泻火为原则，具体治疗上或滋阴泻火，或清热泻火。

（一）阴虚火旺证

主要证候 经前或经期，口舌生疮，糜烂疼痛，五心烦热，颧红潮热，口燥咽干，失眠多梦，月经量少，色鲜红，舌红，苔少，脉细数。

证候分析 素体阴虚火旺，经前冲气偏盛，冲气夹虚火上炎，灼伤口舌，故口舌生疮，糜烂，疼痛；阴虚内热，故五心烦热，颧红潮热；虚火内扰心神，故失眠多梦；阴虚津亏，不能上承，故口燥咽干；虚火伏于冲任，阴亏血少，血被热灼，故月经量少，色鲜红。舌红，苔少，脉细数，也为阴虚内热之象。

治疗法则 滋阴清热，凉血泻火。

方药举例 知柏地黄丸（《医宗金鉴》）酌加麦冬、五味子。

知母　黄柏　熟地黄　山茱萸　山药　茯苓　泽泻　牡丹皮

若胃火伤阴者，症见经行口糜，牙龈肿痛，或牙龈出血，烦热口渴，大便燥结，舌红苔干，脉细滑而数。治宜滋阴清胃火，方用玉女煎（《景岳全书》）。

（二）胃中积热证

主要证候 经前或经期，口舌生疮，糜烂疼痛，口气秽臭，口渴饮冷，大便秘结，月经色红质稠黏。舌红，苔黄厚，脉滑数。

证候分析 口为胃之门户，胃热本盛，经前冲气偏盛，冲气夹虚火上炎，灼伤口舌，故口舌生疮，糜烂疼痛，口气秽臭；胃热伤津，故口渴喜饮，大便秘结；月经色红质稠，舌红，苔黄厚，脉滑数，也为胃中积热之征。

治疗法则 清胃泻火。

方药举例 凉膈散（《太平惠民和剂局方》）。

大黄　朴硝　栀子　黄芩　连翘　淡竹叶　甘草　薄荷

若烦渴引饮者，加石斛、麦冬、天花粉以生津止渴。

若兼脾经湿热者，症见口唇疱疹，口舌糜烂，纳食不香，脘腹胀满，大便泄泻，苔黄腻，脉濡缓，治宜清热利湿，芳香醒脾，方用甘露消毒丹（《温热经纬》）。

滑石　茵陈　黄芩　射干　石菖蒲　川贝母　木通　藿香　连翘　薄荷　白豆蔻

【现代研究】

王艳霞认为，经行口糜多半是虚火上炎所致，拟肝肾同治阴阳双补法治疗经行口糜40例，总有效率97.37%［王艳霞.肝肾同治阴阳双补法治疗经行口糜.辽宁中医杂志，2004，31（6）：485］。

【思考题】

何谓经行口糜？

（徐晓宇）

第二十一节　经行瘖癗

【概说】

每值经前或经期，皮肤起红色疹块，瘙痒异常者，称“经行瘖癗”。又称“经行风疹块”。

本病以体表突发红色疹子或团块，伴随月经周期而出现为特点。其疹子或团块随经行、经净而逐渐减轻并消失，一般不留痕迹，也无脱屑现象。

本病历代医家论述较少，《杂病广要·调经》：“妇人血气，或通身痒，或头面痒，如虫行皮中，缘月水来时为风所吹。”历代各家对隐疹瘙痒有所论述，但未明确与月经的关系。《女科百问·目上》：“身瘙痒者，是体虚受风，风入腠理，与血气相搏而俱往来，在皮肤之间，邪气散而不能冲击为痛，故但瘙痒也。”《妇人大全良方·卷之四》：“《局方》治妇人时发遍身瘙痒，或赤肿瘾疹，五心烦热，血风攻疰。与人参荆芥散、消风散、四物汤加荆芥煎。”这些论述可作为本病的治疗参考。

【病因病机】

本病的主要机理是经期阴血下泄，血虚生风，风动则痒；或经行腠理不实，风热之邪侵袭，与血气相搏，表卫不固，乘虚而入，搏于肌腠。

（一）血虚

素体血虚，或久病伤血。经期阴血下注冲任，随经去，阴血更虚。血虚生风，风动则痒，扰于腠理，搏于肌肤，遂致风疹、团块。《杂病广要·身痒》："经曰，诸痒为虚。血不荣肌腠，所以痒也。"

素体血虚 久病伤血 } 阴血更虚→血虚生风→风扰腠理→搏于肌肤→风疹团块
经行阴血 下注冲任 }

（二）风热

素体阳盛，或嗜食辛辣之品，血分蕴热，经行阴血下注冲任，机体阴分不足，腠理不实，风热之邪乘虚而入，搏于腠理肌肤之间，遂发风疹团块。《女科百问·目上》："身瘙痒者，是体虚受风。风入腠理，与血气相搏而俱往来在皮肤之间，邪气散而不能冲击为痛也，故但瘙痒也。"

素体阳盛 血分蕴热 } 阴分不足→腠理不实→风热乘虚而入→搏于肌肤→风疹团块
经行阴血 下注冲任 }

【诊断与鉴别诊断】

（一）诊断

❶ **病史** 素体表虚或血虚，或有久病失血的病史，或嗜食辛辣之品，或系过敏体质。

❷ **症状** 经前或经期皮肤起团块、风疹，色红或不红，瘙痒难忍，经后自消。

❸ **检查** 或有贫血的化验室指标，或有过敏体质的特征。

（二）鉴别诊断

❶ **与皮肤科疾病鉴别** 根据风疹、风团与月经周期的密切关系，可以进行鉴别。

❷ **与药物、食物过敏，或织物上的致敏物所致痒症鉴别** 通过服药史，进食内容及衣物使用的追询，可以与经行瘖瘤鉴别。

【辨证论治】

本病有虚证和实证之分。治疗以消风止痒为大法，虚证养血祛风，实证疏风清热。

（一）血虚证

主要证候 经行肌肤风疹团块，入夜尤甚，肌肤少泽，头晕眼花，失眠怔忡，月经量少，色淡质稀，面色无华。舌淡，苔薄，脉细无力。

证候分析 素体阴血不足，经前气血下注，经时气血外泄，阴血更虚，血虚生风，故风块瘙痒，入夜尤甚；血虚不荣头面、肌肤，故面色无华，肌肤少泽；阴血不能上荣清窍，故头晕眼花；血虚心失所养，故失眠怔忡；阴血不足，冲任血少，血海满溢不多，故月经量少，色淡质稀；舌质淡，苔薄，脉细无力，为血虚之征。

治疗法则 养血祛风，润燥止痒。

方药举例 当归饮子（《证治准绳》）。

当归 川芎 白芍 生地黄 何首乌 黄芪 白蒺藜 防风 荆芥 甘草

方中四物、何首乌养血和血润燥；黄芪、甘草益气生血，固表祛邪；白蒺藜、防风、荆芥祛血中之风以止痒。全方共奏养血祛风止痒之效。

若风疹团块，痒甚难眠者，酌加蝉蜕、生龙齿；月经错后，量少者，酌加鸡血藤、山药、山茱萸。

（二）风热证

主要证候 经行肌肤风疹团块，疹色焮红，瘙痒异常，感风遇热其痒尤甚，口干喜饮，尿黄便结，舌红，苔黄，脉浮数。

证候分析 风热搏于肌肤腠理之间，经前冲气偏盛，气热相加，血热风动，故风疹团块骤起，疹色焮红，瘙痒异常，感风遇热疹痒更甚；热伤阴津，故口干喜饮，尿黄便结。舌红，苔黄，脉浮数也为风热之征。

治疗法则 疏风清热，调经止痒。

方药举例 消风散（《外科正宗》）。

荆芥 防风 牛蒡子 蝉蜕 苦参 胡麻仁 当归 生地黄 生知母 石膏 苍术 生甘草 木通

方中知母、石膏、生地黄清热凉血；荆芥、防风、牛蒡子、蝉蜕疏风止痒；苦参、苍术清热除湿止痒；胡麻仁、当归养血润燥；木通、甘草清火；甘草解毒、调和诸药。全方共奏疏风清热，润燥止痒之效。

【文献摘要】

《诸病源候论·妇人杂病诸侯》：“风瘙痒者，是体虚受风，风入腠理，与血气相搏，而俱往来在于皮肤之间。”

《杂病广要·身痒》：“经曰，诸痒为虚。血不荣肌腠，所以痒也。当以滋补药以养阴血，血和肌润，痒自不作矣。”

【科研思路】

现代医学认为本病为经前期综合征的一部分，经前皮肤血管扩张或代谢加快可加重皮肤瘙痒症状。目前研究发现月经疹与黄体酮、雌激素密切相关。经前雌激素水平降低，皮脂溢出加重经期痤疮；黄体酮代谢引起自身免疫反应。1921年Geber首先阐明经前或经期发疹的生理病理变化且证明月经周期雌激素水平变化可加重皮肤病周期性变化。1964年Shelly等提出自身免疫性黄体酮皮炎在黄体酮阶段可出现复发性皮疹，如多形红斑、湿疹、荨麻疹等。Mayou等又提出自身免疫性雌激素可加重皮肤病皮疹，此为现代医学对于月经疹的病理变化的研究。王黎等通过HeNe激光照射内分泌耳穴协同治疗以兴奋内分泌调节，进而达到治疗月经疹的目的，说明内分泌与本病的发生关系密切。

【现代研究】

经行风疹，又叫经行瘾疹。本病特点为每月行经前或行经期间或月经将净时，症见皮肤瘙痒，搔之起疹如粟或起团起块，周身皮肤可出现红色或苍白色疹块、风团，发无定处，时隐时现，瘙痒异常，消退后不留痕迹，每月随月经周期反复发作，病情迁延数月以上。

中医认为，风疹的发生与“风”“血”关系密切，故临床上治疗本病多以治血祛风为则。李凌采用疏风养血、清热除湿的消风散加减，风疹团块范围缩小，瘙痒减轻［李凌.经行风疹的中药周期性治疗.中华中医药杂志，2012，27（2）：406］。张秋枫运用四物玉屏汤加味，对16例（经前出现风疹块2例，经前经期皆出现9例，只在行经期出现5例）经行风疹块患者进行辨证治疗，治疗1个疗程后，痊愈12例，好转3例，无效1例，总有效率为93.75%［张秋枫.四物玉屏汤加味治疗经行风疹块.山东中医药杂志，1999，18（7）：333］。

【思考题】

何谓经行痞瘤？

（李娜）

第二十二节　经断前后诸证

【概说】

妇女在绝经前后，出现烘然而热，面赤汗出，烦躁易怒，失眠健忘，精神倦怠，头晕目眩，耳鸣心悸，腰背酸痛，手足心热，或伴有月经紊乱等与绝经有关的症状，称“经断前后诸证”，又称“绝经前后诸证”。

本病证候常参差出现，发作次数和时间无规律性，病程长短不一，短者数月，长者可迁延数年以至十数年不等。

本病文献中记载甚少，其症状散见于“年老血崩”“年老经断复来”“脏躁”“百合病”等病证中，现代妇科专著如《哈荔田妇科医案医话选》《裘笑梅妇科临床经验选》《百灵妇科》等中均有专篇论述。《中医妇科学》第二版教材对本病进行了系统论述。

西医学围绝经期综合征，或双侧卵巢切除或放射治疗后双侧卵巢功能衰竭出现围绝经期综合征表现者，可参照本病辨证治疗。

【病因病机】

本病的发生与绝经前后的生理特点有密切关系。妇女于49岁前后，肾气由盛渐衰，天癸由少渐至衰竭，冲任二脉也随之衰少，在此生理转折时期，受内、外环境的影响，如素体阴阳有所偏衰，素性抑郁，宿有痼疾，或家庭、社会等环境改变，易导致肾阴阳失调而发病。

“肾为先天之本”，又“五脏相移，穷必及肾”，故肾阴阳失调，每易波及其他脏腑，而其他脏腑病变，久则必然累及于肾，故本病之本在肾，常累及心、肝、脾等多脏、多经，致使本病证候复杂。常见的分型有肾阴虚和肾阳虚。

（一）肾阴虚

肾阴素虚，精亏血少，经断前后，天癸将竭，精血衰少；或忧思不解，积念在心，营阴暗耗；或房事不节，精血耗伤，肾阴更虚，真阴亏损，冲任衰少，脏腑失养，遂致经断前后诸证。

肾阴素虚
忧思积念 } 精血耗伤→真阴亏损→冲任衰少→脏腑失养→经断前后诸证
房事不节

（二）肾阳虚

素体肾阳虚衰，经断前后，肾气更虚；或房事不节，损伤肾气，命门火衰，冲任失调，脏腑失于温煦，遂致经断前后诸证。

肾阳素衰
房事不节 } 肾阳不足→命门火衰→冲任失调→脏腑失煦→经断前后诸证

【诊断】

❶ **病史** 发病年龄多在45～55岁，若在40岁以前发病者，应考虑为"卵巢早衰"。要注意发病前有无工作、生活的特殊改变。有无精神创伤史及双侧卵巢切除手术或放射治疗史。

❷ **症状** 最早出现的症状为月经紊乱、潮热、汗出和情绪改变。月经紊乱表现为月经频发、月经稀发、不规则子宫出血、闭经；潮热从胸前开始，涌向头部、颈部和面部，继而出汗，汗出热退，这个过程持续时间长短不定，短者数秒，长者数分钟，每日发作次数也没有规律；情绪改变表现为易激动，烦躁易怒，或无故悲伤啼哭，不能自我控制。此外，尚有头晕头痛，失眠心悸，腰酸背痛，阴道干燥灼热，阴痒，尿频急或尿失禁，皮肤瘙痒等症状。

❸ 检查

（1）**妇科检查** 晚期可有阴道、子宫不同程度的萎缩，宫颈及阴道分泌减少。

（2）**实验室检查** 阴道脱落细胞涂片检查显示雌激素水平不同程度的低落，血清垂体促卵泡生成素（FSH）水平增高而雌二醇（E_2）水平下降，对本病的诊断有参考意义。

【辨证论治】

辨证以肾阴阳之虚为主，治疗以调治肾阴阳为大法，若涉及他脏者，则兼而治之。

（一）肾阴虚证

主要证候 经断前后，头晕耳鸣，腰酸腿软，烘热汗出，五心烦热，失眠多梦，口燥咽干，或皮肤瘙痒，月经周期紊乱，量少或多，经色鲜红，舌红，苔少，脉细数。

证候分析 经断前后，天癸渐竭，肾阴不足，精血衰少，髓海失养，故头晕耳鸣；腰为肾府，肾主骨，肾之精亏血少，故腰酸腿软；肾阴不足，阴不维阳，虚阳上越，故烘热汗出；水亏不能上制心火，心神不宁，故失眠多梦；肾阴不足，阴虚内热，津液不足，故五心烦热，口燥咽干；精亏血少，肌肤失养，血燥生风，故皮肤瘙痒；肾虚天癸渐竭，冲任失调，血海蓄溢失常，故月经周期紊乱，经量少或多，色鲜红。舌红，苔少，脉细数，也为肾阴虚之征。

治疗法则 滋肾益阴，育阴潜阳。

方药举例 六味地黄丸（《小儿药证直诀》）酌加生龟甲、生牡蛎、石决明。

熟地黄　山药　山茱萸　茯苓　牡丹皮　泽泻

若肾水不足，不能上济心火，以致心肾不交者，症见：心烦失眠，心悸易惊，甚至情志失常，头晕健忘，腰酸乏力，舌红，苔少，脉细数。治宜滋阴补血，养心安神，方用天王补心丹（《摄生秘剖》）。

人参　玄参　当归身　天冬　麦冬　丹参　茯苓　五味子　远志　桔梗　酸枣仁　生地　朱砂　柏子仁

若肾阴亏，水不涵木致肝肾阴虚者，症见：头晕耳鸣，两胁胀痛，口苦吞酸，外阴瘙痒，舌红而干，脉弦细。治宜滋肾养肝，方用一贯煎（《柳州医话》）。

沙参　麦冬　当归　生地黄　川楝子　枸杞子

若肝肾阴虚甚，以致肝阳上亢者，症见：眩晕头痛，耳鸣耳聋，急躁易怒，面色红赤，舌红，苔薄黄，脉弦劲有力。治宜育阴潜阳，镇肝熄风，方用镇肝熄风汤（《医学衷中参西录》）。

怀牛膝　生赭石　生龙骨　生牡蛎　生龟甲　白芍　玄参　天冬　川楝子　生麦芽　茵陈　甘草

若情志不遂，以致肝郁化热者，症见：头晕目眩，口苦咽干，心胸烦闷，口渴饮冷，便秘溲赤，舌红，苔黄，脉弦数。治宜疏肝解郁清热，方用丹栀逍遥散（方见月经先期）。

（二）肾阳虚证

主要证候　经断前后，头晕耳鸣，腰痛如折，腹冷阴坠，形寒肢冷，甚者冷汗淋漓，小便频数或失禁，带下量多，月经不调，量多或少，色淡质稀，精神萎靡，面色晦暗，舌淡，苔白滑，脉沉细而迟。

证候分析　经断前后，肾气渐衰。肾主骨生髓，腰为肾府，肾虚则髓海、外府失养，故头晕耳鸣，腰酸腿软；肾阳虚下焦失于温煦，故腹冷阴坠；阳虚甚，卫表不固，故致冷汗淋漓；膀胱气化失常，关门不固，故使小便频数或失禁；气化失常，水湿内停，下注冲任，损伤带脉。约固无力，故带下量多；肾阳虚冲任失司，故月经不调，量多或少；血失阳气温化，故色淡质稀；肾阳虚命火衰，中阳不振，故形寒肢冷，精神萎靡；肾主黑，肾阳虚肾水上泛，故面色晦暗。舌淡，苔白滑，脉沉细而迟，也为肾阳虚衰之征。

治疗法则　温肾壮阳，填精养血。

方药举例　右归丸（方见崩漏）。

若肾阳虚不能温运脾土，致脾肾阳虚者，症见：腰膝酸痛，食少腹胀，四肢倦怠，或四肢浮肿，大便溏薄，舌淡胖，苔薄白，脉沉细缓。治宜温肾健脾，方用健固汤酌加补骨脂、巴戟天、山药。

若肾阴阳俱虚者，症见：时而畏寒恶风，时而潮热汗出，腰酸乏力，头晕耳鸣，五心烦热，舌淡，苔薄，脉沉细。治宜补肾扶阳，滋肾养血，方用二仙汤（《中医临床方剂手册》）酌加生龟甲、女贞子、补骨脂。

仙茅　淫羊藿　当归　巴戟　黄柏　知母

方中仙茅、淫羊藿、巴戟、补骨脂补肾扶阳；生龟甲、女贞子、当归滋肾养血；知母、黄柏滋肾阴而泻相火。全方肾阴阳双补，使肾阴肾阳恢复平衡，经断前后诸证自能向愈。

【文献摘要】

《哈荔田妇科医案医话选》："女子到绝经年龄，由于肾气衰，天癸竭，全身机能相对减弱，只是本病发生的一个内在条件，而发病与否也还与某些人的特异体质、精神状态、生活环境等因素有关。因此，本病的发生主要由于患者禀赋不充，或久病失养，兼之七情所伤，饮食失节，劳倦失度，或外邪侵扰等因素，从而导致脏腑功能失和，进一步损伤冲任二脉的结果……"

"对于更年期综合征的治疗要以调冲任为本，而调冲任又当调脏腑、和气血，其中尤须注重肝、脾、肾三脏。因肝主藏血，为女子之先天，肾主藏精，为精血之根本；脾主运化，为气血生化之源泉。三脏功能调和，则气血自滋，冲任自调，诸病不起。"

【科研思路】

经断前后诸证相当于西医学围绝经期综合征及双侧卵巢切除或放射治疗后双侧卵巢功能衰竭者，因其为常见病、多发病，中西学者对围绝经期综合征进行了多方面的研究，因围绝经期卵巢分泌雌激素下降，伴有中枢神经系统和免疫功能的衰退，故多从神经内分泌免疫网络进行研究。可从血清雌二醇（E_2）、尿促卵泡素（FSH）、黄体生成激素（LH）、催乳素（PRL）、睾酮（T）、白细胞介素 -2（IL-2），脂质过氧化物（LPO）、超氧化物歧化酶（SOD）、T 淋巴细胞 CD 亚群、L- 色氨酸、5- 羟色氨酸及尿儿茶酚胺、17 羟皮质类固醇、尿钙及尿羟脯氨酸等方面研究。

【现代研究】

更年期一词目前统一称围绝经期。围绝经期指 40 岁以后任何时期开始有内分泌、生物及临床表现至停经后 12 个月。绝经后期指最终月经后的时期，判定绝经需在停经 12 个月，且已属绝经年龄（40 岁以上）方可称为绝经。

有学者总结为本病以肾虚为本，肝郁为标，与心脾两虚相关，诸脏虚衰、瘀虚互结发之[马学竹，等.围绝经期综合征中医治疗研究进展.世界中西医结合杂志，2016，11（9）:1329-1331]。有学者应用柴胡加龙骨牡蛎汤（柴胡、龙骨、黄芩、生姜、人参、桂枝、茯苓、牡蛎、半夏、大枣）加减治疗经断前后诸证，若烘热自汗加白芍药；若心烦多怒加栀子、竹叶；若少寐多梦加黄连、阿胶；胸闷加瓜蒌、薤白；若头晕健忘加熟地黄、白芍药；若倦怠乏力加黄芪。临床疗效满意[王晓滨，等.柴胡加龙骨牡蛎汤加减治疗经断前后诸证的临床观察.中医药学报，2010，38（2）：125-126]。运用调补肝肾法为主要治疗原则，治疗同时注意宁心安神，随症治之，以调更汤（淫羊藿、巴戟天、女贞子、生龙骨、生牡蛎、白芍药、知母等）为基本方进行加减，并结合心理疏导取得良好疗效[陈华，等.调补肝肾法治疗更年期综合征临床体会.辽宁中医杂志，2010，37（4）：654-655]。辨证分型为肾阴虚证、肾阳虚证、心脾两虚、心肾不交、肝郁气滞、痰瘀交阻6型[鲁雅娟.中医治疗围绝经期综合征的分型探讨与名家经验.中华中医药学刊，2012，30（3）：610-612]。有学者以“三穴六针”治疗围绝经期综合征，取双侧神门、足三里、三阴交，行平补平泻法，分别治疗2～5个疗程（3日为1个疗程），平均治疗3个疗程，总有效率93.94%[陈成巧，等.三穴六针治疗更年期综合征33例.浙江中西医结合杂志，2005，15（4）：249-250]。

肾为先天之本，经水之源，故治疗更年期综合征从调整肾阴阳为大法。巫协宁等用六味地黄丸与中国H_3（CH_3）治疗更年期综合征，治疗结果两者的有效率和显效率相似，但CH_3组血清FSH、LH和E_2水平均无明显变化，而六味地黄丸组治疗后，表明该药能增加E_2水平，并反馈地降低FSH水平[巫协宁，等.中国H3与六味地黄丸治疗更年期综合征的疗效比较.中西医结合杂志，1986，6（6）：336-337]。谈勇等运用补肾宁心法，对108例（阴虚证者90例，阳虚证者18例）更年期综合征患者进行辨证治疗，两组治疗前后血清FSH、LH、E_2水平对比，阴虚证组E_2水平明显上升，FSH水平下降；阳虚证组E_2水平亦上升，但FSH未改善。说明阴虚型是本病的最基本证型[谈勇，等.108例更年期综合征从心肾论治的临床总结.中医杂志，1987，5（16）：33-35]。王大增等对144例心肝火旺型更年期综合征患者，采用清心平肝法治疗，汤剂组有效率91.3%，药片组有效率为80.3%，实验室检查，表明本方对血清FSH、LH、E2无明显影响，但外周儿茶酚胺浓度下降，由于自主神经功能活动的改善，因而能改善更年期综合征的临床症状[王大增，等.清心平肝法治疗更年期综合征.中医杂志，1989，1（15）：30-32]。俞瑾等应用补肾清肝泻心法配制更年春治疗更年期综合征。临床疗效达92%以上，患者血E_2水平无明显变化，而血清 FSH、LH 水平下降明显，总 T 淋巴细胞和 Th 淋巴细胞比例均升高，IL-2 活性升高尤为明显［俞瑾，等.更年春治疗更年期综合征的临床和药理研究——对神经生殖内分泌免疫网络的调节.生殖医学杂志，2000，9（5）：266-271］。张雅萍等应用坤宁安丸治疗更年期综合征，临床症状明显改善，患者雌激素水平、T 淋巴细胞 CD 亚群、IL-2 活性回升接近正常更年期妇女水平，改善更年期综合征患者的症状［张雅萍，等.坤宁安丸对更年期综合征患者生殖内分泌—免疫功能的影响.中医药信息，2001，18（3）：52-54］。

【思考题】

1. 经断前后诸证发病机制是什么？

2. 经断前后诸证常见证型、治疗法则及代表方剂是什么？

（李娜）

第二十三节　经断复来

【概说】

妇女自然绝经 2 年以上，又见阴道流血者，称“经断复来”。又称“年老经水复行”。

本病特点是出血量少，或为持续性流血，或间歇性流血，或如经期出血。本病须经病理学检查确定其良性或恶性病变，以指导治疗。

本病始见于《女科百问·目上》：“妇人卦数已尽，经水当止而复行者，何也……七七则卦数以终……或劳伤过度，喜怒不时，经脉虚衰之余，又为邪气攻冲，所以当止而不止也。”其后各家对本病间有论述。《医宗金鉴·妇科心法要诀》：“妇人七七四十九岁时，天癸竭，地道不通，当月水不下。若月水不断，不见他证，乃血有余，不可用药止之。若已断，或一年或三五年复来者，当审其有故无故，是何邪所干，随证医治也。”

西医学绝经后出血可参照本病辨证治疗。若由生殖道恶性病变引起者，应予手术或放、化疗等。

【病因病机】

、 妇女49岁前后，肾气虚，天癸竭、太冲脉衰少，地道不通，故经水断绝，若素体气阴两虚，邪气内伏，致冲任不固，则可发生本病。常见的分型有气虚、阴虚、血热和血瘀。

（一）气虚

天癸已竭之年，素体虚弱，或饮食失节，或劳倦过度，损伤脾气，中气不足，冲任不固，血失统摄，致经断复来。《陈素庵妇科补解·调经门卷之一》："全书 妇人七七则天癸绝，今过期仍来……然血来甚，如崩败者，是气虚不能摄血。"

素体虚弱
饮食失节
劳力过度 } 损伤脾气→中气不足→冲任不固→血失统摄→经断复来

（二）阴虚

素体阴虚，早婚多产，房事不节；天癸已竭之年，忧思过度，营阴暗耗，阴虚内热，热扰冲任，迫血妄行，以致经断复来。

素体阴虚
早婚多产
房事不节
忧思过度 } 精血亏虚→阴虚内热→热扰冲任→迫血妄行→经断复来

（三）血热

素体阳盛，或过食温燥之品；天癸已竭之年，或感受热邪，或怒动肝火，火热内蕴，损伤冲任，迫血妄行，以致经断复来。《医宗金鉴·妇科心法要诀》："妇人七七四十九岁后，天癸不行，若止而复来……因血热者，宜芩心丸。"

素体阳盛
过食温燥
感受热邪
怒动肝火 } 火热内蕴→损伤冲任→迫血妄行→经断复来

（四）血瘀

天癸已竭之年，体虚气弱，血行不畅；或情志内伤，肝气郁结，气滞血瘀；或感受外邪，与血搏结，瘀血内停，瘀阻冲任，损伤胞脉胞络，以致经断复来。

体虚气弱　血行不畅
情志内伤　气滞血瘀　} 瘀血内停→瘀阻冲任→损伤胞脉胞络→经断复来
感受外邪　邪与血结

【诊断】

本病多属良性病变，但恶性病变占相当比例，因而必须明确出血属良性或恶性，对指导治疗有重要意义。

❶ **病史**　有早婚、多产、乳众史，或情志所伤，注意询问既往月经情况，绝经年龄，绝经后有无白带增多以及白带有无异臭味，有无性交出血史及癥瘕病史。

❷ **症状**　自然绝经 1 年后发生阴道出血，出血量多少不一，持续时间长短不定，部分患者白带增多，呈血性或脓血样，有臭味，或伴有下腹痛，下腹部包块，低热等。若出血反复发作，或经久不止，或伴腹胀，消瘦等要注意恶性病变。

❸ 检查

（1）**妇科检查**　注意阴道流血及分泌物性质，有无大量浆液性、脓性或米汤样恶臭白带，或脓血样物。宫颈是否光滑，有无糜烂、菜花样、凹陷性溃疡或息肉状赘生物等，子宫体是否萎缩，有无增大或结节、压痛等，附件有无包块、压痛等。

绝经 1 年以上，生殖器有不同程度萎缩，宫颈口有血液或血性分泌物流出，无臭味，说明出血来自宫腔，且多为良性病变；宫颈有改变，且有大量排液，或脓血样分泌物，有恶臭味，应注意除外子宫颈癌；子宫增大无压痛且出血反复发作，应注意子宫肉瘤、子宫内膜癌等恶性病变；附件有包块，则可能为卵巢颗粒细胞瘤或卵泡膜细胞瘤。腹部肿瘤伴腹水者多为恶性病变；晚期恶性肿瘤可伴恶病质状态。

（2）**实验室检查**　红细胞沉降率明显增高，碱性磷酸酶、乳酸脱氢酶或转氨酶的升高多见于恶性肿瘤；血清 E_2 水平升高多提示卵巢存在分泌性激素肿瘤。宫颈刮片巴氏Ⅲ～Ⅳ级常见于宫颈癌。CA125、CA199 等相关检查。

（3）**其他检查**　出血来自宫颈组织，可在阴道镜的指引下行宫颈组织检查；宫腔出血者常规行诊断性刮宫，或分段刮宫，刮出物全部送病理检查；子宫体增大或盆腔包块者，下腹 B 超扫描有助于诊断。

【辨证论治】

本病有虚证、有实证，也有虚实夹杂之候，当以出血的量、色、质、气味及全身证候综合分析，同时参考各种检查结果，辨明证属良性或恶性。一般年龄愈大，出血时间愈长，反复发作，下腹部肿块增长速度快，伴腹水、恶病质体质者，恶性病变的可能性愈大。治疗首分良性恶性，良性者当以固摄冲任为大法，或补虚或攻邪，或扶正祛邪；恶性者应采用多种方法（包括手术、放疗、化疗）的综合治疗，以提高疗效。

（一）气虚证

主要证候 自然绝经2年以上经水复来，血量较多，色淡质稀，小腹空坠，神疲乏力，气短懒言，面色皖白，舌淡红，苔薄白，脉缓弱。

证候分析 气虚中气下陷，冲任不固，故经水复来，血量较多，小腹空坠；气虚脾弱生化之源不足，故流血色淡质稀；中气不足，故神疲乏力，气短懒言；中阳不振，则面色皖白。舌淡红，苔薄白，脉缓弱，也为气虚之征。

治疗法则 补气养血，固冲止血。

方药举例 安老汤（《傅青主女科》）。

人参 黄芪 白术 当归 熟地黄 山茱萸 阿胶 黑芥穗 香附 木耳炭 甘草

方中人参、黄芪、白术补中益气，固摄止血；熟地黄、阿胶、当归养血止血；山茱萸收涩止血；香附理气，与补气养血药同用，使补而不滞；黑芥穗，木耳炭黑以制红，加强止血之力。全方以补气固冲摄血治本，养血止血治标，标本同治，故可收止血之功。

（二）阴虚证

主要证候 自然绝经2年以上经水复来，量不多，色鲜红，五心烦热，两颧潮红，夜睡不宁，咽干口燥，阴中干涩或灼热疼痛，皮肤或外阴瘙痒，大便燥结，舌红，苔少，脉细数。

证候分析 阴虚内热，热扰冲任，迫血妄行，故经水复来；阴虚血少，血为热灼，故量不多而色鲜红；阴虚于下，阳浮于上，故两颧潮红；阴虚内热，虚火内扰心神，故五心烦热，夜睡不宁；阴虚津亏，故咽干口燥，大便燥结；肝经绕阴器，肾司二阴，肝肾阴虚，精血不足，外阴失养故外阴瘙痒，阴中干涩，灼热疼痛；阴虚血燥，血虚生风，风动则痒，故皮肤瘙痒。舌红，苔少，脉细数，也为阴虚之象。

治疗法则 滋阴凉血，固冲止血。

方药举例 清血养阴汤（方见经期延长）。

若出血期间，酌加生龟甲、生龙骨、阿胶；皮肤、外阴瘙痒甚者，酌加白蒺藜、荆芥、何首乌；大便燥结者，酌加胡麻仁、柏子仁。

（三）血热证

主要证候 自然绝经2年以上经水复来，色深红，质稠，带下增多，色黄，有臭味，口苦口干，小便短赤，大便秘结，舌红，苔黄，脉弦滑。

证候分析 热伤冲任，迫血妄行，故经水复来；血被热灼，故血色深红，质稠；热灼伤津，故口苦咽干，小便短赤，大便秘结；热毒灼伤胞脉，故带下色黄，有臭味。舌红，苔黄，脉弦滑，也为血热之征。

治疗法则 清热凉血，固冲止血。

方药举例 益阴煎（《医宗金鉴》）酌加生牡蛎、茜根、地榆。

生地黄 知母 黄柏 生龟甲 砂仁 炙甘草

方中生地黄、茜根、地榆清热凉血止血；知母、黄柏滋阴清热泻火；生龟甲、生牡蛎固冲止血；少佐砂仁养胃醒脾，行气宽中。全方清热凉血泻火，血无热迫，冲任自固，血无妄行之弊矣。

若带下量多者，酌加车前子、土茯苓、薏苡仁；出血量多或反复发作，气味腐臭者，酌加白花蛇舌草、七叶一枝花、半枝莲。

（四）血瘀证

主要证候 自然绝经2年以上经水复来，血色紫黯有块，量多少不一，小腹疼痛拒按，或胞中有癥块，舌紫黯，脉弦涩或涩而有力。

证候分析 瘀阻冲任，血不循经，故经水复来，血色紫黯有块，量多少不一；瘀阻胞脉，气血运行不畅，故小腹疼痛拒按；瘀血蓄于胞中，久则聚结成癥，故胞中有块。舌紫黯，脉弦涩，也为血瘀之征。

治疗法则 活血化瘀，固冲止血。

方药举例 当归丸（《圣济总录》）。

当归 芍药 吴茱萸 大黄 干姜 附子 细辛 牡丹皮 川芎 虻虫 水蛭 厚朴 桃仁 桂枝

方中芍药宜用赤芍，桂当用桂枝。当归、赤芍、川芎、桂枝活血祛瘀；虻虫、水蛭祛瘀消积；大黄、牡丹皮、桃仁凉血祛瘀；吴茱萸、干姜、附子、细辛温经散瘀；厚朴行气以助散结之力。全方活血祛瘀，消积化瘀，癥结散，冲任通，血循常道，不致妄行则血能自止。本方攻破力猛，体实而瘀血内结者方可用。

若瘀积化热，症见手足心热，或低热不退，口干渴饮，尿赤便结，舌黯，苔黄而干，脉弦数者，去吴茱萸、干姜、附子、细辛、川芎，加田三七、地榆、贯众；小腹疼痛剧者，加罂粟壳、延胡索；久病体虚，面色苍白，形体羸瘦，气短气促，饮食减少者，去虻虫、大黄，加黄芪、白术、太子参。

【文献摘要】

《傅青主女科·女科上卷》:“妇人有年五十外或六、七十岁忽然行经者，或下紫血块、或如红血淋，人或谓老妇行经，是还少之象，谁知是血崩之渐乎！夫妇人至七七之外，天癸已竭，又不服济阴补阳之药……然经不宜行而行者，乃肝不藏脾不统之故也，非精过泄而动命门之火，即气郁甚而发龙雷之炎，二火交发，而血乃奔矣，有似行经而实非经也。”

《医宗金鉴·妇科心法要诀》:“妇人七七天癸竭，不断无疾血有余，经断复来审其故，邪病相干随证医。”

【科研思路】

经断复来相当于西医学绝经后出血，中西学者对绝经后子宫出血的西医诊断手段首选诊刮，并强调分段诊刮的重要性，同时送病理检查，实验室检查红细胞沉降率明显增高，碱性磷酸酶、乳酸脱氢酶或转氨酶的升高多见于恶性肿瘤；血清E2水平升高多提示卵巢存在分泌性激素肿瘤。宫颈刮片巴氏Ⅲ～Ⅳ级常见于子宫颈癌。

【现代研究】

绝经妇女月经停止1年或1年以上，又再次出现子宫流血，称“经断复来”。又称“年老经水复行”。

绝经后出血首先应辨别良恶性。武步涛用年老经血不调方治疗老年经血不调的经断复来60例，收效颇佳，[武步涛.年老经血不调方治疗老年妇女经断复来.河南中医志，1991，4(11)：45]。杜文欣对166例经断复来患者，均采用宫腔镜，其中中西医结合治疗组常规治疗(口服西药，镜下治疗及手术治疗)，并加服中药治疗。中医治疗组采用传统中医辨证治疗，但对于子宫内膜癌等有手术适应证者，直接手术或镜下治疗，术后采用中医中药辨证治疗。中西医结合治疗组总有效率为89.7%，中医治疗组总有效率为66.2%，[杜文欣.宫腔镜在中西医结合治疗经断复来中的应用研究.天津中医药，2008，25(2)：115-116]。

【思考题】

对经断复来如何进行良性与恶性病变的鉴别诊断？

（李娜）

第九章　带下病

带下病是指带下量明显增多或减少，色、质、气味发生异常，或伴全身、局部症状者，称为“带下病”。

带下病包括带下过多、带下过少。

带下病湿邪为患，其病缠绵，反复发作，不易速愈，而且常并发月经不调、闭经、不孕、癥瘕等疾病，是妇科领域中仅次于月经病的常见病，应予以重视。

带下一词，有广义、狭义之分。广义带下泛指妇产科疾病而言，由于这些疾病都发生在带脉之下，故称为“带下”。《金匮要略方论·妇人杂病脉证并治第二十二》说：“妇人之病，因虚、积冷、结气……经候不匀，冷阴掣痛，少腹恶寒，或引腰脊……或有忧惨，悲伤多嗔，此皆带下。非有鬼神，久则羸瘦，脉虚多寒，三十六病，千变万端……”又如《史记·扁鹊仓公列传》记载：“扁鹊名闻天下，过邯郸，闻（赵）贵妇人，即为带下医。”所谓带下医，即女科医生。

狭义带下又有生理及病理之分。正常女子自青春期开始，肾气充盛，脾气健运，任脉通调，带脉健固，阴道内即有少量白色或无色透明无臭的黏性液体，特别是在经期前后、月经中期及妊娠期量增多，以润泽阴户，防御外邪，此为生理性带下。《沈氏女科辑要笺正·卷上》引王孟英说：“带下，女子生而即有，津津常润，本非病也。”若带下量明显增多，或色、质、气味异常，即为带下病。临床上以白带、黄带、赤白带为常见。但也有带下过少者，常与月经过少、闭经等疾病相伴，故不予赘述。

本病始见于《黄帝内经》，如《素问·骨空论》说：“任脉为病……女子带下瘕聚。”其后各家对本病的病因病机证治多有论述。《诸病源候论·卷三十七》：“带下病者，由劳伤血气，损伤冲脉任脉，致令其血与秽液兼带而下也。”并记载青、黄、赤、白、黑五色名候，分别以带色配五脏论述其病机及病位。《医学心悟·第五卷妇人门》：“带下之症，方书以青、黄、赤、白、黑，分属五脏，各立药方。其实不必拘泥，大抵此证不外有湿……夫带证似属寻常，若崩而不止，多至髓竭骨枯而成损。治此者，岂可忽诸！”《女科证治约旨》：“若外感六淫，内伤七情，酝酿成病，致带脉纵驰，不能约束诸脉经，于是阴中有物，淋漓下降，绵绵不断，即所谓带下也。”

带下病以带下增多为主要症状。西医妇科疾病如阴道炎、宫颈炎、盆腔炎及生殖器肿瘤均可见带下量多，应明确诊断后按本病辨证施治，必要时应进行妇科检查及排癌检查，以免贻误病情。

另外也有带下过少者，应属病态，常与月经过少、月经后期、闭经等病证相兼见，其治疗可参照月经过少、月经后期、闭经等病予以补肾填精、或行气化瘀、养血生津药物治疗。

（马宝璋）

第一节　带下过多

【概说】

带下量过多，色质、气味异常，或伴全身、局部症状者，称为“带下过多”，又称“下白物”“流秽物”。

带下过多的特点：带下量明显增多、色、质、气味发生异常，或伴全身、局部症状。带下病乃湿邪为患，其病缠绵，反复发作，不易速愈。

本病始见于《黄帝内经》，如《素问·骨空论》说：“任脉为病……女子带下瘕聚。”其后各家对本病的病因病机证治多有论述。《诸病源候论·卷三十七》：“带下病者，由劳伤血气，损伤冲脉任脉，致令其血与秽液兼带而下也。”并记载青、黄、赤、白、黑五色名候，分别以带色配五脏论述其病机及病位。《女科证治约旨》：“若外感六淫，内伤七情，酝酿成病，致带脉纵驰，不能约束诸脉经，于是阴中有物，淋漓下降，绵绵不断，即所谓带下也。”

西医妇科疾病如阴道炎、宫颈炎、盆腔炎性疾病及生殖良性肿瘤引起的带下过多，可参照本病辨证论治。

【病因病机】

带下过多主要病因是湿邪为患，如《傅青主女科·女科上卷》：“夫带下俱是湿症。”湿有内外之别。外湿指外感之湿邪，如经期产后冒雨涉水，感受寒湿，或经期产后胞脉空虚，摄生不洁，湿毒邪气乘虚内侵胞宫，以致损伤任带，引起带下病。内湿的产生与脏腑功能失常有密切关系。脾虚运化失职，水湿内停，下注任带；肾阳不足，气化失常，水湿内停，下注任带，且关门不固，精液滑脱，均可导致带下病；另外，素体阴虚，感受湿热之邪，伤及任带，也致带下病。总之，带下病系湿邪为患，而脾肾功能失常又是发病的内在条件。任脉损伤，带脉失约是带下病的核心机理。《校注妇人大全良方·卷一》："人有带脉，横于腰间，如束带之状，病生于此，故名为带。"临床常见分型有脾阳虚、肾阳虚、阴虚夹湿、湿热下注、湿毒蕴结五型。

（一）脾阳虚

饮食不节，劳倦过度，或忧思气结，损伤脾气，运化失职，湿浊停聚，流注下焦，伤及任带，任脉不固，带脉失约，而致带下病。《女科经纶·卷七》引缪仲淳说："白带多是脾虚……脾伤则湿土之气下陷，是脾精不守，不能输为荣血而下白滑之物矣。"

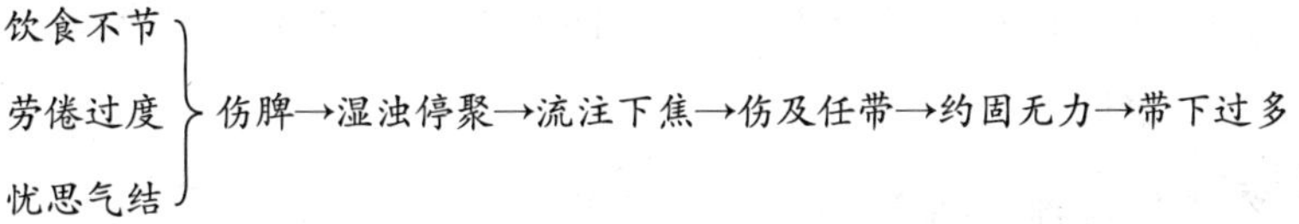

饮食不节
劳倦过度 } 伤脾→湿浊停聚→流注下焦→伤及任带→约固无力→带下过多
忧思气结

（二）肾阳虚

素禀肾虚，或寒邪伤肾，或恣情多欲，肾阳虚损，气化失常，水湿内停，下注冲任，损及任带，而致带下病。或肾阳虚损，冲任不足，精关不固，精液滑脱而下，也可致带下病。《万氏妇人科·卷之一》："白带者，时常流出，清冷稠黏，此下元虚损症也。"

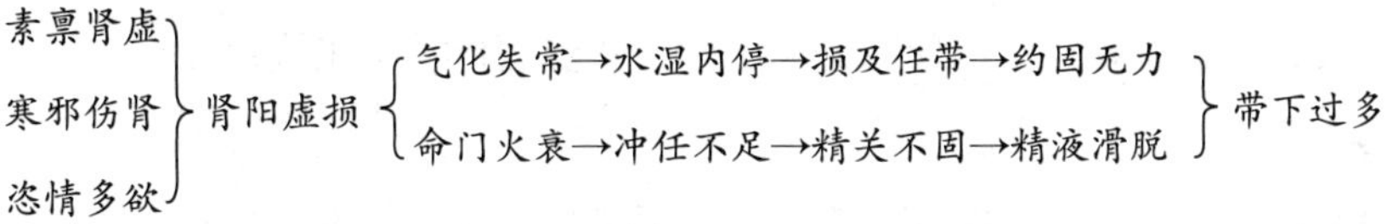

素禀肾虚
寒邪伤肾 } 肾阳虚损 { 气化失常→水湿内停→损及任带→约固无力 / 命门火衰→冲任不足→精关不固→精液滑脱 } 带下过多
恣情多欲

（三）阴虚夹湿

素禀阴虚，或房事不节，阴虚失守，下焦感受湿热之邪，损及任带，约固无力，而为带下病。《沈氏女科辑要笺正·卷上》："肾家阴虚，相火鼓动而为遗浊崩带之病本是最多。"

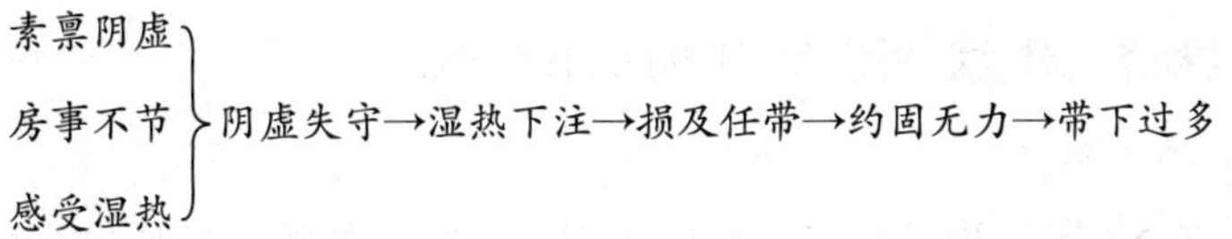

素禀阴虚
房事不节 } 阴虚失守→湿热下注→损及任带→约固无力→带下过多
感受湿热

（四）湿热下注

素体脾虚，湿浊内生，郁久化热；或情志不畅，肝气犯脾，脾虚湿盛，湿郁化热；或感受湿热之邪，以致湿热流注下焦，损及任带，约固无力，而致带下病。《傅青主女科·女科上卷》说："妇人忧思伤脾，又加郁怒伤肝，于是肝经之郁火内炽，下克脾土，脾土不能运化，致湿热之气蕴于带脉之间。"

素体脾虚　湿郁化热
肝郁犯脾　湿热郁结　} 湿热下注→损及任带→约固无力→带下过多
感受湿热　蕴结下焦

（五）湿毒蕴结

经期产后，胞脉空虚，忽视卫生，或房事不禁，或手术损伤，以致感染邪毒，湿毒蕴结，损伤任带，约固无力，而致带下病。《傅青主女科·女科上卷》说："带下而色黄者……其气腥秽……及任脉之湿热也……妇人有带下而色黑者，甚则如黑豆汁，其气亦腥……乃火热之极也……其证必腹中疼痛，小便时如刀刺，阴门必发肿。"

经期产后
房事不禁　} 感染湿毒→湿毒蕴结→损伤任带→约固无力→带下过多
手术损伤

【诊断与鉴别诊断】

（一）诊断

❶ **病史**　经期、产后余血未净之际，忽视卫生，不禁房事，或妇科手术后感染邪毒病史。

❷ **症状**　带下量多；色白或淡黄，或赤白相兼，或黄绿如脓，或浑浊如米泔；质或清稀如水，或稠黏如脓，或如豆渣凝乳，或如泡沫状；气味无臭，或有臭气，或臭秽难闻；可伴有外阴、阴道灼热瘙痒，坠胀或疼痛等。

❸ 检查

（1）**妇科检查**　可见各类阴道炎、宫颈炎、盆腔炎的炎症体征，也可发现肿瘤。

（2）**实验室检查**　急性或亚急性盆腔炎，检验白细胞计数增高。患阴道炎患者阴道清洁度检查三度。镜检可查到滴虫、真菌及其他特异性或非特异性病原体。

（3）**B超检查**　对盆腔炎症及盆腔肿瘤有意义。

（二）鉴别诊断

❶ 与白浊病鉴别　白浊是指尿窍流出混浊如脓之物的一种疾患，色白者谓之白浊。而带下秽物出自阴道。

❷ **与白淫病鉴别** 白淫指欲念过度，心愿不遂时，或纵欲过度，过贪房事时，从阴道内流出的白液，有的偶然发作，有的反复发作，与男子遗精相类。《素问·痿论》中指出：“思想无穷，所愿不得，意淫于外，入房太甚，宗筋弛纵，发为筋痿，及为白淫。”说明白淫多在有所思或有所见时发作，与带下病绵绵不断而下秽物者不同。

❸ **与漏下鉴别** 经血非时而下，量少淋漓不断为漏下，易与赤白带相混。赤带者月经正常，时而从阴道流出一种赤色黏液，似血非血，绵绵不断。

❹ **与经间期出血鉴别** 经间期出血是两次月经之间，有周期性的阴道少量出血者。而赤带是绵绵不断无周期性。

【辨证论治】

带下病辨证要点主要根据带下量、色、质、气味，其次根据伴随症状及舌脉辨其寒热虚实。如带下量多色白或淡黄，质清稀多属脾阳虚；色白质清稀如水，有冷感者属肾阳虚；量不甚多，色黄或赤白相兼，质稠或有臭气为阴虚夹湿；带下量多色黄，质黏稠，有臭气，或如泡沫状，或色白如豆渣状，为湿热下注；带下量多，色黄绿如脓，或浑浊如米泔，质稠，恶臭难闻属湿毒重证。临证时尚需结合全身症状及病史等全面综合分析，方能作出正确的辨证。

带下病的治疗原则以健脾、升阳、除湿为主，辅以舒肝固肾；同时湿浊可以从阳化热而成湿热，也可以从阴化寒而成寒湿，所以要佐以清热除湿、清热解毒、散寒除湿等法。

（一）脾阳虚证

主要证候 带下量多，色白或淡黄，质稀薄，无臭气，绵绵不断，神疲倦怠，四肢不温，纳少便溏，两足跗肿，面色㿠白，舌质淡，苔白腻，脉缓弱。

证候分析 脾阳虚弱，运化失职，水湿内停，湿浊下注，损伤任带二脉，约固无力，故带下量多，色白或淡黄，质稀薄，无臭气，绵绵不断；脾虚中阳不振，则神疲倦怠，四肢不温；脾虚运化失职，则纳少便溏；湿浊内盛，则两足跗肿；脾虚清阳不升，则面色㿠白。舌淡，苔白腻，脉缓弱，为脾阳不足之征。

治疗法则 健脾益气，升阳除湿。

方药举例 完带汤（《傅青主女科》）。

白术　山药　人参　白芍　苍术　甘草　陈皮　黑芥穗　柴胡　车前子

方中人参、山药、甘草健脾益气；苍术、白术健脾燥湿；柴胡、白芍、陈皮舒肝解郁，理气升阳；车前子入肾泄降利水除湿；黑芥穗入血分祛风胜湿。

全方寓补于散之中，寄消于升之内，肝、脾、肾三经同治，具有健脾益气，升阳除湿之功。

若脾虚及肾，兼腰痛者，酌加续断、杜仲、菟丝子温补肾阳，固任止带；若寒凝腹痛者，酌加香附、艾叶温经理气止痛；若带下日久，滑脱不止者，酌加芡实、龙骨、牡蛎、乌贼骨、金樱子等固涩止带之品。

若脾虚湿郁化热，带下色黄黏稠，有臭味者。宜健脾除湿，清热止带，方选易黄汤（《傅青主女科》）。

山药　芡实　车前子　白果　黄柏

方中山药、车前子健脾化湿；白果、芡实固涩止带；黄柏清热燥湿。使热去湿化，则带自止。

（二）肾阳虚证

主要证候　带下量多，色白清冷，稀薄如水，淋漓不断，头晕耳鸣，腰痛如折，畏寒肢冷，小腹冷感，小便频数，夜间尤甚，大便溏薄，面色晦暗，舌淡润，苔薄白，脉沉细而迟。

证候分析　肾阳不足，命门火衰，气化失常，寒湿内盛，致带脉失约，任脉不固，故带下量多，色白清冷，稀薄如水，淋漓不断；肾阳虚胞络失于温煦，故小腹冷感；膀胱失于温煦，气化失常，故小便频数，夜间尤甚；火不温土，则大便溏薄；阳虚寒从内生，故畏寒肢冷；肾阳虚外府失荣，故腰痛如折；肾虚髓海不足，故头晕耳鸣，面色晦暗。舌淡润，苔薄白，脉沉细而迟，为肾阳不足，虚寒内盛之征。

治疗法则　温肾助阳，涩精止带。

方药举例　内补丸（《女科切要》）。

鹿茸　菟丝子　沙苑子　黄芪　白蒺藜　紫菀茸　肉桂　桑螵蛸　肉苁蓉　制附子

方中鹿茸、肉苁蓉、菟丝子温肾填精益髓；沙苑子、桑螵蛸补肾涩精止带；附子、肉桂温肾壮阳补火；黄芪益气固摄；白蒺藜疏肝泄风；紫菀茸温肺益肾。全方共奏温肾助阳，涩精止带之效。

若腹泻便溏者，去肉苁蓉，酌加补骨脂、肉豆蔻。

若精关不固，精液下滑，带下如崩，谓之“白崩”。治以补脾肾，固奇经，佐以涩精止带之品，方选固精丸（《济阴纲目》）。

牡蛎　桑螵蛸　龙骨　白石脂　白茯苓　五味子　菟丝子　韭子

（三）阴虚夹湿证

主要证候　带下量不甚多，色黄或赤白相兼，质稠或有臭气，阴部干涩不适，或灼热感，腰膝酸软，头晕耳鸣，颧赤唇红，五心烦热，失眠多梦，舌红，苔少或黄腻，脉细数。

证候分析 肾阴不足，相火偏旺，损伤血络，复感湿邪，伤及任带二脉，故带下量多，色黄或赤白相兼，质稠，有臭气，阴部灼热感；阴精亏虚，阴部失荣，故干涩不适；肾阴亏损，髓海不足，则腰膝酸软，头晕耳鸣；阴虚内热，热扰心神，则五心烦热，失眠多梦。舌红，苔少或黄腻，脉细数，为阴虚夹湿之征。

治疗法则 滋阴益肾，清热祛湿。

方药举例 知柏地黄丸（方见经行口糜）酌加芡实、金樱子。

（四）湿热下注证

主要证候 带下量多，色黄，黏稠，有臭气，或伴阴部瘙痒，胸闷心烦，口苦咽干，纳食较差，小腹或少腹作痛，小便短赤，舌红，苔黄腻，脉濡数。

证候分析 湿热蕴积于下，损伤任带二脉，故带下量多，色黄，黏稠，臭秽；湿热熏蒸，则胸闷心烦，口苦咽干；湿热内阻，则纳食较差；湿热蕴结，瘀阻胞脉，则小腹或少腹作痛；湿热伤津，则小便短赤。舌红，苔黄腻，脉濡数，为湿热之征。

治疗法则 清热利湿止带。

方药举例 止带方（《世补斋·不谢方》）。

猪苓　茯苓　车前子　泽泻　茵陈　赤芍　牡丹皮　黄柏　栀子　牛膝

方中猪苓、茯苓、车前子、泽泻利水除湿；茵陈、黄柏、栀子清热泻火解毒；赤芍、牡丹皮凉血化瘀，合牛膝活血引药下行，直达病所以除下焦湿热。

若肝经湿热下注者，症见带下量多，色黄或黄绿如脓，质黏稠或呈泡沫状，有臭气，伴阴部痒痛，头晕目眩，口苦咽干，烦躁易怒，便结尿赤，舌红，苔黄腻，脉弦滑而数。治宜泻肝清热除湿，方用龙胆泻肝汤（《医宗金鉴》）酌加苦参、黄连。

龙胆草　柴胡　栀子　黄芩　车前子　木通　泽泻　生地黄　当归　甘草

若湿浊偏甚者，症见带下量多，色白，如豆渣状或凝乳状，阴部瘙痒，脘闷纳差，舌红，苔黄腻，脉滑数。治宜清热利湿，疏风化浊，方用萆薢渗湿汤（《疡科心得集》）酌加苍术、藿香。

萆薢　薏苡仁　黄柏　赤茯苓　牡丹皮　泽泻　滑石　通草

方中萆薢、薏苡仁、赤茯苓、泽泻、滑石、通草清热利湿以化浊；黄柏、牡丹皮清热凉血；苍术、藿香疏风化浊以止痒。

（五）湿毒蕴结证

主要证候 带下量多，黄绿如脓，或赤白相兼，或五色杂下，状如米泔，臭秽难闻，小腹疼痛，腰骶酸痛，口苦咽干，小便短赤，舌红，苔黄腻，脉滑数。

证候分析 湿毒内侵，损伤任带二脉，秽浊下流，故带下量多；热毒蕴蒸，损伤脉络，则色黄绿如脓，或赤白相兼，甚或五色杂下，状如米泔，秽臭难闻；湿毒蕴结，瘀阻胞脉，故小腹疼痛，腰骶酸痛；湿浊毒热上蒸，故口苦咽干；湿热伤津，则小便短赤。舌红，苔黄腻，脉滑数，为湿毒蕴结之征。

治疗法则 清热解毒除湿。

方药举例 五味消毒饮（《医宗金鉴》）酌加土茯苓、薏苡仁。

蒲公英　金银花　野菊花　紫花地丁　天葵子

方中蒲公英、金银花、野菊花、紫花地丁清热解毒；天葵子、土茯苓、薏苡仁清热解毒，利水除湿。全方共奏清热解毒除湿之功。

若腰骶酸痛，带下恶臭难闻者，酌加半枝莲、穿心莲、鱼腥草、樗根皮清热解毒除秽。若小便淋痛，兼有白浊者，酌加土牛膝、虎杖、甘草梢。

【其他疗法】

（一）外治法

参见阴痒。

（二）针灸疗法

取穴：带脉（双）、中极、足三里（双）。若白带加少商，赤带加少冲，黄带加隐白，青带加大敦，黑带加涌泉。

手法：用毫针，带脉斜向下刺，针 2 寸～ 2.5 寸，中极 1 寸～ 1.5 寸，足三里以得气为度。用捻转提插，平补平泻，留针 30 分钟。带脉、足三里针后加灸。以上选加穴，都针 1 ～ 2 分深，重刺激，不留针。隔日针 1 次。

（三）外用药

康妇凝胶：主要成分：白芷、蛇床子、花椒、土木香、冰片。功能主治：祛风燥湿，止痒杀虫，防腐生肌。用于外阴炎、外阴溃疡、阴道炎等引起的外阴或阴道充血、肿胀、灼热、疼痛、分泌物增多（带下量多）或局部溃疡、糜烂、瘙痒等。用法：每日 1 次，每次 1 支（3g）。用法为每晚睡前卧于床上将药物一支一次性全部注入阴道内，根据病情使用 3 天为 1 个疗程，或使用 6 天，1 个疗程。

【文献摘要】

《万氏妇人科·卷之一》:"带下之病，妇女多有之。赤者属热，兼虚兼火治之；白者属湿，兼虚兼痰治之。年久不止者，以和脾胃为主，兼升提。大抵瘦人多火，肥人多痰，要知此候。""妇人常有白浊、白淫、白带之疾，证虽不同，治亦有别，白带者，时常流出，清冷稠黏，此下元虚损证也，用止带久不止之法治之。白浊者，浊随小便而来，浑浊如泔，此胃中浊气渗入膀胱也。"

《傅青主女科·女科上卷》:"夫带下俱是湿症。而以'带'名者，因带脉不能约束而有此病，故以名之。盖带脉通于任督，任督病而带脉始病。"

《沈氏女科辑要笺正·卷上》:"古病多属虚寒，故巢氏病源、孙氏千金，皆以辛热治带下，此今时所绝无仅有之候，可以存而弗论。若湿热则今病最多，而亦最易治，其所下者，必秽浊腥臭，甚者且皮肤湿痒，淫溢欲腐，若夫脾虚气虚之证，固亦有之。则东垣之所谓清阳下陷，果属气陷，参芪补中，而少少升清，亦尚易治。但立斋、养葵所言，则几几乎万病尽然，断不足据。丹溪以湿痰立论，实即湿热之病，不足为异。景岳以脾肾两虚为言，则带出精窍，言肾较为切近，视专论脾胃清气不升者尤为明白，新甫即立斋，而尧封似乎认作二人，是其失检。若缪仲淳以为木郁地中，实即相火郁窒横行而疏泄太过耳。古人许多治法，惟戴人大攻，断不可训，此外则大温大寒大补，各有对药之病，因证立方，具有至理，不可偏废。"

【科研思路】

带下过多相当于西医学的阴道炎、子宫颈炎、盆腔炎、宫颈癌等疾病引起的带下增多。对带下过多的研究可从局部病灶的组织学、细胞学进行研究；对血管内皮因子的表达，还可从免疫方面进行研究，如白细胞介素-6（IL-6）、肿瘤坏死因子-α（TNF-α）、T淋巴细胞转化率、红细胞CRI分子免疫黏附功能测定、SIgA、TNF-α可溶性肿瘤坏死因子受体（STNFR）以及基因的表达方面进行研究。

【现代研究】

近年来，各地采用中药治疗带下病进行了多方面的临床研究。

张蕊等以清热解毒、祛风燥湿配合疏肝健脾、温肾固元之法治疗带下病58例，基本方法为：蛇床子、土茯苓各30g，白鲜皮、百部各15g，黄柏、枯矾、苦参各10g，取药汁趁热熏洗外阴，待药汁温度适宜后取一定量清洗阴道，余药汁泡洗双足。每天2次，每次40min，5天为1个疗程，总有效率为96.6%［张蕊，等.中药熏洗治疗带下病58例，中国民间疗法2007，15（2）:

25–26]。冯军认为，带下病发病的主要病因为脾肾二脏功能失调所致，故以温散利化水湿，脾肾双补，标本兼顾之法，运用真武汤加减治疗带下病226例，基本方药组成：附子40g（先煎3h，不麻为度），白术30g，白芍50g，茯苓50g，生姜50g，随症加减，总有效率为98.23%［冯军．真武汤加味辨证治疗带下病226例疗效观察．云南中医中药杂志2011，32（5）：45］。李长凤以健脾补肾，益气除湿为总的治疗原则针刺治疗带下病30例。辨证取穴（主穴：带脉、三阴交。配穴：脾虚型加气海、脾俞、足三里；肾虚型加关元、肾俞、照海、次髎；湿毒型加中极、阴陵泉、下髎），毫针刺入得气，脾虚、肾虚型用补法并加灸，湿毒型用泄法，留针30min，1次/天，7天为1个疗程，总有效率为92%［李长凤．针刺治疗带下病30例临床观察．甘肃中医，2010，23（9）：41–42］。

【思考题】

1. 如何理解“带下”的广义、狭义之分？

2. 何谓带下过多？其病因病机是什么？

3. 带下过多各证型的主要证候、治疗法则和代表方剂是什么？

（孙可丰）

第二节　带下过少

【概说】

带下量过少，甚或全无，阴道干涩，伴有全身、局部症状者，称为带下过少。

本病的特点，阴道分泌物极少，甚或全无，阴道干涩，影响性生活，严重者外阴、阴道萎缩。

带下过少的相关记载见于《女科证治准绳·调经门·赤白带下篇》：“带下久而枯涸者濡之。凡大补气血，皆所以濡之。”古籍记载甚少，今时本病较为多见，故列为专病论述。

西医学的卵巢早衰、双侧卵巢切除术后、盆腔放射治疗后，绝经综合征及反复人工流产术后等引起的阴道分泌物过少可参照本病辨证治疗。

【病因病机】

本病主要机理是阴精不足，不能润泽阴户。其因有二：一是肾阴不足，阴精津液亏少，不能润泽阴户；二是瘀血内阻冲任，阴精津液不能运达阴股，均导致带下过少。

（一）肾精亏损

素禀肾阴不足；或中年房事过度，或年老体弱，肾精亏损；或大病久病，精血耗伤，以致冲任精血不足，任脉之阴精津液亏少，不能润泽阴窍，而致带下过少。

素禀肾阴不足
中年房劳过度
年老肾精亏损
久病精血耗伤

} 冲任精血不足→津液亏少→不能润泽阴窍→带下过少

（二）血瘀津亏

素性抑郁，情志不遂，以致气滞血瘀；或经期产后，摄生不慎，感受寒热之邪，寒热瘀血搏结，瘀血内停，瘀阻冲任，阴精津液不能运达阴股，无以润泽阴窍，以致带下过少。

素性抑郁→情志不遂→气滞血瘀
经期产后→感受寒热→搏结血瘀

} 瘀阻冲任→津液不能运达阴窍→带下过少

【诊断】

❶ **病史** 卵巢早衰、双侧卵巢切除后、盆腔放射治疗后、盆腔炎性疾病、反复人工流产术后、产后大出血，或长期使用抑制卵巢功能的药物等病史。

❷ **临床表现** 阴道分泌物过少，阴道干涩，甚至阴部萎缩；或伴性欲低下，性交疼痛；烘热汗出，心烦失眠；月经错后、经量过少、甚至闭经。

❸ **检查**

（1）**妇科检查** 阴道黏膜皱襞减少，阴道壁菲薄充血，分泌物极少，宫颈、宫体或有萎缩。

（2）**实验室检查** 性激素测定，可见雌二醇（E2）明显降低，促卵泡生成素（FSH）、促黄体生成素（LH）升高。

（3）B超 可见双侧卵巢缺损或卵巢变小，或子宫内膜菲薄。

【辨证论治】

本病辨证不外虚、实二端，虚者肾阴亏损、常兼有头晕耳鸣，腰酸腿软，手足心热，烘汗而出，心烦少寐；实者血瘀津亏，常有小腹或少腹疼痛拒按，心烦易怒，胸胁乳房胀痛，或兼有寒热之象。治疗重在补肾填精，佐以化瘀养血。

（一）肾阴亏虚证

主要证候 带下过少，甚至全无，阴道干涩，性交涩痛，头晕耳鸣，腰酸腿软，手足心热，烘汗而出，心烦少寐；口燥咽干，月经错后，经量过少，舌红苔少，脉细数。

证候分析 肾阴不足，冲任精血亏少，不能润泽阴窍，而致带下过少，甚至全无；阴道无带下润泽，故阴道干涩，性交涩痛，肾阴不足，精血亏少，髓海失养，故头晕耳鸣；腰为肾府，肾主骨，肾之精亏血少，故腰酸腿软；肾阴不足，阴不维阳，虚阳上越，故烘汗而出；水亏不能上至心火，心神不宁，故心烦少寐；肾阴不足，阴虚内热，津液不足，故手足心热，口燥咽干。舌红，苔少，脉细数，也为肾阴不足之证。

治疗法则 补肾益阴 养血润燥

方药举例 固阴煎（方见月经先期）酌加麦冬、覆盆子、枸杞子、生龟甲、生牡蛎。

（二）血瘀津亏证

主要证候 带下量少，阴道干涩，性交疼痛，精神抑郁，烦躁易怒；小腹或少腹疼痛拒按，胸胁乳房胀痛，经量过少或闭经，舌质紫暗，或舌边瘀斑，脉弦涩。

证候分析 瘀血阻滞冲任，阴精津液不能运达阴窍，以致带下过少；阴道无带下润泽，故阴道干涩，性交疼痛；气机不畅，情志不遂，故精神抑郁，烦躁易怒；气滞于肝经，则胸胁乳房胀痛；瘀阻冲任、胞脉，故小腹或少腹疼痛拒按，甚则经量过少或闭经。舌质紫暗，或舌边瘀斑，脉弦涩。也谓血瘀之证。

治疗原则 活血化瘀，佐以滋阴

方药举例 膈下逐瘀汤（方见闭经）酌加麦冬、覆盆子、枸杞子、生牡蛎。

【文献摘要】

《女科证治准绳·调经门·赤白带下篇》:“带下久而枯涸者濡之。凡大补气血，皆所以濡之。如以四物汤为末，炼蜜丸梧子大，空心米饮下三四十丸，以疗年高妇人白带良验，皆润剂也。”

《景岳全书》:“精因气而虚者，自当补气以生精……水因火而败者，不补火何以苏垂寂之阴，此又阴阳相济之妙用也。”

《医宗必读》:“气血俱要，而补气在补血之先；阴阳并需，而养阳在滋阴之上。”

【思考题】

何谓带下过少？常见证型是什么？

（孙可丰　马文光）

第十章　妊娠病

妊娠期间，发生与妊娠有关的疾病，称妊娠病，亦称胎前病。妊娠病不但影响孕妇的健康，还可妨碍胎儿的正常发育，甚至造成堕胎、小产，因此必须注意平时的预防和发病后的调治。

临床常见的妊娠病有妊娠恶阻、妊娠腹痛、胎漏、胎动不安、滑胎、堕胎、小产、胎死不下、异位妊娠、胎萎不长、鬼胎、胎气上逆、胎水肿满、妊娠肿胀、妊娠心烦、妊娠眩晕、妊娠痫证、妊娠咳嗽、妊娠失声、妊娠小便淋痛、胎位不正、过期不产等。

妊娠病的发病原因，不外乎外感六淫、情志内伤以及劳逸过度、房室不节、跌仆闪挫等。其发病机制可概括为四个方面：其一，由于阴血下注冲任以养胎，出现阴血聚于下，阳气浮于上，甚者气机逆乱，阳气偏亢的状态，易致妊娠恶阻、妊娠心烦、妊娠眩晕、妊娠痫证等。其二，由于胎体渐长，致使气机升降失调，又易形成气滞湿郁，痰湿内停，可致妊娠心烦、妊娠肿胀、胎水肿满等；其三，胞脉系于肾，肾主藏精而关乎生殖，因此肾气亏损，则胎元不固，易致胎动不安、堕胎、小产、滑胎等；其四，脾胃为气血生化之源，而胎赖血养，若脾虚血少，胎失所养，可致胎漏、胎动不安、胎萎不长等。

妊娠病的辨证要点，需要了解妊娠月份、胎儿情况、孕妇的全身症状及舌苔、脉象等，运用四诊八纲进行综合分析，确定其诊断。目前临床必须借助妊娠试验、B 型超声检查及相关的实验室检查等协助妊娠及妊娠疾病的诊断。

妊娠病论治过程中，要注意三个问题。首先，通过妊娠试验和 B 型超声检查，确定妊娠为第一要务，同时根据其他证候及检查所见，确定其为何种妊娠病。其次，辨明母病、胎病的不同，如因母病而致胎不安者，当重在治疗母病，母病去则胎自安；若因胎不安而致母病者，应重在安胎，胎安则母病自愈。再次，选方用药须知刻刻顾护胎元。

妊娠病的治疗原则，是治病与安胎并举。具体治疗大法有三：补肾，目的在于固胎之本，用药以补肾益阴为主；健脾，目的在于益血之源，用药以健脾养血为主；疏肝，目的在于通调气机，用药以理气清热为主。若胎元异常，胎殒难留，或胎死不下者，则安之无益，宜从速下胎以益母。

妊娠期间，凡峻下、滑利、祛瘀、破血、耗气、散气以及一切有毒药品，都宜慎用或禁用。但在病情需要的情况下，如妊娠恶阻也可适当选用降气药物，所谓“有故无殒，亦无殒也”。唯须严格掌握剂量，并当“衰其大半而止”，以免动胎、伤胎。

（马宝璋）

第一节　妊娠恶阻

【概说】

妊娠早期，出现严重的恶心呕吐，头晕厌食，甚则食入即吐者，称为“妊娠恶阻”。又称“妊娠呕吐”“子病”“阻病”等。

本病是妊娠早期常见的病证之一。以恶心呕吐，头重眩晕，恶闻食气或厌食，甚则食入即吐为特点。治疗及时，护理得法，多数患者可迅速康复，预后大多良好。若仅见恶心择食，偶有吐涎等不作病论。

本病始见于《金匮要略方论·卷下》：“妇人得平脉，阴脉小弱，其人渴（呕）不能食，无寒热，名妊娠，桂枝汤主之。”其后各家对本病的病因病机证治多有论述。《诸病源候论·卷四十一》：“恶阻病者，心中愦闷，头眩，四肢烦痛，懈惰不欲执作，恶闻食气，欲啖咸酸果实，多睡少起，世云恶食，又云恶字是也 。”《胎产心法·卷上》：“恶阻者，谓有胎气恶心，阻其饮食也……喜啖酸咸，或嗜一物，或大吐，或时吐痰与清水，甚者作寒热，心中愦闷，呕吐痰水，胸膈烦满，恍惚不能支持，此皆胃气弱而兼痰与气滞者也。”

西医学的妊娠剧吐可参照本病辨证治疗。

【病因病机】

本病发生的主要机理是“冲气上逆，胃失和降”。 妊娠恶阻常见的分型有胃虚、肝热、痰滞。

（一）胃虚

胃气素虚，孕后经血停闭，血聚冲任养胎，冲脉气盛；而冲脉隶于阳明，冲气夹胃气上逆，胃失和降，而致恶心呕吐。《景岳全书·妇人规》：“凡恶阻多由胃虚气滞，然亦有素本不虚，而忽受胎妊，则冲任上壅，气不下行，故为呕逆等症。”

平素胃气虚弱
孕后血聚冲任 } 冲脉气盛→冲脉隶于阳明→冲气夹胃气上逆→恶阻

（二）肝热

平素性躁多怒，郁怒伤肝，肝郁化热；孕后血聚冲任养胎，肝血益虚，肝火愈旺，且冲脉气盛，而冲脉附于肝，肝脉夹胃贯膈，冲气、肝火上逆犯胃，胃失和降，遂致恶心呕吐。《傅青主女科·女科下卷》：“夫妇人受妊，本于肾气之旺也……而肾水不能应，则肝益急，肝急则火动而逆也；肝气既逆，是以呕吐恶心之症生焉。”

平素性燥多怒
孕后血聚冲任 } 肝郁化热→冲脉气盛→肝脉夹胃→冲气肝火上逆犯胃→恶阻

（三）痰滞

脾阳素虚，水湿不化，痰饮内停；孕后血聚冲任养胎，冲脉气盛，冲气夹痰饮上逆，以致恶心呕吐。《校注妇人良方·卷之十二》说：“妊娠呕逆者，乃水饮停积为痰，轻者妨食呕逆，甚者腹痛伤胎。”

脾虚痰饮内停
孕后血聚冲任 } 冲脉气盛→冲气夹痰饮上逆→恶阻

【诊断与鉴别诊断】

（一）诊断

❶ **病史** 有停经史、早期妊娠反应，多发生在孕3个月内。

❷ **症状** 呕吐发作频繁，厌食，甚则可导致全身乏力，精神萎靡，明显消瘦，全身皮肤和黏膜干燥，眼球凹陷，体重下降；严重者可出现血压降低，体温升高，黄疸，嗜睡和昏迷。

❸ **检查**

（1）**妇科检查** 为妊娠子宫。

（2）**实验室检查** 尿妊娠试验阳性，尿酮体阳性。为辨别病情轻重，可进一步测定血红细胞计数、血细胞压积、血红蛋白、二氧化碳结合力、血酮体、血钾、钠、氯等电解质，必要时作尿素氮、肌酐及胆红素测定，记24小时尿量等。

（二）鉴别诊断

❶ **与葡萄胎鉴别** 葡萄胎患者多恶心呕吐，可伴有不规则阴道出血，水泡

样物排出。妇科检查发现子宫大于妊娠月份。B 超检查可明确诊断。

❷ 与妊娠期合并病毒性肝炎鉴别 急性病毒性肝炎有与肝炎患者密切接触史，接受输血、注射血制品的病史；恶心呕吐、食欲减退的同时伴有厌油腻、腹胀腹泻及肝区痛，有的高热、黄疸；检查肝脏肿大，有压痛；肝功能、HBsAg、血清胆红素的化验检查等可资鉴别。

❸ 与急性胆囊炎鉴别 急性胆囊炎可有饱餐病史；右上腹绞痛，向右肩放射，伴有恶心呕吐，并可有高热、寒战；右上腹肌紧张、反跳痛，化验白细胞增多等。

❹ 与妊娠合并急性胰腺炎鉴别 急性胰腺炎有饱食或饮酒史，突然上腹剧痛，向左肩或腰部放射，伴有恶心呕吐、发热等；尿或血清淀粉酶测定有意义。

❺ 与妊娠合并急性阑尾炎鉴别 急性阑尾炎开始于脐周或中上腹部疼痛，伴有恶心呕吐，随后腹痛转移到右下腹；有压痛及反跳痛，伴腹肌紧张，出现体温升高和白细胞增多。

【辨证论治】

辨证应着重了解呕吐物的性状、色、质、气味，结合全身证候、舌脉进行综合分析，以辨其寒、热、虚、实。治疗大法以调气和中，降逆止呕为主。并应注意饮食和情志的调节，用药宜忌升散之品。

（一）胃虚证

主要证候 妊娠早期，恶心呕吐，吐出食物，甚则食入即吐，脘腹胀闷，不思饮食，头晕体倦，怠惰思睡，舌淡，苔白，脉缓滑无力。

证候分析 孕后血聚于下以养胎元，冲气偏盛而上逆，胃气虚弱，失于和降，冲气夹胃气上逆，是以呕吐不食，或食入即吐；脾胃虚弱，运化失职，因而脘腹胀闷，不思饮食；中阳不振，清阳不升，则头晕体倦，怠惰思睡。舌淡，苔白，脉缓滑无力，为脾胃虚弱之征。

治疗法则 健胃和中，降逆止呕。

方药举例 香砂六君子汤（《名医方论》）。

人参　白术　茯苓　甘草　半夏　陈皮　木香　砂仁　生姜　大枣

方中参、术、苓、草、大枣健脾养胃，益气和中；生姜、半夏降逆止呕；砂仁、木香、陈皮理气和中。全方补脾胃，降逆气，使呕吐得止。

若脾胃虚寒者，酌加丁香、白豆蔻以增强温中降逆之力；若吐甚伤阴，症见口干便秘者，宜去木香、砂仁、茯苓等温燥或淡渗之品，酌加玉竹、麦冬、石斛、胡麻仁等养阴和胃；若孕妇唾液分泌量异常增多，时时流涎者，古称“脾冷流涎”，原方可酌加益智仁、白豆蔻温脾化饮，摄涎止唾。

（二）肝热证

主要证候 妊娠早期，呕吐酸水或苦水，胸胁满闷，嗳气叹息，头晕目眩，口苦咽干，渴喜冷饮，便秘溲赤，舌红，苔黄燥，脉弦滑数。

证候分析 孕后冲气夹肝火上逆犯胃，故呕吐酸水或苦水；肝郁气滞，气机不利，是以胸胁满闷，嗳气叹息；肝火上逆，因而头晕目眩，口苦咽干；热盛伤津，故渴喜冷饮，便秘溲赤。舌红，苔黄燥，脉弦滑数，为肝热内盛之征。

治疗法则 清肝和胃，降逆止呕。

方药举例 加味温胆汤（《医宗金鉴》）。

陈皮 制半夏 茯苓 甘草 枳实 竹茹 黄芩 黄连 麦冬 芦根 生姜

方中黄芩、黄连、竹茹清肝热，除烦止呕；枳实、陈皮宽胸和胃，调气降逆；半夏、茯苓、生姜除湿化痰，降逆止呕；麦冬、芦根养阴清热，除烦止呕；甘草调和诸药。全方有清肝和胃，降逆止呕之效。

若呕甚伤津，五心烦热，舌红口干者，酌加石斛、玉竹、麦门冬以养阴清热；便秘者，酌加胡麻仁润肠通便。

（三）痰滞证

主要证候 妊娠早期，呕吐痰涎，胸膈满闷，不思饮食，口中淡腻，头晕目眩，心悸气短，舌淡胖，苔白腻，脉滑。

证候分析 痰湿之体，或脾虚停饮，孕后血壅气盛，冲气上逆，夹痰饮上泛，故呕吐痰涎；膈间有痰饮，中阳不运，故胸膈满闷，不思饮食；痰饮中阻，清阳不升，故有头晕目眩；饮邪上凌心肺，则心悸气短。舌淡胖，苔白腻，脉滑，也为痰饮内停之征。

治疗法则 化痰除湿，降逆止呕。

方药举例 青竹茹汤（《济阴纲目》）。

鲜竹茹 橘皮 白茯苓 半夏 生姜

方中半夏、陈皮燥湿化痰，降逆止呕；竹茹除烦止呕；茯苓、生姜健脾温胃，渗湿止呕。共收除湿化痰，降逆止呕之效。

若脾胃虚弱痰湿内盛者，酌加苍术、白术健脾燥湿；兼寒者，症见呕吐清水，形寒肢冷，面色苍白，酌加丁香、白豆蔻以温中化痰，降逆止呕；若夹热者，症见呕吐黄水，头晕心烦，喜食酸冷，酌加黄芩、知母、前胡，或用芦根汤（《济阴纲目》：芦根、竹茹、橘皮、麦冬、前胡）以祛痰浊，清邪热。

上述三型都可因呕吐不止，不能进食，而导致阴液亏损，精气耗散，出现精神萎靡，形体消瘦，眼眶下陷，双目无神，四肢无力。严重者，呕吐带血样物，发热口渴，尿少便秘，唇舌干燥，舌红，苔薄黄或光剥，脉细滑数无力等气阴两亏的严重证候（查尿酮体常呈强阳性反应）。治宜益气养阴，和胃止呕。方用生脉散合增液汤（《温病条辨》：玄参、麦冬、生地黄）酌加乌梅、竹茹、芦根。呕吐带血样物者，酌加藕节、乌贼骨、乌梅炭养阴清热，凉血止血。必要时，采用中西医结合治疗，给以输液，纠正酸中毒及电解质紊乱。若经治疗无好转，或体温增高达 38℃以上，心率超过 120 次 / 分，或出现黄疸时，应考虑终止妊娠。

【文献摘要】

《妇人大全良方・卷之十二》："夫妊娠阻病者……《巢氏病源》谓之恶阻。若妇人禀受怯弱，或有风气，或有痰饮，既妊娠便有是病。其状颜色如故，脉息和顺。但觉肢体沉重，头目昏眩，择食，恶闻食气，好食酸咸，甚者或作寒热，心中愦闷，呕吐痰水，胸腑烦满，恍惚不能支持。不拘初娠，但疾苦有轻重耳。轻者，不服药亦不妨；重者须以药疗之。"

《胎产心法・卷上》："恶阻者，谓有胎气，恶心阻其饮食也。妊娠禀受怯弱，中脘宿有痰饮，便有阻病，其症颜色如故，脉息平和，但觉多卧少起，肢体沉重，头目昏眩，恶闻食气，喜啖酸咸，或嗜一物，或大吐，或时吐痰与清水，甚者或作寒热，心中愦闷，呕吐痰水，胸膈烦满，恍惚不能支持，此皆胃气弱而兼痰与气滞者也。亦有素本不虚，而一受胎孕，则冲任上壅，气不下行，故呕逆者。又有由经血既闭，水渍于脏，脏气不宣通，故心烦愦闷，气逆而呕吐，及三月余，而呕吐渐止。"

【科研思路】

科研的思路可从以下几方面考虑：根据辨证论治的原则筛选更为有效的方剂和中药；对筛选出的方剂和中药进一步精简，并对药物剂型进行改革，改变给药途径（如静脉给药等），使药物能进入体内，充分发挥其治疗效应。在目前条件下，如何发挥中药疗效是关键，根据临床观察，恶阻病人有的晨起吐剧，有的晚上吐剧，因此可选择不呕吐或呕吐较轻的时间服药；另外每日药物可以少量多次频服，24 小时内将药服尽为宜。对于呕吐剧烈、食入即吐无法服药的患者，可以采用针灸、穴位贴敷、耳穴等方式，从而缓解患者病情。

【现代研究】

妊娠恶阻多由妊娠早期冲脉之气上逆，胃失和降所致。呕吐过频或持续过久会导致孕妇、胎儿营养不良，酸碱失衡，致畸胎等副作用。近年来，中医治疗妊娠恶阻，无明显毒副作用，在缓解症状、改善体征等方面有显著疗效。有学者应用自制苏叶黄芩汤（苏叶、黄芩、竹茹、砂仁、南沙参、白术、茯苓、山药）加味治疗妊娠恶阻，兼有下腹痛并阴道少量出血者加白芍药、仙鹤草；兼有胎动不安者加菟丝子、桑寄生、续断。浓煎，每日 1 剂，少量频服，呕吐较剧者可加生姜汁少量于汤药中频服，5 ～ 7 日为 1 个疗程，总有效率 90%[刘春泥，等 . 苏叶黄芩汤加味治疗妊娠恶阻 30 例 . 实用中医药杂志，2010，26（9）：619]。有学者应用耳穴贴压法治疗妊娠恶阻，选取皮质下、贲门、内分泌、神门、交感为主穴，根据症状特点加配穴，呕吐食物者加胃区，呕吐酸水或苦水加肝区，呕吐痰涎加脾区，以王不留行籽贴附，每日按压 3 ～ 5 次，每次按至耳红发热为度，5 日更换 1 次，更换 2 ～ 3 次，总有效率 94% [朱磊，等 . 耳穴贴压法治疗妊娠恶阻 32 例 . 现代中西医结合杂志，2010，19（35）：4587-4588]。运用穴位（中脘、上脘、足三里、内关等 ）贴敷联合中药以及耳穴（脾、胃、肝）埋豆均可取得明显的效果 [徐秀玲，等 . 穴位贴敷联合中药汤剂及耳穴埋豆治疗妊娠恶阻 65 例观察 . 浙江中医药大学学报，2014，38（01）：49-51] 江希萍等辨证分型治疗重症妊娠恶阻 115 例，其中治疗肝胃不和 52 例，予自拟苏连胡芩汤抑肝和胃，降逆止呕；治疗脾胃虚弱 35 例，予橘皮竹茹汤加减益气健脾，和中降逆；治疗痰湿内阻 3 例，予藿朴二陈汤加减燥湿化痰，降逆止呕；治疗气阴两虚 25 例，予自拟益气养阴汤益气养阴，生津止呕。共痊愈 78 例，显效 30 例，有效 7 例，总有效率 100%，其中以肝胃不和型疗效最好，气阴两虚型痊愈率较低 [江希萍，等 . 中医辨证治疗重症妊娠恶阻 115 例 . 中医杂志，1994，35（94）：225-226]。段如胜等采用迎随补泻手法和徐疾补泻手法治疗妊娠恶阻 40 例，显效 32 例，有效 8 例。治疗方法为：取穴 内关、足三里，脾胃虚弱者加中脘，肝胃不和者加太冲。操作：脾胃虚弱者针刺用补法，并灸足三里，中脘穴进针时慢进针，得气即止，得气后按照经脉循行方向将针尖顺经而刺，快出针。肝胃不和者针刺补泻兼施，足三里针刺用补法，并艾灸 10 分钟；内关、太冲针刺用泻法，进针时快进针，得气后按照经脉循行方向，将针尖逆经而刺，慢出针。留针 20 分钟，每 5 分钟行针 1 次，每日针 1 次，连针 3 次为 1 个疗程 [段如胜，等 . 针灸治疗妊娠恶阻 40 例 . 中国针灸，1997，17（2）：82]。

【思考题】

1. 何谓妊娠恶阻?

2. 妊娠恶阻的病因病机是什么?其主要证型及代表方剂是什么?

（冯晓玲）

第二节　妊娠腹痛

【概说】

妊娠期间，出现以小腹疼痛为主的病症，称为“妊娠腹痛”。亦称“胞阻”。

本病是孕期常见病之一，以妊娠期间因胞脉阻滞或失养，发生的小腹部隐痛、冷痛或胀痛为特点的病症。

本病始见于《金匮要略方论·卷下》:“假令妊娠腹中痛，为胞阻，胶艾汤主之。”其后各家对本病的病因病机证治多有论述。《妇科玉尺·卷二》:“妊娠腹痛，须辨寒热虚实。寒者脉迟，宜理中汤；热者脉数，宜芩芍汤；虚者脉无力，乃血少不能养胎，宜四君子汤加归芍；实者脉有力，宜香壳丸；便秘者脉兼实，宜香壳丸加芩芍厚朴；又有腹中不 时作痛，或小腹重坠痛，名曰胎痛，宜地黄当归汤。”

西医学先兆流产以腹痛为主要症状者可参照本病辨证治疗。

【病因病机】

本病发病的机理主要是胞脉阻滞或胞脉失养，不通则痛为实，不荣而痛为虚。其病变仅在胞脉，尚未损及胎元，但严重时亦可因血脉不通，胞胎失养而影响胎元。妊娠腹痛常见的分型有血虚、虚寒、气郁。

（一）血虚

孕妇素体血虚，或失血过多，或脾虚化源不足而血虚，孕后血聚养胎，血虚冲任血少，则胞脉失养，不荣而痛，以致腹痛。《金匮要略方论·卷下》:“妇人怀妊，腹中㽲痛，当归芍药散主之。”

孕妇素体血虚
或因失血过多
脾虚化源不足 } 血虚→冲任血少→胞脉失养→妊娠腹痛

（二）虚寒

孕妇素体阳虚，阴寒内生，不能生血行血，孕后血气下注冲任养胎，冲任失于温煦，胞脉失养又兼血滞，因而发生腹痛。《叶天士女科诊治秘方·卷二》："妊娠小腹痛，大抵由胞络虚，风寒相搏之故，宜紫苏饮。"

素体阳虚
阴寒内生 ⎫ 虚寒→不能生血行血→冲任失煦→胞脉失养血滞→妊娠腹痛
孕血养胎

（三）气郁

孕妇素性抑郁，或情志所伤，气郁血行不畅，孕后血聚冲任养胎，冲任失调，胞脉阻滞，不通则痛，以致腹痛。《女科经纶·卷三》："妊娠四五月后，每常胸腹间气滞满痛……此由忿怒忧思过度。"

素性抑郁
情志所伤 ⎫ 气郁→血行不畅→冲任失调→胞脉阻滞→妊娠腹痛
孕血养胎

【诊断与鉴别诊断】

（一）诊断

❶ **病史** 有停经史及早孕反应。

❷ **症状** 妊娠期出现小腹部疼痛，或小腹绵绵作痛，或冷痛不适，或小腹连及胁肋胀痛。

❸ **检查**

（1）**妇科检查** 为妊娠子宫。腹部柔软不拒按，或得温痛减。

（2）其他检查 必要时作血常规、B超、后穹隆穿刺等检查，以除外其他疾病的腹痛。

（二）鉴别诊断

❶ **与异位妊娠鉴别** 输卵管妊娠破裂或流产，以突然出现下腹一侧剧烈疼痛，常伴晕厥或休克征象；腹部检查下腹压痛、反跳痛明显，尤以患侧为甚，但腹肌紧张不甚明显，内出血多时，叩诊有移动性浊音；必要时可辅以后穹隆穿刺、妊娠试验、超声波等检查以明确诊断。

❷ **与胎动不安鉴别** 胎动不安也有小腹疼痛症状，但其腹痛之前多先有胎动下坠感，且其腹痛常与腰酸并见，或伴少量阴道流血，此为两病的主要鉴别点。

❸ **与妊娠合并急性阑尾炎鉴别** （详见妊娠恶阻节）。

❹ 与妊娠合并卵巢囊肿蒂扭转鉴别 妊娠合并卵巢囊肿蒂扭转，为孕期突然发生下腹部剧烈疼痛的病证之一，其腹痛较妊娠腹痛为剧，且以一侧痛为主，或伴恶心呕吐，甚者晕厥。妇科检查及B超检查可资鉴别。

【辨证论治】

辨证主要根据腹痛的性质和程度，结合兼症及舌脉特点辨其虚、实。本病的治法以调理气血为主，使胞脉气血畅通，则其痛自止。

（一）血虚证

主要证候 妊娠小腹绵绵作痛，头晕心悸，失眠多梦，面色萎黄，舌淡，苔薄白，脉细滑。

证候分析 素体血虚，孕后血聚养胎而血愈虚，血虚胞脉失养，故小腹绵绵作痛；血虚髓海失养，则头晕；血不养心，则心悸；神不安舍，则少寐多梦；血虚不能上荣于面，故面色萎黄。舌淡，苔薄白，脉细滑，为血虚之征。

治疗法则 补血养血，止痛安胎。

方药举例 当归芍药散（《金匮要略》）去泽泻，加党参。

当归　白芍　川芎　白术　茯苓　泽泻

方中当归、川芎养血活血，行血中之滞；白芍养血缓急止痛；党参、白术、茯苓健脾益气以资生化之源。全方使气充而血沛，气血运行调畅，以收胎安痛止之效。

若血虚甚者，酌加枸杞子、制首乌、菟丝子滋肾养血，濡养胞脉；心悸失眠甚者，酌加酸枣仁、龙眼肉、五味子养血宁心安神。

（二）虚寒证

主要证候 妊娠小腹冷痛，喜温喜按，形寒肢冷，倦怠无力，面色白，舌淡，苔白，脉细滑。

证候分析 素体阳虚，孕后胞脉失于温煦，故小腹冷痛，喜温喜按；中阳不振，则倦怠无力；阳气不能外达，故形寒肢冷，面色皖白。舌淡，苔白，脉细滑，为虚寒之征。

治疗法则 暖宫止痛，养血安胎。

方药举例 胶艾汤（《金匮要略》）。

阿胶　艾叶　当归　川芎　白芍　干地黄　甘草

方中艾叶暖宫止痛；当归、川芎养血行滞；白芍、甘草缓急止痛；阿胶、干地黄养血安胎。全方共奏暖宫止痛，养血安胎之效。

若肾阳虚衰，兼腰痛者，酌加杜仲、巴戟天、补骨脂以温肾助阳，使阴寒消散，气血流畅，则腹痛可止。

（三）气郁证

主要证候 妊娠小腹胀痛，情志抑郁，或烦躁易怒，伴胸胁胀满，舌红，苔薄，脉弦滑。

证候分析 素性忧郁，肝失条达，气机不畅，孕后胞脉阻滞，故小腹胀痛；气滞肝脉，故胸胁胀满；气郁无以宣达，气机不畅，故情志抑郁，或烦躁易怒。舌红，苔薄，脉弦滑，为肝郁气滞之征。

治疗法则 舒肝解郁，止痛安胎。

方药举例 逍遥散（方见月经先后无定期）加苏梗、陈皮。

若郁而化热者，酌加栀子、黄芩清热凉血，和营止痛。

【文献摘要】

《圣济总录·卷第一百五十五》："妊娠脏腑虚弱，冒寒湿之气，邪气与正气相击，故令腹痛。病不已，则伤胞络，令胎不安，治法宜祛散寒湿，安和胎气，则痛自愈。"

《陈素庵妇科补解·胎前杂症门卷之三》："妊娠少腹痛者，因胞络宿有风冷，后却受娠，受娠之后则血不通，冷与血相搏，故令少腹痛也。甚则胎动不安。"

《叶天士女科诊治秘方·卷二》："妊娠小腹痛，大抵由胞络虚，风寒相搏之故，宜紫苏饮。"

【现代研究】

有文献通过分析妊娠腹痛的体质特点，探讨妊娠腹痛与中医体质的关系。得出结论：妊娠腹痛孕妇主要以阳虚质、血瘀质及气郁质为主，临床中对于此型体质孕妇应引起重视，提前做好预防措施，保证母婴安全［程丽丽，等．妊娠腹痛与孕妇中医体质关系研究．中国药物经济学，2015，（7）：90-92］。在现代药理研究下，香附、芍药、白术、艾叶、甘草等具有镇痛作用或明显提高小鼠的痛阈［吴承艳，等．历代名医治疗妊娠腹痛的用药分析．中国医药学报．2002，17（12）：723-725］。

【思考题】

何谓妊娠腹痛？妊娠腹痛的病因病机有哪些？

（冯晓玲）

第三节　胎漏

【概说】

妊娠期，阴道少量出血，时下时止，或淋漓不断，而无腰酸腹痛者，称为“胎漏”。亦称“胞漏”或“漏胎”等。

本病以孕后阴道少量出血，而无腰酸腹痛为临床特点。本病多发生在妊娠早期，常是堕胎、小产的先兆。

本病始见于《金匮要略方论·卷下》，有因癥病而致胎漏的记载。其后各家对本病的病因病机证治多有论述。《诸病源候论·卷四十一》:“漏胞者，谓妊娠数月，而经水时下……冲任气虚，则胞内泄漏，不能制其经血。”《胎产心法·卷上》:“三月以前，宜养脾胃。四月以后，宜壮腰肾补血气，佐以清热。”

西医学妊娠早期的先兆流产和妊娠中、晚期的前置胎盘出血，可参照本病辨证治疗。

【病因病机】

胎漏发病的主要机理是冲任不固，不能摄血养胎。本病常见的分型有气虚和血热。

（一）气虚

孕妇素体虚弱，或饮食劳倦伤脾，或久病伤气，气虚则冲任不固，血失统摄，致胎漏下血。《陈素庵妇科补解·胎前杂症门卷之三》:“妊娠经血不时而下，名曰漏胎。盖冲任二经气虚，则胞内泄不能制约其经血，故血不时下也。”

孕妇素体虚弱
饮食劳倦伤脾
或因久病伤气

} 气虚→冲任不固→血失统摄→胎漏

（二）血热

孕妇素体阳盛，或七情郁结化热，或外感邪热，或阴虚生内热，以致血热，热扰冲任，迫血妄行，遂为胎漏。《万氏妇人科·卷之二》:“漏胎者，谓既有孕而复血下也……胞中有热，下元不固也。”

孕妇素体阳盛
七情郁结化热
或因外感邪热
或阴虚生内热 } 血热→热扰冲任→迫血妄行→胎漏

【诊断与鉴别诊断】

（一）诊断

❶ **病史** 有停经史，并可有早孕反应。

❷ **症状** 妊娠后出现少量阴道流血，时下时止，或淋漓不断，但无腰酸腹痛的征象。

❸ **检查**

（1）**妇科检查** 示子宫颈口未开，胎膜未破，子宫大小与停经月份相符合。

（2）**实验室检查** 尿妊娠试验阳性。

（3）**B超检查** B超显像，可见完整胎囊，或有胎心、胎动反射存在。

（二）鉴别诊断

❶ **与激经鉴别** 激经是指妊娠早期（怀孕2～3个月内），在相当于月经期时，仍有少量阴道流血，到4～5个月后自行停止，无损于胎儿的生长、发育，俗称“垢胎”“盛胎”“妊娠经来”等。胎漏与激经相同的是妊娠后都有少量的阴道流血，而无腰酸腹痛；所不同的是胎漏出现的阴道流血是无规律的，其停止也无确定时间，且胎漏往往是堕胎、小产的先兆。诚如《沈氏女科辑要笺正·卷上妊娠经来》所说：“妊娠经来与胎漏不同，经来是指按期而至，来亦必少。”

❷ **与胎殒难留鉴别** 胎殒难留者，阴道流血增多，腹痛加重，妇科检查见子宫颈口已扩张，有时胚胎组织堵塞于子宫颈口，子宫与停经月份相符或略小。B超检查孕囊变形，或子宫壁与胎膜之间的暗区不断增大，胎囊进入宫颈管内，或无胎心、胎动反射。

❸ **与胎死不下鉴别** 胎死不下者，可伴阴道流血，孕中期不见小腹长大，未觉胎动，或已觉胎动者胎动消失。妇科检查子宫小于妊娠月份，B超检查无胎心、胎动反射，或胎头不规则变形。

【辨证论治】

辨证时要根据阴道流血的量、色、质及其兼症、舌脉等综合分析始能确诊。治疗大法以止血安胎为主，并根据不同的证型分别采用益气、清热等法。

遣方用药时不宜过用滋腻、温燥、苦寒之品，以免影响气血的生化与运行，有碍胎儿发育。

（一）气虚证

主要证候 妊娠期间，阴道少量下血，色淡红，质稀薄，神疲肢倦，气短懒言，面色晄白，舌淡，苔薄白，脉滑无力。

证候分析 气虚冲任不固，摄血无力，因而阴道不时少量下血；气虚火衰不能化血为赤，故血色淡红而质稀薄；气虚中阳不振，故神疲肢倦，气短懒言；气虚阳气不布，故面色晄白。舌淡，苔薄白，脉滑无力，为气虚之征。

治疗法则 益气养血，固冲止血。

方药举例 固下益气汤（《临证指南医案》）。

人参　白术　熟地黄　阿胶　白芍　炙甘草　砂仁　艾叶炭

方中人参、白术、炙甘草补中益气，固摄冲任；熟地黄、白芍补血以濡养胎元；阿胶、艾叶炭养血止血安胎；砂仁理气安胎，且使补而不滞。全方有益气养血，固冲止血之效。

（二）血热证

主要证候 妊娠期间，阴道下血，色深红或鲜红，质稠，心烦少寐，口渴饮冷，溲黄便结，

面红唇赤。舌红，苔黄，脉滑数。

证候分析 阳盛热甚，或阴虚内热，热扰冲任，迫血妄行，故阴道下血而色深红或鲜红，质稠；热扰心神，故心烦少寐；热伤津液，故口渴饮冷，溲黄便结；热邪上扰，故面红唇赤。舌红，苔黄，脉滑数，也为热盛之征。

治疗法则 清热凉血，固冲止血。

方药举例 加味阿胶汤（《医宗金鉴》）去当归。

阿胶　艾叶　生地黄　白芍　当归　杜仲　白术　黑栀子　侧柏叶　黄芩

方中黑栀子、侧柏叶、黄芩清热止血安胎；生地黄、白芍养血凉血安胎；杜仲、白术补肾健脾固胎；阿胶、艾叶养血止血安胎。全方有清热凉血，止血安胎之效。

【文献摘要】

《妇人大全良方·卷之十二》："夫妊娠漏胎者，谓妊娠数月，而经水时下也。此由冲任脉虚，不能约制手太阳、少阴之经血故也。冲任之脉为经络之海，起于胞内。手太阳小肠脉也，手少阴心脉也，是二经为表里，上为乳汁，下为月水。有娠之人，经水所以断者，壅之养胎，蓄之以为乳汁也。冲任气虚

则胞内泄，不能制其经血，故月水时下，亦名胞漏。血尽则人毙矣。又有因劳役、喜怒哀乐不节，饮食生冷，触冒风寒，遂致胎动。若母有宿疾，子脏为风冷所乘，气血失度，使胎不安，故令下血也。”

《女科经纶·卷三》引朱丹溪曰：“胎漏多因于血热，然有气虚血少者。故《良方》论有下血服凉血药，而下血益甚，食少体倦。此脾气虚而不能摄血也。”

《陈素庵妇科补解·胎前杂症门》：“妊娠经血不时而下，名曰漏胎。盖冲任二经气虚，则胞内泄不能制其经血，故血不时下也。”

【现代研究】

有研究表明定痛止血安胎方在治疗胎漏时缓解阴道出血、降低证候积分方面明显优于地屈黄体酮西药组，说明其有利于缓解患者孕期不适症状，改善患者孕期生活质量[倪娇芳.定痛止血安胎方治疗血瘀肾虚型胎漏、胎动不安的临床研究.福建：福建中医药大学，2012]。张丽娟研究表明，通过寿胎丸对106例胎漏、胎动不安者进行治疗，治疗总有效率明显高于单纯采用西药黄体酮胶丸治疗，此外寿胎丸加减治疗期间无不良反应[张丽娟.寿胎丸治疗胎漏、胎动不安106例临床观察.新疆中医药.2013，31（5）：35-36]。

【思考题】

胎漏的病因病机有哪些？

（冯晓玲）

第四节　胎动不安

【概说】

妊娠期，出现腰酸腹痛，胎动下坠，或阴道少量流血者，称为“胎动不安”。又称“胎气不安”。

本病是临床常见的妊娠病之一，以下腹疼痛、腰骶酸痛、小腹下坠或阴道少量出血为特点，但这些症状不一定同时出现。

本病始见于《脉经·卷九》：“妇人有胎腹痛，其人不安。”其后各家对本病的病因病机证治多有论述。《诸病源候论·卷四十一》：“胎动不安者，多因劳役气力或触冒冷热，或饮食不适，或居处失宜。轻者止转动不安，重者便致伤堕。若其母有疾以动胎，治母则胎安；若其胎有不牢固，致动以病母者，治胎则母瘥。”《景岳全书·妇人规》：“去其所病，即是安胎之法，故安胎之方不可执，亦不可泥其月数，但当随证随经，因其病而药之，乃为至善。”

西医学的先兆流产和先兆早产可参照本病辨证治疗。

【病因病机】

胎动不安发生的主要机理是冲任气血失调，胎元不固。本病常见的分型有肾虚、气虚、血虚、血热、外伤和癥瘕伤胎等。

（一）肾虚

素禀肾气不足，或孕后房事不节，或因惊恐伤肾，损伤肾气，肾虚冲任不固，胎失所系，以致胎动不安。《女科经纶·卷三》云：“妇人肾以系胎，妊娠腰痛，甚则胎坠。”

素禀肾气不足
孕后房事不节
或因惊恐伤肾

} 肾虚→冲任不固→胎失所系→胎动不安

（二）气虚

孕妇素体虚弱，或饮食、劳倦、忧思损伤脾气，或大病久病损伤正气，气虚冲任不固，胎失所载，以致胎动不安。《万氏妇人科·卷之二》：“胎动不安脾胃虚弱，不能管束其胎，气血素衰，不能滋养其胎。”

孕妇素体虚弱
饮食劳倦忧思
大病久病伤气

} 气虚→冲任不固→胎失所载→胎动不安

（三）血虚

素体阴血不足，或久病耗血伤阴，或孕后脾胃虚弱，恶阻较重，化源不足而血虚。血虚则冲任血少，胎失所养，而致胎动不安。《陈素庵妇科补解·胎前杂症门卷之三》：“妊娠胎动不安，大抵冲任二脉血虚，胞门子户受胎不实也。”

素体阴血不足
久病耗血伤阴
孕后恶阻较重

} 血虚→冲任血少→胎失所养→胎动不安

（四）血热

孕妇素体阳盛，或肝郁化热，或过食辛燥助阳之品，或阴虚生热，或外感邪热，致令血热，热扰冲任，损伤胎气，以致胎动不安。《经效产宝·卷之上》:“非即之气，伤折妊妇，热毒之气，侵损胞胎，遂有堕胎漏血。”

孕妇素体阳盛
或因肝郁化热
过食辛燥助阳 } 血热→热扰冲任→损伤胎气→胎动不安
或阴虚生内热
或因外感邪热

（五）外伤

孕后不慎，跌仆闪挫，或登高持重，或劳力过度，使气血紊乱，冲任失调，不能载胎养胎，而致胎动不安。《诸病源候论·卷四十一》:“行动倒仆，或从高堕下，伤损胞络，致血下动胎。”

孕后不慎
跌仆闪挫
登高持重 } 气血紊乱→冲任失调→不能载胎养胎→胎动不安
劳力过度

（六）癥瘕伤胎

孕妇宿有癥痼之疾，瘀阻胞脉，孕后冲任气血失调，血不归经，胎失摄养，而致胎动不安。《三因极一病证方论·产科二十一论评》:“素有癥瘕积聚，坏胎最多。”

宿有癥痼
瘀阻胞脉 } 孕后冲任气血失调→胎失摄养→胎动不安

【诊断与鉴别诊断】

（一）诊断

❶ **病史**　有停经史，可有早孕反应。

❷ **症状**　主要为腰酸，下腹疼痛，小腹坠胀，或伴有少量阴道流血等。

❸ **检查**

（1）**妇科检查**　子宫颈口未开，子宫大小与停经月份相符合。

（2）**实验室检查**　尿妊娠试验阳性。或必要的激素测定。

（3）**B超检查**　提示宫内妊娠，或孕囊完整，或活胎。

（二）鉴别诊断

❶ **与妊娠腹痛鉴别**　妊娠期间，因胞脉阻滞或失养，气血运行不畅而发生小腹疼痛的病证，并无腰酸、下坠、也无阴道流血。

❷ **与胎殒难留鉴别**　（详见胎漏节）

❸ **与异位妊娠鉴别** 以输卵管妊娠为例，宫外孕可有少量不规则阴道流血，下腹隐痛等症，但其破损时即伴有剧烈的下腹部撕裂样疼痛，多限于一侧，或伴有晕厥和休克。妇科检查、B 超检查及后穹隆穿刺术等有助诊断。

❹ **与鬼胎鉴别** 鬼胎常有不规则阴道流血，有时可大量出血，偶尔在出血中发现水泡状物。多数患者子宫大于相应月份的正常妊娠子宫。B 超检查有助诊断。

【辨证论治】

本病以腰酸腹痛为主，或伴阴道少量流血。故辨证中应注意腰腹疼痛的性质、程度，阴道流血的量、色、质等征象，以及出现的兼症、舌脉进行综合分析，指导治疗。对有外伤史、他病史、服药史者，应在诊察胎儿状况的基础上确定安胎还是去胎的原则。安胎大法以补肾固冲为主，并根据不同情况辅以益气、养血、清热等法，总宜辨证施治。若经治疗后腰酸腹痛加重，阴道流血增多，以致胎堕难留者，又当去胎益母。

（一）肾虚证

主要证候 妊娠期间，腰酸腹痛，胎动下坠，或伴阴道少量流血，色黯淡，头晕耳鸣，两膝酸软，小便频数，或曾屡有堕胎，舌淡，苔白，脉沉细而滑。

证候分析 肾虚冲任不固，胎失所系，因而腰酸腹痛，胎动下坠，或有阴道少量流血，色暗淡；肾虚髓海不足，故头晕耳鸣；肾主骨，肾虚则两膝酸软；肾与膀胱相表里，肾虚膀胱失约，故小便频数；肾虚冲任不固，无力系胎，故使屡有堕胎。舌淡，苔白，脉沉细而滑，为肾气虚之征。

治疗法则 补肾益气，固冲安胎。

方药举例 寿胎丸（《医学衷中参西录》）加党参、白术。

菟丝子　桑寄生　续断　阿胶

若肾阴虚者，兼有手足心热，面赤唇红，口燥咽干，舌红，少苔，脉细滑而数。治宜滋阴补肾，固冲安胎。方用寿胎丸加熟地黄、山茱萸、地骨皮；阴道流血者，酌加女贞子、旱莲草。

若肾阳虚者，兼有腰痛如折，畏寒肢冷，小便清长，面色晦暗，舌淡，苔白滑，脉沉细而迟。治宜补肾助阳，固冲安胎。方用补肾安胎饮（《中医妇科治疗学》）。

人参　白术　杜仲　续断　益智仁　阿胶　艾叶　菟丝子　补骨脂　狗脊

方中菟丝子、补骨脂补肾助阳而益精气；续断、杜仲、狗脊补肾强腰，安胎止痛；益智仁温肾缩小便；阿胶、艾叶养血暖宫，止血安胎；人参、白术益气载胎。全方共奏补肾助阳，固冲安胎之效。

（二）气虚证

主要证候 妊娠期间，腰酸腹痛，小腹空坠，或阴道少量流血，色淡质稀，精神倦怠，气短懒言，面色㿠白，舌淡，苔薄，脉缓滑。

证候分析 气虚冲任不固，胎失摄载，故孕后腰酸腹痛，阴道少量流血；气虚不化，则流血色淡质稀；气虚提挈无力，故小腹空坠；气虚中阳不振，故精神倦怠，气短懒言；清阳不升，则面色㿠白。舌淡，苔薄，脉缓滑，为气虚之征。

治疗法则 益气固冲安胎。

方药举例 举元煎（方见经期延长）加续断、桑寄生、阿胶。

若阴道下血量多者，酌加乌贼骨、艾叶炭以固冲止血。

（三）血虚证

主要证候 妊娠期间，腰酸腹痛，胎动下坠，阴道少量流血，头晕眼花，心悸失眠，面色萎黄，舌淡，苔少，脉细滑。

证候分析 血虚冲任血少，不能养胎，以致腰酸腹痛，胎动下坠，阴道少量下血；血虚不能上荣清窍，则头晕眼花；血不养心，则心悸失眠；血虚不能充养肌肤，故面色萎黄。舌淡，苔少，脉细滑，也为血虚之征。

治疗法则 补血固冲安胎。

方药举例 苎根汤（《妇人大全良方》）加川续断、桑寄生。

干地黄　苎麻根　当归　芍药　阿胶　甘草

方中当归、白芍、干地黄补血和血；甘草和中；阿胶、苎麻根养血止血安胎；配续断、桑寄生补肾固冲安胎。诸药合用有补血和血，固冲安胎之效。

若气血两虚者，症见孕后腰腹坠痛，阴道少量流血，色淡质稀，头晕眼花，心悸气短，面色苍白，舌淡，苔薄白，脉细滑。治宜补气养血，固肾安胎。方用胎元饮（《景岳全书》）。

人参　当归　杜仲　白芍　熟地黄　白术　陈皮　炙甘草

方中八珍去川芎、茯苓以补益气血；配杜仲补肾安胎；陈皮理气和中，使补而不滞。诸药合用补益气血，固肾安胎，使胎元内有载养，自无不安之患。

（四）血热证

主要证候 妊娠期间，腰酸腹痛、胎动下坠，或阴道少量流血，血色深红或鲜红，心烦少寐，渴喜冷饮，便秘溲赤，舌红，苔黄，脉滑数。

证候分析 热伤冲任，迫血妄行，损伤胎气，而致腰酸腹痛，胎动下坠，阴道少量流血，血色紫红或鲜红；热扰心神，故心烦少寐；热伤津液，故口渴喜冷饮，便秘溲赤。舌红，苔黄，脉滑数，为血热之征。

治疗法则 清热凉血，固冲安胎。

方药举例 保阴煎（方见月经过多）。

若下血较多者，酌加阿胶、旱莲草、地榆炭凉血止血；腰痛甚者，酌加菟丝子、桑寄生固肾安胎。

（五）外伤证

主要证候 妊娠期间，跌仆闪挫，或劳力过度，继发腰腹疼痛，胎动下坠，或伴阴道流血，精神倦怠，脉滑无力。

证候分析 孕后起居不慎，或跌仆闪挫，或为劳力所伤，以致气血紊乱，气乱则胎失所载，血乱则胎失所养，是以胎元内失摄养而不固，故腰腹疼痛，胎动下坠；气血紊乱，冲任不固，故阴道下血；气耗血伤，则精神倦怠，脉滑无力。

治疗法则 益气养血，固肾安胎。

方药举例 加味圣愈汤（《医宗金鉴》）。

当归　白芍　川芎　熟地黄　人参　黄芪　杜仲　续断　砂仁

方中四物补血，参、芪补气，使气充血足，胎元自固；杜仲、续断补肾安胎；砂仁理气安胎。全方有益气养血，固肾安胎之效。

若阴道流血量多者，去当归、川芎之辛窜动血，酌加阿胶、艾叶炭止血安胎。

（六）癥瘕伤胎证

主要证候 孕后阴道不时少量下血，色红或黯红，胸腹胀满，少腹拘急，甚则腰酸胎动下坠，皮肤粗糙，口干不欲饮，舌黯红或边尖有瘀斑，苔白，脉沉弦或沉涩。

证候分析 妇人宿有癥疾，瘀血内滞小腹或胞脉，孕后新血不得下归血海以养胎元，反离经而走，故阴道不时少量下血，色红或黯红；甚至损伤胎气，则腰酸胎动下坠；瘀血内阻，气机不畅，故胸腹胀满，少腹拘急；瘀血内阻，肌肤失荣，故皮肤粗糙；瘀血内阻，津液不得上承，故口干不欲饮。舌暗红或边尖有瘀斑，苔白，脉沉弦或沉涩，为癥病而有瘀血内滞之征。

治疗法则 祛瘀消癥，固冲安胎。

方药举例 桂枝茯苓丸（《金匮要略》）加续断、杜仲。

桂枝　茯苓　赤芍　牡丹皮　桃仁

方中桂枝温通血脉，配茯苓渗利行瘀，也能益脾安胎而为君；牡丹皮、赤芍合桃仁活血祛瘀热而为臣佐；续断、杜仲固肾安胎。共收消癥安胎之效。

【文献摘要】

《陈素庵妇科补解·胎前杂症门卷之三》:“妊娠胎动不安，大抵冲任二经血虚，胎门子户受胎不实也。然亦有饮酒过度，房事太多而胎动者；有登高上厕，风入阴户，冲伤子室而胎动者；有因击触而胎动者；有暴怒伤肝胎动者；有用力过度伤筋胎动者。”

《医宗金鉴·妇科心法要诀》:“孕妇气血充足，形体壮实，则胎气安固。若冲任二经虚损，则胎不成实；或因暴怒伤肝，房劳伤肾，则胎气不固，易致不安；或受孕之后，患生他疾，干犯胎气，致胎不安者亦有之；或因跌仆筑磕，从高坠下，以致伤胎、堕胎者亦有之。”

【科研思路】

先兆流产在妇产科中较为常见，并有反复发生的倾向，其病因复杂，其中以内分泌功能失调（尤其是黄体功能不全）和免疫因素较为多见，中医药对其疗效较好并且确切。经多年来的努力，对自然流产的临床和实验研究均已较为系统和深入，某些研究已进行到分子或基因水平。今后对自然流产的科研思路应宜多学科结合，把现代科学前沿的新理论和新技术引入到中医药对自然流产的研究中，建立一个中医药（或中西医结合）防治自然流产的技术平台，并在此平台上开展具有创新性和自主知识产权的研究。具体的研究可考虑：对自然流产的中医病因进行多中心、大样本、规范的调研，确定各种致病因素与自然流产的内在联系，寻求有效防治自然流产的切入点；对自然流产的临床证候进行多中心、大样本、规范的调研，寻求其辨证规律，为中医药治疗自然流产提供确切的临床依据；进行靶器官的组织形态学、性激素－受体、性激素受体的基因表达、免疫功能以及中药对其的调控等不同层次的综合研究，以进一步阐明中医药防治自然流产的疗效机理；对中医药防治自然流产的子代进行大样本的、远期的、规范的追踪观察，肯定其安全性。对保胎成功地进行 5 ～ 10 年的大样本调查，了解其胎儿的体质和智力发育情况，开展实验方面的优生研究，从而肯定保胎治疗的可靠性和优越性。

【现代研究】

有研究认为胎动不安的发生率与体质因素存在相关性，其中阳虚质、阴虚质、痰湿质的患者对于胎动不安的发生更有易感性［凌娜.198 例早期妊娠患者体质因素调查及分析.辽宁中医杂志，2016，43（5）：914-916］。以往临床上治疗胎漏、胎动不安多以补肾健脾法，而活血化瘀则为胎孕大忌。而岭南罗氏认为先兆流产合并绒毛膜下血肿的病机为脾肾两虚，兼有血瘀，治疗上除注重培补脾肾，还主张根据母体素质情况与瘀血病变程度，适当地选用活血化瘀药，使瘀去络通，冲任畅达，胎有所养，则胎自安［李玉嫦，等．岭南罗氏妇科肾虚血瘀型胎漏、胎动不安的治疗经验探析．中国民族民间医药，2016，25（21）：58–61］。甲状腺功能减退与先兆流产存在在一定的相关性，研究认为妊娠后因胎盘功能差，易发生流产、早产及死胎，而且 TSH 越高，流产的风险随之升高［柯逸云，等．甲状腺功能减退症与先兆流产的相关性及治疗．吉林中医药，2014，（11）：1103–1106］。

冯晓玲等对 120 例先兆流产（胎动不安）患者分别给予治疗组优生宁Ⅲ号方（菟丝子、川续断、桑寄生、阿胶、黄芪、白芍、枸杞子、牡蛎、女贞子、旱莲草等）和对照组绒毛膜促性腺激素及单绒毛膜促性腺激素，连用 20 天，观察绒毛膜促性腺激素与黄体酮水平，发现治疗组治疗有效率明显高于对照组，且在实验室指标中效果也明显优于对照组［冯晓玲，等．优生宁Ⅲ号方治疗 120 例先兆流产临床疗效分析．中医药信息，2010，27（06）：36–39］，并且在米非司酮造模的先兆流产动物模型中，优生宁Ⅲ号高剂量组与正常妊娠组对比在黄体酮、雌二醇、绒毛膜促性腺激素、泌乳素和孕激素受体及孕激素受体 mRNA 阳性率上，存在显著差异，本方能够提高黄体酮等四种激素在机体内的含量，增加孕激素受体及其 mRNA 阳性率的表达，为正常妊娠的继续提供良好的内环境，从而达到很好的防治先兆流产、维持正常妊娠的作用。［冯晓玲，等．优生宁Ⅲ号对先兆流产模型大鼠内分泌水平影响的实验研究．中国医药导刊，2010，12（05）：850–851］。吴宁等观察中药复方优生宁保胎防畸作用，实验研究表明环磷酰胺（CTX）诱变孕鼠骨髓及胎鼠微核与姐妹染色体交换具有防护作用。同时，实验观察优生宁对正常孕鼠和 CTX 致免疫抑制孕鼠免疫功能的影响，结果表明优生宁纠正 CTX 所致孕鼠巨噬细胞功能下降，有效改善 CTX 所致 CD3+、CD8+ 下降，升高 CD4+/CD8+ 比值，表明优生宁具有免疫调节作用［吴宁，等．中药复方优生宁抗诱变防畸作用的实验研究．中国中医药科技，2001，8（4）：225–226］。

【思考题】

1. 何谓胎动不安？胎动不安的病因病机有哪些？

2. 胎动不安的各证：肾虚证、气虚证、血虚证、血热证、外伤证、癥瘕伤胎证的主要证候、治疗法则和代表方剂是什么？

（冯晓玲）

第五节　滑胎

【概说】

凡堕胎、小产连续发生3次或以上者，称为“滑胎”。亦称“数堕胎”。

本病临床上以连续性与自然发生，即“屡孕屡堕”为特点。且每次发生堕胎、小产的时间多在同一妊娠月份。这是近代的“滑胎”。古代有此医书，将孕足月临产催生方法，列为“滑胎方法”。

本病始见于《诸病源候论·卷四十一》：“妊娠数堕胎候　血气虚损者，子脏为风冷所居，则血气不足，故不能养胎，所以致胎数堕，候其妊娠，而恒腰痛者，喜堕胎也。”滑胎一词最早见于《诸病源候论·卷四十一》：“妊娠候　妊娠十月，五脏俱备，六腑齐通……可预修滑胎方法也。”《妇人大全良方·卷之十六》的“滑胎例”“易产滑胎方”以及《景岳全书·妇人规》的“滑胎方法”均指临产催生方法，不是“滑胎”病证，不属本节讨论范围。但是《景岳全书·妇人规》又论道：“凡妊娠之数见堕胎者，必以气脉亏损而然……”将滑胎定为数堕胎的病名，始自《医宗金鉴·妇人心法要诀》：“数数堕胎，则谓之滑胎。”《叶氏女科诊治秘方·卷二》：“有屡孕屡堕者，由于气血不充，名曰滑胎。”

西医学习惯性流产可参照本病辨证治疗。

【病因病机】

本病的主要机理是冲任损伤，胎元不固，或胚胎缺陷，不能成形，故而屡孕屡堕。常见的分型有肾气亏损和气血两虚。

（一）肾气亏损

先天禀赋不足，肾气未充；或因孕后房事不节，纵欲所伤，以致肾气亏虚，冲任不固，胎失所系，而致屡孕屡堕，遂为滑胎。《医学衷中参西录·医方》：“寿胎丸：治滑胎……男女生育，皆赖肾脏作强。”

先天禀赋不足
孕后房事不节 } 肾气亏虚→冲任不固→胎失所系→滑胎

（二）气血两虚

素体虚弱，气血不足；或饮食、劳倦伤脾，气血化源不足；或大病久病，耗气伤血，都可导致气血两虚，冲任不足，不能载胎养胎，故使屡孕屡堕而为滑胎。《妇人大全良方·卷之十三》：“血气不足，故不能养胎，所以数堕胎也。”

孕妇体弱
饮食劳倦
大病久病
} 气血两虚→冲任不足→不能载胎养胎→滑胎

（三）肾虚血瘀

素体肾虚，冲任精血亏少，胎失所养；又素性抑郁，或忿怒过度，郁怒伤肝，气滞血瘀，瘀阻冲任，不能养胎，以致屡孕屡堕，遂为滑胎。

素体肾虚→精亏血少→冲任血虚→胎失所养
郁怒伤肝→气滞血瘀→瘀阻冲任→不能养胎
} 滑胎

【诊断】

滑胎的诊断，应注意其连续性与自然发生的特点。

❶ **病史**　堕胎或小产连续发生 3 次或 3 次以上者。多数发生在同 1 个妊娠月。

❷ **症状**　孕前多有腰酸乏力的症状。孕后可无明显症状，或有腰酸腹痛，或阴道有少量流血等胎漏、胎动不安的症状。子宫颈内口松弛的中晚期流产者，多无自觉症状，突然阵发腹痛，胎儿随之排出。

❸ **检查**

（1）**妇科检查**　子宫畸形、子宫肌瘤、子宫颈内口松弛常是晚期滑胎的原因。

（2）**实验室检查**　黄体功能不全、垂体功能不足、染色体异常、精子缺陷等常是早期滑胎的原因。母儿血型不合是晚期滑胎的原因。

（3）**其他检查**　B 超显像对观察子宫形态、胚胎状况、子宫颈内口的宽度有诊断价值。有流产史，子宫颈内口宽于 19mm 者，诊断子宫内口松弛有意义。

【辨证论治】

本病主要以滑胎及伴见的症状、舌苔、脉象作为辨证的依据。此类患者均应在孕前进行妇科检查和有关实验室检查找出病因，并排除男方因素，以便采取有针对性的治疗措施。

“虚则补之”是滑胎病证的主要施治原则，并应掌握“预防为主、防治结合”的措施。在未孕前宜以补肾健脾，益气养血，调固冲任为主，预培其损。

或针对原因治疗，如若有月经不调者，当先调经；若因他病而致滑胎者，当先治他病。另外，患者怀孕不宜过密，再次妊娠应距上次流产一年左右，以利恢复健康，增强体质。妊娠之后或怀疑有孕之后，应立即保胎治疗，不要等到流产先兆症状出现才去保胎。服药期限应超过以往流产时的最大妊娠月份之后，且无胎漏、胎动不安征象时，方可停药观察之。

（一）肾气亏损证

主要证候 屡孕屡堕，甚或如期而堕，头晕耳鸣，腰酸膝软，精神萎靡，夜尿频多，目眶黯黑，或面色晦暗，舌淡，苔白，脉沉弱。

证候分析 肾虚冲任不固，胎失系载，故屡孕屡堕；肾虚髓海不足，空窍失养，故头晕耳鸣；肾虚命火不足，阳气不能外达，则精神萎靡，目眶黯黑，或面色晦暗；肾虚膀胱失约，则小便频数，夜尿尤多；腰为肾府，肾主骨，肾虚则腰酸膝软。舌淡，苔白，脉沉弱，为肾虚之征。

治疗法则 补肾固冲安胎。

方药举例 补肾固冲丸（《中医学新编》）。

菟丝子　续断　巴戟天　杜仲　当归　熟地黄　鹿角霜　枸杞子　阿胶　党参　白术 大枣　砂仁

方中菟丝子、续断、巴戟、杜仲、鹿角霜补肾益精髓，固冲安胎；当归、熟地黄、枸杞子、阿胶滋肾填精养血而安胎；党参、白术、大枣健脾益气以资化源；砂仁理气安胎，使补而不滞。全方合用使肾气健旺，胎有所系，载养正常，则自无堕胎之虑。

或以寿胎丸（方见胎动不安）酌加补气养血、填精固冲诸药。

（二）气血两虚证

主要证候 屡孕屡堕，头晕眼花，神倦乏力，心悸气短，面色苍白，舌淡，苔薄，脉细弱。

证候分析 气血两虚，冲任不足，不能养胎载胎，故使屡孕屡堕；气血两虚，上不荣清窍，则头晕眼花；外不荣肌肤，则面色苍白；内不荣脏腑，则神倦乏力，心悸气短。舌淡，苔薄，脉细弱，为气血两虚之征。

治疗法则 益气养血安胎。

方药举例 泰山磐石散（《景岳全书》）。

人参　黄芪　当归　续断　黄芩　川芎　白芍　熟地黄　白术　炙甘草　砂仁　糯米

方中人参、黄芪、白术、甘草补中益气以载胎；当归、白芍、川芎、熟地黄补血以养胎；砂仁、糯米调养脾胃以安胎；续断补肾强腰以固胎；白术配黄芩为安胎要药。全方合用有双补气血，固冲安胎之效。

（三）肾虚血瘀证

主要证候 屡孕屡堕，甚或如期而堕，头晕耳鸣，腰酸膝软，小腹或少腹疼痛拒绝按，乳房胀痛，心烦易怒，舌质紫黯，苔薄，脉沉弦而涩。

证候分析 肾虚精亏血少，冲任血虚，胎失所养，又郁怒伤肝，气滞血瘀，瘀阻冲任，不能养胎，故致屡孕屡堕，甚或如期而堕；肾虚精亏血少，髓海不足，肾府失养，以致头晕耳鸣，腰酸膝软；郁怒伤肝，气滞血瘀，瘀阻胞脉故致小腹或少腹疼痛拒按；肝郁气滞，故使乳房胀痛，心烦易怒。其舌质紫黯，苔薄，脉沉弦而涩，均为肾虚血瘀之征。

治疗法则 补肾安胎，化瘀止痛。

方药举例 寿胎丸（方见胎动不安）酌加丹参、白芍药、黄芩。

全方共奏补肾安胎，缓肝之急而祛瘀止痛。临证时，可据病情酌加用药。

【文献摘要】

《景岳全书·妇人规》:“凡妊娠之数见堕胎者，必以气脉亏损而然……况妇人肾以系胞，而腰为肾之府，故胎妊之妇最虑腰痛，痛甚则坠，不可不防……凡胎孕不固，无非气血损伤之病，盖气虚则提摄不固，血虚则灌溉不周，所以多致小产。”

【现代研究】

有学者总结复发性流产的病因，虽然其病因较为复杂，但主要包括染色体异常、生殖道解剖异常、内分泌失调、感染性疾病因素、血栓前状态、自身免疫因素以及同种免疫异常等［肖世金，等．复发性流产病因学研究进展．中国实用妇科与产科杂志，2014，30（8）：41–45］。有学者认为，由多种因素引起的凝血、抗凝和纤溶系统功能失调或障碍导致的血栓形成的多种血液学改变，如凝血因子Ⅴ（factor Ⅴ，FⅤ）基因突变，凝血酶原基因突变，蛋白C缺陷症和蛋白S缺陷症等与复发性流产的发生有着密切关系，可使用低分子肝素在孕前进行抗凝治疗，有利于妊娠的结局［王墨华，等．血栓前状态与复发性流产及抗凝治疗．中国实用妇科与产科杂志，2013，29（2）：102–106］。现认为在解剖学基础上，复发性流产的病因主要为子宫畸形（包括纵隔子宫、双角子宫、双子宫等）、宫腔粘连、宫颈机能不全以及子宫肌瘤。［刘禹熙，等．复发性流产的解剖病因学概述．实用妇科内分泌杂志，2014（02）：11–12］。国辕老中医总结了治疗滑胎三法，即分为清理胞宫、种子、安胎三个阶段论治。第一法为养血活血，祛瘀生新。适用于清理胞宫阶段，处方以生化汤加女贞子、菟丝子、甘草，诸药合用可以改变子宫内环境，使胞宫得以复原。第二法即益气养血，补肾培本。适用于清理胞宫之后的种子阶段，其创立了国氏种玉汤（黄芪、太子参、当归、白术、女贞子、枸杞子、巴戟天、菟丝子、桑寄生、川续断、香附、陈皮），重在补益脾肾。第三法为益气养血，固肾安胎。用于安胎阶段，常用泰山磐石散加减治疗［张晋峰．应用国氏三法治疗滑胎．中医杂志，2000，41（1）：60–61］补肾活血方近期被认为能够提高 ACA 阳性免疫性复发性流产的妊娠成功率，以此为基础的助孕宁 I 号（丹参、黄芪、桑寄生、菟丝子、续断、阿胶等）可以改善不明原因复发性流产患者外周血清 Th1/Th2 的比值，改善患者自身免疫，提高妊娠成功率［王玲，等．助孕宁 I 号方对 URSA 患者外周血清 Th1/Th2 的影响．中国中医药科技，2014，21（02），169］。

【思考题】

何谓滑胎？滑胎的病因病机有哪些？

（冯晓玲）

第六节　堕胎　小产

【概说】

凡妊娠 12 周内，胚胎自然殒堕者，称为“堕胎”；妊娠 12 ～ 28 周内，胎儿已成形而自然殒堕者，称为“小产”。

堕胎、小产在临床上是以自然殒堕为特点。而两者的区别在于堕胎发生在妊娠早期；小产发生在妊娠中期。

本病始见于《脉经·卷九》：“妇人怀躯六月七月，暴下斗余水，其胎必倚而堕。”其后各家对本病的病因病机证治多有论述。《普济方·卷三百四十三》：“夫妊娠日月未足，胎气未全而产者，谓之半产……或颠扑闪坠，致气血损动，或因热病温疟之类，皆致半产。”《傅青主女科·女科下卷》：“人之所以坐胎者，受父母先天之真火也。先天之真火，即先天之真气以成之。故胎成于气，亦摄于气，气旺则胎牢，气衰则胎堕。”

西医学早期流产、晚期流产可参照本病辨证治疗。

【病因病机】

堕胎、小产发生的机理主要是胎结不实，胎元不固，终致殒堕离胞而下。

发生原因基本与胎漏、胎动不安相同，即肾气虚弱、气血不足、热病伤胎、跌仆伤胎等导致冲任不调，损伤胎气，引起堕胎、小产。

本病多由胎漏、胎动不安发展而来；也有直接发生堕胎、小产者。常见分型有胎殒难留型、胎堕不全型。

【诊断与鉴别诊断】

（一）诊断

❶ **病史** 有正常妊娠史，或胎漏、胎动不安的病史，或有妊娠期热病史、外伤史等。

❷ **症状** 堕胎、小产的主要症状是阴道流血和腹痛。堕胎者多先有阴道流血，继之阵发性小腹疼痛，且全过程伴有阴道流血；小产者多先有阵发性腹痛，后有阴道流血，此过程与足月产相似，一般出血不多。本病有的可伴有腰酸、尿频等症状。堕胎、小产者，有时胎堕不全引起大量出血，可致气随血脱之危候，应予及时诊断和处置。

❸ **检查**

（1）**妇科检查** 应在消毒情况下进行。堕胎者阴道流血量多，子宫颈口已开大，有时可见胚胎组织堵塞宫口，子宫与停经月份相符或略小；小产者除子宫颈口开大外，可有羊水流出或胎膜囊膨出于宫口。此属胎殒难留，相当于西医妇产科学的难免流产。在前述基础上，部分妊娠物排出，尚有部分残留在子宫腔内，使阴道持续大量出血，甚至休克；检查时子宫颈口开大，有时胎盘组织堵塞宫口，子宫小于停经月份。此属胎堕不全，相当于西医妇产科学的不全流产。若妊娠物完全排出，子宫颈口关闭，子宫接近正常大小，腹痛消失，阴道流血逐渐停止。此属胎堕完全，相当于西医妇产科学的完全流产。

（2）**实验室检查** 血常规判断出血程度，白细胞和血沉可判断有无感染存在。连续测定血 hCG 动态变化，有助于妊娠的诊断及预后判断。妊娠 6–8 周时，血 hCG 是以每日 66% 的速度增加，若血 hCG 每 48 小时增加不到 66%，则提示妊娠预后不良。

（3）**B 型超声检查** 测定妊娠囊的大小、形态、胎儿心血管搏动，并可辅助诊断流产类型，若妊娠囊形态异常，提示妊娠预后不良。宫腔和附件检查有助于稽留流产、不全流产及异位妊娠的鉴别诊断。

（二）鉴别诊断

❶ **与胎动不安鉴别** 腹痛之前多先有小腹下坠感，且腹痛常与腰酸并见，多伴有阴道流血。妇科检查子宫大小符合停经日数或月份，尿妊娠试验阳性。

B 型超声检查提示宫内妊娠，或活胎。

❷ 与异位妊娠鉴别 以输卵管妊娠为例，异位妊娠可有少量不规则阴道流血、下腹隐痛等症，但其破损时即伴有剧烈的下腹部撕裂样疼痛，多限于一侧，或伴有晕厥和休克。妇科检查子宫常小于孕周，一侧附件有包块、触痛。尿妊娠试验阳性或弱阳性。B 型超声检查宫内无胚胎，附件区或可见包块。

❸ 与鬼胎鉴别 鬼胎常有不规则阴道流血，有时亦可大量出血，无明显腹痛，偶尔在出血中发现水泡状物。妇科检查子宫多大于正常妊娠子宫，尿妊娠试验强阳性，B 型超声检查有葡萄状胎块。

【辨证论治】

堕胎、小产一旦发生，应根据腹痛、阴道流血情况、全身症状及舌苔、脉象，结合妇科检查，综合分析，作出判断，指导治疗。

治疗大法宜下胎益母为主。若胎殒难留或胎堕不全者，急以下胎益母法，必要时可采用吸宫术或钳刮术尽快排出宫内容物。若殒堕过程中，突然阴血暴下，出现气随血脱的危象，又当益气固脱以救其急，必要时施行清宫术，同时配合输血、抗休克等急救措施。胎堕完全者，宜调养气血为主。若施行手术的患者，术后应给抗生素预防感染。

（一）胎殒难留证

主要证候 胎堕难留多由胎漏、胎动不安发展而来，此时阴道流血增多，腹痛腹坠加重；妇科检查宫颈口已开大，有时可见胎囊或胚胎组织物堵塞于宫颈口，继续妊娠已不可能；舌紫黯或边有瘀点，脉沉弦。

证候分析 因故胎殒，胞脉受损，故有阴道流血增多；胎殒胞宫，欲排不能，胞中瘀阻，不通则痛，故有腹痛腹坠加重；胎殒将堕，或已有胚胎组织堵塞于子宫颈口，故妇科检查宫颈口已开大，继续妊娠已不可能。舌紫黯或边有瘀点，脉沉弦，也为胎殒难留，瘀血阻滞之征。

治疗法则 祛瘀下胎。

方药举例 脱花煎（《景岳全书》）加益母草。

当归　川芎　肉桂　牛膝　红花　车前子

方中当归、川芎、红花、益母草、牛膝活血祛瘀；兼有催生下胎之效；肉桂温通血脉；车前子滑利泄降。全方用于胎殒难留，有祛瘀下胎之效。

若腹痛阵作，血多有块者，酌加炒蒲黄、五灵脂以助祛瘀下胎，止痛止血之效。

（二）胎堕不全证

主要证候 胎殒之后，尚有部分残留宫腔内；阴道流血持续不止，甚至大量出血，腹痛阵作；妇科检查，宫口开大，有时可见组织物堵塞于子宫颈口，子宫体积小于妊娠月份；舌淡红，苔薄白，脉沉细无力。

证候分析 胎殒已堕，堕而不全，瘀阻胞中，新血不得归经，故阴道流血持续不止，甚至大量出血；胎堕不全，留而为瘀，瘀阻胞中，不通则痛，块物排出，腹痛稍减，故腹痛阵作；因胎瘀阻，或残留物滞留胞中，胞宫排瘀受阻，故可查见宫颈口开大，或见部分组织物堵塞于子宫颈口；因有部分妊娠物已排出体外，故妇检子宫体积小于妊娠月份。舌淡红，苔薄白，脉沉细无力，则为气虚血瘀之征。

治疗法则 益气祛瘀。

方药举例 脱花煎（方见本节胎殒难留型）加人参，益母草，炒蒲黄。

方用脱花煎祛瘀下胎；加人参益气以助下胎排瘀之力；益母草、炒蒲黄以祛瘀生新，止痛止血。

若胎堕不全时，出血过多，或暴下不止，面色苍白，头晕眼花，甚则晕厥，不省人事，手足厥冷，唇舌淡白，脉芤或微细无力。为气随血脱之危候，急宜补气固脱。方用人参黄芪汤（《证治准绳》）。

人参　黄芪　当归　白术　白芍　艾叶　阿胶

方中人参、黄芪、白术益气摄血；当归、白芍补血养血；阿胶补血止血；艾叶暖宫止血。全方合用益气固脱止血。

若暴下不止，突然晕厥，不省人事，病急势危者，也可急用独参汤（方见崩漏）或用参附汤（方见崩漏）益气固脱，回阳救逆。同时补液、输血、抗休克。

若胎殒难留，大量出血者，或胎堕不全者，宜及时施以清宫术，清宫术后给抗生素预防感染。

【文献摘要】

《景岳全书·妇人规》："妊娠胎气伤动者……若腹痛血多，腰酸下坠，势有难留者，无如决津煎，五物煎助其血而落之，最为妥当……凡气血衰弱无以滋养其胎，或母有弱病，度其终不能成者，莫若下之，以免他患。"

《叶氏女科诊治秘方·卷二》："妊娠三月，未成形而胎下者，为堕胎。五月而堕者，为小产。七月而堕者，为半产。此皆重于大产，但人视为轻，忽而殒命者有之。治宜补血养气，生新去瘀。"

《中国医学百科全书·中医妇科学》:“既堕既产之后，应按‘产后调护’处理。而最危急者，莫过于已堕而又不全堕，往往可致阴道大出血而晕厥，甚或阴血暴亡，阳无所附，以致‘阴阳离决’”。

【现代研究】

有学者通过动物实验研究发现流产组孕鼠CD4+CD25+Treg的比例和Foxp3蛋白表达水平明显低于正常妊娠组，提示CD4+CD25+Treg细胞的数量减少和功能缺陷与流产的发生有关［冯婷婷，等.不明原因复发性流产小鼠模型CD4～+CD25～+ Treg的比例及Foxp3表达的变化.免疫学杂志.2012，28（7）：595-599］。有学者对其收集的181例自然流产蜕膜组织进行研究发现所有早期自然流产绒毛标本染色体总异常率为66.85%（121/181），以常染色体三体为主，非整倍体涉及除1号染色体以外所有染色体，以16号染色体最多见。也就是说胚胎染色体数目异常是自然流产的主要病因［吴彤华，等.辅助生殖和自然妊娠中早期自然流产胚胎染色体数目异常的研究.生殖与避孕，2013，33（10）：658-664］。更多还原有学者还认为，甲状腺功能的异常，特别是甲状腺自身抗体和TSH均是预测流产的重要指标，且甲状腺自身抗体的预测价值更大［董丽，等甲状腺自身抗体和促甲状腺素预测流产的价值.中国妇产科临床杂志，2011，12（3）：191-193］。生化汤能多方位调节人体内环境，对子宫收缩具有双向调节作用，且固本培新，标本兼治，从而可以减少药流后阴道出血量，缩短出血时间［尚雅琼.生化汤治疗药物流产后出血60例疗效观察.光明中医.2010.25（3）：28］。

对267例难免流产的患者进行宫颈分泌物的采集，衣原体、支原体感染阳性率与正常对照组相比明显升高［董梅娇，等.267例难免流产病因分析.中国妇幼保健，2010，25（02）：290-291］。在超声影像学上，对于早期难免流产的患者与正常妊娠组比较，结果表示胎盘绒毛间隙弥漫移动点状回声和胎盘中央低回声区（母池）是孕10周前早期难免流产的重要超声表现。灰阶超声检测胎盘绒毛间隙循环的敏感性高于彩色能量多普勒成像［郭祎芬，等.早期难免流产胎盘绒毛间隙循环的超声评价.中国医学影像技术，2007（07）：1062-1064］。难免流产清宫术后，在给予常规药物的基础上，加以中药穴位敷贴（红花、川芎、当归、肉桂等药材等量配伍，制成膏状，敷于次髎与三阴交），可以降低阴道流血量、阴道流血时间、腹痛时间以及术后两周身体不适的情况［吴丹红，等.中药穴位贴敷配合常规药物治疗在难免流产患者人工流产术后康复中的作用.新中医，2016（09）：108-109］。

【思考题】

何谓堕胎、小产？

（冯晓玲）

第七节　胎死不下

【概说】

胎死胞中，历时过久，不能自行产出者，称为“胎死不下”。亦称“胎死不能出”。

本病是临床常见病之一，确诊后应及时处理。死胎稽留宫腔过久，容易发生凝血机制障碍，导致弥散性血管内凝血，可危及孕妇生命。

本病始见于《诸病源候论·卷四十一》：“妊娠胎死腹中候　此或因惊动倒仆，或染瘟疫伤寒，邪毒入于胞脏，致令胎死。其候，当胎处冷，为胎已死也。”其后各家对本病的病因病机证治多有论述。《妇人大全良方·卷之十四》：“因母患热病，至六、七日以后，脏腑极热，熏煮其胎，是以致死……将理失宜，皆能损胎，不特病熏煮所致。或因顿仆惊恐，出入触冒，及素有癥瘕积聚，坏胎最多。其候舌青，即知胎死。”《证治准绳·女科》：“其胎死矣，当下之。大法寒者热以行之，热者凉以行之，燥者滑以润之，危急者毒药下之。”

西医学死胎及稽留流产可参照本病辨证治疗。

【病因病机】

胎死不下的机理不外虚实两方面，虚者气血虚弱，无力运胎外出；实者瘀血、湿浊阻滞碍胎排出。常见分型有气血虚弱、瘀血阻滞、湿阻气机。

（一）气血虚弱

孕妇素体虚弱，或饮食劳倦伤脾，化源不足，气血虚弱，冲任空虚，胎失气载血养，遂致胎死胞中；又因气虚推动无力，血虚产道不润，故死胎难以产出，遂为胎死不下。《女科经纶·卷四》：“若气血虚弱，则胎终不能成，宜下之。”

孕妇素体虚弱、脾虚化源不足 → 气血虚弱→冲任空虚 → 胎失摄载→胎死胞中、气虚血亏→无力运胎 → 胎死不下

（二）瘀血阻滞

孕期跌仆外伤，或寒凝血滞，或感染邪毒，热结血瘀，瘀血内停，瘀阻冲任，损及胎元，以致胎死胞中；复因瘀血内阻，产道不利，碍胎排出，故而胎死不下。《经效产宝·卷上》：“疗妊娠五、六月，胎死腹中，或胞衣不出：生地黄五两、牛膝、朴硝各八分、桂心、芍药、大黄各六分，蒲黄五分。”

孕妇跌仆、寒凝血滞、热结血瘀 → 瘀阻冲任 → 损及胎元→胎死胞中；瘀血内阻→产道不利 → 胎死不下

（三）湿阻气机

素体脾虚，或饮食失节、劳倦过度，损伤脾气，化源不足，且湿浊内停，孕后胎失所养，以致胎死胞中；脾虚运化失职，湿浊内停，壅塞胞脉，气机阻滞，则死胎滞涩不下。《圣济总录·卷一百五十九》：“治妊娠子死腹中未久，急服此瞿麦汤方：瞿麦（用穗子）一两。”

孕妇脾虚、饮食失节、劳倦过度 → 湿浊壅阻冲任 → 胎失所养－胎死胞中；湿壅胞脉－气机阻滞 → 胎死不下

【诊断与鉴别诊断】

（一）诊断

❶ **病史** 有停经史及妊娠反应史，甚或有胎漏、胎动不安病史。

❷ **症状** 妊娠中、晚期孕妇自觉胎动消失，子宫不再继续增大，乳房松软变小，全身乏力，食欲不振。若胎儿在宫内死亡时间较长，可出现口中恶臭，腰酸腹坠，阴道流血，脉涩等症。

❸ **检查**

（1）**腹部检查** 妊娠中、晚期腹围减少，宫底下降，胎动、胎心消失。

（2）**妇科检查** 子宫颈口闭合，子宫小于妊娠月份；若妊娠中晚期胎死不久，子宫大小可与妊娠月份相符。

（3）**实验室检查** 妊娠试验阴性。盆腔B超检查无胎心、胎动反射。妊娠中晚期胎死日久可见胎头塌陷、胎盘肿胀。必要时进行凝血功能检查。

（二）鉴别诊断

❶ **与胎萎不长鉴别** 胎萎不长已怀孕4～5个月后，孕妇腹形明显小于正常妊娠月份，但胎儿依然存活，而生长发育迟缓为其主要特征。B超检查可见胎心、胎动反射，双顶径小于妊娠月份。与胎死不下显然不同。

❷ **与胎漏鉴别** 妊娠后有少量阴道流血，但无腰酸腹痛。妇科检查子宫颈口未开，子宫大小与停经月份相符合。尿妊娠试验阳性。B超显像可见胎囊，有胎动、胎心反射存在。胚胎存活，有继续妊娠可能。与胎死不下显然有别。

【辨证论治】

辨证时要根据妊娠月份、胎死时间、全身症状、舌脉和妇科检查及辅助检查结果，综合分析，作出判断，指导治疗。

早在《经效产宝·难产死生方论》中就已记载了胎死不下的治疗方和药。治疗大法以下胎为主。但须根据母体强弱，证候虚实，酌情用药，不宜概行峻攻猛伐，导致不良后果。胎死日久，易发生凝血机制障碍，有出血倾向，属于危重病症，应予积极救治和必要的手术治疗。

（一）气血虚弱证

主要证候 孕期胎死胞中不下，小腹隐痛，或有冷感，或阴道流淡红色血水，头晕眼花，心悸气短，精神倦怠，面色苍白，舌淡，苔白，脉细弱。

证候分析 由于气血虚弱，气虚运送无力，血虚产道失于濡润，故胎死腹中久不产下；死胎内阻，气血运行不畅，胞脉失于温养，故小腹隐痛，或有冷感；胎死已久，气血虚弱，冲任不固，是以阴道可见淡红色血水流出；气血不足，外不荣肌肤，上不荣清窍，故面色苍白，头晕眼花；内不荣脏腑，则精神倦怠，心悸气短。舌淡，苔白，脉细弱，也为气血虚弱之征。

治疗法则 益气养血，活血下胎。

方药举例 救母丹（《傅青主女科》）。

人参 当归 川芎 益母草 赤石脂 荆芥穗（炒黑）

方中人参大补元气，以助运胎之力；当归、川芎、益母草养血活血，以濡润产道，使胎滑易产；黑芥穗、赤石脂引血归经以止血，使胎下而不致流血过多。全方有补气血，下死胎之效。

气血虚甚者，酌加黄芪、丹参补益气血；小腹冷痛者，酌加吴茱萸、乌药、艾叶温暖下元而行气下胎。

（二）瘀血阻滞证

主要证候 孕期胎死胞中不下，小腹疼痛，或阴道流血，紫暗有块，面色青暗，舌紫暗，脉沉涩。

证候分析 瘀血阻滞冲任，损及胎气，则胎死胞中；瘀血碍胎排出，则死而不下；瘀血阻滞冲任，不通则痛，故小腹疼痛；瘀血内阻，血不归经而外溢，则阴道流血，血色紫暗或夹血块。面色青暗，舌紫暗，脉沉涩，为胎死血瘀之征。

治疗法则 行气活血，祛瘀下胎。

方药举例 脱花煎（方见堕胎、小产）加芒硝。

（三）**湿阻气机证**

主要证候 孕期胎死胞中不下，小腹冷痛，阴中流出黏腻黄汁，胸腹满闷，口出秽气，神疲嗜睡，苔白厚腻，脉濡缓。

证候分析 脾虚湿阻，壅塞胞脉，气机阻滞，运胎无力，故胎死胞中不下，小腹疼痛；湿浊内生，秽液下流，故阴中流出黏腻黄汁；湿浊中阻，气机升降不利，故胸腹满闷；胎死既久，腐气上逆，故口出秽气；脾虚湿困，阳气不振，故神疲嗜睡。苔白厚腻，脉濡缓，乃湿困中州，气机不利之征。

治疗法则 健脾除湿，行气下胎。

方药举例 平胃散（《太平惠民和剂局方》）加芒硝、枳实。

苍术 厚朴 陈皮 甘草

方中苍术健脾燥湿；厚朴、枳实行气消胀满；陈皮理气化痰；甘草和中；加芒硝软坚滑利下胎。全方合用有健脾除湿，行气下胎之效。

若药物治疗无效时，可以手术治疗。子宫小于 3 个月妊娠者，直接行刮宫术；子宫大于 3 个月妊娠者，可行人工引产。术前均应备血。胎死过久易发生凝血机制障碍，所以胎死 3 周以上者，应作凝血功能检查。如凝血功能异常者，应在纠正后进行手术处置。

【其他治法】

《后汉书·华佗传》记述了华佗凭脉诊断 双胎，且以针药并用下死胎的医案。现代医者亦有采用针药并用下胎，取得较好的疗效，采用行气下胎的治法，针灸维胞穴、三阴交、合谷穴、中极穴。临床中还有：取三阴交及石门，或取阴陵泉及关元，次日更换，两组穴位交替使用，并每日用艾条灸至阴穴半小时左右，均为成功下胎起到辅助作用［蔡晓燕等 . 稽留流产的病因及中医治疗进展 . 承德医学院学报，2013，30（05），402-404］。

【文献摘要】

《胎产心法·卷上》："然下胎最宜谨慎，必先验明产母，面赤舌青，腹中阴冷重坠，口秽气喘的确，方可用下，若见紫黑血块血缕，尤为确候。亦必先固妊妇本元，补气养血而后下之。予故重佛手散，香桂散、滑胎煎为下死胎之王道药也。倘孕妇遇有不安，医者未能审详，遂用峻厉攻伐，难免不测之祸，慎之慎之！"

《张氏医通·妇人门·胎不长养》:“胎气因妊母举动失措，致胎儿内失荣养，不能长发，仍不坠者，此与果实干痿在枝无异，以妊娠血无恙，但子得禀母气耳。”

【科研思路】

本文意在加强运用中医的诊疗手段来干预胎儿发育，一方面，在中医理论指导下，随时观察患者，对孕妇所表现出的各种症状、体征进行分析、综合其体质、环境等因素，“审证求因”，判断中医证型，通过中药对症治疗，增加保胎成功率；另一方面，若胎儿停育，及时采取下一步干预措施，采取人工流产或引产方式结束妊娠，防止孕妇因不良结局导致的各类并发症。这对孕妇及胎儿有非常重要的意义。希望通过这几个较为特殊的病例，提高中医对胎死不下的认识及诊断，希望从中医判断妊娠结局的角度有更多的医学同行对其继续研究［姚美玉，等.试论从中医角度预判妊娠妇女宫内胎儿结局.中医药临床杂志，2015，27（09）：1224–1226］。

【现代研究】

胎死胞中，历时过久，不能自行产出者，称为“胎死不下”，又称为“胎死不能出”本病相当于西医自然流产中的稽留流产。古代文献多把其列入“临产门”，实际上，该病既可发生在临产时，又可发生在妊娠期。由于受社会、环境因素等多方面影响，滑胎的发病率越来越高，保胎患者越来越多，对患者的心理及生理造成一定的创伤。因此，密切观察患者，预知、判断胎儿宫内情况是尤其重要的。若胎儿死亡稽留宫腔内过久，容易发生凝血机制障碍，导致弥散性血管内凝血，可危及妇女的生命。目前，西医多通过辅助检测手段如黄体酮、HCG、雌二醇等孕妇内激素水平及 B 超等来判断胎儿发育是否良好，或者通过唐氏综合征筛查、羊膜腔穿刺、无创 DNA 等检查筛查胎儿畸形，从而进一步判断妊娠结局。但中医在这方面研究还尚浅，现代文献的报道也较少，如何通过妊娠妇女在临床中所表现出来的症状、体征，用中医理论去辨证，对患者保胎的意义显得尤为重要。

本病原因复杂，主要与以下因素有关：①染色体异常；②免疫因素；③感染因素；④内分泌因素；⑤环境因素［稽留流产的病因及中医治疗进展 承德医学院学报 2013 05 130］。现多使用米非司酮–米索前列醇联合疗法，若排除不全或无效，则采用清宫术或人工引产。

本病的中医药研究特点：单味中药的研究，如余黎等认为芫花萜类引产作用机理是由于药物的刺激作用引起蜕膜细胞损伤，释放前列腺素而引起宫缩

[余黎等.具有子宫兴奋作用的中药研究概况，广东药学院学报，2002，18（1）：53–55]。也有人认为其作用是通过兴奋子宫平滑肌细胞膜上的L型电压依从性 Ca^{2+} 通道起作用，而刺激前列腺素的合成和释放只是其作用的一部分。复方中药的研究：在传统医药中，当临床发生胎死不下等症时，多用下胎法，方如脱花煎[谭迎春.脱花煎加减配合西药进行中妊引产50例，湖南中医药导报，1999，5（3）：16]。

产后方药以生化汤为代表，临床多用其加减方。除古籍中的经典方外，各种经验方的应用也很多，这些方药单用或与米非司酮、米索前列醇等合用有助于减少产后出血以及提高药物流产的完全流产率。

【思考题】

1. 何谓胎死不下？辨证论治的治疗大法是什么？

2. 胎死不下如何与胎萎不长相鉴别？

（赵颜）

第八节　异位妊娠

【概说】

凡孕卵在子宫体腔以外着床发育，称为“异位妊娠”，亦称“宫外孕”。但两者含义稍有不同，宫外孕指在子宫以外的妊娠，如输卵管妊娠、卵巢妊娠、腹腔妊娠、阔韧带妊娠等；异位妊娠是指孕卵位于正常着床部位之外的妊娠，除上述的妊娠部位外，还可包括宫颈妊娠、间质部妊娠及子宫残角妊娠等。因此异位妊娠（图10–1）的名称含义更广。

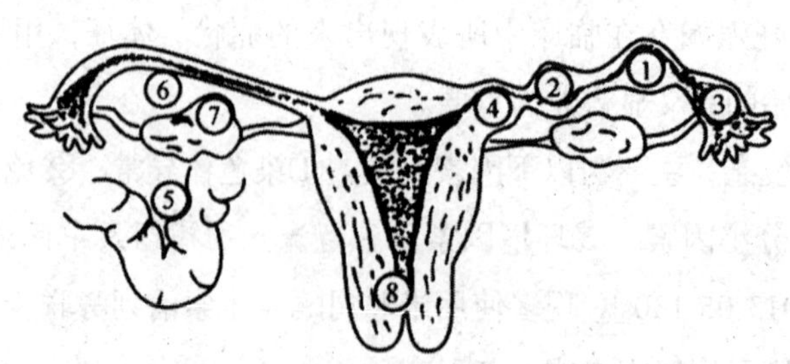

1. 输卵管壶腹部妊娠　2. 输卵管峡部妊娠　3. 输卵管伞部妊娠　4. 输卵管间质部妊娠

5. 腹腔妊娠　6. 阔韧带妊娠　7. 卵巢妊娠　8. 宫颈妊娠

图10–1 各种异位妊娠的发病部位

异位妊娠中以输卵管妊娠为最常见，约占 90% ～ 95%，故本节以其为例叙述。当输卵管妊娠破裂后，可造成急性腹腔内出血，发病急，病情重，处理不当可危及生命，是妇产科常见的急腹症之一。

中医学古籍文献中没有“异位妊娠”和“宫外孕”的病名，但在“停经腹痛”“少腹瘀血”“经漏”“经闭”及“癥瘕”等病证中有类似症状的描述。

【病因病机】

异位妊娠的发病机理与少腹宿有瘀滞，冲任不畅，或先天肾气不足等因素有关。由于孕卵未能移行胞宫，在输卵管内着床发育。在输卵管妊娠早期的未破损期，以少腹血瘀，阻滞脉络为主。当瘀滞日久，以致胀破脉络的已破损期时，则阴血内溢于少腹，可发生少腹血瘀、气血两亏、厥脱等一系列证候。

（一）气虚血瘀

素禀肾气不足，或早婚多产，房事不节，损伤肾气；或素体虚弱，饮食劳倦伤脾，脾气不足。气虚运血无力，血行瘀滞，冲任阻滞，胞脉不畅，以致孕卵不能及时运达胞宫，而成异位妊娠。

素禀肾虚、早婚多产、房事不节 } 损伤肾气
素体脾虚、饮食不节、劳倦过度 } 脾气不足
} 气虚血瘀→冲任阻滞→胞脉不畅→孕卵难达胞宫→异位妊娠

（二）气滞血瘀

素性抑郁，或忿怒过度，气滞而致血瘀；或经期产后，余血未尽，不禁房事，或感染邪毒，以致血瘀气滞。气滞血瘀，冲任阻滞，胞脉不畅，孕卵阻滞，不能运达胞宫，而成异位妊娠。

素性抑郁、忿怒过度 } 气滞血瘀→冲任阻滞→胞脉不畅→孕卵难达胞宫→异位妊娠

（三）湿热瘀结

经期产后，余血未尽，不禁房事，感染湿热邪毒，以致湿热瘀结，冲任阻滞，胞脉不畅，孕卵不能运达胞宫，而致异位妊娠。

经期产后、不禁房事、感染邪毒 } 湿热瘀结→冲任阻滞→胞脉不畅→孕卵不能运达胞宫→异位妊娠

西医学妇产科学认为，慢性输卵管炎是输卵管妊娠的主要原因。炎症可造成输卵管粘连、管腔狭窄、管形扭曲及管壁肌肉蠕动减弱等，妨碍孕卵的通过和顺利输送。此外，输卵管发育不良或畸形、盆腔子宫内膜异位症粘连、盆腔内肿瘤的压迫或牵引、孕卵外游及输卵管结扎后再通等，均可使孕卵的正常运行受阻或输送延迟，不能按时到达或不能到达宫腔，而在输卵管着床，形成输卵管妊娠。

输卵管妊娠时，由于管壁薄弱，管腔狭小，且不能形成完好的内膜，胚胎绒毛直接侵蚀输卵管肌层，当孕卵生长发育到一定程度时，即可发生输卵管妊娠破裂或流产（图 10–2、10–3）。

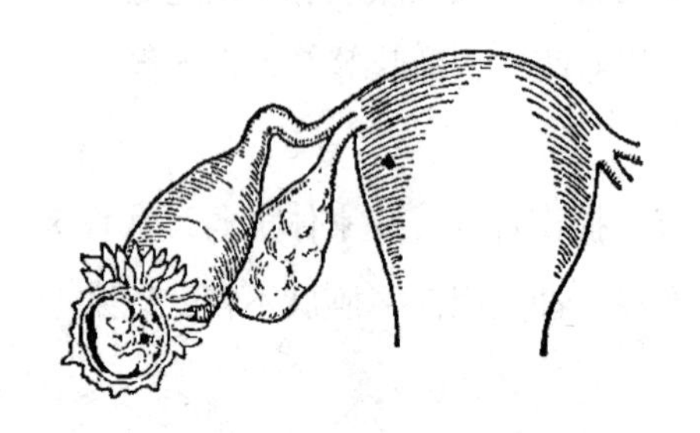

图 10–2　输卵管妊娠流产

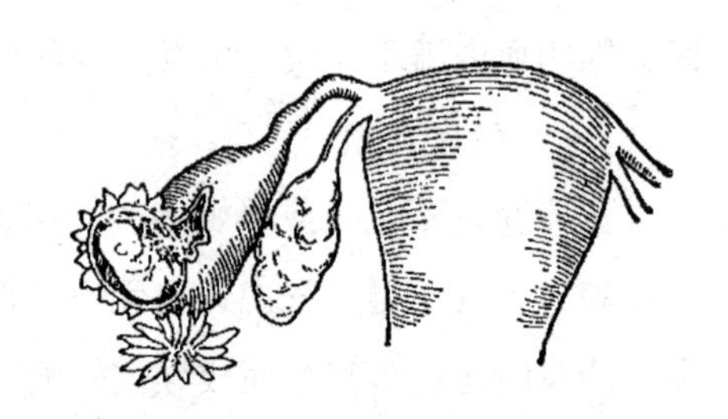

图 10–3　输卵管妊娠破裂

输卵管妊娠破裂多发生于输卵管峡部妊娠，输卵管妊娠流产多发生于壶腹部妊娠。无论输卵管妊娠破裂或流产，由于血管开放，持续或反复的大量出血，可以形成输卵管内、盆腔或腹腔血肿，严重时引起休克，危及生命。偶尔有流产或破裂后的胚胎存活，继续在腹腔内生长发育，成为继发性腹腔妊娠。若输卵管妊娠破损后，病程较长，胚胎死亡，血块机化与周围组织粘连，可形成陈旧性宫外孕。

当输卵管妊娠时，子宫可增大变软，但增大较停经月份小；内膜出现蜕膜反应，当胚胎死亡时，蜕膜自宫腔剥离呈碎片排出而有阴道流血，有时蜕膜可完整排出，称为蜕膜管型。

【诊断与鉴别诊断】

（一）诊断

❶ 病史　有停经史及早孕反应，但约有 20% 患者无停经史。

❷ 症状

（1）**腹痛**　早期可有一侧下腹隐痛；输卵管妊娠流产或破裂时，突感一侧下腹疼痛或撕裂样剧痛。

（2）**阴道出血**　阴道有不规则出血，量少，亦有阴道出血量较多者，可同时排出蜕膜管型或蜕膜碎片。

（3）**晕厥与休克** 由腹腔内急性出血和剧烈腹痛引起，初始或轻者出现晕厥，严重者出现低血容量性休克，休克程度与腹腔内出血的速度及血量成正比，但与阴道出血量无明显关系。

❸ 检查

（1）**一般情况** 腹腔内出血较多时，患者呈贫血貌，可出现面色苍白、脉搏快而细弱、血压下降等休克表现。通常体温正常，休克时体温略低，腹腔内血液吸收时体温略升高，但不超过 38℃。

（2）**腹部检查** 有内出血时下腹部有压痛及反跳痛，患侧更明显，但腹肌紧张不明显。内出血较多时叩诊有移动性浊音。

（3）**妇科检查** 阴道可有血迹，有腹腔内出血时阴道后穹隆饱满、触痛。宫颈有明显摇举痛。子宫稍大而软，内出血多时子宫有漂浮感。子宫一侧或后方可触及肿块，质软，边界不清，触痛明显。陈旧性异位妊娠时，肿块的边界较清楚，质地偏实，且不易与子宫分开。

（4）**实验室检查** 尿妊娠试验阳性或弱阳性；血 β-hCG 定量测定是诊断异位妊娠的重要方法，对治疗方法的选择和药物治疗效果的评价有重要意义。异位妊娠期 β-HCG 数值较宫内妊娠者低，48 小时倍增不足。腹腔内出血明显时血红蛋白进行性下降。

（5）**其他辅助检查** 有腹腔内出血时，经阴道后穹隆穿刺或腹腔穿刺可抽出不凝血。B 型超声显像对异位妊娠诊断有帮助。声像特点：宫腔内未见妊娠囊；宫旁出现混合回声区，甚至见妊娠囊及胎心搏动。腹腔镜检查是异位妊娠诊断的金标准，可以在确诊的同时进行腹腔镜下手术治疗。

（二）鉴别诊断

❶ 与早孕流产鉴别 停经后出现阴道出血，伴下腹正中阵发性疼痛或坠痛，出血多时可见绒毛排出。妇科检查子宫增大变软，宫口松弛，或见组织嵌顿。尿妊娠试验阳性。B 型超声检查宫内可见妊娠囊，或组织残留。

❷ 与黄体破裂鉴别 月经后半期或经期突发下腹一侧疼痛，伴肛门坠胀。妇科检查一侧附件增厚压痛或触及肿块。尿妊娠试验阴性。经阴道后穹隆穿刺可抽出不凝血。B 型超声提示一侧附件低回声团块及盆腔积液。

❸ 与卵巢子宫内膜异位囊肿破裂鉴别 既往有卵巢子宫内膜异位囊肿病史，经前或经期突发下腹剧烈疼痛，伴肛门坠胀和恶心呕吐，妇科检查子宫后位固定，骶韧带可扪及触痛结节，患侧附件区可扪及包块，边界欠清，不活动，或原有附件区包块消失，仅有增厚，压痛明显。B 型超声提示直肠子宫陷凹积液。

❹ 与卵巢囊肿蒂扭转鉴别 有卵巢囊肿病史，突发下腹一侧疼痛，可伴恶

心呕吐，妇科检查患侧可扪及触痛明显，张力较大包块。B 型超声提示一侧附件区囊性或混合性占位，边界尚清。

❺ 与急性输卵管炎鉴别 一般无明显停经史，下腹一侧或两侧持续性疼痛，伴肛门坠胀，经阴道后穹穿刺可抽出脓液或渗出液，妇科检查宫颈举痛，双侧附件增厚或扪及包块，压痛明显。白细胞计数增高，可伴发热。尿妊娠试验阴性。B 型超声提示直肠子宫陷凹积液。

【辨证论治】

辨证主要是辨“少腹血瘀”之实证或虚实夹杂之证，强调早期诊断，并争取保守治疗成功。本病治疗时的重点是要注意动态观察病情的发展，根据病情的变化，及时采取适当的治疗措施。未破损期以杀胚消癥、化瘀止痛为主；破损期以化瘀止血、杀胚消癥为主；包块期以活血化瘀消癥为主。保守治疗成功的关键是前两期。

未破损期——早期诊断是关键——尽早杀胚

破损期——有三个关键问题 { ①杀胚 ②止血（原则上） ③抗感染 } 可能成功

这里重点讨论输卵管妊娠具体辨证治疗。注意：整个辨证论治过程必须在有输血、输液、休克抢救及手术治疗准备的前提下才能进行药物保守治疗。

（一）未破损期

指输卵管妊娠尚未破损者。妊娠试验阳性。B 型超声检查宫内不见妊娠囊，子宫内膜增厚，宫旁一侧见边界不清、回声不均的混合型包块，或包块内有妊娠囊。

主要证候 孕后一侧少腹隐痛或持续作痛，或阴道出血量少淋漓，可伴呕恶，纳少厌食，舌红苔薄，脉弦滑。

证候分析 妊娠则月经停闭，孕卵异位着床，冲任瘀阻，胞脉不畅，则小腹一侧隐痛或持续作痛；血不归经则阴道出血量少淋漓；孕后冲脉气盛，胃失和降故呕恶或纳少厌食。舌红苔薄，脉弦滑均为妊娠之征。

治疗法则 杀胚消癥，化瘀止痛。

方药举例 新宫外孕Ⅰ号方（马氏经验方）。

蜈蚣　紫草　穿山甲　牡蛎　丹参　赤芍药　莪术　延胡索

方中蜈蚣、紫草杀胚散结，穿山甲、牡蛎软坚散结，丹参、赤芍药活血化瘀，莪术、延胡索行气活血，消癥止痛。全方共奏杀胚消癥、化瘀止痛之功。

若有阴道出血者，宜酌加小蓟、炒地榆凉血止血。

一般在中药杀胚消癥的同时，若血 β-HCG 较高时，可配合应用安全可靠的化学药物氨甲蝶呤（MTX）治疗，MTX 为叶酸拮抗剂，干扰 DNA 的合成，使滋养细胞分裂受阻，破坏绒毛，使胚胎停育、坏死、脱落、吸收。

药物治疗适应证：①一般情况良好，血压、脉搏稳定，无活动性内出血。②血 β-hCG ＜ 2000U/L；或血 β-hCG 比较高，杀胚后迅速下降。③输卵管妊娠包块＜ 3cm。

药物治疗输卵管妊娠成功的要点：①成功地杀死胚胎。②药物能防止或阻止病灶引起的内出血。③药物预防和治疗病灶部位的局部感染。

（二）已破损期

指输卵管妊娠发生流产或破裂者。早期输卵管妊娠破损后时间不长，内出血不多，病情尚稳定。患者一般状态良好，脉搏、血压、血常规正常，后穹隆穿刺有少量不凝血，B 型超声监测盆腔仅少量出血，未见进行性增加。对要求保留生育能力者，可在严密观察下继续药物保守治疗。须掌握的指征是：①破损后 24 ～ 48h 患者脉搏、血压稳定。② B 型超声检查直肠子宫陷凹可见不规则液性暗区，最深径不超过 20mm，估计出血量在 200mL 以下。则非手术治疗有成功的可能。

主要证候 腹痛拒按，腹部有压痛及反跳痛，未见进行性加重，或兼有少量阴道流血，舌红苔薄，脉细滑。

证候分析 脉络破损，络伤而血溢，血不循经而成瘀，瘀血阻滞不通，则腹痛拒按；瘀血内阻，新血不得归经，故有阴道出血；气血未见大伤，故舌红苔薄，脉细滑。

治疗法则 化瘀止血，杀胚消癥。

方药举例 新宫外孕Ⅱ号方（马氏经验方）。

炒蒲黄　茜草　三七　炒地榆　小蓟　蜈蚣　紫草　丹参　赤芍药

方中炒蒲黄、三七、茜草、炒地榆、小蓟化瘀止血；蜈蚣、紫草杀胚散结；丹参、赤芍药活血化瘀。诸药合用共奏化瘀止血、杀胚消癥之效。

若兼气血两虚，头昏心悸者，酌加党参、黄芪益气养血。少腹有血肿包块形成者，可酌加莪术、牡蛎消癥散结。若瘀血内停，日久化热，出现低热起伏，可加金银花、黄芩清解郁热。

若已破损后 1 周内未出现休克者，是非手术成功的重要指标。在此治疗过程中应严密观察病情变化，注意发生再次内出血的可能，做好抢救休克及手术准备。

此期一旦内出血增多，出现休克时，应立即吸氧、备血，建立静脉通道，输血、输液，进行手术治疗。手术方法：腹腔内大量出血，伴休克者可行患侧输卵管切除术。病情较稳定，有生育要求者的年轻女性，或异位妊娠早期即要求手术治疗者，可行保守性手术：①壶腹部妊娠可纵向切开壶腹部，取出胚胎和血块，切口不缝合，称开窗术或造口术。②峡部妊娠可切除病灶，两断端行端端吻合术。③伞部妊娠可行挤压术，排出胚胎。除开腹手术外，尚可行腹腔镜手术。此期抗休克也可配合中药治疗，如中药生脉注射液或参附注射液益气固脱或回阳救逆。

（三）**包块期**

输卵管妊娠流产或破裂后内出血量少，盆腔形成包块。此期 B 型超声检查可见盆腔内形状欠规则的衰减包块。

主要证候 下腹疼痛逐渐减轻，或仅有下腹坠胀不适，少腹包块形成，阴道出血量少或停止，舌暗苔薄，脉细涩或弦涩。

证候分析 孕卵异位着床，络伤血溢少腹，日久瘀积成癥，故少腹包块形成；癥块内结，气机不畅，则有下腹疼痛，或下腹坠胀不适；瘀血内停，血不归经，则有阴道出血。舌暗苔薄，脉细涩或弦涩均为瘀血内阻之征。

治疗法则 活血化瘀，消癥散结。

方药举例 新宫外孕Ⅲ号方（马氏经验方）。

丹参　赤芍药　三棱　莪术　穿山甲　牡蛎　䗪虫　水蛭

方中丹参、赤芍药活血化瘀；三棱、莪术行气破血，化瘀消癥；穿山甲、牡蛎软坚散结；䗪虫、水蛭化瘀消癥，搜剔脉络。全方共奏活血化瘀、消癥散结之效。

日久者，可予大黄䗪虫丸（《金匮要略》）口服。

亦可辅以消癥散（经验方）外敷。

千年健 60g，川续断 120g，追地风、花椒各 60g，五加皮、白芷、桑寄生各 120g，艾叶 500g，透骨草 250g，羌活、独活各 60g，赤芍药、归尾各 120g，血竭、乳香、没药各 60g。上药共为末，每 250g 为 1 份，纱布包，蒸 15min，趁热外敷，每日 1 ～ 2 次，10 日为 1 个疗程。

有生育要求者，待病情稳定后，实施输卵管通液术诊断并治疗之。

【文献摘要】

《圣济总录·妇人血积气痛》："妇人血气血积，坚僻血瘕，发歇攻刺疼痛，呕逆噎塞，迷闷及血蛊胀满，经水不行。"

《普济方·卷三百三十三》："气郁乘血，经候顿然不行，脐腹疠痛，上攻心肋欲死。"

【现代研究】

对异位妊娠的病因学研究提示，有人工流产等宫腔操作史、生殖道及盆腔感染史是引发输卵管妊娠的高危因素［霍文梅，等.156例输卵管妊娠相关因素分析.中国妇幼保健，2013，28（1）：119-121］。在诊断异位妊娠时，对一个可疑异位妊娠的患者，血清激素分析和超声检查应成为进一步评估的重要手段［苏松，等.异位妊娠危险因素及诊断研究进展.中国实用妇科与产科杂志，2012，28（10）：787-789］。有研究表明建立早期不明位置妊娠的贝叶斯判别方程，能对输卵管妊娠与先兆流产进行早期判别，可为不明位置妊娠的早期临床诊断及确定有效的治疗方案提供临床参考［宋阳，等.早期不明位置妊娠鉴别诊断方程的建立与评价.中国妇幼保健，2014，29（35）：5757-5759］。研究显示异位妊娠的发生率逐年升高，剖宫产术后子宫瘢痕已成为异位妊娠的好发部位，异位妊娠采取保守治疗和腹腔镜治疗逐年增加［唐龙英，等.异位妊娠发病趋势和临床诊治分析.实用妇产科杂志，2012，28（9）：789-792］。对于异位妊娠的保守治疗，杀胚是治疗成败的关键。西药氨甲蝶呤（MTX）、米非司酮，中药天花粉、紫草均有明显的杀胚作用。有研究表明天花粉蛋白注射液和氨甲蝶呤配伍米非司酮均能有效治疗异位妊娠，但前者副反应较少［陈勤.天花粉蛋白注射液治疗异位妊娠的疗效观察.实用妇产科杂志，2011，27（10）：793-794］。实验结果表明复方紫草汤对绒毛细胞的生长有明显的抑制作用，并具有药物剂量的依赖性［邢恺，等.复方紫草汤在宫外孕保守治疗中的应用研究.中华中医药学刊，2011，29（12）：2727-2730］。张勇等对异位妊娠保守治疗条件进行了探讨，将76例患者随机分为3组，①氨甲蝶呤（MTX）加中药组；② 5-氟尿嘧啶（5-FU）加中药组；③中药组，分别采用不同的方法进行治疗。结果治疗成功率前两组较中药组略高，但经统计学处理，各组成功率之间无显著性差异，说明治疗成功率与治疗方法无直接关系，而与治疗条件有关［张勇，等.异位妊娠保守治疗条件初探——附76例分析.中国中西医结合杂志，2000，20（6）：426］。王建华等选择120例异位妊娠（死胚）患者，其中未破损期75例，破损期45例，均采用口服中药宫外孕方剂治疗。结果115例（95.8%）单纯用宫外孕中药方剂保守治愈，4例（3.3%）因β-HCG下降不理想而同时给予氨甲蝶呤（MTX）50mg/m^{2}单次肌肉注射治愈；1例β-HCG正常，因合并感染未能控制而手术。异位妊娠包块完全吸收的时间为

1.1 ± 0.5 月，β-HCG 降至正常的时间为 11.2 ± 4.1 天。对 18 例要求生育者待治愈后行输卵管造影术，患侧输卵管通畅 16 例（88.9%），其中 9 例宫内妊娠，1 例再次异位妊娠［王建华，等．中药为主治疗异位妊娠的临床观察．中医杂志，1999，40（3）：158–159］。梅丹红以活血祛瘀、消癥杀胎为治则，汤药、成药内服，肌注丹参注射液，外敷及保留灌肠同步进行。治疗输卵管妊娠 25 例，24 例痊愈，仅 1 例中转手术治疗。指出多途径用药是提高本病非手术治疗疗效的关键［梅丹红．中药综合疗法治疗宫外孕的临床疗效观察与探讨．中医杂志，1994，35（3）：165–166］。邓高丕等根据其治疗 1000 多例异位妊娠的临床体会和总结同道的经验，对早期的输卵管妊娠、输卵管妊娠破裂或流产的诊断和鉴别诊断，以及输卵管妊娠的期待治疗、非手术治疗和手术治疗的适应证、治疗方法及其预防方面提出了一套中西医的诊断和治疗策略［邓高丕，等．输卵管妊娠的中西医诊断与治疗策略．新中医，2003，35（1）:5–6］。

MTX 作为抗癌的化疗药物，通过拮抗四氢叶酸的生成干扰 DNA 的合成，抑制滋养细胞分裂、阻止胚胎发育而致胚胎死亡，其临床疗效确切，但是胃肠道反应较重，部分病人有畏惧心理，因而依从性不高。中药治疗副作用较小、安全性好，因此患者不会 产生心理障碍，从而提高了依从性。临床观察表明，止血止痛作用明昆优于 MTX，杀胚、降 HCG，作用与 MTX 没有差异［徐敏，等．蜈蚣汤对小鼠早期妊娠影响的实验研究．时珍国医国药，2012，23（9）：2243–2244］。

【思考题】

1. 异位妊娠的概念？
2. 异位妊娠如何与早孕流产、黄体破裂、卵巢囊肿蒂扭转相鉴别？
3. 对异位妊娠如何根据病情发展进行辨证论治？

（马文光　赵颜）

第九节　鬼胎

【概说】

妊娠后，子宫增大异常，下腹部隐隐作痛，阴道反复流血，或下水泡如虾蟆子者，称为“鬼胎”。亦称“伪胎”。

本病的特点是妊娠后腹大异常和阴道反复出血。B 超检查和绒毛膜促性腺激素测定是重要检查手段。

本病始见于《诸病源候论·卷四十二》:“妊娠鬼胎候，夫人脏腑调和，则血气充实，风邪鬼魅不能干之。若荣卫虚损，则精神衰弱，妖魅鬼精得入于脏，状如怀娠，故曰鬼胎也。”其后各家对本病的病因病机证治多有论述。《胎产心法·卷上》:“鬼胎者，伪胎也……此子宫正气不全，精血虽凝，而阳虚阴不能化，终不成形，每至产时而下血块血胞。”《竹林寺女科要旨·三十五症》:“月经不来二、三月，似已七、八月，腹大如鼓，人以为孕。一日血崩下血胞，有物如虾蟆子，不省人事，昏迷入睡。”

西医学葡萄胎、侵蚀性葡萄胎，可参照本病辨证治疗。

【病因病机】

主要机理是素体虚弱，七情郁结，湿浊凝滞不散，精血虽凝而终不成形，遂为鬼胎。常见分型有气血虚弱、气滞血瘀、寒湿郁结、痰浊凝滞。

(一) 气血虚弱

素体虚弱，气血不足，孕后邪思蓄注，血随气结而不散，冲任滞逆，胞中壅瘀，腹部胀大，胎失所养则胎死，瘀伤胞脉则流血，发为鬼胎。《景岳全书·妇人规》:“凡鬼胎之病，必以血气不足而兼凝滞者多有之。”

素体气血不足、孕后邪思蓄注 → 血气互结→冲任滞逆 → 胞中壅瘀腹大、胎失所养胎死 → 瘀伤胞脉流血→鬼胎

(二) 气滞血瘀

素性抑郁，或忿怒过度，孕后情志不遂，肝郁气滞，气滞血瘀，冲任不畅，瘀血结聚胞中，腹大异常，瘀血伤胎则胎坏，瘀伤胞脉则流血，发为鬼胎。《张氏医通·卷十妇人门上》:“有因恚怒气食瘀积互结而成者，故凡鬼胎之脉，必沉细弦涩……治宜理气行血为主。”

素性抑郁忿怒、孕后情志不遂 → 气滞血瘀→冲任不畅 → 瘀血结聚胞中、瘀血伤胎胎坏 → 瘀伤胞脉流血→鬼胎

(三) 寒湿郁结

孕妇久居阴湿之地，或感寒饮冷，寒湿郁结，客于冲任，气血凝滞胞中，腹大异常，寒湿生浊伤胎，瘀伤胞脉则流血，发为鬼胎。《张氏医通·卷十妇人门上》:“古人论鬼胎之说，皆由其人阳气不足，或肝气郁结，不能生发，致阴血不化而为患也。有因经行时饮冷，停经而成者。”

孕妇久居湿地、或因感寒饮冷 → 寒湿郁结→客于冲任 → 气血凝滞胞中、湿生浊伤胎 → 瘀伤胞脉流血→鬼胎

（四）痰浊凝滞

孕妇素体肥胖，或恣食厚味，或脾虚不运，聚湿成痰，痰浊内停，冲任不畅，痰浊瘀结胞中，腹大异常，痰浊凝滞伤胎，瘀伤胞脉则流血，发为鬼胎。《女科精华·卷中》：“多痰之妇，当其经行胞净，痰乘虚入，则血与痰结，令人经闭腹大，方书谓之痰胎。”

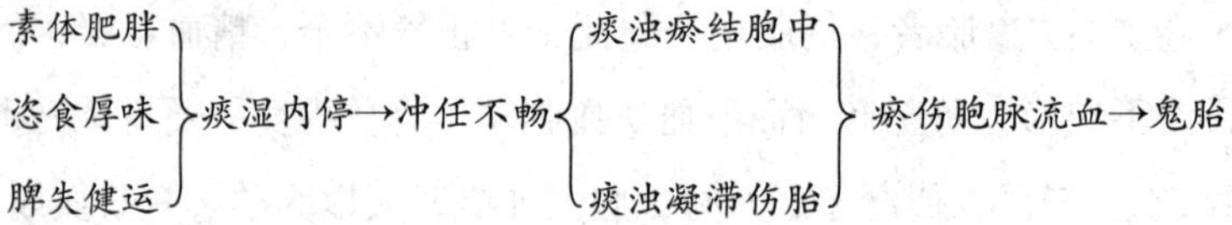

素体肥胖
恣食厚味
脾失健运
}痰湿内停→冲任不畅{
痰浊瘀结胞中
痰浊凝滞伤胎
}瘀伤胞脉流血→鬼胎

【诊断与鉴别诊断】

（一）诊断

❶ 病史　有停经史，早妊反应史，孕后不规则流血史。

❷ 症状　阴道不规则流血，有时大量流血，偶可在血水中发现水泡状物；流血前常有隐隐的阵发性腹痛；腹大异常；约半数患者早期出现严重呕吐，少数在较晚时出现高血压、蛋白尿等；常可有贫血症状。

❸ 检查

（1）**妇科检查**　多数患者子宫大于相应妊娠月份的子宫，可触及双侧卵巢呈囊性增大，阴道出血中偶可查见水泡状组织。

（2）**实验室检查**　妊娠实验，绒毛膜促性腺激素 β 亚单位（β—HCG）测定，其值高于相应孕周的正常值，在 100kIU/L 以上，常超过 1000kIU/L，且持续不降；血常规检查等。

（3）**其他检查**　B 超检查见“落雪状图像”而无正常胎体图像。

（二）鉴别诊断

❶ 与胎漏、胎动不安鉴别　胎漏、胎动不安，也有停经史和阴道流血症状。但鬼胎者，腹大异常，且妊娠 12 周后 HCG 仍高，B 超特有图像且不见胎儿。

❷ 与胎水肿满鉴别　胎水肿满可使子宫增大，但无阴道流血，且 HCG 水平较低，B 超的不同显像可资鉴别。

【辨证论治】

辨证以孕期阴道流血、腹大异常为主，结合全身症状及舌脉等，综合分析，指导治疗。治疗以下胎祛瘀为主，佐以调补气血，以善其后。

本病治疗的主旨是下胎以益母，首选清宫手术治疗，必要时结合化疗。术后必须定期检测血 HCG，并在两年内严格避孕。

（一）气血虚弱证

主要证候 孕期，阴道不规则流血，量多，色淡，质稀，腹大异常，时有腹部隐痛，无胎动胎心，神疲乏力，头晕眼花，心悸失眠，面色苍白，舌淡嫩，脉细弱。

证候分析 素体气血虚弱，冲任滞逆，胞中壅滞，故腹大异常；瘀伤胞脉，且气血不足，或鬼胎孕久，故阴道流血量多，色淡，质稀，腹部隐痛；胎失所养则无胎动、胎心；血虚不荣，气虚不布，故头晕眼花，面色苍白；中气不足，故神疲乏力；血虚心神失养，故心悸失眠。舌淡嫩，脉细弱，为气血两虚之征。

治疗法则 益气养血，活血下胎。

方药举例 救母丹（方见胎死不下）加枳壳、牛膝。

（二）气滞血瘀证

主要证候 孕期，阴道不规则流血，量少不爽，或量多，血色紫黯有块，腹大异常，时有腹部胀痛，拒按，无胎动胎心，胸胁胀满，烦躁易怒，舌紫黯或有瘀点，脉涩或沉弦。

证候分析 素多抑郁，郁则气滞，血随气结，冲任不畅，瘀血结聚胞中，故腹大异常；瘀伤胞脉，故阴道不规则流血；离经之血时瘀时流，故量少不爽，或量多，色紫黯有块；瘀结伤胎，故无胎动胎心；肝郁气滞，经脉不利，故腹部胀痛拒按，胸胁胀满，烦躁易怒。舌紫黯，有瘀点，脉涩或沉弦，也为气血瘀滞之征。

治疗法则 理气活血，祛瘀下胎。

方药举例 荡鬼汤（《傅青主女科》）。

人参　当归　大黄　川牛膝　雷丸　红花　牡丹皮　枳壳　厚朴　桃仁

方中枳壳、厚朴理气行滞；桃仁、红花、牡丹皮、川牛膝活血化瘀以下胎；大黄、雷丸行瘀血荡积滞以下胎；人参、当归补气养血，使攻积而不伤正。共奏行气活血，祛瘀下胎之效。

（三）寒湿郁结证

主要证候 孕期，阴道不规则流血，量少，色紫黯有块，腹大异常，小腹冷痛，无胎动胎心，形寒肢冷，苔白腻，脉沉紧。

证候分析 寒湿内侵，客于冲任，凝聚胞中，故腹大异常；瘀伤胞脉，故阴道流血，色紫黯而有瘀块；瘀浊伤胎，则无胎动、胎心；血为寒凝，运行不畅，故常有小腹冷痛；寒湿凝滞，阳不外达，故形寒肢冷。苔白腻，脉沉紧，为寒湿凝滞之征。

治疗法则 散寒除湿，逐水下胎。

方药举例 芫花散（《妇科玉尺》）。

芫花 吴茱萸 秦艽 白僵蚕 柴胡 川乌 巴戟

方中芫花泄水逐饮下胎为君；柴胡、吴茱萸疏肝下气为臣；川乌、巴戟、秦艽、白僵蚕温暖下元，祛寒湿散风止痛。全方共收散寒祛湿，逐水下胎之效。

（四）痰浊凝滞证

主要证候 孕期，阴道不规则流血，量少色黯，腹大异常，无胎动胎心，形体肥胖，胸胁满闷，呕恶痰多，舌淡，苔腻，脉滑。

证候分析 痰浊内停，与血结聚胞中，故腹大异常；瘀伤胞脉，故阴道流血，量少色黯；痰浊内停，气机不畅，故胸胁满闷，呕恶痰多。形体肥胖，舌淡苔腻，脉滑，为痰湿之征。

治疗法则 化痰除湿，行气下胎。

方药举例 平胃散（方见胎死不下）加芒硝、枳壳。

本病重在下胎以益母，首选清宫手术治疗，必要时结合化疗。术后必须监测血 HCG，并严格避孕。

【其他疗法】

在临床过程中，有学者提出以针灸作为辅助治疗，取足厥阴肝经的太冲、行间，足太阴脾经的阴陵泉，任脉的中级，手阳明大肠经的合谷，手少阳三焦经的阳池，足阳明胃经的足三里，任脉的气海，足少阴肾经的照海。并合并耳针取穴：肝、脾、肾、胃、神门、子宫［许凤秋，等．浅谈“鬼胎”及其诊治［J］．江西中医药，2013，44（11），5–7］。

【文献摘要】

《景岳全书·妇人规》：“妇人有鬼胎之说，岂虚无之鬼气，果能袭人胞宫而遂得成形者乎？此不过由本妇之气虚。盖或以邪思蓄注，血随气结而不散，或以冲任滞逆，脉道壅瘀而不行，是皆内因之病，而必非外来之邪。盖即血癥气瘕之类耳，当即以癥瘕之法治之。凡鬼胎之病，必以血气不足而兼凝滞者多有之。但见经候不调而预为调补，则必无是病。若其既病则亦应当以调补元气为主，而继以去积之药，乃可也。”

《张氏医通·卷十》：“古人论鬼胎之说，皆由其人阳气不足或肝气郁结，不能生发，致阴血不化而为患也。有因经行时饮冷，停经而成者；有郁痰、惊痰、湿痰凝滞而成者；有因恚怒气食瘀积互结而成者，故凡鬼胎之脉，必沉细弦涩，或有时虚浮，有时沉紧，皆阳气不充之验。其腹虽渐大而漫起重坠，终与好胎不同。”

《医宗金鉴·妇科心法要诀》:“邪思情感鬼胎生，腹大如同怀子形，岂缘鬼神能交接，自身血气结而成。”

【科研思路】

随着超声和实验室技术的发展，HM 倾向于早期诊断，临床特征不如以往典型，需结合组织学、免疫组化以及细胞遗传学综合分析鉴别诊断 CHM（完全性葡萄胎），PHM（部分性葡萄胎）和 HA（水肿性流产），以指导临床治疗和随访。清宫为首选的治疗方法；子宫切除尽管可用于无生育要求的患者，但仍需要术后密切随诊；而预防性化疗需限制在不能严格随访的患者中。HM 的管理和随访是良好治疗效果的关键，随诊期间，可用屏障避孕或口服避孕药避孕，再次妊娠可获得良好的妊娠结局［黄禾等．葡萄胎的诊治进展．中国医刊，2016，51（1）40–43］。

【现代研究】

葡萄胎（hydatidiform mole，HM）妊娠是 1 种以滋养细胞异常增生，绒毛间质水肿为特征的良性妊娠滋养细胞疾病（gestational tropHoblastic disease，GTD）。根据组织学和遗传学特点，可将其分为完全性葡萄胎（complete hydatidiform mole，CHM）及部分性葡萄胎（partial hydatidiform mole，PHM）。约 18% ～ 29% 的 CHM 以及 1% ～ 5% 的 PHM，会进展为妊娠滋养细胞肿瘤（gestational tropHoblastic neoplasia，GTN）。部分学者认为其发病主要与①营养因素；②感染因素；③内分泌失调；④孕卵缺损；⑤种族因素；⑥原癌基因的过度表达及抑癌基因变异失活的原因有关。

流行病学研究显示，HM 的发生存在着明显的地域性差异。在北美洲、澳大利亚、新西兰和欧洲，HM 的发生率为 0.57/1000 ～ 1.1/1000 次妊娠，而在中国、东南亚和日本，发病率为 1/1000 ～ 2/1000 次妊娠。不同研究结果显示，亚裔人口发病率高于欧美 3 ～ 10 倍，种族差异可能是导致 HM 发生率增加的原因［向阳．宋鸿钊滋养细胞肿瘤学［M］．第三版．北京：人民卫生出版社，2011：25–33］。

治疗方面：①负压清宫术，负压清宫术是首选的治疗方法。在清宫开始及清宫后的数小时内，为减少出血，可考虑静脉点滴催产素。清宫后 1 周左右，应复查血 p–hCG 和子宫超声，以评估疗效和了解有无残留。不建议 HM 患者进行药物引产，原因是子宫频繁强烈收缩，肿瘤栓子可能通过静脉系统导致肿瘤栓塞，且药物引产有较高的不全流产风险，因此可能需要后续化疗。但是中孕期的 PHM 可考虑进行药物引产，因为清宫时的胎儿部分可堵塞吸管。另外，由于 RhD 因子在滋养细胞中表达，Rh 阴性患者在清宫时应注射助免疫球蛋白［Tse KY，Chan KKL，Tam KF，et al.Current management of gestational tropHoblastic disease.Obstetrics Gynaecology&Reproductive Medicine，2015，25（4）：12–21］。

②子宫切除术，若患者无生育要求，子宫切除术是 1 种替代清宫术的方法。子宫切除

能够去除葡萄胎组织，使患者绝育，术中，如存在卵巢黄素化囊肿，可行囊肿穿刺引流。然而，尽管子宫切除消除了子宫肌层局部浸润的风险，但是由于存在疾病转移的可能性，子宫切除后 GTN 风险仍然为 3% 一 s0i0，因此，术后必须继续进行 hCG 的密切随访［Berkowitz RS，Goldstein DP.Current advances in the management of gestational tropHoblastic disease［J］.Gynecol Oncol，2013，128（1）：3–5］。

③预防性化疗，迄今仍没有有力的证据支持预防性化疗。虽然，预防性化疗可能减少 HM 进展为 GTN 的风险。但另一方面，预防性化疗并不能彻底预防恶变，而会造成 1 种安全的假象，从而使随访不够充分，反而可能延迟 GTN 的诊断，并且造成一定程度的化疗耐药，使治愈需要更大化疗剂量或更多化疗疗程数。因此，预防性化疗应限制在不能进行严格随访的患者［Fu J，Fang F，Xie L，et al.PropHylactic chemotherapy for hydatidiform mole to prevent gestational tropHoblastic neoplasia［J］.Cochrane Database Syst Rev，2012（10）：CD007289］。

随访方面：国际妇产科联盟建议，HM 患者应每周随访 hCG，直至正常；此后 6 个月，每月监测 1 次 hCG；若 hCG 均正常，再之后 6 个月，每 2 个月监测 1 次。一些指南和文献中指出，若为 PHM，只需随访至 hCG 正常或正常之后 3 个月。在清宫后 2 个月内，50% 以上的患者的血清 hCG 可恢复到正常水平，p–hCG 正常后，再次升高的发生率＜ 1%［Lurain JR.Gestational tropHoblastic disease I：epidemiology，pathology，clinical presentation and diagnosis of gestational tropHoblastic disease，and management of hydatidiform mole［J］.Am J Obstet Gynecol，2010，203（6）：531–539］。

【思考题】

何谓鬼胎？治疗的主旨是什么？

（赵颜）

第十节　胎萎不长

【概说】

妊娠腹形小于相应妊娠月份，胎儿存活而生长迟缓者，称为“胎萎不长”。亦称“胎不长”“妊娠胎萎燥”。

本病的特点主要是胎儿明显小于妊娠月份，B 超声检查可以进一步证实。

本病始见于《诸病源候论·卷四十二》：“妊娠胎萎燥候：胎之在胞，血气资养。若血气虚损，胞脏冷者，胎则翳燥萎伏不长，其状儿在胎，都不转动，日月虽满，亦不能生，是其候也。”其后各家对本病的病因病机证治多有论述。《妇人大全良方·卷三十三》：“因有宿疾，或因失调，以致脏腑衰损，气血虚弱而胎不长也。”《景岳全书·妇人规》：“凡诸病此者，宜补、宜固、宜温、宜清。”

西医学胎儿宫内发育迟缓可参照本病辨证治疗。

【病因病机】

主要机理是父母禀赋虚弱，或孕后将养失宜，以致胞脏虚损，胎养不足，而生长迟缓。常见分型有肾气亏损 、气血虚弱、阴虚血热。

（一）肾气亏损

禀赋肾虚，或孕后房事不节，损伤肾气，胎气内系于肾，肾精不足，冲任精血亏虚，胎失所养而生长迟缓，遂致胎萎不长。

素体肾气虚弱
孕后房事不节 } 损伤肾气→精血不足→胎失所养→胎萎不长

（二）气血虚弱

素体气血不足，或孕后恶阻较重，致伤脾胃，气血化源不足，或胎漏下血日久耗伤气血，冲任气血不足，胎失所养，以致胎萎不长。《胎产心法·卷上》：“其胎不长者，亦惟气血不足。”

素体气血不足
孕后恶阻较重 } 气血虚弱→冲任气血不足→胎失所养→胎萎不长
胎漏下血日久

（三）阴虚血热

孕妇素体阴虚，或久病失血伤阴，或孕后过服辛辣食物及辛热暖宫药物，以致阴虚血热，血热则热扰冲任，损伤胎气；阴虚则冲任精血衰少，胎失所养，因而发生胎萎不长。《景岳全书·妇人规》：“血热而不长者，火邪盛则真阴损也。”

孕妇阴虚
久病失血
过服辛辣 } 阴虚血热 { 血热则扰冲任→损伤胎气
阴虚冲任血少→胎失所养 } 胎萎不长

【诊断与鉴别诊断】

（一）诊断

❶ **病史** 有早妊史，或胎漏、胎动不安史，或有妊娠高血压综合征、慢性肾炎、慢性高血压、心脏病、贫血、或营养不良的病史，或有先天畸形、死胎的不良分娩史，或孕期有高热、接触放射线史，或有吸烟、吸毒、酗酒等不良嗜好。

❷ **症状** 妊娠 4 ～ 5 个月后，其腹形明显小于相应妊娠月份。

❸ **检查**

（1）**妇科检查** 动态测量宫底高度，与孕期不符合，明显小于妊娠月份。胎动、胎心较弱。

（2）**实验室检查** 测定尿雌三醇和 E/C 比值可以诊断胎盘代谢功能不良；取羊水作胎儿成熟度检查；或作羊水培养，染色体核型分析、甲胎蛋白、胎盘生乳素、妊娠特异性 ß 糖蛋白、碱性核糖核酸酶及微量元素 Z n 测定等，了解胎儿是否畸形；TORCH 感染的检测。

（3）**其他检查** B 超测量胎儿双顶径、羊水量，孕末期每周测量体重，若每周增长不足 0.5kg 有诊断意义。

（4）**胎儿胎心电子监护** 可以了解胎儿发育情况。

（二）鉴别诊断

与胎死不下鉴别 两者都有宫体小于妊娠月份的特点，通过临床症状、长时间观察及 B 超检查可资鉴别。

【辨证论治】

辨证主要依据伴随的全身证候、舌苔、脉象等，来指导治疗。

治疗重在补脾胃，滋化源；养精血，益胎元。同时在治疗过程中，若发现畸胎、死胎情况时，则应下胎益母。

（一）肾气亏损证

主要证候 妊娠腹形小于妊娠月份，胎儿存活，头晕耳鸣，腰膝酸软，或形寒畏冷，手足不温，倦怠无力，舌淡，苔白，脉沉细。

证候分析 先天禀赋不足，或孕后将养失宜，肾气虚弱，精血乏源，则胞脉失养，故胎不长养；肾虚则髓海不足，清窍失养，故头晕耳鸣；肾虚外府失养，故腰酸膝软，倦怠无力；肾虚阳气不足，故形寒畏冷，手足不温。舌淡，苔白，脉沉细，为肾气不足之征。

治疗法则 补肾益气，填精养胎。

方药举例 寿胎丸（方见胎动不安）加党参、覆盆子、桑椹子。

（二）气血虚弱证

主要证候 妊娠腹形小于妊娠月份，胎儿存活，身体羸弱，头晕心悸，少气懒言，面色苍白，舌淡，苔少，脉细弱。

证候分析 “胎气本乎血气”，孕后血虚气弱，则胎元内失气血濡养而生长迟缓，故孕母腹形小于妊娠月份；气血亏虚肌体失于充养，故身体羸弱；血虚心脑失养，故头晕心悸；气虚阳气不布，故少气懒言；血虚气弱，肌肤失荣，故面色苍白。舌淡，苔少，脉细弱，为气血不足之征。

治疗法则 补气养血育胎。

方药举例 胎元饮（方见胎动不安）加续断、枸杞子。

（三）阴虚血热证

主要证候 妊娠腹形小于妊娠月份，胎儿存活，颧赤唇红，手足心热，烦躁不安，口干喜饮，舌红而干，脉细数。

证候分析 阴虚血热，热邪伤胎又胎失濡养，故胎萎不长，腹形小于妊娠月份；虚热上浮，故颧赤唇红；阴虚内热，则手足心热；热扰心神，则烦躁不安；阴虚血热，津液不足，故口干喜饮。舌红而干，脉细数，也为阴虚血热之征。

治疗法则 滋阴清热，养血育胎。

方药举例 保阴煎（方见月经过多）加枸杞子、桑椹子。

若肝郁犯脾，耗伤阴血者，兼见情志抑郁，脘腹胀满，治宜疏肝健脾，凉血滋阴，方用逍遥散（方见月经先后无定期）酌加生地黄、枸杞子、牡蛎。

本病治疗中，怀疑有染色体病变、病毒感染、射线伤害等情况时，应于孕16周后作出产前诊断，防止畸形胎儿的出生。

【文献摘要】

《景岳全书·妇人规》:“妊娠胎气本乎血气，胎不长者，亦惟血气之不足耳。故于受胎之后而漏血不止者有之，血不归胎也；妇人中年血气衰败者有之，泉源日涸也；妇人多脾胃病者有之，仓廪薄则化源亏而冲任穷也；妇人多郁怒者有之，肝气逆则血有不调，而胎失所养也。或以气血寒而不长者，阳气衰则生气少也；或以血热而不长者，火邪盛则真阴损也。”

《校注妇人良方·卷十三》:“夫妊娠不长者，因有宿疾，或因失调，以致脏腑衰损，气血虚弱，而胎不长也。当治其疾，益其气血，则胎自长矣。”

《陈素庵妇科补解·胎瘦不长》:“何至瘦而不长……盖胎瘦由于母血不足也。母血之不充由于脾肾之衰弱耳。”

《胎产心法·卷上》:“胎气本乎血气而长，其胎不长者，亦惟气血之不足，故有受胎之后而漏血不止，则血不归胎者；有妇人中年血气衰败，泉源日涸者；有因脾胃病，仓廪薄，化源亏而冲任穷者；有多郁怒，肝气逆，血不调而胎失所养者；有血气寒而不长，阳气衰，生气少者；有血热而不长，火邪甚，真阴损者。种种不一，凡治此病，则宜补、宜固、宜温、宜清，因其病而随机应之，胎气渐充，自无不长……凡长养万物，莫不由土，故胎元生发虽主乎肾肝，而长养实关乎脾土。所以治胎气不长，必用八珍、十全、归脾、补中之类，助其母气以长胎。”

【科研思路】

胎儿生长受限的病因多而复杂，有些原因尚未明确，遗传学、免疫学、营养学、环境内分泌学、妊娠病理生理及胎儿本身诸多因素均可以导致胎儿生长受限的发生，临床分为内因性均称型、外因性不匀称型和外因性均称型。根据近10年研究进展，设想其临床研究今后可从以下方面考虑：

1. 从辨证的角度探讨胎萎不长发病规律。

2. 从治疗法则的效价寻求最佳方案。如补肾、健脾、益气、养血法等各自单一角度，或复合化瘀、理气等比较哪一种效果最佳，通过治疗对比客观实验指标，总结出行之有效的方法。

3. 专方专药：总结名老中医经验方，探讨其作用机制，研制成分明确的中药精品，从预防开始，做好胎儿宫内发育迟缓的防治工作，杜绝其发生。

中医药治疗胎儿宫内发育迟缓的机理研究得到充分重视，对临床验方的研究目前已不仅仅限于一般的临床观察，而是通过对改良造模观察治疗的基础上进一步观察药效指标。主要从实验角度通过建立胎儿宫内发育迟缓动物模型研究中药奏效机制。

【现代研究】

现代药理研究表明：丹参活血养血，有“一味丹参可抵四物”之说，具有改善微循环，抗凝，镇静，缓解平滑肌痉挛等作用，对子宫—胎盘—胎儿的血供有重要作用。川芎的有效成分川芎嗪可抑制氧自由基的生成并增强 SOD 和 GSH-Px（谷胱甘肽过氧化物酶）活力，调节 2/PGI2 平衡，促进胎儿生长。活血化瘀中药能提高 IUGR 大鼠红细胞变形能力，调节 2/PGI2 平衡，提高子宫动脉和脐动、静脉血流量，促进胎儿生长［王若光，等. 论胎萎不长与血瘀. 湖南中医药导报，2002，8（1）：1–2］。

吴云霞等采用孕鼠被动吸烟法建立胎儿宫内发育迟缓动物模型，发现中药能明显增加胎鼠的平均出生体重及脑重，降低 IGF- Ⅰ和 IGFBP - 3 免疫活性，增强 IGFBP - 1 免疫活性。中药能明显升高 IUGR 组 ERK - 1 和 MKP- 1 的表达强度。中药能明显降低 IUGR 胎鼠脑细胞内增高的游离［Ca^{2+}］。IUGR 组胎鼠脑 GLUT 1 m RNA 表达水平明显升高；中药组 GLUT 3 mRNA 的表达水平明显高于 IUGR 组。IUGR 组和精氨酸组 GLUT 3 和 GLUT 1（5 5 KD）的蛋白表达水平均明显降低。吴氏认为，补肾益气活血方可能通过调节多种 IUGR 相关基因的表达，激活促进细胞增殖分化的信号传导系统，促进胎儿在宫内的生长发育，从而起到防治 IUGR 的作用［黄光英，等. 补肾益气活血方对 IUGR 相关基因及细胞信息传导的影响. 中国微循环，2002（5）：003］。

【思考题】

何谓胎萎不长？若该病发展为胎死腹中时又该如何处理？

（赵颜）

第十一节 妊娠小便淋痛

【概说】

妊娠期间，尿频、尿急、淋漓涩痛者，称为“妊娠小便淋痛”。亦称“子淋”。

本病治疗不及时或不彻底易致邪气久羁，缠绵难愈，应予足够重视。妊娠小便淋痛是临床常见的妊娠合并症。

本病始见于《金匮要略方论·卷下》:“妊娠小便难，饮食如故，当归贝母苦参丸主之。”其后各家对本病的病因病机证治多有论述。《诸病源候论·卷四十二》:“妊娠子淋候：淋者，肾虚膀胱热也，肾虚不能制水则小便数，膀胱热则水行涩，涩而且数，淋漓不宣。”《圣济总录·卷第一百五十六》:“妇人怀子而淋者，谓之子淋。因肾虚膀胱经客邪热，令溲少而数，水道涩痛，痛引于脐者，是其候也。”

西医学的妊娠合并尿道炎、膀胱炎、肾盂肾炎等泌尿系统感染的疾病可参照本病辨证论治。

【病因病机】

主要机理是膀胱郁热，气化失司。本病常见分型有阴虚津亏、心火偏亢、下焦湿热三型。

（一）阴虚津亏

素体阴虚，孕后阴血下注冲任养胎，阴血愈亏，阴虚火旺，灼伤膀胱，津液涩少，则小便淋漓涩痛。《沈氏女科辑要笺正·卷上》:“小便频数，不爽且痛，乃谓之淋。妊妇得此，是阴虚热炽，津液耗伤者为多。”

素体阴虚
孕血养胎
} 阴虚火旺→灼伤膀胱→津液涩少→妊娠小便淋痛

（二）心火偏亢

素体阳盛，孕后阴血下注冲任养胎，或嗜食辛辣，或感受热邪，或忧思不解，积念在心，引动心火，心火偏亢，移热小肠，传入膀胱，灼伤津液，则小便淋漓涩痛。《医学正传·妇人门》:“妊娠心经蕴热，小便赤涩不利，淋沥作痛。”

素体阳盛
孕血养胎
嗜食辛辣
忧思积念
} 心火偏亢→移热小肠→传入膀胱→灼伤津液→小便淋漓涩痛

（三）下焦湿热

孕期阴血下注冲任养胎，摄生不慎，感受湿热之邪，湿热蕴结，传入膀胱，灼伤津液，发为小便淋漓涩痛。《医方考·卷之六》:“怀子而小便淋涩，谓之子淋。子淋之原，本于湿热。”

孕期摄生不慎
感受湿热之邪
} 湿热蕴结→传入膀胱→灼伤津液→小便淋漓涩痛

【诊断与鉴别诊断】

（一）诊断

❶ **病史**　孕前可有或无尿频、尿急、淋漓涩痛的病史。

❷ **症状**　妊娠期间出现小便频急，淋漓涩痛，甚则点滴而下，小腹拘急等症。甚或腰痛。

❸ **检查**

晨尿细菌计数　同菌种数＞ 10^5/mL 时有意义；尿液镜检每高倍视野见到1个以上细菌有意义。尿常规检查见红细胞、白细胞或少量蛋白有参考价值。

（二）鉴别诊断

❶ **与妊娠小便不通鉴别**　妊娠小便不通有小便次频、量少淋漓之象，与子淋相似，但前者以尿液潴留，膀胱憋胀，小腹拘急，排尿量甚少为特征。与子淋小便排出淋漓涩痛不畅有别。

❷ **与妊娠遗尿鉴别**　妊娠遗尿其尿意频，滴漓不禁与子淋相似，然妊娠遗尿以尿失禁而自行排出为主，无小便涩痛困难，或小腹拘急之症，以此可鉴。

【辨证论治】

辨证中重点了解尿频、尿痛的情况，其病程的长短、反复发作的情况等可作为辨别虚实的依据，尚须结合其他兼症、舌脉综合分析，才能确定证型和具体治法。治疗大法以清润为主，不宜过于通利，以免损伤胎元。必予通利者，应佐以固肾安胎之品。

（一）阴虚津亏证

主要证候　妊娠期间，小便频急，淋漓涩痛，量少色黄，午后潮热，手足心热，大便干结，颧赤唇红，舌红，苔少或无苔，脉细滑而数。

证候分析　素体阴虚，孕后阴血下注冲任养胎，阴血愈亏，阴虚火旺，津液亏耗，膀胱气化不利，故小便频急，淋漓涩痛，量少色黄；阴虚内热，故手足心热，午后潮热；虚热上浮，则颧赤唇红；阴虚津液不足，则大便干结。舌红，苔少或无苔，脉细滑而数，为阴虚津亏之征。

治疗法则　滋阴清热，润燥通淋。

方药举例　知柏地黄丸（《医宗金鉴》）。

若潮热盗汗显著者，酌加麦冬、五味子、地骨皮、牡蛎粉滋阴清热敛汗；尿中带血者，酌加女贞子、旱莲草、小蓟养阴清热，凉血止血。

（二）心火偏亢证

主要证候　妊娠期间，小便频急，艰涩而痛，尿量少，色深黄，面赤心烦，甚者口舌生疮，舌红，苔薄黄，脉细滑数。

证候分析 素体阳盛，孕后阴血下注冲任养胎，心火偏亢，移热小肠，传入膀胱，故小便频急，艰涩而痛，尿少色黄；心火上炎，灼伤苗窍，则面赤心烦，口舌生疮。舌红，苔少，脉细滑数，为心火偏亢所致。

治疗法则 清心泻火，润燥通淋。

方药举例 导赤清心汤（《通俗伤寒论》）。

鲜生地黄　辰茯神　细木通　原麦冬　粉牡丹皮　益元散　淡竹叶　辰灯芯　莲子心　童便

方中生地黄、牡丹皮凉血润燥以清心热；木通、竹叶、灯芯草、益元散、童便利水通淋以泻心火；麦冬、莲心、茯神养心阴、清心火而宁心神。全方共奏清心泻火，润燥通淋之效。

小便热痛甚者，酌加栀子、黄芩以清热解毒；热伤阴络尿中带血者，酌加炒地榆、藕节、大小蓟以凉血止血。

（三）下焦湿热证

主要证候 妊娠期间，突感小便频急，尿色黄赤，艰涩不利，灼热刺痛，甚或腰痛，口苦咽干，渴喜冷饮，胸闷食少，面色黄垢，舌红，苔黄腻，脉滑数。

证候分析 孕期阴血下注冲任养胎，摄生不慎，湿与热搏，蕴结膀胱，气化不行，水道不利，故小便频急，尿色黄赤，艰涩不利，灼热刺痛；湿热伤肾，则致腰痛；湿热熏蒸于上，故口苦咽干，面色黄垢；湿困脾胃，则胸闷食少；热灼津液，则渴喜冷饮。舌红，苔黄腻，脉滑数，为湿热内盛之征。

治疗法则 清热利湿，润燥通淋。

方药举例 加味五淋散（《医宗金鉴》）。

黑栀子　赤茯苓　当归　白芍　黄芩　甘草梢　生地黄　泽泻　车前子　木通　滑石

方中黑栀子、黄芩清热泻火；泽泻、木通、滑石、茯苓、车前子渗利湿热而通淋；白芍、甘草养阴缓急以止淋痛；生地黄、当归凉血补血润燥而养胎。全方共奏清热利湿，润燥通淋之效。惟滑石滑利较甚，当归气味俱厚，易动胎气，尚须慎用。

若热盛毒甚者，酌加金银花、连翘、蒲公英以清热解毒；湿热灼伤阴络，尿中带血者，酌加大小蓟、侧柏叶、炒地榆以凉血止血。

【文献摘要】

《妇人大全良方·卷之八》论曰："夫妇人淋者，由肾虚膀胱热也。肾虚不能制水，则小便数也。膀胱热，则小便行涩而数不宣。妊娠之人胞系于肾，肾间虚热而成淋，疾甚者心烦闷乱，故谓之子淋也。"

《胎产心法·卷上》："妊娠胞系于肾，肾间虚热移热膀胱而成斯证，名曰子淋。"

《沈氏女科辑要笺正·卷上》："小便频数，不爽且痛，乃谓之淋。妊妇得此，是阴虚热炽，津液耗伤者为多，不比寻常淋痛，皆由膀胱湿热郁结也。故非一味苦寒胜湿，淡渗利水可治。"

【经验及体会】

妊娠小便淋痛是最常见的妊娠并发症。与西医的"妊娠合并肾盂肾炎"相似。严重者可有寒战，高热，体温可上升到 39 ～ 40℃，常可因高热而引起流产或早产，必须中西医结合治疗，如反复发作，可发展为慢性肾炎，应当引起重视。妊娠小便淋痛之证，虽多属热，但以虚证为主，所谓"肾虚膀胱热也"即或实证，也多本虚标实，其治与一般淋证不同，尚须顾及胎元。

【现代研究】

妊娠期泌尿系感染是妊娠常见的一种合并症，可造成早产、败血症，甚至诱发急性肾功能衰竭。发病率约占孕妇 7%，其中以急性肾盂肾炎最常见［丰有吉，等 . 妇产科学 . 北京：人民卫生出版社，2008］。

【思考题】

1. 何谓妊娠小便淋痛？其病因病机有哪些？

2. 妊娠小便淋痛与妊娠小便不通及妊娠遗尿如何鉴别？

（杨东霞）

第十二节　胎气上逆

【概说】

妊娠期，胸腹胀满，甚或喘急，烦躁不安者，称为"胎气上逆"。亦名"胎气上逼""子悬"。

本病系妊娠并发心血管及呼吸系统疾病，临床应查明原因，在顾护胎元的基础上，给予恰当治疗。

本病始见于《妇人大全良方·卷之十二》："紫苏饮　治妊娠胎气不和，怀胎逼上胀满疼痛，谓之子悬。兼治临产惊恐气结，连日不下。"其后各家对本病的病因病机证治多有论述。《普济本事方·妇人诸疾》："治妊娠胎气不和，怀胎近上，胀满疼痛，谓之子悬。"《邯郸遗稿·卷之三》："胎从心腹凑上者，名曰子悬。此命门火衰，胎在腹中寒冷，不得已上就心火之温暖，须理中汤，不应，八味丸作汤。"

西医学妊娠合并心脏病，或妊娠合并呼吸系统感染等可参照本病辨证治疗。

【病因病机】

主要机理是血气失和，以致胎气上逆，气机不利，壅塞胸腹而致病。常见分型有肝气犯脾和肺胃积热。

（一）肝气犯脾

素性抑郁或忿怒伤肝，气机逆乱，肝气犯脾，湿浊内停；孕后血聚冲任养胎，冲脉气盛，冲气夹肝气、湿浊上犯，遂致胸腹胀满而为子悬。《景岳全书·妇人规》："胎气上逼：妊娠将理失宜，或七情郁怒，以致气逆，多有上逼之证。"

抑郁忿怒，肝气逆乱 } 孕后血聚冲任→冲脉气盛→冲气夹肝气湿浊上逆→胎气上逆
肝气犯脾，湿浊内停 }

（二）肺胃积热

平素阳盛，肺胃积热，孕后血聚冲任养胎，致热移胞脉、胎气不和，冲气夹邪热逆上心胸，以致胸腹胀满而病子悬。《女科秘诀大全·卷二》："逆上心胸，胀满疼痛，名曰子悬……若胃热而不安者，宜四君子汤。"

素性阳盛 } 孕后血聚冲任→热移胞脉→冲气夹邪热上逆→胎气上逆
肺胃积热 }

【诊断】

❶ **病史**　有心脏病史，妊娠中晚期有情志不调、饮食失节病史，或有呼吸系统感染史等。

❷ **症状**　多见于妊娠中、晚期，发作时胸腹胀满，如有物窒塞悬挂之状，甚或心悸，喘息气急，烦躁不安。劳作后症状加重。

❸ 检查

（1）**妇科检查** 无异常发现。

（2）**实验室检查** 血常规可见异常。

（3）**其他检查** 心电图提示心律失常或心肌损害；X线显示心界扩大、肺部病变；心肺听诊等有重要诊断意义。

【辨证论治】

依据胸腹胀满，甚或喘息气急的主症，结合伴随症、舌脉进行综合分析，判断疾病的标本虚实。治疗以理气行滞为主，佐以利湿、清热等法。

（一）肝气犯脾证

主要证候 妊娠期，胸腹胀满，甚或喘急不安，心烦易怒，食少嗳气，心悸乏力，大便溏薄，苔薄腻，脉弦缓。

证候分析 肝气犯脾，血气失和，以致胎气上逆，壅塞胸腹，故胸腹胀满，甚则喘急不安；肝失条达，气郁不畅，故心烦易怒；肝气犯脾，脾失健运，故食少嗳气乏力，大便溏薄；脾虚湿浊上犯则心悸。苔薄腻，脉弦缓，均为肝气犯脾之征。

治疗法则 疏肝健脾，理气行滞。

方药举例 紫苏饮（《普济本事方》）。

紫苏　陈皮　大腹皮　当归　白芍　川芎　人参　甘草

方中紫苏、陈皮、大腹皮宽中下气；当归、白芍养血柔肝，川芎活血行气；人参、甘草益气扶脾。全方重在疏肝理气，调和肝脾。

若湿浊上泛，胎气迫肺，喘息不安者，加茯苓（重用）、葶苈子、瓜蒌皮降逆气、定喘息；若食少便溏者，加厚朴、枳壳、白术、茯苓以扶脾渗湿。

（二）肺胃积热证

主要证候 妊娠期，胸腹胀满，甚或喘息不安，咳唾黄痰黏稠，口渴口臭，小便短赤，大便秘结，舌红，苔黄，脉滑数。

证候分析 肺胃积热，热气上逆，窒塞心胸，故胸腹胀满，甚或喘急不安；痰热壅肺，肺失宣降，故咳唾黄痰黏稠；胃火炽盛，气机壅滞，故口渴口臭；热盛伤津，故小便短赤，大便秘结。舌红，苔黄，脉滑数，为肺胃积热之征。

治疗法则 清肺胃热，降逆化痰。

方药举例 芩术汤（《女科秘诀大全》）加瓜蒌、桑白皮、栀子、枳壳。

黄芩　白术

方中黄芩、栀子、瓜蒌、桑白皮清肺胃积热而化痰平喘；枳壳配瓜蒌宽胸和中而降逆气；白术健脾除湿而安胎。全方有清肺胃积热，降逆化痰之效。

或用芦根汤（《济阴纲目》：芦根、竹茹、麦冬、前胡、橘皮）加减，则清痰热，降逆气亦效。

【文献摘要】

《医学心悟·妇人门》："子悬者，胎上逼也。胎气上逆，紧塞于胸次之间，名曰子悬。其证由于恚怒伤肝者居多，亦有不慎起居者，亦有脾气郁结者，宜用紫苏饮加减主之。"

《女科经纶·卷三》："《本事方》云：紫苏饮，治妊娠胎气不和，怀胎近上，腹满疼痛，名子悬。子悬者，浊气举胎上凑也。胎热气逆，心胃胀满，此证夹气者居多。疏气舒郁，非紫苏、腹皮、川芎、陈皮无以流气；非归、芍无以养血。气血既利，而胎自降。然邪之所凑，其人必虚，故以人参、甘草补之。"

【经验及体会】

胎气上逆在临床上，根据病情常用培土健脾、调畅气机、清热养血之法，一般不用大寒、大热、滋腻、淡渗之法。在诸治法中疏理气机是治疗胎气上逆的重要法则，疏脏腑之气，使脏腑相使，气血调和，胎元安宁，故在诸治法中伍以用之，可收到事半功倍之效。

【思考题】

胎气上逆的定义是什么？分几个证型？

（杨东霞）

第十三节　胎水肿满

【概说】

妊娠胎水过多，腹大异常，胸膈胀满，甚或喘不得卧，称为"胎水肿满"。亦称"子满"。

本病常与胎儿畸形、多胎妊娠、巨大儿、孕妇合并症（糖尿病、妊高征、贫血等）等因素有关。

本病始见于《诸病源候论·卷之四十一》:“妊娠胎间水气子满体肿候：胎间水气，子满体肿者，此由脾胃虚弱，脏腑之间有停水，而夹以妊娠故也……水气流溢于肌，故令体肿；水渍于胞，则令胎坏。”其后各家对本病的病因病机证治多有论述。《陈素庵妇科补解·胎前杂症门卷之三》:“全书：妊娠肿满……名曰胎水。皆由引饮过度，湿渍脾胃，水气泛滥。上致头面，中至胸腹，以及手足膝胫，无不浮肿。水内渍胞，儿未成形则胎多损。”《胎产心法·卷上》:“所谓子满者，妊娠至五六个月，胸腹急胀，腹大异常，或遍身浮肿，胸胁不分，气逆不安，小便艰涩，名曰子满，又为胎水不利。若不早治，生子手足软短有疾。甚至胎死腹中。宜服千金鲤鱼汤治其水。”

西医学羊水过多可参照本病辨证治疗。本病的处理原则主要取决于胎儿有无畸形、孕周及孕妇症状的严重程度等，治疗目的是减轻母体症状和延长孕龄。如有胎儿畸形，应终止妊娠。

【病因病机】

主要机理是脾失健运，水渍胞中所致。常见分型有脾气虚弱和气滞湿郁。

（一）脾气虚弱

素体脾虚，孕后贪食生冷，血气下聚冲任养胎，脾气益虚，水湿莫制，湿渗胞中，发为胎水肿满。《女科指掌·卷三》中说：“产宝曰：妊娠经血壅闭养胎，或夹水气，水血相搏，致令肿满，皆由脾胃虚弱，不能制水，名曰子满。若水停不去，浸渍入胎，则令胎坏。”

孕妇素体脾虚
孕后贪食生冷 } 血气下聚冲任养胎→脾气益虚→湿渗胞中→胎水肿满

（二）气滞湿郁

素多抑郁，肝郁气滞，孕后血聚冲任养胎，胎儿渐大，阻塞气机，两因相感，气机不畅，气滞而致湿郁，蓄积胞中，以致胎水肿满。《太平圣惠方·卷第七十五》:“治妊娠气壅，身体腹胁浮肿，喘息促，大便难，小便涩，泽泻方（泽泻 桑根白皮 木通 枳壳 赤茯苓 槟榔各一两）。”

素体抑郁，肝郁气滞
冲任养胎，胎阻气滞 } 气机不畅→气滞湿郁→湿浊蓄积胞中→胎水肿满

【诊断与鉴别诊断】

（一）诊断

❶ **病史** 早妊史，病毒感染病史，或有畸胎、双胎史，或无明显诱因。

❷ **症状** 腹大异常，多数是逐渐发生的，胸膈胀满，腹部胀痛，甚或喘

不得卧，发生紫绀，有的下肢及外阴浮肿和静脉曲张。

❸检查

（1）**产科检查** 腹形显著大于正常妊娠月份，皮肤张力大，有液体震颤感，胎位不清，胎心音遥远或听不到。

（2）**实验室检查** 羊水甲胎蛋白（AFP）含量测定显著增高时，提示胎儿严重畸形。孕妇血糖，血型检查如 Rh ABO 及胎儿染色体检查等。

（3）**其他检查** B 超检查 一种是以脐横线和腹白线为标志，将腹部分为四个象限，各象限最大羊水暗区垂直直径之和为羊水指数（amniotic fluid index，AFI），国内资料羊水指数 18 可诊断为羊水过多；另一种是以羊水最大池深度（maximum vertical pocket depth，MVP 或 amniotic fluid volume，AFV）＞ 7cm 为诊断标准，并提出 MVP8 ～ 11cm 为轻度羊水过多，12 ～ 15cm 为中度羊水过多，＞ 16cm 为重度羊水增多。还可以对诊断无脑儿、脑积水等胎儿畸形和多胎妊娠有重要意义。

（二）鉴别诊断

与多胎妊娠、巨大胎儿、葡萄胎鉴别 一般根据病史、产科临床检查、B 超或 X 线检查结果，可以作出鉴别诊断。

【辨证论治】

辨证中注意肢体和腹皮肿胀特征，如皮薄光亮，按之有凹陷为脾虚；皮色不变，按之压痕不显为气滞。还应结合全身症状、舌苔、脉象综合分析才能正确诊断。治疗大法以利水除湿为主，佐以益气行气。

（一）脾气虚弱证

主要证候 孕期胎水过多，腹大异常，腹皮急而发亮，下肢及阴部水肿，严重时全身浮肿，食少腹胀，神疲肢软，面色淡黄，舌淡，苔白，脉沉滑无力。

证候分析 脾虚失运，水湿留聚，浸淫胞中，发为胎水过多，腹大异常，腹皮急而发亮；水湿泛溢肌肤，故下肢及阴部水肿，严重者则遍身浮肿；脾虚中阳不振，则食少腹胀，神疲肢软。面色淡黄，舌淡，苔白，脉沉滑无力，为脾虚湿困之征。

治疗法则 健脾渗湿，养血安胎。

方药举例 鲤鱼汤（《备急千金要方》）。

鲤鱼 白术 白芍 当归 茯苓 生姜

方中鲤鱼善行胞中之水而消肿；白术、茯苓、生姜健脾理气渗湿以行水；

当归、白芍养血安胎，使水行而不伤胎。

若阳虚兼畏寒肢冷者，酌加黄芪、桂枝以温阳化气行水；腰痛甚者，酌加杜仲、续断、菟丝子固肾安胎。

（二）气滞湿郁证

主要证候 孕期胎水过多，腹大异常，胸膈胀满，甚则喘不得卧，肢体肿胀，皮色不变，按之压痕不显，苔薄腻，脉弦滑。

证候分析 气机郁滞，水湿停聚，蓄积胞中，故胎水过多，腹大异常；湿浊上迫心肺，则胸膈胀满，甚则喘不得卧；气滞湿郁，泛溢肌肤，故肢体肿胀，皮色不变，按之压痕不显。苔薄腻，脉弦滑，为气滞湿郁之征。

治疗法则 理气行滞，利水除湿。

方药举例 茯苓导水汤（《医宗金鉴》）去槟榔。

茯苓 槟榔 猪苓 砂仁 木香 陈皮 泽泻 白术 木瓜 腹皮 桑白皮 苏叶

方中茯苓、猪苓、白术、泽泻健脾行水；木香、砂仁、苏叶醒脾理气；大腹皮、桑白皮、陈皮消胀行水；木瓜行气除湿。

腹胀甚者，酌加枳壳理气消胀满；喘甚不得卧者，酌加葶苈子泄肺行水，下气定喘；下肢肿甚者，酌加防己除湿消肿。

【文献摘要】

《陈素庵妇科补解·胎前杂症门卷之三》："妊娠肿满，由妇人脏气本弱，怀妊则血气两虚，脾土失养不能制水，散入四肢，遂致腹胀，手足面目俱肿，小水闭涩，名曰胎水，皆由引饮过度，湿渗脾胃，水气泛溢。"

《胎产心法·卷上》："所谓子满者，妊娠至五六个月，胸腹急胀，腹大异常，或遍身浮肿，胸胁不分，气逆不安，小便艰涩，名曰子满。又为胎水不利。若不早治，生子手足软短有疾。甚至胎死腹中。宜服千金鲤鱼汤治其水。如脾虚不运，清浊不分，佐以四君五皮。亦有束胎饮以治子满证甚效。"

【现代研究】

羊水过多是妊娠的常见并发症，发生率为 0.2% ～ 1.6%，可增加母体剖宫产率和围生儿死亡率［孙慧冰，等 . 妊娠晚期羊水过多的分娩结局 . 中国妇幼保健，2013，28（11）：1855–1856］。王川红采用小剂量吲哚美辛短期治疗 5 天，研究结果显示，小剂量吲哚美辛能明显降低羊水指数、腹围和宫高。但是本研究样本量少、且影响妊娠结局的因素较多，需要更加详细的分析，才能获得更加精准的对妊娠结局的影响结果［王川红 . 吲哚美辛治疗羊水过多临床研究. 中国现代药物应用，2015，22（9）：158-159］。

【思考题】

1. 胎水肿满的定义是什么？

2. 胎水肿满诊断与鉴别诊断的重要性是什么？

（杨东霞）

第十四节　妊娠肿胀

【概说】

妊娠中晚期，肢体面目发生肿胀者，称为“妊娠肿胀”。亦称“子肿”。

根据肿胀部位及程度之不同，分别有子气、子肿、皱脚、脆脚等名称。头面遍身浮肿，小水短少者，属水气为病，名曰子肿；自膝至足肿，小水长者，属湿气为病，名曰子气；但两脚肿而皮肤粗厚者，属湿，名曰皱脚；但两脚肿，皮薄光亮者，属水，名曰脆脚。

本病是孕妇多发病，其特点以面目肢体肿胀为主。若不伴有高血压、蛋白尿者，预后良好。严重者可致子晕、子痫。

本病始见于《金匮要略方论·卷下》：“妊娠有水气，身重小便不利，洒淅恶寒，起即头眩，葵子茯苓散主之。”其后各家对本病的病因病机证治多有论述。《经效产宝·卷之上》：“论曰：脏气本弱，因产重虚，土不克水，血散入四肢，遂致腹胀，手足面目皆浮肿，小便秘涩。”《医学入门·卷之五》：“妊孕经血闭以养胎，胎中夹水湿，与气血相搏，湿气流溢，故令面目肢体遍身浮肿，名曰胎水，又名子肿，多至五六个月有之。”

西医学妊娠高血压综合征中妊娠水肿可参照本病辨证治疗。

【病因病机】

主要机理不外虚实两个方面，虚者脾肾阳虚，水湿内停；实者气滞湿郁，泛溢肌肤，以致肿胀。常见分型有脾虚、肾虚和气滞三种。

（一）脾虚

脾气素虚，或孕后过食生冷，内伤脾阳；且孕后气血下聚冲任养胎，脾气愈虚，脾虚运化失职，水湿停滞，泛溢肌肤，遂为肿胀。《圣济总录·卷第一百五十七》：“若妊娠脾胃气虚，经血壅闭，则水饮不化，湿气淫溢，外攻形体，内注胞胎。”

脾气虚弱，过食生冷
气血下聚，冲任养胎 } 脾气愈虚→水湿停滞→泛溢肌肤→妊娠肿胀

（二）肾虚

素体肾虚，或房室不节；孕后阴血下聚冲任养胎，有碍肾阳敷布，不能化气行水；肾阳不布，则关门不利，水湿内停，以致水湿泛溢肌肤而为肿胀。《沈氏女科辑要笺正·卷上》：“妊身发肿，良由真阴凝聚，以养胎元，肾家阳气，不能敷布，则水道泛溢莫制。”

素体肾虚，房室不节
阴血下聚，冲任养胎 } 有碍肾阳敷布→关门不利→水湿泛于肌肤→妊娠肿胀

（三）气滞

素多忧郁，气滞不畅，孕后气血下聚冲任养胎，胎体渐长，更碍气机升降，两因相感，气机不利，气滞湿郁，湿浊泛溢肌肤，遂发肿胀。《济阴纲目·卷之八》：“因子而肝脾气阻，土遂不能制水，故一香附散足以疗之。”

素多忧郁，气机不畅
冲任养胎，胎阻气机 } 两因相感→气滞湿郁→湿浊泛溢肌肤→妊娠肿胀

【诊断与鉴别诊断】

（一）诊断

❶ **病史** 妊娠肿胀于妊娠中期20周以后可见，晚期32周以后多见；初产妇多见；营养不良，严重贫血者多见；原发性高血压、慢性肾炎、糖尿病合并妊娠者多见，且病情复杂；双胎、羊水过多、葡萄胎的孕妇多见；有家族史者多见。对有上述情况的孕妇，应注意发生妊娠肿胀的可能。

❷ **症状** 妊娠20周后出现的浮肿为主症，水肿多由踝部开始，渐延至小腿、大腿、外阴部、腹部，甚至发展到全身。个别患者外表浮肿不明显，而体重增加明显，每周超过0.5kg时，认为有水肿存在，谓隐性水肿。

❸ **检查**

（1）**产科检查** 妊娠20周后，凡踝部及小腿有明显凹陷性水肿，经休息而不消退者为异常，以（+）表示；水肿延及大腿，以（++）表示；水肿达外阴及腹部，以（+++）表示；全身水肿伴有腹水，则以（++++）表示。对于隐性水肿（排除其他原因），则以定期测量体重标志，凡体重增加≥500g/周、或≥2300g/月（4周）、或≥13kg/整个孕期者为异常。

（2）**实验室检查** 尿常规检查，凡蛋白定量≥0.5g/24小时尿为异常，

≥ 5g 时表示病情严重。

(3) **B 超检查** 了解单胎、双胎、葡萄胎，胎儿发育情况，羊水多少等。

(二) 鉴别诊断

❶ **与妊娠合并慢性肾炎鉴别** 孕前有急、慢性肾炎病史，孕前浮肿，孕后逐渐加重，浮肿首先发生在眼睑，24 小时蛋白尿不低于 0.5g，尿中有各种管型或红、白细胞，血中尿素氮升高。

❷ **与妊娠合并心脏病鉴别** 孕前有心脏病史，通过心电图、心功能检查可确诊。

【辨证论治】

辨证首先要注意肿胀的特点和程度。一般水盛肿胀者，皮薄光亮，压痕明显；湿郁肿胀者，皮肤粗厚，压痕不显。治疗大法以利水化湿为主。脾虚者健脾除湿，肾虚者温肾利水，气滞者理气化湿。

(一) 脾虚证

主要证候 妊娠数月，面浮肢肿，甚则遍身俱肿，皮薄光亮，按之凹陷，脘腹胀满，气短懒言，口中淡腻，食欲不振，小便短少，大便溏薄，舌体胖嫩，边有齿痕，苔薄白或薄腻，脉缓滑无力。

证候分析 脾主肌肉、四肢，脾虚不运，水湿停聚，泛溢肌肤四肢，故面浮肢肿，甚则遍身俱肿；水溢皮下，故皮薄光亮，按之凹陷；脾虚中阳不振，故脘腹胀满，气短懒言；脾虚不运，水湿内停，故口中淡腻，食欲不振；水湿流走肠间，故大便溏薄；脾虚肺气不足，水道不利，则小便短少。舌淡胖嫩，边有齿痕，苔薄白或者薄腻，脉缓滑无力，为脾虚湿盛之征。

治疗法则 健脾除湿，行水消肿。

方药举例 白术散（《全生指迷方》）。

白术　茯苓　大腹皮　生姜皮　橘皮

方中白术、茯苓健脾除湿行水；生姜皮温中理气化饮；大腹皮下气宽中行水；橘皮理气和中。全方有健脾除湿，行水消肿之效。

若肿势明显，小便短少者，酌加猪苓、泽泻、防己以利水消肿；肿甚以致胸闷而喘者，酌加葶苈子、杏仁、厚朴以宽中行气降逆平喘；食少便溏者，酌加山药、薏苡仁、扁豆、芡实以实脾利湿；脾虚气弱，症见气短懒言，神疲乏力者，酌加参、芪以补脾益气。

(二) 肾虚证

主要证候 妊娠数月，面浮肢肿，下肢尤甚，按之没指，头晕耳鸣，腰酸无力，下肢逆冷，心悸气短，小便不利，面色晦暗，舌淡，苔白滑，脉沉迟。

证候分析 肾气不足，气化失常，水湿内停，泛溢于肌肤，故面浮肢肿，按之没指；湿性就下，故下肢肿甚；肾虚髓海不足，外府失荣，故头晕耳鸣，腰酸无力；肾阳不足，水道莫制，不能气化使出，则小便不利；水气上凌心肺，则心悸气短；命火虚衰，不能温煦下元，故下肢逆冷。其面色晦暗，舌淡，苔白滑，脉沉迟，为肾阳不足之征。

治疗法则 补肾温阳，化气行水。

方药举例 五苓散（《伤寒论》）加山药、菟丝子。

桂枝 白术 茯苓 猪苓 泽泻

方中猪苓、茯苓、泽泻利水渗湿；白术健脾运化水湿；桂枝温阳化气，以助膀胱气化，使水湿自小便排出；山药、菟丝子补益肾气，以固冲安胎。全方共奏温阳化气，行水消肿之效。

若腰痛甚者，酌加杜仲、续断、桑寄生固肾强腰安胎。

（三）气滞证

主要证候 妊娠数月，肢体肿胀，始肿两足，渐及于腿，皮色不变，压痕不显，头晕胀痛，胸胁胀满，饮食减少，苔薄腻，脉弦滑。

证候分析 证因气机郁滞，升降失司，清阳不升，浊阴下滞，故始肿两足，渐及于腿；此因气滞而湿气内停，故皮色不变，压痕不显；清阳不升，浊阴上扰，故头晕胀痛；气滞不宣，横侮中土，故胸胁胀满，饮食减少。苔薄腻，脉弦滑，为妊娠气滞之征。

治疗法则 理气行滞，化湿消肿。

方药举例 天仙藤散（《妇人大全良方》）。

天仙藤 香附 陈皮 甘草 乌药 生姜 木瓜 紫苏叶

方中天仙藤、香附理气行滞；陈皮、生姜温中行气；苏叶宣上焦之滞气；乌药开下焦之郁滞；木瓜行气除湿，舒筋活络；甘草调和诸药。全方共奏理气行滞，化湿消肿之功效。

若兼脾虚湿阻者，症见头晕头重，胸闷腹胀，纳少呕恶，便溏尿少，苔白腻，脉弦滑。治宜解郁行气，健脾利水，方用茯苓导水汤（方见胎水肿满）去槟榔。

【文献摘要】

《诸病源候论·卷四十一》："妊娠胎间水气子满体肿候 胎间水气，子满体肿者，此由脾胃虚弱，脏腑之间有停水，而夹以妊娠故也。妊娠之人，经水壅闭，以养于胎，若夹有水气，则水血相搏，水渍于胎，兼伤脏腑，脾胃主身之肌肉，故气虚弱，肌肉则虚，水气流溢于肌，故令体肿。水渍于胞，则令胎坏。”

《沈氏女科辑要笺正·卷上》：“妊身发肿，良由真阴凝聚，以养胎元，肾家阳气不能敷布，则水道泛溢莫制，治当展布肾气，庶几水行故道，小便利而肿胀可消，此惟仲景肾气丸最为正治。”

《医宗金鉴·妇科心法要诀》：“头面遍身浮肿，小水短少者，属水气为病，故名曰子肿。自膝至足肿，小水长者，属湿气为病，故名曰子气。遍身俱肿，腹胀而喘，在六七个月时者，名曰子满。但两脚肿而肤厚者，属湿，名曰皱脚；皮薄者属水，名曰脆脚。大凡水之为病多喘促，气之为病多胀满，喘促属肺，胀满属脾也。”

【经验及体会】

妊娠期高血压疾病引起的妊娠水肿的总机理是脾肾阳虚，肺气阻塞气机，水气湿邪内停泛溢引起妊娠水肿。故水肿的治疗大法以利水化湿为主，同时兼顾滋阴潜阳或平肝潜阳；脾虚者以健脾利水之法，肾虚者以温肾利水之法。常用药物以山药、白术温补脾肾以祛湿；茯苓、泽泻以利水消肿；钩藤、石决明、龟甲以滋阴潜阳，平肝潜阳。现代药理提示，钩藤具有兴奋呼吸中枢，扩张外周血管等作用；山芋肉、泽泻、山药、牡丹皮可增加肾血流量，缓解全身小动脉痉挛，利于降压。诸药合用对于降低血压，延长孕周，降低妊娠期高血压疾病的发生，具有明显临床疗效。

【思考题】

1. 妊娠肿胀的定义是什么？
2. 妊娠肿胀的病因病机、辨证论治是什么？

（杨东霞）

第十五节　妊娠心烦

【概说】

妊娠期间，烦闷不安，郁郁不乐，或烦躁易怒者，称为“妊娠心烦”。亦称“子烦”。

本病以烦闷不安为主，多兼有头晕目眩，可能与妊娠期血压升高有关。

本病始见于《诸病源候论·卷之四十二》:“脏虚而热，气乘于心，则令心烦。停痰积饮在于心胸，其冷冲心者，亦令烦也……以其妊娠而烦，故谓之子烦也。”其后各家对本病的病因病机证治间有论述。《圣济总录·卷第一百五十六》:“妊娠虚烦懊热者，以阳气偏胜，热气独作，心下懊闷，头痛面赤，小便黄涩，甚则淋痛是也，病源又谓之子烦。”

西医学的高血压合并妊娠、肾病高血压合并妊娠引起烦闷者以及妊娠期焦虑症及抑郁症可参照本病辨证治疗。

【病因病机】

主要机理是火热乘心。其火热有阴虚火旺、痰火内蕴、肝经郁火的不同。

（一）阴虚火旺

素体阴虚，孕后阴血下聚冲任养胎，阴血益感不足，心火偏亢，热扰心胸，而致心烦。《沈氏女科辑要笺正·卷上》:“烦是内热心烦，闷闷不乐，亦以阴聚于下，不得上乘，总是阴虚火扰。”

孕妇素体阴虚
孕后血聚冲任 } 阴血益感不足→心火偏亢→热扰心胸→心烦

（二）痰火内蕴

素有痰饮停滞胸中，孕后阴血下注冲任养胎，阳气偏盛，阳盛则热，痰热相搏，上扰心胸，遂致心烦。《妇人大全良方·卷之十三》:“大抵妊娠之人，既停痰积饮，又虚热相搏，气郁不舒；或烦躁，或呕吐涎沫。”

素有痰饮停滞
孕后阳气偏盛
血聚冲任养胎 } 阳气偏盛→痰热相搏→上扰心胸→心烦

（三）肝经郁火

素性抑郁，郁热内蕴，孕后阴血下聚冲任养胎，阳气偏盛，郁热更甚，热扰心胸，遂令心烦。《济生方·妊娠门》:“有两月而苦烦闷者，由母将理失宜，七情伤感，心惊胆怯而然也。”

素性抑郁，郁热内蕴
孕后阴血，下注冲任 } 阳气偏盛→阳气偏盛→郁热更甚→热扰心胸→心烦郁热更甚→热扰心胸→心烦

【诊断】

❶ **病史** 妊娠史，或高血压病史。

❷ **症状** 孕期烦闷不安，郁郁不乐，或烦躁易怒，或头晕胀痛。

❸检查　无异常，或血压升高。

【辨证论治】

辨证中主要依据烦闷不安主症及同时出现的兼症、舌脉进行综合分析判断。治疗大法是清热以除烦。审因论治，则阴虚者宜养阴清热，痰热者宜涤痰清热，肝热者宜疏肝清热。故凡助火生火，伤阴耗液之品皆当忌用。妊娠心烦虽属有热，但不宜苦寒直折其火，应酌情选用清热除烦，宁心安神之品。

（一）阴虚火旺证

主要证候　妊娠心中烦闷，坐卧不宁，午后潮热，手足心热，口干咽燥，渴不多饮，小溲短黄，舌红，苔少或苔薄黄而干，脉细数而滑。

证候分析　素体阴虚，因孕重虚，阴虚火旺，热扰心神，故心烦不安，坐卧不宁；阴虚内热，故午后潮热，手足心热；阴亏而津伤，故口干咽燥，小溲短黄；里无实热，故渴不多饮。舌红，苔少或薄黄而干，脉细数而滑，为阴虚内热之征。

治疗法则　养阴清热除烦。

方药举例　人参麦冬散（《妇人秘科》）。

人参　麦冬 茯苓　黄芩　知母　生地黄　炙甘草　竹茹

方中人参益气生津；麦冬养阴生津，清热除烦；生地黄滋肾益阴以济心火；知母泻肾火，而降心火，解热除烦；黄芩、竹茹清热除烦；茯苓、甘草安神调中。全方共奏养阴清热，宁心除烦之效。

若心惊胆怯者，酌加龙齿、石决明以安神定志；肝阳偏亢，症见头晕胀痛者，酌加钩藤、玄参、葛根以平肝熄风。

（二）痰火内蕴证

主要证候　妊娠烦闷不安，甚则心悸胆怯，头晕目眩，胸脘满闷，恶心呕吐痰涎，苔黄而腻，脉滑数。

证候分析　素有痰饮停滞胸中，积久化热，痰火上扰心神，心神不宁，故心中烦闷不安，甚或心悸胆怯；痰火上扰清窍，故头晕目眩；痰湿内蕴，升清降浊之机失职，故胸脘满闷，恶心呕吐痰涎。苔黄而腻，脉滑数，为痰火内蕴之征。

治疗法则　清热涤痰除烦。

方药举例　竹沥汤（《备急千金要方》）。

竹沥　麦冬　黄芩　茯苓　防风

方中竹沥清热涤痰以除烦；麦冬养阴润肺，清热除烦；茯苓健脾宁心；黄芩泻火除烦；佐防风祛风胜湿。全方有清热涤痰除烦之效。

痰黄稠者，去防风，酌加浙贝母、前胡、瓜蒌清热化痰；呕恶甚者，酌加半夏、枇杷叶、藿香和胃降逆止呕。

（三）肝经郁火证

主要证候 妊娠烦闷不安，或烦躁易怒，头晕目眩，口苦咽干，两胁胀痛，常欲太息，舌红，苔薄黄，脉弦数而滑。

证候分析 肝郁化热，热扰心神，故心烦不安；怒为肝之志，肝热则烦躁易怒；肝热上犯空窍，故见头晕目眩；肝胆互为表里，肝火内炽使胆热液泄，故口苦咽干；肝脉布胁贯膈，肝郁经脉不利，气机阻滞，故两胁胀痛，精神抑郁；气郁失于畅达，故常欲太息以自疏。舌红，苔薄黄，脉弦数而滑，为肝经郁火之征。

治疗法则 疏肝清热除烦。

方药举例 丹栀逍遥散去当归，加黄芩、竹茹。

若头晕目眩甚者，酌加钩藤、菊花、夏枯草，清热平肝；胸胁胀痛者，酌加川楝子、郁金疏肝解郁，理气止痛。

【文献摘要】

《女科百问·第六十八问》："何谓子烦？答曰：烦有四证，有心中烦，有胸中烦，有虚烦，有子烦，诸如此者，皆热也。若脏虚而热，气乘于心，则令心烦；但烦热而已，别无他证者，名曰虚烦；若积痰饮而呕吐涎沫者，谓之胸中烦；或血饮停积，虚热相搏，以其妊娠而烦，故谓之子烦也。"

《妇人大全良方·卷之十三》："夫妊娠而子烦者，是肺脏虚而热乘于心，则令心烦也。停痰积饮在心胸之间，或冲于心，亦令烦也。若热而烦者，但热而已；若有痰饮而烦者，呕吐涎沫，恶闻食气，烦躁不安也。大抵妊娠之人既停痰积饮，又虚热相搏，气郁不舒；或烦躁，或呕吐涎沫，剧则胎动不安，均谓之子烦也。"

【现代研究】

妊娠心烦包含妊娠期抑郁症，妊娠期妇女可以出现多种心理问题，尤以妊娠期抑郁症最为常见。妊娠期抑郁症一旦出现，如治疗不及时或治疗不当，可对孕妇和胎儿造成不利影响［Spinelli M.Antidepressant treatment during pregnancy.AmJ Psychiatry，2012，169（2）：121–124］。西医治疗妊娠期抑郁与妊娠期焦虑，能得到缓解，但妊娠期女性在服用抗抑郁药的时候必须密切检测母婴各种潜在的不良反应，考虑到抗抑郁剂对胎儿的安全性和心理治疗的有效性等问题，目前的治疗现状并不理想［Raudzus J，Misri S.Managing unipolar depression in pregnancy.Curr Opin Psychiatry，2009，22（1）：13–18］。

中医药对妊娠抑郁症的治疗，具有独到的优势，其安全性及效果也使人满意。中医在本病的治疗上，需要辨证准确，综合临床症状及个体差异，分别论治。总体以清热养阴为主，但须审是否有痰，有痰者忌滋腻之品，同时可以配合针灸治疗，常用穴位有内关、足三里、神门及太冲等穴位［Jo o Bosco Guerreiro da Silva，Mary Uchiyama Nakamura，José Antonio Cordeiro，et al. 针刺治疗轻中度妊娠心烦（子烦）. 世界针灸学会联合会成立20周年暨世界针灸学术大会论文摘要汇编 . 北京，2007，1：568–574.］。

【思考题】

何谓妊娠心烦？妊娠心烦有几个证型？

（杨东霞）

第十六节　妊娠眩晕

【概说】

妊娠中晚期，头晕目眩，或伴面浮肢肿，甚者昏眩欲厥，称为“妊娠眩晕”。亦称“子眩”“子晕”。

本病较早发生在孕20周，多数发生在孕七八个月后。轻者，除血压升高外无明显自觉症状。重者，血压升高并伴有头晕目眩、面浮肢肿等症。妊娠眩晕较为常见，属产科重症之一。及时、正确的治疗，预后大多良好；否则病情加重，可发展为“子痫”。

本病始见于《陈素庵妇科补解・胎前杂症门卷之三》：“全书　妊娠头眩目晕，忽然视物不明……风火相搏，伤血动胎，热甚则头旋（旋转）目晕（晕黑），视物不明（目得血而能视，风火耗血故视物不明）。”其后各家对本病的病因病机证治间有论述。《叶天士女科诊治秘方・卷二》：“子晕：妊娠七八月，忽然卒倒僵仆，不省人事，顷刻即醒，名曰子晕，宜葛根汤。亦有血虚，阴火炎上，鼓动其痰而眩晕者，宜葛根四物汤。亦有气血两虚而眩晕者，宜八珍汤。”

西医学妊娠高血压综合征（轻者似妊娠高血压，重者似先兆子痫）、妊娠合并原发性高血压、妊娠合并贫血引起的眩晕可参照本病辨证治疗。

【病因病机】

主要机理是阴虚阳亢，上扰清窍；亦可因气郁痰滞，清阳不升；或气血虚弱，清窍失养而引起眩晕。常见分型有肝肾阴虚、气郁痰滞、气血虚弱。

（一）肝肾阴虚

素体阴虚，肝阳偏亢，孕后血聚冲任养胎，阴血益感不足，阴不潜阳，肝阳愈亢，上扰清窍，而致眩晕。《叶氏女科证治秘方·卷二》："子晕……亦有血虚阴火上炎。"

素体阴虚阳亢
孕后冲任养胎 } 肝肾之阴愈虚→肝阳愈亢→上扰清窍→妊娠眩晕

（二）气郁痰滞

平素郁怒不解，肝失条达，疏泄失权，或肝郁脾虚，健运失司，致气郁痰滞。孕后冲任气血养胎，胎体渐大，影响气机升降，痰湿中阻，清阳不升，故为眩晕。《女科证治要旨·卷三》："妊娠眩晕之候……如因痰涎上壅，致眩晕欲呕者，加味二陈汤主之。"

素性抑郁多怒，肝气犯脾，气郁痰滞
孕后冲任养胎，胎体增大，胎阻气机 } 气郁痰滞→痰湿中阻→清阳不升→眩晕

（三）气血虚弱

素体气血两虚，孕后血聚冲任以养胎，故气血愈虚。气虚则清气不升，血虚则髓海失养，故发为眩晕。《叶天士女科诊治秘方·卷二》："子晕……亦有气血两虚而眩晕者，宜八珍汤。"

素体气血两虚
孕后冲任养胎 } 气血愈虚 { 气虚则清气不升
血虚则髓海失养 } 眩晕

【诊断】

❶ 病史 妊娠眩晕主要发生在妊娠中、晚期，详细病史参看妊娠肿胀节。

❷ 症状 头晕目眩，头胀而痛，视物昏花，甚至失明，胸闷胁痛，或胃脘疼痛，恶心呕吐，常兼浮肿，小便短少等。

❸ 检查

（1）***产科检查*** 妊娠中晚期腹形，伴不同程度的水肿（+～++++ 表示），量体重（详见子肿），测血压。孕妇在孕前或孕 20 周前血压正常，至孕 20 周后血压升高达 130/90mmHg 以上或较原先收缩压超过 30mmHg，舒张压超过 15mmHg。

（2）**实验室检查**　尿常规、尿蛋白检查（见子肿）。血液检查血浆及全血黏度、血细胞比容、尿酸、尿素氮和非蛋白氮、二氧化碳结合力等测定。

（3）**其他检查**　眼底检查、心电图检查、B超检查胎儿情况等。

【辨证论治】

辨证时要根据眩晕的特点和程度、兼症和舌脉分辨肝肾阴虚、气郁痰滞、气血虚弱等证型，以指导治疗。同时注意检测水肿、蛋白尿、高血压的异常程度，以估计病情的轻重。妊娠眩晕的重证常是子痫的先兆证。治疗大法以平肝潜阳为主，或佐以滋阴潜降，或理气化痰，或益气养血等法而分别治之。忌用辛散温燥之品，以免重伤其阴反助风火之邪。

（一）肝肾阴虚证

主要证候　妊娠中晚期，头晕目眩，视物模糊，心中烦闷，颧赤唇红，口燥咽干，手足心热，甚或卒然昏倒，顷刻即醒，舌红，苔少，脉弦细数。

证候分析　素体阴虚，孕后血聚冲任养胎，阴血益感不足，肝阳偏亢，肝阳上扰，则头晕目眩，视物模糊；阴虚内热，则颧赤唇红，口燥咽干，手足心热；热扰神明，则心中烦闷，甚或卒然昏倒，顷刻即醒。舌红，苔少，脉弦细数，为肝肾阴虚之征。

治疗法则　滋阴补肾，平肝潜阳。

方药举例　杞菊地黄丸（方见经行头痛）加龟甲、牡蛎、石决明。

若热象明显者，酌加知母、黄柏滋阴泻火；口苦心烦者，酌加黄芩、竹茹清热除烦；眩晕昏仆者，酌加钩藤，天麻镇肝熄风。

（二）气郁痰滞证

主要证候　妊娠中晚期，头晕目眩，胸闷心烦，两胁胀满，呕逆泛恶，时吐痰涎，面浮肢肿，倦怠嗜卧，甚则视物昏花，不能站立，苔白腻，脉弦滑而缓。

证候分析　孕后冲任气血养胎，胎体渐大，影响气机升降，气郁痰滞，痰湿中阻，清阳不升，故妊娠头晕目眩，甚则视物昏花，不能站立；气郁痰滞，肝失条达，则胸闷心烦，两胁胀满；气郁痰滞，胃失和降，则呕逆泛恶，时吐痰涎；痰饮泛溢，则面浮肢肿；痰浊困脾，阳气不振，则倦怠嗜卧。苔白腻，脉弦滑而缓，为气郁痰滞之征。

治疗法则　健脾理气，化痰熄风。

方药举例　半夏白术天麻汤（方见经行头痛）。

若头痛甚者，加蔓荆子、僵蚕祛风止痛。

若痰郁化火，兼头目胀痛，心烦口苦，苔黄腻者，用清痰四物汤（《女科秘诀大全》）。

熟地黄　白芍　川芎　当归　黄芩　半夏　陈皮　白术　黄连

方中半夏、陈皮、白术祛痰理气，健脾燥湿；四物补血安胎；黄芩、黄连清热降火。

（三）气血虚弱证

主要证候　妊娠中晚期，头晕眼花，心悸健忘，少寐多梦，神疲乏力，气短懒言，面色苍白或萎黄，舌淡，脉细弱。

证候分析　素体气血两虚，孕后血聚冲任以养胎，故气血亦虚，血气不足，清气不升，髓海失养，故孕后头晕眼花；血虚心神失养，则心悸健忘，少寐多梦；气虚中阳不振，则神疲乏力，气短懒言；气血不足，不能充养荣润于面，故面色苍白或萎黄。舌淡，脉细弱，为气血不足之征。

治疗法则　益气养血。

方药举例　八珍汤（方见经行头痛）。

若头晕眼花甚者，酌加菊花、枸杞子、蔓荆子以养血平肝；心悸、健忘、少寐者，酌加远志、酸枣仁、龙眼肉以养心安神。

【文献摘要】

《女科证治约旨·卷三》："妊娠眩晕之候，名曰子眩。如因肝火上升，内风扰动，致晕眩欲厥者，宜桑丹杞菊汤主之，桑叶、牡丹皮、滁菊花、炒杞子、煨天麻、焦山栀、生地黄、钩藤、橘红。如因痰涎上涌，致眩晕欲呕者，宜加味二陈汤主之。仙半夏、陈皮、茯苓、甘草、川贝、瓜蒌皮、淡竹沥、姜汁。"

《产科心法·上集》："子眩为气逆晕厥，并用紫苏饮。然有脾虚夹痰，用六君子汤，加天麻五分；若脾不甚虚，独顽痰闭塞者，用二陈汤，加竹沥，姜汁。虚实之间，宜察辨之，如不合法，即防胎落。大约肝经气逆者多。予常用紫苏饮，加枳壳钩藤而安。"

【科研思路】

妊娠期高血压疾病是孕产妇和围生儿病死率升高的主要原因，目前对其发病机制的研究已经进入到基因、分子水平。离子通道的改变与本病的发生、发展之间的关系备受关注，例如妊娠期高血压疾病与钾通道、水通道关系、氯离子通道瞬和时受体电位通道之间的相关性的相关研究，离子通道有望成为今后妊娠期高血压疾病靶向治疗药物研制的突破点，诸多的具有改善妊娠期高血压疾病状态的中药的作用机制可能就是离子通道，因此可以以此为研究靶点，观察中药复方、中药制剂及中药单体成分对妊娠期高血压疾病的干预机制。或许将来还可以对具有遗传倾向的孕妇早期运用中医药进行特异性干预以防止妊娠期高血压疾病的发生，以降低母儿病死率。

【现代研究】

妊娠期高血压疾病属于中医学的“子肿”“子晕”“子痫”的范畴。研究表明妊娠期高血压疾病发病病因与滋养层细胞浸润性减弱、低氧诱导信号通路激活、免疫机制、血管内皮细胞受损、遗传因素、营养失衡、胰岛素抵抗有关，且妊娠期的负性情绪，寒冷等原因也是诱发妊娠高血压疾病发生的重要因素［郭玲，等．妊娠期高血压疾病病因学的研究进展．实验与检验医学，2014，32（4）：414–416］。中医治疗妊娠期高血压疾病强调辨证论治及早期预防治未病的思想，并且能够降低血压，改善临床症状及妊娠结局。陈宝艳等发现天麻钩藤饮可降低轻度子痫前期患者的血压、尿蛋白，并改善临床症状［陈宝艳，等．天麻钩藤饮治疗肝阳上亢轻度子痫前期临床研究．中国中医急症，2012，21（5）：700，757］。李艳芳发现杞菊地黄丸在怀孕20周前使用，可以改善先兆子痫肝肾阴虚型孕妇的临床症状及妊娠结局［李艳芳．杞菊地黄丸对肝肾阴虚型先兆子痫预防作用的研究．辽宁中医药大学学报，2013，15（4）：38–41］。益气化瘀法及其组方能明显升高妊娠高血压疾病（PIH）患者血清 IGF1 水平，同时降低 IGFBP1 水平，是其有效治疗 PIH 的机制之一［张烨，等．妊娠高血压综合征患者血清 IGF–1，IGFBP–1 水平及益气化瘀法干预作用的研究．中国中医急症，2007，16（6）：652–653］。丹参注射液联合黄芪注射液治疗 PIH 的临床疗效确切，其作用机制可能通过改善血管内皮功能，从而达到降低血压、减轻蛋白尿的目的［陈秀英．丹参注射液联合黄芪注射液对妊娠高血压疾病患者血管内皮细胞功能和母儿结局的影响．海峡药学，2010，22（1）：118］。

【思考题】

1. 妊娠眩晕的定义是什么？

2. 妊娠眩晕的病因病机与辨证论治是什么？

（杨东霞）

第十七节　妊娠痫证

【概说】

妊娠晚期，或临产时及新产后，眩晕头痛，突然昏不知人，两目上视，牙关紧闭，四肢抽搐，腰背反张，少顷可醒，醒后复发，甚或昏迷不醒者，称为“妊娠痫证”。亦称“子痫”。

本病多数在重症妊娠眩晕的基础上发作，也可不经此阶段而突发痫证。最常发生在妊娠晚期及临产前，称为产前子痫；部分发生在分娩过程中，即产时子痫。产后一般发生在24小时内，较少见。做好产前检查，对预防子痫的发生有重要意义。子痫一旦发生，严重威胁母婴生命。本病是产科的危急重症之一。

本病始见于《诸病源候论·卷四十二》：“体虚受风，而伤太阳之经，停滞经络，后复遇寒湿相搏，发则口噤背强，名之为痉。妊娠而发者闷冒不识人，须臾醒，醒复发，亦是风伤太阳之经作痉也。亦名子痫，亦名子冒也。”其后各家对本病的病因病机证治多有论述。《万氏家传广嗣纪要·卷之九》：“妊娠中风，颈项强直，筋脉挛急，言语謇涩，痰涎壅盛，或发搐不省人事，名曰子痫。”《医学心悟·第五卷》：“妊娠中，血虚受风，以致口噤，腰背反张，名曰子痫。其症最暴且急……此证必须速愈为善，若频发无休，非惟胎妊骤下，将见气血随胎涣散，母命亦难保全。”

西医学重度妊娠高血压综合征中的子痫可参见本病辨证论治。

【病因病机】

本病主要机理是肝阳上亢，肝风内动；或痰火上扰，蒙蔽清窍。临床常见分有肝风内动、痰火上扰二型。

（一）肝风内动

素体阴虚，孕后精血下注冲任养胎，肾精益亏，肝血愈虚。血不荣筋，肝风内动；精不养神，心火偏亢；风火相煽，神志昏冒，遂发子痫。《女科要旨·卷二》：“子痫……系肝风内动，火热趁风而迅发。”

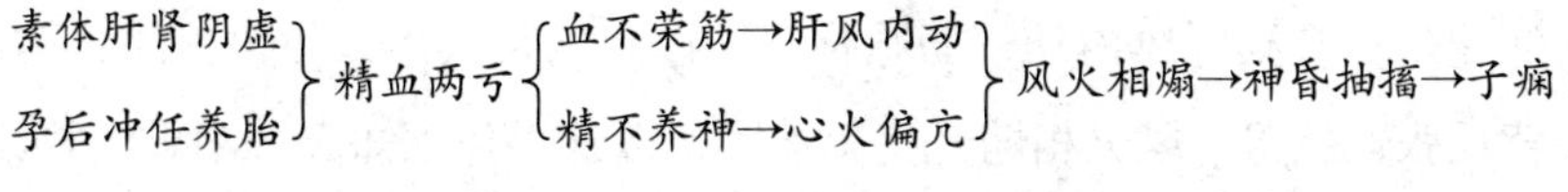

素体肝肾阴虚、孕后冲任养胎 → 精血两亏 → {血不荣筋→肝风内动；精不养神→心火偏亢} → 风火相煽→神昏抽搐→子痫

（二）痰火上扰

孕妇素体阴虚，孕后阴血下聚养胎，阴虚尤甚，阴虚热盛，灼其津液，炼液成痰，痰热互结；或肝阳偏亢，气郁痰滞，蕴而化火，痰火交炽；或孕妇脾虚湿盛，聚液成痰，郁久化热，以致痰火上蒙清窍，神志昏冒，发为子痫。《类证治裁·卷之八》：“子痫……此阴火鼓其痰所致。”

阴虚孕血养胎→阴虚内热→灼津生痰
素体肝阳偏亢→气郁痰滞→蕴而化火　｝痰火内蕴→上蒙清窍→神识昏冒→子痫
孕妇脾虚生湿→聚液成痰→郁久化热

【诊断与鉴别诊断】

（一）诊断

❶ **病史**　妊娠中晚期有高血压、水肿或蛋白尿史。

❷ **症状**　妊娠晚期，或临产时及新产后，突然眩晕倒仆，昏不知人，两目上视，牙关紧闭，四肢抽搐，腰背反张，须臾醒，醒复发，甚或昏迷不醒。

❸ **检查**　同妊娠眩晕节。

（二）鉴别诊断

与妊娠合并癫痫发作鉴别　癫痫患者既往有类似的发作史；发作前无头痛、头晕、眼花、胸闷等先兆；一般无高血压、水肿、蛋白尿等症状和体征；发作时突然出现意识丧失，抽搐开始即出现全身肌肉持续性收缩。而子痫患者有高血压、水肿、蛋白尿；抽搐前有先兆，抽搐时初为面部等局部肌肉，以后波及全身。

【辨证论治】

本病辨证要充分注意昏迷与抽搐发作程度和频率，结合兼症和舌脉，确定证型与治法。一般昏迷深，发作频的病情较重。治疗大法以清肝熄风、安神定痉为主。

本病由于病情危重，一经确诊，须立即住院中西医结合进行救治。

（一）肝风内动证

主要证候　妊娠晚期，或临产时及新产后，头痛眩晕，突然昏仆不知人，两目天吊，牙关紧闭，四肢抽搐，腰背反张，时作时止，或良久不省，手足心热，颧赤息粗，舌红或绛，苔无或花剥，脉弦细而数或弦劲有力。

证候分析　素体肝肾阴虚，孕后血聚冲任养胎，阴血更虚，肝阳益亢，故头痛眩晕；甚则肝风内动，筋脉拘急，以致两目天吊，牙关紧闭，四肢抽搐，腰背反张，息粗；风火相煽，扰犯神明，以致昏仆不知人；阴虚内热，则手足心热，颧赤。舌红或绛，苔无或花剥，脉弦细而数或弦劲有力，为阴虚阳亢，肝风内动之征。

治疗法则 养阴清热，平肝熄风。

方药举例 羚角钩藤汤（《重订通俗伤寒论》）。

羚羊角 桑叶 川贝母 生地黄 钩藤（后下） 菊花 茯神 白芍 生甘草 鲜竹茹

方中羚羊角、钩藤平肝清热，熄风镇痉；桑叶、菊花清肝明目；竹茹、贝母清热化痰；生地黄、白芍养阴清热；茯神宁心安神；甘草和中缓急。全方共奏养阴清热，平肝熄风之效。

（二）痰火上扰证

主要证候 妊娠晚期，或临产时及新产后，头痛胸闷，突然昏仆不知人，两目天吊，牙关紧闭，口流涎沫，面浮肢肿，息粗痰鸣，四肢抽搐，腰背反张，时作时止，舌红，苔黄腻，脉弦滑而数。

证候分析 痰火内蕴，则胸闷；痰火上蒙清窍，则头痛，昏仆不知人；肝阳偏亢，火盛风动，则两目天吊，牙关紧闭，四肢抽搐，腰背反张；痰湿内盛，则口流涎沫，息粗痰鸣；湿浊泛溢肌肤，则面浮肢肿。舌红，苔黄腻，脉弦滑而数，为痰火内盛之征。

治疗法则 清热开窍，豁痰熄风。

方药举例 半夏白术天麻汤送服安宫牛黄丸（《温病条辩》）。

安宫牛黄丸 牛黄 郁金 水牛角 黄连 黄芩 山栀 朱砂 雄黄 冰片 麝香 珍珠 金箔衣

【文献摘要】

《叶天士女科诊治秘方·卷二》：“子痫　妊娠中风，颈项强直，筋脉挛急，口噤语涩，痰甚昏迷，癫痫抽搐，不省人事，名曰子痫。轻则四物汤加黄连、黄芩以降火，半夏、陈皮以化痰，更加白术以燥湿强脾，名曰清痰四物汤，甚则角弓反张，宜羚羊角散。”

《胎产心法·卷上》：“孕妇忽然僵仆，痰壅涎盛，不省人事，乃是血虚而阴火上炎，鼓动其痰。子痫状若中风，实非中风之症，不可作中风论。妊娠子痫乃为恶侯，若不早治，必致堕胎。”

《沈氏女科辑要笺正·卷上》：“妊娠卒倒不语，或口眼歪斜，或手足瘛疭，皆名中风。或腰背反张，时昏时醒，名为痉，又名子痫。古来皆作风治，不知卒倒不语，病名为厥，阴虚失纳，孤阳逆上之谓。口眼歪斜，手足瘛疭，或因痰滞经络，或因阴亏不吸，肝阳风暴动。”

【现代研究】

子痫前期（preeclampsia，PE）是妊娠期高血压疾病的一种，是产科严重的并发症，对母儿的健康造成严重威胁。ACOG2013 版指南总结发现：有子痫前期病史的患者将来罹患心血管疾病的风险可增加 2 倍，妊娠 34 周以前终止妊娠的子痫前期孕妇，罹患心血管疾病的风险可增加 8 ～ 10 倍，有多次子痫前期病史的妇女早年死于心血管疾病的风险也高于只在第一次妊娠时患子痫前期的妇女［彭威，等．美国妇产科医师学会“妊娠期高血压疾病指南 2013 版”（6 ～ 10 章）要点解读．中国实用妇科与产科杂志 .2014，30（11）：836–839］。有研究者通过实验证明基质金属蛋白酶 –9（MMP–9）和白介素 –12（IL–12）在妊娠期高血压疾病中起到了重要的作用。且观察到正常妊娠组及子痫前期重度组 MMP–9 与 IL–12 呈负性相关，故推测在妊娠期高血压疾病发生的过程中两因子存在某一界点可能是疾病发生发展的关键［孟庆英，等．基质金属蛋白酶 –9 与白介素 –12 在妊娠期高血压疾病中的表达．中国优生与遗传杂志 .2012，20（3）：133–134］。诸多临床和实验证据表明，子痫前期的病理基础是血管内广泛的过度炎症反应导致的内皮细胞损伤。血管内皮细胞在炎症过程中可以产生多种致炎细胞因子，这些细胞因子之间也可以互相诱导形成复杂的网络体系，共同促进炎症进程。内皮细胞还通过上调其表面黏附分子，促进白细胞的附壁和黏附，刺激中性粒细胞释放更多的氧化剂、蛋白酶和花生四烯酸代谢产物，加重组织损伤［罗欣，等．子痫前期发病机制分子生物学研究进展．中国实用妇科与产科杂志 .2012，28（4）：309–311］。临床试验研究发现复方丹参注射液有助于改善早发型重度子痫前期患者机体高凝状态，保护母体重要器官，改善新生儿预后。其作用机制可能为抑制血小板聚集，降低血黏度，改善血液流变性，增强纤溶活性，降脂，抗脂蛋白，舒张微血管，改善微循环，增加胎盘血流，增加羊水量，降低脐动脉 S/D 比值等［童重新，等．复方丹参注射液治疗早发型重度子痫前期患者临床疗效评价．中国中西医结合杂志 .2012，32（4）：482–485］。低分子肝素钙可在对抗高凝状态、抑制血栓形成同时补充钙离子，协调细胞内外钙平衡，发挥协同降压作用。低分子肝素钙可增加酯酶释放，进而促进致动脉粥样硬化的 LDL、TC、TG 的降解，并能使抗动脉粥样硬化的 HDL 增加，从而舒张血管，降低血管阻力，增加脏器血液灌流，改善眼底血管血流。低分子肝素钙可作为早发型重度子痫前期基本治疗药物之一［童重新，等．低分子肝素钙治疗早发型重度子痫前期临床疗效观察.中国妇幼保健.2011，26（27）：4183–4185]。曾有报道适当选用丹参、赤芍、苏木、茜草等活血化瘀中药治疗，能够收到代替肝素预防DIC形成的作用，并且无毒副作用发生[洪家铁.中西医结合妇科学.北京：中国中医药出版社，1996]。随着中西药结合治疗本病研究逐渐深入，中药制剂川芎嗪（tetramethylpyrazine，TMp）在心血管疾病有显著的疗效使产科临床工作者开始关注并应用于临床妊娠高血压综合征的治疗，发现TMp（或者联合硫酸镁）治疗妊娠高血压综合征能有效改善患者的临床症状，减少并发症的发生，有较高安全性及有效性[①柯楚真等.川芎嗪联合硫酸镁治疗妊娠高血压综合征的疗效评价.贵阳中医学院学报，2012，34（3）：110–111。②杜小红.川芎嗪治疗妊高征疗效的Meta分析.中国优生优育，2014，03（3）：158–160]。

【思考题】

1. 何谓子痫？子痫的主要证型有哪些？

2. 子痫发病的主要机理是什么？

（杨东霞）

第十八节　妊娠咳嗽

【概说】

娠期间，咳嗽或久咳不已者，称为“妊娠咳嗽”。亦称“子嗽”。

本病失治久嗽不已，易损胎气，致腰酸、腹痛、小腹坠胀等胎动不安征象，甚则致堕胎小产。

本病始见于《诸病源候论·卷四十二》：“肺感于微寒，寒伤于肺，则成咳嗽……妊娠而病之者，久不已，伤于胎也。”其后各家对本病的病因病机证治间有论述。《医宗金鉴·妇科心法要诀》：“妊娠咳嗽，谓之子嗽。嗽久每致伤胎。有阴虚火动、痰饮上逆，有感冒风寒之不同。”

西医学妊娠合并上呼吸道感染、急慢性支气管炎或肺结核等引起的咳嗽可参照本病辨证治疗。

【病因病机】

本病主要机理是肺失濡润，清肃失职。常见分型有阴虚、痰饮、外感三种。

（一）阴虚

素体阴虚，孕后阴血下聚冲任养胎，阴虚尤甚，阴虚火旺，虚火上炎，灼肺伤津，肺失濡润，肃降失职，发为咳嗽。

素体阴虚
孕血养胎 } 虚火上炎→灼伤肺津→肺失濡润→肃降失职→咳嗽

（二）痰饮

素体脾胃虚弱，孕后血聚冲任养胎，过食寒凉，运化失职，水湿内停，聚湿成痰，上凌于肺，胎阻气机，肺失肃降，而致咳嗽。

素体脾胃虚弱
孕期过食寒凉 } 胎阻气机→聚湿成痰→上凌于肺→肺失肃降→咳嗽
血聚冲任养胎

（三）外感

孕期起居不慎，外感风寒，或孕妇素体虚弱，腠理不密，易感风寒，外邪犯肺，肺失宣降，遂发咳嗽。

孕妇体弱
摄生不慎 } 外感风寒→外邪犯肺→肺失肃降→咳嗽

【诊断】

❶ 病史　孕前有慢性咳嗽史，或孕后有贪凉饮冷，感受外邪等病史。

❷ 症状　妊娠期间，咳嗽不已，或干咳无痰，口干咽燥，甚则痰中带血；或咳嗽痰多，胸闷气促，甚则喘不得卧；或有发热恶寒等外感症状。

❸ 检查

（1）实验室检查　血常规正常或白细胞计数及中性粒细胞比例升高，红细胞沉降率及C反应蛋白升高。

（2）胸透或胸部摄片　有助于对本病的诊断。但X线对胎儿可以造成伤害，孕早期慎做此检查。

【辨证论治】

辨证时首先应了解咳嗽发病的急缓，病程的长短，咳嗽的特征，同时结合兼症、舌脉进行综合分析，确定证型和治法。

治疗大法以清热润肺，化痰止咳为主。因其咳嗽发生于妊娠期间，治疗宜治病与安胎并举，对过于降气、豁痰、滑利等碍胎药物必须慎用。

（一）阴虚证

主要证候　妊娠期间，咳嗽不已，干咳无痰，甚或咳嗽带血，口干咽燥，手足心热，舌红，苔少，脉细滑数。

证候分析 素体阴虚津亏，孕后阴血下聚冲任养胎，阴虚尤甚，阴虚火旺，虚火内生，灼肺伤津，故干咳无痰，口干咽燥；肺络受损，则咳嗽带血；阴虚内热，则手足心热。舌红，苔少，脉细滑数，也为阴虚肺燥之征。

治疗法则 养阴润肺，止咳安胎。

方药举例 百合固金汤（《医方集解》引赵蕺庵方）

百合 熟地黄 生地黄 麦冬 白芍 当归 贝母 生甘草 玄参 桔梗

若咳嗽痰中带血者，酌加侧柏叶、仙鹤草、旱莲草养阴清热止血；若颧红潮热，手足心热甚者，酌加地骨皮、白薇、十大功劳叶滋阴清热；伴大便干结者，酌加肉苁蓉、胡麻仁润肠通便。

（二）痰饮证

主要证候 妊娠期间，咳嗽痰多，胸闷气促，甚则喘不得卧，神疲纳呆，苔白腻，脉濡滑。

证候分析 素体脾虚，运化失职，湿浊留滞，聚而成痰，痰饮上犯，肺失肃降，加之孕后血聚冲任养胎，胎阻气机，肺失肃降，而致咳嗽痰多，胸闷气促，甚则喘不得卧；脾虚中阳不振，故神疲纳呆；苔白腻，脉濡滑，为痰饮内停之征。

治疗法则 健脾除湿，化痰止咳。

方药举例 六君子汤（《太平惠民和剂局方》）。

党参 白术 茯苓 甘草 半夏 陈皮 生姜 大枣

若胸闷痰多者，加苏子、瓜蒌仁、枇杷叶以宽胸顺气，化痰止咳。

若化火者，症见咳嗽咯痰不爽，痰液黄稠，面红口干，舌红，苔黄腻，脉滑数。宜清肺化痰，止咳安胎。方用清金化痰汤（《统旨方》）。

黄芩 山栀 桔梗 麦冬 桑皮 贝母 知母 瓜蒌仁 橘红 茯苓 甘草

方中黄芩、山栀清热降火；麦冬、知母、贝母清热润肺，化痰止咳；桑皮、瓜蒌仁泄肺清热，消痰散结；桔梗、甘草宣肺利咽；橘红利气化痰；佐茯苓健脾渗湿。诸药共奏清热化痰，润肺止咳之效，使痰火得清咳嗽止，则胎自安。

（三）外感证

主要证候 妊娠期间，咳嗽痰稀，鼻塞流涕，头痛恶寒，骨节酸楚，苔薄白，脉浮滑。

证候分析 风寒犯肺，郁遏气道，肺气不能宣畅则咳嗽，鼻塞流涕；风寒束于肌表，寒性凝滞闭塞，阳郁不达，故头痛恶寒，骨节酸楚。苔薄白，脉浮滑，为风寒在表之征。

治疗法则 祛风散寒，宣肺止咳。

方药举例 桔梗散（《妇人大全良方》）。

天门冬 桑白皮 桔梗 紫苏 赤茯苓 麻黄 贝母 人参 甘草

方中麻黄、紫苏辛温解表散寒；桔梗、甘草宣肺利咽；天冬、贝母润肺化痰；桑白皮、赤茯苓清痰利湿；人参益气扶正。

【文献摘要】

《妇人大全良方·卷十三》："夫肺感于寒，寒伤于肺，则成咳嗽也。所以然者，肺内主气而外司皮毛，毛窍不密，则寒邪乘虚而入，故肺受之也……其诸臓嗽不已，则传于腑。妊娠病久不已者，则伤胎也。"

《陈素庵妇科补解·胎前杂症门卷之三》："妊娠咳嗽因感冒，寒邪伤于肺经，以致咳嗽而不已也。肺主气，外合皮毛，腠理不密则寒邪乘虚入肺。或昼甚夜安，昼安夜甚；或有痰，或无痰，名曰子嗽，久则伤胎，宜紫菀汤。"

《医宗金鉴·妇科心法要诀》："妊娠咳嗽，谓之子嗽。嗽久每致伤胎。有阴虚火动、痰饮上逆，有感冒风寒之不同。因痰饮者，用二陈汤加枳壳、桔梗治之；因感冒风寒者，用桔梗汤，即紫苏叶、桔梗、麻黄、桑白皮、杏仁、赤茯苓、天冬、百合、川贝母、前胡也；若久嗽，属阴虚，宜滋阴润肺以清润之，用麦味地黄汤治之。"

《妇科玉尺·卷二》："妊娠咳嗽，名曰子咳，此胎气为病，产后自愈，不必服药。然或因外感风寒，或因火盛乘金，是又不可不治者。"

【科研思路】

子嗽之证，病因涉及风寒、郁火、痰热、阴虚；病理特点有四：①气血内养胎元，卫阳不固，易感外邪，且留恋难尽。②胎居母体，易碍肺气肃降，倘遇邪中肺卫，气机不畅，多致上为咳嗽，下为遗溺。③妊妇多有阴血不足，阳气易亢，胎热易动，胎气易伤。④阴虚阳亢，多致津液耗伤，易见燥象，又常兼运化不良，水湿停聚，而致燥湿并见。故临症治子嗽，祛外寒不可过于辛燥，清内热不可滥用苦寒，平调气机乃是首选之法应与滋阴养胎、运脾利湿、止咳祛痰并施［肖建峰.千金麦门冬汤治疗子嗽60例.湖南中医杂志，1995，15（4）：29］。

【现代研究】

妊娠期间，咳嗽或久咳不已者，称为"妊娠咳嗽"。临床上的药物治疗禁忌诸多，且相当部分的孕妇在临床药物治疗无效后，若久咳不愈或咳嗽剧烈，常可损伤胎气，进而导致堕胎或小产。因其为常见病、多发病，王家娟等运用一三五穴针配合拔罐治疗妊娠咳嗽，患者取侧卧位，针刺大椎穴、风门穴、肺俞穴，每 10min 提插捻转行针一次，留针 30min 后起针。起针后即选用三个 3 号的玻璃火罐，分别拔在大椎穴、风门穴、肺俞穴，留罐 10min，每日治疗 1 次，3 次为 1 个疗程，总有效率 96.8%［王家娟，等．一三五穴针配合拔罐治疗妊娠咳嗽的疗效及护理.2013，11（7）：139–140］。李智文等研究目前在售治疗感冒的非处方药物多含有解热镇痛、抗组胺等成分，有临床报道其可以致畸［妇女怀孕前后感冒发热、服用抗生素和解热镇痛药物与神经管畸形的关系.2007，18（5）：303–304］。妊娠期应禁用含有此类化学成分的中成药。因此可从针灸按摩拔罐等疗法，以及妊娠期间治疗咳嗽的禁忌药等方面进行研究。

【思考题】

何谓妊娠咳嗽？其治疗大法是什么？

（李娜）

第十九节　妊娠失声

【概说】

妊娠期间，因妊娠而出现声音嘶哑，甚或不能出声者，称为“妊娠失声”。亦称“子瘖”。

本病多发生在妊娠 8、9 月间，因胎儿增大，胞脉受阻，肾阴不能上承所致。

子瘖始见于《素问·奇病论》：“人有重身，九月而瘖。”其后各家对本病的病因病机证治间有论述。《陈素庵妇科补解·妊娠杂症门卷之三》：“妊娠不语非病也……肺虚则无以主气而出，故舌瘖不能语也。”《女科指掌·卷三》：“九月肾经养胎……盖肾之脉下贯于肾，上系舌本，脉道阻绝，则不能言。”

【病因病机】

主要机理是肺肾阴虚，不能上荣喉舌而致失声。喉者肺之门户；舌本者肾脉之所系。常见分型有肾阴不足、肺阴亏虚。

（一）肾阴不足

素体肾阴不足，孕后精血下注冲任养胎，则肾阴益感不足，肾阴虚不能上荣舌本，发音不利，以致失声。《陈素庵妇科补解·胎前杂证门卷之三》："全书：肺虚则肾水失生化之源，是以舌本急缩而咽喉不通。"

素体肾阴不足}
孕后阴血养胎} 肾阴愈虚→不能上荣舌本→发音不利→失声

（二）肺阴亏虚

素体阴虚，肺阴不足，孕后精血下注冲任养胎，肺阴愈虚，声道失于濡润，发音不利，遂为妊娠失音。"《陈素庵妇科补解·胎前杂证门卷之三》："补按：妊娠之不语，多由金水两亏，舌不（本）木强而能转，但音不出"。

素体肺阴不足}
孕后阴血养胎} 肺阴愈虚→声道失于濡润→发音不利→失声

【诊断与鉴别诊断】

（一）诊断

❶ **病史**　有妊娠史，孕前无失声病史。

❷ **症状**　多在妊娠晚期发生声音嘶哑或音哑不能出声。

❸ **检查**　一般无特殊体征。

（二）鉴别诊断

与外感而声音不扬有表证者鉴别　外感必有表证以资鉴别。

【辨证论治】

本病多属阴虚，治疗大法重在滋肾、养阴、润肺。如因外感者，则按内科处理。

（一）肾阴不足证

主要证候　妊娠后期，声音嘶哑，甚或不能出声，咽喉干燥，头晕耳鸣，腰膝酸软，手足心热，舌红，苔少或花剥，脉细滑而数。

证候分析　素体肾阴不足，孕后精血下注冲任养胎，则肾阴益感不足，津液不得上荣舌本，故声音嘶哑，甚或失声；肾虚髓海失养，则头晕耳鸣；肾虚精亏，外府失养，则腰膝酸软；阴虚内热，虚火上炎，故手足心热，咽喉干燥。舌红，苔少或花剥，脉细数，为阴虚内热之征。

治疗法则　滋肾养阴，清热润肺。

方药举例　麦味地黄丸（《医级》）。

熟地黄　山药　山萸肉　泽泻　茯苓　牡丹皮　麦冬　五味子

（二）肺阴亏虚证

主要证候 妊娠后期，声音嘶哑，甚至不能出声，口干咽燥，或呛咳气逆，潮热盗汗，两颧潮红，舌红，苔少，脉细滑而数。

证候分析 素体阴虚，肺阴不足，孕后精血下注冲任养胎，肺阴愈虚，肺失濡养，声道燥涩，发声不利，以致声音嘶哑，甚至不能出声；肺津不布，则口干咽燥；阴虚肺燥，肺失清肃，则呛咳气逆；阴虚内热，热迫液泄，故潮热盗汗；虚热上浮，故两颧潮红。舌红，苔少，脉细数，为阴虚内热之征。

治疗法则 养阴润燥，清肺开声。

方药举例 养金汤（《沈氏尊生书》）。

生地黄　阿胶　杏仁　知母　沙参　麦冬　桑白皮　蜂蜜

方中阿胶、麦冬养阴润肺；生地黄、知母养阴清热；桑白皮、杏仁清金泻肺，止咳化痰；蜂蜜清热润燥；阿胶滋阴养血兼有安胎作用。全方共奏养阴润肺，清热润燥之功，使声道得润，其声自扬。

【文献摘要】

《素问·奇病论》："人有重身，九月而喑……胞之络脉绝也。"

《儒门事亲·卷之五》："妇人身重，九月而喑哑不言者，是胞之络脉不相接，则不能言。"

《女科证治约旨·卷三》："妊娠音涩之候，名曰子瘖。由于少阴之脉，下养胎元，不能上荣于舌，故声音不扬。待足月生产，自能复常，本非病也。即《黄帝内经》妇人重身，九月而瘖之谓，可不必治。如必欲治之，宜加味桔梗汤主之。桔梗、甘草、元参、麦冬、金石斛、细辛。"

《胎产心法·卷上》："夫瘖者，有言无声，《经》曰不能者，非决然不语之谓。凡音出于喉咙，发于舌本，因胎气肥大，阻肾上行之经，肾经入肺，循喉咙，系舌本。喉者肺之部，肺主声音，其人窃窃私语，心虽有言而人不能听，故曰瘖。肺肾子母之脏，故云不必治……故《经》云胞之络脉绝，此绝字当作阻字解。"

【科研思路】

妊娠期间，因妊娠而出现声音嘶哑，甚或不能出声者，称为"妊娠失音"。应与临床上外感而声音不扬有表证者相鉴别，外感必有表证以资鉴别，还应该注意与妊娠合并喉结核相鉴别。王向辉等通过分析文献认为妊娠失音可不予治疗，以调养为宜，经期与产后失声大多为气血虚弱，或气血失调，需药物调治，使其气血充养，声音复生。

【现代研究】

子瘖系肺肾阴虚而生内热，灼肺伤津，舌本不荣而不能言。《本草纲目》云蒲公英能“乌须发，壮筋骨，生肾水”为养阴滋肾之品。临床有取蒲公英滋肾清热之功，用较大剂量配伍沙参、麦冬养阴润肺，使气阴充足肾脉通，上养心肺舌本荣，取得良好效果［俞调忠．蒲公英为主治疗妇科疑难症．新中医，1996，28（5）：46］。

【思考题】

何谓妊娠失音？本病治疗大法是什么？

第二十节　胎位不正

【概说】

妊娠后期（32周以后）发生胎先露及胎位异常者，称为“胎位不正”，又称“胎位异常”。

本病是造成难产的常见因素之一。通常分娩时只有枕前位是正常胎位，约占90%，而胎位异常约占10%。其胎位不正可通过定期的产前检查，以求及早发现和纠正。

本病始见于《诸病源候论·卷四十三》：“横产由初觉腹痛，产时未至，惊动伤早，儿转未竟，便用力产之，故令横也……逆产者，初觉腹痛，产时未至，惊动伤早，儿转未竟，便用力产之，则令逆也。”其后各家对其病因病机证治多有论述。《十产论》着重讨论了“横、侧、偏、倒”等碍产的助产方法。《三因极一病证方论·卷之十七》：“……其如横逆，多因坐草太早，努力过多，儿转未逮；或已破水，其血必干，致胎难转。若先露脚谓之逆，先露手谓之横。”《卫生家宝产科备要》：“治横产逆生，灸产妇右足小趾尖头如麦大三壮，立产。”

西医学胎先露及胎位异常可参照本病辨证治疗。

【病因病机】

胎位不正主要由于气虚或气滞，使胎气失和所致。本病临床常见证型有气虚、气滞二型。

（一）气虚

孕妇素体虚弱，或饮食劳倦伤脾，中气不足，冲任气弱无力促胎调转，以致胎位不正。《格致余论·难产论》："彼奉养之人今形肥，知其气虚，久坐知其不运，而其气愈弱，其胞胎因母气弱不能自运耳。"

孕妇素体虚弱 } 中气不足→冲任气弱→无力促胎调转→胎位不正
饮食劳倦伤脾 }

（二）气滞

素性抑郁，孕后情志不舒，气机失畅，冲任气滞，胎儿不调转，而致胎位不正。《胎产新书·难产横生》："妇人气逆胎遂横，益母童便酒下行。"

素性抑郁 } 气机失畅→冲任气滞→胎儿不便调转→胎位不正
孕后气逆 }

【诊断】

❶ 病史 妊娠后期（32 周以后）发生胎先露及胎位异常（除枕前位为正常胎位外，其余均为异常胎位）。有骨盆形态异常、子宫畸形、子宫肌瘤等病史。

❷ 症状

（1）胎先露异常有臀先露、肩先露及复合先露等。

（2）胎头位置异常，如持续性枕横位、枕后位、面位、额位、高直位、前不均倾位等。

❸ 检查

（1）产科检查 产前检查以腹部四步检查法为主，一般可查明胎产式和胎方位。临产分娩时除腹部体征外，常以肛查和阴道检查为主。本病产前检查十分重要。

（2）B 超检查 可以测出胎先露的类型、胎盘、脐带的位置、羊水量、头盆不称、胎头仰伸程度、胎儿、子宫畸形、子宫肌瘤等，以协助诊断。

【辨证论治】

辨证中在了解胎位不正的同时，要注意有无骨盆狭窄、畸形及有无胎儿发育异常，以便采取相应处理方法。治疗大法是气虚者益气养血转胎，气滞者理气顺胎。同时要注意胸膝卧位及针灸疗法在临床的应用。

（一）气虚证

主要证候 妊娠后期，胎位不正，精神疲倦，气短懒言，小腹下坠，面色㿠白，舌淡，苔白，脉滑缓。

证候分析 素体虚弱，正气不足，冲任气弱无力转胎，而致胎位不正；中气不足，则精神疲倦，气短懒言，小腹下坠；阳气不能上达，故面色㿠白；舌淡，苔白，脉滑缓，也为气虚之征。

治疗法则 益气养血，安胎转胎。

方药举例 八珍汤（方见妊娠眩晕）加黄芪、续断、枳壳。

（二）**气滞证**

主要证候 妊娠后期，胎位不正，胁肋胀痛，时轻时重，精神抑郁，胸闷嗳气，苔薄微腻，脉弦滑。

证候分析 孕后肝郁不舒，气机失畅，冲任失调，升降失司，胎气不能畅达，以致胎位不正；气机郁滞，升降失调，故胁肋胀痛，时轻时重，精神抑郁，胸闷嗳气。苔薄微腻、脉弦滑为气滞之征。

治疗法则 理气行滞，安胎转胎。

方药举例 保产神效方（《傅青主女科》）。

全当归 川芎 厚朴 菟丝子 川贝母 枳壳 羌活 荆芥穗 黄芪 蕲艾 炙草 白芍 生姜

方中当归、白芍、川芎补血和血以养胎；黄芪、菟丝子温养精气以安胎；芥穗、羌活、艾叶发散以生清；枳壳、厚朴、川贝母顺气以降浊；生姜、甘草和脾胃以安中气。全方共奏升清降浊、转胎安胎之效。

【其他疗法】

艾灸至阴穴 采用艾条灸双侧至阴穴，松开裤带，平卧床上，每穴灸15分钟。并嘱孕妇当晚睡时松开裤带，卧向儿背之对侧，每天灸1次，5天为1个疗程，胎位转正后停灸。

【文献摘要】

《傅青主女科·女科下卷》："产母之气血足，则胎必顺，产母之气血亏，则胎必逆；顺则易生，逆则难产。气血既亏，母身必弱，子在胞中，亦必弱；胎弱无力，欲转头向下而不能，此胎之所以有脚手先下者也。"

《医学正传·难产论》引朱丹溪曰："情欲一动，气血随耗……气血既亏，胎孕羸弱……不能翻身……所以难产。"

【现代研究】

艾灸至阴穴矫正胎位，临床报道较多，屡验屡效。经实验研究表明，艾灸至阴穴时肾上腺皮质激素增多，子宫活动增强，胎儿活动加剧，从而有助于矫正胎位［孟炜．实用中西医结合妇产科手册．辽宁：辽宁科技出版社，2000］。

临床也有使孕妇在分娩过程中取侧卧位，并利用羊水浮力、胎儿重力、子宫间隙收缩力等合力的相关作用改变胎头娩出的位置，使得胎头下降时从枕后位转为枕前位，纠正枕后位的胎位不正［周倩，等.改变产妇体位应用于临床矫正枕后位胎位不正的效果评价.中国妇幼保健，2014，(29)：1456-1458］。

【思考题】

何谓胎位不正？本病辨证的注意点是什么？治疗大法是什么？

（李娜）

第二十一节　过期不产

【概说】

妊娠足月逾期两周以上尚未临产者，称为“过期不产”。

本病是胎儿窘迫、胎粪吸入综合征、成熟障碍综合征、新生儿窒息、围产儿死亡的重要原因，可影响到婴儿预后，其围产儿死亡率明显高于足月分娩者。

本病始见于《诸病源候论·卷四十二》：“过年不产，由夹寒冷宿血在胞而有胎，则冷血相搏，令胎不长，产不以时。若其胎在胞，日月虽多，其胎翳小，转动劳羸，是夹于病，必过时乃产。”其后各家对本病少有论述。

西医学过期妊娠可参照本病辨证论治。

【病因病机】

主要机理是气血虚弱或气滞血瘀，以致妊娠过期不产。常见分型有气血虚弱、气滞血瘀。

（一）气血虚弱

素体气血虚弱，孕后气血下注胞脉以养胎元，冲任气血不足，血虚则胞胎濡养不足，不能滑利；气虚则胞脉运行不畅，不能送胎下行，以致妊娠逾期不产。《胎产心法·卷上》：“然孕中失血，胎虽不坠，气血亦亏，多致逾月不产。”

素体气血虚弱→血虚则胎失濡养，不能滑利 ⎫
孕后气血养胎→气弱则胞脉无力，不能送胎 ⎭ 冲任气血不足→过期不产

（二）气滞血瘀

孕妇素性抑郁，或孕后情志不畅，郁则气滞，气滞则血亦瘀滞，冲任不畅，孕后阴血养胎，胎阻气机，更使胞脉壅阻，气血运行不畅，阻碍胞胎下行，以致逾期不产。

孕妇素性抑郁
孕后情志不畅 } 气滞血瘀→冲任不畅→胎阻气机→胞脉壅阻→过期不产

【诊断】

❶ **病史** 超过预产期两周以上尚未临产者。应进一步了解月经史，核实预产期。

❷ **症状** 神倦乏力，心烦不安，或时有腹痛阵作。

❸ **检查**

（1）**产科检查** 注意胎动记数，一般 12 小时内胎动累计不少于 10 次为正常。若 12 小时少于 10 次或逐日下降，示胎盘功能不足，胎儿缺氧。了解宫颈成熟程度。

（2）**实验室检查** 测 24 小时尿中雌三醇（E3）含量及尿雌三醇 / 肌酐（E/C）比值，以了解子宫胎盘功能。

（3）**其他检查** 胎儿心电图监测；B 超检查了解羊水量及胎盘成熟度，羊水暗区直径＜ 2cm、胎盘趋向老化者，胎儿危险性增加；羊膜镜可以了解羊水量和颜色。

【辨证论治】

确诊过期不产后，首当辨清虚实。主要根据伴随过期不产同时出现的兼症、舌、脉作出判断。治疗原则应是“虚者补之”“实者攻之”，以调理气血，促胎娩出为治疗大法。如胎盘功能不良或胎儿有危险者，可行剖宫产。

（一）气血虚弱证

主要证候 妊娠足月，逾期半月未产，头晕眼花，神疲乏力，气短懒言，心悸怔忡，面色苍白，舌淡嫩，脉细弱无力。

证候分析 气血虚弱，胞胎濡养不足，无力送胎下行，故妊娠逾期不产；血虚气弱，不能上荣头面，故头晕眼花，面色苍白；血不养心，则心悸怔忡；气虚阳气不振，故神疲乏力，气短懒言。舌淡嫩，脉细弱无力，为气血两虚之征。

治疗法则 益气养血，活血送胎。

方药举例 八珍汤（方见妊娠眩晕）加香附、枳壳、牛膝。

若气虚甚者，酌加黄芪益气；血虚不足者，酌加枸杞子、制首乌、龟甲滋阴养血，助其运润，以利送胎下行。

（二）气滞血瘀证

主要证候 妊娠足月，逾期半月未产，胸腹胀满不舒，烦躁易怒，下腹疼痛拒按，舌紫黯或有瘀点，脉弦涩有力。

证候分析 素有抑郁，孕后气机不利，气滞血亦滞，胞脉壅阻，碍胎下行，故妊娠过期不产；气机不畅，肝失条达，故胸腹胀满不舒，烦躁易怒；瘀血内停，胞脉受阻，故下腹疼痛拒按。舌紫黯有瘀点，脉弦涩有力，为气滞血瘀之征。

治疗法则 行气活血，促胎产出。

方药举例 催生安胎救命散（《卫生家宝产科备要》）。

乌药　前胡　菊花　蓬莪术　当归　米醋

方中前胡、菊花疏风清热以宣肺下气；当归、乌药、莪术行气活血以助催生。

若寒凝血滞，气机不利者，酌加肉桂、牛膝以温阳散寒，引胎下行。

【文献摘要】

《胎产心法·卷上》："然虽孕中失血，胎虽不堕，气血亦亏，多致逾月不产……俱是气血不足，胚胎难长故耳。凡十月之后未产者，当大补气血之药以培养之，庶无分娩之患也。"

【现代研究】

过期不产真正原因尚不明确。研究发现胎盘从 38 ～ 39 周即开始有缺氧的代偿性变化，且随孕周延长逐渐加深，主要表现为合体细胞结节明显增多，胎盘绒毛间质有大量明显粗条状纤维素沉着，绒毛密集成团，胎盘的物质交换功能下降。最终导致围产儿发生胎儿窘迫及胎死腹内明显高于足月产新生儿。过期妊娠是影响围产儿发育、生长的病理妊娠，应加强预防，定期行产前检查，适时结束分娩。对身体健康，气血充足，无并发症，且胎儿已足月、成熟、发育良好的过期妊娠孕妇，可用较大剂量当归、炙黄芪、川芎、牛膝、枳壳等行气活血、下胎催产的药物配合针灸双侧至阴穴、三阴交、合谷，及关元等穴以利行气调血、润胎催产。[邱云英 . 中药针灸治疗过期妊娠 15 例临床观察 . 实用医学杂志，1994，10（5）：482]。刘勇等在临床实践取主穴取双侧至阴穴，配穴取合谷、三阴交、关元。气血亏虚加足三 里，气滞加气海，治疗过期不产，取得较好疗效，多数学者认为过期妊娠可能与妊娠末期黄体酮过多，雌激素过少以及遗传等因素有关。其治疗多采用引产或剖宫产术。针刺可调节子宫收缩功能［刘勇，等．针刺治疗过期妊娠．中国针灸，1994，增刊：101］。

【思考题】

何谓过期不产？治疗原则是什么？

（李娜）

第十一章　临产病

妊娠足月，出现分娩征兆至产程结束期间发生的与分娩有关的疾病，称“临产病”。

临产常见病有气血失调难产、交骨不开难产、胎位异常难产、胎儿异常难产、胞衣先破、胞衣不下、产时晕厥、产时血崩、产时痫证、子死腹中等病。本章着重论述气血失调难产、胞衣先破、胞衣不下、子死腹中的辨证论治。

临产病的发病机理比较复杂，主要有先天不足，房事不节，损伤肾气；饮食失节，劳逸过度，损伤脾气，中气不足；素多忧郁，情志不畅，气滞血瘀等，影响了冲任、胞宫的功能，导致了临产病的发生。

先天不足，或房事不节，损伤肾气，丹田气弱，胞宫收缩乏力，可导致气血失调难产；母体先天的骨盆狭窄，可导致交骨不开或胎位异常难产；胎儿先天的畸形、脑积水、巨大胎儿等可导致胎儿异常难产。饮食失节，劳逸过度，损伤脾气，中气不足可致气血失调难产；湿浊内停，可致胎肥（巨大胎儿）难产；气虚失摄，可致产时血崩或产时晕厥。素多忧郁，情志不畅，气滞血瘀，可致产时血崩、子死腹中、气血失调难产。

临产病有两个显著特点：一是出现突然，来势急；二是处理不当，可危及母子二人性命。在临床上通过产前检查，可以在产前发现部分临产病，如交骨不开（骨盆狭窄）、胎位异常、胎儿异常等，综合孕妇年龄、产次、健康情况及发现的异常情况，确定分娩方式。但有相当一部分临产病，如胞衣先破、胞衣不下、产时晕厥、子死腹中是在临产过程中发生的，因此在临产时必须严密观察产程，发现异常及时采取应变措施。为了使临产病得到准确治疗和预防，尤应注意产前检查（见第十七章）。

临床的处理原则：除按中医辨证施治给予补肾填精、健脾益气、疏肝理血等调理冲任治疗外，还应配合必要的手法或手术治疗。

（马宝璋）

第一节　难产

【概说】

妊娠足月临产时，胎儿不能顺利娩出者，称为“难产”。古称“产难”“乳难”。

中医学所论述的难产与西医学的产力异常、产道异常、胎位异常、胎儿异常以及精神心理因素异常导致的难产是一致的。如横产、逆产相当于现在的胎位异常；胎肥难产相当于现在的巨大胎儿所致难产；交骨不开相当于产道异常。以上因素存在任何一个或一个以上，使分娩进程受到阻碍，而发生难产，难产常直接威胁产妇或胎儿的安全。

本病始见于《诸病源候论·卷四十三》：“产难者，或因漏胎，去血脏躁，或子宫宿夹疹病，或触禁忌，或觉腹痛，产时未到，便即惊动，秽露早下，致产道干涩，产妇力疲，皆令难也。”其后各家对本病的病因病机证治多有论述。《经效产宝·卷之上》：“夫产难者，内宜用药，外宜用法，盖多门救疗，以取其安也。”《十产论》记载了横产、偏产、倒产、碍产等多种难产的临床表现，提出了转胎的方法，强调手法和药物协同催生。重视气候、环境、情绪对产程的影响。

西医学产力异常的难产可参照本病辨证治疗。

【病因病机】

气血失调难产的机理主要有虚、实两个方面，虚者是气虚不运而难产，实者是湿瘀阻滞而难产。常见分型有肾气虚弱、气血虚弱、气滞血瘀、气滞湿郁等。

（一）肾气虚弱

孕妇先天肾气不足，早婚多产，或房事不节，损伤肾气，冲任不足，胞宫无力运胎，以至难产。《续名医类案》：“不得产……乃肾气不能做强，肝气不能疏泄，又血液枯涸，致胎不易下耳。”

素禀肾虚
早婚多产
房事不节

}损伤肾气→冲任不足→胞宫无力运胎→难产

（二）气血虚弱

孕妇素体虚弱，气血不足，产时用力汗出，或用力过早，耗气伤津，气血大伤，冲任不足，胎失气推血濡，胞宫无力运胎，以至难产。《胎产心法·卷中》："素常虚弱，用力太早，及儿欲出，母已无力，令儿停住，产户干涩，产亦艰难。"

素体气血不足
产时汗出伤津
用力过早耗气 } 气血虚弱→冲任不足→胎失气推血濡→难产

（三）气滞血瘀

孕妇素多忧郁，或安逸过度，气血运行不畅；临产忧虑紧张，气结血滞；产时感寒，寒凝血滞，气机不利，皆使冲任失畅，胞宫瘀滞，不能运胎，以至难产。《医宗金鉴·妇科心法要诀》："难产之由，非只一端，或胎前喜安逸，不耐劳碌；或过贪眠睡，皆致气滞难产；或临产惊恐气怯……或胞伤血出，血壅产路。"

素多忧郁
安逸过度
临产忧虑
产时感寒 } 气滞血瘀→冲任失畅→胞宫瘀滞→不能运胎→难产

（四）气滞湿郁

孕妇素多忧郁，气机不畅；孕后胎体渐大，阻碍气机升降，易致气滞湿郁，湿停冲任，壅塞胞宫，不能运胎，以致难产。《经效产宝·卷上》："疗产经数日不出，或子死腹中：瞿麦六两　通草三两　桂心三两　榆白皮切一升。"

素多忧郁
胎阻气机 } 气滞湿郁→湿停冲任→胞宫壅塞不能运胎→难产

【诊断】

❶ **病史**　妊娠末期，在分娩过程中，产程进展缓慢，甚至停滞。

❷ **症状**　子宫收缩虽协调但无力，临产后宫缩持续时间短，间歇时间长，力量弱，产妇神倦乏力，无特殊痛苦，表现为气血虚弱等虚证征象；若子宫收缩不协调（或强直），产妇持续腹痛，烦躁不安，不得休息，精神疲惫，表现为气滞血瘀等实证征象。

❸ **检查**

（1）***产科检查***　虚证的表现是子宫收缩时宫壁不坚硬，监护仪测定宫腔压力不到4.0kPa，子宫颈口不能如期开张，胎先露部下降缓慢；实证的表现是子宫收缩时子宫壁坚硬，因不协调、无规律，成为无效宫缩，以致宫口不能扩张，胎先露不能下降，下腹部有压痛，胎位触不清，胎心不规律。出现子宫痉挛性狭窄环时，紧箍胎体，阻碍下降，自阴道可扪到局部狭窄环，胎心持续过速。

（2）骨盆内、外径测量 除外头盆不称。

（3）B型超声检查 了解胎位、胎儿等情况。

最终要除外胎位异常、胎儿异常、产道异常，才能采用中医学疗法。

【辨证论治】

在辨证中的注意事项是应与胎位异常难产、胎儿异常难产及产道异常难产严格区别开来。本病的处理原则是促进和协调子宫的收缩力，促进产程进展，尽量减少创伤，以恰当而安全的方式结束分娩。对胎位异常、胎儿异常、产道异常的难产，应采用西医学手术治疗。

治疗大法是虚弱者补气行血以运胎，湿瘀者行气活血以滑胎。但补虚不可过用滋腻之药，以防滞产；化瘀不可过用破血耗气之品，以防伤胎。

（一）肾气虚弱证

主要证候 产时阵痛微弱，宫缩不强，努责无力，产程过长，腰酸痛重，头晕耳鸣，舌质淡，苔薄润，脉细滑。

证候分析 肾气虚弱，冲任不足，故使阵痛微弱，努责无力；胞宫无力运胎，故使宫缩不强，产程过长；肾主骨生髓，脑为髓之海，腰为肾之府，肾虚故腰酸痛重，头晕耳鸣。舌质淡，苔薄润，脉细滑，为肾气虚弱之征。

治疗法则 补肾降气，开窍催产。

方药举例 神效催生丹（《卫生家宝产科备要》）。

腊月兔脑髓1枚（去皮膜研如泥） 冰片5g（另研，代麝香） 乳香末12.5g（另研） 母丁香5g（极细末）

上药研细，用兔脑髓为丸，鸡头实大，阴干后瓷瓶收封备用。临产时温公丁香汤送服1丸。

方中兔脑髓补肾益精，催生滑胎；公丁香、母丁香温肾降逆，开窍催产；乳香、冰片活血散结，开窍催产。全方共奏补肾降气，开窍催产之效。

（二）气血虚弱证

主要证候 产时阵痛微弱，宫缩不强，努责无力，产程过长，神倦乏力，心悸气短，面色苍白，舌质淡，苔薄，脉虚大或细弱。

证候分析 气血虚弱，冲任不足，故使阵痛微弱；胞宫无力运胎，故使宫缩不强，努责无力，产程过长；气虚中阳不振，则神倦乏力，气短；血虚，心失所养，则心悸；气血两虚不能上荣，故面色苍白。舌质淡，苔薄，脉虚大或细弱，为气血虚弱之征。

治疗法则 补气养血，润胎催产。

方药举例 送子丹（《傅青主女科》）。

生地黄 当归 麦冬 熟地黄 川芎

方中生黄芪补益中气，气足以推送胞胎；熟地黄、麦冬、当归、川芎养血益阴，血旺以润泽胞胎。血旺则气得所养，气足则血得所依，气血俱旺，以收润胎催产之效。

（三）气滞血瘀证

主要证候 产时腰腹持续胀痛，疼痛剧烈，宫缩虽强，但无规律、无推力，久产不下，精神紧张，烦躁不安，胸闷脘胀，时欲呕恶，面色紫黯，舌黯红，苔薄白，脉弦大或至数不匀。

证候分析 气机不利，冲任不畅，瘀滞胞宫，故使产时腰腹持续胀痛，疼痛剧烈；胞宫瘀滞，故使宫缩虽强，但无规律无推力，久产不下；素多忧郁，气机不利，故使精神紧张，烦躁不安，胸闷脘胀；甚至气机逆乱，升降失调，则时欲呕恶。面色紫黯，舌黯红，苔薄白，脉弦大或至数不匀，为气机逆乱，气滞血瘀之征。

治疗法则 行气化瘀，滑胎催产。

方药举例 催生立应散（《济阴纲目》）。

车前子 当归 冬葵子 白芷 牛膝 大腹皮 枳壳 川芎 白芍药

方中当归、川芎、牛膝活血化瘀，润胎催产为君；大腹皮、枳壳宽中下气，行滞催产为臣；车前子、冬葵子利水滑胎；白芷、白芍药养血消肿，缓急止痛。全方共奏行气化瘀，滑胎催产之效。

若血瘀甚者，症见临产腰腹持续疼痛不止，呼喊不已，剧痛难忍，面色紫黯，脉滑大。治宜活血化瘀，滑胎催产为主。方用陈氏七圣散（《妇人大全良方》）。

延胡索 没药 白矾 白芷 姜黄 当归 桂心 各等分，淬酒调服10g。

方中延胡索、没药、姜黄、桂心温经化瘀，行气止痛，滑胎催产；白芷消肿止痛；白矾消肿止血。全方共奏活血化瘀，滑胎催产之效。

（四）气滞湿郁证

主要证候 产时腰腹持续胀痛，疼痛剧烈，宫缩虽强，但无规律无推力，久产不下，面浮肢肿，头晕目眩，心悸气短，胸膈满闷，恶心呕吐，舌质黯，苔白腻，脉弦滑或滑大。

证候分析 气滞湿郁，湿停冲任，壅塞胞宫，故使腰腹持续胀痛，疼痛难忍；湿浊壅塞胞宫，故使宫缩虽强，但无规律无推力，久产不下；湿浊内停，泛溢肌肤，则面浮肢肿；湿浊中阻，清阳不升，则头晕目眩；膈间有水气，则心悸气短，胸膈满闷，恶心呕吐。舌质黯，苔白腻，脉弦滑或滑大，为气滞湿郁之征。

治疗法则 理气化湿，滑胎催产。

方药举例 神效达生散（《达生篇》）。

苏梗　当归　白芍　甘草　川芎　枳壳　白术　陈皮　贝母　大腹皮　冬葵子　葱白

方中白术、陈皮、贝母健脾化湿，理气调中，化痰散结；苏梗、枳壳利膈宽中，顺气催产；大腹皮、冬葵子下气利水，消肿滑胎；葱白通阳散结。全方共奏理气化湿，滑胎催产之效。

【其他疗法】

针灸疗法

1. 针刺合谷、三阴交、太溪、太冲、中极、关元等穴，可以增强宫缩。用强刺激，留针 15 ～ 30 分钟。用于肾气虚弱，气血虚弱之宫缩乏力。

2. 临产后针刺合谷、三阴交、可加速产程，减少宫缩引起的痛苦，使产后子宫收缩正常。

3. 耳针取穴子宫、交感、内分泌。

4. 在合谷、三阴交穴各注射维生素 B1 注射液 25 ～ 50mg。

【文献摘要】

《济阴纲目 · 卷之四》:“《大全》云：妇人以血为主，惟气顺则血和，胎安则产顺。今富贵之家，过于安逸，以致气滞而胎不转；或为交和，使精血聚于胞中，皆致产难。若腹或痛或止，名曰弄胎。稳婆不悟，入手试水，致胞破浆干，儿难转身，亦难生矣。凡产直候痛极，儿逼产门，方可坐草。”

《傅青主女科 · 女科下卷》:“夫胎之成，成于肾脏之精；而胎之养，养于五脏六腑之血，故血旺则子易生，血衰则子难产。所以胎产之前，宜用补血之药；补血而血不能遽生，必更兼补气以生之，然不可纯补其气也，恐阳过于旺，则血仍不足，偏胜之害，必有升而无降，亦难产之渐也。防微杜渐，其唯气血兼补乎。使气血并旺，则气能推送，而血足以济之，是汪洋之中自不难转身也，又何有胶滞之患乎。”

《保产要旨》：“难产之故有八：有因子横、子逆而难产者，有因胞水沥干而难产者，有因女子矮小或年长遣嫁、交骨不开而难产者……有因体肥脂厚、平素逸而难产者，有因子壮大而难产者，有因气虚不运而难产者。”

【思考题】

1. 何为难产？难产的病因病机有哪些？

2. 难产的诊断有哪些？辨证论治注意事项处理原则是什么？

（孙可丰）

第二节　胞衣先破

【概说】

妊娠足月，临产前或临产早期腹痛刚作，胞衣已破，而胎儿久不产者，称“胞衣先破”。又称“胞浆先破”。

胞衣先破与西医学的胎膜早破有相近处，但又不尽相同。中医学强调的是妊娠足月临产前或临产早期腹痛刚发作时的胎膜先破；西医学则认为临产前胎膜破裂即是胎膜早破，未强调必须是妊娠足月，可发生在任何孕龄中、后期。

本病始见于《产育保庆集·卷上》：“多因坐草太早，努力太过，儿转未逮，或已破水，其血必干，致胎难转。”其后各家对本病的病因病机证治多有论述。《济阴纲目·卷之四》：“或未产而水频下，此胞衣已破，血水先干，必有逆生难产之患。若胎衣破而不得分娩者，保生无忧散，以固其血，自然生息。”《景岳全书·妇人规》：“盖一有母质薄弱，胞衣不固，因儿转动，随触而破者，此气血之虚也；一有儿身未转，以坐草太早，用力太过而胞先破者，此举动之伤也。若胞破久而水血干，产道涩而儿难下。”

西医学胎膜早破可参照本病辨证治疗。

【病因病机】

病因主要有虚、实两个方面。虚者由于产妇气血不足，胞衣脆薄；实者由于气滞血瘀，胞衣薄脆所致。常见分型有气血虚弱、气滞血瘀二型。

（一）气血虚弱

孕妇素体虚弱，气血不足，冲任气血衰少，胞宫失养，胞衣薄脆，儿身转动，触之而破。《大生要旨·临盆》:“胞衣先破，其故有三：一因母弱气血虚，胞衣薄，儿身转动，随触而破。”

素体虚弱
气血不足 } 冲任气血衰少→胞宫失养→胞衣薄脆→胞衣先破

（二）气滞血瘀

素多忧郁，气机不利，冲任失畅，瘀滞胞宫，胞衣薄脆；或血瘀气逆，胎位不正，触破胞衣。

素多忧郁
血瘀气逆 } 气滞血瘀 { 冲任失畅→瘀滞胞宫→胞衣薄脆
冲任失畅→胎位不正→触破胞衣 } 胞衣先破

【诊断】

❶ **病史** 孕 37 ～ 40 周，未进入产程，或刚进入产程。

❷ **症状** 孕妇突感较多液体自阴道流出，继以少量间断性排出。腹压增加时，如咳嗽、打喷嚏、负重等，羊水即流出。

❸ **检查**

（1）**产科检查** 肛查时，触不到羊膜囊，如上推先露部，则可见到流液量增多，所以诊断多无困难。如消毒阴道行窥器检查，常可见到少量液体子宫颈口流出，或后穹隆有数毫升液体存留，则多可肯定诊断。此外，流液应与尿失禁、阴道炎溢液鉴别。

（2）**实验室检查**

①阴道液涂片检查，吸取阴道后穹隆液体，置一滴于清洁的玻片上，使之均匀，干燥后镜检。如见到羊齿状或金鱼草样透明结晶及少许小十字形透明晶体，即为羊水。

②用石蕊试纸测定阴道液酸碱度，平时阴道液 pH 值是 4.5 ～ 5.5，尿液 pH 值是 5.5 ～ 6.5，羊水 pH 值为 7.0 ～ 7.5 以上。

③用吸管吸出宫颈管中黏液涂于玻片上，酒精灯加热 10 分钟变成白色为羊水，变成褐色为宫颈黏液。

（3）**B 超检查** 可发现羊水平段降低，甚至可见羊水过少情况。

【辨证论治】

本病的辨证治疗，首先是补虚祛瘀，滑胎催产，促进胎儿娩出。其次是防止邪毒感染。同时根据目前临床要求，需掌握如下处理原则：

1. 胞衣先破孕妇应住院，绝对卧床休息，以侧卧为宜，防止脐带脱垂，密切注意胎心音变化。

2. 妊娠足月已临产，可令其自然分娩，有剖宫产指征者，可行剖宫产。

3. 妊娠足月，若未临产，又无感染症状，可观察 12 ～ 18 小时，如产程仍未发动，则宜引产或剖宫产。

（一）气血虚弱证

主要证候 临产前或刚临产，胞衣破裂，羊水流出后量减少，产道干涩，阵痛微弱，产程过长，神疲乏力，心悸气短，舌淡，苔薄，脉虚大或细弱。

证候分析 气血虚弱，冲任不足，胞宫失养，胞衣薄脆，故使临产前或刚临产，胞衣破裂，羊水减少，产道干涩；气血虚弱，冲任不足，胞宫失养，无力运胎，则阵痛微弱，产程过长；气虚中阳不振，则神疲乏力，气短；血虚心失所养，则心悸。舌淡，苔薄，脉虚大或细弱，为气血虚弱之征。

治疗法则 补气养血，润胎催产。

方药举例 蔡松汀难产方（经验方）。

黄芪（蜜炙）当归　茯神　党参　龟甲（醋炙）川芎　白芍（酒炒）枸杞

水煎，只取头煎，顿服。

方中党参、黄芪大补元气，茯神补脾气宁心神，神气足以推送胞胎；白芍、当归、川芎养血行血；枸杞、龟甲滋补肝肾而填精血，精血旺以润泽胞胎。全方使气旺以推，血盛以濡，自无难产之虑。

若血虚津亏者，症见胞衣先破，数日不产，头晕眼花，心悸少寐，疲倦乏力，舌淡苔少，脉细无力。治宜补血活血，润胎催产。方用通津救命至灵丹（《达生篇》）。

桂圆肉（龙眼肉）300g（去核）　生牛膝梢 50g（黄酒浸，捣烂）　将桂圆肉煎浓汁，冲入牛膝酒内，服之。

方中桂圆肉大补阴血，润燥宁神；生牛膝散瘀消肿，活血催产。全方有补血活血，润胎催产之效。

（二）气滞血瘀证

主要证候 临产前或刚临产，胞衣破裂，羊水量减少，产道干涩，阵痛难忍，产程过长，烦躁不安，胸闷脘胀，舌黯红，苔薄白，脉弦大或至数不匀。

证候分析 冲任胞宫瘀滞，胞衣薄脆；气滞血瘀，胎位不正，故使临产前或刚临产，胞衣破裂，羊水量减少，产道干涩；冲任不畅，胞宫瘀滞，产道不利，故阵痛难忍，产程过长；气机不利，则烦躁不安，胸闷脘胀。舌黯红，苔薄白，脉弦大或至数不匀等，为气滞血瘀之征。

治疗法则 行气化瘀，滑胎催产。

方药举例 济生汤（《达生篇》）。

枳壳　香附　甘草　当归　苏子　川芎　大腹皮

方中香附、当归、川芎理气养血，活血化瘀，润胎催产；枳壳、大腹皮宽中下气，行滞催产；苏子、甘草缓急止痛，润燥滑胎。综合全方有行气化瘀，滑胎催产之效。

【文献摘要】

《妇科玉尺·卷三》："有胞破久，浆水沥尽，产门风进，产路干涩而难产者，俗名沥胞生，宜神应散（生蜜、酒酿、菜酒各半杯，煎数沸，入童便，润肠易产）。有血先下，或胞浆先下，子逆上冲者，宜子逆汤（人参二钱，砂仁一钱，菜油熬一两）、黄葵子散（黄葵子七十粒，炒研，酒下）。"

《女科切要》："胞衣先破之由有二：或因母体素弱，气血两虚，胞衣故薄，儿身转动，随触而破。有因儿未转动，坐草或早，用力过多，以致胞破。"

【思考题】

何谓胞衣先破？胞衣先破的临床处理原则是什么？

（孙可丰）

第三节　胞衣不下

【概说】

胎儿娩出后，经过半小时胎盘不能自然娩出者，称为"胞衣不下"。又称"息胞"。

胞衣，即今之胎盘与胎膜的总称。若出现胞衣不下，易导致产科出血，临床应积极处理，或配合手法、手术治疗。

本病始见于《诸病源候论·卷四十三》："有产儿下，苦胞衣不落者，世谓之息胞。"其后各家对本病的病因病机证治多有论述。《产鉴·胞衣不下》："妇人百病，莫甚于生产，临产莫重于催生，既产莫重于胎衣不下，所以不下者，讫血流入衣中，为血所胀，治之稍缓，胀满冲心，疼痛喘急，以致危殆，但逐去衣中之血，胀消自下。"《胎产秘书·中卷》："凡胎衣不下，由产母困倦，无力送胎衣；或停滞已久，外乘冷气，凝滞血道；或胎前素弱，血气枯涸，而衣遂停留。"

西医学胎盘稽留可参照本病辨证治疗 。

【病因病机】

引起本病的机理，虚者由于气虚不能传送；实者由于血瘀阻碍，或寒凝血滞，以致胞衣不下。常见分型有气虚、血瘀、寒凝三型。

（一）气虚

素体虚弱，中气不足，或产时用力过度，或产程过长而耗伤气血，冲任虚衰，无力送出胞衣，而致胞衣不下。《景岳全书·妇人规》："胞衣不出，有以气血虚弱，不能传送，而停搁不出者。"

素体虚弱
产时用力 } 气虚→冲任虚衰→无力送出胞衣→胞衣不下
产程过长

（二）血瘀

素体虚弱，气不运血；或素多忧郁，经脉失畅，均可导致瘀血内停，冲任不畅，瘀结胞中，胞衣阻滞，而胞衣不下。《产育宝庆集·卷上》："母生子讫，血流入衣中，衣为血所胀，是故不得下。"

素体虚弱　气不运血
素多忧郁　经脉失畅 } 血瘀→冲任不畅→胞衣阻滞→胞衣不下

（三）寒凝

素体阳气不足，阴寒内盛；或产室寒温失宜，寒邪袭胞，以致寒凝而冲任瘀阻，胞衣凝滞，而胞衣不下。《诸病源候论·卷四十三》："产胞经停之间，外冷乘之，则血道否涩，故胞久不出。"

素体阳虚
寒邪袭胞 } 寒凝→冲任瘀阻→胞衣凝滞→胞衣不下

【诊断】

❶ **病史**　在产程中，胎儿娩出半小时后，胎盘仍未娩出。

❷ **症状**　常伴有大量外出血或大量内出血，内出血时子宫底升高。严重失血可致心悸气短，面色苍白，肢冷汗出，脉微细欲绝。

❸ **检查**

（1）**胎盘剥离而滞留**　子宫底上升，倾向右侧，阴道流血，多少不定，牵引脐带或压迫宫底均不见胎盘娩出。处理时导尿排空膀胱，按摩子宫底使子宫收缩后，将拇指放在子宫体前，其余四指放在子宫后方，沿产轴方向向下推压子宫，即可将胎盘送出，并可据此明确诊断。

（2）**胎盘嵌顿**　很少见，因子宫局部有收缩环，使已剥离的胎盘或部分剥离的胎盘阻于环的上部。行阴道检查时发现脐带进入一孔内，可容1～2指，有时紧裹脐带。处理时用药（如阿托品0.5mg，或肾上腺素1mg，皮下注射）并等待收缩环缓解后立即取出胎盘。

（3）**胎盘粘连** 由于子宫内膜炎或蜕膜组织发育不良致胎盘完全粘连或部分粘连，部分粘连时常可发生严重出血，这是常见一型。处理时可行徒手剥离胎盘术。

（4）**植入胎盘** 很少见，当徒手剥离有困难时，应考虑到植入胎盘。处理原则施行子宫切除术，无出血者也可考虑保守治疗。

【辨证论治】

本病发生在新产之际，辨证要点除了全身症状之外，应注意本病常伴有阴道不同程度的出血。若伴阴道大量出血，可致血虚气脱而晕厥。有时阴道出血甚少，但胞宫内积血甚多，按压腹部或胞宫，可有大量血块和血液涌出，产妇同样可因血虚气脱而晕厥。而且由于失血过多，血室正开，处理不当，可致邪毒感染，发生产后发热、产后腹痛等病。因此对胞衣不下，及时恰当的处理是十分重要的。

本病常伴有大量出血，论治前必须明确诊断：胎盘剥离而滞留；胎盘嵌顿；胎盘粘连；植入胎盘等不同情况，采取必要的手法或手术治疗。若出血量少，病情允许的情况下，可进行必要的辨证论治。

（一）气虚证

主要证候 产儿后，胞衣久不娩出，小腹坠胀，有包块按之不硬，阴道流血量多色淡，或有血块，神倦乏力，头晕眼花，心悸气短，面色㿠白，舌淡，苔白，脉缓弱。

证候分析 产妇素体虚弱，产后中气更虚，冲任虚衰，无力运胞外出，故胞衣不下；气虚下陷，故小腹坠胀；气虚胞宫缩复无力，故小腹有块按之不硬；气虚不能摄血，故阴道流血量多；血失气化，故色淡；气虚运血无力，血行迟滞而有血块；气虚中阳不振，故神倦乏力，气短；清阳不升，则头晕眼花，面色㿠白；气虚失血过多，心失所养，故心悸。舌淡，苔薄，脉缓弱，为气虚之征。

治疗法则 补气养血，理气下胞。

方药举例 生化加参汤（《傅青主女科》），酌加枳壳、小蓟、陈棕炭。

人参　当归　川芎　白术　香附

方中人参、白术大补元气以摄血下胞；当归、川芎、香附养血活血，理气下胞；枳壳理气缩宫下胞；小蓟、陈棕炭固冲止血。全方有补气养血，理气下胞止血之效。

（二）血瘀证

主要证候 产儿后，胞衣久不娩出，小腹疼痛，有包块拒按，阴道出血量多，色黯有块，血块下后痛减，舌紫黯，或有瘀斑紫点，苔薄，脉弦涩有力。

证候分析 冲任不畅，胞宫瘀血阻滞，故使胞衣不下；瘀血内停，故小腹疼痛，有块拒按；瘀血内停，血不归经，则阴道出血量多，色黯有块；血块下后瘀滞稍通，故使痛减。舌紫黯，或有瘀斑紫点，脉弦涩有力，为血瘀之征。

治疗法则 活血化瘀，通利下胞。

方药举例 牛膝汤（《妇人大全良方》），酌加枳壳、小蓟、陈棕炭。

牛膝　瞿麦　当归　通草　滑石　葵子

方中当归、牛膝活血化瘀下胞；瞿麦、通草、滑石、葵子通利行水，滑润下胞；枳壳理气缩宫下胞；小蓟、陈棕炭固冲止血。共奏活血化瘀，通利下胞止血之效。

（三）寒凝证

主要证候 产儿后，胞衣久不下，小腹冷痛，有包块拒按，得温痛减，阴道流血量少，血色黯红，形寒肢冷，面色青白，舌黯苔白，脉沉紧。

证候分析 寒凝冲任，胞宫瘀滞，故使胞衣不下，小腹冷痛，有包块拒按；得温则瘀滞稍通，故使痛减；血为寒凝，故使阴道流血量少，血色黯红；寒伤阳气，则形寒肢冷，面色青白。舌黯，苔白，脉沉紧，为血寒之征。

治疗法则 温经行滞，活血下胞。

方药举例 八味黑神散（《卫生家宝产科备要》），酌加枳壳、小蓟、陈棕炭。

熟地黄　白芍药　当归　干姜　肉桂　蒲黄　黑大豆　炙甘草

方中干姜、肉桂温经散寒，以通血脉；当归、蒲黄、黑大豆养血活血，利水下胞；熟地黄、白芍药补血缓急止痛；枳壳理气缩宫下胞；小蓟、陈棕炭固冲止血；炙甘草益气和中，调和诸药。综合全方有温经行滞，活血下胞止血之效。

若胞衣久不下，神倦乏力者，酌加人参、黄芪，使气旺则邪易去而血易行，胞衣可下。

【文献摘要】

《妇人大全良方·卷之十八》："夫有产儿出、胞衣不落者，世谓之息胞。

由产初时用力，此产儿出而体已疲惫，不能更用力产胞；经停之间，而外冷气乘之，则血道涩，故胞衣不出。须急以方药救治，不妨害于儿……母生子讫，流血入衣中，衣为血所胀，是故不得下。治之稍缓，胀满腹中，以次上冲心胸，疼痛喘急者。但服夺命丹以逐去衣中之血，血散胀消，胞衣自下而无所患。”

《胎产心法·卷中》：“妇人一生莫重于生产，临产莫急于催生，既产莫甚于胞衣不下。所以不下者，有因血少干涩或子宫空虚，吸贴而不下；有因气血虚弱，产母力乏，气不转运，不能传送而停搁不下……又有因恶露流入胞中，胀而不能出……惟老成有识见稳婆，以右手二指紧跟脐带而上，带尽处将指向上半寸余摸之，觉有血便是胎衣，向下一捺，其血复，其衣自下；或以手指，顶其胎底，使其血散；或以指摸上口，攀开一角，使恶露倾泻，则腹空自下矣。法甚简明，当为下胞衣第一妙法。”

《济阴纲目》：“母生子讫，流血入衣中，衣为血所胀，故不得下，治之稍缓胀满腹中，以次上冲心胸，疼痛喘急者难治，但服夺命丹，以逐去衣中之血，血散胀消，胎衣自下，牛膝汤亦效。”

【思考题】

何谓胞衣不下？胞衣不下的诊断是什么？

（孙可丰）

第四节　子死腹中

【概说】

妊娠足月，临产前或产程中子死腹中，历时过久，不能自行产出者，称为“子死腹中”。

本病始见于《诸病源候论·卷四十三》：“产难子死腹中者，多因惊动过早，或触犯禁忌，致令产难。产难则秽沃下，产时未到，秽露已尽，而胎枯燥，故子死腹中。”其后各家对本病的病因病机证治多有论述。《景岳全书·妇人规》：“凡子死腹中者，多以触伤，或犯禁忌，或以胎气薄弱，不成而殒；或以胞破血干，持久困败。但察产母，腹胀舌黑者，其子已死。若非产期，而觉腹中阴冷重坠，或为呕恶，或秽气上冲，而舌见青黑者，皆子死之证，宜速用下死胎方下之。”《女科经纶·卷四》:“子死之理有两端，用药寒温，各从所宜。有妊娠胎漏，血尽子死者；坠堕颠仆，有内伤子死者；有久病胎萎子死者。”

西医学的“死产”可参照本病辨证治疗。

【病因病机】

子死腹中的机理不外虚实两方面，虚者气血虚弱，胎儿缺少气血供应；实者气滞血瘀，阻滞气血供应，最后导致子死腹中。常见分型有气血虚弱和气滞血瘀。

（一）气血虚弱

孕期久病体弱，气血不足；或产程过长，耗伤气血，致气血虚弱，冲任气血衰少，不能送胎养胎，故令久产不下，子死腹中。《傅青主女科·女科下卷》:“凡儿之降生，必先转其头，原因其母气血之虚，以致儿不能转头以向下，世人用催生之药，以耗儿之气血，则儿之气不能通达，反致闭闷而死于腹中。”

久病体弱 气血不足
产程过长 耗伤气血
} 气血虚弱→冲任气血衰少→不能养胎送胎→子死腹中

（二）气滞血瘀

素多忧郁，或临产忧虑紧张，气结血滞；或产时感寒，冲任血瘀气滞，以致阻碍胎儿，久产不下；气滞血瘀阻碍气血养胎，故令子死腹中。《妇科玉尺·卷三》:“夫难产死胎不一，皆由风热燥涩，紧敛结滞，产户不得自然开通，故其症逆。脉弦数而涩，面赤或青，或变五色，腹满急痛，喘闷，胎已不动者是也。”

素多忧郁
临产忧虑
产时感寒
} 气滞血瘀→冲任气血瘀滞 { 阻碍气血养胎 / 阻碍胎儿不下 } 子死腹中

【诊断】

❶ **病史** 妊娠足月或近足月，或临产后产程进行中，孕妇可自觉胎动停止，胎儿死于腹中。

❷ **症状** 胎死数日不产，胎动消失，乳房松弛，食欲不振，恶心，畏寒，腹中异物感。

❸ **检查**

（1）**产科检查** 胎动消失，听不到胎心。

（2）**超声检查** 无胎动，无胎心搏动。

（3）**X线检查** 死胎肌张力消失，故骨骼位置有所变动。如脊柱过度团聚状，脊柱尖锐后突，胎头颅骨重叠，肢体位置不协调等。

【辨证论治】

处理原则是催产下胎。一旦子死腹中确诊，应积极药物引产，促进胎儿尽快娩出。由于胎儿已死，不宜采取损害产妇健康的手术助产（如剖宫产），应尽可能从阴道分娩。

（一）气血虚弱证

主要证候 临产前或临产中子死腹中，久产不下，小腹隐痛或冷感，疲倦乏力，头晕眼花，心悸气短，或阴道流血量多，色淡，面色苍白，舌黯淡，苔薄白，脉虚大。

证候分析 临产耗气伤血，冲任气血虚弱，无力送胎养胎，故使久产不下，子死腹中；气血虚弱，努责无力，故小腹隐痛；子死腹内，故小腹冷感；气虚，中气不足而气短，不达四肢则疲倦乏力；血虚，内不荣脏腑而心悸，上不荣清窍则头晕眼花，面色苍白。舌黯淡，苔薄白，脉虚大，为气血两虚，胎死不下之征。

治疗法则 益气养血，活血下胎。

方药举例 救母丹（《傅青主女科》）。

人参 当归 川芎 益母草 赤石脂 荆芥穗（炒黑）

方中大补元气，以助运胎之力；当归、川芎、益母草养血活血，以濡润产道，使滑胎易产；黑芥穗、赤石脂引血归经以止血，使胎下而不致流血过多。全方有补气血，下死胎之效。

气虚甚者，酌加黄芪、丹参补益气血；小腹冷痛，酌加吴茱萸、乌药、艾叶温暖下元而行气下胎。

（二）气滞血瘀证

主要证候 临产前或临产中子死腹中，久产不下，小腹胀痛剧烈，并感冷凉，精神紧张，烦躁不安，时欲呕恶，口干不欲饮，面色紫黯，舌青黑，苔白腻，脉弦涩有力。

证候分析 情志抑郁或产时感寒，以致冲任气血瘀滞，阻碍气血养胎送胎，故使子死腹中，久产不下，小腹胀痛剧烈；子死在腹，故小腹感冷凉；气机不畅，疼痛刺激，故使精神紧张，烦躁不安；血瘀气逆，故使时欲呕恶；瘀血阻滞，津液不能上承，故口干不欲饮。面色紫黯，舌青黑，苔白腻，脉弦涩有力，为气滞血瘀，胎死不下之征。

治疗法则 行气活血，祛瘀下胎。

方药举例 脱花煎（《景岳全书》）加枳壳、厚朴。

当归 川芎 肉桂 牛膝 红花 车前子

方中当归、川芎、红花、益母草、牛膝活血祛瘀，兼有催生下胎之效；肉桂温通血脉；车前子滑利下降。全方具有祛瘀下胎之效。

【文献摘要】

《万氏妇人科·卷之三》："儿当欲下之时，被母护痛，两足不开，夹其头而死者；或因产母痛闷忍耐，当事之人不善扶掖，紧抱其腰，以致伤胎而死者；或因产难，胞浆已干，生路渐塞，子不得出，气闭而死者；或因生路不顺，若逆侧等症，稳婆蠢厉，用手莽撞，反伤其子而死者；已被脐带缠颈，气绝而死者。其候但观其母口青，手指青，脐下冷，口中有臭气者，子死腹中明矣。急用加味五苓散、夺命丹，取去死胎，以保其母，稳婆善取者尤妙。如母唇面俱青，则难救矣。"

《胎产心法·卷中》："子死腹中，急于胎之未下。盖胞衣未下，子与母气尚通呼吸。若子死腹中，则躯形已冷，胞藏气寒，胎血凝冱，气不升降。欲下死胎，若以至寒之药用之，不惟无益，而害母命多矣。所以古人有用附子汤，使胞藏温暖，凝血流动，以附子能破寒气堕胎也。"

【思考题】

何谓子死腹中？其处理原则是什么？

（孙可丰）

第十二章　产后病

产妇在产褥期内发生与分娩或产褥有关的疾病，称为“产后病”。

常见的产后病有产后血晕、产后血崩、产后痉证、产后发热、产后身痛、恶露不绝、产后小便不通、产后小便频数与失禁、产后大便难、缺乳、乳汁自出等。上述诸病多数发生在“新产后”，目前根据临床实际，倾向将产后7天以内称为“新产后”。

产后病的发病机理可以概括为三个方面：一是失血过多，亡血伤津，虚阳浮散，或血虚火动，易致产后血晕、产后痉症、产后发热、产后大便难等症；二是瘀血内阻，气机不利，血行不畅，或气机逆乱，可致产后血晕、产后腹痛、产后发热、产后身痛、恶露不绝等；三是外感六淫或饮食房劳所伤等，导致产后腹痛、产后痉证、产后发热、产后身痛、恶露不绝等。总之，产后脏腑伤动，百节空虚，腠理不实，卫表不固，摄生稍有不慎便可发生各种产后疾病。

产后疾病的诊断在运用四诊的基础上，还须根据新产的特点，注意“三审”，即先审小腹痛与不痛，以辨有无恶露的停滞；次审大便通与不通，以验津液之盛衰；三审乳汁的行与不行，以及饮食之多少，以察胃气的强弱。同时，参以脉证及产妇体质运用八纲进行综合分析，才能作出正确的诊断。在古代医籍中，对新产疾病颇为重视，不但论述了亡血伤津的情况下产生的“新产三病”，即《金匮要略·妇人产后病脉证治》云：“新产妇人有三病，一者病痉，二者病郁冒，三者大便难。”而且指出了急重证“三冲”“三急”的危害性，如《张氏医通·卷十一》所论的“三冲”，即冲心、冲肺、冲胃。其临床表现：冲心者，心中烦躁，卧起不安，甚则神志不清，语言颠倒；冲肺者，气急，喘满，汗出，甚则咳血；冲胃者，腹满胀痛，呕吐，烦乱。张氏还指出：“大抵冲心者，十难救一；冲胃者，五死五生；冲肺者，十全一二。”该书又提出产后“三急”曰：“产后诸病，惟呕吐、盗汗、泄泻为急。三者并见必危。”

产后病的治疗大法应根据亡血伤津、瘀血内阻、多虚多瘀的特点，本着“勿拘于产后，亦勿忘于产后”的原则，结合病情进行辨证论治。《景岳全书·妇人规》说：“产后气血俱去，诚多虚证。然有虚者，有不虚者，有全实者，凡此三者，但当随证随人，辨其虚实，以常法治疗，不得执有诚心，概行大补，以致助邪。”即产后多虚应以大补气血为主，但其用药须防滞邪、助邪之弊；产后多瘀，当以活血行瘀之法，然产后之活血化瘀，又须佐以养血，使祛邪而不伤正，化瘀而不伤血，这是论治的一般规律。具体选方用药，必须照顾气血。开郁勿过于耗散，消导必兼扶脾，祛寒勿过用温燥，清热勿过用苦寒。同时，应掌握产后用药“三禁”，即禁大汗，以防亡阳；禁峻下，以防亡阴；禁通利小便，以防亡津液。此外，对产后急危重症如产后血晕、产后血崩、产后痉证、产后发热等，须及时明确诊断，必要时中西医结合救治。

（马宝璋）

第一节　产后血晕

【概说】

产妇分娩后，突然头晕眼花，不能起坐，或心胸满闷，恶心呕吐，或痰涌气急，甚则神昏口噤，不省人事，称为“产后血晕”，又称“产后血运”。

产后血晕多发生在产后数小时内，由产后大出血，致心气不足；或出血量少，血瘀气逆，属急危重症之一。若救治不及时，往往危及产妇生命。

本病始见于《诸病源候论·卷四十三》：“产后血运闷候　运闷之状，心烦气欲绝是也。亦有去血过多，亦有下血极少，皆令运。”其后各家对本病的病因病机证治多有论述。《经效产宝·卷之下》：“产后血晕者，其状心烦，气欲绝是也……若下血多晕者，但烦而已。下血少而气逆者，则血随气上撩，心下满急……须速投方药，若不急疗，即危其命也。”《陈素庵妇科补解·产后众疾门》：“产后血晕，有虚与实，有寒有热。然虚而晕，热而晕者，十之六七；实而晕，寒而晕者，十之二三。”

西医学产后出血引起的虚脱、休克、妊娠合并心脏病产后心衰，或羊水栓塞等出现本病证候者，可参照本病辨证治疗。

【病因病机】

主要病机不外虚实两端，阴血暴亡，心神失养；或瘀血停滞，气逆攻心。

常见分型有血虚气脱、血瘀气逆二型。

（一）血虚气脱

新产元气虚惫，或因分娩伤损胞宫，冲任不固，血去过多，营阴下夺，气随血脱，心神失养，致令血晕。《女科经纶·卷五》中引李东垣曰：“妇人分娩，昏昏瞑目，因阴血暴亡，心神无所养。”

新产元气虚惫
分娩损伤胞宫 } 冲任不固→失血过多→气随血脱→心神失养→血晕

（二）血瘀气逆

产后胞脉空虚，寒邪乘虚内侵，血为寒凝；或情志不遂，气滞血瘀，冲任瘀滞，恶露涩少，血瘀气逆，扰乱心神，而致血晕。《妇人大全良方·卷之十八》：“下血少而晕者，乃恶露不下，上抢于心……心下急满，神昏口噤，绝不知人。”

产时感寒，寒凝血瘀
情志不遂，气滞血瘀 } 冲任瘀滞→恶露涩少→血瘀气逆→扰乱心神→血晕

【诊断与鉴别诊断】

（一）诊断

❶ **病史** 发病在分娩后数小时内。多胎妊娠、羊水过多、滞产、产时失血过多、妊娠合并心脏病、妊娠高血压综合征等病史，有助诊断。

❷ **症状** 头晕目眩，不能起坐，或晕厥，不省人事，心胸满闷，恶心呕吐，或痰涌气急，甚则昏迷不醒。

❸ **检查**

（1）**产科检查** 胎盘、胎膜是否完整，子宫收缩情况，软产道有无损伤，阴道出血过多（分娩后尤其在24小时内的大量出血），或恶露甚少。

（2）**实验室检查** 血常规、血小板计数、凝血酶原时间、纤维蛋白原定量、FDP（纤维蛋白降解产物）等有关凝血功能的实验室检查，有助诊断。

（3）**其他检查** 心电图、心脏功能检测、血压测量等可辅助诊断。

（二）鉴别诊断

与产后子痫鉴别 两者都发生于新产之际，证急势危。子痫者产前每有肢体、面目浮肿，头晕目眩，高血压，蛋白尿等病史可参。产后血晕以晕厥，不省人事，口噤，昏迷不醒为特征；而子痫以抽搐、昏迷为主症。二者虽均可出现神志不清，但子痫者有典型抽搐可资鉴别。

【辨证论治】

产后血晕辨证论治的要点 首当辨其虚实，分清脱证与闭证。本病属“三冲”证范围，无论虚实都属急危重症，均须及时救治。必要时，中西医结合抢救。

（一）血虚气脱证

主要证候 产时或产后失血过多，突然昏晕，面色苍白，心悸愦闷，甚则昏不知人，眼闭口开，手撒肢冷，冷汗淋漓，舌淡，苔少，脉微欲绝或浮大而虚。

证候分析 因产损伤元气及胞宫，冲任不固，血去过多，心失所养，神明不守，则令昏晕，心悸愦闷，或昏不知人；阴血暴脱，不能上荣于目，则瞑冒眼闭；气随血脱，脾阳衰微，故面色苍白，口开，手撒肢冷；营阴暴虚，孤阳外泄，则冷汗淋漓。舌淡，苔少，脉微欲绝或浮大而虚，为血虚气脱之征。

治疗法则 益气固脱。

方药举例 清魂散（《丹溪心法》）。

人参　荆芥　泽兰叶　川芎　甘草

方中人参、甘草补气固脱；荆芥理血升散以达清空；川芎活血上行头目，合泽兰辛散芳香以醒神。全方共奏益气固脱醒神之效。

心清神醒之后，继之则应大补气血，方用加味当归补血汤（《医理真传》）去葱白、甜酒，加人参、熟地黄。

黄芪　当归　鹿茸　麦芽　炮姜　炙甘草　葱白　甜酒

（二）血瘀气逆证

主要证候 产后恶露不下，或下也甚少，小腹疼痛拒按，甚则心下满闷，气粗喘促，痰涌气急，恶心呕吐，神昏口噤，不省人事，两手握拳，面色青紫，唇舌紫黯，脉涩有力。

证候分析 新产感寒，内侵胞中，余血浊液遇寒则凝滞，或气滞血瘀，冲任瘀滞，瘀血停蓄，不得下出，故恶露不下，或下也甚少；瘀血内阻，故小腹疼痛拒按；败血停留，气机不畅，逆上攻心、攻肺、攻胃，攻心则扰乱神明，清窍闭塞，以致神昏口噤，不省人事；攻肺则肺失清肃之职，症见心下满闷，气粗喘促，痰涌气急；攻胃则胃失和降，而见恶心呕吐；瘀血内停，筋脉失养而拘急，故两手握拳，为闭证之象。面色青紫，唇舌紫黯，脉涩有力，为血瘀之征。

治疗法则 活血逐瘀。

方药举例　夺命散（《妇人大全良方》）加当归、川芎。

没药　血竭

方中没药、血竭活血理气，逐瘀止痛；加当归、川芎以增强活血行瘀之力。瘀去则气机调畅，逆气可平，晕厥除则神自清。

若血瘀里实，症见大便燥结，腹满胀痛，神昏谵语者，宜祛瘀通腑，方用牡丹散（《三因极一病证方论》）。

牡丹皮　大黄　芒硝　冬瓜子　桃仁

方中大黄、桃仁、牡丹皮活血行瘀；芒硝软坚散结，与大黄配伍能通腑泻热；冬瓜子清利湿热排脓。

【其他疗法】

1. 铁器烧红后，淬醋中，以气熏其鼻孔，促其苏醒。

2. 醋韭煎：韭菜切细末入瓶中，注热醋，熏其鼻孔，使其苏醒。

3. 针刺眉心、人中、涌泉穴。强刺激以促速醒。

【文献摘要】

《妇人大全良方·卷之十八》："产后血晕者……然其由有三，有用心使力过多而晕者；有下血多而晕者；有下血少而晕者。其晕虽同，其治特异，当详审之。下血多而晕者，但昏闷烦乱而已，当以补血清心药治之；下血少而晕者，乃恶露不下，上抢于心，心下满急，神昏口噤，绝不知人，当以破血行血药治之。"

《景岳全书·妇人规》："血晕之证本由气虚，所以一时昏晕，然血壅痰盛者，亦或有之。如果形气脉气俱有余，胸腹胀痛上冲，此血逆证也，宜失笑散；若痰盛气粗，宜二陈汤；如无胀痛、气粗之类，悉属气虚，宜大剂芎归汤、八珍汤之类主之。"

【思考题】

1. 产后血晕的定义、主要病机是什么？

2. 产后血晕辨证治疗的要点是什么？

（赵锐）

第二节　产后血崩

【概说】

产妇分娩后，突然阴道大量出血者，称为“产后血崩”。

本病特点是产后阴道大量出血，特别是新产后 24 小时内出血量多达 500 mL 以上，若救治不及时，可引起休克，甚至危及产妇的生命，故为产后急危重症之一。

本病始见于《诸病源候论・卷四十四》：“产伤于经血，其后虚损未平复，或劳役损动，而血暴崩下。”其后各家对本病的病因病机证治多有论述。《三因极一病证方论・卷之十七》：“血崩不是轻病，况产后有此，是谓重伤。”《陈素庵妇科补解・产后众疾门卷之五》：“产后血崩，由劳役惊恐所致。产后去血过多，已亏其阴血，加以起居不慎，七情内伤，或劳役惊恐，血暴下如崩，重亡其阴，最危难。”

西医学的产后出血，与子宫收缩乏力、软产道损伤、胎盘胎膜部分残留、凝血功能障碍有关。可参照本病辨证治疗，必要时应手术治疗。

【病因病机】

主要机理有气虚血失统摄；瘀血留滞新血不得归经；或产伤损伤脉络。常见分型有气虚、血瘀、产伤三型。

（一）气虚

产妇素体虚弱，或因产程过长，疲劳过度，损伤元气，气虚冲任不固，血失统摄，则致血崩。《血证论・卷四》：“产后血崩，乃荣气空虚，不能摄血归经。”

素体虚弱
产伤元气 } 气虚→冲任不固→血失统摄→产后血崩

（二）血瘀

产时血室正开，寒邪乘虚而入，余血浊液为寒邪凝滞；或情志不遂，气血瘀滞，瘀阻冲任，新血不得归经，而致崩下不止。《产鉴・下卷》：“产后血崩，多因惊扰恚怒，脏气不平，或服断血药早，致恶血不消，郁满作坚，亦成崩中。”

产时感寒，寒凝血瘀 }
情志不遂，气滞血瘀 } 血瘀→瘀阻冲任→血不归经→产后血崩

（三）产伤

产时助产不当，或产力过强，产程进展过快，或胎儿过大，以致产道损伤，胞脉胞络破损，遂使流血不止，而致血崩。

助产不当 }
产力过强 } 产道损伤→胞脉胞络破损→产后血崩
胎儿过大 }

【诊断】

❶ **病史** 素体虚弱，或为多胎、巨大胎儿，或产程进展过快，或滞产、难产，产时感受寒邪。

❷ **症状** 新产后突然阴道大量出血。特别是产后24小时内出血量达500mL以上。

❸ **检查**

（1）**产科检查** 胎盘、胎膜有无缺损；软产道有无损伤；子宫收缩不良，软而大，或硬而疼痛，按之益甚。

（2）**实验室检查** 血常规，血小板计数，凝血因子检测等有关凝血功能的检查。

（3）**B超检查** 有助了解胎盘、胎膜部分残留的情况。

【辨证论治】

辨证时应注意本病主要是指产后7日内的阴道大量流血，并以产后24h内流血量达500mL以上

为主要特点，以区别于产后恶露不绝。论治原则是除按虚实辨证论治外，危重者应予中西医结合治疗及必要的手术治疗。

（一）气虚证

主要证候 新产后，突然阴道大量出血，血色鲜红，头晕目花，心悸怔忡，气短懒言，肢冷汗出，面色苍白，舌淡，脉虚数。

证候分析 因产气虚，冲任不固，统摄无权，故令阴道大量出血，血色鲜红；因无瘀滞，故无腹痛；气虚不摄，营血下脱，清窍失养，故头晕目花；血脱不能上奉于心，心失所养，则心悸怔忡；气虚下陷，故气短懒言；气虚，腠理不密，卫气不固，则肢冷汗出；气虚血少，不能上荣于面，故面色苍白。舌淡，脉虚数，为气虚血脱之征。

治疗法则 补气固冲，摄血止崩。

方药举例 升举大补汤（《傅青主女科》）去黄连，加地榆炭、乌贼骨。

黄芪 白术 陈皮 人参 炙草 升麻 当归 熟地黄 麦冬 川芎 白芷 黄连 黑芥穗

方中参、芪、术、草、升麻、乌贼骨益气升提，固冲摄血；熟地黄、当归、川芎补血益精；麦冬养阴生津；白芷辛香醒神；黑芥穗、地榆炭固经止血。

若昏不知人，肢冷汗出，脉微细欲绝者，为气随血脱，宜补气固脱，方用独参汤（方见崩漏）。若冷汗淋漓，四肢厥逆者，宜回阳救逆，方用参附汤（方见崩漏）。

（二）血瘀证

主要证候 新产后，突然阴道大量下血，夹有血块，小腹疼痛拒按，血块下后腹痛减轻，舌淡黯，或有瘀点瘀斑，脉沉涩。

证候分析 产后感寒，血为寒凝，或情志不遂，气滞血瘀，瘀血内阻冲任，新血难安，血不归经而妄行，故阴道大量下血，夹有血块；瘀血留滞，胞脉阻痹，不通则痛，故小腹疼痛拒按；血块下后，胞脉瘀阻稍缓，则腹痛减轻。舌淡黯，有瘀点瘀斑，脉沉涩，为血瘀之征。

治疗法则 活血祛瘀，理血归经。

方药举例 化瘀止崩汤（《中医妇科学》）。

炒蒲黄 五灵脂 益母草 南沙参 当归 川芎 三七粉

方中五灵脂、益母草活血祛瘀以止痛；当归、川芎养血活血；炒蒲黄、三七粉活血止血，理血归经；沙参益气养阴，使祛瘀而不伤正。全方共奏活血祛瘀，理血归经之效。

（三）产伤证

主要证候 新产后，突然阴道大量下血，血色鲜红，持续不止，软产道有裂伤，面色苍白，舌淡，苔薄，脉细数。

证候分析 由于急产、难产损伤软产道，脉络破损，故使阴道大量下血，持续不止，血色鲜红；血失过多，气随血耗，气虚血少，不能上荣于面，故面色苍白。舌淡，苔薄，脉细数，为失血伤阴之征。

治疗法则 益气养血，生肌固经。

方药举例 牡蛎散（《证治准绳》）。

煅牡蛎 川芎 熟地黄 白茯苓 龙骨 续断 当归 炒艾叶 人参 五味子 地榆 甘草

方中人参、甘草益气；熟地黄、当归、川芎养血；续断补肾强腰以续筋脉；龙骨、牡蛎育阴潜阳，生肌固经；茯苓、五味子交通心肾而宁神；炒艾叶、地榆止血。全方共收益气养血，生肌固经止崩之效。

若软产道裂伤，应及时缝合止血，继以中药调治。

【文献摘要】

《广嗣五种备要·下卷》："产后血水大来，须看颜色之红紫，形气之虚实。如形色多紫，乃当去之败血，勿以崩论。若红而色鲜，乃是惊伤心而不能主血，怒伤肝而不能藏血，劳伤脾而不能摄血，当以崩治。法宜先服生化汤数帖，则行中有补，血自生旺矣。至若形脱气促，或汗出不止，宜服倍参生化以益气，斯阳生则阴长而血乃生旺，非棕炭等止血药可治也。"

《陈素庵妇科补解·产后众疾门卷之五》："补按：血多亡阴，危证也。产后阴血已亏，岂宜后有血崩之症。血脱补气，此为要论。况脾生血，劳役则伤脾，心主血，惊则伤心，肝藏血，怒则伤肝，心为君火，肝为相火，脾郁则生火，三经之火迫血妄行，势若崩涌，不可遽止，因而昏晕闷乱者有之矣。"

《医宗金鉴·妇科心法要诀》："产后阴血已亡，更患崩证，则是血脱气陷，其病非轻，当峻补之。宜用十全大补汤加阿胶、升麻、续断、枣仁、山萸、炮姜炭，以升补其脱陷可也。若因暴怒伤肝血妄行者，宜逍遥散加黑栀、生地黄、白茅根以清之。若因内有停瘀者，必多小腹胀痛，当用佛手散、失笑散，以补而逐之。"

【思考题】

何谓产后血崩？该病的特点与论治原则是什么？

（赵锐）

第三节　产后腹痛

【概说】

产妇分娩后，小腹疼痛者，称为"产后腹痛"。其中因瘀血引起者，又称"儿枕痛"。

本病以经产妇多见，且多发生在新产后。孕妇分娩后，由于子宫的缩复作用，小腹阵阵作痛，于产后1～2天出现，持续2～3天，腹痛轻者，可逐渐自行消失，无须治疗。腹痛重者，则难以忍受，影响产妇的康复，应予治疗。

本病始见于《金匮要略方论·卷下》:“产后腹中疠痛，当归生姜羊肉汤主之。”“产后腹痛，烦满不得卧，枳实芍药散主之。”“产后腹痛，法当以枳实芍药散，假令不愈者，此为腹中有干血著脐下，宜下瘀血汤主之。”其后各家对本病的病因病机证治多有论述。《陈素庵妇科补解·产后众疾门卷之五》:“全书：产后腹痛，其证不一，有临产寒气入胞门，有产后余血未尽，有伤食，有新感客寒，有血虚，当审所因治之。”《妇人大全良方·卷之二十》:“若产妇脏腑风冷，使血凝滞，在于小腹不能流通，则令结聚疼痛，名曰儿枕也。”

西医学的产后宫缩痛及产褥感染引起的腹痛可参照本病辨证治疗。

【病因病机】

产后腹痛的主要机理有不荣而痛与不通而痛虚实两端。临床常见分型有血虚、血瘀、热结三型。

（一）血虚

素体虚弱，气血不足，复因产时、产后失血过多，冲任血虚，胞脉失养；又气随血耗，气虚运血无力，血行迟滞，而致腹痛。《沈氏女科辑要笺正·第二十节》:“失血太多，则气亦虚馁，滞而为痛，亦属不少。”

素体虚弱、失血过多 → 气血虚弱 → {冲任气虚→血行迟滞；冲任血虚→胞脉失养} → 不荣则痛→产后腹痛

（二）血瘀

产后脏腑虚弱，血室正开，起居不慎，当风感寒，风寒乘虚而入，血为寒凝；或因内伤七情，气滞而血瘀，瘀阻冲任，胞脉失畅，不通则痛，故使腹痛。《妇人大全良方·卷之二十》:“产后恶血虽常通行……余血停积，壅滞不行，所下不尽，故令腹痛。”

产后感寒，寒凝血瘀；内伤七情，气滞血瘀 → 瘀阻冲任→胞脉失畅→不通则痛→产后腹痛

（三）热结

素体阳盛，产后血室空虚，邪毒内侵，入里化热，损伤冲任经脉，热与血结，阻痹胞脉，败血浊液不得下行，不通则痛，故使腹痛。《产鉴·中卷》:“若发热腹痛，按之痛甚，不恶食，不吞酸，此是瘀血停滞。”

素体阳气偏盛、产后血室空虚、产后邪毒内侵 → 热伤冲任→热与血结→阻痹胞脉→不通则痛→产后腹痛

【诊断】

❶ 病史　素体气血虚弱，或阳盛之体，产时、产后失血过多，情志不遂，或当风感寒，或感受热邪。

❷ 症状　小腹疼痛，或作或止，或拒按。

❸ 检查

（1）**产科检查**　腹痛发作时，小腹部可扪及变硬的子宫，或按之痛甚，或有腹肌紧张及反跳痛。

（2）**实验室检查**　血象检查可呈轻度贫血，或炎性改变。

（3）**B超检查**　了解子宫腔内有无胎盘、胎膜残留。

【辨证论治】

产后腹痛有虚实之分。血虚者，小腹隐痛，喜按，恶露量少，色淡；血瘀者，小腹疼痛拒按，恶露量少，色黯有块；热结者，小腹灼痛，按之剧痛，恶露初则量多，继则量少，甚如败脓。

（一）血虚证

主要证候　产后小腹隐隐作痛，喜揉喜按，恶露量少，色淡，头晕眼花，心悸怔忡，大便秘结，舌淡红，苔薄白，脉细弱。

证候分析　产后营血亏虚，胞脉失养，或气随血耗，气虚运血无力，血行迟滞，致令小腹隐隐作痛，喜揉喜按；阴血亏虚，冲任血少，则恶露量少，色淡；血虚上不荣清窍，则头晕眼花；血少内不养心神，则心悸怔忡，；血虚津亏，肠道失于濡润，则大便秘结。舌淡红，苔薄白，脉细弱，为血虚之征。

治疗法则　养血益气。

方药举例　肠宁汤（《傅青主女科》）。

当归　熟地黄　阿胶　人参　山药　续断　麦冬　肉桂　甘草

方中当归、熟地黄、阿胶养血滋阴；人参、山药、甘草益气健脾以资化源；续断补肝肾，益精血；麦冬养阴生津；佐以少量肉桂以温通血脉。全方合用养血益阴，补气生津。血旺则胞脉得以濡养，气旺则帅血以行，其痛可除。

若血虚兼寒者，症见面色青白，小腹疼痛，得热痛减，形寒肢冷，或大便溏薄，舌淡，脉细而迟。治宜养血温中，方用当归建中汤（《千金翼方》）。

当归　桂枝　白芍　甘草　生姜　大枣　饴糖

方中当归、白芍养血和血；饴糖、甘草、大枣温中补虚；桂心、生姜温中除寒；芍药配甘草缓急止痛。全方共奏养血温中，祛寒止痛之效。

（二）血瘀证

主要证候 产后小腹疼痛拒按，得热痛减，恶露量少，色紫黯，夹有血块，块下痛减，形寒肢冷，面色青白，舌淡黯，脉沉紧或沉弦。

证候分析 产后血室正开，百脉空虚，风寒乘虚而入，血为寒凝，滞而成瘀；或情志不遂，气滞血瘀，瘀阻冲任，血行不畅，则小腹疼痛拒按，恶露量少，色紫黯，有块；血遇热则行畅，故得热痛减；血块下后，瘀滞暂时减轻，故血块下痛缓；寒为阴邪，易伤阳气，故面色青白，形寒肢冷。舌淡黯，脉沉紧或沉弦，为瘀血内阻之征。

治疗法则 温经活血，祛瘀止痛。

方药举例 生化汤（《傅青主女科》）。

当归　川芎　桃仁　炮姜　炙甘草

方中当归、川芎补血活血；桃仁化瘀止痛；炙甘草补气缓急止痛；炮姜温经止痛。全方寓攻于补之中，化瘀血，生新血，血行流畅，通则痛止。

若兼小腹冷痛、绞痛者，酌加小茴香、吴茱萸以增温经散寒之功；若伴肢体倦怠，气短乏力者，酌加黄芪、党参以益气补虚；若兼心烦易怒，胸胁胀痛，小腹胀甚而痛者，酌加郁金、香附以舒肝理气，行滞止痛。

（三）热结证

主要证候 产后小腹疼痛拒按，或灼热疼痛，恶露初则量多，继则量少，色紫黯或如败酱，其气秽臭，高热不退，口渴欲饮，大便秘结，小便短赤，舌红绛，苔黄而燥，或起芒刺，脉弦数。

证候分析 邪毒内侵，入里化热，热与血结，胞脉痹阻，则小腹疼痛拒按，或灼热疼痛；初时热迫血行则恶露量多，继之热与血结则量少，色紫黯，甚则熏蒸于血，故恶露如败酱，其气秽臭；邪毒化热，热与血结，故高热不退；热为阳邪，灼伤津液，在上则口渴喜饮，在下则大便秘结，小便短赤。舌红绛，苔黄而燥，起芒刺，脉弦数，为热盛阴伤，瘀滞在里之征。

治疗法则 泻热逐瘀，活血止痛。

方药举例 大黄牡丹皮汤（《金匮要略》）。

大黄　牡丹皮　桃仁　冬瓜仁　芒硝

方中大黄、芒硝荡涤瘀结，通腹泻热；桃仁、牡丹皮凉血祛瘀，与大黄同用逐瘀力更强；冬瓜仁清热排脓。本方有急下存阴，逐瘀止痛之效。

【文献摘要】

《景岳全书·妇人规》："产后腹痛，最当辨察虚实。血有留瘀而痛者，实痛也；无血而痛者，虚痛也。大都痛而且胀，或上冲胸胁，或拒按而手不可近者，皆实痛也，宜行之散之；若无胀满，或喜揉按，或喜热熨，或得食稍缓者，皆属虚痛，不可妄用推逐等剂。”

《医宗金鉴·妇科心法要诀》：“产后腹痛，若因去血过多而痛者，为血虚痛；若因恶露去少及瘀血壅滞而痛者，为有余痛；若因伤食而痛者，必恶食胀闷；若因风寒乘虚入于胞中作痛者，必见冷痛形状。”

【思考题】

1. 产后腹痛的定义是什么？何谓儿枕痛？

2. 产后腹痛如何进行辨证治疗？

（赵锐）

第四节　产后痉证

【概说】

产褥期内，产妇突然四肢抽搐，项背强直，甚则口噤不开，角弓反张，称为“产后痉证”。又称“产后病痉”“产后痉风”。

本病为新产三病之一，可因阴血虚而发病，亦可因产创，感染邪毒而发病。感染邪毒而痉者，为产后“破伤风”，是产后危急重证之一。

本病始见于《金匮要略方论·卷下》：“新产血虚，多汗出，喜中风，故令病痉。”其后各家对本病的病因病机证治多有论述。《诸病源候论·卷四十三》：“因产伤动血脉，脏腑虚竭，营卫虚伤，风气得入五脏，伤太阳之证，复感寒湿，寒搏于筋则发痉。其口急噤，背强直，摇头马鸣，腰为反折，须臾十发，气急如绝，汗出如雨。”《沈氏女科辑要笺正·卷下》：“产后阴脱于下，阳炎上浮，气火上升，攻激犯脑。”

西医学的产后手足搐搦症、产后破伤风，可参照本病辨证治疗。

【病因病机】

主要发病机理有二：一是亡血伤筋，筋脉失养；二是感染邪毒，直窜筋脉。主要有阴血亏虚和感染邪毒二大证型。

（一）阴血亏虚

素禀阴血不足，因产重虚；或产后失血伤津，营阴损伤，冲任胞脉虚损，血少津亏，脉络空虚，筋脉失养，拘急抽搐，以致发痉。《景岳全书·妇人规》："产后发痉乃阴血大亏证也。"

素禀阴血不足、产后失血伤津 → 冲任虚损→血少津亏→筋脉失养→拘急抽搐→产后痉证

（二）感染邪毒

产时接生不慎，产创护理不洁，邪毒乘虚而入，损伤脉络，直窜筋脉，以致筋脉拘急而发痉。《校注妇人良方·卷十九》："去血过多，元气亏极，或外邪相搏，以致牙关紧急，四肢痉强。"

产时接生不慎、产创护理不洁 → 邪毒乘虚而入→直窜筋脉→拘急抽搐→产后痉证

【诊断与鉴别诊断】

（一）诊断

❶ **病史** 素体血虚阴亏，产时、产后失血过多，复多汗出；或接生、护理不慎，产褥用品不洁，产后伤口污染等。

❷ **症状** 突然口角搐动，四肢抽搐，项背强直，牙关紧闭，角弓反张，面色苍白；或呈苦笑面容，发热恶寒。

❸ 检查

（1）**产科检查** 阴道出血量多，或见软产道损伤。

（2）**实验室检查** 血象、血钙测定，宫腔分泌物细菌培养等有助诊断。

（3）**其他检查** 体温可升高。

（二）鉴别诊断

与产后子痫、产后破伤风鉴别 三者都以产后抽搐为主症。产后痉证多在产后数日后发病，抽搐而神志清；产后子痫多发生在产后24小时内，抽搐伴昏迷；产后破伤风有潜伏期且面呈苦笑。

【辨证论治】

产后发痉，证有虚实，应根据痉证特点及全身症状加以分辨。分清是血虚，还是邪毒感染所致。治疗原则应以熄风镇痉为主。属阴血亏虚者，以养血熄风为主；属感染邪毒者，治宜解毒镇痉。

（一）阴血亏虚证

主要证候 产后出血过多，突然头项强直，四肢抽搐，牙关紧闭，面色苍白，舌淡红，苔少或无苔，脉细无力。

证候分析 因产亡血伤津，筋脉失养，血虚肝风内动，则头项强直，四肢

抽搐，手三阳之筋皆入于颔，风若乘之则牙关紧闭；血虚不能上荣于面，故面色苍白。舌淡红，苔少或无苔，脉细无力，为阴血亏虚之征。

治疗法则 滋阴养血，柔肝熄风。

方药举例 三甲复脉汤（《温病条辨》）加天麻、钩藤。

炙甘草 干地黄 白芍 阿胶 麦门冬 生牡蛎 生鳖甲 生龟甲

方中阿胶、干地黄、白芍、麦冬滋阴养血柔肝；龟甲、鳖甲、牡蛎育阴潜阳；天麻、钩藤平肝熄风；；甘草和中。全方共奏滋阴养血，平肝潜阳，熄风镇痉之效。

若阴道出血不止者，酌加党参、黄芪益气摄血，山茱萸敛阴止血；汗出过多者，酌加浮小麦、山茱萸、麻黄根敛汗防脱。

（二）**邪毒感染证**

主要证候 产后头项强痛，发热恶寒，牙关紧闭，口角抽动，面呈苦笑，继而项背强直，角弓反张，舌正常，苔薄白，脉浮而弦。

证候分析 产后气血亏虚，产伤不洁，感染邪毒，初起邪入未深，正邪交争，故发热恶寒，头项强痛；继而邪窜经脉，致使牙关紧闭，口角抽动，面如苦笑；进而邪毒入里，直犯筋脉，筋脉拘急，则项背强直，角弓反张。脉浮而弦，为邪毒感染之征。

治疗法则 解毒镇痉，理血祛风。

方药举例 五虎追风散（《晋南·史全恩家传方》）。

蝉衣 天南星 天麻 全蝎 僵蚕

方中全蝎、僵蚕解毒镇痉，熄风定搐；配天麻、南星、蝉衣以增祛风解痉之功。

若证轻者，方用止痉散（《经验方》）。

全蝎 2 个 蜈蚣 1 条

方中全蝎、蜈蚣为解毒镇痉，熄风定搐之要药。以豆淋酒送服，其效更佳。

若邪毒内传攻心，病势笃重，如伴高热不退，抽搐频繁发作者，应急以中西医结合抢救。

【文献摘要】

《女科撮要·卷下》:“产后发痉，因去血过多，元气亏极；或外邪相搏，其形牙关紧急，四肢劲强，或腰背反张，肢体抽搐。或有汗而不恶寒者，曰柔痉，若无汗而恶寒者，曰刚痉。然产后患之，实由亡血过多，筋无所养而致。故伤寒汗下过多，溃疡脓血大泄，多患之，乃败症也。若大补气血，多保无虞。”

《医宗金鉴·妇科心法要诀》：“产后血去太多，阳气炽盛，筋无所养，必致 抽搐，发热恶寒，心烦口渴，不宜作风治，惟当气血兼补，用八珍汤加牡丹皮、生地黄、钩藤治之。若无力抽搐，戴眼反折，大汗不止者，则为不治之证，故曰命将休也。”

【思考题】

何为产后痉证？有几个证型？治疗原则是什么？

（赵锐）

第五节　产后发热

【概说】

产褥期间，出现发热持续不退，或突然高热寒战，并伴有其他症状者，称为“产后发热”。

本病以产后发热持续不退，且伴有小腹疼痛或恶露异常为特点。严重者可危及产妇生命，应引起高度重视。

本病始见于《素问·通评虚实论》：“乳子而病热……手足温则生，寒则死。”其后各家对本病的病因病机证治多有论述。《金匮要略方论·卷下》：“产后七八日，无太阳证，少腹坚痛，此恶露不尽，不大便，烦躁发热，切脉微实，再倍发热，日晡时烦躁者，不食，食则谵语，至夜即愈，宜大承气汤主之。热在里，结在膀胱也。”《诸病源候论·卷四十四》：“产后寒热候　因产劳伤血气，使阴阳不和，互相乘克，阳盛则热，阴盛则寒，阴阳相加故发寒热，凡产余血在内，亦令寒热，其腹时刺痛者是也。”

西医学的产褥感染，产褥中暑，产褥期上呼吸道感染等可参照本病辨证治疗。

【病因病机】

引起产妇发热的原因很多，而与本病关系密切的主要病因病机有感染邪毒，入里化热；外邪袭表，营卫不和；阴血骤虚，阳气外散；败血停滞，营卫不通。常见分型有感染邪毒、外感、血虚、血瘀四型。

（一）血虚

素体血虚，营阴本弱；或产时产后血去过多，阴血暴虚，阴不敛阳，阳无所附，以致虚阳越浮于外，而令发热。《沈氏女科辑要笺正·卷下》："新产发热，血虚而阳浮于外者居多。"

素体血虚，营阴本弱 ⎫
产时产后，失血过多 ⎭ 阴血暴虚→阴不敛阳→虚阳越浮于外→产后发热

（二）感染邪毒

产后耗伤气血，血室正开，产时接生不慎，或产后护理不洁，或因不禁房事，致使邪毒乘虚而入，直犯胞宫，稽留于冲任、胞脉，入里化热，而致发热。《妇人大全良方·卷之十八》："因产后感冒风寒（凡指一切外邪），恶露斩然不行，憎寒发热如疟，昼日明了，暮则谵语，如见鬼状，当作热入血室治之。"

产时接生不慎 ⎫
产后护理不洁 ⎬ 血室正开→感染邪毒→直窜胞宫冲任→入里化热→产后发热
产后不禁房事 ⎭

（三）外感

产后耗伤气血，百脉空虚，腠理不密，卫阳不固，以致风寒暑热之邪，乘虚而入，正邪相争，营卫不和，因而发热。《古今医鉴·卷之十二》："产后荣卫俱虚，腠理不密，若冒风发热者，其脉浮而微，或自汗。"

产伤气血，百脉空虚 ⎫
腠理不密，卫阳不固 ⎭ 外邪乘虚而入→正邪相争→营卫不和→产后发热

（四）血瘀

产后血室正开，感受寒邪；或情志不遂，瘀血内停，瘀阻冲任，恶露不下，败血停滞，阻碍气机，营卫不通，而致发热。《女科经纶·卷六》："败血为病，乃生寒热，本于营卫不通，阴阳乖格之故。"

血室正开 ⎫
感受寒邪 ⎬ 瘀血内停→瘀阻冲任→营卫不通→产后发热
情志不遂 ⎭

【诊断与鉴别诊断】

（一）诊断

❶ **病史**　产前不节房事，或产后不禁房事，临产接生不慎，或滞产、难

产，产创护理不洁，或失血过多，或当风感寒，冒暑受热，或情志不遂。

❷ **症状** 发热恶寒，低热不退，或乍寒乍热，或高热寒战。除发热之外，多伴有恶露异常和小腹疼痛，尤其是恶露异常。

❸ **检查**

（1）**产科检查** 软产道损伤，盆腔炎性改变。

（2）**实验室检查** 血常规检查，血液及阴道或宫腔排出物病菌培养。

（3）**超声波检查** 对盆腔脓肿的诊断可提供依据。

（二）鉴别诊断

❶ **与蒸乳发热鉴别** 蒸乳发热发生于产后 3 ～ 4 天，乳房胀硬，乳汁未下，或下亦甚少，间有低热，俗称“蒸乳”。当乳汁畅达后，其热自除，属生理现象，不作病论。如《古今医鉴·卷之十二》云：“产后蒸乳发热，恶寒者，必乳间胀硬疼痛，令产母揉乳汁通，其热自除，不药而愈。”

❷ **与乳痈鉴别** 乳痈发热乃因乳脉淤阻，乳汁不得出，蕴久而发热，临床表现为乳房胀硬、红肿、热痛，甚则溃腐化脓。发热并伴有乳房局部症状是其特点。

❸ **与产后小便淋痛鉴别** 两者均可发热恶寒。小便淋痛者有尿频、尿急、尿痛，可作鉴别。

【辨证论治】

产后发热，证有虚实。病因不同，症状各异。应根据发热特点，恶露情况，腹痛性质及全身伴见症状和舌脉来辨虚实。治疗应在注意多虚多瘀的基础上，以调气血和营卫为主。感染邪毒者，其证危笃，变化多端，必要时中西医结合治疗。

（一）血虚证

主要证候 产时产后失血过多，身有微热，头晕眼花，心悸少寐，恶露或多或少，色淡质稀，小腹绵绵作痛，喜按，舌淡红，脉细弱。

证候分析 产后亡血伤津，阴血骤虚，阳无所依，虚阳越浮于外，则身有微热；血虚不能上荣清窍，则头晕眼花；血虚心神失养，则心悸少寐；气随血耗，气虚冲任不固，则恶露量多；血虚冲任不足，则恶露量少；气血虚弱，则恶露色淡质稀；血虚不荣，则小腹绵绵作痛，喜按。舌淡红，脉细弱，为血虚之征。

治疗法则 养血益气，和营退热。

方药举例 八珍汤（方见经行头痛）加黄芪、地骨皮。

若血虚阴亏者，症见午后热甚，两颧红赤，口渴喜饮，小便短黄，大便秘结，舌嫩红，脉细数。治宜滋阴养血清热。方用加减一阴煎（《景岳全书》）加白薇。

生地黄　白芍　麦冬　熟地黄　知母　地骨皮　甘草

方中熟地黄、白芍、麦冬滋阴养血；生地黄、地骨皮、知母、白薇滋阴清热凉血；甘草和中。全方共奏滋阴养血清热之效。

（二）**感染邪毒证**

主要证候　产后发热恶寒，或高热寒战，小腹疼痛拒按，恶露初时量多，继则量少，色紫黯，质如败酱，其气臭秽，心烦不宁，口渴喜饮，小便短赤，大便燥结，舌红，苔黄而干，脉数有力。

证候分析　新产血室正开，百脉俱虚，邪毒乘虚内侵，损及胞宫、胞脉，正邪交争，致令发热恶寒，高热寒战；邪毒与血相搏，结而成瘀，胞脉阻痹，则小腹疼痛拒按，恶露色紫黯；热迫血行则量多，热与血结则量少；热毒熏蒸，故恶露质如败酱，其气臭秽；热扰心神，则心烦不宁；热为阳邪，灼伤津液，则口渴喜饮，小便短赤，大便燥结。舌红，苔黄而干，脉数有力，为毒热内盛之征。

治疗法则　清热解毒，凉血化瘀。

方药举例　解毒活血汤（《医林改错》）加银花、黄芩。

连翘　葛根　柴胡　枳壳　当归　赤芍　生地黄　红花　桃仁　甘草

方中银花、连翘、黄芩、葛根、柴胡、甘草清热解毒；生地黄、赤芍凉血解毒，当归配之以和血；桃仁、红花活血行瘀；枳壳理气行滞。全方共奏清热解毒，凉血祛瘀之效。

若高热不退，大汗出，烦渴引饮，脉虚大而数者，属热盛津伤之候。治宜清热除烦，益气生津。方用白虎加人参汤（《伤寒论》）。

石膏　知母　粳米　甘草　人参

若高热不退，烦渴引饮，大便燥结，恶露不畅，秽臭如脓，小腹疼痛拒按，甚则全腹满痛，神昏谵语，舌紫黯，苔黄而燥，或焦老芒刺，脉滑数者，为热结在里，应急下存阴。方用大黄牡丹皮汤（方见产后腹痛）。如寒热往来者，加柴胡、黄芩和解少阳。

若高热汗出，心烦不安，斑疹隐隐，舌红绛，苔少或花剥，脉弦细数者，此为热入营分。治宜清营解毒，散瘀泄热。方用清营汤（《温病条辨》）。

玄参　麦冬　生地黄　金银花　连翘　竹叶心　丹参　黄连　水牛角

若壮热不退，神昏谵语者，可配服安宫牛黄丸（《温病条辨》），或紫雪丹

(《和剂局方》)。或清开灵注射液（每日 40mL，加入 5% 葡萄糖液 500mL 中，静脉点滴）。若高热持续不降者，或加用穿琥宁注射液（160mg，加入 5% 葡萄糖液或 0.9% 氯化钠溶液 500mL 中，静脉点滴，1 日 2 次）。

本证之发热，因产妇体质之强弱不同，所感邪毒种类之差异，其临床表现也颇复杂，而且病情变化快，故当随证处治。若邪毒炽盛，向内传变与血搏结，热入营血，甚则逆传心包（脑）者，应中西医结合救治。

(三) 外感证

主要证候 产后发热恶寒，头痛身疼，鼻塞流涕，咳嗽，苔薄白，脉浮紧。

证候分析 产后元气虚弱，卫阳失固，腠理不实，风寒袭表，正邪交争，则发热恶寒，头痛身疼；肺与皮毛相表里，肺气失宣，则鼻塞流涕，咳嗽。苔薄白、脉浮紧为风寒表实之征。

治疗法则 养血祛风，散寒解表。

方药举例 荆防四物汤（《医宗金鉴》）加苏叶。

荆芥　防风　川芎　当归　白芍　地黄

方中四物汤养血扶正；荆芥、防风、苏叶祛风散寒解表。

若感冒风热者，症见发热微恶风寒，头痛身疼，咽喉肿痛，口渴欲饮，咳嗽，痰黄，苔薄黄，脉浮数。治宜辛凉解表。方用银翘散（《温病条辨》）。

金银花　连翘　竹叶　荆芥穗　薄荷　牛蒡子　桔梗　淡豆豉　甘草　芦根

若外感暑热者，症见身热多汗，口渴心烦，倦怠乏力，舌红少津，脉虚数。治宜清暑益气，养阴生津。方用清暑益气汤（《温热经纬》）。并迅速改善居处环境，降温通风。

西洋参　石斛　麦冬　黄连　竹叶　荷梗　知母　甘草　粳米　西瓜翠衣

(四) 血瘀证

主要证候 产后乍寒乍热，恶露不下，或下亦甚少，色紫黯有块，小腹疼痛拒按，舌紫黯，或瘀点瘀斑，脉弦涩有力。

证候分析 产后瘀血内阻，营卫不通，阴阳失和，则乍寒乍热；瘀血内停，阻滞胞脉，则恶露不下，或下也甚少，色紫黯有块；胞脉淤阻不通，则腹痛拒按。舌紫黯、瘀点瘀斑、脉弦涩有力为血瘀之征。

治疗法则 活血祛瘀，和营除热。

方药举例 生化汤（方见产后腹痛）加丹参、牡丹皮、益母草。

【文献摘要】

《万氏妇人科·卷之三》:“败血留滞，则经脉皆闭，荣卫不通，闭于荣则血甚而寒，闭于卫则阳甚而热，荣卫俱闭，则寒热交作，荣卫气行，则即解矣。”

《医宗金鉴·卷四十七》:“产后发热之故，非止一端。如食饮太过，胸满呕吐恶食者，则为伤食发热。若早起劳动，感受风寒，则为外感发热。若恶露不去，瘀血停留，则为瘀血发热。若去血过多，阴血不足，则为血虚发热。”

《沈氏女科辑要笺正·卷下》:“新产发热，血虚而阳浮于外者居多。亦有头痛，此是虚阳升腾，不可误为冒寒，妄投发散，以煽其焰。此惟潜阳摄纳，则气火平而热自已。如其瘀露未尽，稍参宣通，亦即泄降之意，必不可过于滋填，反增其壅。感冒者，必有表证可辨，然亦不当妄事疏散。诸亡血虚家，不可发汗……惟和其营卫，慎其起居，而感邪亦能自解。”

【科研思路】

产后发热应从预防产褥感染研究。在课题研究中观察指标可选产后病人发热时间，恶露、白细胞的变化情况，产褥病率的发生情况，同时设西药为对照组，其研究结果才具有说服力。现代医学认为分娩过程会破坏或降低女性生殖道的防御和自净功能，增加了病原体侵入生殖道的机会。其他各种诱因，如产妇体质虚弱、营养不良、胎膜早破、孕期贫血、产科手术操作、产程延长、产前或产后出血过多等均可致病。多种生殖道非致病菌在特定环境下也可以致病。本病的病原种类包括需氧性链球菌、厌氧性革兰阳性球菌、大肠杆菌属、支原体和衣原体、葡萄球菌、类杆菌属、厌氧芽孢梭菌、淋病奈瑟菌等。随着抗生素的广泛应用，新抗菌药物不断问世，产后发热的治愈率得到显著提高，但单纯以西医抗生素治疗往往不甚理想，耐药现象严重，中西医结合治疗既力求从根源上消除病原体又运用中医整体观念，辨证论治，在产后发热的治疗上显示出优势，取得了良好效果。抗生素清除病原微生物的作用比中药明显，但消除内毒素及炎症介质的作用不及中药显著。因而可用中药对内毒素和炎症介质的影响为观察指标，进一步深入研究中药防治产后发热的作用机制。

【现代研究】

产后发热是妇产科临床常见病。其病因较多，尤以感染邪毒发热最为严重，是导致产妇死亡的四大原因之一，其发病率为6%，相当于西医学产褥感染。现代医学认为，正常的女性阴道对外界致病因子侵入有一定防御能力。一旦因分娩降低或破坏女性生殖道防御功能和自净作用，可引起产褥感染而其致病性的病原体主要有需氧菌、厌氧菌、其他病原体如支原体、衣原体、沙眼衣原体、淋病奈瑟菌等。故西医的治疗主要是抗生素治疗为主，但因病原体的多样性，在抗生素的使用上存在一定的差异性，同时，尽管临床常用抗生素治疗，但往往难以奏效。因此，中医药在治疗产褥感染方面有一定的优势，临床治疗上已取得较大的进展。临床采取现代医学的检测手段，对感染邪毒发热的诊断并不困难，而对血虚、血瘀所致的产后发热现代医学多无客观指标，诊断起来比较困难，也没有较理想的治疗药物。运用中医的理、法、方、药治疗产后发热临床效果颇佳。纵观临床研究报道，对感染邪毒型产后发热多采用中西医结合方法治疗。首先选用大剂量的抗生素控制感染，补充足量的液体，待病情稳定后再服中药，或在用抗生素的同时加服中药［①黄玉玲．中西医结合治疗产科术后感染36例．新中医，2002，34（6）：47。②王爱华，等．辨证治疗产后发热69例．山东中医杂志.1997，16（3）：112］。对其他证型产后发热的治疗多采用疏肝理气，健脾益气，或和解少阳，取得调和营卫，疏散解表退热之功，治疗产后发热，可明显提高疗效［①刘思学．中医治疗慢性盆腔炎的临床经验．内蒙古中医药，2012，23（7）：59-60。②李荣屹．小柴胡合桂枝汤治疗产后发热的临床体会．求医问药，2012，4（10）；575-576］。

【思考题】

1. 产后发热的定义、病因病机是什么？

2. 产后发热如何进行辨证治疗？

（时思毛）

第六节 产后身痛

【概说】

产褥期间出现肢体、关节酸痛、麻木、重著者，称“产后身痛”，亦称“产后遍身疼痛”“产后关节痛”。

本病主要发生在产褥期内，与产褥生理密切相关，是产后常见病之一。

本病始见于《诸病源候论·卷四十三》：“产则伤动血气，劳损脏腑，其后未平复，起早劳动，气虚而风邪乘虚伤之，致发病者，故曰中风。若风邪冷气，初客皮肤经络，疼痹不仁，若乏少气。”其后各家对本病的病因病机证治多有论述。《产育宝庆集·卷上》:“产后百节开张，血脉流走，遇气弱，则经络分肉之间，血多留滞，累日不散，则骨节不利，筋脉引急，故腰背转侧不得，手足摇动不得，更身热疼痛。医者以为伤寒治之，若出汗则筋脉动惕，手足厥冷，变生他病。但服趁痛散。”

西医学风湿热、类风湿引起的产褥期关节疼痛可参照本病辨证治疗。

【病因病机】

产后百脉空虚，气血不足为其发病的重要内在因素，复加风寒湿之邪乘虚而入为其外在因素。主要病机是产后气血虚弱，风寒湿之邪乘虚而入，使气血凝滞，“不通则痛”；或经络失养“不荣则痛”，从而导致产后身痛。临床主要有血虚，血瘀、外感三大证型。

（一）血虚

素体血虚，或产时产后失血过多，阴血愈虚，冲任不足，四肢百骸、筋脉关节失之濡养，而致肢体酸楚，麻木，疼痛。《沈氏女科辑要笺正·卷下》:“产后遍身痛，痛在络脉，皆无一定处所……此证多血虚，宜滋养。”

素体血虚、因产失血 } 阴血愈虚→冲任不足→四肢百骸失养→产后身痛

（二）血瘀

产伤血瘀或产后恶露去少，冲任停瘀，血瘀不去，留滞经脉筋骨之间，气血运行受阻，发为产后身痛。《叶天士女科诊治秘方·卷三》:“产后遍身疼痛……若瘀血不尽，流于遍身，则肢节作痛。”

产伤血瘀、恶露去少 } 冲任停瘀→血瘀不去→留滞经脉筋骨→气血受阻→产后身痛

（三）外感

产后百节空虚，卫表不固，腠理不密，起居不慎，风寒湿邪乘虚而入，客于经络、关节、肌肉，凝滞气血，经脉痹阻，瘀滞作痛。《沈氏女科辑要笺正·卷下》:“遍身疼痛……或有风寒湿三气杂至之痺，则养血为主，稍参宣络，不可峻投风药。”

百节空虚，卫表不固、风寒湿邪，乘虚而入 } 客于经络关节肌肉→凝滞气血→经脉痹阻→产后身痛

【诊断与鉴别诊断】

（一）诊断

❶ **病史**　产时、产后血去过多，产褥期汗出不止，当风感寒，居处潮湿

阴冷。

❷ **症状** 肢体关节酸痛、麻木、重著，恶风畏寒，关节活动不利，甚则关节肿胀。

❸ **检查**

(1) **体格检查** 关节活动度减低，或关节肿胀，病久不愈者可见肌肉萎缩，关节变形。

(2) **实验室检查** 血常规、血气分析、血钙、红细胞沉降率、抗“O”、类风湿因子等。

（二）鉴别诊断

与痹证鉴别 本病外感型与痹证的发病机理相同，故临床表现也颇相似。其鉴别要点：本病皆发生于产褥期，而痹证则任何时候均可发病。若本病日久不愈，超过产褥期者，则属痹证。产后身痛者，每有失血耗气之诱因，治疗时，以大补气血为先，稍事疏散，此与痹证不同。

【辨证论治】

辨证重点是辨其疼痛的性质。肢体酸痛、麻木者，多属虚证；疼痛按之加重者，多为瘀证。疼痛游走不定者，为风；冷痛而得热痛减者，多寒；肿痛灼热者，为热；重著而痛者，多湿。

（一）血虚证

主要证候 产后遍身酸痛，肢体麻木，关节酸楚，面色无华，头晕心悸，舌淡，苔少，脉细无力。

证候分析 因产血去过多，百骸空虚，血虚经脉失养，则遍身疼痛，肢体麻木，关节酸楚；血虚不能上濡于面，则面色无华；血虚内不养心则心悸，上不荣髓海则头晕。舌淡，少苔，脉细无力，为血虚之征。

治疗法则 补血益气，通络止痛。

方药举例 黄芪桂枝五物汤（方见经行身痛）加当归、鸡血藤。

若关节疼痛较重兼有外邪者，酌加穿山龙、威灵仙、羌活、独活以疏风活络止痛。

若血虚伤精者，症见：腰背疼痛，胫膝酸软，足跟痛，舌淡，苔薄，脉沉细。治宜补肾填精，强腰壮骨。方用养荣壮肾汤（《叶天士女科证治》）加熟地黄、山茱萸。

当归　川芎　独活　肉桂　防风　杜仲　川续断　桑寄生　生姜

方中熟地黄、山茱萸滋肾填精养血；杜仲、川续断、桑寄生补肾强腰壮筋骨；肉桂、生姜温经散寒；防风、独活祛风湿而止痛；当归、川芎养血活血止痛。全方可收补肾填精，强腰壮骨止痛之效。

（二）血瘀证

主要证候 产后遍身疼痛，或关节刺痛，按之痛甚，恶露量少色黯，小腹疼痛拒按，舌紫黯，苔薄白，脉弦涩。

证型分析 因恶露不下，瘀血稽留肌肤、经络、骨节之间，脉络郁阻，气血运行不畅，则产后遍身疼痛，或关节刺痛，按之痛甚；瘀血留滞，胞脉不利，则恶露量少色黯，小腹疼痛拒按。舌紫黯，苔薄白，脉弦涩，为瘀血内阻之征。

治疗法则 养血活络，行瘀止痛。

方药举例 生化汤（方见产后腹痛）加桂枝、牛膝。

若身痛较甚，脉络青紫者，酌加红花、鸡血藤以增强活血行瘀，宣络止痛之效。若痛处不温，喜热熨者，酌加姜黄、川乌、草乌以温经散寒止痛。

（三）外感证

主要证候 产后遍身疼痛，项背不舒，关节不利，或痛处游走不定，或冷痛剧烈，恶风畏寒，或关节肿胀、重著，或肢体麻木，舌淡，苔薄白，脉浮紧。

证候分析 产后失血耗气，腠理不密，百骸空虚，摄生不慎，风寒湿邪乘虚内侵，稽留于肌肤、经络、关节之间，阻痹气血之运行，则遍身疼痛，项背不舒，关节不利；风邪偏盛者，其痛处游走无定；寒邪偏盛者，则冷痛剧烈，恶风畏寒；湿邪偏盛者，则关节肿胀、重著；邪阻经脉，血行不畅，肢体失养，则麻木。舌淡，苔薄白，脉浮紧，为外感邪气之征。

治疗法则 养血祛风，散寒除湿。

方药举例 独活寄生汤（《备急千金要方》）。

独活　桑寄生　秦艽　防风　细辛　当归　川芎　白芍　干地黄　桂心　茯苓　杜仲　人参　牛膝　甘草

方中四物汤养血和血；人参、茯苓、甘草益气固表；独活、秦艽、防风除湿止痛；桂心、细辛温经散寒止痛；杜仲、牛膝、桑寄生补益肝肾，强筋壮骨。全方扶正祛邪，有养血益气，祛风散寒，除湿止痛之效。

【文献摘要】

《妇人大全良方·卷之二十》："产后遍身疼痛者何？答曰：产后百节开张，血脉流散，遇气弱则经络、分肉之间血多流滞；累日不散，则骨节不利，筋脉急引。故腰背不得转侧，手足不能动摇，身热头痛也。若医以为伤寒治之，则汗出而筋脉动惕，手足厥冷，变生他病。但服趁痛散除之。”

《陈素庵妇科补解·产后众疾门卷之五》：“补按：产后气血俱虚，气虚则气之行于脉外也，多壅而不能周通一身，血虚则血之行于脉中也，常滞而不能滋荣于一体。外风乘虚而入，余血因虚而阻，遍身筋脉时作疼痛，甚则腰背强硬，不能俯仰，手足拘挛，不能屈伸，或身热头痛，或咳唾多痰，久则为痿痹，为瘾疭，为半身不遂诸症……壅者散之，滞者行之，周身流通，毫无阻碍，外风不入，内风不留，有何疼痛哉。”

【思考题】

何谓产后身痛？辨证重点是什么？

（时思毛）

第七节　产后恶露不绝

【概说】

产后血性恶露持续2周以上，仍淋漓不断者，称为“恶露不绝”。又称“恶露不尽”“恶露不止”。

本病以产后血性恶露过期不止为特点，或伴有其他全身症状。

本病始见于《金匮要略方论·卷下》称之为“恶露不尽”。其后各家对本病的病因病机证治多有论述。《诸病源候论·卷四十四》：“产后崩中恶露不尽候　产伤于经血，其后虚损未平复，或劳役损动而血暴崩下，遂因淋漓不断时来，故谓崩中、恶露不尽。”《万氏妇人科·卷之三》：“产后冲任损伤，气血虚惫，旧血未尽，新血不敛，相并而下，日久不止。渐成虚劳者，大补气血，使旧血得行，新血得生。不可轻用固涩之剂，使败血凝聚，变为癥瘕，反为终身之害。”

西医学产后子宫复旧不全，胎盘胎膜残留，晚期产后出血等疾病，均可参照本病辨证治疗。

【病因病机】

发病机理主要为冲任不固，气血运行失常。恶露乃血所化，出于胞中而源于血海。气虚冲任不固，血失统摄；血热损伤冲任，迫血妄行；或瘀阻冲任，血不归经，均可导致恶露不绝。常见分型主要有气虚、血热、血瘀三型。

（一）气虚

素体虚弱，产时气随血耗，其气益虚，或产后操劳过早，劳倦伤脾，中气不足，冲任不固，血失统摄，以致恶露日久不止。《胎产心法·卷之下》："产后恶露不止……由于产时伤其经血，虚损不足，不能收摄。"

平素体质虚弱
产时气随血耗 } 气虚→冲任不固→血失统摄→恶露不绝
产后操劳过早

（二）血热

产妇素体阴虚，因产亡血伤津，营阴更亏，阴虚则内热；或感受热邪；或情志不遂，肝郁化热，热扰冲任，迫血妄行，而致恶露不绝。《陈素庵妇科补解·产后众疾门卷之五》："或肝虚生热，致血妄行，或脾郁生热，血不归源，亦未可知。"

素体阴虚内热
产后感受热邪 } 血热→热扰冲任→迫血妄行→恶露不绝
或因肝郁化热

（三）血瘀

产后胞宫、胞脉空虚，寒邪乘虚而入，血为寒凝，结而成瘀；或七情内伤，气滞而血瘀，瘀阻冲任，血不归经，以致恶露淋漓不净。《医宗金鉴·妇科心法要诀》："或因瘀行不尽，停留腹内，随化随行。"

产后胞脉空虚
寒邪乘虚而入 } 血瘀→瘀阻冲任→血不归经→恶露不绝
产后七情内伤

【诊断与鉴别诊断】

（一）诊断

❶ **病史** 素体虚弱，多胎、滞产及流产史。

❷ **症状** 产后血性恶露逾2周仍淋漓不止，小腹或坠或胀或痛。

❸ **检查**

（1）**产科检查** 子宫复旧不良，子宫较正常产褥者同期之子宫大而软，或伴压痛。胎盘残留者有时可见胎盘组织堵塞于子宫颈口处。

（2）**实验室检查** 血象呈贫血及炎性改变。

（3）**超声波检查** 可发现宫腔内有残留物。

（二）鉴别诊断

与绒毛膜癌鉴别 本病亦见有产后阴道不规则流血，与恶露不绝相似。但前者在排除妊娠组织残留后，血 β–HCG 仍持续在高水平，可资鉴别。而恶露不绝仅有阴道淋漓出血，而无 HCG 升高。

【辨证论治】

辨证应以恶露的量、色、质、气味等辨别寒、热、虚、实。如恶露量多，色淡，质稀，无臭气者，多为气虚；色红或紫，黏稠而臭秽者，多为血热；色黯有块，小腹疼痛者，多为血瘀。当然也要结合全身症状。治疗应遵循虚者补之、瘀者攻之、热者清之的原则分别施治，且不可轻用固涩之剂，以致助邪，变生他病。

（一）气虚证

主要证候 产后恶露过期不止，量多，色淡红，质稀，无臭味，精神倦怠，四肢无力，气短懒言，小腹空坠，面色㿠白，舌淡，苔薄白，脉缓弱。

证候分析 气虚统摄无权，冲任不固，则恶露过期不止，血量较多；血失气化，则色淡，质稀，无臭味；气虚中阳不振，则精神倦怠，四肢无力，气短懒言；中气不足，失于提掣，则小腹空坠；气虚清阳不升，则面色㿠白。舌淡，苔薄白，脉缓弱，为气虚之征。

治疗法则 益气摄血固冲。

方药举例 补中益气汤（方见月经先期）加阿胶、艾叶、乌贼骨。

若症见恶露过期不止，腰膝酸软，头晕耳鸣者，此乃肝肾不足，酌加菟丝子、金樱子、川续断、巴戟天等补肝肾、固冲任。

（二）血热证

主要证候 产后恶露过期不止，量较多，色深红，质稠黏，气臭秽，口燥咽干，面色潮红，舌红、苔少，脉细数无力。

证候分析 产后营阴耗损，虚热内生，气郁化热或感热邪，热扰冲任，迫血妄行，故恶露过期不止，量较多；血被热灼，则色深红，质稠黏，气臭秽；虚热上浮，故面色潮红；阴液不足，则口燥咽干。舌红，苔少，脉细数无力，为阴虚内热之征。

治疗法则 养阴清热，凉血止血。

方药举例 保阴煎（方见月经过多）加煅牡蛎、炒地榆。

若兼乳房、少腹胀痛，心烦易怒，恶露中夹有血块，口苦咽干，脉弦数者，此属肝郁血热之证。治宜疏肝解郁，清热止血。方用丹栀逍遥散。

（三）血瘀证

主要证候 产后恶露过期不止，淋漓量少，或突然量多，色黯有块，小腹疼痛拒按，块下痛减，舌紫黯，或有瘀点，脉弦涩。

证候分析 瘀血阻滞冲任，新血不得归经，则恶露过期不止，淋漓量少，或突然量多，色黯有块；瘀血内阻，不通则痛，故小腹疼痛拒按；血块下瘀滞稍通，故使痛减。舌紫黯，脉弦涩，为瘀血阻滞之征。

治疗法则 活血化瘀，理血归经。

方药举例 生化汤（方见产后腹痛）加益母草、茜草、三七。

若兼口干咽燥，舌红，脉弦数者，酌加地榆、黑黄柏以清热止血。

若为胞衣残留者，视具体情况，可行清宫手术，并配合中西药物治疗。

【文献摘要】

《医学心悟·第五卷》："产后恶露不绝，大抵因产时，劳伤经脉所致也。其证若肝气不和，不能藏血者，宜用逍遥散。若脾气虚弱，不能统血者，宜用归脾汤。若气血两虚，经络亏损者，宜用八珍汤。若瘀血停积，阻碍新血，不得归经者，其症腹痛拒按，宜用归芎汤送下失笑丸，先去其瘀而后补其新，则血归经矣。"

《医宗金鉴·妇科心法要诀》："产后恶露乃裹儿污血，产时当随胎而下。若日久不断，时时淋漓者，或因冲任虚损，血不收摄；或因瘀行不尽，停留腹内，随化随行者。当审其血之色，或污浊不明，或浅淡不鲜，或臭、或腥、或秽，辨其为实、为虚而攻补之。虚宜十全大补汤加阿胶、续断，以补而固之。瘀宜佛手散，以补而行之。"

【科研思路】

产后恶露不绝是产科常见病，与胎盘、胎膜、蜕膜残留，感染，子宫复旧不全，剖宫产术后子宫切口愈合不良等多种因素有关，但其最主要的因素是胎盘、胎膜残留。而中医药在防治产后恶露不绝及产后缺乳具有较明显的优势，通过历代医家的临床观察研究，取得了较好的疗效，并且安全性强，毒副作用小。但中医药博大精深，在实验研究及分子生物学研究方面较少。因此使用现代医学的相关手段，运用中医药理论为指导，通过客观的实验及临床研究，开发出治疗产后恶露不绝的安全有效便捷的专方专药，将是今后研究的方向。

【现代研究】

中医药治疗产后、流产后恶露不绝有着明显的优势与特色，临床上多从血瘀入手进行论治，取得了较好的疗效。有学者用补气化瘀法治疗产后恶露不绝，取得较好的临床疗效［李红瑜，等．补气化瘀法治疗产后恶露不绝80例临床观察．江苏中医药，2013，45（3）：39–40］。亦有学者运用清热祛瘀法治疗药流产后宫腔残留，对促进蜕膜的排出、减少药流后出血等副反应有较良好的效果［唐莎，等．缩宫清瘀方治疗药物流产后宫腔残留30例疗效观察．湖南中医杂志，2016，32（2）：65–66］。

现代中医药治疗产后恶露不绝，临床仍以中医理论为指导，将产后恶露不绝按气虚、血热、血瘀这3个方面辨证论治，但是，这三者的病机又时常相互影响、相互渗透，如产后气虚，气虚则无力运血，血阻瘀留，形成气虚血瘀，虚实夹杂之证，或瘀久生热，则为瘀热内郁，或产后阴伤血少，阴血津液皆不足，虚热内扰，炼液成瘀，而致阴虚血瘀等［方英，等．产后恶露不绝证治分型的新探讨．光明中医，2012，27（2）：415–416］。《傅青主女科》中的著名方剂生化汤（由川芎、桃仁、全当归、炙甘草、炮姜、黄酒等组成），治疗产后恶露不绝疗效显著。研究证明，生化汤具有使子宫双向性调节作用与对抗外源性雌激素于一体，能够使已被己烯雌酚作用的厚子宫内膜变薄。生化汤之所以被临床广泛应用，与它具有促进产后子宫恢复至产前未孕状态，延缓血液凝固，减少炎症反应，增加产妇乳汁排泄量等功能密不可分。生化汤中诸药合用，共同复原宫腔内膜，加速分娩后宫腔内胞衣等残余物排出，促进子宫内部分胶原蛋白分解，使得该方剂所具有的子宫复旧功能得以发挥。纵观全方，具有养血祛瘀、温经止痛之功。“不通则痛”，血行则痛自止，对促进恶露排出，子宫复旧，减少出血疗效显著［①李春梅，等．产后子宫复旧不良的中西医结合研究．湖南中医药大学学报，2008，28（6）：13–15。②王艳，等．生化汤加减治疗产后子宫复旧不良56例疗效观察．中医药导报，2009，15(4)：43–44。③崔晓萍，等．生化汤对药物流产后子宫复旧及生殖周期再恢复的影响．成都中医药大学学报，2008，30(4)：34–37。④孙颖，等．宁宫汤的研制．时珍国医国药，2004，15(1)：8］。

【思考题】

1. 何谓产后恶露不绝？

2. 产后恶露不绝有几个证型？各型的代表方剂是什么？

（时思毛）

第八节　产后情志异常

【概说】

产褥期内产妇精神抑郁，情绪低落，少语或不语；或身倦乏力，心烦不安，失眠或多眠；或神志错乱，或狂言妄语，妄想自害或害婴等症状者，称为“产后情志异常”。

本病发生与精神压力太大有关，相关因素有：社会因素，过去无二胎政策时，突然二胎怀孕，孕期一直忧愁思虑处理办法；家庭生活因素：夫妻关系不和，婆媳关系不和，经济困难等。分娩因素：产程过长，出血过多，盼子生女，胎儿意外等。产后因素：产后护理不当，产妇不满意，产后护理不洁，感染邪毒，高热腹痛谵语等。本病一般发生在产后 2 周内。

本病相关记载，始见于《诸病源候论》，该书“卷四十三”云：“产后虚烦短气候　此由产时劳伤重者，血气虚极，则其后不得平和，而气逆乘心，故心烦也。气虚不足，故短气也。”又云：“产后心虚候　肺主气，心主血脉，而血气通荣腑脏，遍循经络，产则血气伤损，脏腑不足，而心统领诸脏，其劳伤不足，则令惊悸恍惚，是心气虚也。”再云：“产后风虚癫狂候　产后血气俱虚，受风邪入并于阴则癫忽发……邪入并于阳则狂，发则言语倒错，或自高贤，或骂詈不避尊卑是也。”此后《妇人大全良方》较广泛论述相关病证，分别列有“产后癫狂”“产后狂言谵语如有神灵”“产后不语”“产后乍见鬼神”等方论，为后世奠定了基础。

西医学的产褥期抑郁症可参考本病辨证论治。

【病因病机】

产后多虚，素体气血不足，产后失血过多；或素体脾虚，气血化源不足；以致心血不足，神失所养。产后多瘀，产时产后感寒，胞宫瘀血内停，血瘀气逆，败血冲心，心神不宁；或产时产后感染邪毒，邪毒瘀血搏结胞宫，血瘀气逆，上扰神明，神昏谵语。素性抑郁，或愤怒过度，产时产后失血又情志所伤，以致肝气郁结，魂魄不宁，情志异常。

（一）心血不足

素体血虚，产时产后失血过多；或素体脾虚，气血化源不足，以致心血不足，神失所养，导致产后情志异常。《陈素庵妇科补解·产后众疾门》云：“产后恍惚方论 产后恍惚，由心血虚而惶惶无定也……失血则神不守舍，故恍惚无主……甚或头旋目眩，坐卧不常，夜则更加，饥则尤剧，宜天王补心丹。”

素体血虚，产时产后失血 }
素体脾虚，气血化源不足 } 以致心血不足→神失所养→产后情志异常

（二）血瘀气逆

产时产后感寒，胞宫瘀血内停，血瘀气逆，败血冲心，心神不定；产时产后感染邪毒，邪毒瘀血搏结胞宫，血瘀气逆，上扰神明，遂致产后情志异常。《经效产宝·卷中》云：“产后余血奔心烦闷方论 疗产后余血不尽，奔冲心，烦闷腹痛。”

产时产后感受寒邪，胞宫瘀血内停阻滞 }
产时产后感染邪毒，邪毒瘀血搏结胞宫 } 血瘀气逆→败血冲心→上扰神明→产后情异常

（三）肝气郁结

素性抑郁，或愤怒过度，产时产后失血，又被情志所伤，以致肝气郁结，魂魄不宁，遂致产后情志异常。

素性抑郁，或又愤怒过度 }
产时产后失血，情志所伤 } 肝气郁结→魂魄不宁→产后情志异常

【诊断与鉴别诊断】

（一）诊断

❶ **病史** 产时或产后失血过多，难产史，产后精神刺激病史。产后感染史，家庭生活不和史。

❷ **症状** 产后精神抑郁，或悲伤欲哭，悲观厌世，哭笑无常，或焦虑多疑，神倦乏力，失眠多眠，烦躁易怒，狂言妄语，如见鬼神，重者甚至伤害婴儿或自杀。多在产后2周内出现，逐渐加重。

❸ **检查**

（1）**产科检查** 可有原产道损伤，或者盆腔炎性改变。

（2）**实验室检查** 血常规检查：有失血多者，可能贫血。血液、阴道或宫腔排出物细菌培养。

（二）鉴别诊断

❶ **与产后神经衰弱鉴别** 主要表现为失眠、多梦、记忆力下降及乏力等，经充分休息，可较快恢复。

❷ **与产后抑郁性精神病鉴别** 属精神病学范畴，有精神分裂症状，如语言

行为混乱、妄想、躁狂、幻觉、或有自杀行为等。

【辨证论治】

本病论治应根据产后多虚多瘀和气血变化特点，针对心血不足、瘀血内阻和肝气郁结的不同脉证给予恰当治疗。心血不足，心神不宁者，宜补血滋阴、养心安神为主；血瘀气逆，上扰神明者，宜活血化瘀、镇静安神为主；兼寒者宜酌加茴香、炮姜、肉桂之类；若兼热毒神魂谵语者，宜改清热解毒，活血化瘀之重剂；肝气郁结，魂魄不宁者，宜疏肝解郁、镇静安神。

（一）心血不足证

主要证候 产后心神不宁，悲伤欲哭，情绪低落，沉默寡言，失眠多梦，心悸，怔忡，恶露量多，神疲乏力，面色苍白或萎黄，舌质淡，苔薄白，脉细弱。

证候分析 产后失血过多，血虚不能濡养心神，故产后心神不宁；血虚神失所养，故悲伤欲哭，情绪低落，沉默寡言，失眠多梦，心悸，怔忡，精神不振；脾虚冲任不固，故恶露量多；脾虚气血化源不足，故神疲乏力。面色苍白或萎黄，舌质淡，苔薄白，脉细弱均为心血不足之征。

治疗法则 补血滋阴，养心安神。

方药举例 天王补心丹（方见经断前后诸证）

（二）血瘀气逆证

主要证候 产后郁郁寡欢，默默不语，神志恍惚，失眠多梦；或神志错乱，或狂言妄语，如见鬼神，喜怒无常，苦笑无休；恶露淋漓日久不净，色紫黯有块，小腹刺痛拒按。面色晦暗，舌黯有瘀斑，苔白，脉弦或涩。

证候分析 产时产后感寒，胞宫内瘀血停滞，血瘀气逆，败血上攻，闭阻心窍，神明失常，故产后郁郁寡欢，默默不语，失眠多梦，神志恍惚；瘀血冲心，心神失常，故致神志错乱，狂言妄语，如见鬼神，喜怒无常，苦笑无休；瘀血不去，新血不得归经，则恶露淋漓日久不止，色紫黯有块；瘀血内阻，不通则痛，故小腹刺痛拒按。面色晦暗及舌黯有瘀斑，苔白，脉弦或涩均为瘀血内阻之征。

治疗法则 活血化瘀，镇静安神。

方药举例 癫狂梦醒汤《医林改错》酌加龙骨、牡蛎、酸枣仁

桃仁　赤芍　柴胡　香附　青皮　陈皮　大腹皮　桑白皮　苏子　木通　半夏　甘草

方中重用桃仁、赤芍活血化瘀；柴胡、香附理气解郁；青皮、陈皮、大腹

皮、桑白皮、苏子理气行气降逆气；半夏、甘草和胃调中；龙骨、牡蛎、酸枣仁镇静降逆以安心神。

（三）肝气郁结证

主要证候 产后精神抑郁，心神不宁，烦躁易怒，夜不能寐，或噩梦纷纭，惊悸易醒；胸胁乳房胀痛，善太息；恶露或多或少，排出不畅，色紫黯有块。舌红，苔薄，脉弦。

证候分析 素性抑郁，加之产后情志不遂，肝失疏泄，故产后精神抑郁，心神不宁，烦躁易怒，夜不能寐或噩梦纷纭，惊悸易醒；肝气郁结，气机不畅，故胸胁乳房胀痛，善太息；肝气郁结，疏泄失常，故恶露或多或少；气滞不能行血，瘀血内停，故恶露色紫黯有块。舌红，苔薄，脉弦均肝气郁结之征。

治疗法则 疏肝解郁，镇静安神。

方药举例 逍遥散（方见月经先后无定期）。加郁金、夜交藤、柏子仁、酸枣仁、牡蛎。

若肝郁化火者，加牡丹皮、栀子、夏枯草。

【文献摘要】

《经效产宝·卷中》云："产后心惊中风方论：疗产后心虚，惊悸不定，乱语谬误，精神恍惚不主，当由心虚所致。"

《妇人大全良方·卷三十八》云："产后狂言谵语如有神灵方论 一则因产后心虚……二则产后脏虚……三则宿有风毒……四则产后心虚中风……五则产后多因败血迷乱心经而癫狂，言语错乱无常，或晕闷者，当于本卷第五六论求之；六则因产后感冒风寒，恶露斩然不行，憎寒发热如虐，昼日明了，暮则谵语，如见鬼状，当作热入血室治之。"

《陈素庵妇科补解·产后众疾门》云："产后发狂方论：产后发狂，其故有三：有因血虚心神失守；有因败血冲心；有因惊恐；遂至心神颠倒。其脉左寸浮而大，外症昏不知人，或歌呼骂詈，持刀杀人。因血虚者，辰砂石菖蒲散。败血入心者，蒲黄黑荆芥散。因惊者，枣仁温胆汤。总以安神养血为主。"

《万氏妇人科·产后章》云："心主血，血去太多，心神恍惚，睡眠不安，言语失度，如见鬼神，俗医不知以为邪祟，误人多矣。茯神散主之……如心下胀闷，烦躁昏乱，狂言妄语，如见鬼神者，此败血停积，上干于心，心不收触，便成此症，芎归泻心汤主之。"

【思考题】

1. 何谓产后情志异常？有哪些相关因素？

2. 产后情志异常各证（心血不足证，血瘀气逆证，肝气郁结证）的代表方剂是什么？

（马文光　时思毛）

第九节　产后小便不通

【概说】

产后小便点滴而下，甚或闭塞不通，小腹胀急疼痛者，称为“产后小便不通”。又称“产后小便难”。

本病多发生于产后3日内，尤其在产后12小时内最常见，亦可发生在产褥期中，以初产妇、滞产及手术助产后多见，为产后常见病。

本病始见于《诸病源候论·卷四十四》：“因产动气，气冲于胞，胞转屈辟，不得小便故也。亦有小肠本夹于热，因产水血俱下，津液竭燥，胞内热结，则小便不通也。然胞转则小腹胀满，气急绞痛；若虚热津液竭燥者，则不甚胀急，但不通。”其后各家对本病的病因病机证治多有论述。《圣济总录·卷一百六十五》：“产后气血俱弱，津液虚少，将温过度，热入膀胱，气脉内燥，壅塞不通，始则淋涩，甚则不通，令人少腹绕脐胀痛，气满于内，亦令胞转，治法使气得通则愈。”《卫生家宝产科备要·卷五》：“败血流入小肠，闭却水道，即小便艰涩。”

西医学的产后尿潴留可参照本病辨证治疗。

【病因病机】

小便的正常排出，有赖膀胱气化的调节。膀胱气化不利，而致小便不通为其主要病机。常见证型有气虚、肾虚、气滞、血瘀。

（一）气虚

素体虚弱，中气不足，或产时劳力伤气，或失血过多，气随血耗，以致脾肺之气益虚，不能通调水道，膀胱气化不利，而致小便不通。《万氏妇人科·卷之三》：“产后气虚，不能运化流通津液，故使小便不通，虽通而亦短少也。”

素体中气不足
产时劳力伤气 } 脾肺之气益虚 { 上不能通调水道 / 中不能输转水液 } 膀胱气化不利→产后小便不通
或因失血耗气

（二）肾虚

素禀薄弱，元气不足，复因分娩损伤肾气，以致肾阳不振，命门火衰，气化失司，膀胱气化不利，致令小便不通。《石室秘录·受湿阴肿小便不利》："产妇气血大虚，则肾气亦虚，肾气虚则膀胱之气亦虚，膀胱气虚，故不化水……肿极而水点滴不出也。"

禀赋元气不足
因产损伤肾气 } 肾气益虚→命门火衰→膀胱气化不利→产后小便不通

（三）气滞

素性抑郁，或产后情志不遂，肝气郁结，气机阻滞，清浊升降失常，膀胱气化不利，而致小便不通。《圣济总录·卷一百六十五》："产后气血俱弱，津液虚少……气脉内燥，壅塞不通。始则淋涩，甚则不通。令人少腹绕脐胀痛，气满于内，亦令胞转。"

素性抑郁忧思
产后情志不遂 } 气机阻滞→清浊升降失常→膀胱气化不利→产后小便不通

（四）血瘀

多因滞产，膀胱受压过久，血瘀内伤；或产后恶露不下，败血停滞，气血运行不畅，膀胱气化不利，而致小便不通。《万氏妇人科·卷之三》："又有恶露不来，败血停滞，闭塞水渎，小便不通。"

滞产逼脬，膀胱受压
恶露不下，败血停滞 } 气血瘀阻→膀胱气化不利→产后小便不通

【诊断】

❶ **病史** 禀赋不足，素体气虚，难产，产程延长，手术助产史。

❷ **症状** 产后8小时后小便不行，或点滴而下，小腹胀急，疼痛。

❸ **检查** 小腹部可扪及胀大的膀胱，行导尿术可有尿液导出。

【辨证施治】

产后小便不通有虚、实之别。治疗时，虚者宜补气温阳以化之，实者宜疏利决渎以通之。

（一）气虚证

主要证候 产后小便不通，小腹胀急疼痛，精神萎靡，气短懒言，面色㿠

白，舌淡，苔薄白，脉缓弱。

证候分析 脾肺气虚，不能通调水道，下输膀胱，膀胱气化不利，则产后小便不通；脬中尿液滞留而不得下行，则小腹胀急疼痛；气虚中阳不振，故精神萎靡，气短懒言；清阳不升则面色㿠白。舌淡，苔薄白，脉缓弱，为气虚之征。

治疗法则 益气生津，宣肺行水。

方药举例 补气通脬饮（《女科辑要》）。

黄芪 麦冬 通草

方中黄芪补益脾肺之气，气旺则水行；麦冬养阴滋液；通草甘淡利小便。全方共奏益气生津利尿之功。

若汗多不止，咽干口渴者，酌加沙参、葛根以生津益肺；伴腰膝酸软者，酌加杜仲、巴戟天以补肾壮腰膝。

（二）**肾虚证**

主要证候 产后小便不通，小腹胀急疼痛，坐卧不宁，腰膝酸软，面色晦暗，舌淡，苔薄润，脉沉细无力，尺脉弱。

证候分析 素体肾虚，因产肾气受损，肾阳不振，不能化气行水，膀胱气化不利，故令小便不通；尿蓄膀胱不得出，故令小腹胀急疼痛，坐卧不宁；腰为肾之外府，肾主骨，肾虚失养，则腰膝酸软。面色晦暗，舌淡，苔薄润，脉沉细无力，尺脉弱，为肾阳虚之征。

治疗法则 补肾温阳，化气行水。

方药举例 济生肾气丸（《济生方》）。

炮附子 茯苓 泽泻 山茱萸 炒山药 车前子 牡丹皮 官桂 川牛膝 熟地黄

方中附子、官桂温肾助阳；熟地黄、山药、山茱萸补肾滋阴；茯苓、泽泻、车前子、牛膝利水通溺；牡丹皮泻肾中伏火。全方合用有补肾阳，益肾阴，助气化，通小便之功效。

若腰痛甚者，酌加巴戟天、炒杜仲、续断以补肾强腰；小腹下坠者，酌加黄芪、党参、升麻以益气升阳。

（三）**气滞证**

主要证候 产后小便不通，小腹胀痛，情志抑郁，或胸胁胀痛，烦闷不安，舌苔正常，脉弦。

证候分析 因产后情志不遂，肝郁气滞，致清浊升降之机壅滞，膀胱气化不利，故小便不通，尿液潴留，久之则小腹胀痛；肝气郁滞，失其条达，故情志抑郁，胸胁胀痛，烦闷不安。舌苔正常，脉弦，为气滞之征。

治疗法则 理气行滞，行水利尿。

方药举例 木通散（《妇科玉尺》）。

枳壳 槟榔 木通 滑石 冬葵子 甘草

方中枳壳、槟榔理气行滞，气行则水行；木通、滑石、冬葵子利水通小便；甘草和中。全方合用有理气行滞，调畅气机，通利小便之效。

（四）血瘀证

主要证候 产后小便不通，小腹胀满刺痛，乍寒乍热，舌黯，苔薄白，脉沉涩。

证候分析 因难产，产程过长，膀胱受压，气血循行受阻，瘀血阻滞，气机不畅，则膀胱气化不利，小便不通；尿潴膀胱不得出，则令小腹胀满刺痛；瘀血内阻，阴阳乖格，故乍寒乍热。舌黯，苔薄白，脉弦涩，为血瘀之征。

治疗法则 养血活血，祛瘀利尿。

方药举例 加味四物汤（《医宗金鉴》）。

熟地黄 白芍 当归 川芎 蒲黄 瞿麦 桃仁 牛膝 滑石 甘草梢 木香 木通

方中熟地黄、白芍养血缓急止痛；当归、川芎养血活血；蒲黄、桃仁、牛膝活血祛瘀止痛；木香宣通气机；瞿麦、滑石、木通、草梢通利小便。

【其他疗法】

1. 针刺取关元、气海、三阴交、阴陵泉、水道穴。

2. 灸取百会穴、关元穴。

3. 耳针取膀胱穴。

4. 推拿疗法：在关元穴推压并间断向耻骨联合方向下推，手法按逆时针方向，先轻后重，5 ～ 15 分钟。

【文献摘要】

《陈素庵妇科补解·产后众疾门卷之五》："产后小便不通，因肠胃夹热，产后水血俱下，津液燥竭，热结膀胱故不通也。亦有未产之前内积冷气，产时尿胞运动，产后腹胀如鼓，小便不通，闷乱欲死者。内亡津液，当滋肾水以陪天乙之源；内积冷气，温下焦以利水则胀自已，可服木通散及葱白补骨脂汤分别主治。"

《万氏妇人科·卷之三》："产后气虚，不能运化流通津液，故使小便不通，虽通而亦短少也。勿作淋秘，轻用渗利之药，其气益虚，病亦甚，宜加味四君子汤主之。又有恶露不来，败血停滞，闭塞水渎，小便不通。其症小腹胀满刺痛，乍寒乍热，烦闷不安，加味五苓散主之。”

《沈氏女科辑要笺正·卷下》：“笺正：沈之所谓气虚不升，是中州清阳之气下陷，反致膀胱窒塞不通，即所谓州都之气化不行者。黄芪补气，能升举清气，而不致如升麻之轻迅，即在产后，亦可无弊，重用固宜。谓麦冬能清上源者，肺气不宣，则小水闭塞，麦冬润肺，是滋其源。然尤宜宣通肺气，紫苑、兜玲、桑白皮、路路通等，俱为通泄小水极验之药。而桂枝能通太阳气，下元阳虚者宜之。”

【科研思路】

西医认为产后尿潴留多与产程过长，会阴侧切阴道助产，产妇心理因素有关。①部分产妇产程过长，胎先露压迫膀胱和尿道，使得膀胱尿道黏膜水肿，膀胱肌张力差，对膀胱内部张力增加不敏感，加上产时体力消耗过大，无力排尿，造成排尿困难。②会阴侧切，阴道助产等造成膀胱括约肌反射性痉挛或尿道水肿，使排尿困难。尤其是第二产程延长的产妇，进一步加重膀胱三角黏膜的水肿，使膀胱括约肌失去收缩力，无法将尿液排出。③产妇心理因素。产妇产后由于会阴侧切刀口疼痛，或者担心侧切刀口裂开，不敢排尿，使膀胱过度充盈而失去收缩力，出现尿潴留。④此外还与环境因素有关。产妇住在病室，医生护士及家属出入频繁，产妇失去正常的排尿环境。产妇大脑对排尿反射出现抑制，反射性抑制排尿，最终导致尿潴留。西医对于产后尿潴留的治疗，除了重视产后宣传，鼓励产妇尽早离床排尿外，无外乎水声诱导，外阴熏蒸，下腹部热敷，肌肉注射新的明，以及导尿，留置导尿管。在此情况下，一般采用甲基硫酸新斯的明肌内注射，甲基硫酸新斯的明可促进胃肠道及膀胱平滑肌挛缩，有效解除尿潴留。

【现代研究】

产后小便不通是产后较常见的疾病，针灸、内外合治疗效可靠。有学者选用针刺中极、三阴交、阴陵泉、足三里四穴，随证配伍血海、气海、关元，治疗产后小便不通，疗效显著［王发根，等.针刺治疗产后小便不通26例.实用中西医结合临床，2012，12（2）：87–88］。运用芒针针刺上髎、次髎、中髎、会阳治疗产后小便不通疗效显著［杨玉霞，等.芒针针刺治疗产后小便不通的临床观察.河北中医，2013，35（3）：402–403］。针刺曲骨、中极、关元、水道、三阴交、阴陵泉配合补中益气汤加减治疗产后尿潴留，有效率达91.67%［张大伟，等.针灸中药并用治疗产后尿潴留临床观察.中国中医基础医学杂志，

2011，17（10）：1146，1149］。用盆底肌训练预防产后尿潴留疗效较好［周燕莉，等．盆底肌训练队预防产后尿潴留的作用探讨．护士进修杂志，2012，27（21）：1992–1993］。以中药封包治疗产后尿潴留临床效果显著［①仲艳敏，等．中药封包治疗产后尿潴留疗效观察．安徽医药，2015，19（11）：2217–1119。②周燕莉，等．盆底肌训练队预防产后尿潴留的作用探讨．护士进修杂志，2012，27（21）：1992–1993］。

【思考题】

何谓产后小便不通？常用的简要方法有哪些？

（时思毛）

第十节　产后小便频数与失禁

【概说】

产后小便次数增多，甚至日夜数十次，称为“产后小便频数”。若小便自遗，滴沥而下，不能约束者，称为“产后小便失禁”。

产后小便频数与失禁，皆与分娩或产伤有关，主要由分娩时膀胱受压过久，或接生不慎，或难产手术损伤膀胱所致。多见于平素身体虚弱，或分娩时难产、滞产及有手术助产史的产妇。

本病始见于《诸病源候论·卷四十四》：“产后小便数候：胞内宿有冷，因产气虚，而冷发动，冷气入胞，虚弱不能制其小便，故令数。”“产后遗尿候：因产用气，伤于膀胱，而冷气入胞囊，胞囊缺漏，不禁小便，故遗尿。多因产难所致。”其后各家对本病的病因病机证治多有论述。《格致余论·难产胞损淋漓论》：“常见尿胞，因收生者不谨，以致破损而得淋漓病，遂成废疾。”“难产之由，多是气虚，难产之后血气尤虚，试与峻补。”“盖是气血骤长，其胞自完，恐稍迟缓，亦难成功。”《医宗金鉴·卷四十八》对本病有详论，其中黄芪当归散至今仍运用于临床。

西医学的产后尿失禁，或膀胱阴道瘘可参照本病辨证治疗。

【病因病机】

产后小便频数与失禁的主要发病机理为膀胱失约。常见的证型有气虚、肾虚和产伤。

（一）气虚

素体虚弱，肺气不足，因产努力伤气，或因产程过长，气随血耗，致肺气益虚，不能制约水道，膀胱失约，不能藏纳尿液，而致小便频数或失禁。《校注妇人良方·卷二十三》："产后小便数者，乃气虚不能制故也。"

素体气虚，肺气不足
产程过长，气随血耗 } 肺气益虚→不能制约水道→膀胱失约→小便频数与失禁

（二）肾虚

素禀薄弱，肾气不足，因产难损伤气血，使肾气更虚，肾虚则开合不利，膀胱失约，而致小便频数或失禁。《陈素庵妇科补解·产后众疾门卷之五》："产后气血俱虚，损伤经络，肾主水，藏精，肾虚则不能约束，轻则数而多溲，重则遗尿不知。"

素禀肾气不足
产难损伤肾气 } 肾气更虚→开合不利→膀胱失约→小便频数与失禁

（三）产伤

产程过长，胎儿久压膀胱，致使被压部位气血亏少而失于濡养，继而成瘘；或因手术不慎损伤膀胱而成瘘，膀胱不约而小便失禁。《妇人大全良方·卷之二十三》："固脬散 治妇人临产时伤手胞破，小便不禁。"

由于产程过长
胎压膀胱过久
难产手术误伤 } 损伤膀胱成瘘→膀胱不约→小便失禁

【诊断】

❶ 病史　素体虚弱，难产、产程过长及手术助产史。

❷ 症状　小便次数增多，或小便不能自约，时时漏出。

❸ 检查　产伤者有尿液自阴道漏出，尿瘘损伤可探知。

【辨证论治】

辩证要点重在观察小便排出情况，结合脉证，辨其为虚而不约，或为伤而失控。

（一）气虚证

主要证候　产后小便频数或失禁，气短懒言，倦怠乏力，小腹下坠，面色不华，舌淡，苔薄白，脉缓弱。

证候分析　气虚则三焦决渎无权，膀胱失约，故小便频数或失禁；脾肺气虚，中阳不振，故气短懒言，倦怠乏力；气虚下陷，则小腹下坠；气虚血亏，

不能外荣，故面色不华。舌淡，苔薄白，脉缓弱，为气虚之征。

治疗法则 益气固摄。

方药举例 黄芪当归散（《医宗金鉴》）加山茱萸、益智仁。

人参 白术 黄芪 当归 白芍 甘草 猪尿脬

方中人参、黄芪、白术、甘草大补元气，以复制约之权；当归、白芍养血益阴；山茱萸、益智仁、猪尿脬补肾固脬。全方共奏益气养血，固摄之效。

若小腹胀而坠者，酌加枳壳、小茴香以调气；若形寒肢冷，腰酸痛者，酌加肉桂、巴戟天、补骨脂以温肾扶阳，强壮腰脊。

（二）**肾虚证**

主要证候 产后小便频数或失禁，夜尿尤多，头晕耳鸣，腰膝酸软，面色晦暗，舌淡，苔白滑，脉沉细无力，两尺尤弱。

证候分析 肾司二便，肾虚关门不利，膀胱失约，则小便频数或失禁，夜尿多；肾虚精亏，不能充髓养脑，则头晕耳鸣；肾虚外府失养，则腰膝酸软。面色晦暗，舌淡，苔白滑，脉沉细无力，尺脉尤弱，为肾阳虚之征。

治疗法则 温阳化气，补肾固脬。

方药举例 肾气丸（《金匮要略》）加益智仁、桑螵蛸。

附子 桂枝 干地黄 山药 山茱萸 泽泻 茯苓 牡丹皮

（三）**产伤证**

主要证候 产后小便失禁，或从阴道漏出，或尿中夹血，有难产或手术助产史，舌质正常，苔薄，脉缓。

证候分析 由于难产或手术助产，损伤膀胱，不约或成瘘，不能蓄存尿液，故使小便失禁，或从阴道漏出，或尿中夹血；病由外伤，内无寒热，故舌质正常，苔薄，脉缓。

治疗法则 益气养血，生肌补脬。

方药举例 完胞饮（《傅青主女科》）。

人参 白术 茯苓 生黄芪 当归 川芎 桃仁 红花 益母草 白及 猪、羊脬

方中人参、黄芪、白术、茯苓大补元气；当归、川芎、桃仁、红花、益母草养血活血，气血旺盛则可生肌补损；白及生肌止血；猪、羊脬以脏补脏。全方合用以益气养血，生肌补脬。

若用药不效，或瘘道较大，不宜用药者，应手术修补。

【文献摘要】

《张氏医通·卷十一》："产后小便数，乃气虚不能制水，补中益气加车前、茯苓。若膀胱阴虚而小便淋漓，生料六味合生脉散，滋其化源，须大剂煎成，隔汤顿热，续续进之。产后遗尿不知，乃气虚不能统血也，补中益气汤。若新产廷孔未敛，溺出不知，此恒有之，至六七朝自止，不必治也。"

《万氏妇人科·卷之三》："下焦如渎，所以主潴泄也。产后气血虚脱，沟渎决裂，潴蓄不固，水泉不止，故数而遗也。下者举之，脱者涩之，宜用升阳调元汤和桑螵蛸散主之。"

《傅青主女科·女科下卷》："妇人有生产之时，被稳婆手入产门，损伤胞胎，因而淋漓不止，欲少忍须臾而不能。人谓胞破不能补也，孰知不然……何难补其缺陷也？方用完胞饮。"

【科研思路】

盆腔器官组织是一个统一的整体，各器官、组织等互相独立，又互相影响。膀胱、尿道、阴道、子宫依靠盆底的韧带、筋膜、肌肉维持着各自的正常位置。先天因素所致的盆底组织薄弱或后天所致的盆底组织损伤时，盆腔器官会随之位置改变，到一定程度时即发生盆底功能障碍性疾病（pelvic floor dysfunction，PFD）。此种疾病在临床上的主要表现是盆腔器官膨出（pelvic organ prolapse，POP）和压力性尿失禁（stress urinary incontinence，SUI），给患者的工作、日常生活等带来了极大的不便。目前对PFD发病因素的研究，主要归结为慢性腹压增加，妊娠、分娩，肥胖，医源性手术损伤等，其中妊娠和分娩是引起盆底损伤的重要原因。而内在原因可以从力学角度考虑为盆底Ⅰ、Ⅱ类肌纤维肌力的下降，盆底肌力是一个电生理指标，可以作为早期诊断盆底损伤及研究发病因素的指标，是十分有价值的。

产后SUI是一种常见而又易忽视的疾病。分娩后，如果产妇会阴肌肉测试低于3级，应该进行预防性的盆底康复锻炼，进一步改善产妇的健康和生活质量。生物反馈、阴道锥体和盆底肌肉锻炼盆底康复训练后，产后SUI发生率明显降低，会阴肌力明显增高，提示盆底康复训练对产后SUI发生有一定的防治作用并配合中医中药治疗，值得推广应用。

【思考题】

产后小便频数与失禁的定义是什么？各证型常用代表方剂是什么？

（赵颜）

第十一节　产后大便难

【概说】

产后饮食如常，大便数日不解，或艰涩难以解出者，称为“产后大便难”，又称“产后大便不通”。

本病为新产三病之一，临床较常见。其发病特点是饮食如常，且无腹痛呕吐等症，唯排便艰涩、难出。

本病始见于《金匮要略方论·卷下》：“新产妇人有三病，一者病痉，二者病郁冒，三者大便难…… 亡津液，胃燥，故大便难。”其后各家对本病的病因病机证治多有论述。《诸病源候论·卷四十四》：“肠胃本夹于热，因产又水血俱下，津液竭燥，肠胃否涩，热结肠胃，故大便不通也。”《万氏妇人科·卷之三》：“人身之中，腐化糟粕，运动肠胃者，气也；滋养津液，溉沟渎者，血也。产后气虚而不运，故糟粕壅滞而不行，血虚而不润，故沟渎干涩而不流，大便不通，乃虚秘也。不可误用下剂，反加闭涩，宜润燥汤主之。”

西医学的产后便秘可参照本病辨证治疗。

【病因病机】

本病机理多由血虚津亏，肠燥失润；或脾肺气虚，传导无力所致。临床主要有血虚津亏与脾肺气虚两型。

（一）血虚津亏

素体血虚，因产重虚，或产后失血过多，营血骤虚，或产后汗出不止，津液亏耗，肠失濡润，故令大便难，甚至不通。《圣济总录·卷一百六十五》：“产后津液减耗，胃中枯燥，润养不足，糟粕壅滞，故大便难而或致不通。凡新产之人喜病此者，由去血多，内亡津液故也。”

素体血虚，因产重虚
产后失血，营血骤虚　}血虚津亏→肠道失于濡润→产后大便难
产后多汗，津液亏耗

（二）脾肺气虚

素体气虚，因产失血耗气，脾肺之气益虚，脾气虚则升降无力，肺气虚则肃降失司，大肠传送无力，致令大便不解或难解。《万氏妇人科·卷之三》：

"产后气虚而不运，故糟粕壅滞而不行……大便不通。"

素体气虚、因产耗气 → 肺脾之气益虚 → {脾虚升降无力、肺虚肃降失职} → 大肠传导无力→产后大便难

【诊断】

❶ **病史** 滞产或难产，产时产后失血过多，或多汗出。

❷ **症状** 饮食如常，大便数日不解，或艰涩难下，或大便不坚，努责难出。

❸ **检查** 腹软无压痛，或可触及肠型。妇科检查无异常。

【辨证论治】

辩证重在辨其在气、在血。大便干燥，艰涩难下者，多属血虚；大便不坚，努责难解者，多属气虚。血虚者，以滋以润；气虚者，以补以行。

（一）血虚津亏证

主要证候 产后大便干燥，数日不解，或解时艰涩难下，腹无胀痛，或心悸少寐，肌肤不润，面色萎黄，舌淡，苔薄白，脉细弱。

证候分析 素体血虚，营阴不足，因产重虚，或产前产后血去过多，血虚津伤，肠道失于濡润，而致大便干燥，或数日不解；非里实之证，故腹无胀痛；血虚不能上奉于心，心神失养，则心悸少寐；血虚不能外荣于头面肌肤，故面色萎黄，肌肤不润。舌淡，苔薄白，脉细弱，为血虚之征。

治疗法则 滋阴养血，润肠通便。

方药举例 四物汤（《太平惠民和剂局方》）加肉苁蓉、柏子仁、火麻仁。

熟地黄　当归　川芎　白芍

方中四物汤养血生津润燥，加肉苁蓉、柏子仁、火麻仁滋补阴液，润肠通便。

若精神倦怠，气短乏力者，酌加白术、黄芪、沙参以益气；口燥咽干者，酌加玄参、麦门冬以养阴滋液。

若兼内热者，症见口干，胸满腹胀，舌质红，苔薄黄，脉细数，宜养血润燥，佐以泻热。方用麻仁丸（《经效产宝》）加麦冬、元参、生地黄。

麻仁、枳壳、人参、大黄为末，炼蜜为丸，临证可改汤剂。

本方火麻仁，麦冬滋阴润燥，元参、生地黄养阴清热，枳壳、大黄下气清热通便，人参益气扶正。

（二）脾肺气虚证

主要证候 产后大便数日不解，或努责难出，神倦乏力，气短汗多，舌

淡，苔薄白，脉缓弱。

证候分析 素体虚弱，因产用力耗气，其气益虚，气虚大肠传送无力，则大便数日不解，努责难出；气虚中阳不振，则神倦乏力；气虚卫气不固，腠理不密，则气短汗多。舌淡，苔薄白，脉缓弱，为气虚之征。

治疗法则 补脾益肺，润肠通便。

方药举例 润燥汤《万氏妇人科》。

人参 甘草 归身 生地黄 枳壳 火麻仁 桃仁泥 槟榔汁

方中人参、甘草补脾气而益肺气；枳壳、槟榔理气行滞，以利传导；归身、生地黄养血育阴以润肠；麻仁、桃仁润肠通便。

若大便秘结难解者，重用白术、生首乌以益气润燥通便。

【文献摘要】

《经效产宝·续篇》："产卧水血俱下，肠胃虚竭，津液不足，故大便秘涩。若过五六日腹中闷痛者，乃有燥粪在脏腑，以其干涩不能出耳，宜服麻仁丸，更以津润之。若误以为热而投寒药，则阳消阴长，变动百生，性命危矣。"

《济阴纲目·卷之五》："产后固不可轻用大黄，若大肠干涩不通，或恶露点滴不出，不得大黄以宣利之，则结滞决不能行……利后仍即以参、术、芎、归、甘草等药调补之。不然，元气下脱，后将不可收拾矣。"

【科研思路】

现代医学认为本病的主要成因为：孕妇妊娠晚期因增大的子宫压迫致腹压增高，使痔静脉回流受阻和压力增高，导致痔静脉曲张，发生痔疮。分娩时胎儿压迫直肠末端和肛管，局部静脉及淋巴回流受阻，血液淤积于小静脉和毛细血管内，加上持续机械刺激，使体液漏到组织间隙形成淤血性水肿，引起出口梗阻型便秘。产妇在产后过少食用膳食纤维和水分，不注意蛋白和维生素的补充，粪便量减少，不能够形成足够的压力刺激神经感受细胞产生排便反射，导致大便在肠道存留时间过长引起大便干结难出。产妇产后卧床时间过多，活动减少，肠蠕动减弱亦易引起便秘。会阴侧切或黏膜撕裂的产妇，因疼痛及其他不适，担心产后用力排便会使伤口裂开、缝线脱落等，常发生焦虑不安、情绪紧张，导致便秘。既往有便秘史，尤其是孕期有便秘习惯者，通常可延续至产后。产后卧床过久、活动较少者。产程延长、滞产，尤其为第二产程延长者，产妇极度疲劳。剖宫产术切口疼痛。分娩过程中曾应用各种麻醉药物，使肠蠕动受抑制而影响排便。产程中消耗大量体液，产后出汗多，未能及时补充，导致水、电解质紊乱，尤其是低钾者。

【现代研究】

现代医学认为产后大便难虽然多因产后气血津液亏虚所致，然辨证当分虚实两端，现代人饮食起居与古人不同，在诊治上需谨察虚实，随证加减［徐明英，等.产后便秘谨察虚实.黑龙江中医药，2016，45（03），13-14］。有学者认为刺激耳穴可以调节脏腑经络功能，耳穴压籽是民间疗法的精华，能够有效预防和改善产后大便难［齐金羚.耳穴压籽预防产后大便难临床观察.辽宁中医药大学学报，2016，18（3）：153-154］。

【思考题】

产后大便难的定义是什么？常用代表方剂是什么？

（赵颜）

第十二节　缺乳

【概说】

哺乳期内，产妇乳汁甚少，或全无，称为“缺乳”。亦称“乳汁不行”或“乳汁不足”。

本病的特点是产妇乳汁甚少或全无，不能满足哺育婴儿的需要。有的是由于营养不良或手术创伤导致乳少；有的是由于七情所伤或高热，导致乳汁骤减。若是由于乳腺发育欠佳引起的，治疗效果较差。

本病始见于《诸病源候论·卷四十四》：“产后乳无汁候：妇人手太阳、少阴之脉，下为月水，上为乳汁……既产则水血俱下，津液暴竭，经血不足，故无乳汁也。”其后各家对本病的病因病机证治多有论述。《三因极一病证方论·卷十八》：“产妇有二种乳脉不行，有气血盛而壅闭不行者，有血少气弱涩而不行者。虚当补之，盛当疏之。”《儒门事亲·卷五》：“凡妇人有天生无乳者，不治。”

西医学产后缺乳、泌乳过少等病证可参照本病辨证治疗。

【病因病机】

本病发病机理一为化源不足，二为瘀滞不行。常见分型有气血虚弱、肝气郁滞。

（一）气血虚弱

素体气血虚弱，复因产时失血耗气；或脾胃虚弱，气血生化不足，以致气血虚弱，冲任气血不足，无以化乳，则产后乳汁甚少，或全无。《叶天士女科诊治秘方·卷三》："若气血虚而乳少者，或产时去血太多，或产前有病……气血渐衰，往往无乳。"

素体气血虚弱
产时失血耗气 } 气血虚弱→冲任气血不足→无以化乳→缺乳
脾胃虚弱纳少

（二）肝郁气滞

素性抑郁，或七情所伤，肝失条达，气血失畅，以致冲任经脉涩滞，阻碍乳汁运行，因而缺乳。《儒门事亲·卷五》："或因啼哭悲怒郁结，气溢闭塞，以致乳脉不行。"

素性抑郁
七情所伤 } 肝郁气滞→冲任经脉涩滞→阻碍乳汁运行→缺乳

【诊断】

❶ **病史** 素体气血虚弱，产时失血过多；或素性抑郁，产后情志不遂。

❷ **症状** 乳汁甚少，或全无。

❸ **检查** 乳腺发育正常，乳房柔软无胀痛，或胀硬而痛；乳汁清稀，或浓稠。或有乳腺发育欠佳者。

【辨证论治】

缺乳有虚实两端。一般以乳房柔软，乳汁清稀者，多为虚证；乳房胀硬而痛，乳汁浓稠者，多为实证。虚者补气养血，实者疏肝解郁，均宜佐以通乳之品。

（一）气血虚弱证

主要证候 产后乳少，甚或全无，乳汁清稀，乳房柔软，无胀满感，神倦食少，面色无华，舌淡，苔少，脉细弱。

证候分析 气血虚弱，冲任气血不足，乳汁化源不足，无乳可下，故乳少或全无；乳腺空虚，故乳房柔软，无胀满感；气血不足，阳气不振，脾失健运，故神倦食少；气虚血少，不能上荣，则面色无华。舌淡，苔少，脉细弱，为气血不足之征。

治疗法则 补气养血，佐以通乳。

方药举例 通乳丹（《傅青主女科》）。

人参　生黄芪　当归　麦冬　木通　桔梗　七孔猪蹄

方中人参、黄芪大补元气；当归、麦冬养血滋液；猪蹄补血通乳；木通宣络通乳；桔梗载药上行。全方共奏补气养血，宣络通乳之效。

若纳少便溏者，酌加炒白术、茯苓、山药以健脾止泻。

(二) 肝气郁滞证

主要证候　产后乳汁涩少，浓稠，或乳汁不下，乳房胀硬疼痛，情志抑郁，胸胁胀闷，食欲不振，或身有微热，舌正常，苔薄黄，脉弦细或弦数。

证候分析　情志不舒，肝气郁结，气血不畅，冲任经脉阻滞，阻碍乳汁运行，致令乳汁不得出而乳汁涩少；乳汁淤积，则乳房胀硬、疼痛，乳汁浓稠；肝脉布胁肋，肝气郁滞，失于宣达，则胸胁胀闷；肝气不舒，则情志抑郁；木郁克土，脾失健运，则食欲不振。乳淤日久化热，则身有微热。舌正常，苔薄黄，脉弦细或弦数，为肝郁气滞或化热之征。

治疗法则　疏肝解郁，活络通乳。

方药举例　下乳涌泉散(《清太医院配方》)。

当归　川芎　天花粉　白芍药　生地黄　柴胡　青皮　漏芦　桔梗　通草　白芷　穿山甲　王不留行　甘草

方中青皮、柴胡舒肝解郁；四物、天花粉养血滋液；穿山甲、王不留行、漏芦活络下乳；桔梗、通草宣络通乳；甘草调和诸药。全方共奏疏肝解郁，通络下乳之效。

若乳房胀痛甚者，酌加橘络、丝瓜络、香附以增理气通络，行滞止痛之力；乳房胀硬结块，局部生热，触痛者，酌加败酱草、蒲公英、赤芍以清热凉血，散结消肿。若乳房红肿掣痛，高热寒战，或乳房结块有波动感者，应按“乳痈”诊治。

【其他疗法】

1. 猪蹄2只，通草24g，炖熟，去通草，食蹄饮汤。

2. 鹿角粉，每次4.5g，每日2次。

3. 鲫鱼汤：豆芽60g，生南瓜子30g，鲫鱼100g，通草20g，水煎服。

4. 针灸治疗：主穴取膻中、乳根（温灸）；配穴取少泽、天宗、合谷。血虚加肝俞、膈俞；气滞加内关、期门。

【文献摘要】

《陈素庵妇科补解・产后众疾门卷之五》：“补按：乳头属厥阴，乳房属阳明，乳汁则手少阴、手太阳二经血也。若乳汁不行，多属血虚，易兼忧怒所伤。若乳少，全属脾胃虚而饮食减少之故……至于产后乳少，大补气血则胃气平复，胃旺则水谷之精以生新血，血充则乳自足。”

《傅青主女科·乳病类》：“少壮之妇，于生产之后，或闻丈夫之嫌，或听翁姑之谇，遂致两乳胀满疼痛，乳汁不通，人以为阳明之火热也，谁知是肝气之郁结乎！夫阳明属胃，乃多气多血之府也。乳汁不化，原属阳明，然阳明属土，壮妇产后，虽云亡血，而阳明之气，实未尽衰，必得肝木之气以相通，始能化成乳汁，未可全责之阳明也。盖乳汁之化，全在气而不在血。今产后数日，宜其有乳，而两乳胀满作痛，是欲化乳而不可得，非气郁而何……治法宜大舒其肝木之气，而阳明之气血自通，而乳亦通矣，不必专去通乳也。”

《叶天氏女科诊治秘方·卷三》：“乳汁乃冲任气血所化，故下则为经，上则为乳。产后饮食最宜清淡，不可过咸，盖盐止血少乳，且发嗽。若气血虚而乳少者，或产时去血太多，或产前有病……产后失于调理……气血渐衰，往往无乳，急服通脉汤，虚者补之也。若乳将至而未能过畅者，宜涌泉散，滞者通之也。若肥胖妇人痰气壅滞不来者，宜漏芦汤，壅者行之也。”

【科研思路】

中医药在治疗产后缺乳方面已形成了比较完整的治疗体系，疗效显著，但在其治疗过程中仍会受许多因素的干扰和制约，只有注意加以分析，才能有助于提高临床疗效。同时还应重视正确、合理的生活、饮食及精神调理在防治产后缺乳中的重要作用。

从近年的文献资料分析，现代中医药对产后缺乳防治的研究着重向更深层次进行探讨，采用化学物质如 NaF、L–Dopa、PCPA 等造成缺乳动物模型，并观察了一些药物对其的作用，取得可喜的苗头。表明中医药还具有提高缺乳产妇的血清 PRL 水平和乳汁营养成分以及微量元素的含量，促进产后子宫复旧，增强机体免疫功能，增进食欲，有助于产妇的身体恢复和婴儿体质改善，减少产后病的发生等作用。从而进一步促进乳母的乳汁分泌。

产后缺乳属于产后门的范畴，中医理论有着翔实的认识，古代医家对于产后缺乳的记载繁多，治法众多，有药物疗法、非药物疗法，内治法、外治法，针灸、推拿、帖敷、拔罐、食疗等等

我国目前产后 0 ～ 2 天新生儿纯母乳喂养率为 1.93% ～ 60.82%，产后 3 天～ 4 个月纯母乳喂养率为 86.84% ～ 87.09%［江桂英 .80 后母乳喂养情况调查分析 . 全国妇产科新技术、新理论进展研讨会，青岛：中华护理学会，2012：258–262］，产后缺乳的发生率约占产妇的 22.2%［林毅 . 现代中医乳房

病学.北京：人民卫生出版，2003：238]，且有上升趋势，其主要原因之一就是乳量不足。母乳是婴儿发育最理想的天然食品。2000年世界卫生组织及联合国儿童基金会倡导婴儿出生后6个月内纯母乳喂养为最佳的喂养方式。中医对产后缺乳的治疗有着天然的优势，逐步被人们接受。

李万瑶等对文献来源为中国生物医学文献数据库（CBM）、中国期刊全文数据库（CNKI）、中国生物医药数据库（维普VIP）。文献发表时间：2003年1月～2013年12月。最后一次文献检索日为2014年2月20日。语种为中文文献，研究对象为产后缺乳，内容包括理论研究、综述、实验研究、临床研究等进行综合分析可以看出，在临床实践过程中，随着社会生活的巨大变化和发展，辨证分型更加细化和复杂，共有11种已确定的不同类型，远远多于古代医家对于该疾病的证的认识。但是由于技术水平、写作水平等限制，有一部分文献中并未出现对产后缺乳的辨证分型、辨证论治的描述，甚至有有药无证、有方无型的情况，缺乏规范。因证型上有虚实、瘀滞、气血、痰浊、肝肾、脾胃、经络等不同，故在中药方面涉及了补益类、祛湿类、清热类、理气类、理血类、解表类、化痰类等诸多方面。通过统计发现，近11年间，当归、王不留行、黄芪、柴胡是产后缺乳中最常用的4味中药。其余则为具有补益肝肾、益气养血、活血通经、破气化滞功效的药物。通过对古代医书的回顾，发现古代医家在产后缺乳的治疗中较常用的方剂包括了，具有益气养血、通络通乳的当归补血加葱白汤（《济阴纲目》）[明·武之望.济阴纲目.上海：上海科学技术出版社，1959：176-177]、通乳汤（《医学六要》）通乳丹（《傅青主女科》）、通乳汤（《达生篇》）、清营养血的通乳四物汤（《医略六书》）、疏肝理气通络的通草汤（《古今医鉴》）、通肝生乳汤（《傅青主女科》）、清热散风功效的疏风散（《医略六书》）以及具有养血生津的下乳天浆饮（《疡医大全》）[清·顾世澄.疡医大全.北京：中国中医药出版社，1994：23-24]。以上经方在古典医籍中有详尽的论述。通过对11年来产后缺乳文献的整理，发现使用自拟方的文献居多，自拟方大多来自临床一线医生的个人经验总结或者对古典经方的加减，如部分具有益气养血作用的生乳方来自《内外伤辨惑论》的补中益气汤。而《傅青主女科》的通乳丹以及《清太医院配方》中下乳涌泉散在临床使用中较为普遍。因乳房部位有众多经络走行，足阳明胃经贯乳中；足厥阴肝经上贯膈，布胸胁，绕乳头；足少阴肾经从肾上贯肝膈，入肺中，其支脉入胸中；足太阴脾经，上膈，经于乳外侧；任脉行于两乳之间；冲脉夹脐上行，至胸中而散。故临床取穴体现出“经脉所过，主治所及”的“循经取穴”原则。

【现代研究】

现代医学认为，乳汁的分泌与排出是一个十分复杂的神经内分泌调节。它与产妇血中催乳素及催乳抑制因子及催产素的水平密切相关，同时与乳腺的发育关系密切。产后出血、营养不良、精神刺激、药物抑制、哺乳不当均可通过影响垂体功能而影响到乳汁的分泌始动时间延迟及乳汁分泌不足而造成产后乳汁不足。据报道，我国目前产后 1 个月纯母乳喂养率为 47%～62%，产后 4 个月纯母乳喂养率为 16%～34.4%。其主要原因就是母乳不足。而对于产后缺乳，中医治疗效果满意。有学者将产后缺乳分为五型治疗，分别以宁心安神法、疏肝解郁法、健脾导滞法、宣通肺气法、补益气血法，经治泌乳正常［韩连玉，等．产后缺乳辨治 5 法．河北中医，2007，29（8）：716–717］。亦有学者通过观察中药通乳汤对模型大鼠血清催乳素、多巴胺、雌二醇含量的影响，结论：通乳汤有增强乳腺细胞催乳的功能，升高血液中催乳素水平，还能扩张乳腺导管，维持乳汁排出通道的畅通［满玉晶，等．通乳汤治疗产后缺乳的实验研究．现代中西医结合杂志，2010，19（2）：144–146］。近年来，由于产妇年龄趋于增高，加之剖宫产率的上升以及妊娠期营养不足、精神过度紧张、产后疲劳、产时出血等诸多因素，产后缺乳有上升趋势。现代医学认为产后乳腺泌乳是一个复杂的神经体液调节的结果，泌乳素是泌乳的基础，产褥期的泌乳量与泌乳素的基础值无关，而与授乳后其反应性上升的程度有关。同时与吸吮刺激，排空乳房，产妇的营养、睡眠、情绪及健康状况密切相关。西医学对本病尚无疗效较好且无任何毒副作用的药物，以常规喂养指导及饮食营养指导等为主［孟秀会，等．耳穴贴压治疗产后缺乳临床疗效观察．吉林中医药，2012，32（9）：936–937］。中医将产后缺乳分为 6 型辨治：①气血两虚型：用通乳丹加减以益气养血，佐以通乳。②肝郁气滞型：用下乳涌泉散加减以疏肝理气，通络下乳。③痰浊壅滞型：用苍附导痰汤加减以祛痰化湿，开乳通窍。④瘀血阻滞型：用加味生化汤以活血祛瘀通乳。⑤肺气虚弱，宣降失司型：补肺汤加减以补益肺气或佐以疏风散寒。⑥肾气不足，精血亏虚型：大补元煎加减以补肾为主，兼补气血。

可配合针灸治疗，①取膻中、乳中、少泽、内关、太冲穴，用泻法。②取膻中、乳根、脾俞、足三里穴，补泻并灸。此外推拿、按摩，或用低频电子脉冲治疗仪刺激刺激人体特定部位，促进乳房乳头部位的血液循环和乳腺管的通畅，促进早泌乳、多泌乳［郑燕，等．产后缺乳的中西医病因病机与治疗．中药与临床，2013，4（1）：44–46］。

【思考题】

何谓缺乳？治疗缺乳的代表方剂有哪些？治疗缺乳的其他方法有哪些？

（赵颜）

第十三节　乳汁自出

【概说】

哺乳期内，乳汁不经婴儿吮吸而自然流出者，称为“乳汁自出”。亦称“漏乳”。

若乳母体壮，乳汁颇丰，乳胀时便有少量溢乳；或值授乳时间，乳母思欲授乳，则乳自出；或断乳之初，乳汁难断而自出者，均不为病。乳汁自出常伴有其他症状者，则属本病诊治范畴。

本病始见于《诸病源候论·卷四十四》称：“产后乳汁溢候。”其后各家对本病的病因病机证治多有论述。《经效产宝·卷下》：“产后乳汁自出，盖是身虚所致，宜服补药以止之。若乳多温满急痛者，温熨之。”《校注妇人良方·卷二十三》：“产后怒气乳出，此肝经风热……产后乳汁自出，乃胃气虚，宜服补药止之。”《景岳全书·妇人规》：“产后乳自出，乃阳明胃气之不固，当分有火无火而治之。无火而泄不止，由气虚也，宜八珍汤、十全大补汤……若肝经怒火上冲，乳胀而溢者，宜加减一阴煎。”

西医学产后溢乳可参照本病辨证治疗。

【病因病机】

本病发病机理主要为胃气不固，乳失摄纳；或肝经郁热，迫乳自出。常见气虚失摄和肝经郁热两型。

（一）气虚失摄

因产失血耗气，或饮食劳倦损伤脾胃，中气不足，冲任不固，乳脉不能摄纳乳汁，而致乳汁漏出不止。《医宗金鉴·妇科心法要诀》：“产后乳汁暴涌不止者，乃气血大虚。”

素体脾胃虚弱
产时耗伤血气
饮食劳倦伤脾 } 损伤脾气→中气不足→冲任不固→乳汁失摄→乳汁自出

（二）肝经郁热

产后情志抑郁，郁久化热；或因大怒伤肝，肝火亢盛，热扰冲任，疏泄太过，热迫乳汁妄行，而致乳汁不时漏出。《胎产心法·卷之下》：“肝经怒火上冲，故乳胀而自溢。”

素体精神忧郁
产后情怀不畅 } 肝气郁结→郁而化热→热扰冲任→热伤乳络→迫乳溢出

【诊断】

❶ **病史** 素体虚弱，劳倦过度，或五志过极。

❷ **症状** 乳汁未经吸吮而时时漏下，淋漓不止。

❸ **检查** 乳头无皲裂，乳房柔软或胀硬，乳汁清稀或浓稠。

【辨证论治】

辨证重点在辨乳房柔软与胀满，乳汁清稀与浓稠。一般乳房柔软、乳汁清稀者，属虚，治宜补气摄乳；乳房胀硬，乳汁浓稠者，属热，治宜清热平肝。

（一）气虚失摄证

主要证候 乳汁自出，量少，质清稀，乳房柔软，神倦乏力，面色不华，舌淡，苔少，脉缓弱。

证候分析 气虚冲任不固，乳脉摄纳无权，则乳汁自出；中气不足，乳汁化源匮乏，则乳汁量少，质清稀；乳汁漏下不止，乳房无乳汁之充盈，则柔软无胀感；气虚中阳不振，则神倦乏力；气血亏少，不能上荣于面，则面色不华。舌淡，苔少，脉缓弱，为气虚血亏之征。

治疗法则 益气固摄。

方药举例 补中益气汤（方见月经先期）加芡实、五味子。

（二）肝经郁热证

主要证候 乳汁自出，量多，质浓稠，乳房胀硬疼痛，情志抑郁，胸胁胀满，烦躁易怒，口苦咽干，大便秘结，小便短赤，舌红，苔薄黄，脉弦数。

证候分析 肝郁化热，热扰冲任，热伤乳络，迫乳外溢，则乳汁自出，量多；热为阳邪，易灼伤津液，则乳汁浓稠；肝气郁滞，气机不畅，故情志抑郁，烦躁易怒，乳房胀痛；胆相表里，肝热内盛，火性炎上，则口苦咽干；热伤津液，则大便秘结，小便短赤。舌红，苔薄黄，脉弦数，为肝经郁热之征。

治疗法则 舒肝解郁，清热敛乳。

方药举例 丹栀逍遥散（方见月经先期）加生牡蛎、夏枯草。

附：回乳

产后不需哺乳，或因产妇有疾，不宜授乳，或婴儿已届断奶之时者，可予回乳。

❶ **麦芽煎** 炒麦芽60g，煎汤频服。

❷ **免怀散（《济阴纲目》）** 红花 赤芍 当归尾 川牛膝 水煎服，连服3剂。

❸ **朴硝外敷** 朴硝120g，分装纱布袋内，置两乳房外敷，待湿后更换之。

❹ **针刺** 足临泣、悬钟等穴位，两侧交替．每日一次，用弱刺激手法，7日为一疗程。

【文献摘要】

《妇人大全良方·产后门》："产后乳汁自出，盖是身虚所致，宜服补药以止之。若乳多温满急痛者，温帛熨之……若有此证，但以漏芦散亦可。"

《女科经纶·卷八》引大全曰："产后乳汁自出，胃气虚也，宜补药以止之。若未产而乳自出者，谓之乳泣，生子多不育。若产妇劳役，乳汁涌下，此阳气虚而厥也，独参汤补之。"

【思考题】

1. 乳汁自出的气虚失摄证和肝经郁热证的代表方剂是什么？

2. 常用回乳方法有哪些？

（赵颜）

第十三章　妇科杂病

凡不属经、带、胎、产和前阴疾病范畴，而又与女性解剖、生理特点有密切关系的疾病，称为“妇科杂病”。

常见的妇科杂病有不孕症、子宫脱垂、妇人腹痛、癥瘕、脏躁等。

妇科杂病，临床证候不同，病因病机各异。就病因而论，总结有三：其一，起居不慎，感受外邪；其二，脏阴亏少，情志不调；其三，禀赋不足，气血虚弱。这些病因作用于机体，导致脏腑、经络、气血功能失调，便产生各种疾病。

妇科杂病病情多变，治疗必须以脏腑、经络、气血为核心，辨证施治。其治疗要点是：不孕症宜温养肾气，调理气血为主；妇人腹痛宜通调气血为主，必须按寒、热、虚、实用药；癥瘕宜理气散结，破血消瘀，然必察正气盛衰，酌用攻补；子宫脱垂宜补气升提为主，夹湿热者又宜清热渗湿；脏躁宜养阴润燥安神，更要佐以开郁。

总之，对妇科杂病的治疗，只要从整体观念出发，施以辨证治疗，可以收到满意疗效。

（马宝璋）

第一节　不孕症

【概说】

女子婚后有正常性生活、未避孕1年而未受孕者；或曾孕育过，未避孕又1年以上未再受孕者，称为“不孕症”。前者称为“原发性不孕症”，古称“全不产”“绝户”“绝嗣”“绝子”；后者称为“继发性不孕症”，古称“断绪”“断续”。

目前认为阻碍受孕的因素包括女方、男方或男女双方。本节着重讨论女方不孕因素的诊断及治疗。但治疗前应对男女双方同时进行相关检查，以便提高治疗效果。古医籍对女性先天生理缺陷和畸形造成的不孕总结了“五不女”，即螺、纹、鼓、角、脉，其中除脉之外，均非药物治疗所能奏效，故不属本节论述范畴。

本病始见于《素问·骨空论》：“督脉者……此生病……其女子不孕。”其后各家对本病的病因病机证治多有论述。《诸病源候论·卷三十八》：“然妇人夹疾无子，皆由劳伤血气，冷热不调，而受风寒。客于子宫，致使胞内生病，或月经涩闭，或崩血带下，致阴阳之气不和，经血之行乖候，故无子也。”《宋氏妇科秘书·求嗣门》：“妇人之道，始于求子，求子之法，必先调经。每见妇人之无子者，其经必或前或后，或多或少，或将行而作痛，或行后而作痛，或黑或紫，或淡或凝，而不调。不调则气血乖争，不能成孕矣。大抵妇人无子，多因气血俱虚，不能摄养精气故也。肥人多痰，躯脂满溢，闭塞子宫。治需消痰，养血，顺气。瘦人多火，子宫干燥，无血。治宜清热补血，术岂多乎哉。”

西医学由于排卵功能障碍、生殖器官炎症、部分肿瘤等引起的不孕症可参照本病辨证治疗。

【病因病机】

男女双方在肾气盛，天癸至，任通冲盛的条件下，女子月事以时下，男子精气溢泻，两性相合，便可媾成胎孕。可见不孕主要与肾气不足，冲任气血失调有关。本病常见分型有肾虚、肝郁、痰湿、血瘀等四型。

（一）肾虚

先天禀赋不足，或早婚，或房事不节，损伤肾气，冲任虚衰，胞脉失养，不能摄精成孕；或早婚、房事不节，损伤肾中真阳，命门火衰，冲任失于温煦，胞脉虚寒，不能摄精成孕。《圣济总录·卷一百五十三》：“妇人所以无子者，由于冲任不足，肾气虚寒故也。”经期摄生不慎，或因感寒涉水，以致寒邪伤肾，损及冲任，寒客胞中，不能摄精成孕。《济生方·无子论》：“妇人血弱，子脏风冷凝滞，令人少子。”肾阴素虚，或房事不节，或数伤于血，耗伤精血，以致冲任血少，不能凝精成孕。《格致余论·秦桂丸论》：“阳精之施也，阴血能摄之，精成其子，血成其胞，胎孕乃成。今妇人之无子者，率由血少不足以摄精也。”若阴血不足，或大病久病耗阴，虚热内生，热伏冲任，扰动血海，以致不能凝精成孕，《女科经纶·嗣育门》引朱丹溪曰：“妇人久无子者，冲任脉中伏热也……其原必起于真阴不足，真阴不足则阳胜而内热，内热则荣血枯。”

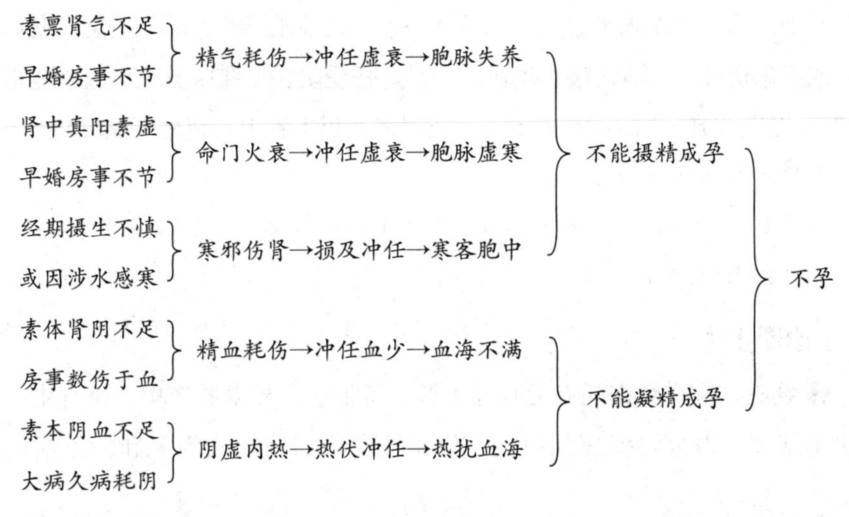

（二）肝郁

素性忧郁，或暴怒伤肝，情志不畅，肝气郁结，疏泄失常，血气不和，冲任不能相资，以致不能摄精成孕。或盼子心切，烦躁焦虑，肝郁不舒，冲任失和，久而不孕。或由于冲任不调，血海蓄溢失常，引起月经不调，进而导致不孕。《景岳全书·妇人规》：“产育由于气血，气血由于情怀，情怀不畅则冲任不充，冲任不充则胎孕不受。”

素性忧郁
暴怒伤肝
烦躁焦虑
}肝气郁结→血气不和→冲任不能相资→不能摄精成孕→不孕

（三）痰湿

素体肥胖，或恣食膏粱厚味，痰湿内盛，阻塞气机，冲任失司，躯脂满溢，闭塞胞宫；或素体脾虚，饮食不节，或劳倦过度，损伤脾气，脾失健运，痰湿内生，湿浊流注下焦，滞于冲任，湿壅胞脉，均可致不能摄精成孕。《丹溪心法·卷五》：“若是肥盛妇人，禀受甚厚，恣于酒食之人，经水不调，不能成胎，谓之躯脂满溢，闭塞子宫。”

素体肥胖
恣食厚味
}痰湿内盛→阻塞气机→冲任失司→躯脂满溢→闭塞胞宫

素体脾虚
饮食不节
劳倦伤脾
}痰湿内生→流注下焦→滞于冲任→湿壅胞脉→月经不调

（以上两条）→不能摄精成孕→不孕

（四）血瘀

经期产后，余血未净之际，或不禁房事，或涉水感寒，邪与血结，瘀血内阻；或恚怒伤肝，气滞血瘀，瘀血内停，冲任受阻，瘀滞胞脉，以致不能摄精成孕。《医宗金鉴·妇科心法要诀》：“或因宿血积于胞中，新血不能成孕。”

经期产后，余血未尽
不禁房事，涉水感寒 } 瘀血内停→冲任受阻→瘀滞胞脉→不能摄精成孕→不孕
恚怒伤肝，气滞血瘀

【诊断】

❶ **病史** 应详细询问有无月经失调、带下病、异常胎产史、婚育史、既往史（结核、内分泌疾病如甲亢、代谢性疾病如糖尿病等）和情志损伤等病史。

❷ **症状** 夫妇同居1年以上，配偶生殖功能正常，无避孕措施而未怀孕。

❸ **检查**

（1）**体格检查** 注意第2性征发育情况，身高、体重、腰围、臀围，有无溢乳、多毛、痤疮及黑棘皮征等。

（2）**妇科检查** 注意内外生殖器的发育，有无畸形、炎症及肿瘤等。

（3）**特殊检查**

①卵巢功能检查 B型超声监测卵泡发育、基础体温测定、女性激素（FSH、LH、E2、P、T、PRL）测定、子宫内膜活组织检查等，了解卵巢有无排卵及黄体功能状态。

②其他检查 输卵管通畅试验；染色体检查；免疫试验（抗精子抗体、抗心磷脂抗体等）；宫腔镜、腹腔镜检查；颅脑CT、MRI检查排除垂体病变等。

【辨证论治】

不孕症的辨证，主要依据月经的变化、带下病的轻重程度，其次依据全身症状及舌脉进行综合分析，明确脏腑、冲任、胞宫之病位，气血、寒热、虚实之变化，以及病理产物痰湿、瘀血之不同，以指导治疗。治疗重点是温养肾气，调理气血，使经调病除，则胎孕可成。此外，还须情志舒畅，房事有节，择絪缊之时而合阴阳，以利于成孕。

本病病因复杂，许多疾病皆可引起不孕。临证时，要辨证与辨病相结合。无证可辨时，可根据实验室检查的结果采用微观辨证的方法指导治疗。

(一)肾虚证

❶ 肾气虚证

主要证候 婚久不孕，月经不调，经量或多或少，头晕耳鸣，腰酸腿软，精神疲倦，小便清长，舌淡，苔薄，脉沉细，两尺尤甚。

证候分析 肾气不足，冲任虚衰，不能摄精成孕，而致不孕；冲任失调，血海失司，故月经不调，量时多时少；腰为肾府，肾主骨生髓，肾虚致腰酸腿软；髓海不足，则头晕耳鸣，精神疲倦；气化失常，则小便清长。舌淡，苔薄，脉沉细，为肾气不足之征。

治疗法则 补肾益气，填精益髓。

方药举例 毓麟珠(《景岳全书》)。

人参 白术 茯苓 芍药(酒炒)川芎 炙甘草 当归 熟地黄 菟丝子(制) 鹿角霜 杜仲(酒炒) 川椒 共为末，炼蜜为丸。

方中菟丝子、鹿角霜、杜仲补肾强腰膝而益精髓；四君子以补气；配四物以养血；佐川椒温督脉以扶阳。全方既养先天肾气以生精髓，又补后天脾气以化气血，并佐以调和血脉之品，使精充血足，冲任得养，胎孕乃成。

❷ 肾阳虚证

主要证候 婚久不孕，月经后期，量少色淡，甚则闭经，平时白带量多，腰痛如折，腹冷肢寒，性欲淡漠，小便频数或不禁，面色晦暗，舌淡，苔白滑，脉沉细而迟或沉迟无力。

证候分析 肾阳不足，命门火衰，冲任失于温煦，不能摄精成孕，故致不孕；阳虚气弱，不能生血行血，冲任空虚，血海不能按时满盈，故使月经后期，量少色淡，甚则闭经；肾阳虚，气化失常，水湿内停，伤及任带，故带下量多；肾阳不足，命门火衰，胞脉失煦，故腰痛如折，腹冷肢寒，性欲淡漠；肾阳不足，气化失常，关门不固，故小便频数或不禁。面色晦暗，舌淡，苔白滑，脉沉细而迟或沉迟无力，为肾阳不足之征。

治疗法则 温肾助阳，化湿固精。

方药举例 温胞饮(《傅青主女科》)。

巴戟天 补骨脂 菟丝子 肉桂 附子 杜仲 白术 山药 芡实 人参

方中巴戟天、补骨脂、菟丝子补肾助阳而益精气；杜仲补肾而止腰痛；肉桂、附子温肾助阳以化阴；人参、白术健脾益气而除湿；山药、芡实补肾涩精而止带。全方共奏温肾助阳，填精助孕之效。

若寒客胞中，致宫寒不孕者，症见：月经后期，小腹冷痛，畏寒肢冷，面色青白，脉沉紧。治宜温经散寒。方用艾附暖宫丸(《沈氏尊生书》)。

艾叶　香附　当归　续断　吴茱萸　川芎　白芍　黄芪　生地黄　肉桂

方中肉桂、吴茱萸、艾叶温经散寒而暖宫；香附理气行血祛胞中之瘀滞；地、芍、归、芎养血和血以调经；黄芪、续断补气固肾而养冲任。全方可收温经散寒，暖宫调经之功，经调则胎孕可成。

❸ 肾阴虚证

主要证候　婚久不孕，月经错后，量少色淡，头晕耳鸣，腰酸腿软，眼花心悸，舌淡，苔少，脉细。

证候分析　肾阴亏损，精血不足，冲任空虚，不能凝精成孕，则月经后期，量少色淡，婚久不孕；精血亏少，不能上荣清窍，则头晕耳鸣、眼花；内不荣脏腑，则心悸、腰酸腿软。舌淡，苔少，脉细，为精血亏虚之征。

治疗法则　滋肾养血，调补冲任。

方药举例　养精种玉汤（《傅青主女科》）。

大熟地黄（九蒸）　当归（酒洗）　白芍（酒炒）　山萸肉（蒸熟）

方中熟地黄、山萸肉滋肾而益精血；当归、白芍养血调经。全方共奏滋肾养血调经之效，精血充足，冲任得滋，自能受孕。

若血虚甚者，酌加鹿角胶、紫河车等血肉之品填精养血，大补奇经。

若阴虚内热者，症见月经先期，量少，色鲜红，腰酸腿软，手足心热，口燥咽干，颧赤唇红，舌红而干，脉细数。治宜养阴清热。方用清血养阴汤（方见经期延长）。

若兼有潮热、盗汗者，酌加知母、青蒿、龟甲、炙鳖甲等以滋阴而清虚热。

（二）肝郁证

主要证候　多年不孕，月经愆期，量多少不定，经前乳房胀痛，胸胁不舒，小腹胀痛，精神抑郁，或烦躁易怒，舌红，苔薄，脉弦。

证候分析　情志不舒，则肝失条达，气血失调，冲任不能相资，故多年不孕；肝郁气滞，故经前乳房胀痛，胸胁不舒，小腹胀痛；肝郁疏泄失常，血海失司，则月经愆期，量多少不定。舌红，苔薄，脉弦，为肝郁之征。

治疗法则　疏肝解郁，理血调经。

方药举例　开郁种玉汤（《傅青主女科》）。

当归　白芍　白术　茯苓　牡丹皮　香附　花粉

方中当归、白芍养血柔肝；白术、茯苓健脾培土；牡丹皮凉血活血；香附理气解郁调经；花粉清热生津。全方共奏疏肝解郁，调经种子之效。

若见乳房胀痛者，酌加川楝子、元胡、郁金以疏肝解郁，理气止痛；若乳房有结块者，酌加王不留行、橘核、夏枯草以活血行滞，软坚散结。

若肝郁化火，热伤冲任，不孕者，症见：月经先期、量多、经期延长、小腹少腹灼痛拒按、痛连腰骶，或平时少腹疼痛，经前疼痛加剧，舌红苔黄，脉弦数。治宜疏肝解郁，清热调经。方用解毒活血汤（方见产后发热）酌加金银花、黄芩、蒲公英、延胡索。

（三）痰湿证

主要证候 婚久不孕，形体肥胖，经行延后，甚或闭经，带下量多，色白质粘，头晕心悸，胸闷泛恶，面色㿠白，苔白腻，脉滑。

证候分析 肥胖之人，痰湿内盛，气机不畅，则冲任阻滞，脂膜壅塞于胞宫而致不孕；冲任阻滞，则经行延后，甚或闭经；痰湿中阻，清阳不升，则面色㿠白，头晕；痰湿停于心下，则心悸，胸闷泛恶；湿浊下注，故带下量多，色白质粘。苔白腻，脉滑，为痰湿内蕴之征。

治疗法则 燥湿化痰，理气调经。

方药举例 启宫丸（经验方）。

制半夏 苍术 香附（童便浸炒）茯苓 神曲（炒） 陈皮 川芎 共为细末，蒸饼为丸。

方中苍术、茯苓、神曲健脾祛湿消积；半夏、陈皮燥湿化痰理气；香附、川芎理气行滞调经。

若痰湿内盛，胸闷气短者，酌加瓜蒌、南星、石菖蒲宽胸利气以化痰湿；经量过多者，去川芎，酌加黄芪、续断补气益肾以固冲任；心悸者，酌加远志以祛痰宁心。若肥胖、多毛、痤疮、黑棘皮、月经后期或闭经，手心热者，宜用固阴煎（方见月经先期）酌加瓜蒌、陈皮、补骨脂、覆盆子、黄芩、黄连，补肾填精祛痰以清虚热，调经助孕。若月经错后，闭经较重者，酌加鹿角胶、淫羊藿、巴戟天。

（四）血瘀证

主要证候 多年不孕，月经后期，量少或多，色紫黑，有血块，经行不畅，甚或漏下不止，少腹疼痛拒按，经前痛剧，舌紫黯，或舌边有瘀点，脉弦涩。

证候分析 瘀血内停，冲任受阻，胞脉不通，则致多年不孕。瘀血阻滞，冲任气血不畅，血海不能如期满盈，故使经行后期量少，色紫黑，有血块及少腹疼痛；若瘀阻冲任，血不归经，致漏下不止。舌紫黯，或舌边有瘀点，脉弦涩，均为瘀血内阻之征。

治疗法则 活血化瘀，温经通络。

方药举例 少腹逐瘀汤（《医林改错》）。

小茴香 干姜 延胡索 没药 当归 川芎 肉桂 赤芍 蒲黄 五灵脂

方中小茴香、干姜、肉桂温经散寒；当归、川芎、赤芍养血活血行瘀；没药、蒲黄、五灵脂、延胡索活血化瘀止痛。

若血瘀日久化热者，症见小腹灼痛，拒按，月经量多，色红，质粘有块。舌红，苔黄，脉滑数。治宜清热解毒，活血化瘀。方用血府逐瘀汤（方见经行发热）加红藤、败酱草、薏苡仁、金银花等。

若兼血虚者，伴头晕眼花，心悸少寐。治宜养血活血，方用调经种玉汤（《万氏妇人科》）。

当归身 川芎 熟地黄 香附 白芍 茯苓 陈皮 吴茱萸 牡丹皮 延胡索

方中四物养血调经；茯苓、陈皮健脾和胃；香附、牡丹皮、延胡索理气化瘀止痛；吴茱萸温通血脉。全方共奏养血活血之效，使经调而胎孕可成。

【文献摘要】

《校注妇人良方·卷九》："窃谓妇人之不孕，亦有因六淫七情之邪，有伤冲任，或宿疾淹留，传遗脏腑，或子宫虚冷，或气旺血衰，或血中伏热，又有脾胃虚损，不能营养冲任。审此，更当察其男子之形气虚实何如，有肾虚精弱，不能融育成胎者，有禀赋微弱，气血虚损者，有嗜欲无度，阴精衰惫者，各当求其源而治之。"

《古今医鉴·求嗣》："凡妇人无子，多因七情所伤，致使血衰气盛，经水不调，或前或后，或多或少，或色淡如水，或紫如血块，或崩漏带下，或肚腹疼痛，或子宫虚冷，不能受孕。"

《医宗金鉴·妇科心法要诀》："女子不孕之故，由伤其任冲也。经曰：女子二七而天癸至，任脉通，太冲脉盛，月事以时下，故能有子。若为三阴之邪伤其冲任之脉，则有月经不调、赤白带下、经漏、经崩等病生焉。或因宿血积于胞中，新血不能成孕，或因胞寒胞热，不能摄精成孕，或因体盛痰多，脂膜壅塞胞中而不孕。皆当细审其因，按证调治，自能有子也。"

《沈氏女科辑要·卷上》："此求子全赖气血充足，虚衰即无子。故薛立斋云：至要处在审男女尺脉……然此特言其本体虚而不受胎者也。若本体不虚而不受胎者，必有他病。缪仲淳主风冷乘袭子宫；朱丹溪主冲任伏热；张子和主胸中实痰；丹溪于肥盛妇人，主脂膜塞胞；陈良甫于二三十年全不产育者，胞中必有积血，主以荡胞汤。诸贤所论不同，要皆理之所有，宜察脉辨证施治。"

《石室秘录·论子嗣》认为造成女子不孕的原因有十："女子不能生子有十病……十病何为？一胞胎冷也，一脾胃寒也，一带脉急也，一肝气郁也，，一痰气盛也，一相火旺也，一肾水衰也，一任督病也，一膀胱气化不行也，一气血虚而不能摄也。"

【现代研究】

关于不孕症的研究，临床治疗方面有辨证分型论治、中药周期疗法、名中医经验方、针灸治疗等［徐杰，等．中医治疗排卵障碍性不孕症的研究进展．中医药信息，2012，29（2）：119–120］。以及基于西医病因的审因论治：如排卵功能障碍性不孕［巢超君，等．无排卵性不孕症中医治疗进展．河南中医，2014，34（2）：717–718］、输卵管阻塞性不孕［徐建妹，等．中医药治疗输卵管炎性不孕症研究．吉林中医药，2012，32（9）：895–896］、子宫内膜异位症致不孕［赵瑞华，等．子宫内膜异位症相关不孕症中医治疗经验．北京中医药，2015，34（4）：288–290］、免疫性不孕［田中环，等．免疫性不孕的中西医治疗近况．黑龙江中医药，2015，（6）：78–80］等。有关中药作用机制的研究结果提示，补肾中药可通过影响 FSH/cAMP–PKA 通路促进卵泡发育［宋翠淼，等．补肾调经方含药血清对体外培养的人卵巢颗粒细胞 FSH/cAMP–PKA 通路的影响．中国中西医结合杂志，2014，34（3）：317–323］，明显提高卵母细胞和胚胎质量，提高 IVF–ET 临床妊娠率，并从卵母细胞分泌因子及其 Smads 信号通路等方面探讨了补肾法提高卵子质量的作用机制［①梁莹，等．体外受精—胚胎移植术联合补肾、疏肝对不孕症患者活化素受体样激酶 5 的影响．中医杂志，2014，55（1）：34–37。②梁莹，等．补肾调经方对 IVF–ET 患者卵母细胞质量及卵泡液生殖激素的影响．中国中西医结合杂志，2014，34（8）：911–916］。补肾法、疏肝法均可上调促性腺激素预处理小鼠排卵前卵巢 PTX3 mRNA 的表达，促进卵丘细胞外基质的形成，使卵丘充分膨胀，诱导排卵。补肾法通过使卵巢 Cat L 蛋白表达增强，使卵泡壁破裂而达到促排卵的作用，疏肝法通过使卵巢 CatL 蛋白表达迅速达高峰起到促进排卵的目的［①段彦苍，等．补肾法、疏肝法对促性腺激素预处理小鼠卵巢正五聚蛋白（PTX3）mRNA 影响的比较．生殖与避孕，2012，32（3）:151–155。②段彦苍，等．补肾法、疏肝法对促性腺激素预处理小鼠排卵过程组织蛋白酶 –L 蛋白影响的比较研究［J］．辽宁中医杂志，2012，39（7）：1413–1416］。

女性不孕中输卵管因素和排卵障碍是两个主要因素，其他因素还有子宫因素、宫颈因素、免疫因素等。由于引起不孕症的原因复杂，器质性病变可能需借助手术治疗，对于功能性不孕，主张针对发病原因，采用辨证、辨病相结合方法来治疗本病。

临床最常见的是排卵障碍性不孕，有研究发现 miRNA 在调节卵泡生长、闭锁、甾体激素合成和排卵等方面发挥着重要的分子信号调控作用。Dicer1 是 miRNA 生物合成中的关键酶，研究 Dicer1 突变体揭示了 miRNA 参与卵泡生长发育过程中重要的分子调控。但 miRNA 在卵泡生长发育的时空特异性表达和相关调控网络及机制尚不完全清楚。可进行进一步研究［许婷，等 .MicroRNA 在卵泡生长发育中的研究进展 . 实用医学杂志，2015，31（02），319–321］。

于红娟等为探讨肾虚脾弱型黄体功能不健性不孕症患者子宫内膜的雌、孕激素受体（ER、PR）及宫腔异常的情况，在子宫内膜增生中晚期进行宫腔镜检查，并通过免疫组化法对子宫内膜的雌、孕激素受体进行半定量分析，与非黄体功能异常不孕组进行了比较。结果显示增生中晚期子宫内膜的 ER、PR 含量明显降低，宫腔存在明显异常改变［于红娟，等 . 肾虚脾弱型黄体功能不健性不孕症临床研究 . 南京中医药大学学报，2002，18（4）：211–213］。吴瑞瑾等采用逆转录聚合酶链反应（RT–PCR）技术，对 22 例原因不明不孕症患者服用养精种玉汤前后黄体中期子宫内膜行 IGF– Ⅱ及 IGF– Ⅱ型受体 Mrna 检测。结果提示养精种玉汤能促进黄体中期子宫内膜 IGF– Ⅱ及其受体的基因表达，促进子宫内膜分化，提高子宫内膜对胚泡种植的接受性［吴瑞瑾，等 . 养精种玉汤对原因不明不孕症患者子宫内膜胰岛素样生长因子 – Ⅱ及其受体表达的影响 . 中国中西医结合杂志，2002，22（7）：490–493］。

在中药作用机制研究方面，王望九等为研究中药免疫不孕Ⅰ号治疗免疫性不孕症的作用机理，用精子抗原免疫昆明种雌性小鼠建立免疫不孕症动物模型，观察饲喂中药复方免不Ⅰ号后抗精子抗体指标、组织学指标、免疫细胞化学指标和妊娠指标。结果显示免不Ⅰ号能降低卵巢免疫复合物沉积；明显降低小白鼠血清抗精子抗体，且停药后抗体反跳幅度小；明显提高动物的妊娠，每胎籽数明显高于模型组（$P < 0.05$）及西药组（$P < 0.05$ 或 $P < 0.01$）。提示免不Ⅰ号可能通过提高清除卵巢免疫复合物沉积，降低免疫复合物对组织的损伤，并降低血清、宫颈黏液 AsAb，有利于提高小鼠的妊娠［王望九，等 . 免不 1 号对雌性小鼠免疫性不孕症的实验研究 . 中国中医基础医学杂志，2002，8（9）：20–22］。

另有研究表明，一定浓度的 IL–18 可以诱导卵泡膜细胞的增殖，促进卵泡膜细胞雄烯二酮及轻黄体酮的分泌，且均呈剂量及时间依赖性。小卵泡的膜细胞 IL-18RmRNA 及蛋白表达均高于大卵泡的膜细胞。IL-18 可诱导卵泡膜细胞的雄激素合成过程中的关键酶 P450c17 酶、P450Scc 的表达增加，可能是引起卵泡膜细胞雄激素的分泌增高的机制。IL-18 可诱导卵泡膜细胞表面 LH=R 的表达增加，可能是卵泡发育障碍及不排卵的原因。可进行进一步的机制探讨，探讨中药的疗效机制和作用环节。

【经验及体会】

关于不孕症的研究，临床报道较多。输卵管性不孕的治疗可有输卵管通液术，腹腔镜手术（盆腔粘连分离术、输卵管伞成形术、输卵管造口术），显微外科手术（输卵管吻合术、造口术、伞端整形术、粘连分解术及输卵管植入术），介入治疗（选择性输卵管造影 SSG、输卵管再通术 FTR）及辅助生殖技术。排卵障碍性不孕的治疗常采用促排卵药物如氯米芬（CC），以及促性腺素如人绒毛膜促性腺素（HCG）、人绝经期促性腺激素（HMG）、促性腺激素释放激素（GnRH）及其类似物，促性腺激素释放激素拮抗剂（GnRH-an）以及芳香化酶抑制剂如来曲唑等。黄体功能不足者可予黄体酮、HCG 促进或维持黄体功能。对免疫性不孕的治疗包括避孕套局部隔绝法，免疫抑制剂，辅助生殖技术及主动免疫疗法等。生殖器官解剖异常可针对不同的病变，采用相应的手术及药物治疗。

子宫内膜异位症是导致不孕的主要因素，涉及机械性、腹腔内环境、卵巢功能、子宫内膜容受性等多种因素。子宫内膜异位症患者中约半数左右同时伴有不孕。重度子宫内膜异位症患者可能因盆腔解剖结构的改变而造成不孕，但造成轻度患者不孕的机制至今尚不十分清楚。近些年来，国内外学者在研究中发现，子宫内膜异位症患者腹腔液微环境的改变对女性生殖功能活动造成的影响可能是此类患者不孕的原因。

中医治疗方面，辨证分型主要有肾虚、肝郁、脾虚、寒凝、湿热、痰湿、血瘀等证型。朱南孙教授遵“肝肾同源，乙癸同治”，提出“治肝必及肾，益肾需疏肝”的治疗理念，用药时常在疏肝清肝方中加入补肾药，而在补肾方中多添加疏肝理气之品。此外，注重辨证论治、适时调补，祛邪复正、调经助孕。夏桂成教授临床辨治不孕症以肾阴虚、心肝气郁为主要病机特点，根据补肾调周法，以四期治疗为根本，行经期理气活血调经，排泄通常为要；经后期滋阴养血培精，补虚奠基为本；经间期益肾活血促排，调畅气血为先；经前期补肾助阳理气，维持高相为要。并在此基础上提出五期疗法和七期疗法，充分将辨证论治与调周法相结合。罗元恺教授认为妊娠与肾气和冲任二脉密切相关，提出肾－天癸－冲任－子宫轴的理论；并认为妇女不孕应首重调经，自拟补肾调经汤结合月经周期加减应用；除药物调治外，亦注重心理开导，改善生活方式。哈荔田亦认为种子先当调经，而月经的正常与否与脏腑气血的盛衰、冲任功能的正常与否有关，其中肝脾肾三脏的功能盛衰与之最为密切。韩百灵认为肝的藏血与疏泄均可影响女子的冲任及排卵功能，注重疏通气机，调经通络，自拟“百灵调肝汤”以调经种子。裘笑梅结合西医学说，分三方面来调理：①填补命门，顾护真阳以调经种子；②疏理活血通络以梳理通道；③疏理化湿活血化瘀以软坚化癥。

【思考题】

1. 导致不孕症的原因有哪些？临床如何诊断？

2. 不孕症各证的主要证候、治疗法则与代表方剂是什么？

（赵莉）

第二节 妇人腹痛

【概说】

妇女不在行经、妊娠及产后期间发生小腹或少腹疼痛，甚则痛连腰骶者，称为“妇人腹痛”。亦称“妇人腹中痛”。

本病为妇科临床常见病，好发于生育年龄妇女。应用中医药辨证论治疗效突出。

本病始见于《金匮要略·卷下》：“妇人腹中诸疾痛，当归芍药散主之。”“妇人腹中痛，小建中汤主之。”其后各家对本病的病因病机证治多有论述。《诸病源候论·卷三十八》：“若经水未尽而合阴阳，即令妇人血脉挛急，小腹重急支满……结牢恶血不除，月水不时，或月前月后，因生积聚。”《妇人大全良方·卷之七》：“夫妇人小腹疼痛者，此由胞络之间夙有风冷，搏于血气，停结小腹，因风虚发动，与血相击，故痛也。治妇人久冷，气滞血瘀，小腹疼痛，威灵散。”

西医学的盆腔炎性疾病及其后遗症、盆腔瘀血综合征、慢性盆腔痛等引起的腹痛可参照本病辨证治疗。

【病因病机】

主要机理为冲任虚衰，胞脉失养，“不荣则痛”，及冲任阻滞，胞脉失畅，“不通则痛”。临床常见的有肾阳虚衰、血虚失荣、感染邪毒、湿热蕴结、气滞血瘀及寒湿凝滞等类型。《女科要旨·卷四》：“寒、热、虚、实、气、食等邪，皆令腹痛。”

（一）**肾阳虚衰**

禀赋肾气不足，或久病伤阳，或房事过度，命门火衰，冲任失于温煦，胞脉虚寒，失于温养，以致腹痛。

素禀肾虚
久病伤阳 } 损伤肾阳→命门火衰→冲任失煦→胞脉虚寒→失于温养→腹痛
房事过度

（二）**血虚失荣**

素体虚弱，血虚气弱，或饮食不节，或忧思太过，或劳役过度，损伤脾胃，化源匮乏；或大病久病，耗伤血气，以致冲任血虚，胞脉失养而痛；且冲任血虚气弱，运行无力，血行迟滞亦致腹痛。《沈氏女科辑要笺正·卷下》：“若既失血太多，则气亦虚馁，滞而为痛。”

素体虚弱
饮食不节 } 血虚气弱 { 冲任血虚→胞脉失养→不荣则痛 / 冲任气弱→运血无力→迟滞而痛 } 腹痛
忧思劳役

（三）**感染邪毒**

经行之际，血室正开，摄生不慎，房事不节，邪毒入侵；外阴护理不洁，或阴部手术，创伤感染，以致邪毒入侵，邪毒化热与血搏结，壅阻冲任、胞宫，不通则痛，以致腹痛。若值经期热入血室，营卫失调而致发热；热毒内陷，邪入心包可致神昏谵语。《金匮要略·卷下》：“阳明病，下血谵语者，此为热入血室。”《校注妇人良方·卷七》：“桃仁承气汤，治瘀血小腹急痛，大便不利，或谵语口干……手不敢近腹，或寒热昏迷。”

经期房事感染邪毒
外阴不洁感染邪毒 } 邪毒化热与血搏结 { 壅阻冲任胞宫→不通则痛→腹痛 / 经行之际热入血室→营卫失调→发热

（四）**湿热瘀结**

经期产后，余血未尽，感受湿热之邪，湿热与血搏结，瘀阻冲任、胞宫；或宿有湿热内蕴，流注下焦，阻滞气血，瘀积冲任、胞宫，血行不畅，不通则痛，导致腹痛。《金匮要略·卷下》：“妇人腹中诸疾痛，当归芍药散主之。”

经期产后感受湿热
宿有湿热流注下焦 } 湿热与血搏结→瘀阻冲任→胞脉不畅→不通则痛→腹痛

（五）气滞血瘀

素性抑郁，或忿怒过度，肝失条达，气机不利，气滞而血瘀；或经期产后，余血未尽，感受寒热之邪，以致邪与血结，血瘀气滞，冲任阻滞，胞脉血行不畅，不通则痛，以致腹痛。《女科秘诀大全·卷一》："其发腹痛，逆气上行，此为胞中有恶血，久则结成血瘕。"

抑郁忿怒，气滞血瘀
邪与血结，血瘀气滞 } 冲任阻滞→胞脉不畅→不通则痛→腹痛

（六）寒湿凝滞

经期产后，余血未尽，冒雨涉水，感寒饮冷，或久居寒湿之地，血为寒湿所凝，冲任阻滞，胞脉血行不畅，不通则痛，以致腹痛。《女科百问·卷上》："宿有风冷搏于血，血气停结，小腹痛也。"

经期产后
冒雨涉水
感寒饮冷
久居湿地 } 血为寒湿所凝→冲任阻滞→胞脉不畅→不通则痛→腹痛

【诊断与鉴别诊断】

（一）诊断

❶ **病史** 生育年龄妇女，曾有生产、流产史、宫腔内手术史，或放置宫内节育器，或有经期不禁房事史。

❷ **症状** 下腹部疼痛，或伴发热，经前或经期加重，体倦易疲劳。阴道肛门坠痛，经前乳房胀痛，经前期有排便痛。疼痛每在劳累、久站或性交后加重。月经频发或经量过多。带下量多，色黄，有臭气。严重者高热寒战。

❸ **检查**

（1）**妇科检查** 宫颈肥大，紫蓝，或有糜烂。子宫体略大，有压痛，活动受限或粘连固定；或后穹隆触痛明显，或宫颈举痛。宫旁及附件区压痛明显，或扪及片状增厚，或有条索状物，或触及包块等。

（2）**实验室检查** 盆腔炎性疾病有宫颈黏液脓性分泌物，或阴道分泌物生理盐水湿片中见到大量白细胞，或可见红细胞沉降率及C反应蛋白的升高，或宫颈淋病奈瑟菌或沙眼衣原体阳性。

（3）**其他检查** B型超声、子宫及输卵管碘油造影、盆腔静脉造影术。

（二）鉴别诊断

❶ **与异位妊娠鉴别** 异位妊娠多有停经史，突然撕裂样剧痛，自一侧开始向全腹扩散。多有休克。后穹隆穿刺可抽出不凝血液。妊娠试验阳性。B型超声显像一侧附件低回声区，其内或有妊娠囊，或在直肠子宫陷凹处有积液暗区像。

❷ **与肠痈鉴别** 肠痈（急性阑尾炎）是持续性腹痛，从上腹部开始，经脐周转至右下腹。体温升高，盆腔检查无肿块触及，直肠指检右侧高位压痛，白细胞计数增高。B型超声检查子宫附件区无异常图像。

❸ **与卵巢囊肿蒂扭转鉴别** 卵巢囊肿蒂扭转常表现为下腹一侧突发性疼痛，有时伴有恶心、呕吐，甚至休克。妇科检查宫颈举痛，卵巢肿块边缘清晰，蒂部触痛明显。B型超声检查一侧附件低回声区，边缘清晰，有条索状蒂。

【辨证论治】

首先辨其疼痛的部位、性质、程度及发作时间，结合全身症状、月经及带下的改变，以审其寒、热、虚、实。临床以慢性腹痛多见，故本病多属虚中夹实。治疗原则以通调冲任气血为主。对于发病急、重者，必要时可采用中西医结合方法治疗。

（一）肾阳虚衰证

主要证候 小腹冷痛下坠，喜温喜按，腰酸膝软，头晕耳鸣，畏寒肢冷，小便频数，夜尿量多，大便不实。舌淡，苔白滑，脉沉弱。

证候分析 肾阳虚衰，冲任失于温煦，胞脉虚寒，故见小腹冷痛下坠，喜温喜按；阳虚不能外达，故形寒肢冷；肾虚髓海不足，外府失荣，则头晕耳鸣，腰酸膝软；肾阳虚衰，膀胱气化失常，则小便频数，夜尿量多；火不暖土，则大便不实。舌淡，苔白滑，脉沉弱，为肾阳虚衰之征。

治疗法则 温肾助阳，暖宫止痛。

方药举例 温胞饮（方见不孕症）。

（二）血虚失荣证

主要证候 小腹隐痛，喜按，头晕眼花，心悸少寐，大便燥结，面色萎黄，舌淡，苔少，脉细无力。

证候分析 血虚气弱，冲任胞脉失于濡养，气弱运血无力，故小腹隐痛，喜按；血虚不能上荣清窍，故头晕眼花；血虚心神失养，则心悸少寐；血虚津液不足，肠道失濡，是以大便燥结。舌淡，苔少，脉细无力，为血虚之征。

治疗法则 补血养营，和中止痛。

方药举例 当归建中汤(《千金翼方》)。

当归 桂枝 芍药 甘草 生姜 大枣 饴糖

方中当归、白芍养血和中，缓急止痛；桂枝、生姜温中，通经止痛；甘草、大枣、饴糖补气建中，生血养营。全方共奏补血养营、和中止痛之功。

(三) **感染邪毒证**

主要证候 小腹疼痛，或全腹满痛，拒按，寒热往来，发热恶寒，或持续高热，日晡时热甚，带下量多，臭秽如脓，或带中夹血，心烦口渴，甚则神昏谵语，大便秘结，小便短赤，舌红，苔黄而干，脉弦数。

证候分析 房事交接，或外阴不洁，邪毒内侵，邪毒与血相搏，结而成瘀，直伤胞宫、冲任，胞脉阻滞，而致小腹疼痛，甚则热入阳明，则全腹满痛；邪毒入里化热，正邪交争，以致寒热往来，发热恶寒，或持续高热，日晡时热甚；热毒伤及任带，迫血妄行，以致带下量多，臭秽如脓，或带中夹血；热扰心神，则心烦，甚则神昏谵语；热邪伤阴，则口渴，大便秘结，小便短赤。舌红，苔黄而干，脉弦数，均为邪毒在里之征。

治疗法则 清热解毒，凉血化瘀。

方药举例 解毒活血汤(方见产后发热)加金银花、黄芩。

若带下量多，臭秽如脓，宜酌加黄柏、鱼腥草、败酱草，清热解毒，利湿止带。

若热邪入里者(阳明病)，症见全腹满痛，高热不退，烦渴引饮，大便燥结，阴道大量下血，神昏谵语，舌质紫暗，苔黄而燥，或焦老芒刺，脉滑数，为热入血室之重症，宜急下存阴，兼予止血，方用桃核承气汤(《伤寒论》方：桃仁、大黄、桂枝、甘草、芒硝)酌加枳壳、生地黄、小蓟、生地黄榆、仙鹤草、金银花、黄芩、柴胡。

若热入营血者，症见高热汗出，烦躁不安，腹痛不减，斑疹隐隐，舌红绛，苔少或花剥，脉弦细而数，治宜清营解毒，散瘀泻热，方用清营汤[《温病条辨》方：玄参、生地黄、麦冬、竹叶心、丹参、金银花、连翘、黄连、犀角(用代用品)]加减。

若热陷心包兼伤阳气者，症见高热不退，神昏谵语，甚则昏迷不语，面色苍白，四肢厥冷，或有汗出，舌红绛，脉细而数，甚则脉微欲绝，用清营汤送服安宫牛黄丸或紫雪丹以清心开窍。

本证属危急重症，应采用中西医结合方法治疗。

(四) **湿热瘀结证**

主要证候 小腹疼痛拒按，有灼热感，或有积块，伴腰骶胀痛，低热起伏，带下量多，黄稠，有臭味，小便短黄。舌红，苔黄腻，脉弦滑而数。

证候分析 湿热之邪与血搏结，瘀阻冲任，血行不畅，故小腹疼痛拒按，有灼热感或有积块；瘀停胞脉，胞脉系于肾，故伴腰骶胀痛；湿热缠绵，故低热起伏；湿热之邪伤及任带、胞宫，故见带下量多，黄稠，有臭味；湿热壅遏下焦，故小便短黄。舌红，苔黄腻，脉弦滑数，为湿热瘀结之征。

治疗法则 清热除湿，化瘀止痛。

方药举例 清热调血汤（方见痛经）加败酱草、薏苡仁、土茯苓。

若热结血瘀甚者，症见高热不退，神昏谵语，腹痛拒按，宜泻热化瘀散结，可用桃核承气汤（《伤寒论》）：桃仁、大黄、桂枝、炙甘草、芒硝加金银花、连翘、鱼腥草。

（五）气滞血瘀证

主要证候 小腹或少腹胀痛，拒按，胸胁乳房胀痛，脘腹胀满，食欲欠佳，烦躁易怒，时欲太息，舌紫黯或有紫点，脉弦涩。

证候分析 肝失条达，气滞血瘀，血行不畅，冲任阻滞，不通则痛，故小腹或少腹胀痛，拒按；肝失疏泄，气机不利，则见胸胁乳房胀痛，烦躁易怒，时欲太息；肝郁克脾，脾失健运，则脘腹胀满，食欲欠佳。舌紫黯或有紫点，脉弦涩，为气滞血瘀之征。

治疗法则 行气活血，化瘀止痛。

方药举例 牡丹散（《妇人大全良方》）。

牡丹皮　桂心　当归　延胡索　莪术　牛膝　赤芍　荆三棱

方中当归、赤芍、牛膝、牡丹皮养血活血化瘀；三棱、莪术、延胡索行气活血止痛；桂心温经通络。全方行气活血，化瘀止痛，使气畅瘀消而痛自除。

（六）寒湿凝滞证

主要证候 小腹冷痛，痛处不移，得温痛减，带下量多，色白质稀，形寒肢冷，面色青白，舌淡，苔白腻，脉沉紧。

证候分析 寒湿之邪，重浊凝滞，客于冲任、胞中，与血搏结，瘀阻经脉，血行不畅，故小腹冷痛，痛处不移；得温则瘀滞稍通，故得温痛减；寒湿生浊，下注冲任，带脉失约，故带下量多，色白质稀；寒湿之邪，易伤阳气，故形寒肢冷，面色青白。舌淡，苔白腻，脉沉紧，为寒湿凝滞之征。

治疗法则 散寒除湿，化瘀止痛。

方药举例 少腹逐瘀汤（方见不孕症）加苍术、茯苓。

【文献摘要】

《金匮要略方论·卷下》:“妇人六十二种风，及腹中血气刺痛，红蓝花酒主之。”

《证治要诀类方·卷二》:“经事来而腹痛者，经事不来而腹亦痛者，皆血之不调故也，欲调其血，先调其气，四物汤加吴茱萸半钱、香附子一钱。和气饮加吴茱萸半钱亦可用。痛甚者，玄胡索汤。”

《校注妇人良方·卷七》:“前证若气寒血结，用威灵仙散；气滞血凝，用当归散；肝经血虚，用四物汤，加参、术、柴胡；肝经湿热，用龙胆泻肝汤；肝脾气虚，用六君子汤加柴胡、芍药；肝脾虚寒，用六君子汤加柴胡、肉桂；若兼呕吐，加木香；四肢逆冷，再加炮姜。”

【科研思路】

近年来，对盆腔炎性疾病方面的研究多热衷于药效学方面的研究，从抗炎、解热镇痛、抗粘连、免疫学、微循环、血液流变学、病理学等多方面展开。如中药抗炎实验研究，可观察模型肿胀、渗出或肉芽增生情况，测定抗炎症细胞因子 IL-2 水平，及 Caspase-3、Fas/FasLmRNA 和 p53mRNA 的表达。通过测定子宫组织中粘连相关免疫分子 TNF-α、TGF-β1、VEGF、ICAM-1、MMP-2、Sig-A 等表达水平可了解盆腔炎性疾病的发病与机体免疫力低下和紊乱之间的关系［李莎莎，等.盆腔炎性疾病动物实验研究进展.河南中医，2015，35（3）：606-608］。

马宝璋教授进行了炎克宁冲剂对大鼠慢性盆腔炎局部免疫功能调节作用的实验性研究，治疗后发现炎克宁冲剂能抑制炎细胞浸润，减少纤维结缔组织增生，促进组织结构恢复，调整局部免疫功能，可恢复体液局部免疫（S-IgA 含量）、细胞免疫（CD+4/CD+8 比值）的功能，抑制 TNF-α 异常分泌［马宝璋，等.炎克宁冲剂对大鼠慢性盆腔炎局部免疫功能的调节作用.中国中医药科技，2000，7（1）：20-21］。姚石安自拟由淫阳藿、皂角刺、生黄芪、三棱、莪术、桂枝、熟大黄等组成的方剂治疗该病后，盆腔微循环、血液流变学均获显著改善，免疫功能提高，T4/T8 比值上升［姚石安.淫羊藿治疗功能性子宫出血、慢性盆腔炎.中医杂志，2000，41（1）：11］。郭志强应用中药化瘀宁坤液（水蛭、附子、桂枝、三棱、莪术、赤芍、昆布、槟榔、败酱草）保留灌肠治疗该病，并观察患者血液流变学指标、甲皱微循环及盆腔血流图变化情况，结果发现中药能明显改善微循环的流态和袢周状态（$P < 0.05$），降低盆腔血流流入的时间指数，提高血灌流量［郭志强，等.化瘀宁坤液治疗慢性盆

腔炎298例的临床研究.中国医药学报，1998，13（6）：48-50］。

另有研究证实PID患者大都存在着不同程度的血液流变学的异常，血液都处于“浓、黏、凝、聚”状态。在临床研究中可采用随机、对照、盲法（双盲或单盲）原则进行多中心、大样本观察，除临床症状的改善程度，还可观察血液流变学、血清或腹腔液中某些致炎物质、盆腔血流变化等，以研究中药复方的作用机制。

妇人腹痛多由盆腔炎症、盆腔瘀血综合征等引起。临床表现除小腹疼痛外，还可引起月经不调、带下病、癥瘕、不孕等。抗生素是急性盆腔炎及早期慢性盆腔炎最快速有效和便利的方法，抗生素的应用应遵循经验性、广谱性和及时个体化性的原则。物理治疗包括超短波、TDP、微波理疗，是针对病变局部的直接治疗，有利于炎症的吸收和消退，促进受损组织的修复。手术治疗适用于抗生素控制不满意的TOA或盆腔脓肿，手术方式根据情况选择经腹手术或腹腔镜手术，结合病变范围、患者年龄、一般状态等考虑手术范围。

【现代研究】

近二十年来的研究表明，中医药治疗本病有明显的优势，多获良效。从临床治疗分型看，诸医家观点多趋向一致：急性盆腔炎主要证型是感染邪毒型和湿热瘀结型；慢性盆腔炎及盆腔瘀血综合征等主要证型是湿热蕴结型、气滞血瘀型和寒湿凝滞型。

妇人腹痛缠绵难愈，疗程长，用药久，口服汤剂使部分患者难以坚持。因此，近年来在内服药物剂型及给药途径方面进行了多方面探索。内服药物剂型多为冲剂、胶囊剂、片剂及注射剂等。给药途径除口服外，还有直肠给药（中药保留灌肠）、皮肤用药（中药外敷）、阴道用药、物理疗法等。此外，还有针灸推拿疗法和综合疗法。在中药作用机制研究方面，高金鸟采用益气活血化瘀汤配合保留灌肠内服外用治疗盆腔淤血综合征较单用内服要能够更加显著的改善证候、改善患者的血液流变学指标等，从而提高临床疗效［高金鸟，等.临床观察.新中医，2016，48（3）：154-157］。王金香等采用桂枝肌瘤丸联合热熨疗法治疗盆腔炎性疾病后慢性盆腔痛，较西药组在疗效、不良反应、复发等方面有更多优势，并能改善血液流变学各项指标［王金香，等.桂枝肌瘤丸联合热熨疗法治疗盆腔炎性疾病后慢性盆腔痛50例临床观察.河北中医，2015，37（2）：180-182］。此前也有专家在内服药物剂型及给药途径方面进行了多方面探索。内服药物剂型应用较多的是：①冲剂，如妇炎净冲剂［赵翠英.妇炎净冲剂治疗慢性盆腔炎87例分析.上海中医药杂志，1987，（3）：6-7］、炎克宁冲剂［马宝璋，等．炎克宁冲剂对大鼠慢性盆腔炎局部免疫功能的调节作用．中国中医药科技，2000，7（1）：20-21］等。②胶囊剂，如止痛化瘀胶囊［王耀廷，等．止痛化癥胶囊治疗慢性盆腔炎316例．上海中医药杂志，1989，（3）：2］等。③片剂如活血化瘀片［王淑英．活血化痕片和清热解毒片治疗慢性盆腔炎92例临床观察．天津中医学院学报，1995，（3）：23、41］等。④注射剂，如妇炎康复方注射液肌内注射［陈万祥．妇炎康的研究与临床应用．黑龙江中医药，1988，（6）：26-27］等。在给药途径方面探索较多的有：①直肠给药（中药保留灌肠），如用温经化瘀汤保留灌肠治疗盆腔瘀血综合征120例，并与水煎内服治疗66例做对照，结果疗效优于对照组［刘秀芳，等．温经化瘀汤灌肠治疗盆腔瘀血综合征120例．山西中医，1998，14（6）：39-40］，以及红藤汤加减灌肠［孟洪芳．山西中医，1992，（1）：41］等。②皮肤用药（中药外敷），如用秦氏化瘀止痛膏贴敷下腹部或疼痛部位［秦婵娟，等．秦氏化瘀止痛膏治疗慢性盆腔炎．河南中医，1999，19（2）：45］；妇康乐脐膏贴敷脐眼［程可佳，等．妇康乐脐疗慢性盆腔炎168例疗效分析．实用中西医结合杂志，1997，10（9）：833］等。③阴道用药，王氏等用双黄连粉0.6g，活血止痛散3g，加入川芎嗪2mL调制成膏状，将药膏置于穹隆部，再用干棉球或3cm×5cm纱布块填堵［王燕，等．阴道用药治疗慢性盆腔炎55例．中国中医药信息杂志，1998，13（2）：33-34］；蔡氏等亦用此法治疗80例，总有效率95%［蔡玉华，等．中药复方盆炎粉局部外治慢性盆腔炎80例．中国中医药信息杂志，1998；5（3）：39-40］。④物理疗法，如用活血化瘀中药制成药垫置于相关穴位处，运用离子导入治疗仪治疗219例，总有效率100%［罗曼华．活血化瘀药物导入治疗慢性盆腔炎219例．广东医学，2001，22（10）：975］；透骨活血汤运用离子导入法治疗171例，总有效率96.7%［伍尚秀，等．透骨活血汤离子导入治疗慢性盆腔炎171例临床观察．黑龙江中医药，1997，（6）：43］等。此外，还有针灸推拿疗法和综合疗法［吴高媛，等．国际针灸，1992，（1）：9；王大铖，等．益气活血化瘀为主治疗盆腔瘀血症21例疗效观察．新中医，2002，34（9）：19］等。

刘云鹏教授强调湿瘀互结是盆腔炎病机关键所在，主张祛邪为先，治疗以除湿和化瘀为主，根据辨证可在祛邪以后调肝脾，理气血以扶正。韩百灵教授认为盆腔炎多有肾虚肝郁所致，治疗当以补肾舒肝为主，配以解毒除湿，软坚散结，拟方调肝汤，由熟地黄、枸杞、甘草、白芍、延胡索、土茯苓、鱼腥草、当归、王不留行、川楝子、鳖甲、怀牛膝、枳壳、通草、皂角刺等组成。肖承悰教授亦以肝郁肾虚为慢性盆腔炎的主要病因病机，相应治法为补肾疏肝为主，兼以清热活血散结。主要药物为续断、牛膝、郁金、夏枯草、败酱草、赤芍、牡丹皮等。朱南孙教授提出治疗盆腔炎根据“冲任以通畅为贵”的理论，以清热利湿、活血化瘀、疏利冲任为主要治疗方法；弥漫日久，反复发作者，冲任阻滞，气滞血瘀，损伤肝肾，故以益肾清肝同治，拟方朱氏盆炎汤（组成：蒲公英、大血藤、败酱草、紫花地丁、川楝子、刘寄奴、柴胡、延胡索、桑寄生、续断等）。何嘉琳教授常从湿、热、虚、瘀着手治疗慢性盆腔炎，辨证施治，灵活应用经方，如湿热蕴滞型选用大黄牡丹皮汤，湿瘀互结型采用防己茯苓汤，气虚瘀滞型使用黄芪建中汤等。

【思考题】

1. 妇人腹痛包括哪些疾病？怎样诊断？

2. 妇人腹痛各证的主要证候、治疗法则及代表方剂是什么？

（赵莉　马文光）

第三节　癥瘕

【概说】

妇女下腹有结块，或胀，或满，或痛者，称为癥瘕。

癥与瘕，其病变性质不同。癥，坚硬成块，固定不移，推揉不散，痛有定处，病属血分；瘕，痞满无形，时聚时散，推揉转动，痛无定处，病属气分。就其临床所见，初时常因气聚为瘕，日久则渐致血瘀成癥，因此不能把癥瘕截然分开。故每以癥瘕并称。根据病理改变不同，古人又有“肠蕈”“石瘕”“血癥”等名称。

瘕始见于《素问·骨空论》：“任脉为病……女子带下瘕聚。”癥始见于《金匮要略方论·卷下》：“妇人宿有癥病，经断未及三月，而得漏下不止，胎动在脐上者，为癥痼害。”其后各家对本病的病因病机证治多有论述。《三因极一病证方论·卷十八》：“多因经脉失于将理，产褥不善调护，内伤七情，外感六淫，阴阳劳逸，饮食生冷，遂至营卫不输，新陈干忤，随经败浊，淋露凝滞，为癥为瘕。”《景岳全书·卷三十九》：“癥瘕之病，即积聚之别名。《黄帝内经》止有积聚疝瘕，并无癥字之名，此后世之所增设者。盖癥者，征也。瘕者，假也。征者，成形而坚硬不移者是也；假者，无形而可聚可散者是也。”

西医学的女性生殖系统肿瘤、盆腔炎性包块、卵巢子宫内膜异位囊肿等引起的盆腔肿块可参照本病辨证治疗。

【病因病机】

多因脏腑不和，气机阻滞，瘀血内停，气聚为瘕，血结为癥。常见分型有气滞、血瘀、痰湿及毒热。

（一）气滞

素性抑郁，或忿怒过度，肝气郁结，气滞血行不畅，滞于冲任胞脉，结块积于小腹，聚散无常，而成瘕疾；气滞日久生瘀可转化为癥。《女科秘诀大全·卷一》引薛氏曰："此症多兼七情亏损，五脏气血乖违而致……故郁结伤脾，恚怒伤肝者多患之。"

素性抑郁、恚怒伤肝 → 气滞血行不畅→滞于冲任胞脉→聚散无常→结块成瘕→癥瘕

（二）血瘀

经期产后，胞脉空虚，余血未尽之际，房事不节，或外邪侵袭，凝滞气血；或暴怒伤肝，气逆血留；或忧思伤脾，气结血滞，使瘀血留滞于冲任，冲任不畅，胞脉停瘀，瘀积日久，渐成癥疾。《景岳全书·卷三十九》："瘀血留滞作癥，惟妇人有之。其证则或由经期，或由产后，凡内伤生冷，或外受风寒，或恚怒伤肝，气逆而血留，或忧思伤脾，气虚而血滞，则留滞日积而渐以成癥矣。"

经期产后，胞脉空虚、房事不节，当风感寒、暴怒伤肝，气逆血留、忧思伤脾，气结血滞 → 瘀血凝滞→冲任不畅→胞脉停瘀→瘀坚成癥→癥瘕

（三）痰湿

素体脾虚，或饮食不节，或劳倦过度，损伤脾胃，健运失职，湿浊内停，聚湿为痰，痰湿阻滞冲任胞脉，痰血搏结，渐积成癥。《济阴纲目·卷之二》："血癥食癥之内，未尝无痰，则痰、食、血又未有不先因气病而后形病也。"

素体脾虚、饮食不节、劳倦过度 → 脾失健运→聚湿为痰→阻滞冲任胞脉→痰血搏结→渐积成癥→癥瘕

（四）毒热

经期产后，胞脉空虚，余血未尽之际，外阴不洁，或房事不禁，感染湿热

邪毒；或脾虚生湿，湿蕴化热，与血搏结，瘀阻冲任，结于胞脉，而成癥瘕。《济阴纲目·卷之二》："癥瘕皆有热者，盖瘀血亦有热燥逼成，况阳气怒火蕴聚，饮食湿热拂郁结成，未可专以寒冷论也。"

经期产后
外阴不洁
不禁房事
湿蕴化热 } 湿热邪毒→与血搏结→瘀阻冲任→结于胞脉→癥瘕

【诊断与鉴别诊断】

（一）诊断

❶ **病史** 经期、产后感受外邪；长期情志不舒；月经不调史；带下病史。

❷ **症状** 小腹有包块，或胀、或满、或痛。

❸ **检查**

（1）**妇科检查** 盆腔可触及炎性包块、子宫肿瘤、卵巢肿瘤，及子宫内膜异位等病变。

（2）**实验室检查** 宫颈活组织检查，阴道细胞学检查，诊断性刮宫，红细胞沉降率，血清 CA125、CA199，甲胎蛋白测定，碱性磷酸酶测定，病理检查。

（3）**其他检查** B 型超声、内窥镜、腹部 X 线平片等检查，对盆腔肿块的诊断有重要意义。

（二）鉴别诊断

❶ **与妊娠子宫鉴别** 妊娠时有停经史，早孕反应，子宫增大与停经月份相符，质软，与盆腔肿块不同。借助妇科检查、妊娠试验、B 型超声检查等可明确诊断。应注意子宫肌瘤囊性变与妊娠子宫先兆流产鉴别。

❷ **与子宫畸形鉴别** 双子宫或残角子宫易误诊为子宫肌瘤。子宫畸形自幼即有，无月经改变等。B 型超声检查、腹腔镜检查、子宫输卵管造影可协助诊断。

❸ **与癃闭鉴别** 癃闭是尿液在膀胱内积聚，不能溺出的疾病。虽有小腹膨隆、胀、满、痛等症，但导尿后诸症便可消失。B 型超声检查两者显示不同声像，可资鉴别。

【辨证论治】

辨证要点是按包块的性质、大小、部位、病程的长短以及兼症和月经情况辨其在气在血，属痰湿还是热毒。治疗大法以活血化瘀，软坚散结为主，佐以行气化痰，兼调寒热。但又必须根据患者体质强弱，病之久暂，酌用攻补，或先攻后补，或先补后攻，或攻补兼施等法，随证施治。并需遵循“衰其大半而止”的原则，不可一味地猛攻、峻伐，以免损伤元气。如《济阴纲目·积聚癥瘕门》：“善治癥瘕者，调其气而破其血，消其食而豁其痰，衰其大半而止。”诊断明确的内生殖系统肿瘤，可采用中西医结合治疗和必要的手术治疗。

（一）气滞证

主要证候 小腹有包块，积块不坚，推之可移，时聚时散，或上或下，时感疼痛，痛无定处，小腹胀满，胸闷不舒，精神抑郁，月经不调，舌红，苔薄，脉沉弦。

证候分析 瘕乃气聚而成，气血运行受阻，滞于冲任胞脉，故小腹有包块，积块不坚，推之可移，时聚时散，或上或下；气滞则痛，气散则止，故时痛时止，痛无定处；肝失条达，气机不畅，故小腹胀满，胸闷不舒，精神抑郁；气滞冲任失司，则月经不调。舌红，苔薄，脉沉弦，为气滞之征。

治疗法则 疏肝解郁，行气散结。

方药举例 香棱丸（《济生方》）。

木香 丁香 三棱 莪术 枳壳 青皮 川楝子 小茴香

上药共研细末，面糊为丸，如梧桐子大，朱砂为衣。方中木香、丁香、小茴香温经理气；青皮疏肝解郁，消积行滞；川楝子、枳壳除下焦之郁结，行气止痛；三棱、莪术行气破血，消癥散结；朱砂护心宁神。

（二）血瘀证

主要证候 小腹有包块，积块坚硬，固定不移；疼痛拒按，肌肤少泽，口干不欲饮，月经延后或淋漓不断，面色晦暗，舌紫黯，苔厚而干，脉沉涩有力。

证候分析 瘀血积结，冲任气血不畅，胞脉停瘀，故小腹有包块，积块坚硬，固定不移，疼痛拒按；瘀阻脉络，肌肤失养，则肌肤少泽，且面色晦暗；瘀血内阻，津液不能上承，则口干不欲饮；瘀阻冲任，甚则血不归经，故经期错后，或淋漓不止。舌紫黯，苔厚而干，脉沉涩有力，为血瘀之征。

治疗法则 活血破瘀，散结消癥。

方药举例 桂枝茯苓丸（《金匮要略》）。

桂枝 茯苓 牡丹皮 桃仁 赤芍 各等分研细末，炼蜜为丸。

方中用桂枝温通血脉，芍药行血中之滞以开郁结，茯苓淡渗以利行血，与桂枝同用能入阴通阳，牡丹皮、桃仁破瘀散结消癥。

若积块坚牢者，酌加鳖甲、穿山甲以软坚散结，化瘀消癥；疼痛剧烈者，酌加延胡索、莪术、姜黄以行气活血止痛；小腹冷痛者，酌加小茴香、炮姜以温经散寒；月经过多，崩漏不止者，酌加三七粉、炒蒲黄、血余炭等化瘀止血。

若血瘀甚者，兼肌肤甲错，两目黯黑，用大黄䗪虫丸（《金匮要略》）。

大黄　黄芩　甘草　桃仁　杏仁　芍药　干地黄　干漆　虻虫　水蛭　蛴螬　䗪虫　共为细末，炼蜜为丸，小绿豆大，酒饮服五丸，日三服。

本方重在取其虫类搜剔脉络，祛瘀消癥。

（三）痰湿证

主要证候　小腹有包块，按之不坚，或时作痛，带下量多，色白质黏稠，胸脘痞闷，时欲呕恶，经行愆期，甚或闭而不行，舌淡胖，苔白腻，脉弦滑。

证候分析　痰湿下注冲任，阻滞胞络，积而成癥，则小腹有包块，按之不坚，时或作痛；痰饮内结，则胸脘痞闷；痰阻中焦，则恶心泛呕；痰湿阻于冲任经脉，则月经愆期，甚或经闭不行；湿痰下注，则带下量多，色白黏稠。舌淡胖，苔白腻，脉弦滑，为湿痰内阻之征。

治疗法则　除湿化痰，散结消癥。

方药举例　散聚汤（《妇科秘诀大全》）。

半夏　橘皮　茯苓　当归　杏仁　桂心　槟榔　甘草

方中杏仁、陈皮、槟榔行上、中、下三焦之气滞而化痰结；半夏、茯苓除湿化痰，降逆止呕；桂心、当归温经活血而消癥；甘草调和诸药。全方共奏除湿化痰，消结散癥之效。

若脾胃虚弱，纳差神疲者，酌加党参、白术健脾益气。

若兼血滞者，用三棱煎（《妇人大全良方》）。

三棱　莪术　青橘皮　半夏　麦芽　上药用好醋六升煮干，焙干为本，醋糊丸如梧桐子大。每服三四十丸，淡醋汤下。痰积多，姜汤下。

方中三棱、莪术理气活血消癥，青橘皮、半夏、麦芽行气燥湿化痰。

（四）毒热证

主要证候　小腹有包块，拒按，小腹或少腹及腰骶部疼痛，带下量多，色黄或五色杂下，可伴经期提前或延长，经血量多，经前腹痛加重，烦躁易怒，发热口渴，便秘溲黄，舌红，苔黄腻，脉弦滑数。

证候分析　湿热积聚，蓄久成毒，阻滞冲任，气滞血瘀，结成癥瘕，故小腹有包块拒按，小腹或少腹及腰骶部疼痛；湿热蕴结，损伤任带二脉，任脉不固，带脉失约，湿浊下注，故带下量多，色黄臭秽；热扰冲任，迫血妄行，又瘀血内阻，血不归经，故经期提前或延长，经血量多；瘀血内停，气机不畅，经前血海盛满，故经前腹痛加重，烦躁易怒；毒热壅盛，营卫不和，故发热口渴；热邪伤津，故便秘溲黄。舌红，苔黄腻，脉弦滑数，为湿热毒邪内蕴之征。

治疗法则 解毒除湿，破瘀消癥。

方药举例 银花蕺菜饮（《中医妇科治疗学》）加赤芍、牡丹皮、丹参、三棱、莪术、皂角刺。

银花 蕺菜 土茯苓 炒荆芥 甘草

方中金银花、土茯苓、蕺菜、炒荆芥清热解毒，利湿排脓；赤芍、牡丹皮、丹参清热凉血，活血化瘀；三棱、莪术、皂角刺行气破瘀，消癥散结。

若小腹包块疼痛兼带下量多，色黄稠如脓，或五色带杂下，臭秽难闻，疑为恶性肿瘤者，酌加半枝莲、穿心莲、白花蛇舌草、七叶一枝花以清热解毒消癥。

【其他疗法】

❶ **外治法** 灌肠治疗湿热型包块，用柴胡、蒲公英、败酱草、赤芍。血瘀痰阻型加莪术、炙乳没；寒凝气滞型去蒲公英、败酱草，加官桂、乌药。15次为1个疗程。

❷ **针刺疗法** 取穴关元、水道、足三里、三阴交为主，留针10～20分钟，不直刺包块部位，不在经期进行。

【文献摘要】

《灵枢·水胀》："肠蕈何如……寒气客于肠外，与卫气相搏，气不得荣，因有所系，癖而内著，恶气乃起，息肉乃生。其始生也，大如鸡卵，稍以益大，至其成如怀子之状，久者离岁，按之则坚，推之则移，月事以时下，此其候也。石瘕何如……石瘕生于胞中，寒气客于子门，子门闭塞，气不得通，恶血当泻不泻，衃以留止，日以益大，状如怀子，月事不以时下，皆生于女子，可导而下。"

《金匮要略方论·卷下》："妇人宿有癥病，经断未及三月，而得漏下不止，胎动在脐上者，为癥痼害。妊娠六月动者，前三月经水利时，胎也。下血者，后断三月衃也。所以血不止者，其癥不去故也，当下其癥，桂枝茯苓丸主之。"

《医宗金鉴·妇科心法要诀》："凡治诸癥积，宜先审身形之壮弱，病势之缓急而治之。如人虚，则气血衰弱，不任攻伐，病势虽盛，当先扶正气，而后治其病；若形证俱实，宜先攻其病也。经云：大积大聚，衰其半而止，盖恐过于攻伐，伤其气血也。"

【现代研究】

中医中药治疗癥瘕确有较好疗效，且临床观察较多，分型分期治疗仍为少数。由于癥瘕包括了西医学的女性生殖系统肿瘤、盆腔炎性包块、子宫内膜异位症等，这些疾病又有各自不同特点，中药治疗这些疾病周期一般较长。因此，在研究癥瘕时，须强调辨证与辨病相结合，制定统一明确的诊疗标准，加强癥瘕的基础理论研究和中药的作用机制、作用环节研究，积极进行剂型及给药途径的改革，以期达到更为理想的疗效。

目前对癥瘕的治疗多采用内服、外治（包括针灸）及内外同治，以内服为主。内服药多以活血化瘀为主。关于中药治疗癥瘕的作用机制，张新庄等研究显示，桂枝茯苓胶囊主要是由其所含的五环三萜类和甾醇类化合物与多个靶点蛋白作用，调控多条生物通路来抑制子宫平滑肌收缩和增殖、改善微循环、降低激素分泌和炎症反应（如 PGE2，PGF2α，leukotriene B4），从而起到缓解痛经和盆腔炎引起的疼痛、改善子宫肌瘤患者的生活质量的作用［张新庄，等．基于网络药理学的桂枝茯苓胶囊治疗痛经、子宫肌瘤和盆腔炎的分子作用机制研究．中草药，2016，47（1）：81–94］。杜亚青等研究提示，宫瘤宁胶囊联合米非司酮治疗气滞血瘀型子宫肌瘤在缩小瘤体，改善症状，提高临床疗效，降低复发率方面均优于单纯的米非司酮治疗，其作用机制可能与下调性激素水平，调节 VEGF，MMP–9，TGF–β1 和 EGF 等因子的表达有关［杜亚青，等．宫瘤宁胶囊对气滞血瘀证子宫肌瘤瘤体的抑制作用．中国实验方剂学杂志，2016，22（24）：177–181］。黄健玲等对 40 例癥瘕患者与 30 例健康女性对照，说明癥瘕患者多有明显的甲皱微循环障碍，血瘀是癥瘕的主要成因［黄健玲，等 .40 例癥瘕患者手术前后甲皱微循环观察．广州中医药大学学报，1995，（2）：26–28］。周俊等观察消瘤片治疗 50 例患者前后及 30 例健康妇女的自然杀伤细胞（N K）活性，结果表明消瘤片在有缩小肌瘤体积、改善月经情况较好疗效同时，治疗 6 个月后可使N K细胞明显上升［周俊，等．消瘤片改善子宫肌瘤患者细胞免疫功能的临床及实验研究．中国中西医结合杂志，1997，17（5）：277–279］。曹筱芬等用缩宫汤（党参、太子参、南沙参、枳壳、益母草、生贯众、茜草根、三七粉、花蕊石、煅龙牡）治疗了宫肌瘤月经异常 40 例，结果表明缩宫汤止血有效率为 82.5%，治疗后 T X B 2 明显下降，T / K 比值趋于正常［曹筱芬，等．缩宫汤治疗子宫肌瘤月经异常（气虚血瘀型）初步研究．中国医药学报，1999，14（4）:23–24、81］。周靖等用消瘤汤（黄芪、柴胡、川芎、赤芍等 12 味）治疗肌瘤 30 例，并对治疗前后微量元素进行比较，治疗前锌、铜、镁、锰的含量明显低于正常人，治疗后锌、锰均恢复正常［周靖，等．消瘤汤治疗子宫肌瘤 30 例临床经验总结 – 治疗前后发微量元素探讨．云南中医中药杂志，2000，21（2）：4–6］。

刘小英等用温化寒痰药灌肠（海藻、昆布、桂枝、车前子（布包）、当归、云苓等）治疗卵巢囊肿，对照组用国内文献检索资料的消囊肿合剂灌肠治疗（败酱叶、三棱、莪术、桂枝、云苓等）。结果显示治疗组的效果优于对照组，且复发率低。治愈后患者活性氧清除酶类 SOD、CAT、GSH–Px 酶活性、清除活性氧非酶系统的物质 GSH（GSH–Px 的底物之一）达到或接近正常对照组水平，脂质过氧化物脂氢过氧化物和丙二醛低于正常对照组水平，同时该药有直接消除的作用。认为活性氧代谢紊乱是卵巢囊肿重要的发病机理之一，温化寒痰法能较大幅度提高活性氧清除酶的活性，从而起到治疗作用［刘小英，等．中药温化寒痰法治疗卵巢囊肿的临床与实验研究．中医外治杂志，2000，9（5）：18–19］。

目前临床上对癥瘕的治疗多采用内服、外治及内外同治，以内服为主。从内服方药来看，有成方（如桂枝茯苓丸、少腹逐瘀汤、桃红四物汤、逍遥散、阳和汤、济生肾气丸等）、验方、中西医结合治疗等，除辨证分型、辨病专方治疗外，近些年报道采用分期治疗效果较好，如肖承悰认为子宫肌瘤以气虚血瘀为多见，提出“补消结合”的治疗原则，于经期、经间期“补”与“消”各有偏重。经间期活血化瘀，软坚消癥，兼以益气，自拟肌瘤内消汤（党参、桑寄生、生首乌、牛膝、鬼箭羽、急性子、夏枯草、制鳖甲、瓦楞子、生牡蛎等）；经期益气缩宫，祛瘀止血，兼以软坚消癥，自拟益气缩宫汤（党参、太子参、南沙参、白术、枳壳、益母草、生贯众、花蕊石、煅牡蛎、炒蒲黄等），观察 30 例患者，痊愈 4 例，显效 12 例，有效 13 例，无效 1 例，痊愈率 13.3%，总有效率 96.7%［肖承悰．子宫肌瘤的论治．中国医药学报，1995；10（4）：45–47］。王永林等在雌激素高峰期运用中医药治疗，在月经前 5 天，予理冲汤加减，行经期停药，经期后 5 天，服丹栀逍遥散合失笑散，6 个周期为 1 个疗程；对照组给予桂枝茯苓丸，结果表明治疗组明显优于对照组，治疗后雌二醇水平较治疗前明显降低［王永林，等．雌激素高峰期以中医药治疗子宫肌瘤 40 例临床观察．湖南中医药导报，2000，3（3）：23–24］。此外，牛惠敏用白及混合微粒栓塞治疗子宫肌瘤 83 例，插管栓塞成功率 100%，随访 1 ～ 12 个月，用 B 超追踪观察 6 个月，肿块逐月缩小［牛惠敏．白及混合微粒栓塞治疗子宫肌瘤的临床研究．中国中医基础临床杂志，2000，6（2）：46–47］。

【思考题】

1. 癥与瘕有何区别？临床诊断癥瘕时需注意什么？

2. 癥瘕各证的主要证候、治疗法则及代表方剂是什么？

（赵莉）

第四节　子宫脱垂

【概说】

子宫从正常位置沿阴道下移，宫颈外口达坐骨棘水平以下，甚至子宫全部脱出阴道口以外称为“子宫脱垂”。又称“阴下脱”“阴挺”“阴菌”等。

本病常发生于体力劳动妇女，以产时损伤、产后操劳过早者多见。常伴发阴道前壁和后壁膨出。

本病始见于《针灸甲乙经·妇人杂病》:“妇人阴挺出，四肢淫泺，身闷，照海主之。”其后各家对本病的病因病机证治多有论述。《三因极一病证方论·卷之十八》:“妇人趣产，劳力努咽太过，致阴下脱，若脱肛状。及阴下挺出，逼迫肿痛。举重房劳，皆能发作，清水续续，小便淋露。”《医宗金鉴·妇科心法要诀》:“妇人阴挺，或因胞络损伤，或因分娩用力太过，或因气虚下陷，湿热下注，阴中突出一物如蛇，或如菌，如鸡冠者，即古之㿗疝类也。属热者，必肿痛，小便赤数，宜龙胆泻肝汤；属虚者，必重坠，小便清长，宜补中益气汤加青皮、栀子，外用蛇床子、乌梅熬水熏洗之，更以猪油调藜芦末敷之，无不愈者。”

西医学的子宫脱垂、阴道前壁和后壁脱垂可参照本病辨证治疗。

【病因病机】

主要机理是冲任不固，带脉失约，提摄无力。常见的分型有气虚、肾虚。

(一) 气虚

素体虚弱，中气不足；分娩时用力太过，或产后操劳持重，或久嗽不愈，或年老久病，便秘努责，损伤中气，气虚下陷，冲任不固，带脉失约，系胞无力，以致子宫脱垂。《医宗金鉴·妇科心法要诀》:“妇人阴挺，或因胞络损伤，或因分娩用力太过，或因气虚下陷。”

素体虚弱
产时过力
产后劳早
久嗽不愈
便秘努责

} 损伤中气→气虚下陷→冲任不固→带脉失约→系胞无力→子宫脱垂

（二）肾虚

先天不足，或房劳多产，或年老体弱，肾气亏虚，冲任不固，带脉失约，系胞无力，以致子宫脱垂。《胎产秘书·中卷》："阴挺下脱……总因元气下陷而然。"

先天不足、房劳多产、年老体弱→肾气亏虚→冲任不固→带脉失约→系胞无力→子宫脱垂

【诊断与鉴别诊断】

（一）诊断

❶ **病史** 阴中有物脱出，常与分娩时用力太过，或产后劳动过早，产后便秘，或因分娩时损伤胞络，或产育过多，长期咳嗽，或年老久病等关系密切。

❷ **症状** 小腹下坠及阴道口有物脱出。严重时不能自行还纳。带下量多，若因摩擦损伤，红肿溃烂，黄水淋漓，或带下色黄如脓，或夹血水，有秽臭气。尿频、排尿困难，癃闭或失禁，大便秘结。

❸ **妇科检查** 主要检查脱垂程度及有无张力性尿失禁。

根据检查时患者平卧用力下屏使子宫下降的程度，将子宫脱垂分为3度。

Ⅰ度 轻型：宫颈外口距处女膜缘＜4cm，未达处女膜缘；重型：宫颈已达处女膜缘，阴道口可见子宫颈。

Ⅱ度 轻型：宫颈脱出阴道口，宫体仍在阴道内；重型：部分宫体脱出阴道口。

Ⅲ度 宫颈及宫体全部脱出于阴道口外。

（二）鉴别诊断

❶ **与宫颈延长鉴别** 单纯宫颈延长可通过触诊鉴别。妇科检查时，阴道前后壁无膨出，阴道内宫颈虽长，但宫体在盆腔内，向下屏气并不移位。

❷ **与阴道前壁脱垂（膀胱膨出）鉴别** 阴道前壁脱垂时可见阴道前壁呈半球形块物膨出，柔软，患者常误认为子宫脱垂。检查时可于膨出物上方触及宫颈及宫体，不难确诊。

【辨证论治】

临床见子宫下移，小腹下坠，四肢无力，精神疲倦，属气虚；若子宫下脱，腰酸腿软，头晕耳鸣，小便频数，属肾虚。治疗应本着《黄帝内经》"虚者补之，陷者举之"的原则，以益气升提，补肾固脱为主。重度子宫脱垂对妇女危害较大，是难治之病，宜中西医结合治疗。

（一）气虚证

主要证候 子宫下移，或脱出阴道口外，劳则加剧，小腹下坠，神倦乏力，少气懒言，或带下量多，色白质稀，面色少华，舌淡，苔薄，脉缓弱。

证候分析 脾司中气，脾虚则中气不足，气虚下陷，冲任不固，带脉失约，无力系胞，故子宫脱垂，小腹下坠；脾主四肢，脾虚中阳不振，则神倦乏力，少气懒言，面色不华；脾虚不能运化水湿，湿浊下注，则带下量多，色白质稀。舌淡，苔薄，脉缓弱，为气虚之征。

治疗法则 补气升提。

方药举例 补中益气汤（方见月经先期）加枳壳。

若带下量多，色白质稀者，酌加山药、芡实、桑螵蛸以止带固脱。

（二）肾虚证

主要证候 子宫下移，或脱出阴道口外，小腹下坠，小便频数或不利，腰酸腿软，头晕耳鸣，舌淡，苔薄，脉沉细。

证候分析 肾虚冲任不固，带脉失约，不能系胞，故子宫脱垂，小腹下坠；肾气不足，气化无力，膀胱开阖失司，故小便频数或不利；肾虚精血不足，外府及髓海失养，故腰酸腿软，头晕耳鸣。舌淡，苔薄，脉沉细，为肾虚之征。

治疗法则 补肾固脱。

方药举例 大补元煎（方见月经后期）加鹿角胶、升麻、枳壳。

若子宫脱出阴道口外，摩擦损伤，继发湿热证候者，局部红肿溃烂，黄水淋漓，带下量多，色黄如脓，其气臭秽，不论气虚、肾虚，轻者可于原方酌加黄柏、苍术、土茯苓、车前子等清热利湿，重者可选用龙胆泻肝汤加减。

子宫脱出阴道口外者，应予必要手术治疗。

【其他疗法】

❶ 外治

（1）枳壳 50g，黄芪 25g，益母草 25g，升麻 10g，每日 1 剂，水煎 2 次，分早晚熏洗或浸洗；亦可用作内服。本方适用于气虚型。

（2）枳壳 50g，首乌 50g（或金樱子 50g），益母草 25g，升麻 10g，每日 1 剂，水煎 2 次，分早晚熏洗或浸洗；亦可用作内服。本方适用于肾虚型。

❷ 针灸 温针疗法，采用关元、肾俞、足三里、三阴交等穴位用毫针刺入，点燃艾条温灼针身和针刺穴位，时间以感应程度和病势轻重而定。

❸ 食疗 升麻 9g，黄芪 15g，鸡 1 只（约 750g）。鸡去内脏洗净，将升麻、黄芪纳入鸡腹内，加水一碗半，用旺火炖熟，食肉饮汤。凡实证，邪毒未

清者不宜服本方。

【文献摘要】

《诸病源候论·卷四十》:“胞络伤损，子脏虚冷，气下冲则令阴挺出，谓之下脱；亦有因产而用力偃气，而阴下脱者。诊其少阴脉浮动，浮则为虚，动则为悸，故脱也。”

《校注妇人良方·卷二十三》:“产后阴脱，玉门不闭，因坐产努力，举动房劳所致。”

《景岳全书·卷三十九》:“妇人阴中突出如菌如芝，或挺出数寸谓之阴挺。此或因胞络伤损，或因分娩过劳，或因郁热下坠，或因气虚下脱，大都此证当以升补元气，固涩真阴为主。”

《简明医彀·阴挺》:“盖阴挺之证，因于郁怒伤肝，积久不舒，肝气亢极，致阴中突出长数寸，痛痒水湿，牵引腰股，小便涩短。”

【科研思路】

Fibulin 家族广泛分布于细胞外基质，认为其与基底膜及弹性纤维密切相关。Fibulin-3 首次发现于衰老的成纤维细胞中。研究发现，在弹性纤维降解与重塑的循环中，Fibulin-3 缺失者的阴道壁中的弹性纤维的降解呈进行性加重［McLaughlin PJ，Bakall B，Choi J，et al.Lack of fibulin-3 causes early aging and herniation，but no tmacular degeneration in mice.Hum Mol Genet，2007，16：3059-3070］。在 Fibulin-3 基因敲除的小鼠中也发现阴道壁的弹性纤维断裂，在弹性蛋白的核心容易见到微纤维碎片，老化与脱垂重度者的阴道壁中弹性纤维崩解较重［Rahn DD，Acevedo JF，Ro shanravan S，et al.Failure of pelvic org an suppo rt in mice deficient in fibulin-3.Am JPa tho l，2009，174（1）：206-215］。李一宁等首次报道了 Fibulin-3mRNA 和蛋白在子宫脱垂患者阴道壁的表达情况及其与子宫脱垂临床因素的关系。在试验中也发现，Fibulin-3 蛋白和 mRNA 在子宫脱垂患者阴道前壁组织中存在低表达，并与子宫脱垂的严重程度以及伴有 S UI 密切相关。因此，我们推测，Fibulin-3 的缺失可能会导致弹性纤维崩解，从而促使阴道壁结缔组织及盆腔器官脱垂的发生，为子宫脱垂的发病机制提供了新的思路。

有研究认为胶原纤维在维持盆底支持结构及盆腔各器官正常解剖位置中起着重要的作用。胶原纤维数量的减少、不同胶原亚型之间比例的改变、交联结构的变化及胶原代谢的改变，导致主韧带韧性及弹性的降低，增加了子宫脱垂的发病概率。胶原的合成代谢与分解代谢的平衡对于维持盆底组织的完整性和张力尤为重要。而雌激素在一定水平上促进了氨酰氧化酶（LOX）的表达，间接地促进了胶原纤维的生成及有结构的排列，增强了盆底支持组织的韧性及弹性。这为中药治疗子宫脱垂的机制研究提供了新思路、新方向。

【现代研究】

子宫脱垂的非手术疗法包括盆底肌肉锻炼（Kegel 运动）、生物反馈联合盆底肌电刺激法、子宫托以及其他保守治疗方法如戒烟、改变饮食习惯、局部涂抹雌激素、宫旁注射硬化剂等。手术治疗主要适用于 POP-Q 分期Ⅲ度以上或保守治疗效果不明显者，传统手术方式包括阴道前后壁修补术、阴式全子宫切除术、曼氏手术、改良阴道封闭术及骶棘韧带悬吊术。盆底重建术为近年研究热点，可使盆腔脏器位置恢复正常，对盆腔薄弱环节进行修复，同时对侧壁的结构缺陷进行纠正。目前能在腹腔镜下完成并且术后效果较好的术式有腹腔镜下子宫圆韧带悬吊术、子宫骶岬固定术、宫骶韧带缩短术等，首选腹腔镜下宫骶韧带缩短术，若宫底韧带不易暴露或不够粗壮，可选择子宫骶岬悬吊术。

目前治疗子宫脱垂的常用中医疗法有内服、外用及针灸疗法。陈少春教授多从脾肾着手，补中益气兼以滋肾。出现子宫脱出阴道口，有破溃，阴道分泌物增多，黄水淋漓者，是由于阴虚阳亢，肝肾阴虚所致，故治疗中在用收敛固涩药的基础上，考虑滋补肝肾之阴以清热。除口服中药外，配合自制涤净洗剂清洗外阴，减轻局部破溃流水、黏腻不适的症状，清热解毒促使炎症好转。罗元恺教授认为，子宫脱垂的治疗原则总以补气固肾为主，并将脱出后受衣物摩擦导致的宫颈宫体溃疡损破、发炎感染、黄水淋漓视为继发证，属于标病，故“湿热下注”不属于本病的原因。故治宜补气健脾固肾，佐以敛涩升提，可用大剂补中益气汤加杜仲、菟丝子、金樱子，并嘱患者多卧床休息，以仰卧为主，稍垫高下体为宜，助以熏洗、温针收效较捷。

焦黎明在补中益气汤加减治疗子宫脱垂 30 例临床分析中，观察组 30 例，采用补中益气汤加减，对照组 30 例，采用支持疗法，加强盆底肌肉锻炼，加强营养，适当休息，避免重体力劳动，保持大便通畅。两组均治疗 2 周后观察疗效。观察组总有效率 90%，对照组总有效率 53.33%，两组比较差异有显著性（$P < 0.05$），观察组子宫回纳阴道效果明显高于对照组［焦黎明．补中益气汤加减治疗子宫脱垂 30 例临床分析．中国中医药咨讯，2011，03（7）：95］。于红娟等运用“益气提宫方”治疗脾肾两虚型子宫脱垂，治疗组 45 例予以自拟益气提宫方，对照组 41 例予以补中益气汤，结果治疗组痊愈率 77.78%，总有效率 97.78%；对照组痊愈率 53.66%，总有效率 85.37%。两组痊愈率、总

有效率经统计学处理有显著性差异（P < 0.05），治疗组疗效明显优于对照组［于红娟，等.“益气提官方”治疗脾肾两虚型子宫脱垂45例临床观察.江苏中医药，2010，42（2）：40–41］。郑世章用乌梅水煎熏洗外用治疗子宫脱垂，取乌梅20g，水煎熏洗，每天2次，连用7天。治疗子宫脱垂，效果颇佳［郑世章.乌梅外用善治子宫脱垂.中医杂志，2002，43（9）：652］。谢一红等运用中药内服外用治疗子宫脱垂，内服方用黄芪30g，炙甘草9g，党参15g，当归6g，陈皮6g，升麻10g，柴胡6g，白术9g，枳壳10g，肉苁蓉10g，沙蒺藜10g。日服1剂，连服3个月，经期停服。外用方用黄芪60g，枳壳30g，乌梅15g，升麻15g，柴胡15g，蛇床子10g。煎水趁热熏洗，每天熏洗2次，连用3个月，经期停用。总有效率为93.0%［谢一红，等.中药内服外用治疗子宫脱垂43例.实用中医药杂志，2008，24（10）：638］。

【思考题】

何谓子宫脱垂？子宫脱垂诊断如何？

（赵莉）

第五节　脏躁

【概说】

妇女精神抑郁，心中烦乱，无故悲伤欲哭，或哭笑无常，呵欠频作者，称为“脏躁”。

本病以女性为多见，其特点是反复发作，临床表现变化多端。

本病始见于《金匮要略方论·卷下》：“妇人脏躁，喜悲伤欲哭，像如神灵所作，数欠伸，甘麦大枣汤主之。”其后各家对本病的病因病机证治多有论述。《医宗金鉴·订正金匮要略》：“脏，心脏也。心静则神藏，若为七情所伤，则心不得静，而神躁扰不宁也。故喜悲伤欲哭，是神不能主情也，像如神灵所作，是心不能神明也，即今之失志不癫狂病也。”。《女科要旨·卷四》：“脏属阴，阴虚而火乘之则为躁。不必拘于何脏，而既已成躁，则病症皆同。但见其悲伤欲哭，像如神灵所作，现出心病。又见其数欠善伸，现出肾病。所以然者，五志生火，动必关心，阴脏既伤，穷必及肾是也。”

西医学的女性癔症可参照本病辨证治疗。

【病因病机】

主要机理是内伤于心，或心血不足，神无所依；或五志火动，上扰心神。《素问·调经论》：“心藏神，神有余则笑不休，神不足则悲。”临床以心气不足，心肾不交为多见。

（一）心气不足

思虑不解，积久伤心，则神无所依；或劳倦伤脾，化源不足，心失所养，神无所依，而发脏躁。《沈氏女科辑要笺正·卷下》：“此血少而心气不安，神虚气馁，故多悲伤。”

心脾素虚
思虑不解 } 血气不足→心失所养→神无所依→脏躁
劳倦过度

（二）心肾不交

素体阴虚，病后伤阴，久病失血，房事不节或年老肾虚，精血两亏，以致肾阴不足，虚火妄动，上扰心神，而发脏躁。《女科要旨·卷四》：“五志生火，动必关心，阴脏既伤，穷必及肾是也。”

素体阴虚
病后伤阴
久病失血 } 精血两亏→肾阴不足→虚火妄动→上扰心神→脏躁
房事不节
年老肾虚

【诊断】

❶ **病史** 素多忧虑，积念在心；精神抑郁，所愿不遂；或数伤于血。

❷ **症状** 精神抑郁，善悲欲哭，呵欠频作。情绪易激动难以自控；喜怒无常，或语无伦次。

❸ **检查** 妇科检查及实验室检查无异常。

【辨证论治】

本病属内伤虚证，五志之火由血虚引动。故治疗上虽谓有火而不宜苦降，虽属虚证而不宜大补，治以甘润滋养为主。

（一）心气不足证

主要证候 心中烦乱，悲伤欲哭，少寐多梦，呵欠频作，心悸气短，倦怠乏力，不思饮食，舌淡，苔薄，脉细弱。

证候分析 思虑伤脾，化源不足，心失所养，则心中烦乱，悲伤欲哭，少寐多梦；心气不足则精神不振，呵欠频作；脾虚中气不足，则不思饮食，倦怠无力。舌淡，苔薄，脉细弱，为心气不足之征。

治疗法则 养心安神，和中缓急。

方药举例 甘麦大枣汤（《金匮要略》）。

甘草 小麦 大枣

方中用甘草、大枣补脾和中，以缓诸急；小麦养心气以安神。全方以甘平之味养心益脾，和中宁神。

若失眠多梦，坐卧不宁者，酌加酸枣仁、柏子仁、龙骨、牡蛎；呵欠频作者，酌加葛根、丹参、玄参；胸闷，心烦易怒者，酌加瓜蒌、陈皮、川楝子以宽胸利气解郁。

若脾虚痰湿盛者，症见哭笑无常，胸闷太息，心悸易惊，恶心干呕。治宜养心安神，燥湿祛痰。方用淡竹茹汤（《证治准绳》）。

人参 茯苓 麦冬 半夏 甘草 竹茹 小麦 生姜 大枣

方中在甘麦大枣汤的基础上，又加人参补益心气；茯苓、半夏健脾而除湿化痰；麦冬、竹茹养阴清热除烦。全方共奏养心安神，燥湿祛痰之功效。

（二）心肾不交证

主要证候 哭笑无常，呵欠频作，头晕耳鸣，心悸少寐，手足心热，口干不欲多饮，腰酸膝软，便秘溲赤，舌红，苔少，脉弦细数。

证候分析 心肾阴虚则虚火上炎，扰犯神明，故哭笑无常，呵欠频作，少寐心悸；肾阴虚不能上荣头目，故头晕耳鸣；外府失养，故腰酸膝软；阴虚生内热，故手足心热，口干而不欲多饮。舌红，苔少，脉弦细数，为心火偏亢，肾阴不足之征。

治疗法则 滋阴清热，养心安神。

方药举例 天王补心丹（方见经断前后诸证）。

【文献摘要】

《灵枢·本神》："心藏脉，脉舍神，心气虚则悲，实则笑不休。"

《金匮心典·卷下》："血虚脏躁，则内火扰而神不宁，悲伤欲哭，有如神灵，而实为虚病……小麦为肝之谷，而善养心气，甘草、大枣甘润生阴，所以滋脏气而止其燥也。"

《张氏医通·卷六·神志门·悲》曰："妇人脏燥。善悲伤欲哭。有如神灵所作。数欠伸。甘麦大枣汤主之。脏燥者。火盛烁津。肺失其润。心系了戾而然。故用甘草缓心系之急而润肺燥。大枣行脾胃之津。小麦降肝火之逆。火降则肺不燥而悲自已也……"

《脉义简摩·卷七妇科诊略·脏躁脉证》中则说："妇人脏躁，喜悲伤欲哭，状如神灵所作，数欠，甘草小麦汤主之。"

《金匮要略今释·妇人杂病》引《类聚方广义》："脏，子宫也……赵氏以为肝肺，徐氏以为五脏，《金鉴》以为心脏，惟沈氏、尤氏以为子宫，与歇斯底里之西说正合。"

【现代研究】

脏躁症好发于妇女月经期、妊娠期、产褥期、更年期，有时出现明显的周期性，这与女子的生理特点有密切的关系。脏躁症在《中文大辞典》中注为Hysteria，即歇斯底里。据考证，歇斯底里是希腊语，其本意是子宫。脏躁症类似于歇斯底里，同为一种发作性精神病，以女性患者为多。不少妇女在子宫切除术后，出现卵巢功能衰退，出现类似更年期的脏躁症，以甘麦大枣汤可取良效［黄素英．论"脏躁"之本义．中医文献杂志，1998，（2）：23-24］。

恽铁樵《汉方新解》认为应视具体病情将甘麦大枣汤与柴胡桂枝干姜汤、桂枝茯苓丸、苓桂术甘汤、泻心汤等方同用，才是拔本的方法；施今墨亦以甘麦大枣汤与百合地黄汤、黄连阿胶鸡子黄汤、柴胡加龙骨牡蛎汤相配治脏躁；朱小南认为脏躁属于肝病范围，甘麦大枣汤加茯神、远志、柏子仁、酸枣仁、炒百合等效果好；钱伯煊以甘麦大枣汤为主，消息于四君、温胆，间辅佐旋覆花、合欢皮、香附、麦冬、川续断、木香、白芍、淮山药、扁豆，治愈1例因子宫内膜异位症而行子宫全摘术、左卵巢切除术后所致之重症脏躁。蔡小荪教授认为，妇女更年期肾气渐衰，心火失肾水上济，呈现心肝火旺，心神不宁的症状，故拟方蔡氏坎离既济方（由生地黄，黄连，柏子仁、朱茯苓、朱远志、九节菖蒲、龙齿、天冬、麦冬、淮小麦、生甘草、五味子组成），滋水益肾，清心泻火。哈荔田教授以疏肝理气治疗脏躁，何子淮教授亦明确指出由肝气郁结所致脏躁实证为多见，其治疗常在劝诱开导基础上采用芳香浓郁之品，以疏肝理气解郁，常用药为八月札、乌拉草、香附、郁金、合欢皮、橘叶、乌药、路路通、川芎、柴胡、玫瑰花、梅花等。周舒平教授亦遵先贤尊师经验，临床以疏肝养肝之法治疗脏躁，并提出甘麦大枣汤为治肝急的良方，逍遥散为治脏躁之要方。

【思考题】

何谓脏躁？

（赵莉）

第十四章　前阴病

妇女前阴（包括阴户、玉门、阴道）发生的病变，称为“前阴病”。

常见的前阴病有阴痒、阴肿、阴疮、阴痛、阴吹等。

前阴是女性生殖系统的一部分，它通过经络与脏腑相联系。肝足厥阴之脉“入毛中，过阴器，抵少腹”；足少阳之正“入毛际，合于厥阴”。《素问·厥论》说：“前阴者，宗筋之所聚。”足厥阴、足少阴之筋，皆“结于阴器”；足太阴，足阳明之筋，皆“聚于阴器”。冲脉“与阳明合于宗筋”；任脉出于会阴，过阴器，“以上毛际”；督脉“女子入系廷孔”“其络循阴器”。上述表明前阴通过经络、经筋及冲任督三脉与肾、肝、脾胃等脏腑有直接或间接的联系。

前阴病的发病机理有直接和间接两个方面。间接机理是脏腑功能失调累及前阴发生病变，如肝肾亏损，阴部筋脉或肌肤失养，可致阴痛、阴痒；肝郁脾虚，肝郁化热，脾虚生湿，湿热浸淫，致阴痒、阴肿、阴疮、阴痛；脾肾阳虚，湿浊下注，日久化热，湿热浸淫，致阴痒、阴肿、阴疮、阴痛；谷道不利，腑气下泄，可致阴吹。直接机理是前阴局部感染邪毒、病虫或受外伤，可致阴痒、阴肿、阴痛等。

前阴病的治疗大法有二：一是内服药调理脏腑以治其本；二是配合局部外治法以治其标。同时，前阴之病重在防护，注意前阴的清洁卫生，防止邪毒、病虫感染，对避免和减少前阴病有重要意义。

（马宝璋）

第一节　阴痒

【概说】

妇人外阴及阴道瘙痒，甚则痒痛难忍，坐卧不宁，或带下增多者，称为

“阴痒”。又称“阴门瘙痒”。

本病为临床常见病，通过外治法结合口服药内治，一般疗效较好。

本病始见于《肘后备急方·卷五》：“阴痒汁出，嚼生大豆黄，涂之，亦疗尿灰疮。”其后各家对本病的病因病机证治多有论述。《诸病源候论·卷四十》：“妇人阴痒是虫食所为。三虫九虫在肠胃之间，因脏虚虫动，作食于阴。其虫作势，微则痒，重者乃痛。”《女科经纶·杂证门》：“妇人有阴痒生虫之证也，厥阴属风木之脏，木朽则蠹生，肝经血少，津液枯竭，致气血不能荣运，则壅郁生湿。湿生热，热生虫，理所必然。”

西医学外阴瘙痒症、外阴炎、阴道炎及外阴硬化性苔藓、外阴鳞状上皮增生等出现阴痒症状者，均可参照本病辨证治疗。

【病因病机】

本病主要发病机制有虚、实两个方面。因肝肾阴虚、精血亏损、外阴失养而致阴痒者，属虚证；因肝经湿热下注，带下浸渍阴部，或湿热生虫，虫蚀阴中以致阴痒者，为实证。常见分型有肝肾阴虚、肝经湿热、湿虫滋生三型。

（一）肝肾阴虚

素体肝肾不足；或年老体衰，精血亏损；或久病不愈，阴血不足，以致肝肾阴虚。肝脉过阴器，肾司二阴，肝肾阴虚，精血亏少，冲任血虚，阴部肌肤失养，血燥生风，风动则痒，发为阴痒。《疡医大全·卷之二十四》：“妇人阴户作痒……莫不由欲事伤损肝肾，肾阴亏而肝火旺。”

肝肾不足，精血亏虚
年老体衰，精血亏损
久病不愈，阴血不足

} 肝肾阴虚→冲任血虚→阴部肌肤失养→血燥生风→阴痒

（二）肝经湿热

郁怒伤肝，肝郁化热，肝气犯脾，脾虚湿盛，以致湿热互结，损伤任带，带下量多，湿浊浸淫，而发痒痛。《张氏医通·卷七》：“阴中痒，亦是肝家湿热。”

素性抑郁
忿怒过度

} 肝热犯脾→湿热下注→损伤任带→湿浊浸淫→阴痒

（三）湿虫滋生

素体脾虚湿盛，积久化热，流注下焦，损伤任带，湿热蕴积生虫；或外阴不洁；或久居阴湿之地，湿虫滋生，虫蚀阴中，均可导致阴痒。《景岳全书·妇人规》：“妇人阴痒者，必有阴虫。”

脾虚生湿
久居湿地 } 湿蕴化热→损伤任带→湿虫滋生→虫蚀阴中→阴痒
阴部不洁

【诊断与鉴别诊断】

（一）诊断

❶ **病史** 个人不注意外阴局部卫生，分泌物长期刺激外阴，或有滴虫性阴道炎、外阴及阴道假丝酵母菌病、细菌性阴道炎等病史。

❷ **症状** 外阴及阴中瘙痒，或如虫行状，波及肛门周围，奇痒难忍，甚至灼热、疼痛，兼带下量多、臭秽。

❸ **检查**

（1）**妇科检查** 外阴皮肤色素脱失变白，或增厚，或萎缩，或皲裂破溃；或轻者外阴无改变，甚者阴部红肿伴有湿疹，搔抓破溃，黄水淋漓，溃烂不已，血出如珠。阴道内可见灰黄色泡沫样分泌物，豆渣样或凝乳样分泌物，或大量脓性分泌物。

（2）**实验室检查** 阴道分泌物镜检正常，或可见滴虫、假丝酵母菌等。

（二）鉴别诊断

❶ **与糖尿病阴痒鉴别** 糖尿病患者除阴痒外，还可伴有多饮、多食、多尿、身体消瘦或尿浊，尿有甜味等症，检查时空腹血糖升高。

❷ **与阴虱鉴别** 阴虱患者除阴痒外，局部有红色斑点或丘疹，阴毛处可找到阴虱或虱卵。

【辨证论治】

应根据阴部瘙痒的情况，带下的量、色、质、气味以及全身症状进行辨证。阴部干涩、灼热，或皮肤变白、增厚或萎缩，甚则皲裂，夜间痒甚者为肝肾阴虚；阴痒伴带下量多，色黄如脓，稠黏臭秽，多为肝经湿热；阴部瘙痒，如虫行状，甚则奇痒难忍，灼热疼痛，伴有带下量多，色黄如泡沫状，或如豆渣状，臭秽，多为湿虫滋生。治疗着重调理肾、肝、脾胃的功能。故要注意“治外必本诸内”的原则，采用内服与外治，整体与局部相结合进行施治。感染病虫者，应着重于外治法。

（一）肝肾阴虚证

主要证候 阴部干涩，奇痒难忍，或阴部皮肤变白，增厚或萎缩，皲裂破溃，五心烦热，头晕目眩，时有烘热汗出，腰酸腿软，舌红、苔少，脉弦细而数。

证候分析 肝肾阴虚，精血两亏，冲任血虚，血燥生风，风动则痒，阴户为肝肾之分野，故阴户干涩，奇痒难忍；风盛则肿，故阴肤增厚；阴部肌肤失养，则皮肤变白、萎缩、皲裂、破溃；阴虚内热，故五心烦热；肝阳偏亢则烘热汗出；肾虚则腰酸腿软。舌红，苔少，脉弦细而数，为肝肾阴虚之征。

治疗法则 调补肝肾，滋阴降火。

方药举例 知柏地黄丸（方见妊娠小便淋痛）酌加何首乌、白鲜皮。

（二）肝经湿热证

主要证候 阴部瘙痒灼痛，带下量多，包黄如脓，稠黏臭秽，头晕目眩，口苦咽干，心烦不宁，便秘溲赤，舌红，苔黄腻，脉弦滑而数。

证候分析 肝经湿热下注，损伤任带，故使带下量多，色黄如脓，稠黏臭秽；湿热浸渍，则阴部瘙痒，甚则灼痛；湿热熏蒸则头晕目眩，口苦咽干；热扰心神，则心烦不宁；湿热伤津，则便秘溲赤。舌红，苔黄腻，脉弦滑而数，为肝经湿热之征。

治疗法则 泻肝清热，除湿止痒。

方药举例 龙胆泻肝汤（方见带下病）酌加虎杖、苦参。

如小便黄赤，溲时刺痛者酌加海金砂、土茯苓、瞿麦。

（三）湿虫滋生证

主要证候 阴部瘙痒，如虫行状，甚则奇痒难忍，灼热疼痛，带下量多，色黄呈泡沫状，或色白如豆渣状，臭秽，心烦少寐，胸闷呃逆，口苦咽干，小便黄赤。舌红，苔黄腻，脉滑数。

证候分析 湿热与病虫，互相滋生，其虫作势，则阴部瘙痒，如虫行状，甚则奇痒难忍，灼热疼痛；湿热下注，秽液下流，则带下量多，色黄呈泡沫状，或色白如豆渣状，臭秽；湿热与瘙痒共扰心神，则心烦少寐；湿热内蕴，则胸闷呃逆；湿热熏蒸，则口苦咽干；湿热伤津，则小便短赤。舌红，苔黄腻，脉滑数，为湿热病虫互相滋生之征。

治疗法则 清热利湿，解毒杀虫。

方药举例 萆薢渗湿汤（方见带下病）加白头翁、苦参、防风。

【外治法】

❶ 塌痒汤（《疡医大全》）

鹤虱　苦参　威灵仙　归尾　蛇床子　狼毒

水煎熏洗，临洗时加猪胆汁 1 ～ 2 枚更佳；每日 1 ～ 2 次，7 ～ 10 日为 1 个疗程。用于湿虫滋生型，外阴溃疡者勿用。

❷ 蛇床子散（上海中医学院《妇产科学》）

蛇床子　花椒　明矾　苦参　百部

煎汤趁热先熏后坐浴，每日 1 次，10 次为 1 个疗程。若阴痒破溃者则去花椒。

❸ 蛇床子洗方（《疡医大全》）

蛇床子　川椒　白矾

水煎熏洗。

❹ 苦参汤（《实用妇产科》）

苦参　蛇床　白芷　银花　黄柏　地肤子　菖蒲

水煎熏洗。

❺ 珍珠散（《中医妇科学》1979 年）

珍珠　青黛　雄黄　　黄柏　儿茶　冰片

共研细末外搽用。适用于阴痒皮肤破损者。

【文献摘要】

《疡医大全·卷二十四》："妇人阴户作痒，乃肝脾风湿流注，亦有肝火郁结而成。"

《景岳全书·妇人规》："妇人阴痒者，必有阴虫。微则痒，甚则痛，或为脓水淋沥，多为湿热所化，名曰䘌。"

《医宗金鉴·妇科心法要诀》："妇人阴痒，多因湿热生虫，甚则肢体倦怠，小便淋漓，宜服逍遥散、龙胆泻肝汤。"

【现代研究】

有学者报道以自拟参鲜止痒方治疗阴痒，收到了满意疗效。参藓止痒方由苦参、白鲜皮、蛇床子、地肤子、川椒、百部、枯矾、黄柏、透骨草、仙茅、知母、紫草组成［崔新红，等．中药外治阴痒 137 例．中医外治杂志，2008，17（2）：10–11］。有学者根据湿热下注的理论，配制阴痒熏洗液（苦参、黄柏、蛇床子、黄连、紫草、土茯苓、川椒、生百部、艾叶、杏仁）治疗阴痒［张颖，等阴痒熏洗液治疗阴痒症 100 例观察．中国医药导报，2008，5（31）：67］。

【思考题】

何谓阴痒？阴痒的发病机制有哪些？

（王艳萍）

第二节　阴肿

【概说】

妇人外阴一侧或两侧肿胀疼痛者，称为“阴肿”，又称“阴户肿痛”。

本病为临床较常见之病。

本病始见于《诸病源候论·卷四十》：“夫妇人阴肿者，是虚损受风邪所为，胞经虚而有风邪客之，风气乘于阴，与血气相搏，令气血否涩，腠理壅闭，不得泄越，故令阴肿也。”其后各家对本病的病因病机证治间有论述。《女科精要·卷一》：“妇人阴肿者，有因胞络虚损，风冷客之，与血气相搏而肿者；有因郁怒伤损肝脾者；有因房劳过度，湿热下流者；有欲胜而热甚生虫，以致肿痒。”

西医学的外阴炎肿胀、前庭大腺炎、前庭大腺囊肿、前庭大腺脓肿、外阴血肿等病可参照本病辨证治疗。

【病因病机】

本病多因肝经湿热，或痰湿凝滞，下注阴部；或因外伤致局部瘀肿。常见分型有肝经湿热、痰湿凝滞、外伤三型。

（一）肝经湿热

素性抑郁，或七情所伤，肝郁化热，肝木乘脾，脾虚湿盛，湿热互结，下注冲任，壅滞前阴，经脉失畅，而致阴肿。《医宗金鉴·妇科心法要诀》：“妇人子户肿胀坠痛……乃肝心二经火盛，湿热下注冲任所致。”

素性抑郁 }
七情所伤 } 肝郁化热→脾虚湿盛→湿热互结→下注冲任→阴部经脉失畅→阴肿

（二）痰湿凝滞

素体肥胖，或恣食厚味，痰湿内盛，或饮食不节，脾失健运，痰湿内生，湿浊流注下焦，滞于冲任，壅滞前阴，经脉失畅，发为阴肿。

素体肥胖→痰湿内盛 }
脾失健运→痰湿内生 } 湿浊流注下焦→滞于冲任→阴部经脉失畅→阴肿

（三）外伤

产伤或手术创伤，或跌扑闪挫，损伤阴户，气血瘀滞，冲任瘀阻，阴部经脉瘀滞，以致阴肿。《景岳全书·妇人规》:“因产伤阴户而肿者，不必治肿，但调气血，气血和而肿自退。”

手术创伤、跌扑闪挫→损伤阴户→气血瘀滞→冲任瘀阻→阴部经脉瘀滞→阴肿

【诊断】

❶ **病史** 下焦感受湿热或寒湿之邪，或感染邪毒，或有外伤史。

❷ **症状** 外阴一侧或两侧肿胀，甚至不能行走。或伴有发热，小便短赤，脉弦数。

❸ **检查**

（1）**妇科检查** 外阴局部皮肤红肿、发热，压痛明显；或患者无自觉症状。

（2）**实验室检查** 急性期可见白细胞计数增高。

【辨证论治】

治疗重在辨证求因，循因用药方能奏效。

（一）肝经湿热证

主要证候 外阴红肿胀痛，常伴有发热，两胁胀痛，口苦咽干，小便短赤，大便不爽，舌红，苔黄腻或黄厚，脉弦数或濡数。

证候分析 由于肝郁日久化热，肝郁脾虚，脾虚生湿，湿热下注，湿热郁遏阴部，故外阴红肿胀痛；湿热停滞，脉络失宣，营卫不通，阴阳不和，故发热；肝经布于两胁，肝经湿热郁阻故两胁胀痛，口苦咽干；湿热停滞大肠，故大便不爽；热移于小肠，故小便短赤。舌红，苔黄腻或黄厚，脉弦数或濡数，为湿热之征。

治疗法则 清肝利湿，消肿止痛。

方药举例 龙胆泻肝汤（方见带下病）加蒲公英、紫花地丁。

若肝郁脾虚者，用逍遥散；若溃腐脓肿，或已溃破者，可按阴疮治疗。

若瘀血肿块增长趋势较快者，可考虑穿刺抽血或手术治疗。

（二）痰湿凝滞证

主要证候 外阴肿胀疼痛，肤色正常，形体肥胖，带下量多，色白质黏无嗅，头晕心悸，胸闷泛恶，苔白腻，脉滑。

证候分析 肥胖之人，痰湿内盛，湿浊流注下焦，滞于冲任，前阴经脉失畅，则为阴肿；痰湿中阻，清阳不升，则头晕；痰湿停于心下，则心悸，胸闷泛恶；湿浊下注，故白带量多，色白质黏无嗅。苔白腻，脉滑，为痰湿内蕴

之征。

治疗法则 温经化痰，活血消肿。

方药举例 阳和汤（《外科证治全生集》）加半夏、皂角刺。

熟地黄 肉桂 麻黄 鹿角胶 白芥子 姜炭 生甘草

方中以炮姜、肉桂温中有通，破阴和阳、温化寒痰；麻黄辛温以开腠理；皂角刺活血以消肿，与白芥子、半夏宣燥兼备，祛皮里膜外之痰；鹿角胶补精而助阳；熟地黄养血而滋阴；生甘草调和诸药。全方共奏燥湿化痰，活血消肿之效。

（三）外伤证

主要证候 外阴红肿热痛，或局部血肿，有外伤史，舌正常或稍黯，脉正常。

证候分析 因起居不慎，跌扑闪挫，以致气血紊乱，血不循经而离走，以致瘀血停滞，故外阴红肿热痛，或局部血肿；病因外伤所起，故舌脉无异常；若时间长者，舌稍黯，为有瘀之征。

治疗法则 活血化瘀，消肿止痛。

方药举例 血府逐瘀汤（方见经行发热）加三七。

【外治法】

❶ **金黄膏** 局部外敷，每日 1 次，血肿破裂者不用。

❷ **大黄** 玄明粉 研末外敷患处。

❸ **蒲公英** 乳香 没药 黄连 湿热敷。

❹ **切开引流** 外阴前庭大腺脓肿，或外阴血肿继续扩大或化脓，可切开引流。

【文献摘要】

《景岳全书·妇人规》："妇人阴肿，大都即阴挺之类，然挺者多虚，肿者多热。如气陷而热者，升而清之，宜清化饮，如柴胡、防风之属。气闭而热者，利而清之，宜大分清饮、徙薪饮。肝肾阴虚而热者，加味逍遥散。气虚气陷而肿者，补中益气汤。因产伤阴户而肿者，不必治肿，但调气血，气血和而肿自退。或由损伤气滞，无关元气而肿者，但以百草汤熏洗之为妙。"

《张氏医通·前阴诸疾》："阴肿痛乃风热客于阴经，肾虚不能宣散而肿，发歇疼痛，宜桂枝汤加羌、防、荆芥、当归、细辛、通草。但肿而不痛者是湿热，防己茯苓汤加羌活、泽泻。但痛而不肿者，瘀积火滞，舒筋三圣散加归尾、赤芍、生甘草梢。妇人产后受风，多有此症，芎、归、羌、防、荆芥、乳香、没药，煎汤熏洗之。”

【思考题】

1. 何谓阴肿？阴肿相当于西医学哪些疾病？

2. 阴肿的各证：肝经湿热证、痰湿凝滞证、外伤证的主要证候、治疗法则和代表方药是什么？

（王艳萍）

第三节　阴疮

【概说】

妇人阴户生疮，甚则溃疡，脓水淋漓，局部肿痛者，称为“阴疮”。又称“阴蚀”“阴䘌”。

本病为临床少见之病。

本病始见于《金匮要略方论·卷下》：“少阴脉滑而数者，阴中即生疮，阴中蚀疮烂者，狼牙汤洗之。”其后各家对本病的病因病机证治多有论述。《妇人大全良方·卷之二十三》：“凡妇人少阴脉数而滑者，阴中必生疮，名曰䘌疮，或痛或痒，如虫行状，淋露脓汁，阴蚀几尽者。此皆由心神烦郁，胃气虚弱，致气血留滞。”《疡医大全·卷之二十四》：“妇人之性多偏而多郁，若有不遂，则心肝肾三经之火，勃然而起，遂致阴内生疮……阴中极痒，名䘌疮，又名阴蚀疮。”

西医学的非特异性外阴溃疡，白塞综合征的阴部生疮、溃疡，前庭大腺脓肿破溃，外阴肿瘤继发感染等可参照本病辨证治疗。

【病因病机】

本病多由情志损伤，肝郁犯脾，脾失健运，脾虚湿盛，湿热互结，蕴久成毒，久则生疮。或因正气虚弱，寒湿凝结日久，溃而成疮。常见分型有湿热和寒湿两型。

（一）湿热

下焦感受湿热之邪，或郁怒伤肝，肝郁化热，肝气犯脾，脾虚湿盛，湿热互结，下注冲任，蕴结成毒，侵袭阴部，腐肉为脓，而成阴疮。《女科撮要·卷上》：“妇人阴中生疮，乃七情郁火，伤损肝脾，湿热下注。”

感受湿热，侵袭下焦
肝郁犯脾，湿热互结 } 湿热下注冲任→蕴结成毒→侵蚀阴部→腐肉为脓→阴疮

（二）寒湿

久居阴湿之地，或经期、产后冒雨涉水，感寒饮冷，以致寒湿凝滞，瘀血内停；或脾肾阳虚，痰浊内停，痰瘀交阻，冲任阻滞，前阴失养，日久溃腐，而成阴疮。《外科大成·卷二》："阴疮，运气皆属于寒。经曰：太阳之胜，阴中乃疡，隐曲不利，治以苦热。"

感受寒湿，瘀血内停
脾肾阳虚，痰浊内停 } 痰瘀交阻→冲任阻滞→前阴失养→日久溃腐→阴疮

【诊断与鉴别诊断】

（一）诊断

❶ **病史** 经期、产后下焦感受湿热或寒湿之邪，外阴局部肿胀疼痛史；或患者前庭大腺炎病史。

❷ **症状** 阴户有红肿热痛，或结块坚硬，甚则溃腐化脓。

❸ **检查**

（1）***妇科检查*** 外阴部或大阴唇局部皮肤红肿、发热，压痛明显，当脓肿形成时可触及波动感，甚至破溃脓疡。

（2）**实验室检查** 白细胞增高。

（二）鉴别诊断

❶ **与梅毒鉴别** 因梅毒引起的外阴溃烂，它的初疮是典型的硬下疳，患者有性乱史或感染史，梅毒血清试验阳性，活组织检查可查到梅毒螺旋体。

❷ **与软下疳鉴别** 外阴有典型的软下疳征：多发性溃疡，边缘不规则、剧痛，有多量脓性恶臭的分泌物。有性乱史或感染史，涂片检查或血琼脂培养基培养可查到下疳链杆菌（嗜血杆菌）。

【辨证论治】

首先辨别阴阳，红肿热痛，发热急骤，脓稠臭秽，或伴全身发热者，为湿热证属阳；肿块坚硬，皮色不变，日久不消，或溃后脓稀淋漓，形体虚羸者，为寒湿属阴。其次要辨善恶，溃疡症轻，毒浅，体健者，多属善候；疮疡溃腐，久不收敛，脓水淋沥，恶臭难闻者，多属热毒蕴瘀，而气血衰败之恶候。治疗原则，应按热者清之、寒者温之、湿者化之、坚者削之、虚者补之、下陷者托之的原则处理。常采用内外合治的方法。

（一）湿热证

主要证候 阴部生疮，红肿热痛，甚则溃烂流脓，黏稠臭秽，头晕目眩，口苦咽干，身热心烦，大便干结，舌红，苔黄，脉滑数。

证候分析 下焦湿热，气血凝滞，蕴结成毒，腐肉成脓，故阴部生疮，红肿热痛，溃腐流脓，黏稠臭秽；湿热熏蒸，故头晕目眩，口苦咽干；热毒内蕴，则心烦身热，大便干结。舌红，苔黄，脉滑数，为湿热邪毒之征。

治疗法则 泻肝清热，解毒除湿。

方药举例 龙胆泻肝汤（方见带下病）加土茯苓、蒲公英。

若热毒壅盛者，症见发热不退，渴喜冷饮，溃脓臭秽。治宜清热解毒，化瘀除湿。方用仙方活命饮（《校注妇人良方》）。

白芷 贝母 防风 赤芍 当归尾 皂角刺 穿山甲 天花粉 乳香 没药 金银花 陈皮 甘草节

方中金银花清热解毒；白芷、防风散风祛湿；赤芍、归尾、乳香、没药活血化瘀消肿；穿山甲、皂角刺活血软坚散结；陈皮、贝母理气化痰；天花粉养阴清热；甘草解毒和中。

若疮久不愈，正气不足，邪毒内陷者，宜扶正托毒。方用补中益气汤（方见月经先期）。

若日久伤阴者，治宜养阴清热解毒。方用百合地黄汤（《金匮要略》：百合、生地黄）。

（二）寒湿证

主要证候 阴疮坚硬，皮色不变，或有疼痛，溃后脓水淋漓，神疲倦怠，食少纳呆，舌淡，苔白腻，脉细弱。

证候分析 寒湿凝滞，痰瘀交阻，肌肤失养，故阴疮坚硬，皮色不变，或有疼痛，溃后脓水淋沥；寒湿凝滞，脾阳不振，故神疲倦怠，食少纳呆。舌淡，苔白腻，脉细弱，为寒湿凝滞之征。

治疗法则 温经化湿，活血散结。

方药举例 阳和汤（方见阴肿）加苍术、茯苓、莪术、皂角刺。

若正虚邪盛者，症见疮久不敛，心悸气短。治宜托里消毒。方用托里消毒散（《外科正宗》）。

人参 白术 黄芪 甘草 茯苓 当归 白芍 川芎 银花 白芷 皂角刺 桔梗

方中参、术、芪、草补气助阳；当归、白芍、川芎养血和血；银花、白芷、皂角刺解毒消肿以排脓；黄芪、桔梗外提托毒。

【外治法】

❶ **初肿期** 外涂金黄散。生大黄、黄柏、姜黄、白芷各10g，南星、陈皮、苍术、厚朴、甘草各4g，天花粉24g。共研细末用香油调敷。清热除湿，散瘀解毒，止痛消肿。治一切阳证。

❷ **脓成期** 若不能自溃者，宜切开引流排脓。溃后用生肌散撒敷疮面。炙象皮、煅龙骨、赤石脂、血竭、制乳没、儿茶各30g，冰片10g，共研细末备用。祛腐生肌。治疮疡溃后，久不收口。

【文献摘要】

《济阴纲目·卷七》："妇人阴户生疮，名曰阴疮，或痛或痒，如虫行状，脓水淋沥，阴蚀已尽，治当补心养胃。"

《景岳全书·妇人规》："妇人阴中生疮，多由湿热下注，或七情郁火，或纵情敷药，中于热毒。其外证则或有阴中挺出，如蛇头者谓之阴挺，如菌者谓之阴菌，或如鸡冠，或生虫湿痒，或内溃肿烂疼痛，常流毒水。其内证则或为体倦内热，经候不调，或为饮食不甘，晡热，发热，或为小腹痞胀，腰胁不利，或为小水淋沥，赤白带下。凡治此之法，若肿痛内外俱溃者，宜芍药蒺藜煎为最佳，或四物汤加栀子、牡丹皮、胆草、荆芥，或用加味逍遥散。若湿痒者，宜芍药蒺藜煎，或归脾汤加柴、栀、牡丹皮……肿而坠毒者，补中益气汤加山栀、牡丹皮。可洗者用百草煎，可敷者宜螵蛸散、完疮散。"

【思考题】

何谓阴疮？阴疮相当于西医学哪些疾病？

（王艳萍）

第四节 阴痛

【概说】

妇人阴中或阴户抽掣疼痛，甚至连及少腹、两乳者，称为"阴痛"。又称"阴中痛""阴户痛""小户嫁痛"等。

本病为临床少见之病。

本病始见于《肘后备急方·卷五》："若阴中痛，矾石二分煎，大黄一分，甘草半分，末绵裹如枣，以导之，取瘥。”其后各家对本病的病因病机证治间有论述。《诸病源候论·卷四十》：“阴痛之病，由胞络伤损，致脏虚受风邪……其风邪乘气冲击而痛者，无疮但痛而已。”《女科经纶·卷八》：“足厥阴经环阴器，妇人阴户，为肝经之分，是经血虚火燥，则为肿为痛，痛者火也，实则泻其子，龙胆泻肝汤、加味逍遥散，虽为本经的对之药，不若大剂导赤散加黄连以泻肝之子，而以六味饮，滋化源，以补其母之脏也。”

西医学的阴道痉挛、性交疼痛可参照本病辨证治疗。

【病因病机】

前阴乃宗筋所聚之处，冲任与足三阴经亦循此而过。肝主筋，肾司二阴，故阴痛的发生与肝肾有着密切的关系。

阴痛的发生主要与肝有密切关系。因肝藏血，主筋，阴部乃为宗筋之所聚，肝之经脉循阴器。凡六淫为害，摄生不慎，内伤七情，脏腑虚损等不同原因均可导致本病的发生。其病机主要为阴部气血运行不畅，则“不通则痛”。或阴部失于濡养，则“不荣则痛”。常见分型有肝肾亏损、肝郁气滞、寒滞肝脉等型。

（一）肝肾亏损

先天不足，早婚多产，或房事不节，耗伤精血，损伤肝肾，冲任精血不足，阴部筋脉失养，以致阴部抽掣疼痛。《诸病源候论·卷四》：“肾气虚损，为风邪所侵，邪气流注于肾经，与阴气相击，真邪交争，故令阴痛。”

先天不足
早婚多产 } 肝肾亏损→冲任精血不足→阴部筋脉失养→阴痛
房事不节

（二）肝郁气滞

情志抑郁，或忿怒过度，以致肝郁气滞，气滞血瘀，冲任阻滞，阴部气血不畅，而致阴部疼痛。《济阴纲目·卷七》：“阴户属厥阴，肿痛则气壅血滞。”

情志抑郁
忿怒过度 } 肝郁气滞→冲任阻滞→阴部气血不畅→阴痛

（三）寒滞肝脉

久居阴寒之地，寒邪内侵，或经期产后，感受寒邪，客于下焦，寒滞肝脉，与气血相搏，冲任阻滞，阴部气血不畅，而致阴痛。《诸病源候论·卷四》：“众筋会于阴器，邪客于厥阴、少阴之经，与冷气相搏，则阴部肿而挛缩。”

久居阴寒，寒邪内侵
经期产后，感受寒邪 } 寒与气血相搏→冲任阻滞→阴部气血不畅→阴痛

【诊断】

❶ 病史　感受外邪，素性抑郁，或房事不节史。

❷ 症状　患者自觉阴道或外阴抽掣疼痛，甚至痛及少腹，上连两乳。疼痛轻重不一，时作时止。

❸ 检查　前阴局部检查多无阳性发现，无红肿、溃烂等病变。

【辨证论治】

（一）肝肾亏损证

主要证候　阴中抽掣疼痛，或干涩疼痛，带下量少或无，腰酸腿软，头晕耳鸣，两目干涩，神倦乏力，舌淡，苔薄，脉沉细。

证候分析　肝肾亏损，精血不足，阴道失于濡润，甚则筋脉失养，而致阴中干涩疼痛，或抽掣疼痛，带下量少或无；肾虚髓海不足，则腰酸腿软，头晕耳鸣，神倦无力；精血不足，清窍失养，则两目干涩。舌淡，苔薄，脉沉细，为肝肾亏损之征。

治疗法则　滋养肝肾，缓急止痛。

方药举例　当归地黄饮（《景岳全书》）加牡蛎、白芍、延胡索。

当归　熟地黄　山茱萸　杜仲　山药　牛膝　甘草　牡蛎　白芍　延胡索

方中熟地黄、山茱萸、杜仲、山药、牛膝补肝肾，益精血；山药健脾和中；牡蛎育阴潜阳；当归养血润燥；白芍、炙甘草柔肝缓急止痛，延胡索理气止痛，补而不滞。全方共奏滋养肝肾，缓急止痛之效。

若胁痛口苦者，酌加川楝子、郁金以疏肝清热止痛。若五心烦热，口干咽燥，便秘溲黄者，酌加知母、黄柏以滋阴清热。

（二）肝郁气滞证

主要证候　阴中掣痛，连及少腹，甚则两胁、乳房牵引作痛，烦躁易怒，胸闷太息，舌红，苔薄，脉弦。

证候分析　情志不舒，气滞肝脉，不通则痛，故阴中掣痛，连及少腹，甚至两胁、乳房牵引作痛；肝失条达，气机不利，则烦躁易怒，胸闷太息。舌红，苔薄，脉弦，为肝郁气滞之征。

治疗法则　疏肝解郁，理气止痛 。

方药举例　逍遥散（方见月经先后无定期）加川楝子、香附、延胡索。

若肝郁化火者，症见阴中灼热刺痛，口苦咽干，渴喜冷饮，便秘溲赤，舌

红，苔黄，脉弦数。治宜疏肝泄火，上方加牡丹皮、栀子、夏枯草。

（三）寒滞肝脉证

主要证候 阴部拘急抽掣，痛不可忍，畏寒肢冷，周身关节疼痛，舌暗，苔白，脉沉紧。

证候分析 经期、产后胞脉空虚，风冷入袭下焦，寒客肝脉，凝滞气血，又寒主收引，故阴部拘急抽掣，痛不可忍；寒伤阳气，则畏寒肢冷；寒气客于筋脉，寒主收引，故周身关节疼痛。舌暗，苔白，脉沉紧，为寒滞肝脉之征。

治疗法则 温经散寒，行滞止痛。

方药举例 川楝汤（《竹林女科》）去槟榔、泽泻。

川楝子 大茴香 小茴香 猪苓 白术 乌药 乳香 延胡索 木香 麻黄 姜 葱

方中大茴香、小茴香散寒温通肝脉而止阴痛；麻黄、姜、葱疏风散寒；川楝子、乌药、木香疏肝解郁而顺下焦之滞气；乳香、延胡索行气活血通经止痛；白术、猪苓健脾渗利湿浊。全方共奏温通肝脉而止阴痛之效。

【文献摘要】

《陈素庵妇科补解·胎前杂证门卷之三》："妊娠阴户肿痛，由厥阴风热，或受胎后合多，有伤子门，或非理交接所致。厥阴肝木环阴器，夹脐贯胁入乳头，风热伤其经，则当廷孔之中而痛也。或受孕多合，非理交接，外伤子室，亦能作痛，必发寒热……宜安荣散。"

《医宗金鉴·妇科心法要诀》："妇人阴中作痛，名小户嫁痛，痛极往往手足不能伸舒，由郁热伤损肝脾，湿热下注所致，宜内服逍遥散加牡丹皮、栀子，外以四物料合乳香捣饼纳阴中，其痛即定。"

【思考题】

何谓阴痛？

（王艳萍）

第五节 阴吹

【概说】

妇人阴道中时时出气，或气出有声，状如矢气者，称为"阴吹"。

本病多见于经产体弱的妇女。可根据伴随症状，辨证治疗。

本病始见于《金匮要略方论·卷下》:“胃气下泄，阴吹而正喧，此谷气之实也，猪膏发煎导之。”其后各家对本病的病因病机证治多有论述。《医宗金鉴·妇科心法要诀》:“妇人阴吹者，阴中时时气出有声，如谷道转矢气状。《金匮》谓由谷气实，胃气不泄。用膏发煎，即猪膏煎乱发服也，导病从小便而出，其法甚奥。若气血大虚，中气下陷者，宜十全大补汤加升麻、柴胡，以升提之。”《温病条辨·卷三》:“饮家阴吹，脉弦而迟，不得固执《金匮》法，当反用之，橘半桂苓枳姜汤主之。”

【病因病机】

多因中气不足，谷道欠利；胃肠燥化，腑气不通；气机紊乱，腑气不循常道；或因脾阳不运，痰湿停聚，阻遏腑气下泄而致阴吹。常见分型有气虚、胃燥、气郁、痰湿四型。

（一）气虚

素体脾虚，或劳倦伤脾，以致中气下陷，腑气不循常道，从前阴而出，故致阴吹。《医宗金鉴·妇科心法要诀》:“妇人阴吹者……中气下陷者，宜十全大补汤加升麻、柴胡，以升提之。”

素体脾虚
劳倦伤脾 }气虚→中气下陷→腑气不循常道→从前阴而出→阴吹

（二）胃燥

素体阳盛，或外感热邪，或过食辛辣助阳之品，热盛灼津，胃燥便坚，腑气不得下泄，逆走前阴，而致阴吹。《金匮要略心典·卷下》:“阴吹……大便结而不通，是以阳明下行之气，不得从其故道，而乃别走旁窍也。”

素体阳盛
外感热邪
过食辛辣 }热盛灼津→胃燥便坚→腑气不得下泄→逆走前阴→阴吹

（三）气郁

素性抑郁，或暴怒伤肝，肝气郁结，气机紊乱，痞塞中焦，腑气不循常道，从前阴而出，故致阴吹。《中国医学百科全书·中医妇科学》:“阴吹或因肝气郁结，气机逆乱。”

素性抑郁
暴怒伤肝 }肝气郁结→气机紊乱→痞塞中焦→腑气不循常道→从前阴而出→阴吹

（四）痰湿

素体肥胖，痰湿内盛，或过食肥甘，脾失健运，痰湿内生，痰湿盘踞中焦，壅塞谷道，腑气不循常道，从前阴而出，故致阴吹。《温病条辨·卷三》："若饮家之阴吹……乃津液之积聚胃口可知。"

素体肥胖，痰湿内盛 ⎫
　　　　　　　　　　 ⎬ 痰湿壅塞谷道→腑气不循常道→从前阴而出→阴吹
饮食脾虚，痰湿内生 ⎭

【诊断】

❶ **病史** 经产体弱，素体中气不足，素性抑郁或便秘的患者。

❷ **症状** 妇人阴中时时出气有声，如矢气状，或有频频排气而无声音，或忧愁、抑郁少欢者。

❸ **检查** 妇科检查多无特殊变化，有的阴道壁松弛，或有阴道炎症。

【辨证论治】

根据阴中出气的声音及全身证候进行辨证。一般阴吹声高，伴大便秘结者为实证，见于气郁或胃燥；若吹声低沉，兼虚坐努责者为虚证，见于气虚；形体肥胖者多属痰湿，为虚中夹实证。

（一）气虚证

主要证候 阴吹声音低沉，时断时续，神倦乏力，气短懒言，胃脘痞闷，或小腹下坠，面色皖白，舌淡，苔白，脉缓弱。

证候分析 脾气虚运化失职，中焦痞塞，则胃脘痞闷；气走前阴，则致阴吹；脾虚中气不足，故阴吹时断时续，声音低沉；中阳不振，则神倦乏力，气短懒言，面色皖白；气虚失于提挈，则小腹空坠。舌淡，苔白，脉缓弱，为气虚之征。

治疗法则 健脾益气，升清降浊。

方药举例 补中益气汤（方见月经先期）加枳壳。

若大便干结者，酌加肉苁蓉、柏子仁；若带下量多，质稀者，酌加淮山药、芡实。

（二）胃燥证

主要证候 阴吹簌簌有声，口燥咽干，大便燥结，腹部胀满，舌红，苔黄，脉滑数。

证候分析 素体阳盛，热结肠胃，灼伤津液，则咽干口燥，大便燥结，腹部胀满；谷道欠通，谷气反其常道，逼走前阴，故见阴吹簌簌有声。舌红，苔黄，脉滑数，为胃中燥热之征。

治疗法则 泻热润燥，理气导滞。

方药举例 麻子仁丸（《金匮要略》）。

麻子仁 芍药 枳实 大黄 厚朴 杏仁 白蜜

方中麻子仁、杏仁理气润肠通便；大黄、枳实、厚朴泻热破积导滞；芍药、白蜜养阴润燥。全方可使腑气通畅，气循常道，则阴吹自止。

（三）气郁证

主要证候 阴吹有声，时轻时重，精神忧郁，烦躁易怒，胸胁，少腹胀痛，嗳气食少，时欲叹息，舌正常，苔薄白，脉弦或弦涩。

证候分析 忧思郁结，肝气不舒，疏泄失调，横侮中土，升降失常，谷气不循常道，故使阴吹有声，时轻时重；肝郁经脉不通，则见胸胁、少腹胀痛；肝气不舒，则精神忧郁，烦躁易怒，时欲叹息；肝气犯胃，则嗳气食少。苔薄白，脉弦或弦涩，为肝郁气滞之征。

治疗法则 疏肝理脾，开郁行气。

方药举例 逍遥散（方见月经先后无定期）加枳壳。

若大便秘结者，酌加瓜蒌仁、桃仁以润肠通便。

（四）痰湿证

主要证候 阴吹而带下量多，色白质稀，胸膈满闷，或呕吐痰涎，心悸气短，口中淡腻，舌淡，苔白腻，脉滑缓。

证候分析 脾阳素虚，痰湿停聚，盘踞中焦，谷气不能行于常道而行于前阴，故阴吹；脾阳虚湿浊下注，则带下量多，色白质稀；痰饮停于心下，则胸膈满闷，心悸气短；痰湿阻于中焦，气机升降失常，则呕吐痰涎，口中淡腻。舌淡，苔白腻，脉滑缓，为痰湿内停之征。

治疗法则 健脾温中，燥湿化痰。

方药举例 橘半桂苓枳姜汤（《温病条辨》）加白术。

桂枝 茯苓 生姜 橘皮 制半夏 枳实

方中白术、茯苓健脾渗湿而宁心；桂枝、生姜温中通阳，化饮止呕；半夏、橘皮燥湿化痰，降逆止呕；枳实行气除痞。全方可使脾阳健运，痰湿消除，腑气归于故道，则阴吹自止。

若偏于湿热者，症见带下量多，色黄稠黏臭秽。上方去桂枝、生姜，酌加黄柏、苍术、土茯苓。

【文献摘要】

《陈素庵妇科补解·胎前杂症门卷之三》：“妊娠阴吹之病，子宫内聒聒有声，如矢气状。或赤白带下，或先有浊气臭液出流阴户，然后有声，此系足少阴、厥阴二经血虚所致。失久不治，必致漏而半产，宜当归羊肉汤。”

《金匮要略心典·卷下》：“阴吹，阴中出声，如大便矢气之状，连续不绝，故曰正喧。谷气实者，大便结而不通，是以阳明下行之气不得从其故道，而乃别走旁窍也。”

《沈氏女科辑要笺正·卷下》王孟英按：“阴吹亦妇人恒有之事，别无所苦者，亦不为病，况属隐微之候，故医亦不知耳。俗传产后未弥月而啖葱者，必患此。惟吹之太喧，而大便坚燥，乃称为病。然仲圣但润其阳明之燥，则腑气自通，仍不必治其吹也。”

【思考题】

何谓阴吹？

（王艳萍）

第十五章　妇产科常见急重病辨病辨证的论治思路

本章所列疾病是采用西医学病名，所述临床诊断也主要是西医学的诊断标准，所论治疗思路是讨论中西医两种治疗措施。由于涉及中医治疗措施，就涉及了中医辨证问题，所以我们的题目称作辨病（西医）辨证（中医）的论治思路，而且是以中医辨证治疗为主的思路。我们认为中医学与西医学由于说理方法的不同，在理论上的结合是困难的。但是对一个具体病人，各自根据中、西医学理论作出一个双重诊断，分别提出中西医的治疗方案，取得最佳治疗效果是可能的。

本章所设立的妇产科常见的出血性疾病、妇产科常见的疼痛性疾病、中西医结合治疗功能失调性子宫出血病、辨病辨证相结合治疗妊娠高血压综合征、辨病辨证相结合治疗盆腔炎等五节内容，试图实现上述构想，达到提高疗效的目的。

目前经常讨论的“中西医结合治疗妇产科疾病”对其概念基于前面的认识，我们理解为：采用西医学的病名及诊断标准，根据其临床表现、体征及舌苔、脉象等，归纳分析确定其中医学的证型诊断、然后确定相关治法及方药。同时根据西医学的相关理论提出西医学治疗与处置的具体方法。这里的中心目的在于突出中医学的辨证论治。

另外关于“辨病辨证相结合治疗妇产科疾病”实际上是中西医结合的又一种形式，只是简要地叙述西医学的治疗与处置，其目的更是为了突出中医学的辨证论治，使学习者掌握中医辨证论治精华，并能在临床中应用。这里只是一种尝试，需要今后在实践中继续探索。

第一节　妇科血证的论治思路

【概说】

妇科出血性疾病是指以阴道出血量多为主诉的一类疾病。表现可先为少量出血，而后急性大量出血，也可突然大量出血，绝大多数出血来自子宫。本类疾病为妇产科常见急重病症之一，出血量多可危及生命，或继发感染，临证应予以高度重视。

【常见出血性疾病种类】

与月经有关的疾病：功能失调性子宫出血、子宫腺肌病、慢性盆腔炎、子宫内膜息肉、宫内节育器出血副反应。

与妊娠有关的疾病：不全流产、前置胎盘、胎盘早剥、葡萄胎、侵蚀性葡萄胎、绒毛膜癌。

与分娩及产褥有关的疾病：产后出血、晚期产后出血。

与肿瘤有关的疾病：子宫肌瘤、子宫颈癌、子宫内膜癌。

【鉴别诊断】

临床对出血性疾病应详问病史，根据症状、体征及有关辅助检查以明确诊断，注意与有关疾病的鉴别。现将常见出血性疾病的鉴别诊断列表于下：

❶ 与月经有关的出血性疾病鉴别（表15–1）

表 15–1　与月经有关的出血性疾病的鉴别诊断

项目	功能失调性子宫出血（功血）		子宫腺肌病	子宫内膜息肉	慢性盆腔炎	宫内节育器（IUD）出血副反应
	无排卵性功血	排卵性功血				
病史	往往有数周或数月停经史	常有孕早期流产史	常有进行性加重的痛经史	常有月经量多、经期延长史	常有急性盆腔炎病史	健康育龄妇女有IUD避孕史

续表

项目	功能失调性子宫出血（功血）		子宫腺肌病	子宫内膜息肉	慢性盆腔炎	宫内节育器（IUD）出血副反应
	无排卵性功血	排卵性功血				
症状	月经周期紊乱，经期延长、出血量时多时少，甚至大量出血，多伴有不同程度贫血	月经频发或月经量多，或经期延长，或排卵期出血	月经量多，痛经，或经期延长	月经量多，或经期延长，不规则子宫出血，偶可发生大量出血	下腹部坠胀、疼痛，痛连腰骶，常在劳累、性交后及月经前后加剧，月经量多或不规则子宫出血；常伴有不孕，白带增多，有时有低热	月经过多、经期延长、点滴或不规则出血
体征	无明显生殖器官病变，子宫体可稍大	妇科检查正常	子宫均匀性增大或局限性隆起，质地硬并压痛，经期压痛更明显	妇科检查正常	子宫压痛，活动受限，子宫一侧或两侧附件可触及条索状物、增厚、压痛，或触及肿块，多有压痛	妇科检查正常
辅助检查	经前血黄体酮（P）为卵泡期水平，或经前宫颈黏液见羊齿植物叶状结晶均提示无排卵；BBT为单相型；B超无卵泡成熟及排卵；内膜病理多见增生期变化或增生过长；宫腔镜可见内膜增厚，或不增厚，表面光滑无组织突起	BBT双相，但高温相上升缓慢，幅度小，维持时间＜11日，或下降缓慢；内膜活检显示分泌反应不良，或于月经期第5～6日仍能见到分泌反应的内膜	B超示子宫增大，子宫肌层增厚，回声不均	病理检查可见内膜增厚，间质呈纤维化、胶原化，并有成簇厚壁血管。B超或子宫输卵管造影术可见宫腔表面凹凸不平、不规则或充盈缺陷，宫腔镜直视下可明确诊断	B超示盆腔包块与周围组织粘连，界限不清，积液或积脓为无回声或回声不均。子宫输卵管造影术显示输卵管卷曲增粗，不通或通畅欠佳、积水、盆腔粘连等。腹腔镜检查可获确诊	B超检查内生殖器官无异常，B超、腹部透视检查IUD位置正常

❷ 与妊娠有关的出血性疾病鉴别（表 15-2）

表 15-2　与妊娠有关的出血性疾病的鉴别诊断

项目	不全流产	葡萄胎	侵蚀性葡萄胎	绒毛膜癌	前置胎盘	胎盘早剥
病史	有停经史	有停经史	多有良性葡萄胎病史	有妊娠史	常有多次刮宫或多次分娩史	有妊高征、高血压、外伤等病史
症状	阴道出血量多，甚至休克。下腹疼痛，多呈阵发性	停经后不规则阴道流血，胎块排出时常大量出血，可致休克，排出物中可见到水泡状物或伴下腹痛，妊娠呕吐较重	葡萄胎排空后有持续性或间歇性阴道流血，量多少不等。常有咯血、痰中带血丝、胸闷、气急等症状	葡萄胎排空、流产或足月妊娠、异位妊娠后持续不规则的阴道流血，量多少不等。或伴下腹痛、咳嗽、血痰、头痛等症状	妊娠晚期或临产时突发性无诱因、无痛性阴道大量出血，出现头晕、恶心、出冷汗等休克症状。胎儿发生窘迫，甚至死亡。或伴胎位异常	妊娠晚期多有不同程度的腹痛，轻者可有或无腹部胀痛，重者腹部剧痛，无或有阴道流血，出血常呈血水样。可伴有恶心、呕吐、出冷汗等，甚至晕厥
体征	妇科检查可见宫颈口已扩张，或宫颈口有妊娠物堵塞，子宫小于停经时间	子宫多大于妊娠月份，子宫两侧常可触及增大的囊性肿物。可有面色苍白、血压下降等贫血及休克体征	葡萄胎排空后4～6周子宫未恢复到正常大小，黄素化囊肿持续存在。可见肺、阴道、宫旁等转移病灶	子宫增大而软，形态不规则，子宫旁两侧可触及子宫动脉搏动，有时可触及两侧或一侧卵巢黄素囊肿。可见肺、阴道、脑等转移病灶	反复出血可有贫血貌，严重时出现面色苍白、四肢发冷，血压下降等休克体征。有时于耻骨联合上方闻及胎盘血流杂音。可有胎先露部高浮。出血多时胎心异常甚至胎心消失。子宫大小符合孕周，无宫缩，无压痛	常有妊高征、慢性高血压等体征。子宫放松不好，张力大，呈板样硬，压痛明显，子宫底升高，胎体触诊不清，胎心弱或消失。可有脉搏细快、血压下降、面色苍白等贫血及休克体征，与外出血量不相等

项目	不全流产	葡萄胎	侵蚀性葡萄胎	绒毛膜癌	前置胎盘	胎盘早剥
辅助检查	尿HCG阳性或阴性。B超示子宫增大，宫腔内有滞留的胎儿及（或）胚胎组织和积血，宫口开大可见有组织嵌顿。排出物的病理切片检查，有助于鉴别是否为妊娠产物	血和尿HCG值明显增高，B超可见子宫明显大于停经月份，无妊娠囊或胎心搏动，宫腔内呈“落雪状”或“蜂窝状”图像，常可测到两侧或一侧卵巢囊肿。多普勒胎心测定，无胎心音。刮出物为水泡状物。病理检查示滋养细胞增生，间质水肿和间质内胎源性血管消失	葡萄胎清除后9周以上血β-HCG仍持续高水平，或曾一度下降至正常水平又上升（已排除葡萄胎残留和再次妊娠）。B超显示宫壁局灶性或弥漫性强光点或光团与暗区相间的蜂窝样病灶。病理检查显示在子宫肌层内或子宫外转移灶中，见到绒毛或退化的绒毛阴影。X线胸片、CT等检查，有助于转移病灶的诊断	葡萄胎清除后9周以上，或流产、足月产、异位妊娠后4周以上血β-HCG仍持续高水平，或曾一度下降后又上升，（已排除妊娠物残留）。B超声像图与侵蚀性葡萄胎相似。彩色多普勒超声显示低阻抗血流丰富信号。病理检查仅见成片滋养细胞浸润及坏死出血，未见绒毛结构。X线胸片、CT、MRI有助于转移病灶的诊断	孕28周后B超示胎盘附着于子宫下段，其下缘达到或覆盖宫颈内口。MRI有助于诊断。产后检查胎盘边缘见陈旧性黑色血块附着，胎膜破口距胎盘边缘在7cm以内	B超可见胎盘向羊膜腔突出，胎盘后血肿等典型表现。实验室检查以了解贫血程度及有无凝血功能障碍、肝肾功能异常。Hb可有不同程度下降，血小板、纤维蛋白原可下降，凝血时间、凝血酶原时间延长等

❸ 与分娩及产褥有关的出血性疾病鉴别（表15-3）

表15-3　与分娩及产褥有关的出血性疾病的鉴别诊断

项目	产后出血				晚期产后出血
	子宫收缩乏力	胎盘因素	软产道损伤	凝血功能障碍	
病史	有产程过长或难产史，或有急慢性全身性疾病史	有子宫内膜炎或多次人工流产史	有急产、手术产、胎儿过大，产程过快史	有肝炎、或血液病、或死胎、或胎盘早剥、或妊高征及羊水栓塞病史	有产后盆腔炎、或双胎、或羊水过多及剖宫产史等
症状	胎盘娩出后，阴道大量出血，多呈间歇性，血色暗红，有凝血块，可伴有头晕、恶心、出冷汗等症状	胎盘娩出前或后阴道大量出血，或第三产程时间延长，血色暗红，有凝血块，可伴有头晕、恶心、出冷汗等症状	胎儿娩出后阴道出血，量多少不等，血色鲜红，有凝血块	胎盘娩出后，阴道持续性出血，血液不凝，无凝血块	产后阴道反复多量出血，或突然一次大量出血，可伴有腹痛或发热，或伴面色苍白、出冷汗、心慌等休克症状
体征	宫底较高，子宫质软呈水袋状，或轮廓不清。出血多时面色苍白、四肢冰冷，脉搏细数、血压下降	胎盘未娩出时，宫底升高，收缩无力。检查娩出的胎盘可发现胎盘有无残缺，手入宫腔检查胎盘未剥离，能用手指使其与宫壁分离者为胎盘粘连，不能分离者为胎盘植入	宫缩良好，检查软产道可明确损伤及出血部位，常有宫颈、阴道、会阴损伤、阴道血肿	宫缩良好，检查胎盘完整	子宫大而软，或有压痛，宫口松弛，内有血块或组织。可伴有脉搏细弱，血压下降等
辅助检查	实验室检查血常规、肝肾功、凝血功能等以了解贫血程度及有无肝肾功能异常，凝血功能障碍等	B超检查可明确胎盘位置及植入性胎盘。胎盘附着处组织的病理检查可确定胎盘粘连、胎盘植入及植入深度		实验室检查血小板计数、凝血时间、纤维蛋白原定量及凝血酶原时间等有助诊断	实验室检查血、尿常规，了解感染与贫血情况；可行宫腔分泌物培养或涂片检查；B超检查子宫大小，宫腔内有无残留物，剖宫产切口愈合等情况

❹ 与肿瘤有关的出血性疾病鉴别（表 15–4）

表 15–4　与肿瘤有关的出血性疾病的鉴别诊断

项目	子宫肌瘤	子宫颈癌	子宫内膜癌
病史	常有月经量多病史	常有早婚、早育、多育或性乱史	有长期应用雌激素、延迟绝经史及乳癌等病史
症状	月经量多、周期缩短、经期延长，尿频或便秘，白带增多，或贫血	接触性阴道出血，或绝经后不规则阴道出血，阴道排液。晚期可出现尿频、尿急、便秘、下肢肿痛等症状	绝经后阴道流血，围绝经期月经紊乱，40 岁以下妇女月经过多或月经紊乱。异常阴道排液，可见下肢疼痛、全身衰竭、贫血等
体征	子宫增大，表面不规则，单个或多个结节状突起，或扪及单个实质性球状肿物与子宫相连（浆膜下肌瘤），或宫颈口扩张，可见红色、实质、光滑包块位于宫颈管内，或脱出在阴道内	宫颈可见息肉状、乳头状、菜花状赘生物；可见阴道壁有赘生物，宫颈旁组织增厚、结节状、质硬或形成冰冻骨盆	可见子宫增大、质软。晚期可见子宫明显增大，触痛，双附件包块，子宫硬、不活动及子宫旁组织增厚等
辅助检查	B 超示子宫内有肌瘤结节；Hb 常下降；宫腔镜、腹腔镜、子宫输卵管造影等可协助诊断	活组织检查或协助取材，以病理组织学检查结果为确诊依据。确诊为宫颈癌后，应做血、尿常规，肝肾功能、X 线胸片、静脉肾盂造影、CT、MRI 等检查	分段诊刮可明确诊断，超声、宫腔镜、CT、MRI 等检查可协助诊断

【治疗与处理】

（一）应急处理

大量阴道出血是妇产科危急重症常见的症状，如果处理不当或处理不及时常可危急患者的生命。诊断明确后，治疗应以尽快控制出血为首务。常用的治疗方法有：

❶ **手术治疗**　功能失调性子宫出血、子宫内膜息肉（除未婚妇女）、不全流产、葡萄胎，或产后出血、晚期产后出血疑有胎盘、胎膜、蜕膜残留者，若

出现大量阴道出血时，应积极抗休克治疗，尽快行刮宫术或清宫术，达到迅速而有效的止血，并将刮出物送病理检查。对侵蚀性葡萄胎、绒癌患者，病变在子宫经化疗处理仍有大量出血，应在化疗同时行子宫切除术以挽救生命。前置胎盘一旦发生严重出血而危及孕妇生命安全时，不论胎龄大小均应立即行剖宫产术。胎盘早剥一旦确诊，应纠正休克尽快终止妊娠，防治 DIC 及产后出血等并发症。对重型胎盘早剥，病情急剧加重，危及孕妇生命时，不管胎儿能否存活均应立即行剖宫产。子宫收缩乏力性产后出血，若经按摩子宫、应用宫缩剂等法积极治疗仍无效时，可结扎盆腔血管止血或行髂内动脉栓塞术，必要时应行子宫切除术；若为植入胎盘所致产后大出血，多数学者认为可行子宫切除术。子宫颈癌、子宫内膜癌若出现大量阴道出血，经积极止血治疗无效时，可行紧急手术止血，然后根据癌变累及范围及恶变程度，选用和制定适宜的治疗方案。

❷ 药物治疗

（1）中医药治疗 妇科出血性疾病属中医“崩漏”“月经过多”“堕胎”“小产”“鬼胎”“产后血崩”“产后血晕”“产后恶露不绝”“癥瘕”“经断复来”等病范畴，大量阴道出血，急当以止血为要，所谓“急则治其标”。一般采用补气摄血法，方选独参汤：人参 10g，水煎服；或丽参注射液 10mL，加入 50% 葡萄糖液 40mL，静脉推注；或丽参注射液 20 ～ 30mL，加入 5% 葡萄糖 250mL，静脉点滴。或采用气阴双补法，方选生脉散：人参 18g，麦冬 12g，五味子 12g，水煎服；或生脉注射液、或参麦注射液 20mL 加入 5% 葡萄糖 250mL，静脉点滴。若见四肢厥逆，脉微欲绝等证时，宜采用回阳救逆固脱法，急投参附汤：人参 10g，熟附子 10g，急煎服。三七片、宫血宁胶囊、宫宁颗粒等中成药可酌情选用。同时针刺人中、合谷，灸百会。

（2）性激素治疗

1）孕激素止血法：适合于体内有一定雌激素水平的功血患者。急性大出血者宜采用大剂量高效合成孕激素，如炔诺酮（妇康片）、甲地黄体酮、甲羟黄体酮等。

2）雌激素止血法：适合于雌激素水平偏低，内膜较薄的青春期功血患者。目前多采用口服妊马雌酮，或雌二醇，或己烯雌酚，或苯甲酸雌二醇肌注。

3）联合用药止血法：采用孕激素止血时，同时加用小剂量雌激素可减少孕激素止血所需剂量；同时加用雄激素，可加速雌、孕激素止血作用。近绝经期子宫肌瘤月经量过多患者，可单独给予雄激素治疗。

（3）宫缩剂 对产后出血、子宫复旧不良、不全流产者可给予缩宫素或麦角新碱加强子宫收缩以止血。

（4）一般止血治疗 在急性大出血的治疗中，应用止血药物起到辅助止血作用，常用的有酚磺乙胺、维生素C、卡巴克洛、巴曲酶肌注或静脉滴注，或用氨甲苯酸及氨甲环酸，静脉注射。

（二）支持疗法

患者大量阴道出血，多呈贫血貌，应加强营养，改善全身情况。可补充铁剂、维生素和蛋白质。严重贫血、休克者需输血、输液，补充血容量，给氧以抗休克，纠正电解质紊乱。并应预防感染，注意休息。

（三）对因治疗

止血究属权宜之计，急性大出血病势缓和后则应针对病因进行治疗，即所谓“缓则治其本”。

❶ 中医药治疗 对妇科出血性疾病的治疗，应谨守病机，辨证论治。临床辨证主要以出血之量、色、质为主，并参合其他兼症和舌脉，辨其寒、热、虚、实。一般出血量多、质稠、色深红或鲜红，伴见面赤心烦，脉数有力者多属血热；量多、色紫黯有块，伴见腹痛拒按，脉弦涩有力者多属血瘀；量多、色淡、质稀，伴见心悸气短，脉虚弱无力者多属气虚。血热者治宜清热凉血，固冲止血。方选保阴煎、清热固经汤等。血瘀者治宜活血化瘀，行血止血。方选逐瘀止崩汤、失笑散、生化汤、血府逐瘀汤等。气虚者治宜益气升阳，摄血固冲。方选固冲汤、举元煎、补中益气汤等。临证对本类疾病的治疗尚须掌握病机之转化，病证之演变，如出血初期多为实证，若病程延久常致气随血耗，阴随血伤，或热随血泄而出现由实转虚，或虚实兼夹之象，如气虚血热、阴虚内热、气阴两虚而夹瘀等证。凡此在辨证中均宜详为审察，因证辨治，方可奏效。对与月经有关出血性疾病的治疗，也可根据病情结合月经周期以立法用药，即采用中药人工周期疗法。

❷ 西医治疗

（1）调整月经周期

1）雌、孕激素序贯疗法：即人工周期，适用于青春期或育龄期功血内源性雌激素水平较低者。

2）雌、孕激素合并应用：适用于育龄期功血内源性雌激素水平较高者。

3）后半周期疗法：适用于更年期功血。

（2）促排卵法

1）氯米芬（CC）：适用于体内有一定雌激素水平的功血患者，或用于黄体功能不足患者的治疗。

2）绒毛膜促性腺激素（HCG）：一般与其他促排卵药联用，或用于黄体功能不足患者。

3）尿促性腺激素（HMG）：适用于对氯米芬效果不佳，要求生育的功血患者。

（3）其他药物

1）抗生素：慢性盆腔炎患者可采用青霉素加庆大霉素，行侧穹隆注射或宫腔输卵管内注射，后者注射液内可加入透明质酸酶，或加糜蛋白酶以溶解纤维蛋白炎性物质。晚期产后出血由感染所致者，应积极抗感染治疗。

2）促性腺激素释放激素激动剂（GnRHα）：常用药物有亮丙瑞林缓释剂、戈舍瑞林缓释剂，适用于子宫肌瘤患者。孕三烯酮、米非司酮亦可用于子宫肌瘤患者。

3）化疗、放射治疗、孕激素、抗雌激素药物治疗：侵蚀性葡萄胎、绒毛膜癌、子宫颈癌、子宫内膜癌患者可根据病情，选用以上方法治疗。

❸ **择期手术治疗**　根据患者的年龄及病情选择手术方式。

（1）应用冷冻、激光、电切、热球破坏子宫内膜　适用于子宫内膜腺瘤样增生，不典型增生的近绝经期妇女，或激素治疗无效，或反复发作者，是替代子宫切除的现代治疗手段。

（2）子宫内膜息肉切除术　对子宫内膜息肉患者（已婚者）可在宫腔镜直视下行子宫内膜息肉切除术。

（3）子宫切除术　对有手术指征的子宫肌瘤、子宫腺肌病患者及久治不愈的功血患者，可经腹、经阴或腹腔镜下行子宫切除术。

（4）根治性子宫切除术　子宫颈癌、子宫内膜癌患者可根据病情选用根治性子宫切除术。

【预后】

本类疾病的预后由于疾病性质不同而各异。与月经有关的出血性疾病，经积极、合理、有效治疗多能痊愈，中医药对本类疾病的治疗疗效确切。不全流产患者经中西医结合治疗可获痊愈。前置胎盘、胎盘早剥是妊娠晚期的严重并发症，处理不当能危及孕妇及胎儿生命，临证需积极救治。葡萄胎、侵蚀性葡萄胎患者一般均能治愈，个别病例死于脑转移。绒毛膜癌患者经积极化疗也取得较好的疗效，死亡率已降至 20% ～ 30%。产后出血是分娩期严重并发症，及时抢救治疗可痊愈，若失治、误治，可危及产妇生命，预后不良。晚期产后出血，若能及时治疗，大多可愈。中医药对子宫肌瘤的治疗着重整体调治，对改善症状，缩小瘤体，调经等有确切疗效。子宫颈癌、子宫内膜癌的预后与临床期别、病理类型及治疗方法有关，早期患者经手术治疗预后良好。

（冯晓玲）

第二节　妇科痛证的论治思路

【概说】

妇产科疼痛性疾病是指以下腹疼痛为主诉的一类疾病。下腹疼痛根据其起病的缓急、疼痛的程度可分为慢性与急性两大类。慢性下腹疼痛，多反复发作，时重时轻，缠绵日久，使病人困扰不堪，亦是较难诊治的疾病；急性下腹疼痛，可以是原有疼痛突然加剧，或原无疼痛而突然发生，疼痛迫使患者可表现出痛苦呻吟，辗转不宁，甚则昏厥或休克，严重者如异位妊娠破裂疼痛如不及时救治可危及患者的生命。临证应予高度重视。

【常见疼痛性疾病种类】

与月经有关的疾病：痛经（原发性痛经、炎症性痛经）、排卵期卵巢破裂（排卵痛）、子宫内膜异位症、子宫腺肌病等。

与妊娠及分娩有关的疾病：异位妊娠、先兆流产、难免流产、胎盘早剥、子宫破裂等。

与肿瘤有关的疾病：卵巢囊肿蒂扭转、卵巢囊肿破裂、卵巢癌、宫颈癌（晚期）等。

炎性疾病：盆腔炎性疾病及其后遗症。

【鉴别诊断】

临床对疼痛性疾病应详问病史，根据症状、体征及有关辅助检查以明确诊断，注意与有关疾病的鉴别。现将常见疼痛性疾病的鉴别诊断列表于下：

❶ 与月经有关的疼痛性疾病鉴别（表15-5）

表15-5　与月经有关的疼痛性疾病的鉴别诊断

疾病名称	原发性痛经	炎症性痛经	子宫内膜异位症	子宫腺肌病	排卵期卵巢破裂
病史	青少年多见，伴随月经周期规律性发作	初潮后数年出现症状，大多有月经过多、不孕、盆腔炎病史	多发生于生育年龄妇女，以进行性加重的痛经为特征	多发生于30～50岁经产妇，进行性痛经逐年加剧	在月经周期中间出现一侧下腹隐痛
症状	行经前后或月经期下腹疼痛或坠胀，严重者可放射至腰骶部或大腿内侧。甚至可见恶心、呕吐、面色苍白、出冷汗、肢冷等症	行经前后或月经期下腹疼痛或坠胀，少数患者平时下腹痛，至经期加重	继发性痛经逐渐加重，少数患者长期下腹痛，至经期更剧。多伴有月经失调、不孕、性交痛等	继发性痛经逐渐加重，伴月经过多、经期延长	一侧下腹隐痛，白带增多，质地透明如蛋清样，或赤白带下
体征	妇科检查无异常	妇科检查子宫附件触压痛，盆腔内有粘连、包块、或增厚	妇科检查子宫多后倾固定，子宫直肠陷窝、宫骶韧带或子宫后壁下段等部位扪及触痛性结节，或子宫旁有不活动的囊性包块	妇科检查子宫呈均匀性增大或有局限性结节隆起，质硬而有压痛，经期压痛尤为显著	妇科检查宫颈黏液透明呈拉丝状，夹有血丝或有赤白带下，一侧附件可有触痛
化验检查	经血中前列腺素含量增高	血常规检查WBC可能增高	血清CA125值可能升高	血清CA125值可能升高	
物理检查	盆腔B超无异常	盆腔B超可提示有包块、积液等	腹腔镜检查可发现盆腔内异位病灶。盆腔B超可确定卵巢子宫内膜异位囊肿	盆腔B超可在肌层见到不规则回声增强	测量基础体温，多于高、低温交替时出现腹痛

❷ 与妊娠及分娩有关的疼痛性疾病鉴别（表15-6）

表15-6　与妊娠及分娩有关的疼痛性疾病的鉴别诊断

疾病名称	输卵管妊娠破裂或流产	先兆流产	难免流产	重型胎盘早剥	子宫破裂
病史	多有停经史及早孕反应	有停经史及早孕反应	有停经史及早孕反应	妊娠20周以上至胎儿娩出前发生。有妊高征、外伤或胎膜破裂宫腔内压骤减史	于妊娠晚期或分娩期发生。有胎先露部下降受阻、子宫疤痕、手术创伤、缩宫剂使用不当病史
症状	突然撕裂样疼痛，自下腹一侧开始向全腹扩散，阴道流血少量，暗红色，可有蜕膜组织排出，可有晕厥与休克，程度与外出血不成正比	下腹正中阵发性坠痛，腰酸，阴道流血少量	下腹正中阵发性坠痛及腰酸均加重，阴道流血量增多	持续性腹痛，逐渐加剧，腰酸、腰背痛，可无阴道流血或量少及血性羊水，贫血程度与外出血不相符。严重时可出现休克征象	先兆子宫破裂时，下腹剧痛难忍，烦躁不安，呼叫，可出现排尿困难、血尿。 子宫破裂时突感撕裂样疼痛，破裂后腹痛骤减，宫缩停止，但不久又呈持续性，很快进入休克状态
体征	下腹一侧或全腹压痛、反跳痛，肌紧张不明显，可有移动性浊音 妇科检查后穹隆饱满，宫颈举摆痛，一侧附件压痛，宫旁可扪及包块。后穹隆穿刺可抽出不凝血	无阳性腹部体征。 妇科检查子宫增大与孕月相符	无阳性腹部体征。 妇科检查子宫增大与孕月相符或稍小，宫口开，可有胚胎组织堵塞	宫壁板样硬，明显压痛，子宫较妊娠周数大，宫底升高，胎位胎心查不清	先兆子宫破裂时，子宫出现病理缩复环，并逐渐上升达脐平，子宫下段触痛，呼吸脉搏加快，胎心率改变或听不清。 子宫破裂时，全腹压痛及反跳痛、肌紧张，可扣出移动性浊音，腹壁下清楚地扪及胎体，缩小宫体位于胎儿侧方，胎心消失，阴道可能有鲜血流出，曾扩张的宫口可回缩，先露部上升

续表

疾病名称	输卵管妊娠破裂或流产	先兆流产	难免流产	重型胎盘早剥	子宫破裂
化验检查	HCG阳性，血Hb下降，WBC正常或稍高	HCG阳性	HCG阳性	血Hb下降，可伴发凝血功能障碍	
物理检查	B超示官内无妊娠囊，官旁有混合性包块，其内或有妊娠囊	B超示官内见妊娠囊	B超示官内见妊娠囊且妊娠囊下移	B超示胎盘后血肿，重型患者的胎心消失	

❸ 与肿瘤有关的疼痛性疾病鉴别（表15-7）

表15-7　与肿瘤有关的疼痛性疾病的鉴别诊断

疾病名称	卵巢囊肿蒂扭转	卵巢囊肿破裂	卵巢癌	宫颈癌（晚期）
病史	有盆腔包块史，常因患者突然改变体位等引起	有盆腔包块史，常因腹部重击、分娩、性交、妇科检查及穿刺等引起	好发年龄＜20岁＞50岁，病程短，肿物生长迅速	好发年龄40～60岁，阴道不规则出血，或阴道排出恶臭的血性或脓性分泌物
症状	下腹一侧突发性疼痛，多伴有恶心、呕吐	下腹一侧突发性疼痛，腹痛剧烈时恶心呕吐，甚则休克	慢性腹痛，或腰痛，腹胀，腹部肿块及腹水，晚期消瘦，贫血、衰竭	下腹痛或腰痛，多为慢性逐渐加重，阴道流血，或尿频急，便秘，贫血，消瘦，衰竭等
体征	下腹部多有压痛、肌紧张；妇科检查宫颈举痛，卵巢肿块边缘清晰，蒂部触痛明显	下腹部多有压痛、肌紧张，或有腹水征；妇科检查原有肿块摸不到或扪及缩小瘪塌的肿块	腹部可能扪及肿块，妇科检查子宫一侧或双侧触及肿块，若肿物长大可充满盆腹腔，肿物多为实性或囊实性，表面凸凹不平、不活动，常伴有腹水	宫颈可见息肉状、乳头状、菜花状赘生物，常伴感染，质脆易出血；或宫颈肥大，质硬，颈管膨大；或阴道壁见赘生物；宫颈旁组织增厚、结节状或冰冻盆腔

续表

疾病名称	卵巢囊肿蒂扭转	卵巢囊肿破裂	卵巢癌	宫颈癌（晚期）
化验检查	WBC 稍高	WBC 稍高	肿瘤标记物CA125、AFP、CEA、HCG、性激素等有助于诊断	
物理检查	B超提示盆腔包块	B超提示盆腔包块缩小或消失，可有盆腔积液	腹水细胞学检查到癌细胞；B超查到肿块，界限不清，暗区内杂乱光团、光点；CT提示肿瘤轮廓不规则，向周围浸润或伴腹水，并提示转移结节；腹腔镜检查直接观察肿物状况并可行活检；活检可确诊	宫颈脱落细胞查到癌细胞；碘试验局部不能染色；氦激光肿瘤固有荧光诊断病变区呈紫色或紫红色；阴道镜检查，可疑病变区活检；宫颈和宫颈管活体组织检查可确诊

❹ 与炎症有关的疼痛性疾病鉴别（表15-8）

表15-8　与炎症有关的疼痛性疾病的鉴别诊断

疾病名称	盆腔炎性疾病	盆腔炎性疾病后遗症
病史	近期有经行、产后、妇产科手术、房室不洁等发病因素，或有慢性盆腔炎病史	既往有急性盆腔炎、阴道炎、节育及妇科手术感染史，或不洁性生活史
症状	下腹疼痛伴发热，若病情严重可有寒战、高热、头痛、食欲不振。月经期发病可出现月经量多、经期延长，非月经期可有白带增多。亦可伴有恶心、呕吐、腹胀、腹泻、尿频、尿急等症状	下腹部疼痛，痛连腰骶，可伴有低热起伏，易疲劳，劳则复发，带下增多，月经不调，甚至不孕
体征	患者呈急性病容，体温升高，脉搏加快，腹胀，下腹部压痛、反跳痛、肌紧张，肠鸣音减弱或消失。妇科检查阴道充血，脓血性分泌物，量多；宫颈充血、水肿，举痛明显；宫体触压痛，拒按，宫体两侧压痛明显，甚至触及包块；盆腔形成脓肿且位置较低者，则后穹隆饱满，有波动感。后穹隆检查可抽出脓液	妇科检查子宫体触压痛，活动受限；一侧或两侧附件增厚，压痛，甚至触及炎性肿块

疾病名称	盆腔炎性疾病	盆腔炎性疾病后遗症
化验检查	血常规检查见WBC增高，粒细胞更明显。阴道、宫腔分泌物或血培养可见致病菌	
物理检查	B超提示盆腔内有积液或包块	盆腔B超、子宫输卵管造影及腹腔镜检查有助于诊断

【治疗与处理】

（一）应急处理

急性下腹痛是许多种妇产科急危重症的重要临床表现之一，若处理不当会危及患者的生命。“急则治其标，缓则治其本”是处理此类疾病的基本原则。在明确诊断后，应根据不同的疾病采取相应的处理措施。

❶ 手术治疗 异位妊娠休克型、难免流产、胎盘早剥、子宫破裂、卵巢囊肿蒂扭转、卵巢囊肿破裂，一经确诊，应尽快手术治疗，以从根本上解决疼痛问题。

卵巢囊肿蒂扭转和卵巢囊肿破裂确诊后亦应尽快手术治疗。某些疾病必要时应中西医结合治疗或采用现代医学方法进行抢救。异位妊娠已破损期的休克型属急危重症，应积极抗休克治疗，如吸氧、补液、必要时输血，同时做手术准备，尽快手术治疗。难免流产者应尽快终止妊娠，若服药难以速去其胎，应立即行清宫术，以防发生阴道大出血。胎盘早剥和子宫破裂，一旦确诊，必须立即手术，同时采取抗休克，防治DIC，防治肾衰，预防感染等措施。

❷ 药物治疗

（1）***中医药治疗*** 痛经发作时可采用缓急止痛的方法治其标，及时控制、减轻疼痛，常用中成药物有田七痛经胶囊、痛经丸、少腹逐瘀丸、麝香痛经膏。

炎症引起的下腹痛，应采用清热解毒的中药制剂，与抗生素合用，尽快控制感染。对癌症晚期患者的疼痛，亦应尽量减轻其痛苦，可采用中西镇痛药物。

（2）***止痛药物治疗*** 诊断明确后方可使用止痛药物。常用药物如：阿托品、654–2、布洛芬、酮洛芬、布桂嗪、冬眠I号、II号、哌替啶、吗啡等。

❸ 针灸治疗 针灸亦有良好的止痛作用，特别对原发性痛经有良好的止痛效果。针灸治疗原发性痛经，总的治疗原则是“急则治其标，缓则治其本”。痛经发作期痛甚者，遵循“急则治其标”，以行气活血，通经止痛为法选取穴

位，可单取十七椎、地机、三阴交或次髎等穴，也可将上穴配合使用，能迅速止痛，以致其标。痛经发作间期或发作期疼痛不甚者，遵循“缓则治本”的原则，以调和气血，通经止痛为法选取穴位，常用穴位：足三里、三阴交、阴陵泉、阳陵泉、中极、关元、水道、子宫、肾俞、三交俞等，根据病情选用。

总之，对妇产科疾病引起的疼痛，不能简单地采用止痛措施，必须针对不同的疾病拟订合适的诊疗计划，采取相应的急救措施，以免延误治疗，导致不良后果。

（二）支持疗法

对疼痛性疾病的急性期，休克状态，围手术期均应采用支持疗法，以提高机体的抗病能力。异位妊娠已破损期的休克型、胎盘早剥和子宫破裂属急危重症，应积极抗休克治疗，如吸氧、补液、必要时输血，同时做手术准备，尽快手术治疗。

急性盆腔炎患者应卧床休息，给予高热量、高蛋白、高维生素流食或半流食，补充液体，注意纠正离子紊乱及酸碱失衡，高热时采用物理降温，若有腹胀应行胃肠减压。其他疾病也可参照此方法进行。

（三）对因治疗

❶ **中医药治疗** 对妇科疼痛性疾病的治疗，应谨守病机辨证治疗。

治病必求其本，中医强调要根据疼痛的特点、性质、部位等，辨其寒热虚实，如疼痛剧烈者属实，隐隐作痛者属虚；喜按者属虚，拒按者属实；喜热者属寒，喜冷者属热；胀痛串痛者多为气滞，刺痛固定不移者多为血瘀；痛连两胁者多为肝郁，痛连腰骶者多为肾虚。

（1）**原发性痛经** 应根据临床表现的不同而采用相应的治法方药，如行气止痛常用金铃子散，化瘀止痛常用失笑散，温经散寒止痛常用少腹逐瘀汤、温经汤等。

（2）**盆腔子宫内膜异位症、巧克力囊肿、子宫腺肌症** 中医辨证治疗以活血化瘀，通经止痛为主，可以收到较好疗效，而且无西药停经等副作用。

（3）**排卵期卵巢破裂** 采用中医药的活血止血，化瘀止痛的保守治疗，多能获得成功。

（4）**先兆流产** 病人一般下腹疼痛不重，应根据临床表现辨证论治，同时积极查找流产原因，有针对性地进行中西医治疗。

（5）**急性盆腔炎** 应积极抗感染治疗，采用清热解毒利湿的中药，配合抗生素，尽快控制感染。慢性盆腔炎大多病程较长，缠绵难愈，抗生素效果不好，应运用中医辨证论治，并配合物理疗法，往往取得良效。

（6）癌症晚期 治疗应以扶正为主，祛邪为辅。扶正多以健脾补肾养肝之法，祛邪应注重清热利湿、解毒抗癌药物的应用。某些疼痛性疾病须通过手术直接去除病灶而解除病痛，如异位妊娠、难免流产、胎盘早剥、子宫破裂、卵巢囊肿蒂扭转、卵巢囊肿破裂等。

❷ 西医治疗

（1）抗生素 急性盆腔炎、急诊手术后的患者必须给予抗生素治疗或预防性治疗。

（2）激素 先兆流产必要时给予黄体酮。子宫内膜异位症、子宫腺肌症应用孕三烯酮、达那唑等。

❸ 择期手术治疗

（1）输卵管通液术 适用于慢性盆腔炎输卵管不通或通而不畅，易导致不孕或异位妊娠者。

（2）介入治疗 适用于卵巢巧克力囊肿、恶性肿瘤病灶。

（3）经腹或腹腔镜择期手术 盆腔子宫内膜异位症久治不愈者，可经腹或腹腔镜择期手术，以确定诊断并治疗。

【预后】

本类疾病的预后根据疾病性质的不同而有差异。如原发性痛经，经及时准确的辨证治疗，常能痊愈；继发性痛经者，如炎症性痛经、子宫内膜异位症等，虽难获速效，但经辨证论治，或中西医结合治疗，也能取得较好的减轻疼痛的作用，坚持治疗亦有可能治愈。异位妊娠早期诊断，可以保守治疗，保存生育能力；如果输卵管妊娠破裂或流产，腹腔内大量出血，可能危及生命，必须立即手术。先兆流产经积极妥当治疗后，大多可继续正常妊娠；若保胎失败，流产后应继续查找原因，非遗传因素引起者，大多都能够治疗。因盆腔炎症引起异位妊娠以后，有可能再发异位妊娠，或继发不孕症，故仍应积极治疗炎症使输卵管通畅，即中药治疗结合输卵管加压通液术。卵巢癌、子宫颈癌如能早期发现，经手术治疗及中西结合药物治疗，预后多良好。癌症晚期经中西医治疗可以起到减轻疼痛，延长生命的作用。

（孙可丰）

第三节　功能失调性子宫出血病的论治思路

功能失调性子宫出血（以下简称“功血”），是指下丘脑、垂体、卵巢功能失调而引起得异常的子宫内膜出血，而全身及内外生殖器官无器质性病变存在。即除外妊娠、血液病且经一般检查均未发现器质性病变者。主要表现为月经周期紊乱，经期延长，经量增多。

中医学并无“功血”之名，根据其临床表现，无排卵型功血的出血期，基本属于中医学的“崩漏”范畴，排卵型功血基本属于“月经先期”“经期延长”“经间期出血”“月经过多”范畴。

本节试图以西医学功血病名之临床表现为依据，讨论本病的辨证分型与治疗，使之既符合西医关于本病基本原理及临床表现的阐述，又不违背中医对月经及月经病的理论与辨证施治原则。从而使中西医两法的治疗，共同起到调整下丘脑、垂体、卵巢功能，达到制止出血及调整周期治愈“功血”的目的。

【功血临床分类】

按卵巢功能发生障碍的情况不同分为两种类型的功能失调性子宫出血：

（一）无排卵性功血

为最常见的一种功血，约占功血的90%。多见于青春期及更年期，由于下丘脑－垂体－卵巢轴功能失调，月经周期中无FSH及LH峰状分泌，因此无排卵，无黄体形成，以致月经紊乱，故称为无排卵型功血。

❶ 无排卵型功血的临床表现　月经周期紊乱，经期长短不一，出血量时多时少，甚至大量出血。多数先有数周或数月的表现有短期停经，然后发生出血，流血量往往较多，持续2～3周或更长时间，不易自止。有时表现为不规则出血，也有周期尚准，仅有经量增多、经期延长等。有时一次性大量出血，导致休克，有时出血量多或长时间少量出血可出现贫血。妇科检查一般无特殊，子宫大小在正常范围。

❷ 辅助检查

（1）基础体温呈单相型，阴道脱落细胞涂片无排卵的周期性变化，子宫颈黏液结晶呈羊齿状或不典型。

（2）无排卵型功血子宫内膜的病理变化：根据血内雌激素的多少和作用时

间的长短，以及子宫内膜对雌激素反应的敏感度，子宫内膜表现不同的增生性变化，少数呈萎缩性改变：

1）增生期子宫内膜

2）子宫内膜增生过长

①简单型增生过长：即腺囊型增生过长；

②复杂型增生过长：即腺瘤型增生过长；

③不典型增生过长：即癌前期病变。

3）萎缩型子宫内膜

无排卵型功血的出血期表现相当于中医学“崩漏”肾虚型和脾虚型的证候。

（二）有排卵性月经失调

本型较无排卵型功血少见，多见于生育年龄妇女，患者都有排卵功能，但黄体功能异常，又可分为四类：

❶ 黄体功能不足

在月经周期中，患者有卵泡发育及排卵，但黄体期孕激素分泌不足。

（1）黄体功能不足的临床表现 一般表现为月经周期缩短，月经频发。有时月经周期虽在正常范围内，但是卵泡期延长，黄体期缩短。患者不易受孕或易于孕早期流产。妇科检查在正常范围内。

（2）辅助检查

1）基础体温双相，但是排卵后体温缓慢上升，或上升的幅度偏低，升高的时间维持仅 9 ～ 10 天，子宫内膜显示分泌反应不足。

2）黄体功能不足的子宫内膜病理变化：主要是腺体分泌不足，间质水肿不明显，也可观察到腺体与间质发育不同步，或在内膜各部位分泌反应不均。

黄体功能不足者基本相当于中医学的月经先期。

❷ 子宫内膜不规则脱落

在月经周期中，患者有排卵，黄体发育良好，但萎缩过程延长。导致子宫内膜不规则脱落。

（1）子宫内膜不规则脱落的临床表现 月经间隔时间正常，但经期延长，长达 9 ～ 10 天，流血量多。妇科检查在正常范围内。

（2）辅助检查

1）基础体温双相，但下降缓慢。在月经第 5 ～ 6 天，内膜切片检查呈混合型改变。

2）子宫内膜不规则脱落的病理变化：于月经期第 5、6 天仍能见到呈分泌反应的内膜，间质变致密，腺体皱缩，腺腔呈星形或梅花形。子宫内膜表现为混合型，即残留的分泌期内膜，出血坏死组织及新生的内膜混杂共存。

子宫内膜不规则脱落者，相当于中医学的经期延长。

❸ 排卵期出血

患者在月经中期有少量阴道流血，持续 2 ～ 4 天，流血常发生接近排卵期故名，又称中期出血。

（1）排卵期出血的临床现 在月经中期有少量阴道流血，伴或不伴腹痛，妇科检查见阴道内有少量流血来自颈管内，其他无异常。

（2）辅助检查

1）基础体温呈双相，流血常发生在体温开始上升时。亦示黄体功能不足。

2）排卵期出血子宫内膜的病理变化：子宫内膜呈早期分泌反应，部分可能有晚期增生期。示黄体功能不足。

排卵期出血者，相当于中医学的经间期出血。

❹ 排卵性月经过多

患者排卵功能正常，主诉月经过多，妇科检查无异常。

（1）排卵型月经过多的临床表现 月经过多，周期正常。妇科检查无明显异常。

（2）辅助检查

1）基础体温双相，阴道脱落细胞检查提示雌激素偏高。

2）排卵型月经过多的病理变化：子宫内膜于经前呈分泌反应，少数有高度分泌反应，是由于性激素过度分泌，或激素代谢紊乱致内膜过度反应。

排卵型月经过多，相当于中医学的月经过多。

【功血诊断要点】

必须根据详细询问病史，全面体格检查包括妇科检查及其他辅助检查，才能作出诊断。

（一）详细询问病史

应注意病人的年龄、产次、胎次、分娩史、月经史、一般健康情况，有无慢性病史如肝病、血液病、高血压、代谢性疾病等，有无精神紧张、情绪冲动、恐惧忧伤等影响正常月经的因素。对流血情况更需详细询问，如发病时间、流血量、持续时间、出血性质、流血前有无停经、流血等病史。

（二）全面体格检查

包括全身检查、妇科检查及血液化验等，以除外全身性疾病及生殖道器质性病变。

(三)辅助检查

❶ **诊断性刮宫** 诊刮时必须注意宫腔大小、形态、宫壁是否平滑，刮出物的性质和量。为了排除子宫内膜病变，必须搔刮整个宫腔。如要了解有无排卵或黄体功能是否健全，应在经前期或月经来潮 6 小时以内行刮宫。如果怀疑子宫内膜脱落不全，则应在月经第 5 天刮宫。对不规则流血者，则任何时候都可以刮取内膜。诊刮检查一方面刮取组织明确诊断，另一方面将内膜全部刮净达到止血的目的，兼有治疗的意义。

❷ **宫腔镜检查** 有利于子宫内膜息肉、子宫黏膜下肌瘤、子宫内膜癌的取材与诊断。

❸ **B 超检查** 可以除外子宫器质性病变；另外对长期不规则出血者，可以根据 B 超的内膜厚度，决定诊断性刮宫或药物性刮宫，以及中西药物等止血措施。

❹ **基础体温测定** 基础体温呈单相型，提示无排卵（图 22–4）。黄体功能不全时显示双相型，但后期升高时间短约 9 ～ 11 天（图 22–5）。子宫内膜脱落不全的虽呈双相型但下降缓慢。

❺ **宫腔黏液检查** 经前出现羊齿状结晶提示无排卵。

❻ **阴道脱落细胞涂片检查** 无排卵型功血时可见雌激素中、高度影响。黄体功能不全时，可见孕激素作用不足，缺乏典型的细胞堆积和皱褶。

❼ **激素测定** 确定有无排卵或黄体功能是否健全，可测定血清黄体酮或尿孕二醇。如果是卵巢功能失调，可测雌激素、睾酮、黄体酮、孕二醇、FSH、LH 等水平。

❽ **中医学诊断** 舌苔、脉象的检查，结合病史中的症状及流血情况，确定中医学的病名诊断与证型诊断。

【辨病辨证相结合治疗功血的理论根据】

中西医学关于正常月经产生的理论有比较明确的对应切入点，除使我们在出血期间可以选取最佳治疗方案取得疗效，还可以在调整周期阶段，应用中西医两法使功血彻底治愈提供了理论根据。

(一)中医学理论

月经产生机理是以《素问·上古天真论》“女子七岁肾气盛，齿更发长；二七而天癸至，任脉通，太冲脉盛，月事以时下”为指导理论的。即肾气盛→天癸至→任通冲盛→血溢胞宫的作用过程。当然，全身的气血、脏腑都参与月经产生的生理活动，而肾是起主导作用的。同时，月经的周期性与督脉的调节及带脉的约束也有一定关系。

另外在脏腑之中，心藏神，主血脉，而为君主之官，《素问·评热病论》说："月事不来者，胞脉闭也，胞脉者属心而络于胞中，今气上迫肺，心气不得下通，故月事不来也。"并且《灵枢·经脉篇》说："肾足少阴之脉……其支者从肺出络心。"心肾有经络联系。可见肾在月经产生机理方面的主导作用，与心的调控是有一定关系的。

（二）西医学理论

月经是子宫内膜在卵巢性激素作用下，发生的周期性子宫出血。在整个月经周期中有卵巢性激素的分泌，此分泌受下丘脑，脑垂体调节，称"下丘脑-垂体-卵巢轴"。此轴又受中枢神经系统调控。同时卵巢分泌的性激素，反过来又影响下丘脑、垂体促性腺激素的释放，此作用称为反馈作用。一般认为大量雌激素抑制FSH的合成与释放（负反馈），而刺激LH的释放（正反馈）。

（三）关于中西医月经理论的对应关系

在上述月经过程中，中医学"肾气-天癸-冲任-胞宫"的月经机理，肾是起主导作用的，心肾之间有经络联系。"心"为君主之官，涵盖了中枢神经系统的功能，所以肾在月经产生机理中的作用，是受"心"来调控的。西医学"下丘脑-垂体-卵巢轴"的性激素作用于子宫，促使月经来潮，此轴又受中枢神经系统的调控。可见在月经理论中从功能的吻合上，中医学的"心"与西医学的中枢神经系统有功能上的对应。

中医认为，肾在月经产生机理中是起主导作用的。《素问·阴阳应象大论》说："肾生骨髓。"《灵枢·海论》说："脑为髓之海。"根据肾藏志、藏精、主骨生髓，以及髓聚为脑的理论，都说明肾在月经产生的机理中具有下丘脑一级的调节功能。

肾中产生的天癸，是促进人体生长、发育和生殖的物质。从功能的吻合上看，天癸在月经产生过程中，有相当于垂体前叶产生促性腺素、生长激素的作用。因此可以认为天癸具有垂体一级的调节功能。

"任脉通，太冲脉盛，月事以时下"，可见冲任是直接作用于胞宫的环节。从西医理论来看，卵巢分泌的性激素，直接作用于子宫内膜发生周期性变化，并使内膜剥脱出血，月经来潮。因此，冲任对胞宫、卵巢对子宫，在月经产生机理中，二者是有明确的对应关系的，可以认为冲任相当于卵巢的功能。

督脉的调节，带脉的约束，是中医学月经周期、经期、经量的调控机制，也可能与西医学的反馈机制相对应。

由此可见中医学的“肾气－天癸－冲任－胞宫”的月经机理与西医学的“下丘脑－垂体－卵巢－子宫”的作用环路相对应。关于这一对应理论，在总论第三章第二节已做了充分论证，这为功血的中西医结合治疗提供了理论根据。

【辨病辨证相结合治疗功血的具体措施】

（一）无排卵型功血辨证分型与阶段治疗

❶ 中医学辨证治疗

临床表现：子宫出血无周期性，常发生在短期闭经之后。特点是月经周期紊乱，经期延长，时间长短不一，不规则出血，血量时多时少，多少不定，有的出血持续数月，一般不伴腹痛。有时大量短期出血可导致休克；少量长期失血，淋漓不断也可造成严重贫血。

上述临床表现符合中医的“崩漏”范畴，根据无排卵功血特点及全身见证，与中医的肾虚、脾虚有关。

常见到无排卵功血病人有头晕耳鸣，腰酸无力，胫膝酸软这些肾虚的见证，对此前人有所论述:《医学入门》说:“肾脉浮芤，肾虚也，女人则经漏。”当然，肾虚应当包括肾阴虚与肾阳虚两个方面。《素问·阴阳别论》说:“阴虚阳搏谓之崩。”《东垣十书》说:“妇人血崩是肾水阴虚，不能镇守包络相火，故血走而崩也。”指出了肾阴虚崩漏的机理。《医学入门》又说:“肾脉沉微，气虚也，女子崩带，经脉不调。”论及了肾阳不足所致之崩漏。无排卵功血多有短期闭经，这与肾虚有关,《金匮要略》说:“少阴脉细，妇人则经水不通。”《妇人大全良方》说:“肾气全盛，冲任流通，经血既盈，应时而下，否则不通也。”这些论述也符合中医对月经产生机理的认识。简要病机概括如下：

先天不足、早婚多产、房事不节、经期过劳 → 伤肾：
- 耗伤精血→阴虚内热→热伏冲任→迫血妄行 → 崩漏
- 命门火衰→阳虚气弱→冲任不固→闭藏失职 → 崩漏

另外也常见到无排卵功血病人有面色㿠白，神倦乏力，小腹空坠，形体肥胖等一些与脾虚有关的见证。因为脾司中气而主湿，所以脾虚可致中气不足，气不摄血；进一步脾虚则水湿不化而致痰湿内停，流滞血海。因此，我们认为脾虚包括气虚与痰湿两个方面。对气虚、痰湿可以致崩漏前人也是有论的，《薛氏医按》说:“崩之为患，或因脾胃虚损，不能摄血归源……治疗之法，脾胃虚陷者，补中益气汤。”《丹溪心法》说:“肥胖饮食过度之人，而经水不调者，乃是痰湿，宜苍术、半夏、滑石、茯苓、白术、香附、川芎、当归”（此即丹溪治湿痰方）。无排卵型功血多有短期的经闭，亦与脾虚所致气虚、痰湿有关。盖脾为气血之化源，《丹溪心法》说：“过期而来乃是血虚，宜补血，用四物加黄芪、陈皮、升麻。”《妇人秘科》说：“夹痰者，痰涎壅滞，血海之波不流，故有过期而经始行，或数月而经一行。”简要病机如下：

素体脾虚、饮食失节、劳倦过度、忧思不解 → 伤脾：
- 中气不足→冲任不固→血失统摄 → 崩漏
- 痰湿内停→流滞冲任→血不归经 → 崩漏

因此根据上述客观存在的症状，以及各家的理论阐述。笔者认为无排卵型功血，与肾虚、脾虚有关，而把它分为肾阴虚、肾阳虚、气虚型、痰湿型四个证型较为合理。

中医对崩漏的治疗，根据“急则治标，缓则治本”的原则，按塞流、澄源、复旧三法的要求进行施治。

这些治疗原则与方法，完全适用于无排卵型功血的治疗。因此我们把无排卵型功血的治疗分为出血期的治疗、调整月经周期二个大阶段进行。出血期的治疗，实际上是塞流和澄源同时进行的，即对因止血；调整月经周期就是复旧的步骤，理脾益肾以善其后。调理脾胃，使气血得复；补益肾气，则病不再发。按中医理论使血海按时满盈，月事以时下，使无排卵功血得到彻底治愈。

（1）肾阴虚型（即肝肾阴虚型）

1）出血期的辨证治疗

主要证候 阴道下血，淋漓不断，量多少不一，血色鲜红，头晕耳鸣，腰酸腿软，手足心热，颧赤唇红，甚则潮热盗汗，舌红而干，脉细而数，尺脉无力。

治疗法则 滋肾益阴，固冲止血。

方药举例 左归丸（方见崩漏）去牛膝加旱莲草、炒地榆。

2）调整周期的辨证治疗 依其肾阴不足之证，固可用左归丸，六味地黄丸（方见经断前后诸证）之类加减调治。

（2）肾阳虚型

1）出血期的辨证治疗

主要证候 阴道下血，淋漓不断，色淡质稀，头晕耳鸣，腰痛如折，形寒肢冷，小便清长，面色晦暗，舌质淡红，苔白而滑，脉沉细无力，或沉细而迟。

治疗法则 温肾助阳，固冲摄血。

方药举例 大补元煎（方见月经后期），酌加乌贼骨、鹿角胶、炒艾叶、陈棕炭。

2）调整周期的辨证治疗 依其肾阳虚衰之证，固可用大补元煎、肾气丸（方见产后小便频数与失禁）之类加减调治。

（3）气虚型

1）出血期的辨证治疗

主要证候 阴道骤然大量下血，或淋漓下血不绝，色淡质稀，面色白，神倦乏力，气短懒言，不思饮食，舌质淡，苔薄润，脉缓弱。

治疗法则 健脾益气，固冲止血。

方药举例 固冲汤（方见崩漏）酌加补骨脂，炒地榆。

当然选用补中益气汤（方见月经先期）加减治疗亦可。

若失血伤阴者，症见阴道流血量少，淋漓日久，口干，手足心热。治宜原方中酌加炒蒲黄、小蓟，常可收到满意的止血效果。为了突出补肾的重要性，也可于方中酌加女贞子、旱莲草。

若失血过多，致气血两虚者，症见：阴道流血，淋漓不断，心悸气短，失眠健忘，脉细弱无力，治宜补心脾而益气血，方用归脾汤（方见月经先期）加减。

若汗出肢冷，昏仆不知人，脉微细欲绝，为气随血脱之危候，宜独参汤补气固脱；如四肢厥逆，大汗亡阳，又宜参附汤，回阳救逆。此证实际就是失血性休克，应注意中西医结合治疗，给予必要的输血、输液等抗休克治疗。

2）调整周期的辨证治疗 依其气虚的见证，血止之后，仍可用固冲汤、补中益气汤、归脾汤之类加减调治。考虑月经病与肾有关，应酌加补肾类药物；或以补肾方药酌加补脾益气类药物，以促排卵。

（4）痰湿型

1）出血期的辨证治疗

主要证候 阴道流血、淋漓不断，量少或多，色暗质稀，或如黑豆水，面色皖白，形体肥胖，头晕短气，平日白带稠黏而多，舌质淡，苔白腻，脉滑缓。

治疗原则 健脾化痰，理血归经。

方药举例 六君子汤（方见妊娠咳嗽），酌加茜草、炒艾叶、小蓟。

人参 白术 茯苓 半夏 陈皮 炙甘草 姜枣引

若流血日久不止，也可加龙牡固摄，升麻升提。

若痰湿凝滞，致经血涩少，淋漓不畅，亦可于方中酌加当归、川芎、香附。

若阳虚兼寒者，症见小腹冷凉，经血色暗如黑豆水，可酌加吴茱萸、肉桂。

2）调整周期的辨证治疗　依其痰湿的见证，血止之后，可选用六君子汤、丹溪治湿痰方（方见闭经）、芎归二陈汤（方见月经后期）、启宫丸（方见不孕症）之类加减调治。

考虑月经的产生机理，于上述祛痰方中酌加补肾之品。或以补肾方药酌加祛湿化痰之品如陈皮、茯苓、苍术之类以促排卵。这里一再强调补肾，实际上补脾的人参也有补肾之功。张景岳说："盖人参之功，随阳药则入阳分，随阴药则入阴分，欲补命门之阳，非加人参不能捷效。"实可为证。

从上述四型无排卵型功血调整月经周期阶段的治疗强调补益肾气：

无排卵型功血出血期的止血，并不能使其得到根本性治疗，根本性治疗是调整月经周期、恢复卵巢排卵功能。前述无排卵型功血各证型调整月经周期阶段的治疗，虽各有主方，但必须注意补益肾气。

无排卵型功血病人，月经周期紊乱，在出血停止后，多有短期停经，而调整周期的目的在于使月经按期来潮，以避免子宫内膜增生过长，引起下次出血。若使月经按期来潮，西医学认为，卵巢必须排卵，使子宫内膜出现正常的周期变化；中医学认为，肾气必须旺盛，精血充盛，血海才能按时满盈，因此从月经产生机理上看，调整月经周期时补益肾气是必要的。

中医理论认为，无排卵型功血的短期停经，经期错后，主要由于虚和寒造成的，虚即精血亏少，月经之化源不足，寒即肾阳不足，阳虚内寒，寒凝血滞。因此虚和寒的结果是血海不能按时满盈，致令月经不能按期来潮，而这精血之虚和阳虚之寒主要关乎于肾，也即肾气的不足。因此从虚和寒的角度看，调整月经周期补益肾气也是必要的

调整月经周期阶段的补益肾气，应以补肾填精为主，又必合温肾助阳之品，使阳生阴长，水充火足，精血俱旺，则经候如期，自无淋漓不绝之虑。这种治疗，即使是对少数月经周期提前的病人，采用补肾固冲，或佐益气摄血，避免月经提前也是有意义的。

根据中医对月经产生机理的认识，补益肾气具体实施用药，可以按下列方案进行，即"三补肾阴，一补肾阳，并佐以活血通经"。一般的在月经过后（月经第5～11天，子宫内膜增生早、中期），经期失血伤阴，精血不足，应着重补肾阴，即填精养血；排卵前至排卵期（月经第12～14天，子宫内膜增

生晚期至排卵期），重阴必阳，阳中有阴，治疗必因势利导，并补肾阳肾阴，可稍佐活血之品；排卵后期（月经第15～23天，子宫内膜分泌早、中期）着重温补肾阳（在稍补肾阴的基础上），兼以活血，血得温则行；再于经前期（月经第24～28天，子宫内膜分泌晚期），在补肾基础上重用活血之品，因势利导，以促进月经按期来潮，这种治法是符合卵巢与子宫内膜的周期变化的，若月经按期来潮，可以反映卵巢可能有排卵，亦可通过辅助检查得到证实。

事实上，不是此方案一用上就会排卵的，通过基础体温可以测知。所以“排卵前至排卵期”的用药—“并补肾阳肾阴，稍佐活血”就需要一直用到有排卵为止。具体选方可用大补元煎、固阴煎之类为基础按上述方案加减治疗，依个人习惯选用适合药物。若形体肥胖兼有痰湿者，亦可酌加陈皮、茯苓、苍术、黄连、益母草之类以化痰浊通经。可参考崩漏【善后处理】。

这些调整周期阶段的治疗，符合中医崩漏复旧阶段理脾益肾的原则。不仅无排卵功血治愈了，不孕症也得到了治疗。这里我们只是提供一个治疗思路。

❷ 西医学药物治疗

西医学认为无排卵型功血的主要原因在于卵巢无排卵，导致子宫内膜的不正常出血。其治疗一是出血期的止血；二是调整月经周期。这里使用激素的人工周期并不能使本病得到根本治疗，而只有促排卵才是治愈本病的关键。

（1）**出血期止血** 对大出血患者，要求6小时内见效，24～48小时出血基本停止。

1）孕激素止血（见第十九章 第一节）

2）雌激素止血（见第十九章 第一节）

3）若B型超声显示子宫内膜增厚明显，日久淋漓不止，可以立即肌注黄体酮20mg/日，连续3天；或口服甲羟黄体酮（安宫黄体酮）10mg/日，连续5天。停药后可取得药物刮宫效果，血量多3天后服中药止血剂可以收到很好疗效。

（2）**调整月经周期**

1）雌孕激素序贯疗法：即人工周期（见第十九章 第一节）。

2）促进排卵：氯米芬、绒促性素、尿促性素（见第十九章 第一节）。

西药促排卵药氯米芬与中药补肾药促排卵联合应用，可望收到更佳的促排卵效果。

（二）排卵型月经失调的辨证分型与阶段治疗

❶ 中医学的辨证治疗

排卵型月经失调中的黄体功能不足，相当于中医学月经先期中的肾气虚型

（固阴煎）和阴虚血热型（两地汤）。子宫内膜不规则脱落，相当于中医学经期过长中的气虚型（举元煎加阿胶、艾叶炭、乌贼骨）和虚热型（清血养阴汤）。排卵期出血，相当于中医学经间期出血中的肾阴虚型（加减一阴煎）和脾气虚型（归脾汤）。排卵型月经过多，相当于中医学月经过多的气虚型（安冲汤）。前三者均与黄体功能不足或失调有关，第四者与雌孕激素过度分泌或代谢紊乱有关。

上述说明排卵型月经失调与气虚（肾气虚）、虚热（肾阴虚）密切相关。

常见到一些有排卵的月经先期、经期延长、经间期出血的病人有头晕耳鸣，腰酸腿软，神倦乏力，四肢不温的症状。中医学认为是肾气虚（或肾阳虚）的表现，《景岳全书·妇人规》论："矧亦有无火而先期者，则或补中气，或固命门，皆不宜过用寒凉也。"《济阴纲目》说："经水沸溢故令乍多而在月前，当和血气平阴阳。"

另外也常见到一些排卵型月经不调病人，有头晕耳鸣，腰酸腿软，手足心热症状，中医也认为与虚热（肾阴虚）有关。《沈氏女科辑要》说："经水不及期而来者，有火也，宜六味丸滋水。"《证治准绳·女科》说："经水过多，为虚热。"这些关于肾阴虚、虚热导致月经不调的论述，符合部分排卵型功血的实际的情况。根据中医学"阴脏即伤，穷必及肾"的理论，我们总结简要病机如下：

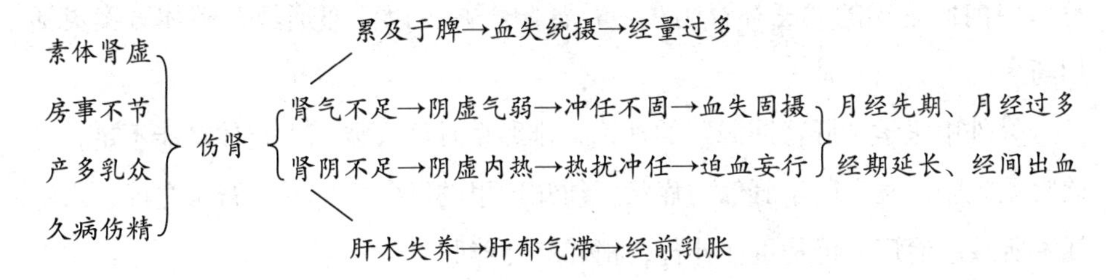

因此对排卵型月经不调的辨证治疗拟以肾气虚，肾阴虚两个主线进行讨论，有时也兼有脾虚和肝郁症状，并同样按出血期和调整月经周期两个阶段施以治疗。

（1）肾气虚型

1）出血期辨证治疗

主要证候　月经先期，经期正常，经间期出血，或月经过多，血色淡暗，头晕耳鸣，腰酸腿软，神倦乏力，小便频数，面色晦暗，舌淡，苔薄，脉沉细。

治疗原则　补肾益气，固冲调经。

方药举例 固阴煎（方见月经先期）。

若兼脾虚经量多，酌加黄芪、白术、旱莲草、茜草根。

2）调整月经周期的治疗 依照肾气虚的见证可以服用固阴煎。可酌加补骨脂、炒白芍、女贞子。有阳虚证者可酌加肉桂、附子。

（2）肾阴虚型

1）出血期的辨证治疗

主要证候 月经先期，经期延长，经间期出血，血色鲜红，头晕耳鸣，腰酸腿软，手足心热，颧赤唇红，舌红而干，脉弦细数。

治疗原则 滋阴补肾，固冲调经。

方药举例 两地汤（方见月经先期）加山茱萸、川续断。

若流血日久不止者，可酌加牡蛎、茜草、炒地榆。

若兼肝郁经前乳房胀痛者，宜酌加柴胡、蒲公英、川楝子、覆盆子。

2）调整月经周期的治疗 依其肾阴不足、阴虚内热之证，宜以左归饮、六味地黄丸、两地汤平时服用，滋肾养阴，以清伏热。《傅青主女科》说："只专补水，水既足而火自消矣，亦既济之道也。"

排卵型月经失调治疗重点还是调节月经周期。排卵型功血的治疗重点不在出血期，止血不是主要目的，而主要在于调整月经周期，健全和恢复卵巢黄体的功能。这里在调整月经期阶段的治疗，亦应根据中医学月经产生机理的理论参照前面论述的"三补肾阴，一补肾阳、并佐以活血通经"整体方案灵活用药。

另外中医学"肝肾同源"的理论，排卵型月经失调病人黄体功能不足，经前常见乳胀，属中医学肝郁的症状，须知这里的肝气之郁是由肾水之虚，水不涵木所致。治疗上仍是重在补肾，稍佐疏肝养肝。

❷ 西医学药物治疗

西医学认为本病主要是黄体功能不足或失调，可在经前用孕激素，如甲羟黄体酮，每日 10mg，口服，连服 10 ～ 14 天。或用促排卵药物氯米芬、HCG 等以恢复黄体功能（详见第十九章 第一节）。

（马文光）

第四节　妊娠期高血压疾病的论治思路

由于妊娠引起高血压、蛋白尿和水肿，严重时出现昏迷、抽搐等病症、称为妊娠高血压综合征，（以下简称妊高征），是孕产妇特有的疾病。多发生在妊娠 20 周以后。本病临床多见，严重时可危及母子生命安全，所以应注意孕期检查，早期发现，及时治疗。

目前妊娠期高血压疾病分为妊娠期高血压、子痫前期（轻度、重度）、子痫。

❶ 妊娠期高血压的临床表现　妊娠期首次出现血压≥ 140/90mmHg，并于产后 12 周恢复正常；尿蛋白（-），少数患者可伴有上腹部不适或血小板减少。产后方可确诊。

子痫前期（轻度、重度）的临床表现

轻度子痫前期：妊娠 20 周以后出现血压≥ 140/90mmHg；尿蛋白≥ 0.3g/24h 或随机尿蛋白（+）；可伴有上腹部不适、头痛等症状。

重度子痫前期：血压≥ 160/110mmHg；尿蛋白≥ 2.0g/24h 或随机尿蛋白≥（++）；血清肌酐＞ 106μmol/L，血小板＜ 100×10^9/L；血 LDH 升高；血清 ALT 或 AST 升高；持续性头痛或其他脑神经或视觉障碍；持续性上腹部不适。

子痫的临床表现：在子痫前期症状基础上，孕妇突然发生抽搐、昏迷，不能用其他原因解释。严重时危及孕妇、胎儿生命安全。

另有 2 病：慢性高血压病并发子痫前期、妊娠合并原发性高血压。其治疗参照本病辨证论治。

关于水肿：在轻度子痫前期孕妇即可出现水肿，水肿特点是自踝部逐渐向上延伸的凹陷性水肿，经休息后不缓解。水肿局限于膝以下为“+”，延及大腿为“++”，延及外阴及腹壁为“+++”，全身水肿或伴有腹水为“++++”。

❷ 妊娠期高血压疾病的诊断要点

①病史：妊娠史及既往病史；②典型的临床表现：高血压、蛋白尿、水肿及一系列自觉症状；③辅助检查：血液检查，肝、肾功能检查，眼底检查，其他检查如心电图、超声心动图、胎盘功能、胎儿成熟度检查、脑血流图检查等。

❸ 治疗要点　除一般疗法外，主要是解痉、降压、镇静，合理扩容，及必

要时利尿，适时终止妊娠。

关于妊高征，中医学很早就有了比较深刻的认识，并可见于各家医籍的“子肿”“子烦”“子晕”“子痫”记载之中，最早期公元2世纪时就有了关于妊娠水肿症状、治疗的记载，如《金匮要略方论》说：“妊娠有水气，身重小便不利，洒淅恶寒，起即头眩，葵子茯苓散主之。”在中医著名的妇产科专著《妇人大全良方·妊娠子烦方论第九》中说：“妊妇烦热，吐痰恶食，恶心头晕，此脾虚风痰为患，用半夏白术天麻汤，以补元气，祛风邪，数剂既愈。”《类证治载》说：“子晕，此证属气与痰。虚阳上升，则痰动，古谓无痰不作眩也。”这与现在的妊娠期高血压、先兆子痫的某些症状是一致的。关于子痫的记载，更是比较精辟，如《诸病源候论》说：“妊娠而发者，闷冒不知人，须臾醒，醒复发……名子痫，亦名子冒也。”由此可见，中医学对本病是有相当的了解和认识的。当然，中医历代医家，虽然认识到这些疾病与妊娠有关，但是并没有认识到“子肿”“子晕”“子痫”诸证之间的内在联系性，没有认识到这是一个疾病的不同发展阶段。

中医学对本病病因的认识，目前仍限于传统的病因学说，即致病因素（七情过极，外感六淫，或先天不足，早婚多产，房室不节，饮食劳倦等），损伤了肝、脾、肾三脏的功能所致。近年亦有人认为：“肾阴虚为发病的原始动因”。这种说法是有意义的，开阔了我们的思路，但是应当指出，“肾阴虚”并不能解释晚期妊高病产生的所有症状，特别不能说明水肿产生的原因。因此，关于本病病因问题尚待进一步的讨论。

中医学理论认为：妇女怀孕以后，月经停止来潮，脏腑、经络之血，下注冲任，以养胎元。因此妊娠期间，整个机体血感不足，气易偏盛，正是因为有这样的生理特点存在，所以当致病因素，作用于机体，除了损伤脏腑，发生一系列病变外，还有以下的病机存在，即：①阴血聚下，阳气浮于上，气机逆乱，阳气偏亢；②胎儿渐大，阻塞气机，气滞湿郁，痰湿内停。这两个病机是妊娠病的总病机，自然它也成为妊娠期高血压疾病的病机。

下面按西医分类，分别谈一下妊娠期高血压疾病辨病辨证相结合的治疗。

（一）妊娠期高血压

妊娠后期，血压≥140/90mmHg，或较基础血压（指妊娠前、妊娠初期血压）增高30/15mmHg以上，不伴蛋白尿，无水肿，少数患者伴上腹不适，称为妊娠期高血压。

中医学书籍里并无“妊娠期高血压”的记载，但其症状与中医学的“妊娠心烦”有很多相近之处。如著名的妇科专著《妇人大全良方》说：“妊娠烦热，吐痰恶食，恶心头晕，此脾虚风痰为患。用半夏白术天麻汤，以补元气，祛风邪，数剂而愈。”可见，妊娠心烦，是以烦闷不安为主，兼有头晕、恶心的一种病证。《沈氏女科辑要》说：“子烦病因，曰痰，曰火，曰阴亏。”所以中医临床将本病分为阴虚、肝郁、痰火三型。其主要机理是：素体阴虚，孕血养胎，阴虚火旺，内乘心肝，以致妊娠心烦。治疗方面主要是滋阴降火，清肝宁心。

兹将妊娠期高血压的症状、治则、方药整理如下：

主症 头晕失眠，甚者头痛目眩，心烦易怒，口苦咽干，舌红而干，苔少或薄黄，脉弦滑。

治则 平肝潜阳，清热宁神。

方药 滋阴降火汤（经验方）

玄参20g 麦冬15g 黄芩20g 山栀子15g 钩藤50g 牡蛎50g 酸枣仁15g 炒杜仲20g 石决明20g 桑寄生25g

方解 玄参、麦冬、黄芩、山栀子滋阴清热降火以除烦；钩藤、牡蛎、石决明清热平肝潜阳而治晕；酸枣仁养心宁神；杜仲、桑寄生补肾固摄安胎。共奏平肝潜阳，清热宁神之效。

若血压不降，心烦、眩晕诸症不减者，上方酌加夏枯草、莲子心、白僵蚕以助清热熄风止痉之力。

若兼气虚，症见眩晕，四肢无力，脘腹胀满（上腹不适），脉微弱者，上方去黄芩、山栀子之苦寒，酌加黄芪、党参、白术以益气升清止晕。

若兼血虚，症见眩晕，耳鸣心悸，面色萎黄，脉虚细者，上方去黄芩、山栀子之苦寒，酌加山萸肉、白芍以填精补血，养血平肝。

若兼见痰湿内停，症见胸闷恶心，轻度浮肿者。上方酌加桑白皮、防己、泽泻以化痰除湿，利水消肿。

（二）子痫前期

❶ 轻度子痫前期 妊娠后期，随着疾病的发展，血压≥140/90mmHg，不超过160/110mmHg，尿蛋白+（≥0.3g/24小时），或水肿，可伴有上腹不适、头痛等症状。

本病在中医学里可散见于妊娠水肿、妊娠心烦、妊娠眩晕诸论之中，所以它的治疗要点应根据病人具体表现，是以血压升高为明显特征，还是以水肿为明显特征，而分别选用滋阴降火汤或益气导水汤加减治疗。这里辨证务求精细，用药力争准确，详见前叙。

但在实际临床中，严重的蛋白尿患者，常表现出气血不足，水肿加重的情况。根据辨证施治的精神，此时应予补气养血，健脾行水之法，着重选用黄芪、山萸肉、白术、白茅根之类。

❷ 重度子痫前期 在轻度子痫前期的基础上，血压≥ 160/110mmHg，蛋白尿 ++ ～ ++++，可有不同程度水肿，又出现一系列自觉症状者，如头痛、眩晕、胸闷、恶心、胃区疼痛、呕吐、眼花、耳鸣、视力障碍等，随时可能发生抽搐，称为先兆子痫。

本病基本相当于中医学中的妊娠眩晕。《妇科秘诀大全》说："妊娠七八月，忽然卒倒僵仆……名日子晕，宜葛根汤。亦有血虚，阴火炎上，鼓动其痰而眩晕者，宜葛根四物汤。亦有气血两虚而眩晕者，宜八珍汤。"《杏轩医案》说："宅中一仆妇，重身九月，偶患头痛，医作外感治，其痛益甚，呕吐汗淋，至二鼓时，忽神迷肢掣，目吊口禁，乍作乍止……人视抽搦状，诊脉弦劲急。谓曰：此子痫证也。"这里描写了先兆子痫发展成为子痫的临床过程。

中医学认为产生本病的机理是：素体阴虚阳盛，孕后阴血养胎，肝肾之阴愈虚，肝阳益亢，风阳上扰清窍，导致眩晕。气滞痰郁，阳热素盛，痰火上逆，亦可致眩晕。肝气犯脾，痰湿中阻，清阳不升，也可导致眩晕。

治疗方面，宜养阴清热，平肝潜阳为主。在先兆子痫阶段进行积极治疗，对防止子痫发作和降低母婴死亡率极为重要。

兹将先兆子痫的症状、治则、方药整理如下：

主症 头晕头痛，耳鸣眼花，胸闷心烦，心悸失眠，口燥咽干，腰膝酸软，体倦乏力，大便秘结，小便短赤，肢体浮肿，甚者剧烈头痛，视物不清，恶心呕吐，胃脘疼痛，面色潮红，舌红或绛，苔薄黄或花剥，脉弦数或弦细。

治则 养阴清热，平肝潜阳。

方药 知柏地黄汤（方见经行口糜）加生龙骨、石决明、生龟甲。

方中知柏地黄丸滋阴清热，加生龙骨、石决明、生龟甲以平肝潜阳。

若气滞痰郁，痰火上逆者，症见胸胁胀闷，心烦不宁，或心悸气短，舌苔黄腻，酌加桑白皮、川贝母、胆南星，以清热化痰，息风定惊。

若肝气犯脾，痰湿中阻者，症见脘腹胀满，恶心呕吐，舌苔白滑，宜原方去知、柏，酌加白术、半夏、天麻以健脾祛湿，化痰降逆，平肝息风。

若水邪犯肺，症见喘息急促，卧起不安者，酌加葶苈子、贝母、车前子，以泻肺化痰行水。

若湿热内结，水道不利，症见烦躁不安，小便量少，或致无尿，酌加连翘、萹蓄、车前子之类，以清热宁心，利水通淋。

若风阳上扰清窍，症见眼花，视物不清，甚或失明者，宜酌加决明子、白蒺藜、白菊花，以平肝清热，祛风明目。

若风阳上扰清窍，症见剧烈头痛，头晕目眩甚者，宜酌加钩藤、黄芩、葛根、夏枯草之类，以平肝清热息风。

若肾气亏损，症见腰膝疼痛甚者，宜酌加炒杜仲、桑寄生，以强腰膝而止痛。

若血运瘀滞者，症见唇舌紫暗，烦躁不安，脉弦涩，宜酌加丹参、赤芍、麦冬、黄柏，以活血祛瘀，滋阴凉血。

附：子痫前期伴水肿明显者治疗

妊娠水肿，是孕妇经卧床休息仍有可凹性水肿者。水肿自轻度子痫前期即可能出现，后可继续加重。踝部及小腿有明显凹陷性水肿者，以“+”表示；水肿延及大腿，以“++”表示；水肿延及外阴和腹部，以“+++”表示；全身水肿或伴腹水者，以“++++”表示。可无或有高血压及蛋白尿。本病相当于中医学的“妊娠肿胀”。由于肿胀的程度和部位不同，中医又分为子肿、子满、子气、皱脚、脆脚等诸多名目。子肿，是指头面、四肢、遍身俱肿，尿量短少者；子满，是指胎水过多，腹大异常，肿胀喘满者（相当于羊水过多症）；子气，是指自膝以下浮肿，小便清长者；皱脚，是指单纯两足浮肿，而皮肤粗厚者（多属湿气为病）；脆脚，是指单纯两足浮肿，而皮薄光亮者（多属水气为病）。

关于妊娠肿胀，历代医家论述较多，但对本病认识比较全面的应该是沈尧封，他在《沈氏女科辑要·妊娠肿胀》说：“妊娠腹过胀满，或一身及手足面目俱浮，病名子满，或名子肿，或名子气，或名胎水，或名琉璃胎；但两脚肿者，或名皱脚，或名脆脚。名色虽多，不外有形之水病与无形之气病而已。何则？胎碍脏腑，机栝不灵。肾者胃之关也，或关门不利，因而聚水，或脾不能散精于肺，或肺不能水精四布，此有形之水病也。”这里明言水病不出肺、脾、肾三脏。又说：“腹中增一物，则大气升降之道窒塞，此无形之气病也。病在有形之水，其症必皮薄色白而光亮；病在无形之气，其症必皮厚色不变。”张山雷在《沈氏女科辑要笺正》中说：“妊身发肿，良由真阴凝聚，以养胎元，肾家阳气不能敷布，则水道泛溢莫制。治当展布肾气，庶几水行故道，小便利而肿胀消。”这里张氏明确指出了肾阴肾阳在孕期的特殊生理与病理变化，为本病的治疗提出了重要依据。

在治疗方面，不管本病名目怎样繁多，其辨证施治都是以妊娠肿胀为依据的。中医在治疗中，将本病分为脾虚、肾虚、气滞（肺气不利）三型。中医学认为产生本病的总的机理是脾肾阳虚，胎气阻塞气机，水气湿邪内停泛溢，发为妊娠水肿。治宜健脾渗湿，温肾行水为主。

兹将妊娠水肿的症状、治则、方药整理如下：

主症 妊娠6个月以后，面浮肢肿，或全身俱肿，倦怠无力，四肢不温，小便不利，或小便频数，舌淡，苔薄而润，脉缓滑无力。

治则 温补脾肾，渗湿行水。

方药 益气导水汤（经验方）

党参25g 山药50g 白术15g 茯苓25g 猪苓20g 泽泻15g 车前子35g 桑白皮15g 陈皮15g

方解 党参、山药、白术温补脾肾以祛湿；桑白皮、陈皮泻肺理气以行水；茯苓、猪苓、泽泻、车前子渗湿利水以消肿。故全方有温补脾肾、渗湿行水消肿之效。

若水湿内盛，湿困脾阳，兼见四肢不温，腹满不思食，大便溏泻者，原方酌加砂仁、苍术，以健脾化湿，温中止泻。

若肾阳虚甚，兼见腰酸膝软，下肢逆冷，脉沉迟者，原方中酌加桂枝、巴戟天、杜仲，以温阳化气行水。

若水邪犯肺，症见喘息急促，卧起不安者，方中酌加葶苈子、防己以泻肺平喘，行水消肿。

（三）子痫

子痫前期向严重方向发展，出现抽搐、面部充血、口吐白沫、深昏迷时，称为“子痫”。这是由于严重的脑血管痉挛，引起脑组织严重缺血及水肿，导致抽搐和昏迷的发作。

本病与中医学中的“子痫”论述基本一致。《诸病源候论》说：“妊娠而发者，闷冒不识人，须臾醒，醒复发……名子痫，亦名子冒也。”《妇人大全良方》说：“瘛者，筋脉急而缩也，疭者，筋脉缓而伸也，一缩一伸，手足相引，搐搦不已。”《医宗金鉴》说：“孕妇忽然颠仆抽搐，不省人事，须臾自醒，少顷复如好人，谓之子痫。”这些症状描写与现在的认识完全相同。同时，古人已认识到子痫之病在肝，而其本在肾。《素问·至真要大论》说：“诸风掉眩，皆属于肝。”《沈氏女科辑要》说：“孕妇卒倒不语……或因痰滞经络，或因阴亏不吸，肝阳内风暴动。”《胎产新法》冯氏云：“孕妇忽然僵仆，痰涎壅盛，不省人事，乃是血虚而阴火上炎，鼓动其痰。”可见中医学对本病的认识是比较深刻的。

中医学认为产生本病的主要机理是阴虚阳亢，风火内动。即：平素肝肾阴亏较重，孕血养胎，阴虚尤甚，精血两亏，肾不养肝，精血两亏，精不养神，血不荣筋，肝风内动；或肾不养肝，气滞痰郁，阴虚火炽，痰火上逆，风火相煽，神志昏冒，手足抽搐，因致痫证。

子痫发作，病情急迫，必须及时采取救治措施。中药治疗宜益阴潜阳，息风定痉。

兹将子痫的症状、治则、方药整理如下：

主症 妊娠后期，头痛眩晕加剧，突然仆倒，昏不知人，四肢抽搐，颈项强硬，目睛直视，牙关紧闭，口吐白沫，少时自醒，醒后复发，舌红而绛，脉弦数有力。

治则 清热化痰，息风定痉。

方药 钩藤定痫散（经验方）

钩藤 50g 羚羊角粉 0.5g（单包冲服） 黄芩 20g 僵蚕 15g 天麻 15g 贝母 20g 茯苓 25g 白芍 35g 丹参 20g 葛根 30g 菊花 20g

方解 钩藤、羚羊角清热平肝，息风定痉；黄芩、僵蚕、天麻清热化痰，息风通络；贝母、茯苓祛痰利湿而安神；白芍、丹参平肝养血而祛瘀；葛根、菊花祛头风以明目。

上药水煎服，每日 1 剂。为了使用方便，可制成散剂备用。病人昏迷时也可鼻饲给药。

若神昏持续不醒者，乃属痰迷心窍，酌用安宫牛黄丸、《局方》至宝丹、紫雪丹，以开窍化痰镇痉。

另外子痫发作，病情急迫，也可用针灸疗法急效。抽搐不止取穴曲池、合谷、承山、太冲。昏迷不醒取穴人中、内关、百会、风池、涌泉。牙关紧闭取穴下关、颊车。

子痫病情危重，临床上必须根据西医学理论，采取相应的西医西药的治疗措施。

病人经上述诸法救治后，能服方药者，宜以先兆子痫辨证施治。

需要说明的问题：

❶ 关于妊娠忌服药 文中所用药物有部分为妊娠忌服药。其中牡丹皮能使子宫内膜充血而有通经作用，用时宜慎。其余忌服药，目前未发现药理上引起宫缩的催产作用及对胎儿的毒副作用，尚须观察，因此用量一定要少。在临床上必要时仍可以酌情应用。这就是《素问·六元正纪大论》说的“有故无殒，亦无殒也”的治疗原则。

同时从西医治疗的角度来看，对重度子痫前期，妊娠 38 周以后，尚要考虑引产问题，因此对本病治疗确实有效的药物可以酌情选用。

❷ **关于中药疗效的观察** 通过临床病例观察，中药对轻度子痫前期的疗效是可靠的，对重度子痫前期，治疗中体征（如血压）可能改变不明显，但确能使其症状得到明显改善，病人自觉舒适，这个机理是否由于中药改善了脏器功能状态，尚待深入研究。

❸ **关于中西医结合治疗** 中西医结合治疗本病，在诊断和用药上都没有矛盾，特别是重度妊娠期高血压疾病，运用中西两法治疗，一定会提高疗效，进一步保证母婴安全。

（马文光）

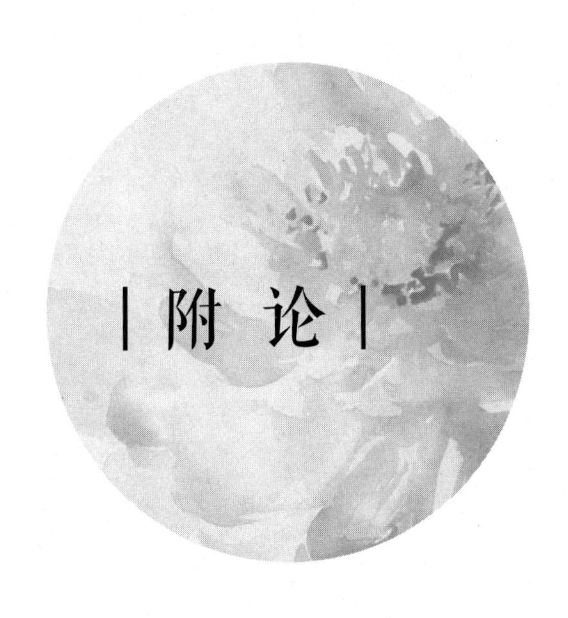

附论

第十六章　妇、产科基础

第一节　女性生殖系统解剖

一、外生殖器

女性外生殖器又称外阴，系指两股内侧从耻骨联合至会阴的区域，包括阴阜、大小阴唇、阴蒂、前庭、尿道口、阴道口及处女膜、前庭大腺、会阴等（图 16-1）。

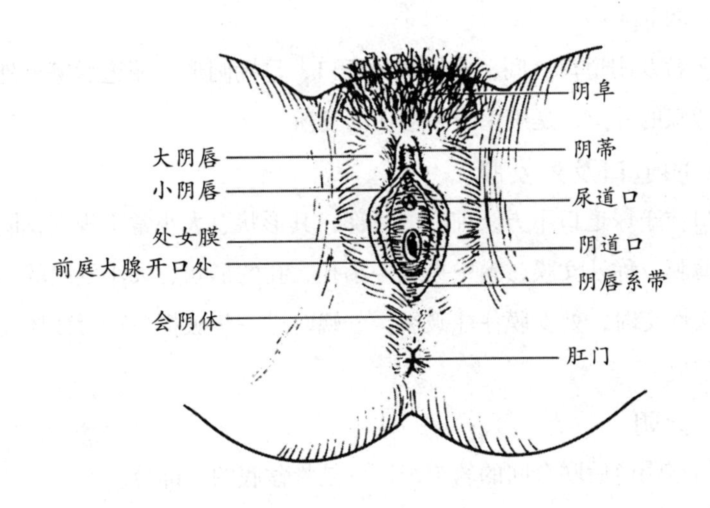

图 16-1　女性外生殖器

（一）阴阜

为耻骨联合前面隆起的脂肪垫，青春期皮上开始长有阴毛，分布呈尖端向下的三角形。

（二）大阴唇

为靠近两股内侧的一对皮肤皱襞，前接阴阜，后连会阴。未婚妇女的两侧大阴唇自然合拢，遮盖阴道口及尿道口，分娩以后，两侧大阴唇分开，绝经后呈萎缩状。

（三）小阴唇

为位于大阴唇内侧的一对薄皱襞，表面湿润，内侧面呈淡红色，皮内富于神经末梢，故感觉敏锐。两侧小阴唇前端相互融合并分为两叶，包绕阴蒂，前叶形成阴蒂包皮，后叶形成阴蒂系带。小阴唇的后端与大阴唇的后端相会合，在正中线形成一条横皱襞，称阴唇系带。

（四）阴蒂

位于两侧小阴唇之间的顶端，类似男性的阴茎海绵体组织，阴蒂头有丰富的神经末梢，极为敏感，有勃起性。

（五）阴道前庭

指两侧小阴唇之间的菱形区，前界是阴蒂，两侧为小阴唇的内侧面，后面以阴唇系带为界。在此区域内，前有尿道口，后有阴道口。

（六）前庭大腺

又称巴氏腺，位于大阴唇后下方，如黄豆大，左右各一。腺管开口于阴道口小阴唇与处女膜之间的沟内，性兴奋时分泌黏液以滑润阴道。

（七）尿道口

位于阴蒂及阴道口之间，为尿道的开口，呈椭圆形，尿道后壁近外口处有两个尿道旁腺的开口，是细菌容易潜伏的场所。

（八）阴道口及处女膜

阴道口位于尿道口下方，前庭的后部，其形状、大小常不规则，阴道口覆盖有一层薄膜，称处女膜，膜中央有一小孔，孔的形状、大小及膜的厚薄各人不同，初次性交时，处女膜往往破裂，分娩时进一步破损，产后残留几个小隆起的处女膜痕。

（九）会阴

指肛门与阴唇后联合间的软组织，也是骨盆底的一部分。

二、内生殖器

女性内生殖器包括阴道、子宫、输卵管及卵巢。后两者常被称为子宫附件（图 16–2）。

（一）阴道

位于子宫与外阴之间，是性交的器官，也是月经血外流与胎儿娩出的通道，上端包绕子宫颈，下端开口于阴道前庭。阴道上端围绕子宫颈的部分称为阴道穹隆，阴道穹隆比阴道下段宽大，分前、后、左、右四部，后穹隆较前穹隆深，故阴道后壁长 10 ～ 12cm，前壁长 7 ～ 9cm。前壁与膀胱及尿道之间称为膀胱阴道隔，后壁与直肠之间称为直肠阴道隔，后壁上段与直肠之间是腹腔的最低部位，称为子宫直肠陷凹（图 16–2），在临床上具有重要意义。

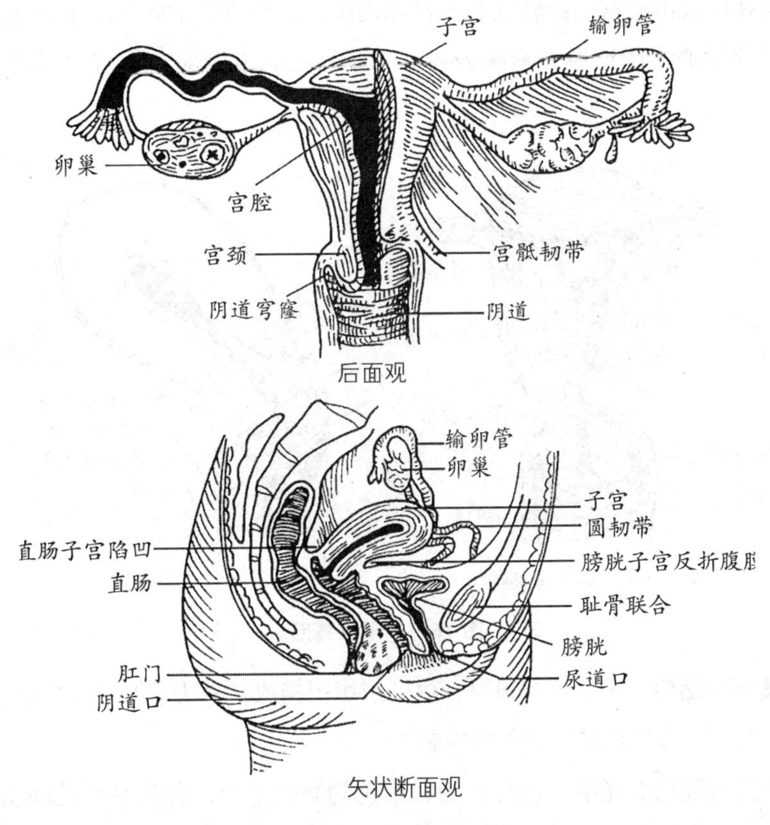

图 16–2　女性内生殖器

(二) 子宫

❶ 功能　子宫是一个空腔器官，腔内覆以黏膜，称子宫内膜。从青春期到更年期，子宫内膜受卵巢激素的影响，呈周期性改变并出现月经；性交后，子宫为精子到达输卵管的通道；受孕后，子宫为孕育胎儿的场所；分娩时，通过子宫收缩，将胎儿及其附属物娩出。

❷ 解剖　子宫呈倒置扁梨状，壁厚腔小，上端宽而游离，朝前上方，下端较狭窄。成年妇女的子宫约长 7 ～ 8cm，宽 4 ～ 5cm，厚 2 ～ 3cm。子宫上部较宽处称子宫体，其上端隆起部分称子宫底，子宫底两侧为子宫角，与输卵管相通。子宫下部较小处称子宫颈，呈圆柱形，部分伸入阴道，通入阴道的开口称为子宫颈外口，未产妇呈圆形，分娩时受损，经产妇变成横裂状，将宫颈组织分为上下或称前后两唇。子宫体与子宫颈的比例，成年人为 2 ∶ 1，婴儿期为 1 ∶ 2。

子宫腔分体腔与颈管两部分，子宫体腔呈上宽下窄的三角形，上部两侧通输卵管而入腹腔，下部与子宫颈管相通，其间最狭窄部分称为子宫峡部。子宫峡部的上端，因为在解剖学上很狭窄，称解剖学内口，峡部的下端，因为黏膜组织在此处由子宫内膜转变为子宫颈内膜，又称组织学内口。子宫颈管呈梭形，子宫颈通入阴道后以穹隆为界又分子宫颈阴道上部和子宫颈阴道部（图16-3）。

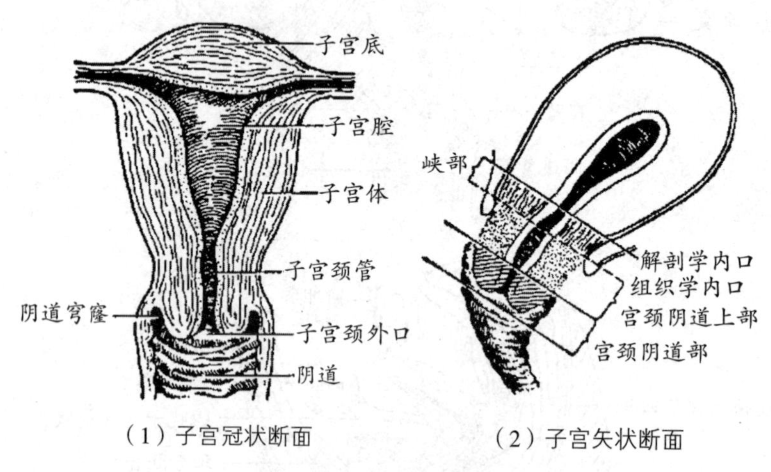

（1）子宫冠状断面　　（2）子宫矢状断面

图 16-3　子宫各部

❸ **组织结构**　子宫体壁很厚，由三层组织构成，外为浆膜层（即脏腹膜），中为肌层，内为黏膜层（即子宫内膜）。

子宫内膜软而光滑，绒样，为粉红色的黏膜组织，分为基底层和功能层。功能层在月经周期中及妊娠期间有很大的改变。

子宫肌层是子宫壁最厚的一层，由平滑肌束及弹性纤维所组成，肌束排列交错，外层纵向，内层环行，中层多各方交织。

子宫浆膜层即覆盖子宫体的底部及前后面的腹膜，与肌层紧贴。在子宫前面近子宫峡部处，腹膜与子宫壁结合疏松，由此腹膜折向前方并覆盖膀胱，形成膀胱子宫陷凹；在子宫后面，腹膜沿着子宫壁向下，覆盖子宫颈后方及阴道后穹隆，然后折向直肠，形成子宫直肠陷凹。

子宫颈主要由结缔组织所组成，其中有平滑肌及弹性纤维。颈管黏膜上皮细胞呈单层高柱状，黏膜层有许多腺体，能分泌黏液，呈碱性，形成子宫颈管的黏液栓。宫颈阴道部表面为鳞状上皮覆盖。

❹ **子宫的韧带**

圆韧带　起于子宫角两侧的前面、输卵管近端的下方，然后沿阔韧带向前下方伸展达到两侧骨盆壁，再经腹股沟而止于大阴唇内，有使子宫保持前倾位置的作用。

阔韧带　为一对翼状的腹膜皱襞，从子宫两侧开始，各向外伸展达到骨盆侧壁，并将骨盆腔分为前后两部。韧带的上缘呈游离状，其内侧 2/3 包绕输卵管（伞端无腹膜遮盖），外侧 1/3 由输卵管伞端向骨盆侧壁延伸，称骨盆漏斗韧带，具有支持卵巢的作用，故又称卵巢悬韧带，内有卵巢血管通过。

子宫骶骨韧带　自子宫颈后面子宫颈内口的上侧方伸向两旁，绕过直肠终止在第 2、3 骶骨前筋膜上，作用是将子宫颈向后及向上牵引，使子宫保持前倾位置。

主韧带　又称子宫颈横韧带，位于子宫两侧阔韧带基底部，由子宫颈阴道上部的侧方，向外达骨盆壁，是固定子宫颈位置的主要力量，子宫的动静脉和输尿管都经主韧带的上缘到终末器官。

（三）输卵管

左右各一，为细长而弯曲的管道，其内侧与子宫角连通，外侧端游离，呈漏斗状，与卵巢接近。长约 8 ～ 14cm（图 16–4）。

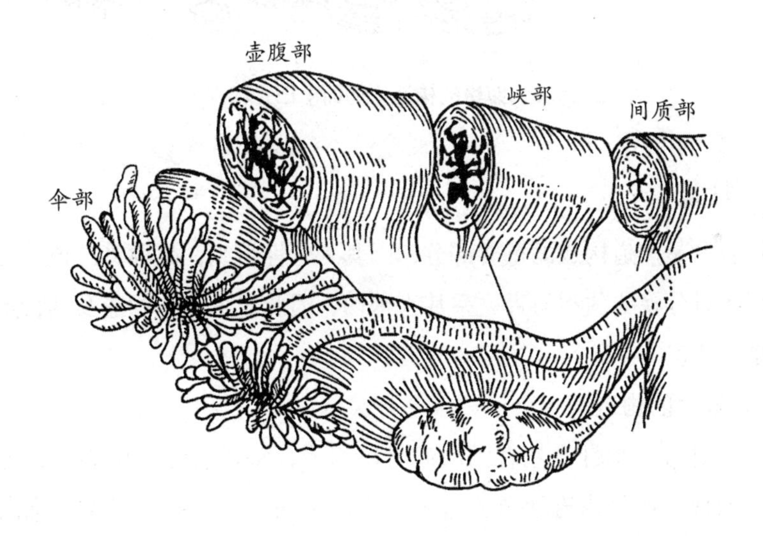

图 16–4　输卵管各部及其横断面

输卵管由内向外分为 4 个部分：①间质部：为通入子宫壁内的部分，狭窄而短，长约 1cm；②峡部：在间质部外侧、管腔较窄，长 2 ～ 3cm；③壶腹部：在峡部外侧，管腔较宽大，长 5 ～ 8cm；④伞部：为输卵管末端，开口于腹腔，散端呈漏斗状，有许多须状组织，伞的长短不一，多为 1 ～ 1.5cm，有拾卵作用。输卵管为卵子与精子相遇的场所，也是向宫腔运送受精卵的管道。输卵管壁由外向内由浆膜层、平滑肌和黏膜层组成，黏膜上皮有纤毛细胞。

（四）卵巢

为女性生殖腺，左右各一，呈灰白色扁平椭圆体。产生和排出卵细胞，以及分泌性激素。青春期前，卵巢表面光滑，开始排卵后，表面逐渐不平。成年妇女的卵巢约 $4\times3\times1cm^3$ 大小，绝经期后，卵巢逐渐萎缩变小变硬。

卵巢位于输卵管的后下方，由卵巢系膜连于阔韧带后叶的部位称卵巢门，卵巢血管与神经即通过卵巢系膜经卵巢门入卵巢。（图 16–5）

卵巢表面无腹膜，由单层表面上皮和一层纤维组织的卵巢白膜覆盖。其内的卵巢组织分皮质及髓质两部分，皮质居外层，内有数以万计的始基卵泡及发育中的卵泡，髓质居卵巢中心，其中含有血管、淋巴管和神经。

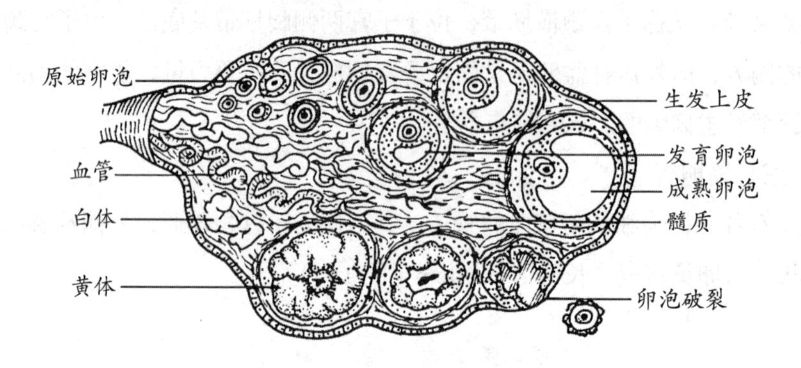

图 16–5　卵巢的构造（切面）巴管和神经

三、骨盆

女性骨盆是产道构成的重要部分，因其为骨性组织，故称骨产道。骨盆的大小、形状对分娩的顺利与否关系甚为密切，因此对骨盆的构造及其特点应有比较清楚的认识。

（一）骨盆的构造

骨盆由骶骨、尾骨及左右两块髋骨所组成，每块髋骨又由髂骨、坐骨及耻骨融合而成。骶骨由五块骶椎合成，它的内表面呈凹形，第 1 骶椎向前突出形成骶岬，为骨盆内测量的重要标志。尾骨由 4 ～ 5 块尾椎合成，其上缘与骶骨相连形成骶尾关节，此关节有一定的活动度。而髋骨前方在两耻骨之间，由纤维软骨所连接，称耻骨联合。耻骨两降支构成耻骨弓，其角度平均为 90°～ 100°。在骨盆后方由骶骨和两侧髂骨相连，形成骶髂关节，此关节很坚韧。此外，自骶骨背外侧面发出两条坚强的韧带，分别止于坐骨结节及坐骨棘，称骶结节韧带及骶棘韧带。妊娠时受激素影响，韧带稍松弛，各关节有一定的伸展性，有利于分娩。（图 16–6）

由耻骨联合上缘，经髂耻线和骶岬上缘连成一线时，可将骨盆分成两部分：上部分为假骨盆，下部分为真骨盆。前者与分娩关系不大，后者是胎儿娩出必经之路，故其大小及形状与分娩的关系至为密切，但临床上直接测量较难，一般可借测量假骨盆之各径线而间接估计真骨盆的大小。

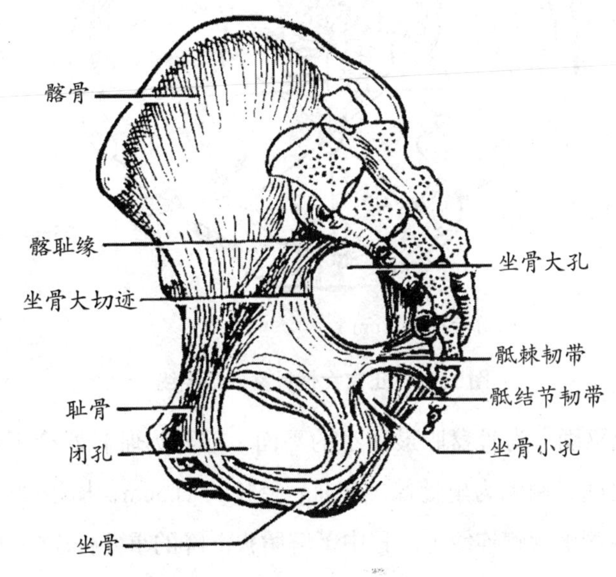

图 16–6　骨盆的分界及韧带（侧面观）

（二）女性骨盆的特点

盆腔浅而宽，呈圆筒形，入口出口均比男性骨盆大，耻骨联合短而宽，耻骨弓角度较大，骶岬突出较小，骶骨宽而短，弯度小，坐骨宽阔。

（三）骨盆腔各个平面

为便于了解分娩时胎儿通过骨盆腔（骨产道）的过程，可将骨盆分为四个主要的假想平面。

❶ 入口平面（骨盆入口）　即真假骨盆的交界面，形状近似圆形或横椭圆形，有四条径线（图 16–7）。①入口前后径，又名真结合径，由耻骨联合上缘正中至骶岬上缘中点的连线，平均长 11cm。入口横径，为两侧髂耻线最大间径，平均为 13.5cm。③入口斜径，左右各一，左斜径由左侧骶髂关节至右侧髂耻隆突的连线，右斜径由右侧骶髂关节至左侧髂耻隆突的连线，平均为 12.75cm。

❷ 骨盆最宽平面　为骨盆最宽大的平面，前界为耻骨联合后面中点，后界为第 2、3 骶椎之间，两侧相当于髋臼中心，其前后径与横径的长度均为 12.5cm 左右。

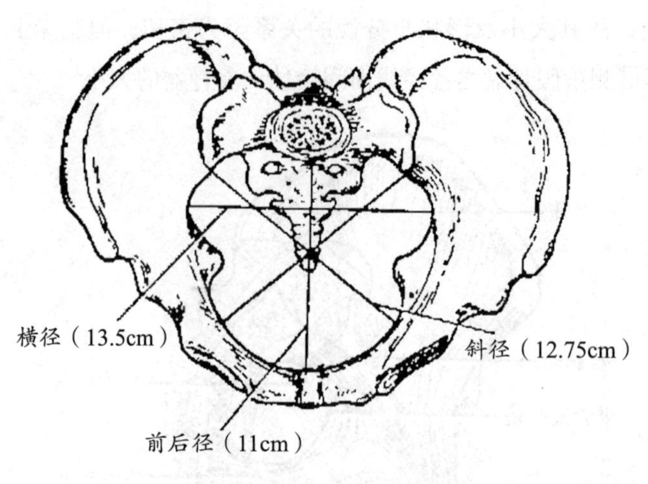

图 16-7　正常女性骨盆入口径线

❸ **中骨盆平面**　为骨盆腔最狭窄的平面，前界为耻骨联合下缘，后界为第 4、5 骶椎之间，两侧为坐骨棘，其前后径长约 11.5cm，横径即坐骨棘间径，长约 10cm，两侧坐骨棘连线为产程中了解胎头下降的重要标志。

❹ **出口平面**　实际上是由前后两个三角形平面所组成，前三角形的顶端耻骨联合下缘，侧边是两侧耻骨的降支。后三角形的顶端是骶尾关节，侧边是两侧骶结节韧带，坐骨结节间径为共同的底边，也是骨盆出口的横径，平均为 9cm。坐骨结节间径长者，耻骨弓的角度亦大，骨盆出口前后径是耻骨联合下缘至骶尾关节的距离，平均 11.5cm。由耻骨联合下缘至坐骨结节间径中点的连线称骨盆出口前矢状径，长约 6cm，从骶尾关节至坐骨结节间径中点的连线称后矢状径，长约 9cm，后矢状径在产科临床上甚为重要。

（四）骨盆轴

亦称产轴，为连接骨盆各个平面中心点的假想轴线，其上段向下向后，中段向下，下段向前向下，在分娩时，胎儿即沿此轴方向娩出（图 16-8）。

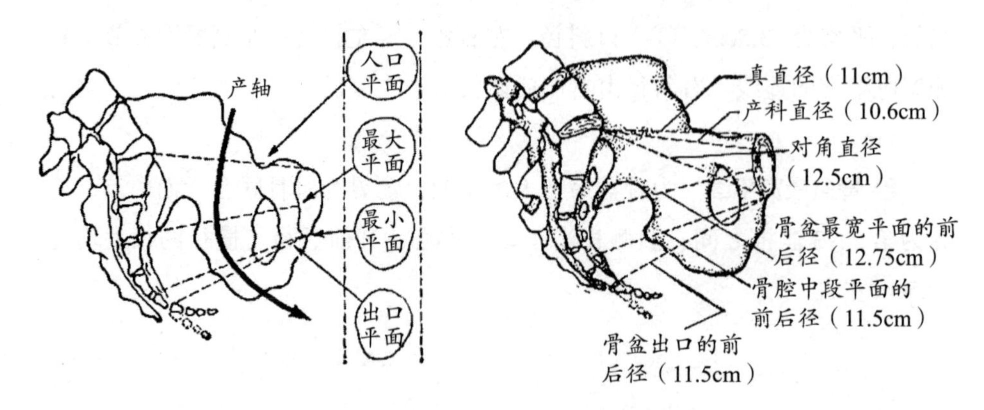

图 16-8　骨盆轴、骨盆各平面及其前后径

四、骨盆底

骨盆底由肌肉及筋膜所组成，封闭骨盆出口，为尿道、阴道及直肠所贯穿，有承托盆腔器官，使之保持正常位置的作用。分娩时如骨盆底组织受损伤，则盆底松弛，影响盆腔器官位置，可发生子宫脱垂。

骨盆底前面为耻骨联合，后面为尾骨尖，两侧为耻骨降支，坐骨上支及坐骨结节。两侧坐骨结节前缘的连线将骨盆底分为前、后两部：前部为尿生殖三角，又称尿生殖区，有尿道和阴道通过。后部为肛门三角，又称肛区，有肛管通过。

骨盆底有 3 层组织：外层即浅层筋膜与肌肉。在外生殖器、会阴皮肤及皮下组织的下面，有一层会阴浅筋膜，其深面由球海绵体肌、坐骨海绵体肌、会阴浅横肌及肛门外括约肌，组成浅肌肉层。中层即泌尿生殖膈，由上、下两层坚韧筋膜及一层薄肌肉组成，覆盖于由耻骨弓与两坐骨结节所形成的骨盆出口前部三角形平面上，又称三角韧带。其上有尿道与阴道穿过。在两层筋膜间有一对由两侧坐骨结节至中心腱的会阴深横肌及位于尿道周围的尿道括约肌。内层即盆膈，为骨盆底里面最坚韧层，由肛提肌（耻尾肌、髂尾肌、坐尾肌）及其内、外面各覆一层筋膜所组成，亦为尿道、阴道及直肠贯通。

会阴　广义的会阴是指封闭骨盆出口的所有软组织，前为耻骨联合下缘，后为尾骨尖，两侧为耻骨下支、坐骨支、坐骨结节和骶结节韧带。狭义的会阴是指阴道口与肛门之间的软组织，厚 3 ～ 4cm，由外向内逐渐变窄呈楔状，表面为皮肤及皮下脂肪，内层为会阴中心腱，又称会阴体。

（马宝璋）

第二节　女性生殖系统生理

一、女性一生各阶段的生理特点

女性从新生儿到衰老是渐进的生理过程，也是下丘脑 - 垂体 - 卵巢轴功能发育、成熟和衰退的过程。妇女一生根据其生理特点可按年龄划分为几个阶段，但并无截然界限，可因遗传、环境、营养等条件影响而有个体差异。

（一）新生儿期

出生后 4 周内称新生儿期。女性胎儿在母体内受到胎盘及母体性腺所产生的女性激素影响，出生的新生儿常见外阴较丰满，乳房略隆起或少许泌乳，出生后脱离胎盘循环，血中女性激素水平迅速下降，个别可出现少量阴道流血。

（二）儿童期

从出生 4 周到 12 岁左右称儿童期。在 10 岁之前，儿童体格持续增长和发育，但生殖器仍为幼稚型，抗感染力弱，容易发生炎症；卵泡虽能大量生长，但仅低度发育即萎缩、退化。

在儿童后期，约 10 岁起，卵巢内的卵泡受垂体促性腺激素的影响有一定发育并分泌性激素，但仍达不到成熟阶段。卵巢形态逐步变为扁卵圆形。女性特征开始呈现，皮下脂肪在胸、髋、肩部及耻骨前面堆积；子宫、输卵管及卵巢逐渐向骨盆腔内下降；乳房开始发育。

（三）青春期

从月经初潮至生殖器官逐渐发育成熟的时期称青春期。世界卫生组织（WHO）规定青春期为 10 ～ 19 岁，可供参考。因地域和气候的不同会有差异。

❶ **全身发育** 身高迅速增长，体型发育为成人女型。

❷ **第一性征** 由于下丘脑与垂体促性腺激素分泌量增加及作用加强，使卵巢发育与性激素分泌逐渐增加，内、外生殖器进一步发育变为成人女型。

❸ **第二性征** 除生殖器官以外，还有其他女性特有的征象：音调变高；乳房丰满而隆起；出现阴毛腋毛；骨盆横径发育大于前后径；胸、肩部皮下脂肪增多，显现女性特有体态。

❹ **月经来潮** 是青春期开始的一个重要标志。青春早期各激素水平开始有规律性波动，直到雌激素水平达到一定高度而下降时，引起子宫撤退性出血即月经初潮。关于初潮年龄：据黑龙江省协作组 1978 年中学生调查结果，哈尔滨市 3715 人，平均初潮年龄为 13.83 岁；牡丹江市 8638 人，平均初潮年龄为 13.69 岁。这里平均年龄与中医学记载的初潮年龄 14 岁是基本一致的。由于卵巢功能尚不健全，故初潮后月经周期也可无一定规律。

据报道，初潮后头 2 年内 55% ～ 95% 月经周期为无排卵性。以后逐渐发育，雌激素水平也上升达成人排卵前高峰水平，诱发 LH 高峰而有排卵性的月经周期。此时只是初步具有生育能力。

（四）性成熟期

一般自 18 岁左右开始，历时约 30 年，性成熟期又称生育期，此期妇女性功能旺盛，卵巢功能成熟并分泌性激素，已建立规律的周期性排卵。生殖器各部和乳房也均有不同程度的周期性改变。

（五）围绝经期

此期长短不一，因人而异。可始于40岁，历时10余年，甚至20年。卵巢功能逐渐衰退，生殖器官亦开始萎缩向衰退变更。曾称为更年期，1994年WHO推荐采用围绝经期之称，包括绝经前后的一段时期，又将其分为3个阶段：

❶ **绝经前期** 多数妇女在绝经前月经周期不规律，常为无排卵性月经。

❷ **绝经** 自然绝经通常是指女性生命中最后一次月经，卵巢内卵泡自然耗竭，或剩余的卵泡对垂体促性腺激素丧失反应。据全国协作组资料，我国妇女的绝经平均年龄为49.5岁，这与中医学49岁绝经的记载是一致的。80%在44～54岁绝经。如40岁以前绝经称卵巢功能早衰。

❸ **绝经后期** 卵巢进一步萎缩，其内分泌功能逐渐消退，生殖器官萎缩。

绝经前期由于功能逐渐衰退，卵巢激素缺乏，使围绝经期妇女出现一些血管运动障碍和神经精神障碍的症状。血管运动障碍可表现为潮热和出汗；神经精神障碍可表现为情绪不稳定、失眠、抑郁或烦躁、不安或头痛等。

（六）老年期

一般60岁后妇女机体逐渐老化，进入老年期。此期卵巢功能已衰竭，主要表现为雌激素水平低落，不足以维持女性第二特征，生殖器官进一步萎缩老化。骨代谢失常引起骨质疏松，易发生骨折。

二、卵巢的周期性变化及其激素

（一）卵泡的发育及成熟

新生儿出生时卵巢内可约有10万～50万个卵细胞。每个卵母细胞周围有一层原始的卵泡细胞，也称颗粒细胞，两者之外还围有一层基膜而形成一个始基卵泡（图16–9）。

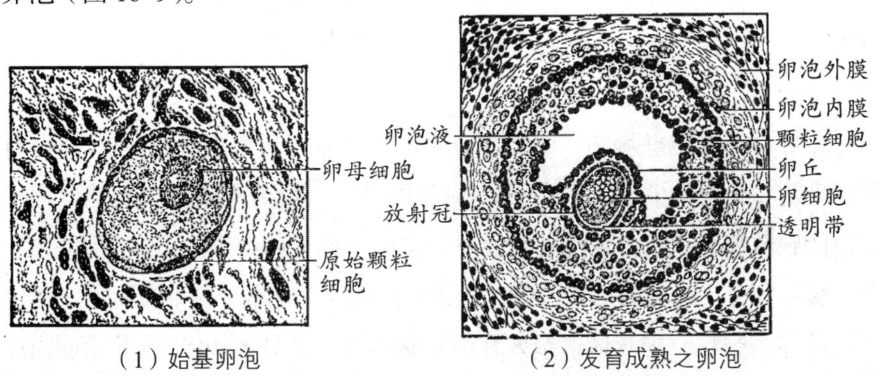

图16–9　卵泡的发育及成熟

由于垂体前叶促卵泡激素（FSH）的作用，始基卵泡开始发育，但99%以上都在开始发育后的不同阶段自行退化、萎缩成闭锁卵泡，一般每月只有一个发育成熟而排卵。在妇女一生中，能发育至成熟而排卵的卵细胞约有400～500个。青春期后，有的始基卵泡内的卵母细胞增大，其周围颗粒细胞增生成复层，细胞表面FSH受体增多。卵母细胞的周围形成一层透明膜，称透明带。透明带之外的颗粒细胞呈放射状排列，称放射冠。同时在FSH作用下卵泡周围的间质细胞分化成内外两层卵泡膜细胞。卵泡膜细胞分泌雄激素，经颗粒细胞中已活化的芳香化酶的作用转化为雌激素。雌激素与FSH的协同作用又使卵泡膜细胞和颗粒细胞膜上合成黄体生成素（LH）受体。这些激素和血循环中渗出的液体及其他蛋白质等聚于颗粒细胞群之间隙中，称卵泡液。卵泡液逐渐增多，空隙随之增大，卵母细胞连同增殖的颗粒细胞层凸入空腔内形成卵丘。至此卵泡发育成熟，并移行至卵巢表面，呈透明的小泡状，称成熟卵泡（图16-9）。成熟卵泡B超仪显示直径约为18～25mm左右。

（二）排卵

成熟卵泡的卵泡膜溶解和破裂，卵泡液流出，成熟的卵母细胞及其周围之卵丘一并被排出到腹腔的过程称为排卵。

排卵机理尚未完全阐明，现在认为导致排卵的内分泌调节为排卵前血LH/FSH峰的出现，具体机制：雌二醇（E_2）高峰对垂体、下丘脑正反馈调节作用；促性腺激素释放激素（Gn-RH）作用及黄体酮的协同作用所致。在该峰刺激下导致成熟卵泡最终排卵。成熟卵泡壁破裂的相关的因素为血LH、FSH峰的出现，促使卵巢壁生成纤溶酶原激活物，激活纤溶酶、结缔组织胶原酶、蛋白溶解酶等，使卵泡壁溶解。LH、FSH峰出现亦使前列腺素（PG）及组胺增多，这两种物质使卵泡壁血管扩张，通透性增强易于破裂。在PG及神经作用下，卵巢皮质及卵泡外膜层平滑肌纤维收缩，促使卵泡破裂及卵细胞释放。排卵一般发生在28天的月经周期中间，或下次月经前的14天左右。排卵可由两侧卵巢轮流发生，或持续见于某一侧卵巢。

（三）黄体的形成和萎缩

排卵后，卵泡壁塌陷，泡膜内血管破裂出血，于泡内凝成血块，称血体。其后卵泡壁的破口很快被纤维蛋白封闭而修复，血被吸收形成黄体。卵泡内遗留的颗粒细胞积聚含黄色的类脂质颗粒而形成黄体细胞。于排卵后的7～8天，黄体发育达最盛期，直径约1～3cm，色黄，突出于卵巢表面。

若卵子受精，则黄体继续发育为妊娠黄体，到妊娠10周后其功能由胎盘取代。若卵子未受精，黄体于排卵后9～10天（即月经周期第24～25天）

开始萎缩，黄色消退，细胞变性，性激素的分泌量也减退，约至周期的28天子宫内膜不能维持而脱落，形成月经来潮。萎缩的黄体历时8～10周后，最终转变成纤维化的白体，呈疤痕状。

（四）卵巢分泌的激素

卵巢主要合成及分泌的女性激素：有雌激素、孕激素和少量的雄激素等甾体激素。

甾体激素即类固醇激素。首先由胆固醇为基础合成孕烯醇酮，黄体酮又经过两条线路合成雄烯二酮、睾酮，此二者又分别合成雌酮、雌二醇。甾体激素主要在肝脏代谢，其代谢产物大部分经肾由尿中排出。

除甾体激素外，卵巢还分泌一定量的多肽激素：松弛素（妊娠期松弛骨盆韧带，并减少子宫收缩）、制卵泡素（抑制脑垂体FSH分泌，影响卵泡发育，参与排卵）。此外卵巢还分泌性腺分泌素、抑制素、表皮生长因子、碱性成纤维细胞生长因子。

这里必须说明：卵巢作为女性的性腺，它分泌性激素及其生理作用才是最重要的。

❶ **雌激素**　主要由卵泡的卵泡内膜细胞、颗粒细胞分泌。在卵泡开始发育时，雌激素的分泌量较少，随着卵泡的发育成熟，分泌量逐渐增高，至排卵前24小时达高峰，雌二醇分泌量在血中浓度可达400ng/L，持续2天以上可导致LH骤然释放，LH血中浓度峰式升高，而诱发排卵。排卵以后稍减。黄体发育过程中分泌量又渐增加，黄体成熟时分泌量达第二次高峰。以后逐渐减少，至月经来潮前急剧下降到最低水平。其主要生理作用为：

（1）能促进卵泡的发育。在卵泡发育过程中起作用，如不足将致卵泡发育停止而闭锁。

（2）能促使子宫发育，肌层增厚。能增加子宫平滑肌对宫缩素的敏感性和收缩力。

（3）促使子宫内膜增生。

（4）能使子宫颈管黏液分泌量增多，质变稀薄，易拉成丝状，以利精子通过。

（5）能促进输卵管发育，并加强输卵管节律性收缩的振幅，有利于孕卵的输送。

（6）使阴道上皮细胞增生和角化，细胞内糖原增多，保持阴道呈弱酸性，使阴唇发育。

（7）促进乳腺腺管细胞增生，乳头、乳晕着色，乳房组织中脂肪积聚，通过对催乳素分泌的抑制而抑制乳汁分泌，促进其他第二性征的发育。

（8）对丘脑下部和垂体的反馈调节，有抑制性负反馈，也有促进性正反馈作用，即抑制脑垂体促卵泡素的分泌，促进脑垂体产生黄体生成素。因而间接对卵巢功能产生调节作用。

（9）促进水与钠的潴留，减少胆固醇在动脉壁的沉积，可以防止冠状动脉硬化。

（10）促进骨中钙的沉积，加速骨骺闭合，缺乏时可致骨质疏松。

❷ 孕激素 为雄激素和雌激素合成的前体，故卵巢、睾丸、肾上腺皮质和胎盘内均有孕激素存在。主要由排卵后的黄体细胞及卵泡内膜细胞分泌。在卵泡早期孕激素在血中含量极微。至排卵前，因卵泡开始有黄素化，血中含量略有升高，排卵后随黄体的发育，孕激素分泌量显著增加，至排卵后 7 ～ 8 天黄体成熟时达高峰，其血中浓度可达 35μg/L 以上（每 24 小时分泌量可达 30mg）。以后逐渐下降，黄体的后半期急剧下降，月经来潮前达最低水平。其主要生理作用：

（1）使子宫内膜由增生期转变为分泌期，为受精卵的着床做好准备。

（2）降低子宫肌肉的兴奋性，使肌肉松弛，降低妊娠子宫对宫缩素的敏感性，以利受精卵植入和胚胎发育。

（3）使宫颈口闭合，抑制子宫颈内膜的黏液分泌，并使之黏稠。

（4）抑制输卵管节律性收缩的振幅。

（5）使阴道上皮细胞脱落加快，糖原沉积和阴道乳酸杆菌减少，酸性降低。

（6）促进乳腺腺泡发育，大剂量孕激素对乳汁的分泌有一定抑制作用。

（7）能兴奋下丘脑体温调节中枢，使正常的妇女有使体温轻度升高的作用，排卵后基础体温可上升 0.3 ～ 0.5℃。

（8）对丘脑下部和脑垂体仅有抑制性的负反馈作用，因而影响脑垂体前叶促性腺激素的分泌。

（9）能促进水与钠的排泄。

❸ 雄激素 妇女体内雄激素主要来源于肾上腺皮质，卵泡外膜细胞和卵巢间质细胞可以产生极少量雄激素。雄激素可促使阴毛、腋毛的生长，促进蛋白合成，促进肌肉生长和骨骼的发育，有促进红细胞生成的作用，使少女青春期生长迅速。大量雄激素与雌激素有拮抗的作用。

上述三种女性激素对女性生理有重要作用和影响，特别是雌、孕激素，二者既有协同作用，也有拮抗作用。协同作用表现在：在雌激素作用的基础上，孕激素进一步促进生殖器官和乳房的发育，为妊娠准备条件；拮抗作用表现在：子宫收缩、输卵管蠕动、宫颈黏液变化、阴道上皮角化和脱落，以及钠和水的潴留与排泄等。

三、生殖器官的周期性变化与月经

卵巢周期性变化时所产生的两种主要激素——雌、孕激素，影响着生殖系统的变化，其中最明显的是子宫内膜的周期性变化，并使之产生月经。此外，子宫颈、输卵管和阴道上皮细胞也发生相应的周期性变化。

（一）子宫内膜的周期性变化

一般分为四个时期，但事实上是一个连续发展的过程。

❶ **增生期** 月经周期的第 5 ～ 14 天，相当于卵泡发育成熟阶段，子宫内膜显著增殖是本期的主要特点，在新生卵泡分泌的雌激素作用下，月经后的子宫内膜，由基底层细胞再生修复。继之迅速增殖，内膜中腺体增多，到增殖末期其厚度可达 2 ～ 3mm，腺管由直管状变为螺旋状，腺上皮细胞由立方形变为高柱状，胞核由底部逐渐移至中央，核下有空泡。间质增生变为致密，细胞呈星状，小动脉延长呈螺旋形。

❷ **分泌期** 月经周期的第 15 ～ 24 天，相当于黄体成熟阶段。黄体分泌大量孕激素及雌激素，共同作用于已增殖的子宫内膜，使之继续增厚，腺体出现高度分泌现象，是本期组织学的主要特征。此时，腺管进一步增大弯曲，切面呈锯齿状，腺腔内含有大量黏液。腺上皮细胞增大，胞核移向底部，胞浆内有许多分泌颗粒，间质出现水肿，间质细胞的胞浆增多，小动脉急剧增长呈螺旋状，明显卷曲。到分泌晚期，内膜可达 5 ～ 6mm 厚，明显地分为三层。①基底层：靠近子宫肌层，在月经周期中无明显变化，月经后内膜的修复即从这一层开始。②海绵层：位于基底层之上，是内膜中最厚的一层，其中含有增生的腺体及血管，其切面呈疏松的海绵状，有周期性变化，于行经时脱落。③致密层：在子宫内膜的表面，腺体较小，也有周期性变化，故与海绵层合称功能层。

❸ **月经前期** 月经周期的第 25 ～ 28 天，相当于黄体退化期。如未妊娠，因血液中雌激素和孕激素迅速下降，子宫内膜出现退行性变化，间质水肿逐渐消失，组织变致密，腺管被压，内膜的螺旋小动脉也受到挤压而更加卷曲，使血流变慢受阻，于月经前 4 ～ 24 小时，螺旋小动脉出现局部痉挛性收缩，以致子宫内膜功能层缺血、缺氧而坏死。当血管收缩一定时间后，出现舒张时，由于末端血管因缺氧损坏、破裂，血液溢出，引起内膜下小血肿。

❹ **月经期** 月经周期的第 1 ～ 4 天，即月经来潮期，子宫内膜的主要特点

为出血与脱落。由于血管破裂，流出的血液在海绵层底部形成许多小的血肿，加之酶的分解作用，使内膜成片状或分散地从基底层逐渐脱落，与血液混合排出，即为月经。在子宫腔内的积血达一定量时，兴奋子宫内壁，引起反射性的子宫颈松弛和子宫排空性收缩，所以正常经血呈间歇性排出。最后，整个功能层几乎全部脱落，内膜表面留有腺管和血管断端，没有上皮遮盖。继之，内膜创面又从基底层开始修复，由腺管断端长出新上皮将内膜表面覆盖；由血管断端长出新血管，垂直于内膜表面细而长，但此时内膜极薄，厚约 1 ～ 2mm，腺体小，腺管直，细胞呈方形，位于基底部。因此月经期实际上是上一周期的结束，又是新周期的开始。

（二）生殖器其他部位的周期性变化

❶ 输卵管的周期性变化 在卵泡期，输卵管上皮细胞受雌激素影响，纤毛细胞变宽大，核近表面，无纤毛细胞的核靠近基底部，细胞内无分泌颗粒。到黄体期，在孕激素作用下纤毛细胞变短小，无纤毛细胞则凸出于表面，且含大量糖原并有分泌，有利于孕卵在输卵管运行过程中吸收营养。

❷ 子宫颈及其分泌物的周期性变化 子宫颈黏膜周期性变化不明显，但其腺细胞分泌黏液却有周期性变化。月经干净后，体内雌激素水平低，子宫颈黏液分泌量也少，随着雌激素水平的不断提高，宫颈黏液的分泌量逐渐增多，且变稀薄而透明，状若蛋清。至排卵期分泌量达高峰，黏液可延展拉成细丝状，将黏液涂于玻片上干燥后，显微镜下可见羊齿植物叶状结晶，在月经周期的6 ～ 7 天即可出现，至排卵前结晶形状最典型。排卵后，在孕激素作用下，黏液变黏稠而混浊，延展性也差，拉丝时易断裂，涂片干燥后镜检，羊齿植物叶状结晶消失，代之以呈索条状排列的椭圆体。

❸ 阴道细胞的周期性变化 在排卵前，阴道上皮在雌激素影响下，底层细胞增生，渐渐演变成中层与表层细胞，表层细胞角化程度增高，细胞内糖原含量增多，经寄生于阴道内的阴道杆菌分解而成乳酸，使阴道内保持一定的酸度，从而抑制了致病菌的繁殖，称之为阴道的自洁作用。排卵后阴道的上皮细胞在孕激素作用下，加速脱落，脱落的细胞多为中层细胞或角化前细胞。临床上常根据阴道脱落细胞的变化了解卵巢功能（图 16-10）。

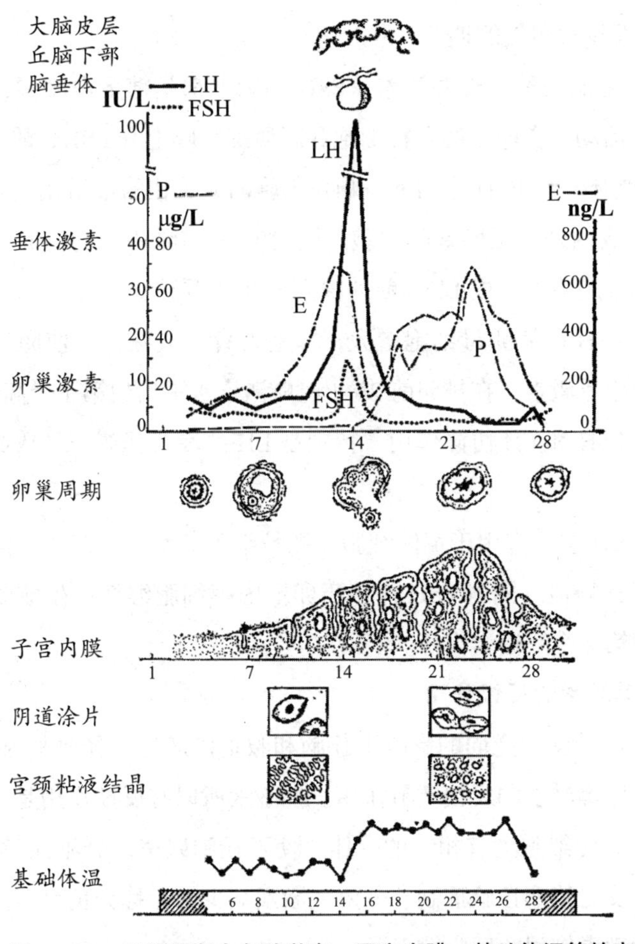

图 16-10　月经周期中各种激素、子宫内膜、基础体温等的变化

四、性周期的调节——下丘脑 - 垂体 - 卵巢轴

性成熟以后，由于卵巢周期性变化，使其他生殖器官也产生相应的周期性变化，这种周期性变化称性周期。卵巢分泌性激素并能作用于它的靶器官，主要是通过下丘脑和脑垂体调节的，称为下丘脑 - 垂体 - 卵巢轴。此轴又受中枢神经系统的调控。月经只是性周期的重要标志，它正常与否可以反映整个神经内分泌系统的调节功能。

（一）下丘脑对腺垂体的调节

目前认为，下丘脑某些神经细胞具有内分泌功能，分泌卵泡刺激素释放激素（FSH-RH）和黄体生成激素释放激素（LH-RH），为十肽类激素，具有高度的生物活性。下丘脑的促性腺激素释放激素（Gn-RH）呈脉冲式分泌，通过门脉循环到达并作用于垂体前叶，调节垂体两种激素—卵泡刺激素（FSH）和黄体生成素（LH）的合成与释放，使垂体的两种促性腺激素离开细胞，进入血循环。在下丘脑的神经元细胞中存在着性激素的受体。

（二）腺垂体对卵巢的调节

腺垂体分泌的两种促性腺激素（FSH、LH）都是糖蛋白激素，能直接影响卵巢的周期活动。在卵巢的颗粒细胞和间质细胞膜上有 FSH、雌二醇（E_2）、睾酮（T）的受体，在 FSH 作用下，颗粒细胞的芳香化酶被活化，靠近卵泡的间质细胞分化成内外两层卵泡膜细胞。同时 FSH 与雌激素的协同作用使颗粒细胞和卵泡膜细胞膜上合成 LH、前列腺素（PG）受体。

卵泡期　FSH 可使卵母细胞增大，卵泡发育、成熟，并使卵泡内膜细胞及颗粒细胞产生雌激素。在排卵前 24 小时雌激素水平出现第 1 个高峰。

排卵期　FSH 和 LH 协同作用，特别是 LH 的峰式释放，导致成熟卵泡的破裂与排卵。

黄体期　LH 主要作用于黄体细胞（颗粒细胞黄素化）产生孕激素，在排卵后 7 ～ 8 天达峰值。同时 FSH 作用于卵泡内膜细胞继续产生雌激素，与孕激素同时出现第 2 个雌激素高峰。

（三）卵巢激素的反馈作用

卵巢分泌的性激素逆向的影响下丘脑和腺垂体产生和释放其内分泌激素，这种作用称为卵巢激素的反馈调节作用。性激素所以有反馈作用是因为丘脑下部、腺垂体的功能细胞上有相应的受体。使下丘脑兴奋，分泌性激素增多者，称为正反馈；反之使下丘脑抑制，分泌性激素减少者，称为负反馈。下丘脑的不同部位对性激素作用的反应性不同。

雌激素主要是雌二醇（E_2）有正、负两方面的反馈作用。大量雌激素抑制下丘脑分泌 FSH-RH（负反馈），同时兴奋下丘脑分泌 LH-RH（正反馈）。大量孕激素抑制下丘脑分泌 LH-RH(负反馈)。因此卵泡期末，雌激素水平较高，LH 释放频率增加。当雌激素在排卵前 24 小时第 1 个高峰时。导致了 LH 血内水平的峰式变化，诱发排卵。

另外，孕激素可以抑制雌激素正反馈的作用，同时，孕激素和雌激素协同作用则产生较强的负反馈。因此，在黄体期出现雌激素第 2 个高峰时，由于同时有孕激素存在不能出现 LH 的峰式变化，而不能诱发排卵；相反，由于下丘脑受卵巢雌激素（及孕激素）负反馈作用的影响，分泌的 Gn-RH 减少时，使脑垂体分泌的促性腺激素（Gn）也相应减少，黄体失去支持而萎缩，由其产生的二种激素也随之减少，子宫内膜失去卵巢激素的支持而萎缩、坏死、出血、剥脱，促成月经来潮。在卵巢性激素减少的同时，解除了对下丘脑的抑制；下丘脑得以再度分泌有关释放激素，于是又开始了另一个新的周期。(图 16-11)。

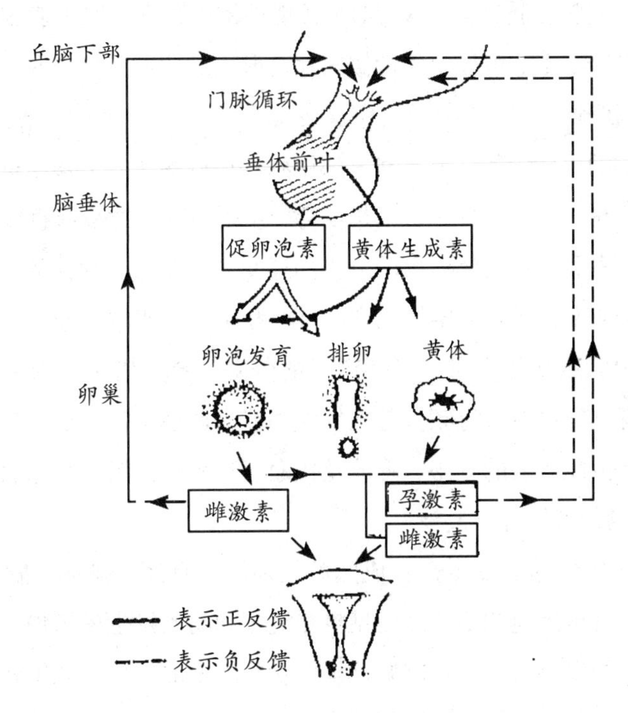

图 16–11　下丘脑 – 垂体 – 卵巢轴之间的相互关系示意图

综上所述，下丘脑 – 垂体 – 卵巢轴在大脑皮层控制下，通过调节与反馈，相互依存，相互制约，相互联系，保持着内分泌的动态平衡，从而使卵巢发生周期性变化，并使育龄期妇女的生殖器官发生周而复始的周期性变化。

五、影响女性生殖系统的主要内分泌腺和激素

（一）肾上腺皮质

肾上腺有合成并分泌甾体激素的功能。它能分泌多种激素，有中层束状带分泌的糖皮质激素（以皮质醇为代表，其功能为调节糖代谢，促进蛋白质分解和糖异生作用，并促进脂肪的运用和重新分布，以及抗过敏、抗炎性反应、抗细菌毒素等非特异性作用），有外层球状带分泌的盐皮质激素（以醛固酮为代表，其功能为维持体内钾、钠离子和水的代谢）、和内层网状带分泌的性激素（少量雄激素及微量雌、孕激素）。肾上腺皮质为女性雄激素的主要来源，雄激素包括睾酮、脱氢表雄酮及雄烯二酮。

若雄激素分泌过多，由于雄激素能抑制下丘脑分泌 Gn–RH，并有对抗雌激素的作用，可使卵巢功能受到抑制而出现闭经，甚至男性化表现。此外，肾上腺源性的雄激素过高也是引起多囊卵巢综合征的病因之一。

先天性肾上腺皮质增生（CAH）时，由于某些酶缺乏使皮质激素合成不

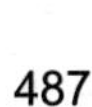

足，引起促肾上腺皮质激素（ACTH）代偿性增加，促使肾上腺皮质网状带雄激素分泌增多，临床上可导致女性假两性畸形或女性男性化表现。

（二）甲状腺

它所分泌的甲状腺素（T_4）和三碘甲状腺原氨酸（T_3）参与机体各种物质的新陈代谢，并对组织的分化、生长发育、生殖生理等过程起直接作用。

甲状腺激素和卵巢甾体激素的分泌同样受到下丘脑－垂体的调控。甲状腺激素对于性腺的发育成熟、维持正常的月经和生殖功能均十分必要。

若轻度甲状腺功能亢进，甾体激素的分泌与释放增多，内膜发生过度增生，临床表现月经过多、过频，甚至发生功能失调性子宫出血。当甲亢发展至中、重度时，甾体激素的分泌、释放及代谢等过程受抑制，临床表现为月经稀发、月经血量减少甚至闭经。

若甲状腺功能低下发生在性成熟后，则影响月经、排卵。临床表现月经过少、稀发，甚至闭经和不孕。可见自然流产和畸胎发生率增加。而胚胎期性腺、生殖器官的发育与分化均需要足量甲状腺激素的作用；如甲状腺功能低下则有可能出现先天性女性生殖器官畸形、先天性无卵巢、原发性闭经、月经初潮延迟等。

（三）催乳激素

催乳激素（PRL）是腺垂体嗜酸性粒细胞分泌的一种纯蛋白质，其功能是刺激泌乳。下丘脑分泌的催乳激素抑制激素（PIH）能抑制催乳激素的分泌。由于 PIH 与 Gn-RH 对同一刺激兴奋或抑制作用常同时发生效应，因此，当 Gn-RH 受到抑制时，可出现促性腺激素（Gn）水平下降，卵巢无排卵而致闭经；同时由 PIH 受到抑制，催乳激素（PRL）水平上升而致泌乳，可能就是临床上闭经泌乳综合征的原因。

另外，促甲状腺素释放激素（TRH）除能促使垂体分泌促甲状腺激素外，还能刺激催乳激素的分泌。而某些甲状腺功能低下的妇女，如前所述，也可导致闭经。由于甲状腺素减少反馈引起 TRH 升高，同时也使催乳激素增加，出现了泌乳。可能是临床上闭经泌乳综合征的又一原因。

（四）前列腺素

前列腺素（PG）几乎存在于体内各重要组织和体液之中。在女性生殖系统中，子宫内膜、月经血及卵巢中均有分布。PG 对排卵、月经及子宫收缩有一定的作用。

❶ **对下丘脑－垂体功能的影响**　PG 有诱发释放 Gn-RH、LH 的功能。

❷ **对卵巢功能的影响**　PG 可促使卵泡发育、卵巢激素分泌、诱发排卵、

黄体维持及溶解过程。

❸ **对月经的作用** 子宫内膜能合成PG，其含量随月经周期而异。$PGF_{2\alpha}$在分泌期子宫内膜较增生期为多，月经血中含量又较分泌期为多。有人认为$PGF_{2\alpha}$使子宫内膜螺旋小动脉收缩，加速内膜缺血、坏死及血管断裂，导致月经来潮。

❹ **对子宫肌的作用** PGE能使非妊娠子宫肌松弛，妊娠子宫肌收缩；PGF则使非妊娠子宫肌及妊娠子宫肌均引起收缩。原发性痛经患者经血中$PGF_{2\alpha}$含量较正常妇女增高，可能是产生痛经的原因。

❺ **避孕和抗早孕的作用** PG促进黄体溶解、增强宫缩，不利于受孕和着床。可促使胚胎早期死亡，并使胚胎从子宫内排出。

六、中西医月经理论的对应关系

西医学认为月经是女性性周期的标志。月经是子宫内膜在卵巢性激素作用下，发生的周期性子宫出血。月经周期主要是通过下丘脑－垂体－卵巢轴调节的。此轴受中枢神经系统的调控，同时受卵巢性激素的反馈作用。

中医学认为在肾气－天癸－冲任－胞宫的月经机理中肾是起主导作用的。肾藏精，是人体生长、发育和生殖的根本。《素问·阴阳应象大论》说："肾生骨髓。"《灵枢·海论》说："脑为髓之海。"根据肾藏志、藏精、主骨生髓，以及髓聚为脑的理论，说明肾与中枢神经系统的调节活动有密切的对应关系，在月经产生的机理中肾具有下丘脑一级的调节功能。同时《灵枢·经脉》说："肾足少阴之脉……其支者从肺出络心。"心肾有经络联系。心藏神，主血脉，为君主之官。可见肾在月经产生机理方面的主导作用，与心的调控是有一定关系的。

肾中产生的天癸，是促进人体生长、发育和生殖的物质，是促成月经产生的重要物质，在月经产生的生理活动中，是始终对冲任、胞宫起作用的。从功能的吻合上看，天癸在月经产生过程中，有相当于垂体前叶产生促性腺激素的作用（垂体前叶同时还分泌生长素、泌乳素等促进人体生长发育）。因此可以认为天癸具有垂体一级的调节功能。

"任脉通，太冲脉盛，月事以时下"，可见冲任是直接作用于胞宫的环节，并使经血来潮。西医学认为卵巢分泌的性激素，直接作用于子宫内膜发生周期性变化，并使内膜剥脱出血，月经来潮。因此，冲任对胞宫、卵巢对子宫，在月经产生机理中，两者有明确的对应关系，可以认为冲任类似于卵巢的功能。

督脉的调节，带脉的约束，可能与月经周期性有关，也可能与西医学的反馈机制相对应，值得进一步研究讨论。

可见，在阐述月经产生机理的理论中，中医学的“肾气－天癸－冲任－胞宫”的月经机理，与西医学的“下丘脑－垂体－卵巢－子宫”的作用环路相对应（图 16–12）。

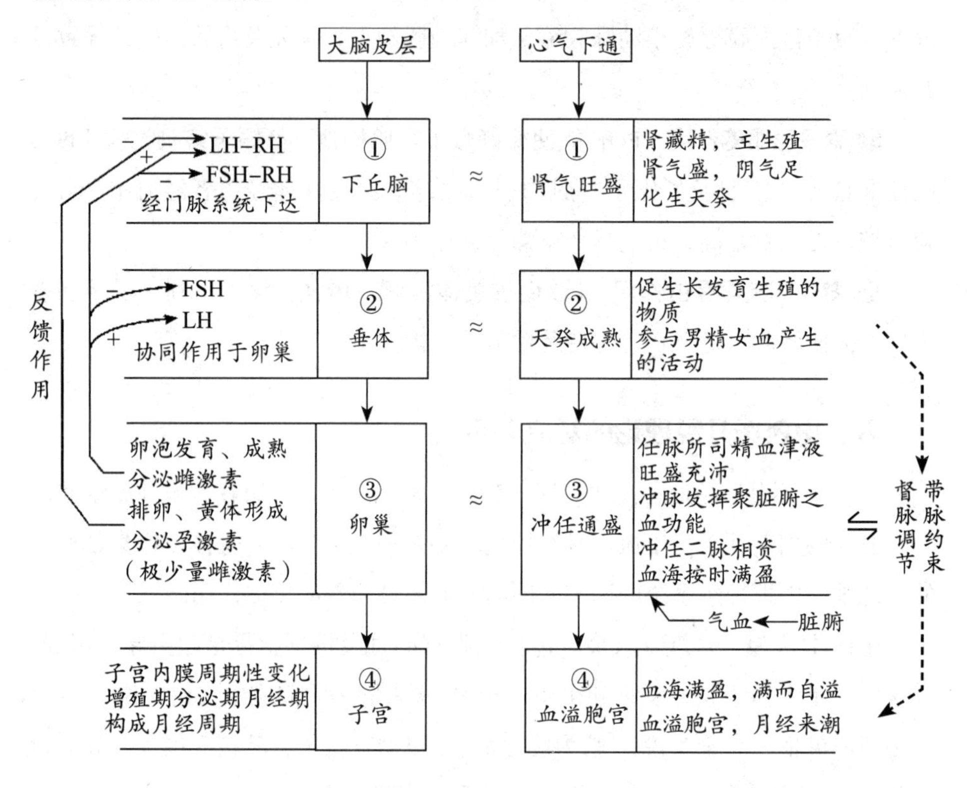

图 16–12 中西医月经理论的对应关系示意图

中西医月经理论的对应，为中西医结合治疗月经病提供了理论根据。

（马宝璋）

第三节 妇科体格检查与辅助检查

一、妇科体格检查

妇科体格检查，应在采取病史后进行。检查内容包括全身检查、腹部检查和妇科检查。

（一）全身检查

妇科疾病可产生全身症状，其他系统的疾病也可发生妇科症状，因此应常规做全面的全身检查。常规测量体温、脉搏、呼吸、血压，必要时还应测量体重和身高。其他检查项目包括患者神志、精神状态、面容、体态、全身发育及毛发分布情况、皮肤、淋巴结、头部器官、颈、乳房、心、肺、肝、脾、脊柱、四肢等。

（二）腹部检查

检查时注意腹部是否隆起，触诊肝脾是否肿大及有无压痛，有无腹水及能否触到肿块及其部位和大小（以厘米为单位或用相当妊娠月份表示）、形状、硬度、活动度、表面是否光滑、有无压痛。叩诊有无水波感及移动性浊音。听诊有无肠鸣音，疑为妊娠应听诊有无胎心音、胎动等。

（三）妇科检查

检查前先排尿，必要时导尿，大便充盈者先排便。上检查台，取膀胱截石位。检查应仔细，动作要轻柔，态度要严肃，关心体贴患者。

❶ **外阴检查** 观察外阴的发育、阴毛多少及分布，外阴和尿道有无红肿或慢性炎症，前庭大腺是否肿大，外阴有无畸形或肿瘤，处女膜是否完整，有无会阴裂伤，阴道前后壁膨出及子宫脱垂等。

❷ **阴道窥器检查** 阴道窥器先用肥皂水浸湿，拟作阴道分泌物涂片检查时可沾生理盐水，将窥器两叶合拢，倾斜 45º 沿阴道侧后壁轻轻插入，然后转成正位，张开窥器两叶直至完全暴露宫颈为止。先观察阴道黏膜皱襞多少，有无畸形、红肿、出血、溃疡或肿物；分泌物量、性质、颜色、有无臭味；再观察宫颈大小，粉红色或紫蓝色，外口圆形或横裂，有无糜烂、裂伤、外翻、息肉或肿物（图 16–13）。需作宫颈刮片或阴道涂片时，应于此时进行。未婚妇女禁作窥器检查，仅作肛诊。

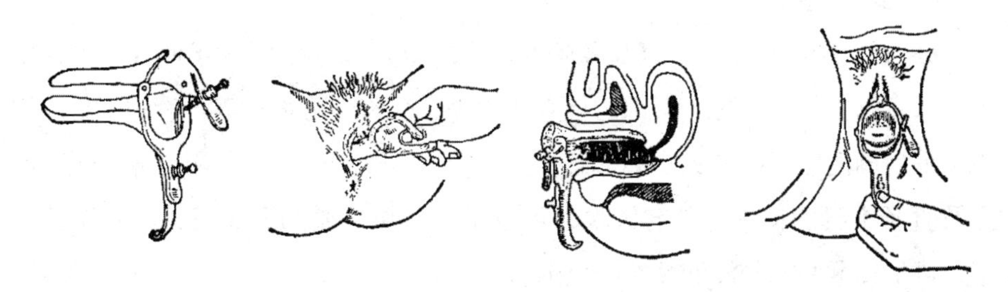

图 16–13 阴道窥器检查

❸ **双合诊** 检查者一手的食、中两指或食指伸入阴道内，同时另一手在腹部配合检查称为双合诊。是妇科检查最常用的方法，目的是扪清阴道、子宫颈、子宫体、输卵管、卵巢及宫旁结缔组织等情况。检查方法为一手戴橡皮手套，食、中二指沾肥皂水或生理盐水，轻轻沿阴道后壁进入阴道，检查阴道通

畅情况和深度，有无肿块、疤痕或畸形。再触摸子宫颈大小、形状、硬度及颈口情况，有无接触性出血，上举或摇摆子宫颈有无疼痛。

随后将阴道内两指平放在子宫后方，阴道内手指向上向前抬举宫颈，腹部手指向下向后按压腹壁，两手共同配合即可触知子宫的大小、位置、形态、软硬度、活动度及有无压痛（图 16–14）。

若子宫为后位，食中两指先在后穹隆上抬子宫，再进行检查，或将子宫复成前倾位再触扪。扪清子宫后，阴道内两指移向一侧穹隆部，检查左侧附件时，移向左侧穹隆，与腹壁手对合。然后移向另侧穹隆检查另侧附件（图 16–15）。

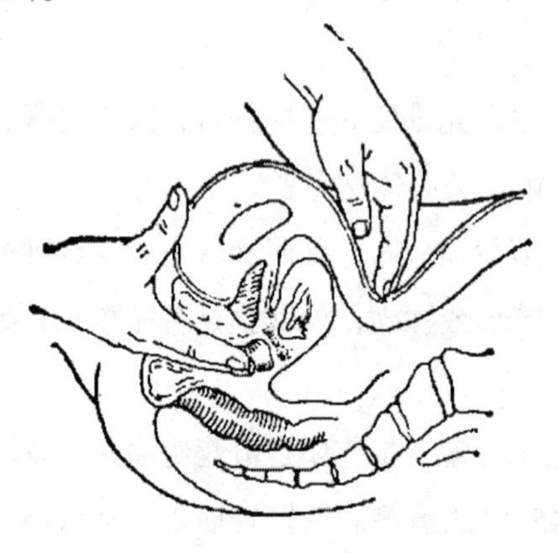

图 16–14　双合诊检查子宫

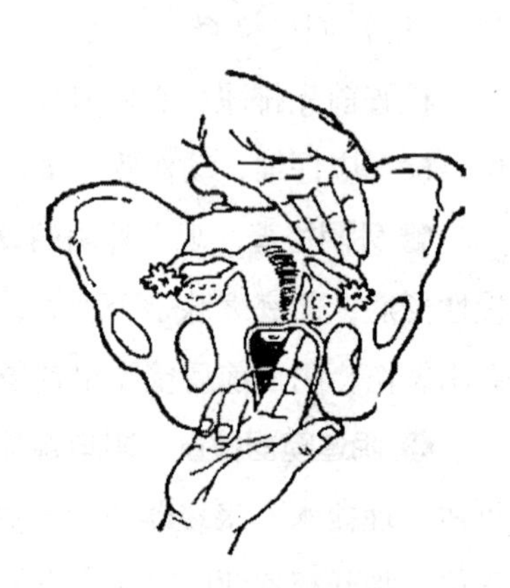

图 16–15　双合诊检查附件

正常时输卵管不能触及，卵巢有时可摸到 4×3×1cm 大小。检查附件应注意有无肿块、增厚或压痛，如扪及肿块要了解其大小、形状、软硬度、活动度、有无压痛以及和子宫的关系。肠管内粪块可误为肿块，但粪块受压时易变形，有泥块样感觉。

❹ **三合诊**　即阴道、直肠及腹部联合检查。以一手的食指伸入阴道，中指伸入直肠，另一手位于腹部的检查法称为三合诊。可弥补双合诊的不足。用于了解后倾后屈子宫的大小和形态，主韧带、宫骶韧带、直肠阴道隔、骶骨前方及直肠本身的情况；如有肿块，可以了解肿块后壁的形态及其与盆壁的关系，可估计盆腔癌肿浸润盆腔的范围。

❺ **肛腹诊**　一手食指沾肥皂水伸入直肠，另一手在腹部配合检查，称为肛腹诊。适用于未婚妇女、处女膜闭锁或经期不宜作双合诊者。

❻ **妇科检查记录**　通过妇科检查应将检查结果按下列解剖部位顺序记录。

外阴　发育情况及婚、产类型。

阴道　是否通畅，黏膜颜色及皱襞是否平滑，分泌物量、色、性状、有无臭味。

子宫颈　大小、硬度、有无糜烂、裂伤、息肉、腺囊肿，有无接触性出血、举痛等。

子宫　位置、大小、硬度、活动度、有无压痛等。

附件　有无增厚、肿块、压痛。如有肿物，应记录其位置、大小、硬度、表面光滑或有结节状突起，活动度，有无压痛，以及与子宫及盆腔的关系，左右两侧情况应分别记录。

二、辅助检查

（一）卵巢功能检查

❶ 基础体温测定　排卵后产生的孕激素作用于体温中枢能使体温升高。常用来测定有无排卵和早孕。

（1）检查方法　每日清晨醒后，立即用口表所测之体温为基础体温。将此体温记录于表格内并绘成基础体温曲线供了解卵巢的功能。一般需连续测量 3 个月以上。

（2）临床意义　有排卵的基础体温呈双相型，即在排卵前体温略低，排卵后体温上升 0.3 ～ 0.5℃。如未妊娠，则于月经前体温下降。如为早孕，则体温不下降持续在 37℃上下；无排卵周期中的基础体温始终处于较低水平，呈单相型（图 16–16）。此法易受许多因素影响，如夜班工作、感冒或其他疾病、性交或服用药物均须注明，生活不规律或睡眠不好者不适于用这一诊断方法。

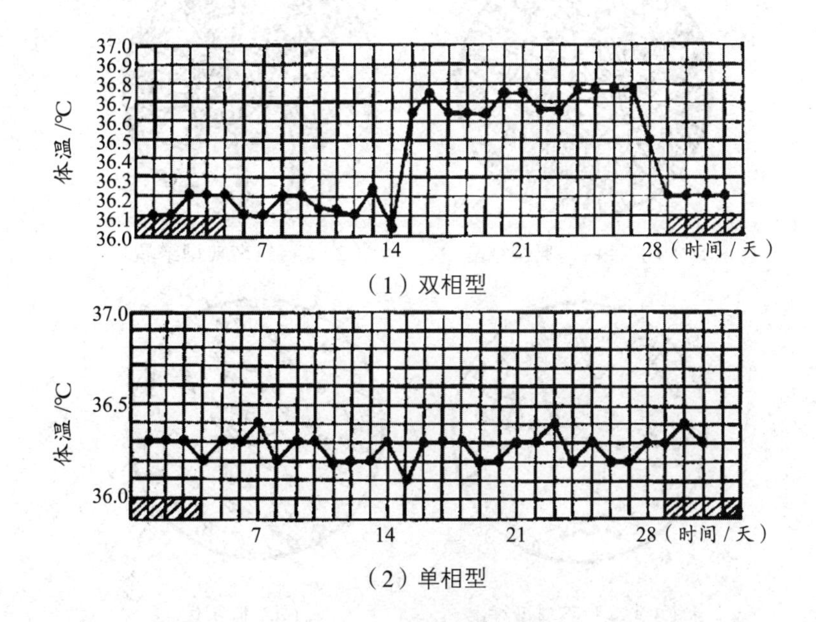

图 16–16　基础体温曲线图

❷ **子宫颈黏液检查** 宫颈黏液受雌激素和孕激素的影响而发生周期性变化。在雌激素影响下，可产生稀薄的，似蛋清样、拉丝长度可达10cm的含水量高的宫颈黏液；在孕激素影响下，宫颈黏液变黏稠，拉丝长度仅为1～2cm。宫颈黏液在雌激素影响下出现羊齿叶状结晶，结晶主要由蛋白质和钠、钾结合所形成。从月经周期第7天起即依次出现不典型结晶、较典型结晶，在排卵期出现典型结晶，排卵后结晶逐渐减少，一般在月经周期22天不再出现结晶，而在孕激素的影响下出现椭圆体。

（1）检测方法 取材前先擦净子宫颈外口及阴道穹隆的分泌物，用干燥长吸管或长无齿镊，伸入子宫颈管1cm左右，取出黏液，置于玻片上，顺一个方向拉成丝状，并可观察其最长度，自然干燥后镜检，宫颈黏液涂片形态（图16-17）如下：

典型结晶（+++） 满布直而细长、分枝繁复的羊齿叶状结晶。

较典型结晶（++） 结晶较阔而粗短，稍弯曲，边缘较厚，色较暗。

不典型结晶（+） 形态较多，有的分枝短而稀疏，如雪后树枝；或呈金鱼草状及苔状，分枝纤细。

椭圆体 较白细胞大2～3倍，但稍窄，顺长轴向同一方向排列，透光度大，有亮感。

无结晶形成 涂片中无结晶可见，仅有不成形的黏液，或其中可见上皮细胞及白细胞。

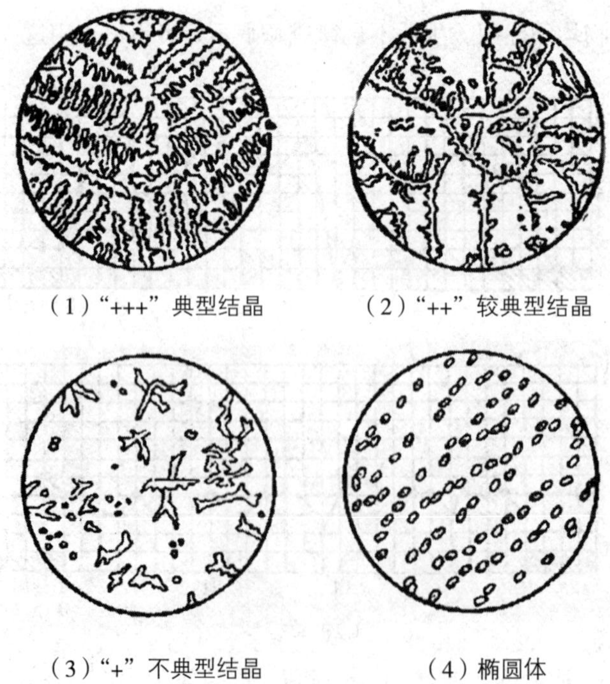

（1）“+++” 典型结晶　（2）“++” 较典型结晶

（3）“+” 不典型结晶　（4）椭圆体

图16-17 子宫黏液涂片结晶

（2）临床意义 常用于不孕、月经失调及早孕等。宫颈黏液涂片出现典型结晶，多表示接近排卵期，对不孕患者有指导意义。闭经患者如持续出现典型结晶，说明雌激素过高；如无结晶形成或仅有不典型结晶，多为雌激素过低。如涂片持续出现排列成行的椭圆体，而无羊齿状结晶出现。为妊娠现象。早孕时如见到不典型结晶，预示有先兆流产可能。宫颈黏液涂片结晶在反映雌激素水平方面，不如阴道涂片准确，但其优点是检查方法简便易行。

❸ 阴道脱落细胞检查 阴道上皮细胞受卵巢激素的影响，而有周期性改变，妊娠时也有相应的变化，故观察阴道脱落细胞可以间接了解卵巢功能及胎盘功能。阴道脱落细胞中还有来源于子宫颈及其他内生殖器等处的上皮细胞。故又可协助诊断生殖器不同部位的恶性肿瘤及观察治疗效果，但均应作动态连续观察才能正确诊断。为诊断卵巢功能进行的阴道脱落细胞检查，主要了解雌激素水平。雌激素水平越高，阴道上皮细胞分化越成熟。在雌激素影响下，阴道上皮表层细胞增多，细胞核致密，故以致密核细胞百分数表示雌激素影响的程度。当雌激素水平低落时，表层细胞极少而出现底层细胞，故以底层细胞百分数表示雌激素低落程度。

（1）检查方法 取标本前24小时，阴道内禁止任何刺激，如性交、阴道检查、灌洗及局部上药等。用清洁干燥的钝头刮板在阴道上1/3段侧壁轻轻刮取分泌物，在玻片上向一个方向推移，作均匀薄涂片，固定及染色后进行镜检。

（2）临床意义 即卵巢功能的细胞学诊断标准。

雌激素影响时涂片中无底层细胞，以致密核表层细胞计数，划分四级：

雌激素轻度影响 致密核细胞约占20%以下。见于经期刚过，或接受小量雌激素治疗时。

雌激素中度影响 大多数为表层细胞，致密核细胞占20%～60%。见于卵泡迅速发育时，或在排卵前期，及患者接受中等剂量雌激素治疗时。

雌激素高度影响 细胞全表层，致密核角化细胞占60%～90%。在正常排卵期或接受大剂量雌激素治疗时可见。

雌激素过高影响 致密核及嗜伊红表层细胞超过90%。见于患颗粒细胞瘤及卵泡膜细胞瘤等患者。

雌激素低落时以底层细胞计数划分为四级：

雌激素轻度低落 底层细胞在20%以下，见于卵巢功能低下者。

雌激素中度低落 以中层细胞为主，底层细胞约占20%～40%，见于哺乳期或闭经期者。

雌激素高度低落　底层细胞约占 40% 以上，见于绝经期及卵巢功能缺损患者。

雌激素极度低落　全部为底层细胞，见于卵巢切除后或绝经后者。

❹ 子宫内膜活组织检查　刮取子宫内膜作病理检查，可用于了解卵巢功能及不孕妇女的内膜情况。刮取子宫内膜应严格按照刮宫步骤进行，应在经前 1 ～ 2 天至月经来潮 6 小时内刮取内膜。如在经前取内膜，须排除妊娠的可能性。子宫内膜病检结果，如为分泌期内膜则说明有排卵；如为增殖期内膜则无排卵；有腺体增生时则应考虑为子宫内膜增殖症。如果在出血第 5 天取子宫内膜病检，有增殖期、分泌期子宫内膜同时存在，则应考虑为黄体萎缩不全。

❺ 常用激素测定

（1）**雌激素测定**　雌激素的测定主要检查卵巢与胎盘的功能。一般用荧光分光光度法测定 24 小时尿中 E_3 含量。雌激素（即雌三醇）排出量降低，见于原发或继发的卵巢功能不足，或受药物抑制，如应用合成避孕药后。雌激素排出量增加，见于无排卵型功能失调性子宫出血，或受药物刺激，如应用氯米芬（克罗米芬）、绒毛膜促性腺激素后。患有肝脏疾患因肝脏不能将雌激素灭活，尿中排出量升高（血浆 E_3 测定，可用放射免疫法）。

（2）**孕激素测定**　主要用于了解卵巢有无排卵。孕激素主要在肝脏中代谢，降解为孕二醇。尿中孕二醇测定常用气相色谱层析法，需收集 24 小时尿液（血中黄体酮测定可用放射免疫法或蛋白结合分析法）。

（3）**绒毛膜促性腺激素测定**　用放射免疫法测定，主要用于诊断早期妊娠，以及滋养细胞肿瘤的诊断、疗效观察及随访。

（4）**17 羟和 17 酮－类固醇测定**　由肾上腺皮质分泌，通过检查尿中的含量可了解肾上腺皮质功能与所患妇科疾病的关系。肾上腺皮质肿瘤、卵巢含睾丸细胞瘤时排出量增高，肾上腺皮质功能减退时排出量减少。

（二）阴道分泌物悬液检查

❶ 滴虫检查　将棉签自阴道后穹隆蘸取分泌物后，放入预先置有少量生理盐水的玻璃试管内，或直接与一滴生理盐水在玻片上和匀，立即在显微镜下检查。阴道滴虫是一种鞭毛原虫，梨形，有前鞭毛四根，后鞭毛一根，较白细胞稍大（图 16–18），如见到活动的滴虫，为阳性。如天冷或放置时间过长则原虫不再活动，此时滴虫与白细胞不易区别而不能作诊断，故需注意保暖及立即检查。

❷ 真菌检查　真菌中的白色念珠菌常引起霉菌性阴道炎，可用 10% 氢氧化钠作白带悬液检查，因氢氧化钠能使黏液及大部分细胞溶解，而真菌却不受

影响，这样能使视野更为清晰。还可用龙胆紫染色法，即将分泌物涂于干燥玻片上，干燥后染以 1% 龙胆紫，随即冲洗后镜检。镜下白色念珠菌形如链状或分枝状，可见到菌丝与孢子（图 16–19）。

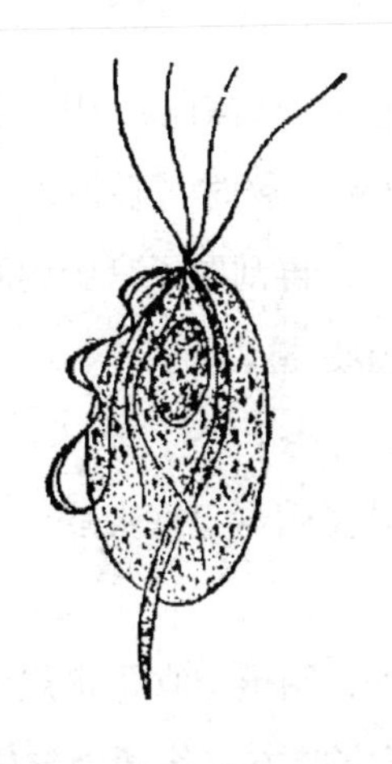

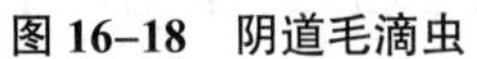
图 16–18　阴道毛滴虫

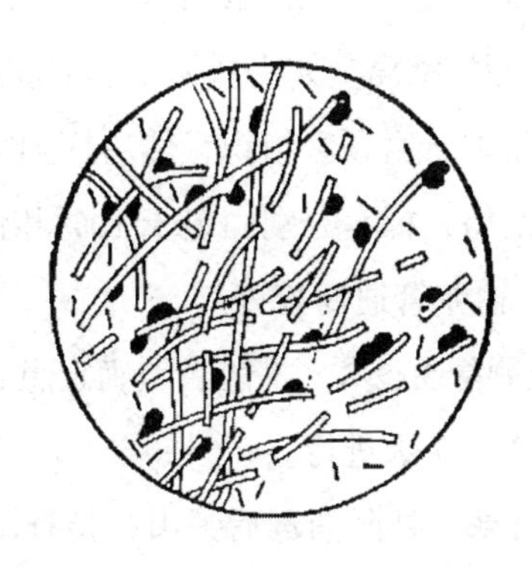

图 16–19　白色念珠菌

（三）防癌检查

❶ 宫颈刮片检查　在采取标本前 24 小时内患者要避免性生活、阴道用药或阴道冲洗等。采取标本所用器具，如刮板和阴道窥器等，均应干燥、清洁，避免用润滑剂。用阴道窥器暴露宫颈，在宫颈鳞状与柱状上皮交界处轻轻刮取一周。如子宫颈上盖有较多白带时，应先用于棉球将白带轻轻拭去后再作刮片，取材后涂于玻片上，涂片须薄而均匀，不可用力过重以防破坏细胞而使其变形。涂后的玻片放到 95% 乙醇中固定 10 分钟以上，然后用巴氏或苏木精－伊红染色，检查有无癌细胞。细胞学诊断标准一般常用的是巴氏 5 级分类。

Ⅰ级　正常，为正常的阴道细胞图片。

Ⅱ级　炎症，细胞核普遍增大，淡染或有双核，有时染色质稍多。胞浆可有变形，有时可见核周晕及浆内空泡。

Ⅲ级　可疑癌，胞浆改变少，主要改变在胞核。核增大，核形可以不规则或有双核，染色加深，此种改变称为“核异质”，或称“间变细胞”，核与胞浆比例改变不大。

Ⅳ级　高度可疑癌，细胞具有恶性改变，核大、深染，核形不规则，核染色质颗粒粗、分布不匀，胞浆少。但在涂片中癌细胞量较少。

Ⅴ级　癌症，具有典型癌细胞的特征且量多。

❷ 子宫颈活体组织检查　如阴道细胞学检查或其他检查发现为可疑子宫颈癌时，须进一步通过病理组织的切片检查确诊。取材应在肉眼可疑癌变区，尽

可能在鳞状与柱状上皮交界处；亦可在涂抹碘溶液后，在碘液不着色区多处取材；无明显病变者可在 3、6、9、12 点处取材。活检后可用消毒纱布紧压止血，留一点纱布头于阴道口，嘱患者于 12 ～ 24 小时后自行取出，所取组织放入 10% 甲醛溶液中送检。

碘液配制法：碘 1g，碘化钾 2g，加水 300mL，放棕色瓶中以免变质。

❸ 诊断性刮宫 如需排除子宫体癌或子宫颈管癌时，必须采用分段刮宫术，即先刮取子宫颈管组织，然后探测宫腔深度，再刮取子宫腔内膜组织，最后取宫颈活检，标本分别固定于 10% 甲醛溶液中送检。

（四）输卵管通畅检查

❶ 输卵管通液术 术前必须确定患者无内外生殖器急性炎症，手术应于月经干净后 3 ～ 7 天进行。

操作方法 外阴消毒后铺巾，检查子宫位置，阴道、宫颈常规消毒后，用子宫颈钳固定子宫颈前唇并稍向外牵引，按子宫腔方向将通液导管放入，并尽量使橡皮塞与宫颈紧贴以防漏液。放好通液导管后，可用 20mL 注射器连接于通液导管，将无菌生理盐水或 0.25% 普鲁卡因 20mL 缓缓注入，如果无阻力，无液体外溢，注完后回吸液体在 2mL 以内，则表示输卵管通畅。如果注入 6 ～ 8mL 后，即有阻力，患者感到下腹胀痛，应停止注入，待症状好转后再注入，如仍有阻力即为输卵管不通，可待下次月经净后再试，连续 3 次不通者，可定为输卵管阻塞。此法较通气术简便，且可在通液中加入抗生素、糜蛋白酶或肾上腺皮质激素类药物，用以治疗局部炎症；缺点是不能确定哪侧输卵管不通。

注：如果用输卵管粘堵术导管施行通液术，使导管分别对接于子宫角的输卵管近端，便可测知哪侧输卵管通畅或不通畅。如果用宫腔镜作通液术效果更好。

❷ 子宫输卵管碘油造影 一般经通气或通液术证实输卵管不通后再行造影，借此来确定阻塞位置和手术可能性。另外也用来协助诊断子宫输卵管结核、子宫畸形、子宫腔粘连及较小的子宫黏膜下肌瘤等。术前须作碘过敏试验，一般可作皮肤划痕试验，将 25% 碘酊涂布于前臂屈面约 2 ～ 3cm 直径范围，再在其上做划痕。过 20 分钟观察有无红肿反应。阴性者可行造影。其他准备与通液术基本相同。常用造影剂为 40% 碘化油 6 ～ 10mL，徐徐注入子宫，并同时在透视下观察子宫及输卵管充盈情况，全部注入后立即摄片，24 小时后再摄片 1 次，以观察腹腔内有无游离的碘化油。造影后 2 周内禁止性交及盆浴，以免感染。

（五）子宫腔探针检查

主要了解宫腔深度、方向及是否规则。常用于盆腔肿物与子宫的鉴别，了解畸形子宫的情况及有无宫腔粘连等。操作时应严格消毒，动作要轻柔，避免发生子宫穿孔。

（六）后穹隆穿刺术

经阴道后穹隆向盆腔最低部穿刺，可协助了解子宫直肠陷凹内有无积液，如血液、脓液等，以协助诊断异位妊娠和盆腔脓肿等。穿刺方法：阴道、外阴进行常规消毒，用子宫颈钳钳住子宫颈后唇并上提，再用碘酒、乙醇消毒后穹隆，以 18 号腰麻针接 10mL 注射器，从后穹隆正中或稍偏病变侧，刺入子宫直肠陷凹处，当针穿过后弯窿时，有一种突然阻力减轻的感觉，表示进入盆腔，即可抽吸，如抽吸困难，可适当调整方向（图 16–20）。

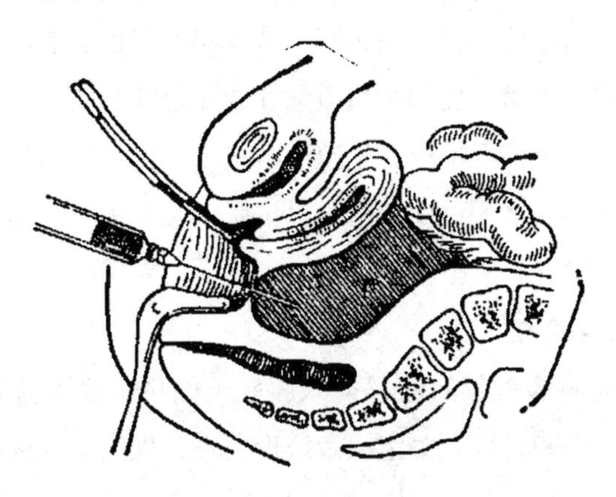

图 16–20　后穹隆穿刺术

（七）腹腔穿刺术

指征基本与后穹隆穿刺术同，术前患者应排空膀胱，一般取仰卧位；液量较少者取半卧位或侧斜卧位，穿刺点一般选择在左下腹脐与左髂前上棘连线中、外 1/3 交界处。常规消毒手术野，手术者戴消毒手套后铺巾。穿刺点以 1% 普鲁卡因作局部麻醉。穿刺时让患者屏气，穿刺针垂直皮肤刺入，穿刺针入腹腔时，有阻力突然消失的感觉。关于穿刺针的大小，有套管或无套管，视要求而定。穿刺完毕后，拨出穿刺针，局部盖以无菌纱布。

（八）超声检查

超声检查为无损伤检查，可重复使用，所用仪器可分为三种：A 型以波形显示，B 型以图像显示，超声多普勒以声响表示。在妇产科可应用于诊断早期妊娠，鉴别胎儿存活或死亡，测量胎头双顶径，胎盘定位，诊断葡萄胎，探查有无宫内节育器及是否带器妊娠，诊断子宫肌瘤，鉴别卵巢肿瘤为囊性或实性，鉴别巨大卵巢囊肿与腹水，鉴别结核性腹膜炎与卵巢囊肿等。

（九）阴道镜检查

阴道镜检查是利用阴道镜在强光源直接照射下放大 6 ～ 40 倍直接观察宫颈阴道部上皮病变，藉以观察肉眼看不到的宫颈阴道部微小的病变，在可疑部分行定位活检，可提高确诊率。阴道镜检查对患者无痛苦，可即时作出诊断，且可以反复进行。

（十）子宫镜检查

子宫镜检查是采用膨宫介质扩张宫腔，通过纤维导光束和透镜将冷光源经子宫导镜导入宫腔内，直视下观察子宫颈管、子宫内口、子宫内膜及输卵管开口，了解宫腔内的生理及病理情况，能准确地取材送病理检查，以明确诊断。如宫腔粘连、宫腔畸形、宫内膜息肉、黏膜下肌瘤、早期内膜癌、内膜结核等，可以此法明确诊断。也可用于宫内节育器的定位、取出、输卵管堵塞的治疗或输卵管栓堵绝育术。但如生殖道急性或亚急性感染、多量子宫活动性出血、近期子宫穿孔或子宫手术史、生殖道结核未经抗结核治疗者、希望继续妊娠者、宫颈恶性肿瘤或宫颈过度狭窄难以扩张者及严重心、肺、肝、肾等脏器疾患者，禁行此项检查。

（十一）腹腔镜检查

腹腔镜检查是将腹腔镜自腹壁插入腹腔（妇科主要为盆腔）内，观察病变的形态、部位，必要时取有关组织做病理检查，借以明确诊断。如内生殖器发育异常、肿瘤、炎症、异位妊娠、子宫内膜异位症、子宫穿孔、原因不明的腹痛等可用此法协助诊断。但严重心、肺疾患或膈疝者，禁行此项检查，以防意外；结核性腹膜炎腹壁广泛粘连或其他原因造成腹腔粘连者，也忌行此项检查，以免造成脏器损伤。腹腔镜下手术不在此列。

（马宝璋）

第十七章　产科概要

第一节　妊娠生理

一、受精与受精卵的着床和发育

（一）受精

成熟的精子和卵子相结合的过程称为受精。受精后的卵子称为孕卵或受精卵。正常发育成熟并已获能的精子和正常发育成熟的卵子相遇是受精的必要条件。

❶ **精子的获能**　精子在女性生殖道内经过一定时间，已完成授精准备并获得受精能力的过程称为获能。

精子在睾丸曲细精管中发生，在附睾中成熟并具有授精能力。但附睾液和精囊液中含有解能（或去能）因子，故精子此时仍不能授精，性交后一次射精约 2 ～ 6mL，每毫升精子数约 0.6 亿～ 1 亿个。精子在女性生殖道内的寿命一般是 1 ～ 3 天，授精能力约可维持 20 小时，大部分精子在阴道酸性环境中即失去活力或死亡，到达输卵管壶腹部者不超过 200 个。精子经过子宫腔时宫腔内白细胞产生的 α 与 β 淀粉酶可以清除解能因子或减少其活性，使精子获得受精能力，表现为顶体有秩序地释放出水解酶，能消化卵子周围的细胞和透明带称精子获能。

❷ **卵子的成熟**　卵巢上的卵泡刚一成熟，约在排卵前 36 ～ 48 小时，初级卵母细胞开始了第一次成熟分裂，即减数分裂。卵巢排出的卵子进入输卵管，停留在壶腹部与峡部交界处等待精子。

❸ **受精过程**　精子进入女性生殖道与卵子在输卵管壶腹部相遇，精子顶部释放出水解酶，消化卵子表面的放射冠和透明带，一个精子穿过透明带，附着于卵膜表面时为受精的开始。卵细胞进行第二次成熟分裂，精子细胞核和细胞质进入卵子内，精子和卵子的细胞膜相融合。直至精原核与卵原核融合是受精的完成。

（二）孕卵的着床

❶ 卵裂 孕卵一面在输卵管中向子宫腔迁移，一面进行有丝分裂，此称卵裂。受精后 3 ～ 4 天孕卵分裂成桑椹状，称为桑椹胚。此时孕卵已进入子宫腔。

❷ 着床 桑椹胚在子宫腔内游离 3 ～ 4 天，细胞继续分裂并按一定规律排列，细胞间出现间隙呈囊状，称囊胚或胚泡。约在受精后 7 ～ 8 天透明带消失，囊胚开始着床或植入，约在受精后 12 天左右孕卵才完全植入子宫内膜里。

（三）胚胎的发育

❶ 二胚层时期 囊胚着床后，内细胞团继续增生和分化，形成羊膜囊和卵黄囊，两囊壁相接处呈盘状，称为胚盘。近羊膜囊一侧细胞大、高柱状、排列不规则，即外胚层；近卵黄囊一侧为整齐的立方细胞，即内胚层。

❷ 三胚层时期 外胚层细胞增生较快，并转向外胚层与内胚层的间隙分生，形成一新的细胞层，即胚内中胚层。此即三胚层时期，约在受精后的第 3 周形成。这三个胚层是胚体发生的始基，由此发生胎儿身体的各个器官。外胚层主要分化成神经系统、皮肤表皮、毛发、指甲、眼睛的水晶体及内耳的膜迷路等；中胚层主要分化成肌肉、骨骼、血液、结缔组织、循环系统及泌尿生殖系统的大部分；内胚层主要分化成消化系统和呼吸系统的上皮组织及其有关腺体、膀胱、阴道下段及前庭。

约在孕 8 周时（受精后 6 周）胚胎渐具人形，其头部大，可以看到眼、耳、口、鼻，四肢已有肢芽。

二、胎儿发育

（一）胎儿发育一般情况

孕 9 周起（受精后 7 周）胚胎发育至胎儿期。

孕 12 周时，胎儿身长增至 7 ～ 9cm，重量增至 20g。

孕 16 周时，胎儿身长约 15 ～ 17cm，重量约 100 ～ 120g。从外生殖器可以辨认男女。

孕 20 周时，身长约 25cm，重量约 300g 左右，这时可以听到胎心跳动。

孕 24 周时，胎儿身长达 30cm，体重约 700g 左右。

孕 28 周时，胎儿身长约 35cm，体重约 1000g 左右。娩出能啼哭，生活能力弱，加强护理可以存活。

孕 32 周时，胎儿身长约 40cm，体重约 1500 ～ 1700g。男性胎儿双睾丸已降至阴囊，此时出生可以存活。

孕 36 周时，胎儿身长约 45cm，体重约 2500g 以上。

孕 40 周时，胎儿身长 50cm 左右，体重平均 3000g 以上。男性胎儿双睾丸已降至阴囊，女性胎儿大小阴唇发育良好。出生后啼哭洪亮，吸吮力强，有旺盛的生命力。

（二）足月胎头的特点

足月胎儿的胎头占全身的 1/4，是胎儿身体的最大部分，分娩时如果胎头能顺利通过产道，胎儿其他部分通过产道则无困难（畸形儿例外），故应熟悉胎头特点。颅骨之间的缝隙为颅缝，两额骨之间者称为额缝，两顶骨之间者称为矢状缝，顶骨与额骨之间为冠状缝，枕骨与顶骨之间为人字缝。颅缝相会合处有较大的空隙，称为囟门，额缝、矢状缝和冠状缝会合处的菱形空隙为前囟门或称大囟门，矢状缝和人状会合缝处的三角形空隙为后囟门或称小囟门（图 17–1）。临产后可以通过肛门或阴道检查前后囟门及矢状缝位置与骨盆的关系来判断胎方位。颅缝和囟门都有软组织覆盖，使颅骨有一定的活动余地，分娩时颅骨在颅缝处可以重叠，以缩小胎头体积，有利于胎儿娩出，此称胎头可塑性。胎头的大小以胎头径线和头围来表示，主要如图 17–1。

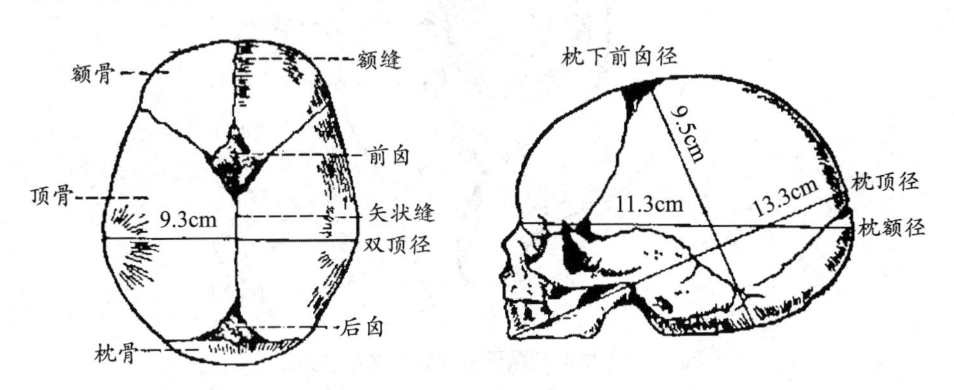

图 17–1　胎头颅骨颅缝、囟门及径线

❶ **枕下前囟径（小斜径）** 自前囟门中央至枕骨隆突下方的长度，平均 9.5cm。

❷ **枕额径（前后径）** 自鼻根至枕骨隆突的长度，平均 11.3cm。

❸ **枕颏径（大斜径）** 自下颏中央至枕骨隆突的长度，平均 13.3cm。

❹ **双顶径（大横径）** 两顶骨之间的最长距离，平均 9.3cm。

❺ **双颞径（小横径）** 两颞骨之间的最长距离，平均 8.4cm。

❻ **枕下前囟周径（小头围）** 围绕儿头枕下前囟径的周径，平均 32.6cm。

❼ **枕额周径（大头围）** 围绕枕额径的儿头周径，平均 34.8cm。

足月妊娠分娩时胎头的大小（头围和各条径线长度）、硬度（颅骨骨化程度、胎头可塑性）及其所取的位置（以何种径线通过产道）等，对能否顺利分娩关系甚大，若胎头过大，颅骨过硬或胎头位置异常，则可致难产。临床遇有难产可能时，常行阴道检查，了解胎头情况，估计能否经阴道分娩。

（三）胎儿附属物的形成

❶ **胎盘** 孕卵着床后，子宫内膜依其与孕卵的关系分为三个部分，即底蜕膜、包蜕膜和真蜕膜。

胎盘是由胎儿的叶状绒毛膜与母体底蜕膜共同发育完成。胎盘可以使胎儿与母体进行气体交换；供给胎儿发育的营养物质；排泄胎儿的代谢废物；防御病毒、细菌毒素及化学毒物、药物对胎儿的伤害；滋养层细胞产生免疫抑制因子，同时机械的阻断细胞抗原，使胎儿不被母体排斥而具免疫功能；同时具有内分泌功能而产生数种激素。（图 17–2）

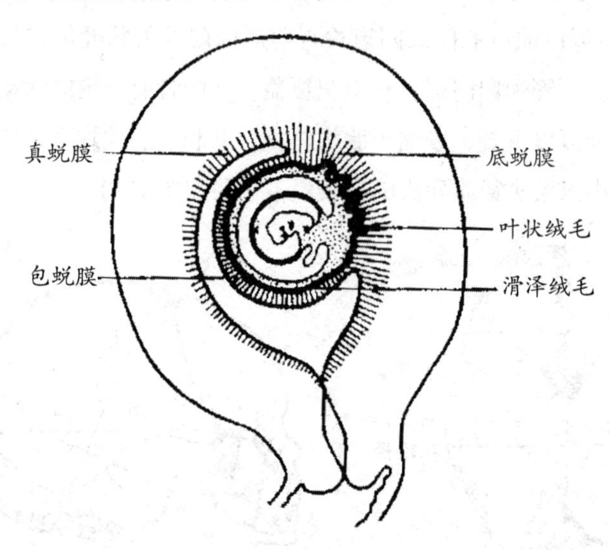

图 17–2 早期妊娠子宫蜕膜与绒毛的关系

❷ **胎膜** 胎膜是由羊膜、滑泽绒毛膜组成。胎膜可防止细菌进入宫腔，故早期破膜容易引起宫腔感染。

❸ **脐带** 脐带是胚胎发育过程中羊膜囊扩大包围体蒂及卵黄囊而成的索状物。内有一条脐静脉和两条脐动脉，保持胎儿和胎盘间的联系，保证胎儿在子宫内有一定的活动度。其平均长度为 45 ～ 55cm，直径 1 ～ 2.5cm。

❹ **羊水** 羊膜腔中的液体称为羊水。足月妊娠时羊水量为 500 ～ 1000mL，比重为 1.007 ～ 1.035，呈碱性或中性反应。羊水能防止羊膜与胎儿体表相粘连；保持胎儿免受外来的伤害；使胎儿周围环境温度保持恒定；临产后羊水还可传导宫腔压力，促使子宫颈口扩张；破膜时羊水还有冲洗阴道的作用，可减少感染。

三、妊娠期母体变化

由于胚胎、胎儿生长发育的需要，在胎盘产生的激素参与下，在神经内分泌的影响下，孕妇体内各系统发生一系列适应性的解剖和生理变化。了解妊娠母体变化，有助于做好妊期保健工作。

（一）生殖系统的变化

❶ 子宫

宫体　逐渐增大变化。子宫由非孕时 7 ～ 8cm×4 ～ 5cm×2 ～ 3cm 增大至妊娠足月时 35cm×25cm×22cm。

宫腔容量非孕时约 5mL，至妊娠足月约 5000mL，增加 1000 倍。子宫重量非孕时约 50g，至妊娠足月约 1000g，增加 20 倍，主要是子宫肌细胞肥大。子宫肌壁厚度由非孕时约 1cm，于孕中期逐渐增厚达 2.0 ～ 2.5cm，至孕末期又渐薄，妊娠足月时厚度约为 0.5 ～ 1.0cm。子宫增大最初受内分泌激素的影响，以后的子宫增大则因宫腔内压力的增加。

子宫峡部　位于宫体与宫颈之间最狭窄部位。非孕时长约 1cm，妊娠后变软、妊娠 10 周时子宫峡部明显变软。妊娠 12 周以后，子宫峡部逐渐伸展拉长变薄，扩展成为宫腔的一部分，临产后可伸展至 7 ～ 10cm，成为产道的一部分，此时称子宫下段。

宫颈　于妊娠早期，黏膜充血及组织水肿，致使外观肥大、紫蓝色及变软。宫颈管内腺体肥大，宫颈黏液增多，形成黏稠的黏液栓，有保护宫腔免受外来感染侵袭的作用。接近临产时，宫颈管变短并出现轻度扩张。

❷ 卵巢

妊娠期略增大，停止排卵。一侧卵巢可见妊娠黄体。妊娠黄体于妊娠 10 周前产生雌激素及孕激素，以维持妊娠的继续。黄体功能于妊娠 10 周后由胎盘取代。黄体在妊娠 3 ～ 4 个月时开始萎缩。

❸ 输卵管

妊娠期输卵管伸长，但肌层并不增厚。黏膜上皮细胞变扁平，在基质中可见蜕膜细胞。有时黏膜呈蜕膜样改变。

❹ 阴道

妊娠期黏膜变软，充血水肿呈紫蓝色。皱襞增多，伸展性增加。阴道脱落细胞增加，分泌物增多常呈白色糊状。阴道上皮细胞含糖原增加，乳酸含量增多，有利于防止感染。

❺ 外阴

妊娠期外阴部充血，皮肤增厚，大小阴唇色素沉着，小阴唇皮脂腺分泌增多，大阴唇内血管增多及结缔组织变松软，故伸展性增加。

（二）乳房的变化

乳房于妊娠早期开始增大，充血明显。孕妇自觉乳房发胀或偶有刺痛，浅静脉明显可见。腺泡增生使乳房较硬韧，乳头增大变黑，易勃起，乳晕变黑，乳晕外围的皮脂腺肥大形成散在的结节状小隆起，称蒙氏结节。

妊娠期间胎盘分泌大量雌激素刺激乳腺腺管发育，分泌大量孕激素刺激乳腺腺泡发育。乳腺发育完善还需垂体催乳激素、胎盘生乳素以及胰岛素、皮质醇、甲状腺激素等的参与。已知乳腺细胞膜有垂体催乳激素受体，细胞质内有雌激素受体和孕激素受体。妊娠期虽有大量的多种激素与乳腺发育，做好泌乳准备，但妊娠期间并无乳汁分泌，与大量雌、孕激素抑制乳汁生成有关。

（三）循环系统的变化

❶ **心脏**　妊娠后期因膈肌升高，心脏向左、向上、向前移位，更贴近胸壁，心尖冲动左移约 1cm，心浊音界稍扩大。在多数孕妇的心尖区可听及Ⅰ～Ⅱ级柔和吹风样收缩期杂音，心率于妊娠晚期每分钟约增加 10 ～ 15 次。

❷ **心排出量**　心排出量增加对维持胎儿生长发育极重要。心排出量约自妊娠 10 周开始增加至妊娠 32 周达高峰，每次心排出量平均约为 80mL，此后持续此水平直至分娩。

❸ **血压**　在妊娠早期及中期血压偏低，在妊娠晚期血压轻度升高。孕妇体位影响血压，坐位高于仰卧位。

❹ **静脉压**　妊娠对上肢静脉压无影响。股静脉压于妊娠 20 周开始，于仰卧位、坐位或站立时均明显升高，系因妊娠后盆腔血液回流至下腔静脉的血量增加，增大的子宫压迫下腔静脉使血液回流受阻。侧卧位时能解除子宫的压迫，改善静脉回流。

（四）血液的改变

❶ **血容量**　循环血容量于妊娠 6 ～ 8 周开始增加，至妊娠 32 ～ 34 周达高峰，约增加 30% ～ 45%，平均约增加 1500mL，维持此水平直至分娩。

❷ 血液成分

红细胞　妊娠期骨髓不断产生红细胞，网织红细胞轻度增多。由于血液稀释，红细胞计数约为 3.6×10^{12}/L（非孕妇女约为 4.2×10^{12}/L），为适应红细胞增加和胎儿生长及孕妇各器官生理变化的需要容易缺铁，应在妊娠中、晚期开始补充铁剂，以防血红蛋白值过分降低。

白细胞　从妊娠 7 ～ 8 周开始轻度增加，至妊娠 30 周达高峰，约为 10×10^9 ～ 12×10^9/L，有时可达 15×10^9/L（非孕妇女约 5×10^9 ～ 8×10^9/L），主要为中性粒细胞增多，淋巴细胞增加不多，而单核细胞和嗜酸粒细胞几乎无改变。

凝血因子　妊娠期血液处于高凝状态。凝血因子Ⅱ、Ⅴ、ⅤⅡ、ⅤⅢ、Ⅸ、Ⅹ增加，仅凝血因子Ⅺ、ⅩⅢ降低。血小板数无明显改变。血浆纤维蛋白原含量比非孕妇又增加 40% ～ 50%，于妊娠末期可达 4 ～ 5g/L（非孕妇女约为 3g/L），改变红细胞表面负电荷，故红细胞沉降率加快，可高达 100mm/h。妊娠期纤维蛋白溶酶原显著增加，优球蛋白溶解时间延长，表明妊娠期间纤溶活性降低。

由于血液稀释，从妊娠早期开始降低，至妊娠中期血浆蛋白约为 60 ～ 65g/L，主要是白蛋白减少。

（五）泌尿系统的变化

由于孕妇及胎儿代谢产物增多，肾脏负担过重。妊娠期肾脏略增大，肾血浆流量（RPF）及肾小球滤过率（GFR）于妊娠早期均增加，以后在整个妊娠期间维持高水平，RPF 比非孕时约增加 35%，GFR 约增加 50%。

由于 GFR 增加，肾小管对葡萄糖再吸收能力不能相应增加，约 15% 孕妇饭后可出现糖尿，应注意与真性糖尿病相鉴别。

受孕激素影响，泌尿系统平滑肌张力降低。孕妇尿流缓慢甚或尿液逆流易患急性肾盂肾炎，以右侧多见（由于右旋妊娠子宫压迫）。

（六）呼吸系统的变化

孕妇于妊娠中期耗氧量增加 10% ～ 20%，而肺通气量约增加 40%，有过度通气现象，有利于供给孕妇本身及胎儿所需的氧，通过胎盘排出胎儿血中的二氧化碳。呼吸次数于妊娠期变化不大，每分钟不超过 20 次，但呼吸较深。

（七）消化系统的变化

妊娠期胃肠平滑肌张力降低，贲门括约肌松弛；胃内酸性内容物可返流至食管下部产生“烧心”感。胃酸及胃蛋白酶分泌量减少，胃排空时间延长，容易出现上腹部饱满感。肠蠕动减弱，粪便在大肠停留时间延长出现便秘，常引起痔疮或使原有痔疮加重。

肝脏不增大，肝功能无明显改变。胆囊排空时间延长，胆道平滑肌松弛，胆汁稍黏稠使胆汁淤积。妊娠期间容易诱发胆石症。

（八）皮肤的变化

妊娠期垂体分泌促黑素细胞激素（MSH）增加，加之雌、孕激素大量增多，使黑色素增加，导致孕妇乳头、乳晕、腹白线、外阴等处出现色素沉着。由于初产妇弹力纤维变性，加之孕妇腹壁皮肤张力加大，使皮肤的弹力纤维断裂，呈多量紫色或淡红色不规则平行的条纹状萎缩斑，称妊娠纹。

（九）内分泌系统的变化

❶ 垂体　妊娠期腺垂体增生肥大明显。嗜酸细胞肥大增多称妊娠细胞。

促性腺激素（Gn）　在妊娠早期，由于妊娠黄体继而又由于胎盘分泌大量雌激素及孕激素，对下丘脑及腺垂体的负反馈作用，促使性腺激素（包括 FSH 及 LH）分泌减少，故妊娠期间卵巢内的卵泡不再发育成熟，也无排卵。

催乳激素（PRL）　从妊娠 7 周开始增多，随妊娠逐渐增量，妊娠足月分娩前达高峰约 200μg/L，为非孕妇女 10μg/L 的 20 倍。催乳激素有促进乳腺发育的作用，为产后泌乳做准备。分娩后若不哺乳，于产后 3 周内降至非孕时水平，哺乳者则多在产后 80 ～ 100 日或更长时间才降至非孕时水平。

❷ 肾上腺皮质

皮质醇　为主要的理糖激素。因妊娠期雌激素大量增加，使中层束状带分泌的皮质醇增多 3 倍，进入血循环后，90% 与球蛋白、白蛋白结合，血循环中皮质醇虽大量增加，但仅有 10% 有活性的游离皮质醇，故孕妇无肾上腺皮质功能亢进表现。

醛固酮　为主要的理盐激素。使外层球带分泌的醛固酮于妊娠期增加 4 倍，但仅有 30% ～ 40% 为起活性作用的游离醛固酮，故不致引起过多水钠潴留。

睾酮　使内层网状带分泌略有增加，表现为孕妇阴毛及腋毛增多增粗。

❸ 甲状腺　妊娠期由于腺组织增生和血运丰富，甲状腺呈均匀增大。血循环中的甲状腺激素虽增多，但游离甲状腺激素未增多，故孕妇通常无甲状腺功能亢进表现。孕妇与胎儿体内的促甲状腺激素（TSH）均不能通过胎盘，而是各自负责自身甲状腺功能的调节。

（十）新陈代谢的变化

❶ 基础代谢率　基础代谢率（BMR）于妊娠早期稍下降，于妊娠中期逐渐增高，至妊娠晚期可增高 15% ～ 20%。

❷ 体重　于妊娠 13 周前体重无明显变化。妊娠 13 周起体重平均每周增加 350g，直至妊娠足月时体重平均约增加 12.5kg。

❸ 碳水化合物代谢　妊娠期胰岛功能旺盛，分泌胰岛素增多，使血循环中的胰岛素增加，由于靶细胞有拮抗胰岛素功能或因胎盘产生胰岛素酶破坏胰岛素，故对糖代谢影响不大。

❹ **脂肪代谢** 妊娠期肠道吸收脂肪能力增强，血脂增高，脂肪能较多积存。妊娠期能量消耗多，糖原储备减少。孕妇尿中出现酮体，多见于妊娠剧吐时，或产妇因产程过长、能量过度消耗使糖原储备量相对减少时。

❺ **蛋白质代谢** 孕妇对蛋白质的需要量增加，呈正氮平衡状态。孕妇体内储备的氮（1g 氮等于 6.25g 蛋白质），除供给胎儿生长发育及子宫、乳房增大的需要外，还为分娩期消耗做准备。

❻ **水代谢** 妊娠期机体水分平均约增加 7L，水钠潴留与排泄形成适当比例而不引起水肿，但至妊娠末期组织间液可增加 1 ～ 2L。

❼ **矿物质代谢** 胎儿生长发育需要大量钙、磷、铁。至少应于妊娠最后 3 个月补充维生素 D 及钙，以提高血钙值。胎儿造血及酶合成需要较多的铁，孕妇储存铁量不足，需补充铁剂，否则会因血清铁值下降发生缺铁性贫血。

（十一）骨骼、关节及韧带的变化

骨质在妊娠期间一般无改变，部分孕妇自觉腰骶部及肢体疼痛不适，可能与松弛素（relaxin）使骨盆韧带及椎骨间的关节、韧带松弛有关。

（马宝璋）

第二节 妊娠诊断与产前检查

临床上为了掌握妊娠不同阶段的特点，将妊娠全过程分为三个时期：妊娠 12 周前称为早期妊娠，13 ～ 27 周末称为中期妊娠，28 周以上称为晚期妊娠。

一、早期妊娠诊断

（一）临床表现

❶ **停经** 已婚的育龄妇女，平时月经一向规则，一旦停经，应首先考虑妊娠。

❷ **早孕反应** 一般在停经 6 周后有头晕、嗜睡、食欲不振、恶心、轻度呕吐及乏力等现象，称早孕反应。12 周后多自行消失。

❸ **尿频** 因妊娠子宫增大，压迫膀胱，出现尿频。当增大的子宫越出盆腔时，症状即逐渐消失。

❹ **乳房的变化** 从妊娠第 8 周起，乳房开始增大，可有胀痛，初孕妇较明显。乳头和乳晕着色。

❺ **妇科检查** 阴道及宫颈松软，呈紫蓝色。有时子宫峡部特别柔软，宫颈和宫体似不相连，称海格征。妊娠 6 周后，宫体呈圆球形，以后子宫逐渐增大，12 周后子宫底越出盆腔时，可在耻骨联合上方触及。

❻ **脉象** 停经 12 周以上，六脉滑利，尺脉按之不绝，可考虑为妊娠。这与妊娠 11 周以后母体循环血量开始增加是一致的。

（二）辅助检查

❶ **尿妊娠试验** 妊娠后滋养层细胞产生大量绒毛膜促性腺激素（简称 HCG）经孕妇尿中排出，利用雄蛙试验（已少用）、妊娠免疫试验、放射免疫测定等测定 HCG 的存在，可作为早期妊娠之辅助诊断。

❷ **黄体酮试验** 对过去月经正常，此次月经过期未来潮的可疑早孕妇女，每天肌内注射黄体酮 10 ～ 20mg，连续 3 ～ 5 天，停药 3 ～ 7 天内有阴道流血，可以排除妊娠，如超过 7 天仍未流血，妊娠之可能性大。

❸ **超声检查** 有三种方法，A 型示波法，若出现宫腔波分离为两个高波，液平段超过 1cm，有助于诊断。B 型显像法，若停经 5 周，在增大的子宫腔轮廓中见到来自羊膜囊的圆形光环（妊娠环），可为早期妊娠诊断；停经 6 ～ 7 周可见到胎芽；停经 7 ～ 8 周可见到原始心血管搏动，可诊活胎。超声多普勒法，孕 8 周在增大子宫区内能听到有节律的胎心音，胎心率 150 ～ 160 次 / 分钟，可确诊早孕，且为活胎。

❹ **基础体温测定** 具有双相型体温的妇女，停经后高温持续 18 天以上仍不见下降者，早孕可能性大。如高温持续超过 3 周，则早孕的可能性更大。

早孕的诊断，常根据病史、临床检查及辅助检查，进行综合分析，才能得到正确诊断。

二、中期及晚期妊娠诊断

（一）临床表现

❶ **子宫增大** 随着妊娠的发展子宫逐渐增大，孕妇也自觉腹部膨胀，并可根据子宫底高度判断妊娠月份（图 17–3），一般妊娠 16 周子宫底约达脐与耻骨联合之间，妊娠 24 周约在脐稍上，妊娠 36 周约近剑突，妊娠 40 周反稍降低。

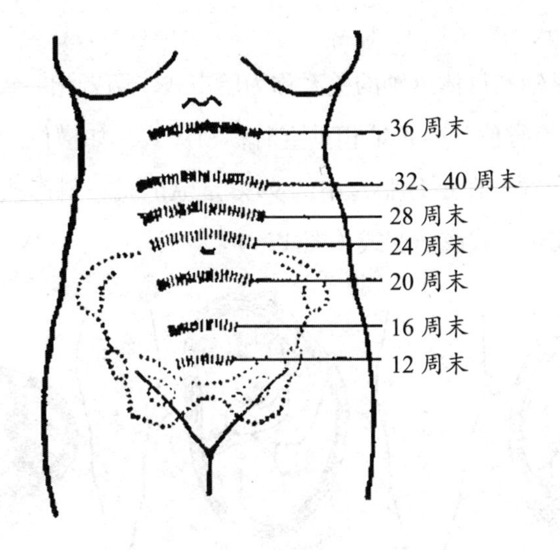

图 17–3　妊娠各周子宫底的高度

❷ **胎动**　妊娠 18 ～ 20 周孕妇可自觉胎儿在子宫内活动，此称胎动。检查时也可扪及或用听诊器听到。

❸ **胎心**　妊娠 20 周左右经孕妇腹壁可到胎儿心音，如钟表的“滴答”声，约每分钟 120 ～ 160 次，以在胎儿背部听诊最清楚。

❹ **胎体**　妊娠 20 周后，可经腹壁触到胎体，妊娠 24 周后更为清楚，可区分圆而硬的胎头有浮球感，宽而软的胎臀形状不规则，宽而平坦的胎背和小而不规则的四肢。

❺ **皮肤变化**　在孕妇面部、乳头乳晕及腹壁正中线有色素沉着。

（二）辅助检查

❶ **超声检查**　A 型示波法可探出胎心及胎动反射。B 型显像法于妊娠 15 周后可显示胎体、胎动、胎心搏动、胎头及胎盘等完整图像，可确诊为妊娠，并证实为活胎。

❷ **X 线摄片**　妊娠 18 周后，X 线摄片可见到胎儿骨骼阴影，对多胎、畸形胎儿、死胎及可疑头盆不称的诊断有参考价值，但不宜多做，以免影响胎儿发育。

三、胎产式　胎先露　胎方位

胎儿在子宫内采用一定姿势，即胎头俯屈，颏部贴近胸壁，脊柱略向前弯，四肢屈曲交叉于胸前，整个胎体是椭圆形，胎儿在子宫内的位置是否正常，对分娩的难易关系很大，甚至影响胎儿生命，临产前应明确诊断胎位，对异常胎位也应及时尽量纠正为正常胎位。

（一）胎产式

胎儿身体纵轴和母体纵轴的关系称为胎产式。两者相一致时称纵产式（直产式），如头位、臀位。两长轴相垂直时称横产式，如横位。母儿两长轴成其他角度时称斜产式。在足月胎儿中约 99% 是纵产式，斜产式是暂时的，在分娩过程中可转成纵产式或横产式（图 17–4）。

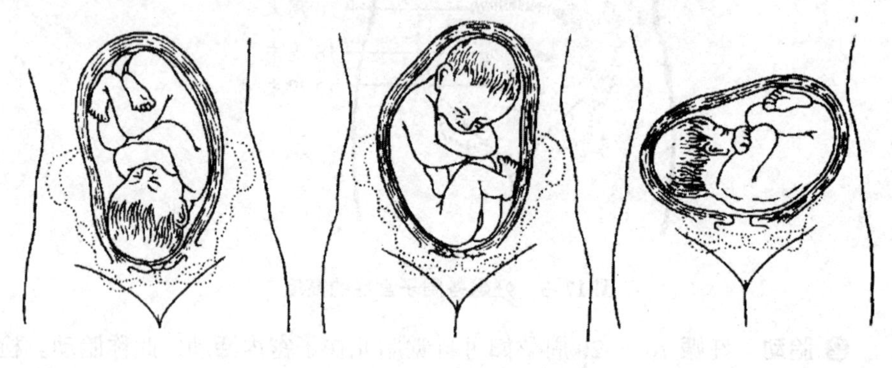

图 17–4　胎产式及胎先露

（二）胎先露

最先进入骨盆入口的胎儿部分称胎先露。纵产式有头先露和臀先露，横产式为肩先露。

头先露因胎头屈伸程度不同可分为枕先露、前囟先露、额先露和面先露（图 17–6）。臀先露时由于入盆的先露部分不同，可分为完全臀先露（混合臀先露）、单臀先露及足先露（图 17–7）。

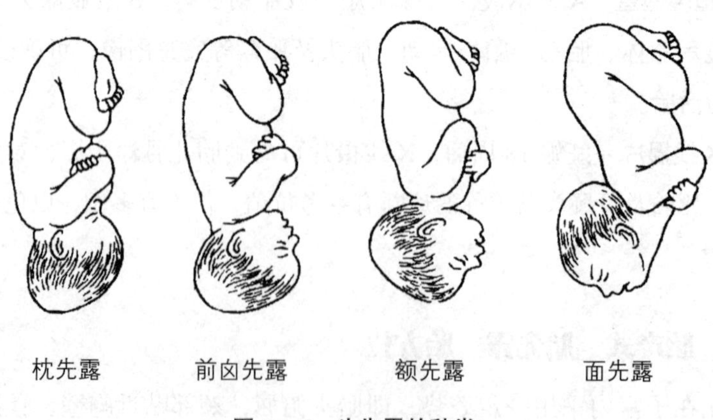

图 17–6　头先露的种类

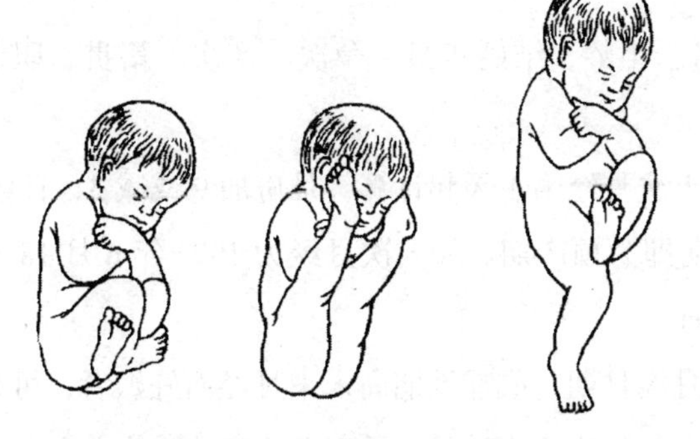

（1）混合臀先露　（2）单臀先露　（3）单足先露　（4）双足先露

图 17–7　臀先露的种类

（三）胎方位

胎儿先露部的指示点与母体骨盆的关系称胎方位。枕先露以枕骨、面先露以颏骨、臀先露以骶骨、肩先露以肩胛骨为指示点，根据指示点与骨盆前后左右的关系有 4 ～ 6 种不同的胎方位。各种胎产式，胎先露和胎方位的关系与种类列表如下。

表 17–4　胎产式、胎先露和胎方位的关系及种类表

胎产式	胎先露		胎方位
纵产式（99.75%）	头先露（95.75% ～ 97.75%）	枕先露（95.55% ～ 97.55%）	枕左前（LOA）、枕左横（LOT）、枕左后（LOP）
			枕右前（ROA）、杭右横（ROT）、桄右后（ROP）
		面先露（0.2%）	颏左前（LMA）、颏左横（LMT）、频左后（EMP）
			颏右前（RMA）、颊右横（RMT）、颊右后（RMP）
	臀先露（2% ～ 4%）		骶左前（ISA）、骶左横（LST）、骶左后（LSP）
			骶右前（RSA）、骶右横（RST）、低右后（RSP）
横产式	肩先露（0.25%）		肩左前（LScA）、肩左横（LSeT）
			肩右前（RSch）、肩右横（RScT）

四、产前检查

产前检查是围生期保健的主要内容之一，也是贯彻预防为主方针的具体措施。产前检查应自早期妊娠开始，对有遗传代谢疾病可疑者，应及早进行产前诊断，以降低先天性遗传病儿和畸形儿的出生率。妊娠 20 周时应检查 1 次，妊娠 28 周前每 4 周检查 1 次，妊娠 28 周后每 2 周检查 1 次，妊娠 36 周后每周检查 1 次。若发现异常，应增加检查次数。

（一）询问病史

❶ **询问** 孕妇姓名、年龄、结婚年龄、孕次、产次、籍贯、职业、住址及爱人姓名、职业。

❷ **推算预产期** 从末次月经第 1 天起计算，月份加 9 或减 3，日数加 7（农历日数加 14），所得日期即为预产期。如末次月经为 1994 年 6 月 18 日，预产期则为 1995 年 3 月 25 日。

遇孕妇记不清末次月经日期，或哺乳期尚未来月经而妊娠者，可根据早孕反应、初次检查子宫大小、胎动开始时间、子宫底高度及胎儿大小来推测。

❸ **了解本次妊娠情况** 有无恶心、呕吐、头晕、头痛、心跳、气急、下肢浮肿、阴道出血等症状，及胎动开始时间、孕期服药史等。

❹ **月经史及孕产史** 月经情况及过去妊娠、分娩、产后经过情况，包括有无流产、早产、难产史（难产原因、胎儿大小及出生情况、所施手术及手术后情况），有无产后出血及其他合并症，新生儿情况如何。

❺ **既往病史** 有无输血史，有无心脏病、肺结核、肝炎、肾炎、高血压、出血性疾病及其发病时间和治疗情况，是否避孕及所采取的措施。

❻ **家族史** 家族中有无高血压病、传染病（如结核）、可能与遗传有关的疾病及多胎史。

（二）全身检查

注意发育、营养、体态、身长及有无畸形，测量体重与血压。正常晚期妊娠，每周体重增加不应超过 500g。孕妇血压正常不超过 17.3/12kPa（130/90mmHg）或与基础血压相比不超过 4.0/1.95kPa（30/15mmHg）。检查心、肺、肝、脾，乳头有无内陷，腹及下肢有无水肿。化验血红蛋白及尿常规。

（三）产科检查

❶ **腹部检查** 主要了解子宫大小及胎位，检查前先排空小便，仰卧于检查床上，腹部袒露，双腿屈曲，检查者站于孕妇右侧。

（1）**视诊** 注意腹部外形、大小、腹壁有无水肿、妊娠纹和手术疤痕等。孕妇站立时注意有无悬垂腹。

（2）**触诊** 检查子宫大小，胎先露及胎方位，先露部是否衔接。腹部触诊可分四步手法进行（图 17–7）。

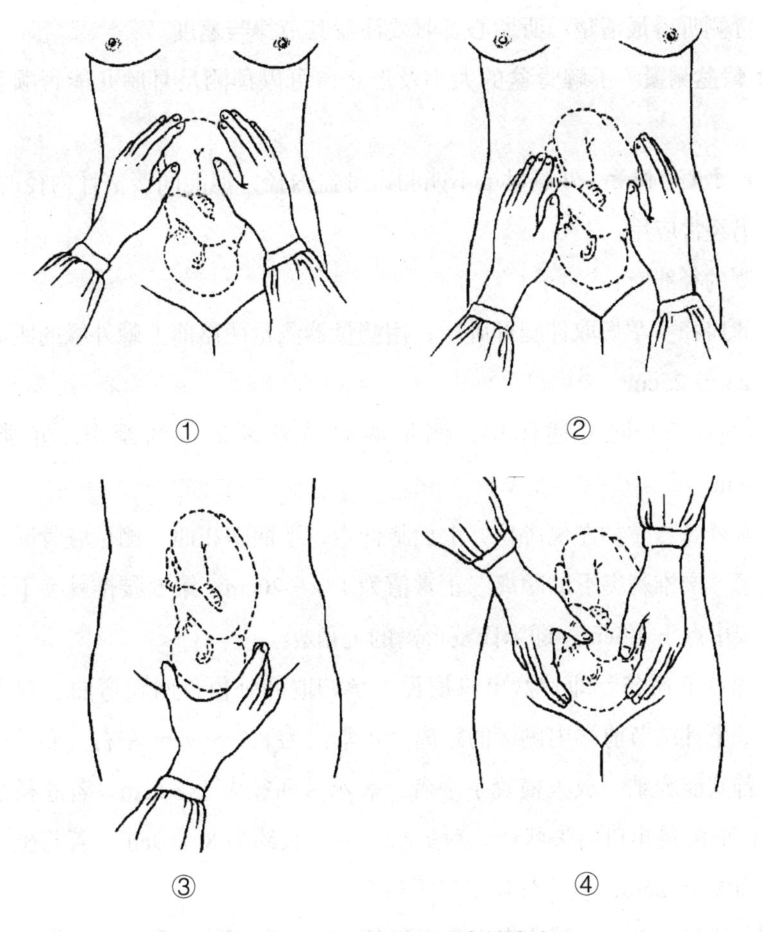

图 17-7　胎位检查的四步触诊法

第一步手法　检查者面对孕妇头部，两手置于子宫底部，检查子宫底高度，根据其高度估计胎儿大小与妊娠月份是否相等，同时分辨在子宫底部是胎头还是胎臀。

第二步手法　检查者面对孕妇头部，两手各放于子宫一侧，交替向下按压进行检查，判断胎背及胎儿四肢的位置，如胎儿的四肢有活动，则诊断更易明确。胎背方向与先露部指示点有一定关系，从胎背可以间接判断胎方位。

第三步手法　检查者将右手之大拇指和其他手指分开，置于骨盆入口上方握住胎先露，向上下左右推动，了解先露部的性质及入盆情况，倘先露浮动者为未入盆。

第四步手法　检查者面对孕妇足端，两手置于先露部两侧，向下深压，进一步确定胎先露及其入盆程度。如遇胎先露部已衔接，头、臀难以鉴别时，可做肛查，协助诊断。

（3）听诊　妊娠 20 周起可在孕妇腹部听到胎心音。胎心音多经胎背传出，故在胎背侧听得最清楚。听胎心音时要注意其节律与速度。

❷ **骨盆测量** 了解骨盆的大小及形态，可以预测足月胎儿能否顺利通过产道。

（1）**骨盆外侧量** 外测量虽不能测出骨盆内径，但能间接估计内径的概况，临床上仍经常应用。

常测的径线有：

髂棘间径 孕妇取伸腿仰卧位，用测量器测量两髂前上棘外缘的距离。正常值为 23 ～ 25cm。

髂嵴间径 同上述体位，测量两髂嵴外缘最宽的距离。正常值为 25 ～ 28cm。

骶耻外径 孕妇左侧卧位，上面腿伸直，下面腿屈曲，测量耻骨联合上缘中点至第 5 腰椎棘突下的距离。正常值为 18 ～ 20cm。第 5 腰椎棘突下相当于髂嵴连线中点下 1.5cm，即米氏菱形窝的上角。

坐骨结节间径 即骨盆出口横径。孕妇取仰卧位，两腿弯曲，双手抱两膝，测量坐骨结节前端内侧缘的距离。正常值为 8.5 ～ 9cm 左右。亦可用拳头测量，若其能容纳一成人横置手拳者，表示其间径大于 8.5cm。若此径线少于 8cm 时，应测量出口后矢状径。后矢状径平均长约为 8 ～ 9cm，若与坐骨结节间径相加大于 15cm，表示骨盆出口无狭窄。

后矢状径测量法 检查者右手示指伸入孕妇肛门的骶骨方向，拇指置于孕妇体表骶尾部，两指共同找到骶尾关节，再用木尺放于坐骨结节径线上，测量器的一端放在坐骨结节间径的中点，另一端放于骶尾关节处，两端的距离即为后矢状径的长度。

耻骨弓角度 耻骨弓角度可以反映出口横径的长度，正常值为 90°，测量此角时可用两拇指放在耻骨降支的上面，由两拇指延线所形成的角度即为耻骨弓角度。若小于 80°为不正常。

（2）**骨盆内测量** 若外测量之骶耻外径小于 18cm 时须测量骶耻内径，即对角径。该径为耻骨联合下缘至髓岬上缘中点间的距离，正常值应大于 12cm，测此径所得值减去 1.5 ～ 2cm 即为骨盆入口前后径的长度。测量方法是，以示指中指伸入阴道，中指尖触到骶岬上缘中点，示指上缘紧贴于耻骨联合下缘，另一指固定标记此接触点，抽出阴道内的手，用尺测量中指尖到此接触点间的距离，即为骶耻内径。若中指尖触不到骶岬时表示此径线大于 12cm。

❸ **X 线摄片检查** 若疑有多胎妊娠、头盆不称、骨盆异常、臀位可能伴有骨盆狭窄而不能触诊时，可考虑 X 线腹部摄片及 X 线骨盆测量。并可看到有

无胎儿畸形。

❹ **羊水检查** 可诊断胎儿畸形、遗传性疾病、胎儿胎盘功能、胎儿成熟度等。应根据需要和可能进行。

❺ **阴道检查** 了解软产道有无畸形、狭窄或其他异常。在检查中须同时注意骨盆侧壁是否内斜，坐骨棘是否突出，骶骨凹度等，从而估计坐骨棘间径的大小及中骨盆有无狭窄。

❻ **肛门检查** 可了解先露部、坐骨棘及骶尾关节活动度。

（四）一般化验检查

化验血红蛋白、红细胞计数、血型及尿蛋白、尿糖等。

复诊 产前检查的复诊时间按妊娠月份而定，已如上述。复诊时要询问前次检查后有无特殊情况，如浮肿、头痛、阴道出血及其他症状等。每次复诊均应测血压，量体重，注意胎方位、胎心音及下肢有无浮肿。如有血压增高、体重增加过快或水肿现象，要注意妊娠高血压综合征，做有关的化验检查。复诊时做好孕期卫生宣教，并预约下次复诊时间，如病情严重，孕妇不能及时复诊者，应及时随访。

（马宝璋）

第三节 正常分娩

一、决定分娩的三因素

妊娠满28周以后，胎儿及其附属物自母体产道娩出的过程称为分娩。分娩能否顺利进行决定于产力、产道和胎儿三个因素，如果三个因素均正常且能互相适应，则分娩顺利，否则可能成为难产。

（一）产力

是将胎儿从子宫内逼出的力量。包括子宫收缩力、腹肌和肛提肌的收缩力。

❶ **子宫收缩力** 简称宫缩，是子宫肌肉规律性的不随意收缩，是促进分娩的主要力量，能使子宫颈口扩张、胎儿下降。宫缩有以下几个特点。

（1）节律性 临产后子宫呈规律性收缩，每次宫缩由弱到强，持续一个短时期后又逐渐减弱以至消失，两次阵缩之间有一定的间歇，宫缩时子宫壁血管受压，血流不畅，使胎盘血液循环受阻。但在宫缩间歇期，子宫壁肌肉松弛，使胎盘血液循环恢复，胎儿与母体之间即能进行物质交换（主要是气体交换）。

（2）对称性与极性 宫缩自子宫双角开始，先向子宫底的中部、然后向子宫下段扩展。子宫收缩力以上段最强，自底部至下段逐渐减弱。此即宫缩之对称性与极性。

（3）缩复作用 子宫上段为主动收缩部分称收缩段，每次宫缩过后肌纤维松弛，但不恢复至原来长度，因此肌纤维逐渐变短变粗，称为“缩复”。随着产程不断进展，上段逐渐变短变厚，当上段收缩时子宫下段被牵拉扩张，肌纤维渐渐被拉长变薄，在子宫上下段交界处由于肌壁厚薄不同，形成一个环状沟，称生理性缩复环。一般从腹壁不易检出。

❷ 腹肌和肛提肌的收缩力 系分娩的辅助力量，有协助胎先露旋转的作用。当宫颈口开全后，宫缩时胎先露下降，压迫盆底组织引起肛提肌收缩，而有排便感，产妇自动用力屏气，引起腹肌强力收缩，使腹压增高，促进胎儿娩出。

（二）产道

是胎儿娩出的通道，分骨产道与软产道两部分。

❶ 骨产道 即骨盆，是产道的极重要部分。真骨盆的大小、形态直接影响分娩过程。在激素影响下孕妇骨盆韧带变柔软，关节稍松弛，使骨盆径线略有增加。

❷ 软产道 是由子宫下段、子宫颈、阴道及骨盆底软组织所组成的一个弯曲管道。妊娠末期子宫峡部被扩张、拉长、形成子宫下段，临产后由于子宫的收缩与缩复，进一步伸展变薄。可长达 8 ～ 10cm，成为软产道的一部分。由于宫缩，子宫颈内口先向外扩张，随后子宫颈管变短以至消失，成为子宫下段的一部分。初产妇子宫颈管扩张多经过此种变化，但经产妇子宫颈管消失和子宫颈口开大多同时进行。宫颈管消失后子宫颈口便开始开大，达到 10cm 时称宫口开全，此时足月胎头才能通过。当胎先露下降直接压迫和扩张阴道及盆底时，使软产道下段呈弯筒形，会阴被胎先露扩张、变薄，以利胎儿通过。分娩时若保护会阴不当、容易引起裂伤。

（三）胎儿

胎儿能否顺利通过产道而娩出，除取决于产力与产道两个因素外，还取决于胎位、胎儿大小，胎头可塑性及有无畸形等。如横位、颏后位、胎儿过大或过度成熟、脑积水、联体畸胎等都可能引起难产。

二、分娩机转

胎儿先露部在通过产道时，为了适应产道的形状及大小而采取一系列适应性转动，使胎先露以最小径线通过产道的过程，称为分娩机转。临床上头先露占 95% 以上，而头先露中又以枕先露、特别是枕左前位最常见。今以枕左前位为例（图 17–8）说明先露部各径线如何适应产道各平面径线使胎儿通过产道的过程。

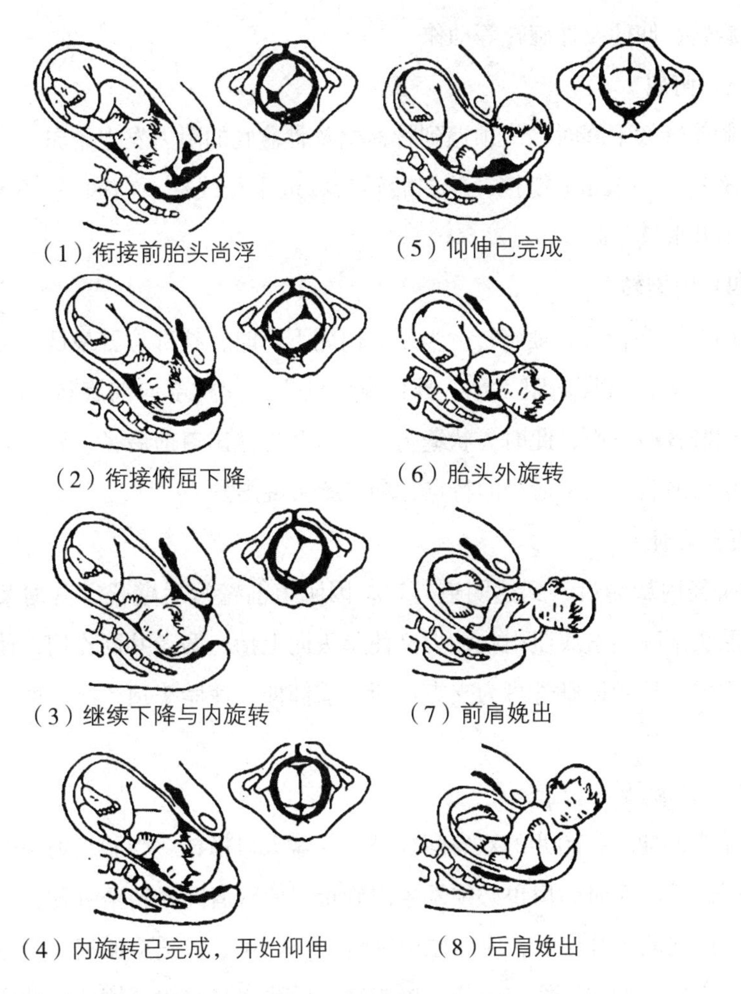

（1）衔接前胎头尚浮　（5）仰伸已完成

（2）衔接俯屈下降　（6）胎头外旋转

（3）继续下降与内旋转　（7）前肩娩出

（4）内旋转已完成，开始仰伸　（8）后肩娩出

图 17–8　枕左前位分娩过程

（一）衔接

胎头双顶径进入骨盆入口平面，胎头颅骨最低点达坐骨棘水平者，称胎头衔接，亦称胎头入盆。初产妇绝大部分在预产期前 2 周胎头已开始衔接，经产妇多在分娩开始后，有时甚至在破膜后胎头才入盆，倘初产妇在已近产期或分娩已开始儿头尚未衔接，应进一步详细检查有无头盆不称情况。儿头进入骨盆

入口平面时呈半俯屈状，以枕额径入盆。枕额径比骨盆入口前后径大，故胎头衔接于骨盆入口斜径或横径上，枕左前位时胎头矢状缝在骨盆入口右斜径上，胎儿枕骨位于骨盆左前方。

（二）下降

下降即胎儿沿产轴前进的动作，该动作贯穿于胎儿娩出的整个过程，是分娩过程中最重要的动作。当子宫收缩时胎头下降，间歇时又稍缩回，临床上观察胎头下降的程度作为判断产程进展的标志。胎头下降时受盆底的阻力产生俯屈、内旋转、仰伸及外旋转等动作。

（三）俯屈

当胎头继续下降时，头顶遇到骨盆壁及骨盆底的阻力发生俯屈。胎头原来是以枕额径（11.3cm）衔接，俯屈后转为以最小径线枕下前囟径（9.5cm）以适应产道并继续下降。

（四）内旋转

即胎头围绕骨盆纵轴旋转。当胎头俯屈下降时，枕部位置最低，首先遇到肛提肌的阻力而被推向阻力小、部位宽的前方，使枕部向前旋转45℃，即小囟门转到耻骨弓下面，此时矢状缝与中骨盆及骨盆出口前后径一致，以适应中骨盆及出口前后径大于横径的特点，利于胎头娩出。

（五）仰伸

胎头经内旋转后，到达阴道外口，因阴道前壁短后壁长，宫缩及腹压的力量使胎头下降而盆底肌肉收缩力又使胎头向上抬，两者共同作用，使胎头沿骨盆轴方向，枕骨以耻骨弓为支点逐渐向前仰伸，使胎头顶、额、面及颏逐渐娩出。

（六）外旋转

当胎头仰伸时，胎儿的双肩间径进入骨盆入口横径。当胎头娩出时，胎肩正在通过产道。此时胎肩也必须发生内旋转，使双肩间径转至骨盆出口前后径的方向，故在胎头娩出后，应向原位旋转45～90°，以适应胎肩在骨盆内下降及旋转的方向。例如，枕左前位，胎头娩出后枕部又转向左侧，此动作称为外旋转，或称复位。

（七）胎身娩出

外旋转动作完成后，前肩立即出现在耻骨弓下，后肩即由会阴前缘娩出，然后胎身及下肢随之娩出。

三、分娩的临床经过与处理

（一）分娩的临床经过

❶ 分娩的先兆 临近分娩之前往往出现一些现象，预示产妇就要临产，称为分娩的先兆。常见的分娩先兆有：

（1）不规则的子宫收缩 分娩前数周，子宫肌肉较敏感，间有不规则的子宫收缩，称之为“假阵缩”。

（2）阴道有血性分泌物 分娩开始前24小时内，阴道排出少量血性黏液，俗称“见红”。

❷ 分娩的诊断 分娩的诊断主要是子宫出现规律的有效的收缩，并伴有子宫颈口扩张和胎先露下降。

❸ 产程的分期 从规律的宫缩开始，到胎儿、胎盘娩出后4小时内的过程，称为总产程。根据阶段不同再分为四个产程。

（1）第一产程（开口期） 从子宫有规律收缩开始至子宫颈口开全为止，初产妇约为11～12小时，经产妇约为6～8小时。

分娩开始时，宫缩弱，间歇时间长，约10～15分钟，持续时间短，约15～30秒钟，随着产程的进展，宫缩强度增加，间歇时间缩短，持续时间延长。至子宫颈口开全时，间歇时间缩短为1～2分钟，持续时间可达1分钟，宫缩强度更甚，按触子宫甚硬。

在一般情况下，初产妇子宫颈口开大的规律是：开始时缓慢，平均3～4小时开大1cm，8～9小时内开大2～3cm，此阶段称为潜伏期；此后子宫颈口开大速度明显加快，3～4小时就开大到9cm，接近开全，这阶段称活跃期或加速期；此后开大速度又稍减慢，经过1小时能开全，开全时子宫颈的边缘已消失，直径约10cm，此阶段也称减速期（图17-9），经产妇各期多不明显。

由于宫缩逐渐加强，子宫颈口相继开大，先露下降，子宫颈口附近胎膜与子宫壁分离，有少量血液流出，因子宫收缩子宫内压上升，使剥离的胎膜进入子宫颈口形成前羊水囊，当子宫内压升高到极度时，胎膜破裂，前羊水流出，称破膜。流出羊水量约100～200mL。胎膜多在子宫颈口近开全时破裂。

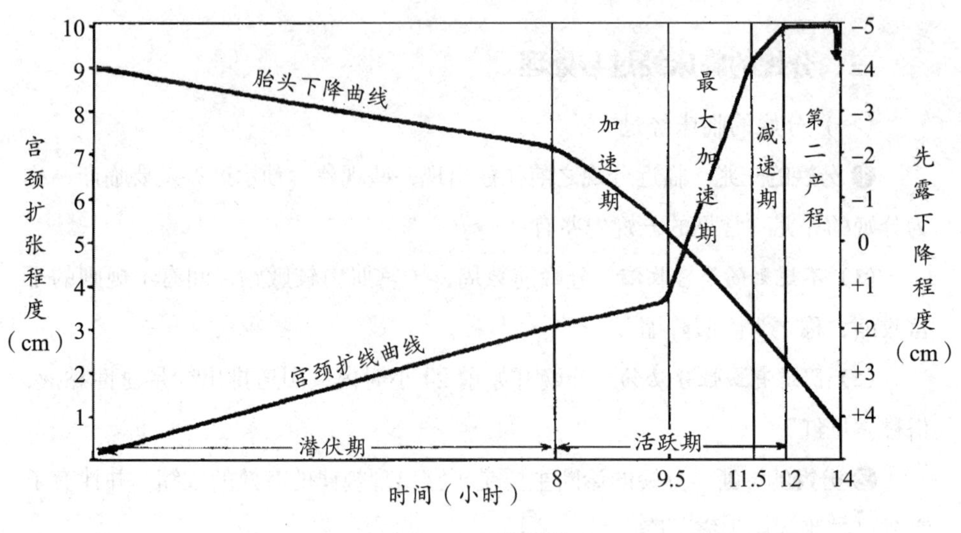

图 17–9　产程图

（2）第二产程（胎儿娩出期）　从子宫颈口开全到胎儿娩出为止，初产妇平均 1 ～ 2 小时，经产妇在 1 小时内。宫缩比第一产程更强更频，当宫缩时自腹壁按触子宫甚硬。先露下降达骨盆底压迫直肠时，产妇有反射性的排便感和不自主的向下屏气加用腹压。先露部继续下降至阴道口，于是肛门括约肌松弛，外阴开张，会阴渐渐臌出变薄，在产妇每次屏气用力时，胎头露出阴道口，宫缩间歇时又缩回阴道，称为胎头“拨露”。此现象在初产妇比经产妇明显，经多次拨露后，当宫缩间歇时胎头也不再缩回阴道，称为“着冠”。枕骨从耻骨联合下露出时胎头开始仰伸、娩出，接着胎肩、胎体及四肢也随之而出。

胎儿娩出后，羊水随即冲出，子宫底下降到脐平。

（3）第三产程（胎盘娩出期）　指从胎儿娩出到胎盘娩出的过程，需 5 ～ 15 分钟，一般不超过半小时。

胎儿娩出后，子宫底平脐，宫缩暂停，数分钟后又开始宫缩，由于子宫腔缩小，胎盘面积不缩小，因而子宫壁与胎盘附着面发生错位，使胎盘与子宫壁分离，剥离面出血。胎盘的剥离有从中央或从边缘先剥离的两种方式，前者胎盘以胎儿面娩出，出血较少；后者胎盘以母体面娩出，出血稍多。正常分娩时的出血量约为 50 ～ 150mL。剥离之胎盘坠入子宫下段，当宫缩时稍加腹压或轻轻按压子宫底，胎盘即能娩出。

胎盘剥离的征象　①子宫变狭长，子宫底上升，子宫体变硬呈球形；②阴道有少量出血；③在耻骨联合上缘向下深压时，子宫体上升而脐带不向阴道缩回。

（4）第四产程（初步恢复期）　即分娩结束后 1 ～ 4 小时，对产妇需进行一些检查及护理，如软产道裂伤、产后出血等观察和处理。

（二）分娩的处理

在分娩过程中，产妇和胎儿随时可能发生变化，若工作稍有疏忽，随时可影响母子健康，严重者可危及母子生命。因此必须精心照顾产妇，密切观察产程，如发现异常，应及时进行处理，以保证母子安全。

❶ 第一产程的处理

（1）询问病史及检查

病史　未经产前检查者应按第十六章第一节产前检查的内容进行了解。曾有产前检查时，对其现病史、既往史须作认真复习。此外，应了解规律宫缩何时开始，有无见红和阴道流水，对某些产妇还要了解入院前有无经过阴道检查等。

检查　测血压、脉搏、体温，作一般体格检查及产科检查，包括宫缩持续及间隔时间、强度、胎位、胎心音及胎头入盆情况，测量骨盆，肛查了解子宫颈口开大及胎先露下降程度等（有阴道流血者禁止肛门检查），以估计产程中可能发生的问题。

（2）一般处理　清洁外阴及灌肠　入院后剃阴毛，清洁外阴，用肥皂水灌肠。若已破膜，阴道出血，估计短时间内即将分娩者不宜灌肠。

做好产妇的思想工作　讲解分娩是生理的过程，使其消除顾虑，增强对分娩的信心，调动其积极性，主动参与分娩活动。

活动　儿头衔接、宫缩不强者可在室内散步，若胎膜已破、胎头未衔接者宜卧床待产。

饮食、休息　鼓励多吃高热量易消化的食物，并注意摄入足够的水分，指导产妇宫缩时进行深呼吸、按摩腹部等动作。间歇时放松全身肌肉，争取休息，以保证充沛的精力与体力。

小便　膀胱过于膨胀会影响宫缩及先露部下降，因此应鼓励产妇勤排小便。

（3）严密观察产程　医务人员必须认真负责、耐心细致地观察产程，并记录，发现异常，及时处理。在观察产程中注意下列情况。

子宫收缩　医务人员手触产妇腹部，定期观察宫缩持续和间隔时间、强度及规律性，对精神紧张、烦躁不安的产妇，如果子宫颈口开张不大，宫缩时腹痛剧烈者，可针刺太冲或三阴交穴。

听取胎心音　产程开始，每 2 ～ 4 小时听胎心音 1 次。因宫缩时胎盘循环受阻，胎心变慢或听不到，间歇时胎心即恢复正常，故应在宫缩间歇时听取，每次听1分钟，听后必须记录。宫缩频繁时每隔半小时听1次，若节律快慢不一，每分钟快于160次，或由强转弱，均说明胎儿有宫内窘迫现象，应边找原因边予以处理。

注意破膜时间　破膜时应立即听取胎心音，并注意羊水的性质与颜色是否正常。如系头位，羊水混有胎粪呈黄绿色，表示胎儿有窘迫，应作相应处理，注意有无脐带脱垂。已破膜的产妇要注意外阴清洁，儿头未入盆者必须卧床休息，使产妇臀部抬高，预防脐带脱垂。破膜超过12小时，应给予抗感染药物。

测量血压　临产后，血压容易发生变化，应定时测量，一般6～12小时测量1次。

肛门检查　定时作肛门检查（简称肛查），了解子宫颈口扩张情况、软硬及厚薄程度、是否破膜、胎先露性质及其高低等。产程开始2～4小时作肛查1次，宫缩频繁时适当增加检查次数，但不宜太多。肛查宜在宫缩时进行，子宫颈口开大程度以其开大之直径厘米数记录（每横指相当于2cm），先露部下降程度以坐骨棘水平为界。如先露部最低点平此线时为“0”，达棘下1cm时为“+1”，在棘上1cm时为“-1”，余依次类推。

阴道检查　当产程进展缓慢或阴道出血量多，或肛门检查不清楚时，可在严密消毒下进行阴道检查，进一步了解子宫颈口扩张程度、骨盆、胎方位及胎盘附着情况，以决定分娩方式。

准备接生　初产妇子宫颈口开全，经产妇子宫颈口开至4～5cm时，应做好接生准备工作。首先消毒外阴部，铺消毒单准备接生。

❷ 第二产程的处理

（1）继续注意产程进展　倘第二产程延长，应尽快找出其原因并及时处理。一般初产妇子宫颈口开全2小时，经产妇已达1小时以上仍未能分娩又未经处理者，对母子均不利。因此，对第二产程必须严密观察，不宜延长。

（2）指导产妇运用腹压　确定子宫颈口已开全，产妇已不断使用腹压，肛门括约肌松弛，外阴张开及会阴膨胀变薄时，应指导产妇用力。在宫缩时深吸气后两手紧握床沿把手，向下屏气用力，如解大便样使用腹压，宫缩间歇期应放松全身肌肉，安静休息。

（3）勤听胎心音　第二产程宫缩频而强，胎盘血液循环受到影响，而且胎头已下降入盆，容易受压，胎儿易发生窘迫现象。一般每隔10分钟听胎心音1次，如胎心音异常，应及时处理，并尽快结束分娩。

（4）接产准备　初产妇宫口开全、经产妇宫口扩张4cm且宫缩规律有力时，应将产妇送至产室作好接产准备工作。让产妇仰卧于产床上（或坐于特制产椅上行坐位分娩），两腿屈曲分开，露出外阴部，在臀下放一便盆或塑料布，用消毒纱布球蘸肥皂水擦洗外阴部，顺序是大阴唇、小阴唇、阴阜、大腿内上 1/3、会阴及肛门周围（图 17–10）。然后用温开水冲掉肥皂水，为防止冲洗液流入阴道，用消毒干纱布球盖住阴道口，最后以 0.1% 苯扎溴铵（新洁尔灭）液冲洗或涂以碘氟进行消毒，随后取下阴道口的纱布球和臀下的便盆或塑料布，铺以消毒巾于臀下。接产者按无菌操作常规洗手、戴手套及穿手术衣后，打开产包，铺好消毒巾准备接产。

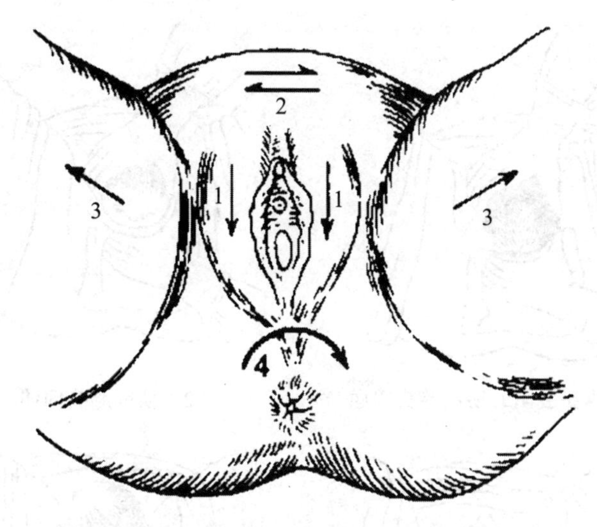

图 17–10　外阴部擦洗顺序

（5）接产

接产的目的与要领　接产的目的是保护会阴及协助胎儿娩出。接产的要领是保护会阴的同时，协助胎头俯屈，让胎头以最小径线（枕下前囟径）在宫缩间歇时缓慢地通过阴道口，是预防会阴撕裂的关键，产妇与接产者充分合作才能做到。接产者还必须正确娩出胎肩，胎肩娩出时也要注意保护好会阴。

接产的步骤与方法　胎头娩出前如胎膜未破，则先人工破膜。

当胎头拨露使会阴后联合张力较紧时，即开始注意保护会阴，保护会阴的方法是在会阴部盖消毒巾，接产者右肘支在产床上，右手拇指与其余四指分开，利用手掌大鱼际肌顶住会阴部。每当宫缩时应向上内方托压，同时以左手食指、中指及无名指协助胎头俯屈及缓慢下降，使胎头以枕下前囟径通过骨盆出口。宫缩间歇时，保护会阴的右手应放松，以免压迫过久，引起会阴水肿。

当胎头枕部从耻骨弓下露出时，协助胎头仰伸，此时如果宫缩很强，除右手保护会阴外，可嘱产妇张口哈气，不用腹压，同时以手抵压枕部，让胎头缓缓仰伸，如此可减少会阴破裂的机会。胎头娩出后，立即清除胎儿口中及鼻腔中的羊水与黏液，以免第1次呼吸时吸入气管内。当胎头娩出见有脐带绕颈一周且较松时，可用手将脐带顺胎肩推下或从胎头滑下。若脐带绕颈过紧或绕颈2周或以上，可先用两把血管钳将其一段夹住从中剪断脐带，注意勿伤及胎儿颈部。

然后协助胎头复位及外旋转，继续注意保护会阴，轻轻下压颏部，并牵引胎儿颈部，使前肩自耻骨联合下娩出，再反手上托儿颏，使后肩从会阴慢慢娩出。双肩娩出后，右手方可松开，接着胎身及下肢也随之娩出（图17–11）。

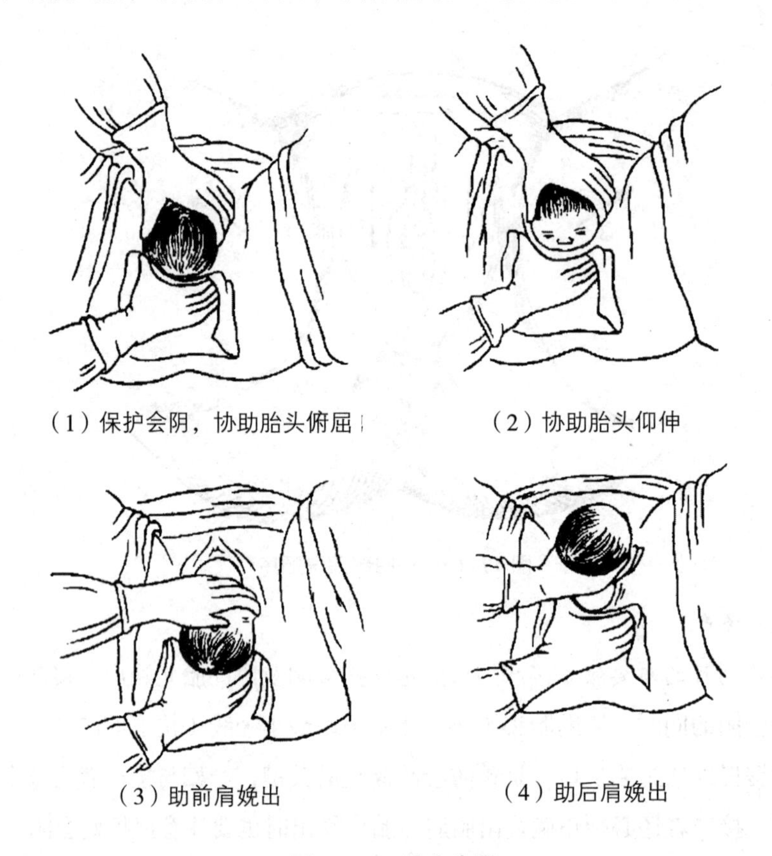

（1）保护会阴，协助胎头俯屈　（2）协助胎头仰伸

（3）助前肩娩出　（4）助后肩娩出

图17–11　接产步骤

胎儿娩出后，注意呼吸道通畅，一般胎儿娩出后即啼哭。待脐带搏动停止后，在距脐根10～15cm处用两把止血钳分别钳夹，在两钳间剪断脐带，然后再进行其他处理。对会阴过紧的初产妇，估计分娩时会引起会阴破裂者，应行会阴切开术。

（6）新生儿的处理

保持呼吸道通畅　胎儿娩出后，如口、鼻腔分泌物未清除干净，进一步用吸管清除，必须保持呼吸道的通畅，以免发生新生儿窒息和吸入性肺炎。

脐带的处理　将新生儿移至干燥而温暖的消毒布上，用75%乙醇消毒脐根周围，在距脐根0.5cm处用粗线结扎，将结扎线以上之脐带血管内积血挤压排空。然后在距第一道结扎线1cm处再结扎1次，注意扎紧，以防出血。在离第二道结扎线0.5cm处剪断脐带，挤出残血，断面用2.5%碘酒及75%乙醇或20%高锰酸钾消毒，注意药液切勿触及新生儿皮肤，以免烧伤。待断面干后，检查无出血，则以无菌纱布包好，再用脐带布包裹。目前还有用脐带夹、血管钳等方法取代脐带双重结扎法，简便而效果良好。

标记　新生儿出生后，一切处理完毕，可给产妇看婴儿性别，然后于手腕上缚上母亲姓名、床号及新生儿性别的标记，留新生儿足印及产妇手印，婴儿无特殊情况即用温暖衣被包好，送往产妇居室。

❸ 第三产程的处理

(1) **帮助胎盘娩出**　胎儿娩出后，助手用手在腹部按住宫底，切忌在胎盘剥离前用手按摩或挤压子宫。确定胎盘已剥离时，则让产妇加腹压或于腹部轻压子宫底，使胎盘娩出。胎盘娩出后，按摩子宫可以刺激宫缩，防止出血，如宫缩不良可注射宫缩剂。

(2) **检查胎盘和胎膜**　胎盘排出后，先将脐带提起检查胎膜是否完整，然后把胎盘铺平，详细检查胎盘母体面及小叶有无缺损，胎儿面边缘有无断裂的血管（副胎盘相连处），如怀疑有副胎盘、部分胎盘或大块胎膜残留时，应在严密无菌操作下探查子宫腔，将残留组织用手取出，以防止产后出血和感染。

❹ 第四产程的处理

(1) **观察宫缩情况**　胎盘娩出后，例行注射催产素10u，以减少子宫出血。严密观察子宫收缩情况及阴道出血量，测量血压、脉搏，待一切正常后方可送回休息室。

(2) **检查软产道情况**　分娩后详细检查外阴、阴道，如有裂伤立即缝合，并应注意恢复原来解剖部位。如曾实行会阴切开术，应按层次进行缝合。

四、产褥期的临床表现与处理

产妇分娩结束后，妊娠期间在解剖上和生理上的变化恢复至未孕时状态的这一段时间，称为产褥期，一般需要6～8周，多数规定为6周。

（一）产褥期的临床表现

正常产褥期，除乳腺外，母体变化的主要特征是一个复旧过程，而乳腺则在妊娠期变化的基础上发生旺盛的分泌功能，以供新生儿的营养需要。

❶ **恶露的变化**　产后自阴道排出的分泌物，内含血液、坏死的蜕膜组织及

宫颈黏液等，称恶露，可分为三种。

（1）**血性恶露** 量多、色鲜红、含血液、蜕膜组织及黏液。

（2）**浆液性恶露** 色淡红，混有阴道及子宫颈的排液，并有细菌。

（3）**白色恶露** 色较白，含有大量白细胞、蜕膜细胞及细菌。

正常恶露血腥味，不臭，血性恶露持续3～5天，以后逐渐成为浆液性，2周左右变为白色，约3周左右干净。倘子宫复旧不全，有胎盘残留或感染时，恶露多，持续时间长且有腐臭味。

❷ **乳房的变化** 分娩后，体内雌、孕激素水平突然下降，解除了对泌乳素的抑制，乳腺开始泌乳。泌乳的长期维持主要是依赖新生儿的反复地吸吮乳头，刺激垂体泌乳素的分泌以促进乳腺大量泌乳；刺激催产素的分泌以使乳汁排出。但乳汁的分泌量与乳腺的发育、产妇的营养、健康状况及情绪等有关。因此，必须保证产妇的休息和睡眠，避免精神刺激及感染的发生。

❸ **泌尿系统的变化** 妊娠期贮留在体内的水分，在产褥期迅速排出，故产后尿量增多。扩张的输尿管及肾盂，在产后2～3周内恢复。分娩时膀胱受压时间过长，可导致其功能失调，故尿潴留较常见。

❹ **体温** 产褥妇的体温是正常的。有时在产后24小时内略有升高，一般不超过38℃。产后3～4天乳房充盈时，可有低热，但也不超过38℃，于24小时内自行恢复，不属病态。

❺ **产后宫缩痛** 产褥初期由于子宫收缩而引起的疼痛称为产后宫缩痛。多见于经产妇，特别在急产以后。一般于产后1～2天出现，至产后3～4天疼痛逐渐自然消失。疼痛是阵发性的，哺乳时特别显著。

（二）产褥期的处理

❶ **外阴清洁及护理** 产后保持外阴清洁，以免感染。产创应按时换药护理。

❷ **观察恶露变化** 注意恶露的量、颜色及气味。子宫收缩不良时，恶露色红、量多、持续时间长，可给予宫缩剂如催产素、麦角、益母草流浸膏等，倘有腐臭味可加抗感染药物。

❸ **乳房的处理** 初次哺乳前应清洗乳头，先涂以植物油使垢痂变软，然后用肥皂水及温开水洗净、擦干。开始哺乳后，倘遇以下情况，须分别处理。

（1）**乳胀** 因乳腺管不通使乳房过胀而呈硬结时，可先热敷，然后用吸乳器吸出，以免影响乳汁分泌。

（2）**催乳** 乳汁不足者，指导产妇按时哺乳，每次哺乳要把乳汁吸净。注意睡眠及调节饮食，同时行针刺疗法，取穴少泽、足三里。亦可服甲状腺素

0.03g，每日 2 ～ 3 次，连服 5 日。

（3）**退乳** 因疾病或其他原因不宜哺乳者，可依下法退乳：己烯雌酚 5mg，每日 3 次，连服 3 日。或用芒硝 120 ～ 150g，捣碎成粒分装于两个布袋，敷于两侧乳房上。亦可用炒麦芽 100g 煎服，每日 1 剂，连服 3 日。

（4）**乳头皲裂** 部分产褥妇（尤其初产妇）乳头表皮破裂，形成小溃疡面，哺乳时剧痛，有时有小出血。轻度皲裂可继续哺乳，重者需用玻璃乳罩套上乳头间接吸乳，每次哺乳后乳头涂上 10% 复方安息香酊油膏或 10% 鱼肝油铋剂，再盖以消毒纱布，每次哺乳前应用硼酸水洗净。

❹ **休息和活动** 产后 24 小时内应卧床休息，鼓励产妇在床上自由翻身，分娩 24 小时后可下床活动。在产褥期 6 周内，盆底组织松弛，尚未完全恢复，应避免重体力劳动，以防子宫脱垂。

❺ **产后尿潴留的处理** 产后 6 小时未能自解小便而有排尿困难时，鼓励产妇起床排尿。仍无尿意时，可放热水袋于下腹部，或针刺关元、中极、阴陵泉等穴。用上法无效时，可在无菌操作下导尿，必要时留置导尿管。

❻ **便秘的处理** 嘱产妇多食蔬菜水果及早日起床活动，以促进肠蠕动，预防便秘。如有便秘可服缓泻剂，必要时可肥皂水灌肠。

❼ **计划生育指导** 产褥期内禁止性生活，以防感染，大力宣传和指导计划生育，需绝育者，可在产后 48 小时内进行。

（马宝璋）

第四节 分娩期并发症

一、胎儿窘迫

胎儿在宫内有缺氧征象危及健康和生命者，称为胎儿窘迫（fetal distress）。胎儿窘迫是一种综合状态，是当前剖宫产的主要适应证之一。胎儿窘迫主要发生在临产过程，也可发生在妊娠后期。

【病因病理】

胎儿窘迫的病因涉及多方面，可归纳为 3 大类。

（一）母体因素

母体血液含氧量不足是主要原因，轻度缺氧时母体多无明显症状，但对胎儿则会有影响。导致胎儿缺氧的母体因素有：

❶ **微小动脉供血不足** 如高血压、慢性肾炎和妊高征等。

❷ **红细胞携氧量不足** 如重度贫血、心脏病心力衰竭和肺心病等。

❸ **急性失血** 如产前失血性疾病和创伤等。

❹ **子宫胎盘血运受阻** 急产或子宫不协调性收缩等；催产素使用不当，引起过强宫缩；产程过长，特别是第二产程延长；子宫过度膨胀，如羊水过多和多胎妊娠；胎膜早破，脐带可能受压等。

❺ **其他** 各种原因引起的休克与急性感染发热。

（二）胎儿因素

❶ **胎儿心血管系统功能障碍** 如严重的先天性心血管疾病和颅内出血等。

❷ **胎儿畸形、母儿血型不合、胎儿宫内感染**

（三）脐带、胎盘因素

❶ **脐带血运受阻** 如脐带脱垂、脐带缠绕、脐带过短、脐带打结、脐带帆状附着等。

❷ **胎盘功能低下** 如过期妊娠、胎盘发育障碍（过大或过小）、胎盘形状异常（膜状胎盘、轮廓胎盘等）和胎盘感染、胎盘早剥、严重的前置胎盘等。

其发病机理为胎儿血氧降低，二氧化碳蓄积出现呼吸性酸中毒。起初通过自主神经反射，兴奋交感神经，肾上腺儿茶酚胺及皮质醇分泌增多，血压上升及心率加快。若继续缺氧，则转为兴奋迷走神经，胎心率变慢，无氧糖酵解增加以补偿能量消耗。因此，丙酮酸、乳酸等有机酸增加，转为代谢性酸中毒，胎儿血 pH 值下降，细胞膜通透性加大，胎儿血钾增加，胎儿在宫内呼吸运动加强，肠蠕动亢进，肛门括约肌松弛，胎粪排出，易发生吸入性肺炎。若在孕期慢性缺氧情况下，可出现胎儿发育和营养不正常，形成胎儿宫内发育迟缓，临产后易发生进一步缺氧。

【临床表现及诊断】

根据胎儿窘迫发生速度可分为急性胎儿窘迫和慢性胎儿窘迫两类。

（一）急性胎儿窘迫

主要发生于分娩期，多因脐带因素（如脱垂、绕颈、打结等）、胎盘早剥、宫缩过强且持续时间过长及产妇处于低血压、休克等引起。主要表现为胎动、胎心及羊水的异常变化。

诊断方面注意以下几点：

❶ **胎心率变化** 胎心率是了解胎儿是否正常的一个重要标志。正常胎心率为 120 ～ 160 次 / 分。如低于或高于此范围，均提示胎儿宫内乏氧。如胎心率> 160 次 / 分，特别是> 180 次 / 分，往往是胎儿缺氧的初期表现；如胎心率< 120 次 / 分，特别是< 100 次 / 分，为胎儿缺氧的晚期表现，提示胎儿处于危险状态。胎心监护图像出现以下变化，应诊断为胎儿窘迫：①出现频繁的晚期减速，多为胎盘功能不良。②重度变异减速的出现，多为脐带血运受阻表现，若同时伴有晚期减速，表示胎儿缺氧严重，情况紧急。

❷ **羊水胎粪污染** 胎儿缺氧，引起迷走神经兴奋，肠蠕动亢进，肛门括约肌松弛，使胎粪排入羊水中，出现羊水混浊。Ⅰ度污染：指羊水呈绿色；Ⅱ度污染：指羊水呈黄绿色，是胎儿急性缺氧的表现；Ⅲ 度污染：羊水呈棕黄色，提示亚急性胎儿宫内缺氧，低氧已超过 6 小时。分娩期破膜后羊水流出，可直接观察羊水的性状。若未破膜可经羊膜镜检查透过胎膜了解羊水的性状。

❸ **胎动** 急性胎儿窘迫初期，常先表现为胎动频繁，继而转弱及次数减少，进而消失。

❹ **酸中毒** 破膜后，检查胎儿头皮血进行分析。pH < 7.20（正常值 7.25 ～ 7.30），PO_2 < 10mmHg（正常值 15 ～ 30mmHg），PCO_2 > 60mmHg（正常值 35 ～ 55mmHg）。

（二）慢性胎儿窘迫

多发生在妊娠末期，往往延续至临产并加重。其原因多因孕妇全身性疾病或妊娠期疾病引起胎盘功能不全或胎儿因素所致。临床上除可发现母体存在引起胎盘供血不足的疾病外，随着胎儿慢性缺氧时间过长还可以发生胎儿宫内发育迟缓。

诊断方面注意以下几点：

❶ **胎盘功能检查** 测 24 小时尿 E_3 值在 10mg 以下；E/C 比值< 10；妊娠特异 β_1 糖蛋白< 100mg；胎盘生乳素< 4mg/L，均提示胎盘功能不良。

❷ **胎心监测** NST（无应激试验）表现为无反应型，即连续描记孕妇胎心率 20 分钟，胎动时胎心率加速≤ 15bpm，持续时间≤ 15 秒，基线变异频率< 5bpm。OCT（催产素激惹试验）或 CST（宫缩应激试验）可见频繁变异减速或晚期减速。

❸ **12 小时胎动计数** 妊娠近足月时，12 小时胎动< 10 次，提示胎儿乏氧。计算方法可嘱孕妇早、中、晚自行监测各 1 小时胎动次数，3 次的胎动次数相加乘以 4，即为接近 12 小时的胎动次数。胎动减少是胎儿窘迫的一个重要指

标。一般胎动消失后，胎心在24小时内也会消失。急性胎儿窘迫初期，先表现为胎动过频，继而转弱及次数减少，进而消失。因此，胎动过频往往是胎动消失的前驱症状。

❹ **胎儿生物物理评分** 利用B超观察胎儿呼吸运动、胎动、肌张力、羊水量及胎儿监护仪进行NST试验，进行综合评分（每项2分，总分为10分），≤3分提示胎儿窘迫，4～7分提示胎儿可疑缺氧。

❺ **羊膜镜检查** 见羊水混浊呈浅绿色、黄绿色至棕黄色。

【处理】

（一）急性胎儿窘迫

1.积极寻找病因，并排除如心衰、呼吸困难、贫血、脐带脱垂等。如仰卧位低血压综合征者，应立即让患者取左侧卧位。产妇有呕吐、肠胀气、进食少时，可引起脱水、酸中毒、电解质紊乱，故应静脉补液加5%碳酸氢钠250mL，纠正酸中毒。若缩宫素致宫缩过强者，应立即停用缩宫素，必要时使用抑制宫缩的药物。

2.吸氧，面罩或鼻导管持续给氧，每分钟流量10L，能明显提高母血含氧量，使胎儿氧分压提高。

3.有人主张在充分给氧的条件下，静脉注射“三联”药物，即以25%葡萄糖注射液20mL加地塞米松10mg，再以25%葡萄糖注射液20mL加氨茶碱250mg，缓慢静推。地塞米松能提高胎儿耐受缺氧的能力，又能促进肺表面活性物质的生成，有助于预防呼吸窘迫综合征的发生；氨茶碱能使子宫胎盘血流量增加。临床上用于急性胎儿窘迫复苏，收到较满意效果。

4.尽快终止妊娠，若宫内窘迫达严重阶段必须尽快结束分娩，其指征是①胎心率低于120次/分或高于180次/分，伴羊水Ⅱ～Ⅲ度污染；②羊水Ⅲ度污染，B超显示羊水池＜2cm；③持续胎心缓慢达100次/分以下；④胎心监护反复出现晚期减速或重复出现变异减速，胎心60次/分以下持续60妙以上；⑤胎心图基线变异消失伴晚期减速；⑥胎儿头皮血pH＜7.20者。

5.宫颈尚未完全扩张，胎儿窘迫情况不严重，可间断吸氧，进入到第二产程可持续吸氧。观察10分钟，若胎心率变为正常，可继续观察。若无好转，应行剖宫产术。若因使用缩宫素宫缩过强造成胎心率异常减缓者，应立即停止滴注或用抑制宫缩的药物，继续观察是否能转为正常。若无显效，应行剖宫产术。

6.宫口开全，胎先露部已达坐骨棘以下3cm者，吸氧同时应尽快助产，经阴道娩出胎儿。

无论剖宫产或阴道分娩，均应做好新生儿窒息的抢救准备。

（二）慢性胎儿窘迫

应针对病因，视孕周、胎儿成熟度和窘迫的严重程度综合判断，决定处理方案。

1. 若估计胎儿情况尚可，应嘱产妇左侧卧位休息，定时吸氧，每日 2 ～ 3 次，每次 30 分钟。积极治疗孕妇合并症及并发症，争取改善胎盘供血，延长妊娠周数。

2. 若情况难以改善，已接近足月妊娠，估计胎儿娩出后存活机会极大者，应考虑剖宫产。

3. 距离足月妊娠越远，胎儿娩出后存活可能性越小，应尽量保守治疗以期延长孕周数，同时促胎肺成熟，争取胎儿成熟后终止妊娠。胎盘功能不佳者，可影响胎儿发育，出现胎儿宫内发育迟缓，预后较差，严重者可出现胎死宫内。

二、胎膜早破

在临产前胎膜破裂，称为胎膜早破（premature rupture of membranes）。其发生率各家报道不一，占分娩总数的 2.7% ～ 17%。发生在早产者约为足月产的 2.5 ～ 3 倍。其对妊娠、分娩不利的影响是早产率升高，围生儿死亡率增加，宫内感染率及产褥感染率皆升高。

【病因】

创伤；宫颈内口松弛；妊娠后期性交产生机械性刺激或引起胎膜炎；下生殖道感染，可由细菌、病毒、弓形虫或沙眼衣原体等引起，支原体感染者发生胎膜早破是正常妊娠者的 8 倍；羊膜腔内压力升高（如多胎妊娠、羊水过多），前羊水囊所受压力不均；胎儿先露部与盆骨入口未能很好衔接（如头盆不称，胎位异常等）；胎膜发育不良致菲薄脆弱，如孕妇缺微量元素铜、维生素 C，使胎膜抗张能力下降，引起胎膜早破。

【临床表现及诊断】

孕妇突感较多体液自阴道流出，继而少量间断排出。腹压增加时，如咳嗽、打喷嚏、负重等羊水即流出，肛诊将胎先露部上推时见到流液量增多，则可明确诊断。

❶ **阴道窥器检查** 见液体自宫颈流出或后穹隆较多的积液中见到胎脂样

物质。

❷ **阴道液酸碱度检查** 平时阴道液pH值为4.5～5.5，羊水pH值为7.0～7.5，尿液pH值为5.5～6.5。以石蕊试纸或硝嗪试纸测试，阴道液偏碱性，pH值≥6.5时视为阳性，倾向于羊水，胎膜早破的可能性极大。

❸ **阴道液涂片检查** 阴道液干燥片检查有羊齿状结晶出现为羊水。涂片用0.5%亚甲蓝染色可见淡蓝色或不着色胎儿皮肤上毛或毳毛；用苏丹Ⅲ染色见橘黄色脂肪小粒，用0.5%硫酸尼罗蓝染色可见橘黄色胎儿上皮细胞，结果比用试纸测定pH值可靠，可确定为羊水。

❹ **涂片加热法** 用吸管吸出宫颈管中液体涂于玻片上，酒精灯加热10分钟变成白色为羊水，变成褐色为宫颈黏液。

❺ **羊膜镜检查** 可以直视胎先露部，看不到前羊膜囊，即可确诊胎膜早破。

【对母儿影响】

胎膜早破可给产妇带来精神负担，可诱发早产及增加宫内感染和产褥感染机会。破膜48小时后分娩者，产妇感染率为5%～20%，败血症率为1∶145，产妇死亡率约为1∶5500。胎儿吸入感染的羊水可发生肺炎、胎儿宫内窘迫。脐带脱垂发生机会增加。越临近妊娠足月，破膜后产兆发动率越高。破膜一般不影响产程进展。

【预防】

积极预防和治疗下生殖道感染，重视孕期卫生指导；注意营养平衡，补充铜元素、维生素C。妊娠后期禁止性交；避免负重及腹部受撞击；宫颈内口松弛者，应卧床休息，并于妊娠14～16周左右实行宫颈环扎术，环扎部位应尽量靠近宫颈内口水平。

【处理】

（一）一般处理

胎膜早破孕妇应住院待产，观察体温、心率、宫缩、羊水流出量、性状及气味，白细胞计数、C-反应蛋白等，必要时B型超声检查了解羊水量。密切注意胎心音变化。保持外阴清洁，使用消毒会阴垫，排便后用消毒液冲洗外阴。避免不必要的阴道检查或肛诊以减少感染。

（二）足月胎膜早破处理

观察12小时，80%患者可自然临产。胎先露部未衔接者应绝对卧床休息，以侧卧为宜，防止脐带脱垂。进行宫缩应激试验，了解胎儿宫内情况。若羊水减少，应考虑羊膜腔输液。产程进展顺利，则期待自然分娩，否则行剖宫产术。若未临产，但发现有明显羊膜腔感染体征，应立即使用抗生素，并终止妊娠。破膜 12 小时，给予抗生素预防感染，破膜 24 小时仍未临产，应引产。

（三）未足月胎膜早破处理

孕周＜ 28 周，因胎儿难以成活应终止妊娠。妊娠 28 ～ 36 周，若胎肺不成熟，无明显临床感染征象，无明显胎儿窘迫，则采用期待疗法；若胎肺成熟，或有明显临床感染征象，则应立即终止妊娠；对胎儿窘迫者，应针对宫内缺氧原因治疗。

❶ 期待疗法

（1）促胎肺成熟　给予倍他米松 12mg 静脉滴注，每日 1 次共 2 次；或地塞米松 10mg 静推或肌注，每日 1 次共 2 次。

（2）预防感染　破膜时间超过 12 小时，常规给予抗生素预防感染。如青霉素 100 万 U，1 日 2 次肌注等。若为支原体或衣原体感染，选择红霉素或罗红霉素。

（3）抑制宫缩　对无继续妊娠禁忌证的患者，可考虑应用宫缩抑制剂预防早产，如无明显宫缩，可口服利托君；有宫缩者，静脉给药，待宫缩消失后，口服维持用药。

（4）纠正羊水过少　若孕周小，羊水明显减少者，可进行羊膜腔输液补充羊水，以帮助胎肺发育。孕妇每日多饮水有利于促进羊水生成。

❷ 终止妊娠　一旦胎肺成熟或发现明显临床感染征象，在抗感染同时，应立即终止妊娠。对胎位异常或宫颈不成熟，缩宫素引产不易成功者，应根据胎儿出生后存活的可能性，考虑剖宫产或更换引产方法。分娩方式的选择：

（1）阴道分娩者适用于妊娠≥ 33 周；无产科指征者。

（2）剖宫产适用于妊娠近足月，有胎膜炎或感染者；有产科指征者；孕周＜ 32 周，估计新生儿体重＜ 2000g，有新生儿抢救条件者应行剖宫产术。

三、产后出血

胎儿娩出后 24 小时内阴道流血量超过 500mL 者，称为产后出血（postpartum hemorrhage）。产后出血包括胎儿娩出后至胎盘娩出前，胎盘娩出至产后 2 小时以内以及产后 2 小时至 24 小时 3 个时期，多发生在前两期。产后出血为产妇重要死亡原因之一，在我国目前居首位。产妇一旦发生产后出血，预后严重，休克较重持续时间较长者，即使获救，仍有可能发生严重的继发性垂体前叶功能减退［席汉综合征 Sheehan syndrome］后遗症，故应特别重视做好防治工作。

【病因】

可分为宫缩乏力、软产道裂伤、胎盘因素及凝血功能障碍4类。其中以子宫收缩乏力所致者最常见，占产后出血总数的70%～80%。

（一）宫缩乏力

❶ **全身性因素** 产妇精神过度紧张，临产后过多使用镇静剂、麻醉剂；产程过长或难产，产妇体力衰竭；合并急慢性全身性疾病等。

❷ **局部因素** 子宫过度膨胀，如双胎妊娠、巨大胎儿、羊水过多，使子宫肌纤维过度伸展；子宫肌纤维发育不良，如子宫畸形或合并子宫肌瘤等，可影响子宫肌正常收缩；子宫肌水肿及渗血，如妊高征、严重贫血、子宫胎盘卒中，以及前置胎盘附着于子宫下段血窦不易关闭等，均可发生宫缩乏力。

（二）胎盘因素

❶ **胎盘部分剥离** 多见于宫缩乏力，或胎盘未剥离而过早牵拉脐带或刺激子宫，使胎盘部分自宫壁剥离。由于部分胎盘尚未剥离，影响宫缩，剥离面血窦开放引起出血不止。

❷ **胎盘滞留** 由于宫缩乏力，膀胱膨胀等因素影响，胎盘从宫壁全部剥离后未能排出而滞留在宫腔内影响子宫收缩。

❸ **胎盘嵌顿** 由于使用宫缩剂不当或粗暴按摩子宫等，引起宫颈内口附近子宫肌呈痉挛性收缩形成狭窄环，使已全部剥离的胎盘嵌顿于宫腔内，影响宫缩引起出血。

❹ **胎盘粘连** 胎盘全部或部分粘连于宫壁不能自行剥离。全部粘连时无出血，部分粘连时因胎盘剥离面血窦开放以及胎盘滞留影响宫缩易引起出血。常与子宫内膜炎症或多次刮宫导致子宫内膜损伤有关。

❺ **胎盘植入** 由于子宫蜕膜发育不良等因素影响，胎盘绒毛植入子宫肌层者为胎盘植入，临床少见。根据植入面积大小分为完全性与部分性两种，前者因胎盘未剥离不出血，后者往往发生大量出血。

❻ **胎盘和（或）胎膜残留** 部分胎盘小叶、副胎盘和部分胎膜残留于宫腔内，影响子宫收缩而出血，常因过早牵拉脐带、过早用力揉挤子宫所致。

（三）软产道裂伤

急产、胎儿过大、接产时未保护好会阴或阴道手术助产操作不当等，均可引起会阴、阴道、宫颈裂伤，严重者裂伤可达阴道穹隆、子宫下段，形成腹膜后血肿或阔韧带内血肿。过早行会阴后斜切开术也可引起出血过多。

（四）凝血功能障碍

较少见。包括妊娠合并凝血功能障碍性疾病以及妊娠并发症导致凝血功能障碍两类情况。前者如血小板减少症、白血病、再生障碍性贫血、重症肝炎等在孕前已存在，为妊娠禁忌证。后者常因重度妊高征、重型胎盘早剥、羊水栓塞、死胎稽留过久等影响凝血功能，发生弥散性血管内凝血。凝血功能障碍所致的产后出血为难以控制的大量出血。

【临床表现及诊断】

产后出血的主要临床表现为阴道流血过多，继发失血性休克、贫血及易于发生感染。临床表现随不同病因而异。诊断时注意有数种病因并存引起产后出血的可能，明确病因以利及时处理。

（一）子宫收缩乏力

常为分娩过程中宫缩乏力的延续。由于宫缩乏力，患者常发生产程延长、胎盘剥离延缓、阴道流血过多等，出血多为间歇性阴道流血，血色暗红，有血凝块，宫缩差时出血量增多，宫缩改善时出血量减少。有时阴道流血量不多，但按压宫底有大量血液或血块自阴道涌出。若出血量多，出血速度快，产妇可迅速出现休克表现，如面色苍白、头晕心慌、出冷汗、脉搏细弱、血压下降等。检查宫底较高，子宫松软如袋状，甚至子宫轮廓不清，摸不到宫底，按摩推压宫底时有积血压出。

根据分娩前已有宫缩乏力表现及上述症状与体征，不难作出诊断。但应注意目测估计阴道失血量远小于实际失血量，因此应做好收集血工作以准确测量失血量，还应警惕存在隐性产后出血以及宫缩乏力、软产道裂伤、胎盘因素同为产后出血原因的可能。

（二）胎盘因素

胎盘娩出前阴道多量流血时首先考虑为胎盘因素所致。胎盘部分粘连或部分植入时，胎盘未粘连或未植入部分可发生剥离而出血不止；胎盘剥离不全或剥离后滞留宫腔，常表现为胎盘娩出前阴道流血量多伴有子宫收缩乏力；胎盘嵌顿时在子宫下段可发现狭窄环。

根据胎盘尚未娩出，或徒手剥离胎盘时胎盘与宫壁粘连面积大小、剥离难易程度以及通过仔细检查娩出的胎盘胎膜，容易作出诊断。但应注意与软产道裂伤性出血鉴别。胎盘因素所致出血在胎盘娩出、宫缩改善后常立即停止。

（三）软产道裂伤

出血发生在胎儿娩出后，持续不断，血色鲜红能自凝。出血量与裂伤程度以及是否累及血管相关。裂伤较深或波及血管时，出血较多。检查子宫收缩良好，仔细检查软产道可明确裂伤及出血部位。

宫颈裂伤多发生在两侧，也可呈花瓣状，严重者延及子宫下段。阴道裂伤多发生在侧壁、后壁和会阴部，多呈不规则裂伤。会阴裂伤按程度分 3 度。Ⅰ度系指会阴皮肤及阴道入口黏膜撕裂，未达肌层，一般出血不多。Ⅱ度系指裂伤已达会阴体肌层，累及阴道后壁黏膜，甚至阴道后壁两侧沟向上撕裂，裂伤多不规则，使原解剖结构不易辨认，出血较多。Ⅲ度系肛门外括约肌已断裂，甚至阴道直肠隔及部分直肠前壁有裂伤。此种情况虽严重，出血量不一定多。

（四）凝血功能障碍

在孕前或妊娠期已有易于出血倾向，胎盘剥离或软产道有裂伤时，由于凝血功能障碍，表现为全身不同部位的出血，最多见为子宫大量出血或少量持续不断出血，血液不凝，不易止血。根据病史、出血特点及血小板计数、凝血酶原时间、纤维蛋白原等有关凝血功能的实验室检查可作出诊断。

【预防】

预防工作能明显降低产后出血发病率，应贯穿下列环节。

（一）产前预防

1. 做好孕前及孕期保健工作，对于合并凝血功能障碍、重症肝炎等不宜继续妊娠的妇女，及时在早孕时终止妊娠。

2. 积极治疗血液系统疾病及各种妊娠合并症，对有可能发生产后出血的孕妇，如多孕、多产及多次宫腔手术者，羊水过多，妊高征，子宫发育不良，有子宫肌瘤剔除史者，合并糖尿病、血液病等，应提前收入院。对胎盘早剥、死胎不下、宫缩乏力产程延长等应及时处理，防止产后出血的发生。

（二）产时预防

1. 第一产程密切观察产妇情况，消除其紧张情绪，保证充分休息，注意饮食，密切观察产程进展，防止产程延长。

2. 重视第二产程处理，指导产妇适时正确使用腹压，防止胎儿娩出过快，掌握会阴后－斜切开术或正中切开术的适应证及手术时机，接产操作要规范，防止软产道损伤。对已有宫缩乏力者，当胎肩娩出后，立即肌注缩宫素 10U，并继续静脉滴注缩宫素，以增强子宫收缩减少出血。

3. 正确处理第三产程，准确收集并测量产后出血量。若胎盘未娩出前有较多阴道流血，或胎儿娩出后 30 分钟未见胎盘自然剥离征象，应行宫腔检查及人工剥离胎盘术。剥离有困难者，切勿强行挖取。胎盘娩出后应仔细检查胎盘、胎膜是否完整，检查软产道有无撕裂或血肿，检查子宫收缩情况并按摩子宫以促进子宫收缩。

（三）产后预防

因产后出血约 80% 发生在产后 2 小时内，故胎盘娩出后，产妇应继续留在产房观察 2 小时，严密观察产妇一般情况、生命体征、宫缩和阴道流血情况。失血较多应及早补充血容量；产后鼓励产妇及时排空膀胱，不能排空者应予导尿；早期哺乳可刺激子宫收缩，减少阴道流血量。

【处理】

治疗原则为针对原因迅速止血、补充血容量纠正休克及防治感染。

（一）胎盘因素出血的处理

1. 若胎盘已剥离未排出，膀胱过度膨胀应导尿排空膀胱，用手按摩使子宫收缩，另一手轻轻牵拉脐带协助胎盘娩出。

2. 胎盘剥离不全或粘连伴阴道流血，应人工徒手剥离胎盘。

3. 胎盘植入的处理：徒手剥离胎盘时发现胎盘与宫壁关系紧密，界限不清，难以剥离，牵拉脐带，子宫壁与胎盘一起内陷，可能为胎盘植入，应立即停止剥离，考虑行子宫切除术，若出血不多，需保留子宫者，可保守治疗，目前用甲氨蝶呤治疗，效果甚佳。

4. 残留胎盘胎膜组织徒手取出困难时，可用大号刮匙清除。

5. 胎盘嵌顿在子宫狭窄环以上者，可在静脉全身麻醉下，待子宫狭窄环松解后用手取出胎盘。

（二）子宫收缩乏力性出血的处理

加强宫缩是最迅速有效的止血方法，具体方法有：

❶ **按摩子宫** 助产者一手置于宫底部，拇指在前壁，其余 4 指在后壁，均匀有节律地按摩宫底；亦可一手握拳置于阴道前穹隆，顶住子宫前壁，另一手自腹部按压子宫后壁使宫体前屈，双手相对紧压子宫并作按摩。按压时间以子宫恢复正常收缩，并能保持收缩状态为止。按摩时应注意无菌操作。

❷ **应用宫缩剂** 肌注或静脉缓慢推注缩宫素 10U（加入 10% 或 25% 葡萄糖液 20mL 内），然后将缩宫素 10 ～ 30U 加入 10% 葡萄糖液 500mL 内静脉滴注，以维持子宫处于良好收缩状态。也可肌肉或宫体直接注射麦角新碱 0.2mg（心脏病、高血压患者慎用），麦角新碱可引起宫体肌肉及子宫下段甚至宫颈的强烈收缩，前置胎盘胎儿娩出后出血时应用效果较佳。应用后效果不佳，可采用地诺前列酮 0.5 ～ 1mg 经腹或直接注入子宫肌层使子宫肌发生强烈收缩而止血。还可用卡前列甲酯 1.0mg 经阴道或肛门给药，15 分钟后可重复给药，能

产生较强的子宫收缩作用。还可试补钙剂，一般经静脉缓慢推注 10% 葡萄糖酸钙 10mL，常可促进宫缩。

❸ **填塞宫腔** 应用无菌纱布条填塞宫腔，有明显局部止血作用。方法为术者一手在腹部固定宫底，另手持卵圆钳将无菌不脱脂棉纱布条送入宫腔内，自宫底由内向外填紧。24 小时取出纱布条。取出前应先肌注宫缩剂。宫腔填塞纱布条后应密切观察生命体征及宫底高度和大小，警惕因填塞不紧，宫腔内继续出血而阴道不流血的止血假象。

❹ **结扎盆腔血管止血** 主要用于子宫收缩乏力、前置胎盘及 DIC 等所致的严重产后出血而又迫切希望保留生育功能的产妇。可采用：①结扎子宫动脉上行支：消毒后用两把长鼠齿钳钳夹宫颈前后唇，轻轻向下牵引，在宫颈阴道部两侧上端用 2 号肠线缝扎双侧壁，深入组织约 0.5cm，如无效应迅速开腹，结扎子宫动脉上行支，即在宫颈内口平面距宫颈侧壁 1cm 处，触之无输尿管始进针，缝扎宫颈侧壁，进入宫颈组织约 1cm，两侧同样处理，若见到子宫收缩则有效。②结扎髂内动脉：经上述处理无效，可分离出髂内动脉起始点，以 7 号丝线结扎。结扎后一般可见子宫收缩良好。此法可保留子宫，在剖宫产时易于实行。

❺ **髂内动脉栓塞术** 在放射科医师协助下行股动脉穿刺，将介入导管直接导入髂内动脉或子宫动脉，有选择性地栓塞子宫的供血动脉，注射吸收性明胶海绵颗粒栓塞动脉，栓塞剂 2 ～ 3 周可被吸收，血管复通。若患者处于休克状态应先积极抗休克，待一般情况改善后才行栓塞术，且应行双侧髂内动脉栓塞以确保疗效。

❻ **切除子宫** 应用于难以控制并危及产妇生命的产后出血。在积极输血补充血容量同时施行子宫次全切除术，若合并中央性或部分性前置胎盘应施行子宫全切术。

（三）软产道裂伤出血的处理

及时准确地修补、缝合裂伤可有效地止血。

❶ **宫颈裂伤** 疑为宫颈裂伤时应在消毒下暴露宫颈，用两把卵圆钳并排钳夹宫颈前唇并向阴道口方向牵拉，顺时针方向逐步移动卵圆钳，直视下观察宫颈情况，若裂伤浅且无明显出血，可不予缝合并不作宫颈裂伤诊断，若裂伤深且出血多需用肠线或化学合成可吸收线缝合。缝时第一针应从裂口顶端稍上方开始，最后一针应距宫颈外侧端 0.5cm 处止，以减少日后发生宫颈口狭窄的可能性。若裂伤累及子宫下段经阴道难以修补时，可开腹行裂伤修补术。

❷ **阴道裂伤** 缝合时应注意缝至裂伤底部，避免遗留无效腔，更要避免缝

线穿过直肠，缝合要达到组织对合好及止血的效果。

❸ **会阴裂伤** 按解剖部位缝合肌层及黏膜下层，最后缝合阴道黏膜及会阴皮肤。

（四）凝血功能障碍出血的处理

如患者所患的全身出血性疾病为妊娠禁忌证，在妊娠早期，应在内科医师协助下，尽早行人工流产术终止妊娠。于妊娠中、晚期发现者，应积极治疗，争取去除病因，尽量减少产后出血的发生。对分娩期已有出血的产妇除积极止血外，还应注意针对病因治疗，如血小板减少症、再生障碍性贫血等患者应输新鲜血或成分输血等。如发生弥散性血管内凝血应尽力抢救，其处理主要采取以下方法：

❶ **抗凝治疗** 应用肝素治疗虽有很大争议，但多主张早期应用，可阻断DIC的发展。DIC发生后，高凝与纤溶往往相伴随，高凝期用肝素尤为重要。首次用肝素50mg加生理盐水100mL内，1小时内滴完，并用试管法监测凝血时间。

❷ **补充凝血因子** 输新鲜血与冰冻血浆，也可直接输纤维蛋白原，常用量3～6g，或补充血小板悬液与其他凝血因子。

❸ **纤溶抑制剂** 多数认为在肝素化与补充凝血因子的基础上可以用纤溶抑制剂，如6—氨基已酸、氨甲苯酸、氨甲环酸。

（冯晓玲）

第五节　异常分娩的诊治要点

分娩的过程是产力、产道、胎儿及产妇精神心理等因素相互适应的动态进展过程，任何单一因素或两种以上复合因素发生异常，均可导致异常分娩（dystocia），通常称为难产。在分娩过程中，在一定条件下，顺产与难产可以互相转化，。关键问题是如何准确及时发现异常情况，给予适当及时的正确处理，以保障母儿安全。

【异常分娩的临床表现】

异常分娩包括产力异常、产道异常和胎儿异常。

（一）产力异常

在分娩过程中，子宫收缩的节律性、对称性及极性不正常或强度、频率有改变，称为子宫收缩力异常。临床上分为子宫收缩乏力和子宫收缩过强两类，每类又分为协调性和不协调性两种。

❶ **子宫收缩乏力** 根据发生时期可分为原发性和继发性两种。原发性子宫收缩乏力是指产程开始子宫收缩乏力，宫口不能如期扩张，胎先露部不能如期下降，产程延长；继发性子宫收缩乏力是指产程开始子宫收缩正常，只是在产程进展到某阶段（多在活跃期或第二产程），子宫收缩转弱，产程进展缓慢，甚至停滞。子宫收缩乏力有两种类型，临床表现也不同。

（1）协调性子宫收缩乏力（低张性子宫收缩乏力） 子宫收缩具有正常的节律性、对称性和极性，但收缩力弱，宫腔压力低（＜2.0kPa），持续时间短，间歇期长且不规律，宫缩＜2次/10分钟。当宫缩高峰时，子宫体不隆起和变硬，用手指压宫底部肌壁仍可出现凹陷，此种宫缩乏力，多属继发性宫缩乏力，可导致产程延长或停滞。由于宫腔内张力低，对胎儿影响不大。

（2）不协调性子宫收缩乏力（高张性子宫收缩乏力） 子宫收缩的极性倒置，节律不协调。宫缩时宫底部不强，而是中段或下段强，宫缩间歇期子宫壁不能完全松弛，表现为子宫收缩不协调，这种宫缩不能使宫口扩张，不能使胎先露部下降，属无效宫缩。此种宫缩乏力，多属原发性宫缩乏力。产妇自觉下腹部持续疼痛、拒按，烦躁不安，严重者出现脱水、电解质紊乱，肠胀气，尿潴留；胎儿—胎盘循环障碍，可出现胎儿宫内窘迫；宫口扩张缓慢或不扩张，胎先露部下降延缓或停滞，产程延长。

（3）产程曲线异常 子宫收缩乏力导致产程曲线异常，可有以下7种：

①潜伏期延长 从临产规律宫缩开始至宫颈口扩张3cm称为潜伏期。初产妇潜伏期正常 需8小时，最大时限16小时，超过16小时称为潜伏期延长。

②活跃期延长 从宫颈口扩张3cm开始至宫颈口开全称为活跃期。初产妇活跃期正常需4小时，最大时限8小时，超过8小时称为活跃期延长。

③活跃期停滞 进入活跃期后，宫颈口不再扩张达2小时以上，称为活跃期停滞。

④第二产程延长 第二产程初产妇超过2小时，经产妇超过1小时尚未分娩，称为第二产程延长。

⑤第二产程停滞 第二产程达1小时胎头下降无进展，称为第二产程停滞。

⑥胎头下降延缓 活跃期晚期至宫口扩张9～10cm，胎头下降速度每小

时少于1cm，称为胎头下降延缓。

⑦胎头下降停滞　活跃期晚期胎头停留在原处不下降达1小时以上，称为胎头下降停滞。

以上7种产程进展异常，可以单独存在，也可以合并存在。当总产程超过24小时称为滞产，必须避免发生滞产。

❷ 子宫收缩过强

（1）协调性子宫收缩过强

子宫收缩的节律性、对称性和极性均正常，仅子宫收缩力过强、过频。若产道无阻力，宫颈在短时间内迅速开全，分娩在短时间内结束，总产程不足3小时，称为急产。经产妇多见。由于宫缩过强过频，产程过快，可致初产妇宫颈、阴道以及会阴撕裂伤；接产时来不及消毒可致产褥感染；子宫肌纤维缩复不良易发生胎盘滞留或产后出血。对胎儿及新生儿亦可造成危害，易发生胎儿窘迫、新生儿窒息甚或死亡；胎儿娩出过快，胎头在产道内受到的压力突然解除，可致新生儿颅内出血；来不及接产，新生儿易发生感染；若坠地可致骨折、外伤。

（2）不协调性子宫收缩过强

①强直性子宫收缩　临产后由于分娩发生梗阻，或不适当地应用催产素，或胎盘早剥血液浸润子宫肌层，均可引起宫颈内口以上部分的子宫肌层出现强直性痉挛性收缩。临床表现为产妇烦躁不安、持续性腹痛、拒按。胎位触不清，胎心听不清。有时可出现病理缩复环、血尿等先兆子宫破裂征象。

②子宫痉挛性狭窄环　子宫壁局部肌肉呈痉挛性不协调性收缩所形成的环状狭窄，持续不放松，称为子宫痉挛性狭窄环。多发生在子宫上下段交界处，也可发生在胎体某一狭窄部，以胎颈、胎腰处常见。临床表现为产妇出现持续性腹痛，烦躁不安，宫颈扩张缓慢，胎先露部下降停滞，胎心时快时慢等。阴道检查时在宫腔内可触及狭窄环，特点是此环不随宫缩上升，与病理缩复环不同。

（二）产道异常

产道包括骨产道（骨盆腔）及软产道（子宫下段、宫颈、阴道、外阴），是胎儿经阴道娩出的通道。产道异常可使胎儿娩出受阻，临床上以骨产道异常多见。

❶ 骨产道异常

骨盆径线过短或形态异常，致使骨盆腔小于胎先露部可通过的限度，阻碍胎先露部下降，影响产程顺利进展，称为狭窄骨盆。狭窄骨盆可以是一个径线过短或多个径线过短，也可以是一个平面狭窄或多个平面同时狭窄。狭窄骨盆分类如下：

（1）**骨盆入口平面狭窄** 我国妇女较常见。测量骶耻外径 < 18cm，骨盆入口前后径 < 10cm，对角径 < 11.5cm。常见两种类型：单纯扁平骨盆和佝偻病性扁平骨盆。

（2）**中骨盆及骨盆出口平面狭窄** 我国妇女常见两种类型：漏斗骨盆和横径狭窄骨盆。

（3）**骨盆三个平面狭窄** 骨盆外形属女型骨盆，但骨盆入口、中骨盆及骨盆出口平面均狭窄，每个平面径线均小于正常值 2cm 或更多，称为均小骨盆，多见于身材矮小、体型匀称的妇女。

（4）**畸形骨盆** 指骨盆失去正常形态，常见有骨软化症骨盆和偏斜骨盆。

狭窄骨盆的临床表现如下：

①骨盆入口平面狭窄 主要表现为胎头衔接受阻，经检查胎头跨耻征阳性，胎位异常发生率高。若已临产，临床常表现有潜伏期及活跃期早期延长，胎膜早破，继发性宫缩乏力，甚则梗阻性难产等。

②中骨盆平面狭窄 主要表现为：若胎头能正常衔接，当胎头下降达中骨盆时，常出现持续性枕横位或枕后位，同时出现继发性宫缩乏力，活跃期后期及第二产程延长甚至停滞。当胎头受阻于中骨盆时，胎头受压，使软组织水肿，产瘤较大，严重时可发生脑组织损伤、颅内出血及胎儿窘迫。若中骨盆狭窄程度严重，宫缩又较强，可发生先兆子宫破裂及子宫破裂。

③骨盆出口平面狭窄 骨盆出口平面狭窄与中骨盆平面狭窄常同时存在。若单纯骨盆出口平面狭窄者，第一产程进展顺利，但胎头达盆底受阻，会出现第二产程停滞，继发性宫缩乏力，胎头双顶径不能通过出口横径，若强行阴道助产，可造成软产道严重损伤及新生儿产伤。

❷ 软产道异常

软产道包括子宫下段、宫颈及阴道。软产道异常所致的难产少见，容易被忽视。应于妊娠早期常规行双合诊检查，了解软产道有无异常。

（1）**阴道异常**

① 阴道横隔 横隔多位于阴道上段。在横隔中央或稍偏一侧多有一小孔，小孔上方可触及逐渐开大的宫口边缘，而该小孔的直径并不变大。阴道横隔可影响胎先露部下降。

② 阴道纵隔 阴道纵隔分娩多无阻碍。若纵隔厚，阻碍胎先露部下降时，须在纵隔中间剪断，待分娩结束后，再剪除剩余部分，用肠线间断或连续锁边

缝合残端。

③ 阴道狭窄　由产伤、药物腐蚀、手术感染致使阴道瘢痕挛缩形成阴道狭窄者，若位置低、狭窄轻，可作较大的会阴侧切，经阴道分娩。若位置高、狭窄重，范围广，应行剖宫产术结束分娩。

④ 阴道尖锐湿疣　妊娠期湿疣生长迅速，早期可治疗。体积大、范围广泛的阴道尖锐湿疣可阻碍分娩，容易发生裂伤、血肿及感染。为预防新生儿感染后患喉乳头状瘤，以行剖宫产术为宜。

(2) 宫颈异常

① 宫颈外口粘合　多在分娩受阻时发现。当宫颈管已消失而宫口却不扩张，仍为一很小的孔，通常用手指稍加压力分离粘合的小孔，宫口即可在短时间内开全。但有时为使宫口开大，需行宫颈切开术。

② 宫颈水肿　多见于持续性枕后位或滞产，宫口未开全过早使用腹压，致使宫颈前唇长时间被压于胎头与耻骨联合之间，血液回流受阻引起水肿，影响宫颈扩张。

③ 宫颈坚韧　常见于高龄初产妇，宫颈组织缺乏弹性，或精神过度紧张使宫颈挛缩，宫颈不易扩张。

④ 宫颈瘢痕　宫颈锥形切除术后、宫颈裂伤修补术后、宫颈深部电烙术后等所致的宫颈瘢痕，通常于妊娠后可以软化。若宫缩很强，宫颈仍不扩张，不宜久等，应行剖宫产术。

⑤ 子宫颈癌　此时宫颈硬而脆，缺乏伸展性，临产后影响宫颈扩张，若经阴道分娩，有发生大出血、裂伤、感染及癌扩散等危险，故不应经阴道分娩，而应行剖宫产术，

⑥ 宫颈肌瘤　生长在子宫下段及宫颈的较大肌瘤，占据盆腔或阻塞于骨盆入口时，影响胎先露部进入骨盆入口，应行剖宫产术。若肌瘤在骨盆入口以上而胎头已入盆，肌瘤不阻塞产道则可经阴道分娩，肌瘤待产后再行处理。

（三）胎位异常

胎位异常是造成难产的常见因素之一。分娩时枕前位（正常胎位）约占90%，而胎位异常约占10%，其中胎头位置异常居多，约占6%～7%，有因胎头在骨盆腔内旋转受阻的持续性枕横位、持续性枕后位；有因胎头俯屈不良呈不同程度仰伸的面先露、额先露；还有高直位、前不均倾位等。胎位异常中的臀先露约占3%～4%，肩先露已极少见。此外还有复合先露。

❶ 持续性枕后位、枕横位

在分娩过程中，胎头以枕后位或枕横位衔接，在下降过程中，胎头枕部

因强有力宫缩绝大多数能向前转 135°或 90°，转成枕前位而自然分娩。若胎头枕骨持续不能转向前方，直至分娩后期仍然位于母体骨盆的后方或侧方，致使分娩发生困难者，称为持续性枕后位或持续性枕横位。其发生原因多与骨盆异常、胎头俯屈不良、子宫收缩乏力有关。临床表现为临产后抬头衔接较晚及仰屈不良，由于枕后位的胎先露部不易紧贴宫颈及子宫下段，常导致协调性子宫收缩乏力及宫颈扩张缓慢。因枕骨持续位于骨盆后方压迫直肠，产妇自觉肛门坠胀及排便感，致使宫口尚未开全时，过早使用腹压，容易导致宫颈前唇水肿和产妇疲劳，影响产程进展。持续性枕后位常导致第二产程延长。若在阴道口虽已见到胎发，但历经多次宫缩时屏气却不见胎头继续顺利下降时，应想到可能是持续性枕后位。

❷ 高直位

胎头以不屈不仰姿势衔接于骨盆入口，其矢状缝与骨盆入口前后径一致，称为高直位。胎头枕骨靠近耻骨联合者为高直前位〔又称枕耻位〕；胎头枕骨靠近骶岬者为高直后位〔又称枕骶位〕。由于临产后胎头不俯屈，胎头进入骨盆入口的径线增大，胎头迟迟不衔接，使胎头不下降或下降缓慢，宫颈扩张也缓慢，致使产程延长，常感耻骨联合部位疼痛。

❸ 前不均倾位

枕横位的胎头（矢状缝与骨盆入口横径一致）若以前顶骨先入盆，称为前不均倾位。常发生在骨盆倾斜度过大、腹壁松弛、悬垂腹时，若合并头盆不称因素时更易发生。临床表现因胎头迟迟不能入盆，宫颈扩张缓慢或停滞，使产程延长。前顶骨紧嵌于耻骨联合后方压迫尿道及宫颈前唇，导致尿潴留、宫颈前唇水肿及胎膜早破。胎头受压过久，可出现胎头水肿。

❹ 面先露

面先露多于临产后发现。系因胎头极度仰伸，使胎儿枕部与胎背接触。面先露以颏为指示点，有颏左前、颏左横、颏左后、颏右前、颏右横、颏右后 6 种胎位，以颏左前及颏右后位较多见，经产妇多于初产妇。颏前位时，因胎儿颜面部不能紧贴子宫下段及宫颈，常引起子宫收缩乏力，致使产程延长；颜面部骨质不能变形，容易发生会阴裂伤。颏后位时，可发生梗阻性难产，若不及时处理，可导致子宫破裂，危及产妇生命。

❺ 臀先露

臀先露是最常见的异常胎位，约占妊娠足月分娩总数的 3% ～ 4%。因胎头比胎臀大，且分娩时后出胎头无明显变形，往往娩出困难，加之脐带脱垂较多见，使围生儿死亡率增高。臀先露以骶骨为指示点，有骶左前、骶左横、骶左后，骶右前、骶右横、骶右后 6 种胎位。根据两下肢所取的姿势分为：单臀先露或腿直臀先露、完全臀先露或混合臀先露、不完全臀先露。妊娠 30 周以前，臀先露较多见，妊娠 30 周以后多能自然转成头先露。临床表现为孕妇常感肋下有圆而硬的胎头。由于胎臀不能紧贴子宫下段及宫颈，容易发生胎膜早破或继发性子宫收缩乏力，使产褥感染与产后出血的机会增多。若宫口未开全强行牵拉，容易造成宫颈撕裂甚至延及子宫下段。由于前羊膜囊压力不均匀，常致胎膜早破，脐带容易脱出，脐带受压可致胎儿窘迫甚至死亡。由于后出胎头牵出困难，可发生新生儿窒息、臂丛神经损伤及颅内出血。

❻ 肩先露

胎体纵轴与母体纵轴相垂直为横产式。胎体横卧于骨盆入口之上，先露部为肩，称为肩先露。根据胎头在母体左（右）侧和胎儿肩胛朝向母体前（后）方，分为肩左前、肩左后、肩右前、肩右后 4 种胎位。肩先露是对母儿最不利的胎位，除死胎及早产儿胎体可折叠娩出外，足月活胎不可能经阴道娩出。若不及时处理，容易造成子宫破裂，威胁母儿生命。胎肩对宫颈压力不均，容易发生胎膜早破。破膜后羊水迅速外流，胎儿上肢或脐带容易脱出，导致胎儿窘迫甚至死亡。

❼ 复合先露

胎先露部（胎头或胎臀）伴有肢体（上肢或下肢）同时进入骨盆入口，称为复合先露。临床以头与手的复合先露最常见。若仅胎手露于胎头旁者，多能顺利经阴道分娩。其他情况则可能发生难产或脐带脱垂，威胁母儿安全。

（四）胎儿发育异常

胎儿发育异常也可引起难产，如巨大胎儿及畸形胎儿（脑积水、联体儿等）。

❶ 巨大胎儿

体重达到或超过 4000g 的胎儿，称为巨大胎儿。若产道、产力及胎位均正常，仅胎儿巨大，可因头盆不称而发生分娩困难。临床表现多有巨大胎儿分娩史、糖尿病史等妊娠晚期出现呼吸困难，腹部沉重及两肋部胀痛等症状，孕妇体重增加迅速。腹部检查腹部明显膨隆，宫底高，胎体大，先露部高浮，胎心正常但位置稍高。

❷ 脑积水

胎头脑室内外有大量脑脊液（500 ～ 3000mL 或更多）潴积于颅腔内，使颅腔体积增大，颅缝明显增宽，囟门显著增大，称为脑积水。脑积水常伴有脊柱裂、足内翻等畸形。

❸ 其他胎儿异常

（1）**联体儿** 极少见。系单卵双胎在妊娠早期发育未能分离或分离不完全所致。有头部、胸部、腹部、臀部等联体以及寄生胎等。。

（2）**其他** 胎儿颈、胸、背、腹、臀等处发生肿瘤（如骶尾部畸胎瘤等），或发育异常（如先天性多囊肾、腹水等），使局部体积增大造成难产。

【异常分娩的诊断】

除综合病史、体格检查及B型超声等辅助检查产前诊断外，产科医生应时刻关注产程中出现的各种症状、各种转归，经全面深入地分析判断，才能得出准确的产前及产时诊断。

（一）产前诊断

应加强孕期管理及产前检查。对产道异常应在产前作出诊断；妊娠早期及时发现双子宫、鞍状子宫、子宫肌瘤及卵巢肿瘤等有可能导致肌源性宫缩乏力及产道梗阻的异常因素；妊娠中、晚期及时发现并纠正臀位、横位，发现并处理胎儿畸形等胎儿异常。

（二）产时诊断

异常分娩的特征之一是产程进展的异常缓慢及受阻。产程在不同时期受阻有其内在的病理意义，应认真寻求产程异常的原因，以便能使异常分娩得到及时正确的处理。当出现潜伏期延长时，应排出假临产、宫颈成熟欠佳及过早应用麻醉及镇静药物行无痛分娩等可能，并严格临产诊断标准及监测；活跃期产程延缓或停滞时，应排除各种头盆不称之可能；第二产程延长往往与胎位异常如持续性枕后位、枕横位等有关，需及时查清胎方位并充分估计头盆相称程度。

（三）病因学诊断

异常分娩主要是由于产力、产道、胎儿及产妇精神心理等因素异常所致，但导致产力异常的原因又各不相同。例如，胎儿肾上腺系统发育未臻成熟时，往往宫颈成熟欠佳（宫颈管长、硬），影响胎先露部下降及内源性缩宫素及前列腺素的释放，可导致原发性宫缩乏力；绝对性头盆不称时胎先露部下降受阻，使子宫上段收缩时产生的缩复作用弱，产生低张性宫缩乏力。多数头盆不称导致的继发性宫缩乏力往往是因胎先露部不能有效刺激盆底宫旁神经丛，及胎膜与宫壁剥离范围小，从而使内源性缩宫素释放受限等所致。产妇衰竭时亦可引起宫缩乏力及腹肌收缩乏力。产妇精神过度紧张可导致宫缩乏力及宫颈挛缩、宫口不易扩张等。

【异常分娩的处理】

异常分娩总的处理原则应以预防为主，尽可能做到产前诊断预测充分，产时诊断准确及时，针对病因适时处理。无论出现哪种产程异常，均需要充分评估子宫收缩力、胎儿大小与胎位、骨盆狭窄程度以及头盆是否相称等，综合决定分娩方式。

（一）可能经阴道分娩的处理

若无阴道分娩的绝对禁忌证，原则上应给予每个产妇阴道试产的机会。随着对现代分娩动因及产程受阻病因的认识，使对不同产程异常的处理不同。

❶ 潜伏期延长 因不易前瞻性地确定临产的精确时间使潜伏期的处理比较困难。当疑有潜伏期延长时，首选治疗性休息，改善产妇全身健康状态，耐心指导解除顾虑，补充营养，加强胎儿监护、给氧、纠正母体酸中毒，必要时注射药物入宫腔，纠正胎儿酸中毒。必要时用哌替啶 100mg 或吗啡 10mg 肌注。镇静治疗后可使假临产者的宫颈消失，而绝大多数潜伏期宫缩乏力产妇经充分休息后自然进入活跃期，仅有不足 5% 潜伏期宫缩乏力者需用缩宫素加强产力。

❷ 活跃期延长及停滞 准确测量骨盆内、外径及 B 型超声检测胎儿的双顶径、股骨长、胸径、腹径等多项指标，及 B 型超声探测胎头位置等，精确推算胎儿体重，由此可确定胎儿、骨盆有无不称。在排除绝对性头盆不称的前提下，对有可能经阴道分娩者，给予试产，经过检查，发现有阻碍阴道分娩的因素存在，但其程度较轻，有可能在临产过程中被克服或纠正，即给予试经阴道分娩的机会。可人工破膜，配合缩宫素滴注等处理，试产 2 ～ 4 小时，在试产过程中应保持宫缩强度在 200 ～ 250MU。若试产顺利，则宫颈扩张速度将 ≥ 1 ～ 2cm/ 小时。

试产过程中需严密观察胎心及产程进展，若发现枕后位等胎位异常，可通过指导产妇改变体位促进胎头枕部向前旋转，让产妇朝向胎背的对侧方向侧卧，必要时可手转胎头矫正胎位。试产的时间，应予确定，一般约 2 ～ 4 小时，切免盲目拖延。试产过程中，孕妇及胎心状态良好，宫颈扩张及先露下降恰当地进展等，当宫颈口开全，先露下降，可经阴道手术助产。

如已破膜，宫缩强度在 200MU 以上，经试产 4 小时宫颈扩张无进展，说明头盆不称，应及时行剖宫产分娩。

❸ 第二产程延长 第二产程胎头下降停滞时，要高度警惕头盆不称可能，应立即行阴道检查，在及时查清胎方位及骨盆有无狭窄的同时，应进一步检查

胎头颅骨重叠程度、胎先露部位置，胎头是否衔接，有无产瘤及复合先露等，在充分判定头盆不称程度的基础上，应指导产妇配合宫缩加腹压用力缩短第二产程；也可滴注缩宫素加强产力。若持续枕横位或枕后位，可徒手转至枕前位，S ≥ +3，行胎头吸引及产钳助产。结合产力、胎位及胎心等综合决定分娩方式，避免第二产程延长。

通过上述处理，有可能纠正相对性头盆不称等导致的继发性宫缩乏力，避免产程延长及停滞，并使胎儿经阴道自然娩出或手术助产娩出。分娩后及时修补软产道损伤，防止产后出血和产后感染以及由此而引起的并发症。新生儿应重点进行监护。

（二）**难以经阴道分娩的处理**

产程中一旦发现胎头呈高直后位、前不均倾位、颏后位及额先露时，均应终止阴道试产，而行剖宫产结束分娩。骨盆绝对狭窄或胎儿过大，明显头盆不称；肩先露及臀先露尤其是足先露时，均应行择期剖宫产术。产力异常发生病理缩复环时，无论胎儿是否存活，在立即制止宫缩的同时尽早行剖宫产。

总之，异常分娩有一定的原因，有的极为明显，在产前检查时即可诊断，并可作出处理。有的则需在分娩进程中，经过严密观察，方能明确。因此，防治关键应是按时孕产期检查，分娩期认真观察产程进展，作到早期发现异常，及时做好进一步诊断与处理的准备，使产程处理准确无误，确保母婴安全。基层医院必要时可以会诊、转诊。

（冯晓玲）

第十八章　妊娠病理

第一节　流产

凡妊娠不足28周、胎儿体重不足1000g而终止者，称为流产（abortion）。流产发生于妊娠12周前者称早期流产，发生在妊娠12周至不足28周者称晚期流产。本节仅讨论自然流产。自然流产的发生率约占全部妊娠的15%，多数为早期流产。

【病因病理】

导致流产的原因主要有以下几方面：

（一）遗传基因缺陷

在早期流产的病例中，染色体异常约占50%～60%。染色体异常多为数目异常，其次为结构异常。数目异常有多倍体、三倍体及X单体等；结构异常有染色体断裂、倒置、缺失和易位。染色体异常的胚胎多数发生早期流产。

（二）外界不良因素

影响生殖功能的外界不良因素很多，可以直接或间接对胚胎或胎儿造成损害。可能导致发生流产的有害物质有化学物质（如砷、镉、铅、苯、甲醛、氯丁二烯、氧化乙烯、有机汞、DDT及吸烟等）和物理因素（如放射性物质、噪音及高温等）。

（三）母体因素

❶ 全身性疾病　妊娠期患急性病，高热可引起子宫收缩而致流产；细菌毒素或病毒（如单纯疱疹病毒、巨细胞病毒等）可通过胎盘进入胎儿血循环，使胎儿死亡而发生流产。孕妇严重贫血或心力衰竭可致胎儿缺氧而引起流产。孕妇患慢性肾炎或高血压，胎盘可能发生梗死而引起流产。

❷ 生殖器官疾病　孕妇因子宫畸形（如双角子宫、纵隔子宫及子宫发育不良等）、盆腔肿瘤（如子宫肌瘤等），均可影响胎儿的生长发育而导致流产。宫颈内口松弛或宫颈深度裂伤，易因胎膜破裂发生晚期流产。

❸ **内分泌功能失调** 黄体功能不足常影响蜕膜、胎盘功能而发生流产。甲状腺功能低下者，也可能因胚胎发育不良而流产。

❹ **创伤** 妊娠期间行腹部手术或妊娠期间外伤，可刺激子宫收缩而引起流产。

（四）胎盘内分泌功能不足

妊娠 8 周以后，胎盘逐渐成为产生孕激素的主要场所，此外，胎盘还可合成其他激素，如 β-HCG、HPL 及雌激素等。早孕时，若上述激素值下降，则可致流产。

（五）免疫因素

妊娠时，胚胎与母体之间存在复杂而特殊的免疫学关系。若母儿双方免疫不适应，则可引起母体对胎儿的排斥而致流产。导致流产的免疫因素主要有父方的组织相容性抗原、胎儿特异抗原、血型抗原、母体细胞免疫调节失调、孕期母体封闭抗体缺乏及母体抗父方淋巴细胞的细胞毒抗体不足等。

流产的病理变化是：

早期流产时胚胎多数先死亡，继之发生底蜕膜出血，致使胚胎的绒毛与蜕膜层剥离，引起子宫收缩而排出剥离的胚胎组织。有时也可能蜕膜海绵层先出血坏死或有血栓形成，使胎儿死亡，然后排出。妊娠早期时，胎盘绒毛与子宫蜕膜联系还不牢固，故妊娠 8 周前的流产，妊娠产物多数可以完全从子宫壁剥离而排出，出血不多。妊娠 8 ～ 12 周时，胎盘绒毛与蜕膜联系较牢固，此时若发生流产，妊娠产物往往不易完整剥离排出，常有部分残留宫腔内影响子宫收缩，出血较多。妊娠 12 周后，胎盘已完全形成，流产时往往先有腹痛，然后排出胎儿、胎盘。有时由于底蜕膜反复出血，凝固的血块包绕胎块，形成血样胎块稽留于宫腔内。血红蛋白因长时间而被吸收形成肉样胎块，或纤维化与子宫壁粘连。偶有胎儿被挤压，形成纸样胎儿，或钙化后形成石胎。

【临床表现】

流产的主要症状是阴道流血和腹痛。妊娠 12 周内流产者，流产开始时绒毛与蜕膜分离，血窦开放，先出现阴道流血；当胚胎完全剥离排出后，由于子宫收缩，出血逐渐停止。晚期流产时，胎盘已形成，流产过程与早产相似，胎盘继胎儿娩出后排出，一般出血不多，且往往先有腹痛，然后出现阴道流血。流产时的腹痛呈阵发性宫缩样疼痛，早期流产出现阴道流血后，胚胎剥离及宫腔内存有的血块，刺激子宫收缩，出现阵发性下腹疼痛，因此阴道流血多出现在腹痛之前。晚期流产则先有阵发性子宫收缩，然后胎盘剥离，故阴道流血多出现在腹痛之后。

流产时检查子宫大小、宫颈口是否扩张以及是否破膜，根据妊娠周数及流产过程不同而异。

按照流产发展的各个阶段，流产的临床类型有：

❶ **先兆流产（threatened abortion）** 指妊娠 28 周前，出现少量阴道流血或（和）下腹痛，宫颈口未开，胎膜未破，妊娠产物尚未排出。经休息及治疗后，如流血停止，腹痛消失，妊娠可继续进行；若流血增多或腹痛加剧，则可发展为难免流产。

❷ **难免流产（inevitable abortion）** 指流产已不可避免。多由先兆流产发展而来，此时阴道流血增多，阵发性腹痛加重或出现阴道流水（胎膜破裂）。妇科检查宫颈口已扩张，有时尚可见胚胎组织或胎囊堵塞于宫颈口内，子宫大小与停经月份相符或略小。

❸ **不全流产（incomplete abortion）** 指妊娠产物已部分排出体外，尚有部分残留于官腔内，均由难免流产发展而来。由于宫腔内残留部分妊娠产物，影响子宫收缩，致使流血持续不止，甚至因流血过多而发生休克。妇科检查发现宫颈口已扩张，不断有血液自宫颈口内流出，有时尚可见部分妊娠产物堵塞于宫颈口，或部分妊娠产物已排出于阴道内，而部分仍留在宫腔内。一般子宫小于停经月份。

❹ **完全流产（complete abortion）** 指妊娠产物已全部排出，阴道流血逐渐停止，腹痛亦随之消失。妇科检查发现宫颈口关闭，子宫接近正常大小。

此外，流产尚有三种特殊情况：

❶ **稽留流产（missed abortion）** 指胚胎或胎儿在宫内已死亡尚未自然排出者。胚胎或胎儿死亡后子宫不再增大反而缩小，早孕反应消失。若已至中期妊娠，孕妇腹部不见增大，胎动消失。妇科检查宫颈口未开，子宫较停经月份小，质地不软。未闻及胎心。

❷ **习惯性流产（habitual abortion）** 指自然流产连续发生 3 次或 3 次以上者。近年国际上常用复发性自然流产（recurrent spontaneous abortion 取代习惯性流产。每次流产多发生于同一妊娠月份，其临床经过与一般流产相同。早期流产的原因常为黄体功能不足、甲状腺功能低下、染色体异常等。晚期流产最常见的原因为宫颈内口松弛、子宫畸形、子宫肌瘤等。宫颈内口松弛者于妊娠后，常在妊娠中期，胎儿长大，羊水增多，宫腔内压力增加时，胎囊易向宫颈内口突出，使宫颈逐渐短缩、扩张。患者多无自觉症状，但一旦胎膜破裂，胎儿则可随之排出。

❸ **流产合并感染（septic abortion）** 流产过程中，若阴道流血时间过长、有组织残留于宫腔内或非法堕胎等，有可能引起宫腔内感染，严重时感染可扩展到盆腔、腹腔乃至全身，并发盆腔炎、腹膜炎、败血症及感染性休克等。

【诊断】

根据病史及临床表现多可确诊。确诊流产后，还应确定流产的临床类型。

（一）病史与症状

了解患者有无停经史和反复流产的病史，有无早孕反应、阴道流血、流血量及其持续时间，有无腹痛及腹痛的部位、性质及程度，阴道有无排液，排液的色、量及有无臭味，有无妊娠产物排出等。

（二）体征

观察患者全身状况，有无贫血，并测量体温、血压及脉搏等。在消毒条件下进行妇科检查，注意宫颈口是否扩张，羊膜囊是否膨出，有无妊娠产物堵塞宫颈口；子宫大小与停经月份是否相符，有无压痛等。并应检查双侧附件有无肿块、增厚及压痛。

（三）辅助检查

对诊断有困难者，可选择辅助检查。

❶ **B 型超声显像** 可根据妊娠囊的有无及形态、有无胎心反射及胎动，确定胚胎或胎儿是否存活或是否存在。不全流产及稽留流产等均可借助 B 超加以确定。

❷ **妊娠试验** 对诊断妊娠和了解流产的预后有意义。血的 β-HCG 连续动态测定对预后有意义。血 β-HCG 每 48 小时增加不到 66% 提示妊娠预后不良。

❸ **其他检查** 血黄体酮连续的测定对先兆流产的预后有判断意义。对习惯性流产者夫妇双方应行染色体检查。

同时根据病史、临床表现、妇科检查和辅助检查等，鉴别先兆流产、难免流产、不全流产、完全流产等各种不同临床类型的流产。

早期流产还应与异位妊娠、葡萄胎、功能失调性子宫出血及子宫肌瘤等鉴别。

【处理】

（一）先兆流产

应卧床休息，禁止性生活。阴道检查操作应轻柔，必要时给以对胎儿危害小的镇静剂。对黄体功能不足的患者，每日肌注黄体酮 20mg，具有保胎效果。

维生素 E 有类似黄体酮的作用。对甲状腺功能低下患者，可应用小剂量甲状腺素片。此外，心理治疗也很重要，要使其情绪安定，增强信心。经治疗两周，症状不见缓解或反而加重者，提示可能胚胎发育异常，应结合 B 型超声检查及 β-HCG 测定，判定胚胎的状态，给以相应处理，包括终止妊娠。

（二）难免流产

一旦确诊，应尽早使胚胎及胎盘组织完全排出。早期流产时应及时刮宫，并对刮出物进行认真检查，或送病理检查。晚期流产时，因子宫较大，对吸宫及刮宫有困难者，可用催产素 10 单位加于葡萄糖液 500mL 内，静脉滴注，促使子宫收缩。当胎儿及胎盘排出后需检查是否完全，必要时刮宫以清除官腔内残留的妊娠产物。

（三）不全流产

一经确诊，应及时行吸宫术或钳刮术，以清除宫腔内残留组织。流血多、有休克者应同时输血输液。出血时间较长者，应给以抗生素预防感染。

（四）完全流产

症状消失，B 超检查宫腔内无残留物，无感染征象者，一般不需特殊处理。

（五）稽留流产

稽留流产有时因为胚胎组织可能机化，与子宫壁紧密粘连，造成刮宫困难；若稽留时间过久，可能发生凝血机制障碍，导致 DIC，造成严重出血。故稽留流产处理前，应检查血常规、血型、出凝血时间、血小板计数、血纤维蛋白原、凝血酶原时间、凝血块观察试验及血浆鱼精蛋白副凝试验（3P 试验）等，并做好输血准备。若凝血功能正常，可口服炔烯醇 1mg，每日 2 次，或己烯雌酚 5 ～ 10mg，每日 3 次，共 5 日，以提高子宫肌对催产素的敏感性。子宫小于 12 孕周者，可行刮宫术，术时注射宫缩剂以减少出血，若胎盘机化并与宫壁粘连较紧，手术应特别小心，防止穿孔，一次不能刮净，可于 5 ～ 7 日后再作刮宫。子宫大于 12 孕周者，可静脉滴注催产素（5 ～ 10 单位加于 5% 葡萄糖液 500mL 内），也可用前列腺素或依沙吖啶等进行引产，促使胎儿、胎盘排出。若凝血功能障碍，应尽早使用肝素、纤维蛋白原及输新鲜血等，待凝血功能好转后，再行引产或刮宫。

（六）习惯性流产

有习惯性流产史者，应在怀孕前进行必要检查，包括卵巢功能检查、夫妇双方染色体检查与血型鉴定及其丈夫的精液检查，女方尚需进行生殖道的详细检查，包括有无子宫肌瘤、宫腔粘连，并作子宫输卵管造影，以确定子宫有无畸形与病变以及检查有无宫颈内口松弛等。若能纠治者，应于怀孕前治疗。

原因不明的习惯性流产者，当有怀孕征兆时，可按黄体功能不足给以黄体酮治疗，每日 10 ～ 20mg 肌注，或 HCG3000U ～ 5000U，隔日肌注 1 次。确诊妊娠后则继续给药直至妊娠 10 周或超过以往发生流产的月份，并嘱其卧床休息，禁止性生活，补充维生素 E 及给予心理治疗，以解除其精神紧张，安定其情绪。

宫颈内口松弛者，于妊娠前作宫颈内口修补术。若已妊娠，最好于妊娠 14 ～ 16 周行宫颈内口环扎术，术后定期随诊，待分娩发动前提前住院，拆除缝线。若环扎术后有流产征象，治疗失败，应及时拆除缝线，以免造成宫颈撕裂。

（七）流产感染

流产感染多为不全流产合并感染。治疗原则应首先控制感染，若阴道流血不多，可应用广谱抗生素 2 ～ 3 日，待控制感染后若流血不多再行刮宫，清除宫腔残留组织以止血。若阴道流血量多，应在静脉给予广谱抗生素和输血的同时，用卵圆钳将宫腔残留组织夹出，使出血减少，切不可用刮匙全面搔刮宫腔，以免造成感染扩散。术后继续应用抗生素，待感染控制后再行彻底刮宫。若已合并感染性休克者，应积极纠正休克。若感染严重或腹、盆腔有脓肿形成时，应手术引流，必要时考虑切除子宫。

对先兆流产、习惯性流产结合中医药治疗，可明显提高其疗效（参见第十章第四、五节）。

（冯晓玲）

第二节　异位妊娠

妊娠时，受精卵着床于子宫腔以外，称为异位妊娠（ectopic abortion），习称宫外孕，但两者含义稍有差别。异位妊娠包括输卵管妊娠、卵巢妊娠、腹腔妊娠、阔韧带妊娠及宫颈妊娠等（图参见 10–1）；而宫外孕则仅指子宫以外的妊娠，宫颈妊娠不包括在内。

异位妊娠以输卵管妊娠为最常见，约占异位妊娠的 95%左右。本节主要讨论输卵管妊娠。

输卵管妊娠的发生部位以壶腹部最多，约占 60%，其次为峡部，约占 25%，伞部及间质部妊娠较少见。

异位妊娠是妇产科常见的急腹症之一，其发生率近年有上升趋势。若不及时诊断和积极抢救，可危及生命。

【病因病理】

（一）输卵管妊娠常见病因

❶ 慢性输卵管炎

分为输卵管黏膜炎和输卵管周围炎，两者均为输卵管妊娠的最常见病因。输卵管黏膜炎严重者可引起管腔完全堵塞而致不孕，轻者黏膜皱褶发生粘连，使管腔变窄或纤毛缺损，而影响受精卵在输卵管内正常运行，中途受阻而在该处着床发育。输卵管周围炎病变主要在输卵管的浆膜层或浆肌层，可造成输卵管周围粘连，而引致输卵管扭曲，管腔狭窄，管壁平滑肌蠕动减弱，影响受精卵的正常运行。淋球菌及沙眼衣原体所致的输卵管炎常累及黏膜，而流产或分娩后感染往往导致输卵管周围炎。因结核性输卵管炎病变严重，治愈后多造成不孕，偶尔妊娠，约 1/3 为输卵管妊娠。

❷ 输卵管发育不良或功能异常

输卵管发育不良常表现为输卵管过长、肌层发育差、黏膜纤毛缺乏。其他还有双输卵管、憩室或副伞等，均可成为输卵管妊娠的原因。输卵管的功能（包括蠕动、纤毛活动以及上皮细胞的分泌等）受雌、孕激素的调节。若其功能的调节失调，可影响受精卵的正常运行。此外，精神因素可引起输卵管痉挛和蠕动异常，干扰受精卵的运送。

❸ 各种节育措施后

输卵管绝育术不论采用何种手术方法，若形成输卵管瘘管或再通，均有导致输卵管妊娠的可能。输卵管绝育术后的复通术或输卵管成形术，也可因管腔狭窄而致输卵管妊娠。宫内节育器（IUD）与异位妊娠发生率的关系，已引起重视。随着 IUD 的广泛应用，异位妊娠的发生率也在增高，其原因可能是由于使用 IUD 后的输卵管炎所致。但国内对 13 省、市 6236 例使用 IUD 妇女进行的前瞻性研究，及北京对 10840 例妇女进行的流行病学定群调查研究，表明 IUD 本身并不增加异位妊娠的发生率，但若 IUD 避孕失败而受孕时，则发生异位妊娠的机会较大。使用低剂量纯孕激素避孕药，排卵未被抑制，但输卵管蠕动异常，可致输卵管妊娠。使用含大剂量雌激素的事后避孕药，避孕失败而受孕者，可致输卵管妊娠。

❹ 受精卵游走

一侧卵巢排卵，受精卵经宫腔或腹腔向对侧输卵管移行，称为受精卵游走。因移行时间过长，受精卵发育增大，就可在对侧输卵管内着床发展成输卵管妊娠。

❺ 其他

输卵管周围肿瘤如子宫肌瘤或卵巢肿瘤，有时可造成输卵管变形或受压而影响输卵管管腔的通畅，使受精卵运行受阻。子宫内膜异位症可增加受精卵着床于输卵管的可能性。

（二）输卵管妊娠病理变化

❶ 输卵管妊娠变化与结局

因为输卵管管腔狭小，管壁薄且缺乏黏膜下组织，其平滑肌层亦远不如子宫肌壁厚与坚韧，妊娠时输卵管黏膜又不能形成完好的蜕膜，不能适应胎儿的生长发育，所以，当输卵管妊娠发展到一定时限，即可发生以下结局：

（1）**输卵管妊娠流产** 较多见于输卵管壶腹部妊娠，流产多发生在妊娠 8 ～ 12 周。受精卵种植在输卵管黏膜皱襞内，由于输卵管妊娠时管壁形成的蜕膜不完整，发育中的囊胚常向管腔突出，终于突破包膜而出血，囊胚可与管壁分离，若整个囊胚剥离落入管腔并经输卵管逆蠕动排出到腹腔，即形成输卵管完全流产，出血一般不多。若囊胚剥离不完整，妊娠产物部分排出，部分尚附着于管腔，则为输卵管不全流产，此时滋养细胞继续侵蚀输卵管壁，导致反复出血，形成输卵管血肿或输卵管周围血肿。由于输卵管肌壁薄，收缩力差，不易止血，血液不断流出，积聚在直肠子宫陷窝，形成盆腔血肿，量多时甚至流向腹腔。

（2）**输卵管妊娠破裂** 较多见于输卵管峡部妊娠，破裂多发生在妊娠 6 周左右。受精卵着床于输卵管黏膜皱襞间，由于输卵管妊娠时管壁形成的蜕膜不完整，当囊胚生长时绒毛向管壁方向侵蚀肌层及浆膜，最后穿破浆膜，形成输卵管妊娠破裂。输卵管肌层血管丰富，输卵管妊娠破裂所致的出血远较输卵管妊娠流产剧烈，短期内即可发生大量腹腔内出血使患者陷于休克，亦可因反复出血，在盆腔内与腹腔内形成血肿。

输卵管间质部妊娠很少见，但一旦发生则后果严重，其病理几乎全为输卵管妊娠破裂。输卵管间质部为通入子宫角的肌壁部分，管腔周围子宫肌层较厚，因此可维持妊娠到 4 个月左右才发生破裂。由于此处血运丰富，其破裂犹如子宫破裂，症状极为严重，往往在短时间内即可发生大量的腹腔内出血而很快出现休克。

输卵管妊娠流产或破裂后，有时内出血停止，病情趋向稳定，时间久，则胚胎死亡或吸收。但长期反复的内出血所形成的盆腔血肿若不消散，血肿可机化变硬并与周围组织粘连，成为临床上所称的“陈旧性宫外孕”。

（3）**继发性腹腔妊娠** 不论输卵管妊娠流产或破裂，一般囊胚从输卵管排出到腹腔内或阔韧带内，多数死亡。但偶尔也有存活者，若存活胚胎的绒毛组织仍附着于原位或排至腹腔后重新种植而获得营养，可继续生长发育形成继发性腹腔妊娠。若破裂口在阔韧带内，可发展为阔韧带妊娠。

❷ 子宫变化

输卵管妊娠和正常妊娠一样，滋养细胞产生的HCG维持黄体生长，使甾体激素分泌增加。因此，月经停止来潮，子宫增大变软，子宫内膜出现蜕膜反应。

若胚胎死亡，滋养细胞的活力消失，蜕膜自宫壁剥离而发生阴道流血。有时蜕膜可完整剥离，随阴道流血而排出三角形蜕膜管型；有时则呈碎片排出，表现为少量的不规则阴道出血。排出的组织中见不到绒毛，组织病理学检查无滋养细胞。子宫内膜的形态学改变可以是多样的，除内膜呈蜕膜改变外，若孕卵死亡已久，内膜可呈增生期改变，有时可见Arias-Stell（A-S）反应，对诊断有一定价值。此外，孕卵死亡后，部分深入肌层的绒毛仍存活，黄体退化迟缓，内膜尚可呈分泌反应。绒毛作用完全消失后，卵巢上可出现卵泡再生，内膜呈现增生改变。

【临床表现】

输卵管妊娠的临床表现，与受精卵着床部位、有无发生流产或破裂以及出血量的多少和时间久暂等有关。

（一）症状

❶ 停经 除输卵管间质部妊娠停经时间较长外，其他部位的输卵管妊娠一般有6～8周不等的停经。临床上也约有20%～30%患者无明显停经史，这可能是未仔细询问病史，将不规则阴道流血误认为末次月经，或由于月经仅过期几天，不认为是停经，但临床上确实是有小部分输卵管妊娠是无停经的。

❷ 腹痛 是输卵管妊娠患者就诊的主要症状。输卵管妊娠未发生流产或破裂前，可以完全没有腹痛，或由于胚胎在输卵管内逐渐增大，输卵管膨胀而常表现为一侧下腹部隐痛或酸胀感。当发生输卵管妊娠流产或破裂时，患者会突感一侧下腹部撕裂样疼痛，常伴有恶心呕吐。若血液局限于病变区，主要表现为下腹部疼痛；当血液积聚于子宫直肠陷凹处时，可出现肛门坠胀感；随着血液由下腹部流向全腹，疼痛可由下腹部向全腹部扩散，血液刺激膈肌时，可引起肩胛部放射性疼痛。

❸ **阴道流血** 胚胎死亡后，常有不规则阴道流血，色深褐，量少，一般不超过月经量，少数患者阴道流血量较多，类似月经。流血可伴有蜕膜管型或蜕膜碎片排出。阴道流血系子宫蜕膜剥离所致。阴道流血一般要在病灶去除后才能停止。

❹ **晕厥与休克** 由于腹腔内的急性出血及剧烈腹痛，轻者出现昏厥，重者会出现出血性休克和痛性休克。出血越多越快，症状出现也越迅速和越严重，但晕厥和休克与阴道流血量不成比例。

❺ **腹部包块** 当输卵管妊娠流产或破裂所形成的血肿时间较久时，可因血液凝固，且与周围组织或器官（子宫、输卵管、卵巢、肠管或大网膜等）发生粘连而形成包块。

（二）体征

❶ **一般情况** 腹腔内出血较多时，呈贫血貌。大量出血时，患者可出现面色苍白，脉快而细弱，血压下降等休克表现。若不合并感染，体温一般正常，腹腔内血液吸收时可略高，但多不超过38℃。

❷ **腹部检查** 下腹部有明显压痛及反跳痛，尤以病侧为甚，但腹肌紧张较轻。出血较多时，叩诊有移动性浊音。有些可在下腹部可触及包块，若反复出血并积聚，包块可不断增大变硬。

❸ **盆腔检查** 阴道内常有少量来自宫腔的血液。输卵管妊娠未发生流产或破裂者，除子宫略大较软外，仔细检查可能触及胀大的输卵管及有轻度压痛。输卵管妊娠流产或破裂者，阴道后穹隆饱满，有触痛。宫颈抬举痛和摇摆痛明显，即将宫颈轻轻上抬或向左右摇动时可引起剧烈疼痛，此是由于加重对腹膜刺激之故。子宫稍大，而软。内出血多时，检查子宫有漂浮感。子宫一侧或其后方可触及肿块，其大小、形状、质地常有变化，边界多不清楚，触痛明显。病变持续较久时，包块机化变硬，边界亦渐清楚。输卵管间质部妊娠时，子宫大小与停经月份基本符合，但子宫不对称，一侧角部突出，破裂所致的征象与子宫破裂相似。

【诊断与鉴别诊断】

（一）诊断

输卵管妊娠尚未发生流产或破裂时，由于临床表现不明显，诊断较困难。输卵管妊娠流产或破裂后，多数患者临床表现典型，诊断多无困难。对诊断有困难者，应严密观察病情变化，若阴道流血淋漓不断，腹痛加剧，盆腔包块增大以及血红蛋白逐渐下降等，有助于确诊。需要时可采用必要的辅助检查方法。

❶ **超声诊断** 已成为诊断输卵管妊娠的重要方法之一。输卵管妊娠的典型声像图为：①子宫内不见妊娠囊，内膜增厚。②宫旁一侧见边界不清、回声不均的混合性包块，有时可见宫旁包块内有妊娠囊、胚芽及原始心血管搏动，为输卵管妊娠的直接证据。③直肠子宫陷凹处有积液。

❷ **β-HCG 检测** 目前妊娠试验中的 β-HCG 检测已是早期诊断异位妊娠的重要方法。胚胎存活或滋养细胞尚具有活力时，β-HCG 可为阳性，但由于异位妊娠时，患者体内 HCG 水平较正常妊娠为低，因此需要采用灵敏度高的放射免疫法测定血 β-HCG，或酶联免疫法测定尿 β-HCG，尤其后一方法简便、快速，适用于急诊患者。β-HCG 阳性则需鉴别是宫内妊娠抑或异位妊娠。β-HCG 阴性仍不能完全排除异位妊娠。疑难病例可连续测定 β-HCG，在 48 小时内增加不足 66% 有助诊断。

❸ **阴道后穹隆穿刺** 适用于疑有腹腔内出血的患者。由于腹腔内血液最易积聚在子宫直肠陷凹，即使血量不多，也多能经阴道后穹隆穿刺抽出血液。若抽出暗红色不凝固血液，说明有血腹症存在。陈旧性宫外孕时，可以抽出小血块或不凝固的陈旧血液。若穿刺针头误入静脉，则血较红，将标本放置 10 分钟左右，即可凝结。暂无内出血、内出血量少、血肿位置较高或直肠子宫陷凹有粘连时，可能抽不出血液，因而穿刺阴性不能否定输卵管妊娠存在。

内出血量多，腹部检查有移动性浊音者，亦可经下腹一侧做腹腔穿刺。

❹ **腹腔镜检查** 适用于输卵管妊娠尚未破裂或流产的早期患者的诊断与治疗。并适用于与原因不明的急腹症鉴别。腹腔内大量出血或伴有休克者，禁作腹腔镜检查。

❺ **子宫内膜病理检查** 诊刮可适用于阴道流血量较多的患者，目的在于排除宫内妊娠流产。将宫腔排出物或刮出物做病理检查，仅见蜕膜未见绒毛有助于诊断异位妊娠。

（二）鉴别诊断

❶ **与流产鉴别** 停经后出现少量阴道流血，伴下腹正中阵发性胀痛，有时可见绒毛排出。检查：子宫增大变软，宫口松弛，后穹隆穿刺为阴性。HCG 阳性，B 型超声检查宫腔内有妊娠囊，排出组织物可见到绒毛。

❷ **与黄体破裂鉴别** 无停经史，在黄体期突发下腹一侧剧痛，可伴有肛门坠胀，无阴道流血。检查：子宫正常大小，质地中等，附件一侧压痛，后穹隆穿刺可抽出不凝血，HCG 阴性。

❸ **与卵巢囊肿蒂扭转鉴别** 常有卵巢囊肿病史，患者突发下腹一侧剧痛，

可有恶心呕吐，无阴道流血及肛门坠胀。检查：子宫正常大小，患侧附件扪及触痛明显、张力较大的包块。HCG 阴性，B 型超声检查可见患侧附件肿块。

❹ 与卵巢子宫内膜异位囊肿破裂鉴别 有子宫内膜异位症病史，表现为突发下腹一侧剧痛，伴有肛门坠胀，无阴道流血。检查：下腹压痛及反跳痛，宫骶韧带可扪及触痛结节，患侧附件区压痛，以前发现的包块消失。B 型超声检查见后穹隆积液，可穿出巧克力样液体。

❺ 与急性盆腔炎鉴别 患者有不洁性生活史，表现为发热，下腹持续性疼痛，白细胞记数明显增高。检查：下腹压痛，有肌紧张及反[illegible]痛，阴道灼热感，宫颈举痛，附件增厚或有包块，后穹隆穿刺可抽出脓液[illegible]出液。一般无阴道流血，HCG 阴性。

❻ 与急性阑尾炎鉴别 无阴道流血。典型表现为转移性右下腹痛，伴恶心、呕吐、白细胞记数增高。检查：麦氏点压痛、反跳痛明显，盆腔无压痛。HCG 阴性。

【治疗】

（一）手术治疗

手术方式有二,一是切除患侧输卵管；一是保留患侧输卵管手术，即保守性手术。

❶ 输卵管切除术 输卵管妊娠一般采用输卵管切除术，尤其适用于内出血并发休克的急症患者。对这种急症患者应在积极纠正休克的同时，迅速打开腹腔，提出病变输卵管，用卵圆钳钳夹出血部位，暂时控制出血，并加快输血输液，待血压上升后继续手术切除输卵管，并酌情处理对侧输卵管。

输卵管间质部妊娠，应争取在破裂前手术，以避免破裂时威胁生命的大出血。手术应作子宫角部楔形切除及患侧输卵管切除，必要时可切除子宫。

自体输血是抢救严重内出血伴休克的有效措施之一，尤其在缺乏血源的情况下更为重要。回收腹腔内血液应符合以下条件：妊娠＜ 12 周、胎膜未破、出血时间＜ 24 小时、血液未受污染、镜下红细胞破坏率＜ 30%。每 100mL 血液加入 3.8% 枸橼酸钠 10mL 抗凝，经 6 ～ 8 层纱布或经 20μm 微孔过滤器过滤，即可输回体内。

❷ 保守性手术 适用于有生育要求的年轻妇女，特别是对侧输卵管已切除或有明显病变者。近年来由于 B 型超声、β –HCG 及腹腔镜的应用，输卵管妊娠在流产或破裂前确诊者增多，为保守性手术创造了条件。根据受精卵着床部位及输卵管病变情况选择术式，若为伞部妊娠可行挤压术将妊娠产物挤出；若

壶腹部妊娠可行切开术取出胚胎；若峡部妊娠可行病变切除及断端吻合。采用显微外科手术可提高以后的妊娠率。保守性手术也可经腹腔镜进行。

（二）非手术治疗

适应证：一般情况良好，无活动性腹腔出血；盆腔包块＜3cm；血β–HCG＜2000U/L；肝肾功能及红细胞、白细胞、血小板记数正常。

❶ 化学药物治疗

（1）单次给药 剂量为50mg/m^2肌内注射1次，不加用四氢叶酸，成功率达87%以上。

（2）分次给药 MTX0.4mg/kg肌内注射，每日1次，共5次，给药期间应用β–HCG及B型超声严密监护。如用药后2周，β–HCG呈下降趋势并3次阴性，症状缓解或消失，包块缩小为有效。若β–HCG不降或反而升高，症状不缓解或反而加重或有内出血，应考虑手术治疗。

局部用药可采用在B超引导下穿刺，将MTX直接注入输卵管的妊娠囊内，也可在腹腔镜直视下穿刺输卵管的妊娠囊，吸出部分囊液后，将药液注入其中。

❷ 中医治疗 详参各论第十章第八节。

【现代研究】

胡春秀对两组分别进行腹腔镜下保守治疗与输卵管切除术治疗患者的输卵管组织进行超微结构观察，发现妊娠的输卵管存在严重超微结构异常改变，损伤不可逆，故建议具有手术指征时，建议切除患侧输卵管。在对98例输卵管妊娠的患者分别进行腹腔镜下输卵管切除术和保守治疗的术后追踪，发现虽然保守手术治疗术后宫内妊娠率要高于输卵管切除的患者，但同时也增加了持续性异位妊娠与重复性异位妊娠的发生。

（冯晓玲）

第三节 妊娠剧吐

妊娠剧吐（hyperemesis gravidarum）是在妊娠早期发生的以恶心呕吐频繁、不能进食为主要症状的一组证候群。严重者影响孕妇的身体健康和胚胎发育，甚至可因酸中毒、电解质紊乱、肝肾功能衰竭而死亡。

【病因】

至今尚未明确。鉴于早孕反应的发展和消失过程恰好与孕妇血 HCG 值上升和下降的时间相吻合；又据临床观察，在葡萄胎、多胎妊娠的孕妇中，其血中 HCG 值显著增高，早孕反应的症状亦较严重，甚至发生妊娠剧吐；而这些症状在妊娠终止后，多立即消失。因而目前多认为妊娠剧吐与血中 HCG 水平值的增高关系密切。但各个患者症状的轻重，存在很大的个体差异，又不与 HCG 值成正比。另外，在临床上还观察到，在一些神经系统功能不稳定、精神紧张的孕妇当中，发生妊娠剧吐较多见，说明本病可能还与大脑皮层及皮层下中枢功能失调，致使下丘脑自主神经系统功能紊乱有关。

【临床表现】

妊娠剧吐较多见于年轻孕妇。一般在停经一个多月前后出现。初始表现为择食、食欲不振、轻度恶心等早孕反应，以后症状逐渐加重，直至呕吐频繁，不能进食，或食入即吐，呕吐物多为食物、痰涎等，有些可为胆汁或咖啡渣样物。由于严重呕吐，可引起失水及电解质紊乱；由于长期饥饿，机体需动用自身的脂肪组织供给能量，可导致脂肪代谢的中间产物——酮体的积聚，引起代谢性酸中毒。患者表现为明显消瘦，极度疲乏，脉搏增快，皮肤、黏膜干燥、眼球下陷等失水征，体温可轻度升高，甚至血压下降；血红蛋白及血细胞比容升高，尿量减少，比重增加，并出现酮体。患者可因肝、肾功能受损出现黄疸，血胆红素和转氨酶升高，尿素氮和肌酐增高，尿中出现蛋白和管型。眼底检查可发现视网膜出血。若病情继续发展，患者可出现意识模糊及昏睡状态。

【诊断与鉴别诊断】

根据病史及相关检查，诊断并不困难。但首先需要确定是否为妊娠，并排除葡萄胎引起剧吐的可能。

另外孕妇合并急性病毒性肝炎、胃肠炎、胰腺炎或胆道疾患等均可出现呕吐的症状，应根据病史、临床表现和相关检查等加以鉴别。

为判定妊娠剧吐病情的轻重，除根据患者的临床表现外，还可测定尿量、尿比重、尿或血酮体、血红细胞计数及血细胞比容、血红蛋白、二氧化碳结合力、钾、钠、氯、尿素氮、肌酐及胆红素等，必要时还应进行眼底检查。

【处理】

❶ **心理治疗** 对患者给予心理安慰辅导，并注意其精神状态，了解其情绪变化，解除顾虑，指导饮食。

❷ **住院治疗** 一般应先禁食 2 ～ 3 日，通过静脉补充能量，一般每日滴注葡萄糖液及葡萄糖盐水等共 3000mL。输液中应根据电解质紊乱的程度适当加入氯化钾等电解质，并加入维生素 C 及维生素 B_6 等，同时肌肉注射维生素 B_1。合并有代谢性酸中毒者，应根据血二氧化碳结合力值或血气分析结果，静脉补碱，如碳酸氢钠溶液等。通过补液使患者每日尿量至少达到 1000mL 以上。一般经上述治疗 2 ～ 3 日后，病情多能迅速改善。呕吐停止后，可以试行进饮食，进食宜清淡和富含营养。若进食量不足，还应适当补液。

经上述治疗，若病情仍不见好转，而体温增高达 38℃以上，心率每分钟超过 120 次或出现黄疸时，应考虑终止妊娠。

【现代研究】

妊娠剧吐相当于中医学所说的“妊娠恶阻”“子病”“阻病”等。

现在有研究发现妊娠剧吐与孕妇血清中人绒膜毛促性腺激素（hcg）急剧升高有关，同时也与精神及社会因素如恐惧妊娠、精神紧张、情绪不稳定、依赖性强，社会地位低下及经济条件差有关，神经因素像妊娠早期大脑皮质的兴奋性升高而皮质下中枢的抑制性降低也与妊娠剧吐发生有关，维生素缺乏如维生素 B6 缺乏对妊娠剧吐发生也有一定影响。张红等把 62 例妊娠剧吐患者随机分为针灸组和穴位注射组，每组 31 例。针灸组给予针刺中脘、内关、足三里、下脘、关门，得气后用艾灸盒灸中脘穴；穴位注射组给予维生素 B_6 注射液 0.1g 双侧内关穴位注射。结果针灸组显愈率为 93.55%，穴位注射组的显愈率为 54.84%，得出针灸和穴位注射治疗妊娠剧吐均有效，针灸疗效优于穴位注射。李子珊收集脾胃虚弱型的妊娠剧吐的患者 60 例，分为对照组（单纯补液组）、治疗组（穴位贴敷配合补液组）各 30 例。运用安胎止吐中药砂仁、苏叶、生姜所制作的膏药进行内关、中脘穴位贴敷并配合补液治疗脾胃虚弱型妊娠剧吐，能有效改善患者症状，缩短治疗时间，并使实验室检查指标恢复正常，提高临床治愈率［李子珊 . 穴位贴敷治疗脾胃虚弱型妊娠剧吐的临床研究，广东：广东中医药大学，2012：1–28］。张泽荣运用背俞穴拔火罐治疗联合针灸和西药治疗 30 例妊娠剧吐，与 30 例纯西医治疗的妊娠剧吐疗效比较，发现拔罐加穴位注射结合西医治疗妊娠剧吐，具有疗效好、起效快、无副作用的优点。

【科研思路】

根据国际疾病分类第 10 版（ICD–10），妊娠恶心、呕吐（O21）分为：轻度妊娠呕吐、伴代谢障碍的妊娠剧吐、晚期妊娠剧吐、其他疾病导致的妊娠剧吐、其他不明妊娠剧吐。其影响因素主要包括孕妇血中人绒毛膜促性腺激素急剧上升，遗传因素和生活因素以及社会心理因素等，幽门螺旋杆菌感染与妊娠剧吐是否存在必然的关系仍有争议。研究者可从妊娠剧吐的病因学进行研究。

（李娜）

第四节　妊娠高血压综合征

因妊娠引起孕妇高血压、蛋白尿、水肿证候群，严重者出现昏迷、抽搐等病症，称为妊娠高血压综合征（pregnancy-induced hypertension，PIH），简称“妊高征”。

本病发病率，据国外资料统计为27.5%～28.1%。据国内调查，发病率为10.32%，是导致孕产妇死亡的严重疾病之一。

根据妊娠高血压综合征症状、体征，可分为轻、中、重三类。

轻度　血压较基础水平升高30/15mmHg，可伴有水肿或轻微蛋白尿。

中度　血压升高，但不超过160/110mmHg，尿蛋白量增加，超过0.5g/24小时，或伴水肿。可有头晕感。

重度　血压≥160/110mmHg；尿蛋白达到或超过5g/24小时，或伴有水肿。严重时伴头痛、眼花、恶心、呕吐等，成为先兆子痫，进而有抽搐、昏迷者则为子痫。

【病因病理】

发病原因尚未完全阐明，其主要学说有：

❶ 免疫学说　妊娠可视为成功的自然同种异体移植，故可认为某些特殊的免疫排斥反应或过敏反应为本病的易发因素。

❷ 子宫胎盘缺血学说　由于妊娠期子宫胎盘缺血、缺氧，导致全身小动脉痉挛，从而出现高血压、水肿和蛋白尿。但子宫胎盘缺血是导致妊高征的原因还是血管痉挛的结果尚待进一步验证。

❸ 神经内分泌学说　①肾素－血管紧张素敏感性增高；②前列腺素合成失调；③醛固酮失调等因素可使小动脉痉挛，引起妊娠高血压综合征的出现。

❹ 一氧化氮与妊高征　一氧化氮具有扩张血管，抑制血小板凝集防止血小板黏附血管内皮作用。若胎盘NO合成酶基因表达降低，使NO合成减少，导

致血管收缩，则血压升高。

❺ **凝血与纤溶平衡失调学说** 正常孕妇凝血与纤溶系统保持动态平衡状态。妊高征时凝血因子Ⅱ、Ⅶ、Ⅷ、Ⅸ、Ⅹ活性增强，血小板功能明显增强，而抗凝血因子、组织型纤溶酶原激活物则活性降低，纤维结合蛋白、纤溶酶原活性抑制因子增高，因此使机体凝血与纤溶平衡失调，是导致妊高征重要因素。

❻ **钙平衡失调学说** 孕妇20周后因胎儿对钙要求增加，可发生孕妇低钙，可通过增加钙吸收减少钙排泄，使孕妇血钙得以保持平衡，如孕妇血钙平衡失调，亦可致妊高征发生。

患者全身小动脉痉挛为本病的基本病变。全身小动脉压升高、循环血量减少、血流动力学异常及弥散性血管内凝血等为本病的主要病理生理变化。

【临床表现】

（一）轻度妊娠高血压综合征

主要表现为血压轻度升高，可能伴有水肿或尿有微量蛋白。

❶ **高血压** 孕前无高血压病史或妊娠20周前血压不高，而至妊娠20周后血压开始升高达140/90mmHg以上，或比基础血压增高30/15mmHg以上者，视为异常。舒张压的变化较收缩压更为重要。

❷ **水肿** 多由踝部开始，渐延至小腿、大腿、外阴部和腹部。水肿部位皮肤紧张甚至发亮，按之成陷凹。按水肿的范围，临床分为四级（以“+”表示）。

+ 水肿局限于足踝小腿。

++ 水肿上升到大腿。

+++ 水肿涉及外阴及腹部。

++++ 全身水肿，甚者伴有腹水。

水肿的轻重与预后未必一致。相反，隐性水肿者（每周体重增加0.5 kg以上），更需警惕。

❸ **蛋白尿** 本证出现略迟于血压升高，开始时可无，或量微少。

（二）中度妊娠高血压综合征

孕妇血压升高≥150/100mmHg，但不超过160/110mmHg；尿蛋白（+），24小时≥0.5g，伴有水肿。无自觉症状或轻度头晕。

（三）重度妊娠高血压综合征

血压升高，达到或超过160/110mmHg，尿蛋白（+++～++++）或24小时≥5g，伴有水肿。

❶ **先兆子痫**　除重度妊娠高血压综合征之水肿、高血压、蛋白尿三大征象加重外，并出现自觉症状。如头痛、眩晕、恶心、呕吐、上腹部不适，眼花及视力障碍等，称为先兆子痫，如不及时处理，可能发展为子痫。

❷ **子痫**　为本病最严重的阶段，除先兆子痫的症状外，出现抽搐和昏迷时，称为子痫。抽搐的发作过程典型者首先表现眼球固定，瞳孔放大，瞬即头扭向一侧，牙关紧闭，继而口角与面部肌肉颤动，很快波及全身及四肢肌肉强直（角弓反张），双手紧握，全身肌肉强烈抽动，抽搐时呼吸暂停，面色青紫，约1～2分钟后抽搐渐止，全身肌肉松弛，呼吸恢复。抽搐发作前及抽搐期间患者神智丧失，轻者抽搐后即渐苏醒，抽搐间隔期长，抽搐发作少。重者则抽搐发作频繁且持续时间长，可陷入昏迷状态。

根据发病时间，分为产前、产时、产后子痫，其中产前子痫最为常见，约占半数以上，其次是产时子痫，而产后子痫多发生在产后24小时内，较少见。

【诊断与鉴别诊断】

（一）诊断

根据病史、症状与检查可以作出诊断，但为了准确估计病情，要注意以下几点：

❶ 病史

（1）详细了解孕前及孕20周前有无高血压、蛋白尿及水肿、抽搐等征象，有无家族史。

（2）此次妊娠征象出现的时间及程度，结合患者的年龄、胎次、体型，参考本病的好发因素（年轻或高龄初产妇，体型矮胖，营养不良特别是伴有严重贫血，孕前即有原发性高血压、慢性肾炎、糖尿病，此次妊娠为双胎，羊水过多，发病时值严冬季节或春寒或气压升高时，有家族史等），可得出初步印象。

❷ 征象

（1）高血压　须与基础血压比较，若测血压升高，则需休息半小时至1小时后复测，可较正确地反应血压情况。当基础血压为90/60mmHg，而妊娠20周后血压上升为120/80mmHg，其增加已超过30/15mmHg，则符合前述高血压标准。

（2）水肿　水肿者，若经卧床休息6～8小时，浮肿未退者，应列入病理范围；若浮肿不明显，但体重于1周内增加≥500g，或1个月内体重增加≥2000g者，认为隐性水肿存在，应特别重视。

（3）蛋白尿 应取中段尿检查为宜，凡 24 小时尿蛋白定量≥ 0.5g，视为病理情况。

（4）自觉症状 轻度妊高征仅有头晕，中度及重度妊高征则有头痛、眼花、胸闷、恶心、呕吐等自觉症状，子痫发作时有抽搐和昏迷征象。

❸ 检查

（1）血液检查 测血细胞比容，血红蛋白含量、血液黏度，了解血液浓缩、血容量情况，必要时应作电解质含量、二氧化碳结合力等检查。疑有凝血功能异常者应作血小板记数、凝血酶原时间、血纤维蛋白原、凝血时间（试管法）鱼精蛋白副凝试验等测定。

（2）尿液检查 重点检查尿蛋白，镜检中需注意有无红细胞、白细胞及管型。有条件时，可作 24 小时尿蛋白定量检查，如蛋白排除量> 0.5g 时则应视为病理状态，如> 5g 时，则表示病情严重，应积极处理。

（3）眼底检查 视网膜小动脉可以反映体内主要器官的小动脉情况。故眼底改变可反映妊高征的进展和严重程度。眼底主要变化为视网膜小动脉痉挛，小动脉与小静脉管径的比例可由正常的 2 ∶ 3 变为 2 ∶ 3，甚至 1 ∶ 4。重症时出现视网膜水肿、渗出、出血，甚至视网膜剥离，严重影响视力或突然失明。产后小动脉痉挛逐渐恢复，视网膜水肿消退，渗出及出血逐渐吸收，视网膜剥离在产后可复位，视力逐渐恢复，永久性失明者极为少见。

（4）其他检查 母、儿心电图、超声、羊膜镜等检查，胎盘功能及胎儿成熟度检查等，可视病情而定。

（二）鉴别诊断

❶ 与妊娠合并原发性高血压或慢性肾炎鉴别 有高血压、蛋白尿证候者，应与妊娠合并原发性高血压或慢性肾炎相鉴别。

表 18–1　妊娠高血压综合征与妊娠合并原发性高血压或慢性肾炎鉴别诊断

项目	妊娠高血压综合征	妊娠合并原发性高血压	妊娠合并慢性肾炎
既往史	无高血压病史	孕前有高血压史	孕前有急性肾炎史
发病年龄	多见于年轻初产妇	多见于年龄较大初产妇	多在 30 岁以下
发病时间	一般在妊娠 20 周后发病	妊娠前	妊娠前
水肿	轻度至重度	常无水肿	轻度至重度
血压	一般不超过 200/120mmHg，伴有自觉症状	常　达 200/120mmHg 或以上而无自觉症状	早期可有或无高血压，晚期有之

续表

项目	妊娠高血压综合征	妊娠合并原发性高血压	妊娠合并慢性肾炎
尿蛋白	+–++++，一般无管型	无或少量	+++–++++，可见各种管型
肾功能	一般正常	正常或略低	显著减退
眼底	小动脉痉挛、视网膜水肿	动脉硬化屈曲，动静脉压迹，视网膜有棉絮状渗出物或出血	动脉硬化屈曲，动静脉压迹，视网膜有棉絮状渗出物或出血
产后随访	逐渐恢复正常	减轻至孕前情况	减轻至孕前情况

❷ 与妊娠合并癫痫发作、妊娠合并癔症性抽搐、妊娠合并颅内出血、妊娠合并蛛网膜下腔出血、妊娠合并手足搐搦症相鉴别　子痫主要与上述病症相鉴别。

【治疗】

治疗原则是解痉、镇静、降压、利尿、防止子痫和控制抽搐，适时终止妊娠。中、重症患者需住院治疗，保证足够的休息，解除思想顾虑。

❶ 解痉药　静脉滴注或肌注硫酸镁有预防和控制子痫发作的作用。对中、重症患者，首次负荷量为25%硫酸镁20mL，溶于25%葡萄糖20mL中，缓慢（不少于10分钟）静脉推注，继以25%硫酸镁60mL溶于10%葡萄糖溶液1000mL中，以每小时1g的速度静脉滴注，夜间给一剂量25%硫酸镁10mL加2%利多卡因2mL作深部臀肌注射，次日不用负荷剂量，如此连续数日。亦可单用肌内注射方式，如用25%硫酸镁10–20mL，加2%利多卡因2mL作深部臀肌注射，6–8小时1次，连续数日。应用期间注意膝反射、呼吸及尿量，如膝反射消失，呼吸少于16次/分，或24小时内尿量少于600mL，应停止使用，须备10%葡萄糖酸钙10mL针剂，静脉推注作急救用。

❷ 镇静药　冬眠1号合剂（盐酸氯丙嗪50mg、哌替啶100mg、异丙嗪50mg）加于10%葡萄糖液500mL内静脉滴注。紧急情况下，1/3量加于25%葡萄糖液20mL静脉推注（不少于5分钟），余2/3加于10%葡萄糖液250mL静脉滴注。

以上两种药物常交换使用，即每3～4小时用药1次，用药24～48小时后，根据病情好转与否用药间隔时间逐渐延长，或用其他药物。或终止妊娠。

❸ 降压药　以肼屈嗪为首选，可用20mg肌注，或用40mg溶于5%葡萄糖溶液500mL中作静脉滴注，此药也可口服，用药时以维持舒张压在90～100mmHg为妥。

❹ **脱水剂和利尿药** 凡头痛明显，则提示颅内压增高。眼底检查有视网膜水肿，或尿量每小时少于30mL者，应在扩容基础上进行脱水，可静脉快速滴注20%甘露醇250mL，在15～20分钟滴完，根据需要每日2～3次。如在应用脱水剂后，尿量仍未增加，应注意肾功能不全。如有心脏功能不全及肺水肿者，可应用呋塞米（速尿）（常用剂量20～40mg，肌内注射，或加入25%葡萄糖液20～40mL中静脉推注）也较为安全。

❺ **扩容治疗** 重度妊娠高血压综合征常有血容量减少和血液浓缩现象，在用硫酸镁解痉治疗的同时加用扩容治疗。扩容药物有白蛋白（每支25%人体白蛋白20mL，日用量100～200mL）、全血（日用量200～400mL），或右旋糖酐40（低分子右旋糖酐）500～1000mL，或5%葡萄糖溶液1000～1500mL，日静脉滴注，总量不超过2000～2500mL。扩容时严密观察脉搏、血压、呼吸和尿量的改变，防止肺水肿和心力衰竭的发生。并注意在扩容的基础上脱水、利尿。

❻ **控制抽搐** 首选硫酸镁静脉推注及滴注，必要时加用其他解痉剂；也可用镇静药物治疗。如血压过高则加用降压药物静脉滴注。

❼ **适时终止妊娠** 对重度患者，尤其是先兆子痫，经积极治疗24～48小时后，仍不能满意控制，且胎龄已超过36周者，应及时终止妊娠。子痫患者多主张先用药物积极治疗，待抽搐控制后6～12小时，再考虑终止妊娠（引产或剖宫产）。

【现代研究】

彭波等利用Meta分析方法综合国内1995-2008年间关于妊娠高血压综合征危险因素的分析研究文献6篇，累计妊高征3034例，正常对照6861例，得出在妊娠高血压危险因素中，年龄、BMI、家族高血压、文化程度的OR值有比较显著的意义。其中除文化程度是保护性因素，年龄、BMI、家族高血压均为危险因素。根据OR估计值的大小，年龄、家族高血压、文化程度呈较强的关联强度，BMI呈中等强度关联，基础舒张压呈较弱关联。张群华等回顾性分析143例妊娠高血压综合征患者的临床资料，对照组共65例实施基础护理；观察组78例在基础护理的基础上实施综合护理（心理护理、生命体征监测护理、产后出血护理、产后子痫的护理及急性左心衰的预防、凝血指标的监测），比较两组患者的护理效果。结果与对照组比较，观察组患者产后24～48h血压≤140/90mmHg的患者比例明显高于对照组。两组患者护理后SAS评分及SDS评分与护理前比较均出现明显降低，观察组降低的幅度更大。观察组与对照组比较，先兆子痫发生率、子痫发生率、急性左心衰竭及产后出血发生率均明显较低，生活质量所有维度的得分较高。李站站等收集有关血管紧张素转换酶（ACE）基因缺失多态性与中国人群妊娠高血压综合征发病关系的病例－对照研究，共纳入11篇病例对照研究，含806个病例，900个对照，采用Stata11.0软件进行Meta分析。发现中国人中携带ACE基因缺失多态性D等位基因型个体妊娠高血压综合征的发病风险升高。

【科研思路】

可从妊娠高血压综合征的发病机制上进行研究，关于妊高征的发病机制，目前研究认为与以下几种因素有关：

❶ **免疫学** 目前认为妊娠是一种半同种移植现象，妊娠的成功在于妊娠母体的免疫耐受，一旦这种免疫耐受被打破，会导致流产、妊高征等疾病。

❷ **胎盘或滋养细胞缺血** 目前比较公认的是胎盘或滋养细胞缺血，多种原因会导致盘缺血。多胎妊娠，羊水过多，初产等因素均可使宫腔压力过大，从而引起胎盘缺血，导致血管痉挛、血压升高。胎盘缺血引起的功能缺陷胎盘一般在妊娠20周前或临床症状出现前就已形成，到妊娠20周后则出现不同程度的妊高征的临床症状。

❸ **氧化应激** 妊高征发生、发展过程存在氧化应激，主要表现为脂质及蛋白质过氧化物明显增多，氧化应激的易患性也明显增加。在妊高征时蜕膜动脉出现一种特征性的急性粥样化改变，可能与氧化应激反应、脂质过氧化增强有关。另外，妊高征发生时参与氧化应激的某些酶活性增强，抗氧化作用减弱，抗氧化剂减少或活性下降。

❹ **遗传学** 家系分析发现，妊高征患者一级亲属及二级亲属的发病率比无家族史孕妇明显增高，一级亲属比二级亲属要高，这表明孕妇对妊高征有遗传易患性，且目前多倾向于多基因遗传，其具体的遗传规律目前尚有争议。

❺ **母体因素** 研究发现，在妊高征从临床前期发展到临床期间，孕妇的血流动力学就出现了显著的改变，肾素－血管紧张素系统、一氧化氮水平、血小板和内皮细胞激活后一些活性因子的释放等参与了这一过程。

❻ **胎儿因素及母体－胎儿相互作用** 在妊高征孕妇血液中发现滋养层细胞，在死于肺梗死的孕妇肺组织中发现滋养层成分，说明胎盘与母体因素相互作用，参与了妊高征的发病。

❼ **环境及其他诱因** 孕妇本身有高血压、糖尿病、肥胖、胰岛素抵抗等病症可以增加妊高征发病率。也有研究发现妊高征是由多个母体及胎儿的基因相

互作用以及环境等其他因素参与而引起的疾病。

（李娜）

第五节　妊娠晚期出血

一、前置胎盘

【概说】

孕 28 周后若胎盘附着于子宫下段，甚至其下缘达到或覆盖宫颈内口，其位置低于胎儿先露部，称为前置胎盘（placenta praevia）。（胎盘在正常孕妇中通常附着于子宫体部的后壁、前壁或侧壁）前置胎盘是妊娠晚期大量出血的主要原因之一，是妊娠期的严重并发症，可危及母儿生命安全。

【病因病理】

高龄孕妇（＞35 岁）、经产妇、多产妇、吸烟、吸毒妇女为高危人群。其病因与下列因素有关。

❶ **子宫内膜病变与损伤**　如产褥感染、多产、人工流产、引产、刮宫、剖宫产等，引起子宫内膜炎或子宫内膜受损，使子宫蜕膜生长不全，当受精卵着床后，血液供给不足，为了摄取足够营养，胎盘伸展到子宫下段。

❷ **胎盘异常、胎盘面积过大**　如双胎胎盘较单胎胎盘大而伸展到子宫下段。如副胎盘，主要胎盘在宫体部，而副胎盘则可位于子宫下段近宫颈内口处。膜状胎盘大而薄，直径达 30cm，能扩展到子宫下段，其原因可能与囊胚在子宫内膜种植过深，使包蜕膜绒毛持续存在有关。

❸ **受精卵滋养层发育迟缓**　位于宫腔的受精卵尚未发育到能着床的阶段而继续下移至子宫下方，并在该处生长发育形成前置胎盘。

【前置胎盘的分类】

以胎盘边缘与宫颈内口的关系，将前置胎盘分为 3 种类型。

❶ **完全性前置胎盘（complete placenta praevia）** 或称中央性前置胎盘，宫颈内口全部被胎盘组织所覆盖。

❷ **部分性前置胎盘（partial placenta praevia）** 宫颈内口的一部分被胎盘组织所覆盖。

❸ **边缘性前置胎盘（marginal placenta praevia）** 胎盘边缘附着于子宫下段甚至达宫颈内口但不超越宫颈内口。

必须指出胎盘组织下缘与宫颈内口的关系，随诊断时期不同而有变化，分类也可随之改变。临产前的完全性前置胎盘，于临产后因宫口扩张可变为部分性前置胎盘。因此，目前均以处理前的最后一次检查来决定其分类。

【临床表现】

（一）症状

❶ **无痛性反复阴道流血** 妊娠晚期或临产时，发生出血是由于妊娠晚期或临产后子宫下段逐渐伸展，位于宫颈内口的胎盘不能相应地伸展，导致前置部分的胎盘附着处开始剥离，使血窦破裂而出血。初次流血量通常不多，剥离处血液凝固后，出血可暂时停止，偶尔亦有第一次出血量多的病例。随着子宫下段不断伸展，出血往往反复发生，且出血量越来越多。完全性前置胎盘往往初次出血的时间早，约在妊娠 28 周左右，反复出血次数频繁，量较多，有时一次大量出血使患者陷入休克状态；边缘性前置胎盘初次出血发生晚，多在妊娠 37 ～ 40 周或临产后，出血量也较少；部分性前置胎盘初次出血时间和出血量介于上述两者之间。部分性或边缘性前置胎盘患者，破膜有利于胎先露部对胎盘的压迫，破膜后胎先露若能迅速下降直接压迫胎盘，出血可以停止。

❷ **贫血** 因反复多次或大量阴道流血，患者有贫血，贫血程度与出血量成正比，出血严重者可发生休克征象。

❸ **胎儿伤害** 可导致胎儿缺氧、窘迫，甚至死亡。

（二）体征

❶ **大量出血** 有面色苍白、脉搏微弱、血压下降等休克征象。

❷ **腹部检查** 见子宫大小与停经周数相符，因子宫下段有胎盘占据，影响胎先露部入盆，故先露部高浮，约有 15% 并发胎位异常，尤其为臀先露。临产时检查宫缩为阵发性，间歇期子宫完全放松。有时可在耻骨联合上方听到胎盘杂音。

❸ **阴道检查** 须在备血、输液、输血及可立即手术的条件下进行。

【诊断与鉴别诊断】

根据前述的病史、体征，结合 B 超检查及产后胎盘、胎膜检查可以明确诊断。其中 B 超显像可清楚看到子宫壁、胎先露部、胎盘和宫颈的位置，并根据胎盘边缘与宫颈内口的关系进一步明确前置胎盘类型。胎盘定位准确率高达 95% 以上，并可重复检查。B 型超声诊断前置胎盘时须注意妊娠周数。若妊娠中期B型超声检查发现胎盘前置者，不宜诊断为前置胎盘，而应称胎盘前置状态。

产后检查胎盘及胎膜：可见到前置部位的胎盘有黑紫色陈旧血块附着。经阴道分娩者，若胎膜破口距胎盘边缘距离< 7cm则为前置胎盘。

综上所述，多数学者认为，在孕28周后，经B型超声、阴道检查、剖宫产或经阴道产后确定胎盘附着部位异常者，方可诊断为前置胎盘。孕28周前属流产范畴，通常不诊断前置胎盘，但在孕中期引产者，要注意胎盘位置不正常的问题。

妊娠晚期出血应与胎盘早剥鉴别。其他原因发生的产前出血，有脐带帆状附着的前置血管破裂、胎盘边缘血窦破裂、宫颈息肉、宫颈糜烂、宫颈癌等，结合病史通过阴道检查、B型超声检查及分娩后胎盘检查可以确诊。

【对孕妇、胎儿的影响】

❶ **产后出血** 分娩后由于子宫下段肌组织菲薄收缩力较差，附着于此处的胎盘剥离后血窦一时不易缩紧闭合，故常发生产后出血。

❷ **植入性胎盘** 因子宫蜕膜发育不良等原因，胎盘绒毛可植入子宫肌层，使胎盘剥离不全而发生大出血。

❸ **产褥感染** 前置胎盘剥离面接近宫颈外口，细菌易从阴道侵入胎盘剥离面，多数产妇贫血虚弱，容易发生感染。

❹ **羊水栓塞** 前置胎盘是羊水栓塞的诱因之一。

❺ **早产及围生儿死亡率高** 前置胎盘出血多发生于妊娠晚期，被迫早产。早产儿生活力差易死亡。同时由于产前出血、休克、手术、易致胎儿窘迫，甚至胎死宫内。

【治疗】

处理原则应是止血补血。并根据阴道流血量、有无休克、妊娠周数、产次、胎位、胎儿是否存活、是否临产等做出相应的处理。

（一）期待疗法

适用于出血不多，生命体征平稳，胎儿存活，胎龄小于36周，胎儿体重不足2300g的孕妇。目的是在保证孕妇安全的前提下，继续延长胎龄，以提高围生儿的存活率。期待疗法应在住院、备血、有急诊手术条件下进行，并用B型超声连续监护胎盘迁移情况及胎儿宫内安危状态，一旦出血增多，应立即终止妊娠。具体方法如下：

❶ **绝对卧床休息** 左侧卧位，定时吸氧（每日吸氧3次，每次20～30分

钟）。禁止性生活、阴道检查、灌肠及任何刺激，保持孕妇良好情绪，适当应用地西泮等镇静剂。备血及做好急诊手术准备。

❷ **抑制宫缩** 子宫收缩可致胎盘剥离而引起出血增多，可用硫酸镁、利托君、沙丁胺醇、硝苯地平等药物抑制宫缩。密切监护胎儿宫内生长情况，大于32孕周妊娠者，可给予地塞米松10mg静脉或肌内注射，每日两次，连用2～3日，以促进胎儿肺成熟，紧急时可羊膜腔内依次性注射。

❸ **纠正贫血** 视贫血严重程度补充铁剂，或少量多次输血。

❹ **预防感染** 可用广谱抗生素预防感染。

（二）终止妊娠

❶ **剖宫产术** 孕妇反复多量出血致贫血甚至休克者，无论胎儿成熟与否，为了母亲安全而终止妊娠；胎龄达36周以后；胎儿成熟度检查提示胎儿肺成熟者。剖宫产可以迅速结束分娩，达到止血目的，使母儿相对安全，是目前处理前置胎盘的主要手段。完全性和部分性前置胎盘的处理，约70%～90%采用剖宫产。剖宫产中半数以上出血超过500mL，因出血行子宫切除达4%～5%，因此前置胎盘行剖宫术时一定要做好防止和抢救出血的一切准备，强调有备无患。

术前做B型超声检查行胎盘定位以利选择子宫切口非常重要。切口应避开胎盘附着处以减少术中出血，胎盘附着于后壁选下段横切口；附着于前壁选下段偏高纵切口或体部切口；附着于前壁偏左，切口从右侧进入；胎盘大而薄或呈筒状附着于前壁大部分，则可直接从下段切入，迅速撕开胎盘，取出胎儿。

胎儿娩出后立即子宫肌壁内注射宫缩剂，并将切口边缘以卵圆钳钳夹止血，迅速徒手剥离胎盘，大纱垫压迫止血。由于子宫下段肌层菲薄、收缩力弱，胎盘附着面的血窦不易闭合止血，因而出血较多，宫缩剂不能奏效时，最简捷的办法是在吸收性明胶海绵上放凝血酶或巴曲酶，快速置出血部位再加纱垫压迫，若能止血应持续压10分钟。另外用可吸收线局部“8”字缝扎，或宫腔及下段填纱条24小时后阴道抽出。以上方法无效可行子宫动脉、髂内动脉结扎术，当出血多，患者处于休克状态或系完全性前置胎盘，或合并胎盘植入时，应立即行子宫全切除术或低位子宫次全切除术（将胎盘附着的出血处切除）。

同时应积极抢救出血及休克，并以中心静脉压监测血容量，注意纠正心衰、酸中毒并给予抗生素预防感染。

❷ **阴道分娩** 仅适用于边缘性前置胎盘流血不多、枕先露，估计在短时

间内能结束分娩者。决定阴道分娩后，先行人工破膜，破膜后胎头下降压迫胎盘达到止血，并可促进子宫收缩加速分娩，若破膜后先露下降不理想，仍有出血，或分娩进展不顺利，仍应改行剖宫产术。

（三）紧急转送处理

患者阴道大量流血而当地无条件处理，先输液输血，在消毒下进行阴道填纱、腹部加压包扎，以暂时压迫止血，并迅速护送转院治疗。

【现代研究】

宋杰等回顾性分析17例前置胎盘剖宫产术前经股动脉子宫动脉置管后，术中再行子宫动脉栓塞术的患者（术前置管栓塞组）与18例前置胎盘剖宫产术后行子宫动脉栓塞术患者（术后置管栓塞组）的临床资料，比较两种手术方式在防治产后出血方面的效果。发现剖宫产术前置管，术中胎儿娩出后行子宫动脉栓塞安全、有效，能减少术中、术后出血量及术后并发症的发生。朱凤娣等分析196例前置胎盘患者发现前置胎盘主要发病因素有：高龄、经产、肥胖、过多的宫腔操作、剖宫产及人流术后6个月内妊娠；人工流产次数的增加促使重度前置胎盘的发生率升高；出血组与无出血组在诊断孕周、结束孕周及期待治疗天数的比较差异有统计学意义；剖宫产术中出血部位缝扎处理重度前置胎盘更有利；重度组与轻度组新生儿体重的比较差异有统计学意义。结论前置胎盘的类型不能预测妊娠结局，避免过多的宫腔操作，期待疗法，延长胎龄，适时终止妊娠，保证生存质量，以降低孕产妇及围产儿的死亡率。王利民等选取72例凶险型前置胎盘（PPP）产后出血患者，其中16例给予宫腔纱条填塞SITHT（对照组），56例给予宫腔Bakri球囊填塞SITHT（观察组）。发现观察组的宫腔填塞时间、剖宫产术中出血量、剖宫产手术时间、剖宫产术后24h出血量较对照组少，2组子宫切除率、术后感染发生率、术后抗生素使用时间、手术费用、治疗费用比较均无统计学差异（$P > 0.05$）。在SITHT法防治PPP产后出血术中宫腔Bakri球囊填塞较宫腔纱条填塞操作简单、止血快、止血疗效肯定、安全，具有临床推广应用价值。

二、胎盘早剥

妊娠20周后或分娩期，正常位置的胎盘在胎儿娩出前，部分或全部从子宫壁剥离，称为胎盘早剥（placental abruption）。胎盘早剥是妊娠晚期严重并发症，起病急，进展快，如果处理不及时，可危及母儿生命，其国内报道发病率为0.46%～2.1%，围生儿死亡率为200‰～350‰，15倍于无胎盘早剥者。

但发病率的高低与分娩后是否仔细检查胎盘有关，轻型胎盘早剥，于临产前无明显症状，此类病例易被忽略。

【病因病理】

胎盘早剥的发病机制可能与以下因素有关。

❶ **血管病变** 胎盘早剥孕妇并发重度妊高征、慢性高血压、慢性肾脏疾病、全身血管病变者居多。当底蜕膜螺旋小动脉痉挛或硬化，引起远端毛细血管缺血坏死以致破裂出血，血液流至底蜕膜层与胎盘之间，形成血肿导致胎盘自子宫壁剥离。

❷ **机械性因素** 外伤（特别是腹部直接受撞击）、脐带＜30cm或脐带绕颈、外倒转术矫正胎位，均可引起胎盘早剥。

❸ **子宫静脉压突然升高** 晚期妊娠或临产后，孕产妇长时间取仰卧位，此时巨大妊娠子宫压迫下腔静脉，回心血量减少，血压下降，而子宫静脉瘀血，静脉压升高，导致蜕膜静脉床瘀血或破裂，而发生胎盘剥离。

❹ **其他** 高龄孕妇、经产妇易发生胎盘早剥；胎盘附着于子宫肌瘤部位易发生胎盘早剥；双胎妊娠第一胎儿娩出后，羊水过多破膜时羊水流出过快，致子宫内压骤然降低，子宫突然收缩，胎盘与子宫错位而产生剥离。

胎盘早剥分为显性、隐性及混合性剥离3种（图15-1）。胎盘早剥的主要病理变化是底蜕膜出血，形成血肿，使胎盘自附着处剥离。若剥离面积小，出血停止血液很快凝固，临床多无症状。若剥离面积大，出血多形成胎盘后血肿。当血液冲开胎盘边缘，沿胎膜与子宫壁之间经宫颈管向外流出，即为显性剥离（revealed abruption）。若胎盘边缘仍附着于子宫壁上，或胎膜与子宫壁未分离，或胎头固定于骨盆入口，均能使胎盘后血液不能外流而积聚于胎盘与子宫壁之间，即隐性剥离（concealed abruption）。由于血液不能外流，胎盘后血液越积越多，宫底也随之升高。当出血达到一定程度，血液仍可冲开胎盘边缘与胎膜而外流，形成混合性出血（mixed hemorrhage）。偶有出血穿破羊膜溢入羊水中成为血性羊水。

胎盘早剥发生内出血时，若形成的胎盘后血肿压力加大，致血液浸入子宫肌层，引起肌纤维分离，甚至断裂、变性，当血液侵及子宫肌层及浆膜层时，子宫表面呈现紫色瘀斑，尤以胎盘附着处为著，称子宫胎盘卒中（uteroplacental apoplexy）。此时肌纤维受血液浸渍，收缩力减弱。有时血液还可渗入阔韧带以及输卵管系膜。

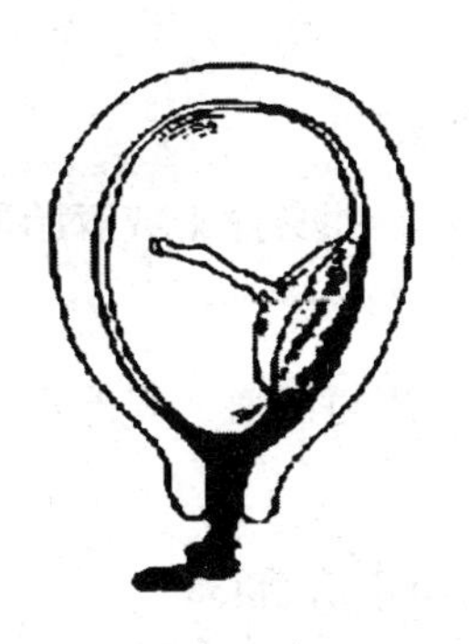

（1）显性剥离

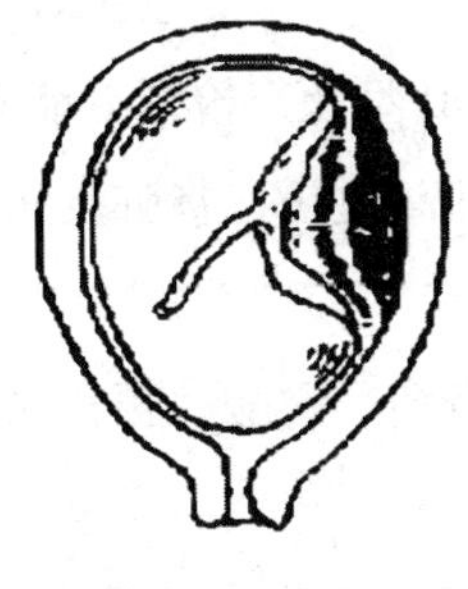

（2）隐性剥离

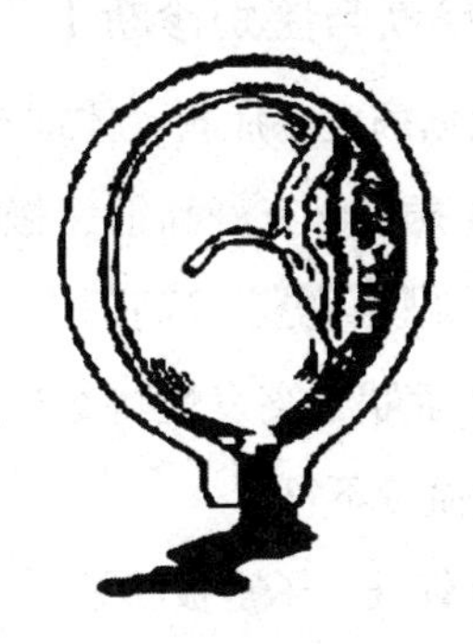

（3）混合性剥离

图 18-1　胎盘早期剥离的类型

严重的胎盘早剥可以发生凝血功能障碍。从剥离处的胎盘绒毛和蜕膜中释放大量的组织凝血活酶，进入母体血循环，激活凝血系统导致弥散性血管内凝血（DIC），肺、肾等脏器的毛细血管内有微血栓形成，造成脏器损害。胎盘早剥持续时间越长，促凝物质不断进入母血，激活纤维蛋白溶解系统，产生大量的纤维蛋白原降解产物（FDP）具有复杂的抗凝作用，引起继发性纤溶亢进。发生胎盘早剥后，大量消耗凝血因子，并产生高浓度的 FDP，最终导致凝血功能障碍。DIC 进一步发展。

【临床表现】

❶ **轻型**　以外出血为主，胎盘剥离面通常不超过胎盘面积的 1/3，分娩期多见。主症为阴道流血，量较多，色暗红，伴有轻度腹痛或无腹痛，贫血体征不显著。若在分娩期则产程进展较快。腹部检查：子宫软，宫缩有间歇，子宫大小与妊娠周数相符，胎位清楚，胎心率多正常，若出血量多胎心可有改变。腹部压痛不明显或仅有局部轻压痛（胎盘早剥处）。产后检查见胎盘母体面有凝血块及压迹。有的病例症状和体征均不明显，仅在检查胎盘母体面时发现凝血块及压迹才诊断胎盘早剥。

❷ **重型**　以内出血和混合性出血为主，胎盘剥离面超过胎盘面积的 1/3，有较大的胎盘后血肿，多见于外伤及重度妊高征，主症是突然发生的持续性腹痛、腰酸、腰背痛，严重时可出现恶心、呕吐、面色苍白、出汗、脉弱、血压下降等休克征象。贫血程度与外出血量不相符。腹部检查：子宫板状硬，有压痛，以胎盘附着处最为显著，若胎盘附着于子宫后壁，则子宫压痛不明显，但子宫比妊娠周数大，宫底随胎盘后血肿增大而增高。偶见宫缩，子宫多处于高涨状态，子宫收缩间歇期不能放松，因此胎位触不清楚。若剥离面超过胎盘面积 1/2，胎儿多因缺氧死亡，故重型患者的胎心多已消失。

【诊断与鉴别诊断】

依据病史、症状、体征与B型超声检查不难确诊。

❶ **病史** 有妊高征、慢性高血压、肾脏疾病或腹部受撞击或双胎羊水过多突然破膜病史者是高危人群。

❷ **症状** 突发性持续性腹痛、腰酸、腰背痛；阴道出血，其严重程度与阴道流血量不符。

❸ **体征** 子宫板状硬、压痛，胎位触不清，可听不清胎心。

❹ **辅助检查**

（1）**超声检查** 正常B型超声图像应紧贴子宫体部后壁、前壁或侧壁，当胎盘边缘已与子宫壁分离时，未形成胎盘后血肿，见不到异常图像，故B型超声诊断胎盘早剥有一定的局限性。若胎盘与子宫壁之间有血肿时，则在胎盘后出现液性低回声区，并见胎盘增厚。若胎盘血肿较大时，能见到胎盘胎儿面凸出向羊膜腔，甚至能使子宫内的胎儿偏向于对侧。若血液渗入羊水中，见羊水回声增强、增多，系羊水浑浊所致。重型胎盘早剥时常伴胎心及胎动消失。

（2）**化验检查** 主要了解贫血程度与凝血功能。重型胎盘早剥患者应检查肾功能与二氧化碳结合力。若并发DIC时血小板计数、血纤维蛋白原测定与纤溶确诊试验（凝血酶时间、优球蛋白溶解时间、血浆鱼精蛋白副凝试验）。

❺ **轻型胎盘早剥的症状主要与前置胎盘相鉴别** 体征不明显，应仔细观察分析，并借助B型超声确定诊断。重型胎盘早剥的症状、体征典型，诊断多无困难，应判断其严重程度并借助实验室检查，确定有无凝血功能障碍及肾功能衰竭，主要与先兆子宫破裂相鉴别（见表18–2）。

表18–2 重型胎盘早期剥离的鉴别诊断

	重型胎盘早剥	先兆子宫破裂
诱因	常有妊高征史或外伤史	梗阻性分娩及剖宫产史
腹痛	发病急，持续剧烈腹痛	强烈宫缩，腹痛剧烈
出血	隐性出血或阵发性出血，贫血程度与外出血量不成正比	少量阴道出血，出现血尿
子宫	硬如板状，有压痛，较孕周大，宫底可升高出现窘迫或死亡	子宫下段有压痛，出现病理缩复环
胎儿	胎盘母体面有凝血块及压迹	多有窘迫
胎盘	血红蛋白进行性降低	无特殊变化
化验	胎盘位置正常，有胎盘后血肿	无特殊变化
B超		无特殊变化

【并发症】

❶ **弥散性血管内凝血（DIC）** 重型胎盘早剥特别是胎死宫内患者可能发生DIC，出现皮下、黏膜、注射部位出血，子宫出血不凝或较软凝血块，另有血尿、咯血及呕血现象，对胎盘早剥患者从入院到产后，均应密切观察，结合化验，积极防治。

❷ **产后出血** 胎盘早剥可致子宫肌层发生病理改变影响收缩而易出血，一旦发生 DIC，产后出血不可避免，必须提高警惕。

❸ **急性肾功能衰竭** 伴妊高征的胎盘早剥，或失血过多及休克以及发生DIC，可严重影响肾血流量，造成双侧肾小管或肾皮质缺血坏死，导致急性肾功能衰竭。

❹ **胎儿宫内死亡** 胎盘早剥面积超过胎盘面积的 1/2 时，胎儿多缺氧死亡。

【预防】

加强产前检查，积极防治妊高征、高血压、慢性肾炎。妊娠晚期避免长时间仰卧位与外伤。行外倒转术纠正胎位时操作必须轻柔，不能强行倒转。对羊水过多与多胎妊娠分娩时，避免宫内压骤减。行羊膜腔穿刺前做胎盘定位，穿刺时避开胎盘。人工破膜时，应选宫缩间歇期高位穿刺，缓慢放出羊水。

【治疗】

（一）纠正休克

对处于休克状态的危重患者，积极输液，输新鲜血，补充血容量，若发生DIC，应测中心静脉压以指导补液量。

（二）及时终止妊娠

胎盘早剥危及母儿生命，其预后与处理的及时性密切相关。因此一旦确诊重型胎盘早剥，必须及时终止妊娠。

❶ **经阴道娩出** 经产妇以显性出血为主，宫口已开大，一般情况较好，估计短时间内能迅速分娩者可以经阴道分娩。分娩过程中，密切观察血压、脉搏、宫底高度、宫缩与出血情况，仔细听取胎心，用胎儿电子监测仪监护。先行破膜使羊水缓慢流出，用腹带包裹腹部，压迫胎盘使之不再继续剥离，并可促进子宫收缩，可静脉滴注宫缩素缩短产程。必要时改行剖宫产。

❷ **剖宫产** 重型胎盘早剥，特别是初产妇，或产妇病情恶化，胎儿已死不能在短时间内结束分娩者；轻型胎盘早剥，出现胎儿窘迫征象，需抢救胎儿者；重型胎盘早剥，不能立即分娩者；破膜后产程无进展者，均应及时行剖

宫术。

剖宫产术中取出胎儿、胎盘后，应及时给予宫缩剂并按摩子宫，宫缩良好可控制出血，若发现为子宫胎盘卒中，在取出胎儿后，子宫肌壁内注射宫缩剂，配以按摩子宫和热盐水纱垫湿热敷子宫，多数子宫收缩转佳。若不奏效可行子宫动脉上行支结扎，或用可吸收线大 8 字缝合卒中部位的浆膜层，多能止血而保留子宫。若出血不能控制，或发生 DIC，应行子宫切除。

（三）并发症处理

❶ **产后出血**　分娩后及时应用子宫收缩药，如缩宫素、马来酸麦角新碱、米索前列醇、卡前列甲酯等。持续按摩子宫；若仍有不能控制的出血，应考虑行子宫切除；若大量出血且无凝血块，应考虑凝血功能障碍，立即行必要的化验同时按凝血功能障碍处理。

❷ **凝血功能障碍**　在迅速终止妊娠、阻断促凝物质继续入母血循环的基础上采用以下方法。

（1）**抗凝治疗**　应用肝素治疗虽有很大争议，但多主张早期应用，可阻断 DIC 的发展。DIC 发生后，高凝与纤溶往往相伴，高凝期用肝素治疗尤为重要，肝素化前先输血或用纤维蛋白原可加剧 DIC，必须慎重选择用药时机。

（2）**补充凝血因子**　输新鲜血与冰冻血浆，1 升的冰冻血浆含纤维蛋白原 3g，如无法得到新鲜血时，可选冰冻血浆应急。也可直接输纤维蛋白原常用量为 3 ～ 6g 或补充血小板悬液与其他凝血因子。

（3）**纤溶抑制剂**　多数认为在肝素化与补充凝血因子的基础上可以用纤溶抑制剂。

❸ **肾功能衰竭**　若每小时尿量少于 30mL 应及时补充血容量，少于 17mL 或无尿应静注呋塞米 40 ～ 80mg，必要时重复，通常 1 ～ 2 日恢复。若短期内尿量不增而且血中尿素氮、肌酐、血钾明显增高，CO_2 结合力下降，提示肾功能衰竭，出现尿毒症应行血液透析抢救孕妇生命。

【现代研究】

王雅楠等对 89 例胎盘早剥患者的临床资料进行回顾性分析。首发临床征象分析显示子痫前期组以超声异常为首发征象显著多于原因不明胎盘早剥组，重度早剥以腹痛为首发征象者显著多于轻度早剥。子痫前期、首发临床征象至临床处理时限是胎盘早剥轻重程度的独立影响因素。出现首发临床征象至临床处理时限是发生产后出血的独立影响因素。子痫前期、重度胎盘早剥及临床首发征象至临床处理时限是胎死宫内的独立影响因素。临床首发征象至临床处理时限是新生儿窒息的独立影响因素。梁晓萍等回顾性分析近十年来诊治一般情况良好、无急性胎盘早剥征象且胎盘剥离面积＜ 1/2 的胎盘早剥患者 60 例的临床资料，发现：对胎盘早剥症状较轻，胎盘剥离面积＜ 1/2 胎盘面积者，可行保守治疗（保胎抑制宫缩、糖皮质激素促胎肺成熟、密切观察产妇生命体征及胎心胎动变化、监测宫高腹围、观察荫道流血情况），能延长孕周，减少早产儿并发症，提高早产儿存活率。对于胎盘剥离面积介于 1/3 ～ 1/2 的患者，保守治疗后孕妇和新生儿仍有较好的妊娠结局。王俊凤收集 61 例胎盘早剥患者的临床资料。按照不同孕周分为两组，A 组为 34W 以下 27 例，B 组为 34W 以上 34 例，结果产妇孕周越小，胎盘早剥严重程度越高。也就是说 A 组胎盘早剥的程度显著高于 B 组；并且 A 组的产妇严重并发症总发生率，显著高于 B 组，同样 A 组的新生儿窒息、围产儿死亡率明显高于 B 组。孕周越小，胎盘早剥严重程度越高，围产儿预后越差。胎盘早剥一旦确诊，应尽早采取积极的应对措施，降低发病率和死亡率。

（李娜）

第十九章　月经失调

第一节　功能失调性子宫出血

功能失调性子宫出血（dysfunctional uterine bleeding），简称功血，是指由于下丘脑－垂体－卵巢轴功能失调引起的异常子宫出血，除外妊娠、血液病，且经检查生殖器官无明显器质性病变者。主要表现为月经周期紊乱、经量过多、经期延长。属妇科临床常见病。根据卵巢功能障碍的情况，功血分为无排卵性功能失调性子宫出血和排卵性月经失调两大类型。无排卵性功血为最常见的一种，多见于青春期和围绝经期妇女，排卵性月经失调多见于育龄期妇女。

一、无排卵性功能失调性子宫出血

【病因病理】

（一）无排卵性功血的原因

来自机体的内、外因素，如精神过度紧张、恐惧、剧烈运动、生活环境和气候条件的改变、营养不良及全身性疾病等，均可通过大脑皮层和中枢神经系统影响下丘脑－垂体－卵巢轴的相互调节功能，最终表现为卵巢功能失调，性激素分泌失常，子宫内膜的周期性变化随之受到干扰而发生功血。青春期患者常因排卵机制未完善，围绝经期患者则因卵巢功能衰退，故发生本病较多。

由于没有排卵，卵巢只分泌雌激素而无孕激素分泌，在不同量（包括少量长期）的雌激素作用下，子宫内膜发生不同程度的增生改变，如增生期子宫内膜、子宫内膜单纯性增生、子宫内膜复杂性增生等，增厚的内膜血管供应增多，腺体增多，但间质支架缺乏，组织脆弱，当体内雌激素水平波动时，则发生子宫内膜表面出血或坏死剥落出血，形成无排卵性子宫出血。少数情况下，因出血期长，增生或增生过长的内膜已大部或全部脱落，而新生的卵泡尚在生长的早期阶段，且发育迟缓，这时体内雌激素水平低落，子宫内膜创面无法修复，故阴道流血少量而持续不断，此为子宫内膜萎缩性的功血。

（二）子宫内膜增殖症的主要病理改变

❶ **单纯性增生** 组织学特点是内膜腺体和间质细胞增生程度超过正常周期的增生晚期，常呈局部腺体密集、大小轮廓不规则、腺腔囊性扩大，犹如瑞士干酪样外观，故又称瑞士干酪样增生。腺上皮细胞为高柱状，呈假复层排列，间质细胞质少，排列疏松，螺旋动脉发育差、直竖。表面毛细血管和小静脉增多，常呈扩张充血。

❷ **复杂性增生** 内膜常增厚，呈息肉状。光镜下见腺体呈灶性高度增生，其增生程度远远超过间质，致间质相对减少；腺体与腺体相邻呈背靠背现象。腺上皮细胞高柱状，排列成假复层或复层。间质少，螺旋动脉直竖，螺旋差。

❸ **不典型增生** 无论是单纯性还是复杂性增生，当腺上皮细胞核呈不典型改变，即细胞核大而圆，核多型性伴非整倍体时称不典型增生，为癌前期病变。10% ～ 15% 可转化为子宫内膜癌。此不属于功血范畴。

【临床表现】

常见的症状是不规则子宫出血，特点是月经周期紊乱，经期延长，血量时多时少，甚至大量出血，月经先有短期停闭然后发生子宫出血。长期出血量多者可伴有贫血，急性大量出血可致休克，已婚妇女可致不孕。出血期间一般无腹痛或其他不适。

【诊断与鉴别诊断】

（一）诊断

根据病史、体征及辅助检查，可对本病作出诊断。

❶ **病史** 应详细询问月经史：月经初潮年龄、周期、经期和经量；本次出血开始时间、出血量和出血前有无停经；其他器官的出血史。注意患者年龄、孕产次数、历次分娩情况。有无使用避孕药或施行绝育手术。一般健康情况；有无精神紧张、恐惧、忧伤等因素；有无心血管疾患、血液病、肝肾疾患或代谢性疾病。发病后有无用过药物治疗，药物的种类、剂量、疗程和疗效等。

❷ **体征** 妇科检查未见明显的生殖器官病变，出血期间可见子宫略胀软。

❸ **辅助检查**

（1）基础体温（BBT）测定 呈单相型体温曲线。

（2）诊断性刮宫 刮宫时间应在月经来潮前 1 ～ 2 天，或来经 6 小时内，施术时注意宫腔深度、形态，宫壁是否光滑，必须搔刮整个宫腔。需排除子宫颈癌和子宫内膜癌者，应进行分段刮宫，刮出物全部送病理检查。刮宫检查既有助于明确诊断，又可达到止血的目的，而兼有治疗作用。

（3）**宫颈黏液结晶检查** 经前只有羊齿植物叶状结晶，提示无排卵。

（4）**阴道脱落细胞涂片检查** 提示有雌激素作用而无孕激素影响。

（5）**激素测定** 如要确定排卵功能和黄体是否健全，可只测孕二醇，尿中孕二醇值上升达 8.8nmol/24h（2mg/24h）以上时为排卵标志，无排卵性功血者不能达此值。如需测知卵巢功能失调情况，可测雌激素、睾酮、孕二醇、17-羟类固醇、17-酮类固醇、FSH、LH、HCG 等水平。

（6）**B 型超声盆腔扫描** 盆腔器官无明显器质性病变，或可见子宫内膜增厚。

（7）**宫腔镜检查** 直视下选择活检部位，提高早期宫腔病变的诊断

（二）鉴别诊断

❶ **与全身性疾病鉴别** 血液病、高血压、肝脏疾患和甲状腺功能低下等疾病可引起子宫出血，通过体格检查、血液分析、肝与甲状腺功能测定，可以鉴别。

❷ **与异常妊娠和妊娠并发症鉴别** 流产、异位妊娠、葡萄胎、绒毛膜上皮癌等常于停经一段时间后发生子宫出血，须与本病相鉴别，根据病史结合妇科检查、盆腔 B 型超声检查、绒毛膜促性腺激素测定和子宫腔刮出物病理检查，可以鉴别。

❸ **与生殖器肿瘤鉴别** 子宫内膜癌、子宫颈癌、子宫肌瘤和卵巢功能性肿瘤均可引起子宫出血，通过妇科检查和盆腔 B 型超声扫描、宫颈刮片、子宫腔内刮取内膜病理检查或纤维内窥镜检查，对鉴别诊断有帮助。

❹ **与生殖器炎症鉴别** 子宫内膜炎、宫颈糜烂、子宫内膜息肉、子宫颈息肉等易发生不规则的阴道流血，借助妇科检查、B 型超声扫描、子宫内膜病理检查、宫颈刮片或宫颈赘生物活组织检查，常可鉴别。

❺ **与性激素使用不当鉴别** 常因治疗某种疾病的需要使用卵巢激素，也可因不按规定服用避孕药致子宫出血，通过病史的询问，了解出血前后使用药物的情况，结合必要的辅助检查，常可确诊。

【治疗】

（一）止血

对大量出血患者，要求在 6 小时内明显见效，24 ～ 28 小时内血止。前述全面诊断性刮宫，止血迅速又有助于明确诊断。药物治疗如下：

❶ **雌激素** 适用于无排卵性青春期功血，促使子宫内膜再生修复，从而

达到止血目的。应用的剂量按出血量多少决定。①一般用己烯雌酚 1 ～ 2mg，每日口服 2 ～ 3 次，有效者于 2 ～ 3 天内血止。血止或明显减少后逐渐减量，每 3 天减量 1 次，每次减药量不超过原用量的 1/3，直至维持量每日 1 ～ 2mg，用药总天数 20 ～ 22 天停药。同时服维生素 B_6、B_1 等以减轻反应。②口服结合雌激素（倍美力）每次 1.25mg 或戊酸雌二醇（补佳乐）每次 2mg，每 4 ～ 6 小时 1 次，血止 3 天后，按每 3 日递减 1/3 量，总天数 21 天为宜。③有时反应严重不能继续服用时，可改用针剂如苯甲酸雌二醇 1 ～ 3mg 肌注，每日 2 次，以后逐渐减量，或改服己烯雌酚每日 lmg，也可口服妊马雌酮 1.25 ～ 2.5mg，每 6 小时 1 次，血止后每 3 天递减原用量的 1/3，直至维持量每日 1.25mg，用药总天数 20 ～ 22 天，停药 3 ～ 7 天可发生药物撤退性出血，以后再调整周期。

❷ 孕激素 适合用于体内有一定雌激素水平的患者，孕激素使增生期或增生过长的子宫内膜变为分泌期，停药后 3 ～ 7 天子宫内膜脱落，出现撤药性出血。由于这种内膜脱落较彻底，故又称“药物性刮宫”。现在常用黄体酮胶囊 100mg 口服，早晚各 1 次，连服 5 ～ 6 日停药后，可以达到“药物性刮宫”的目的。若血量多者，需用大剂量方可止血，如炔诺酮（妇康片）5 ～ 7.5mg，甲地黄体酮（妇宁片）8mg 或甲羟黄体酮（安宫黄体酮）8 ～ 10mg，每 4 ～ 6 小时口服 1 次，用药 3 ～ 4 次后出血量明显减少或停止，则改为 8 小时 1 次，再逐渐减量。每 3 日减量 1 次，每次减药量不超过原用量的 1/3，直至维持量，即炔诺酮每日为 2.5 ～ 5mg，甲地黄体酮 4mg，或甲羟黄体酮 4 ～ 6mg，维持到血止后 15 ～ 20 天。停药后 3 ～ 7 天出现撤药性出血。

若表现为少量淋漓不断的阴道流血，采用孕激素占优势的避孕药，如去氧孕烯炔雌醇片（妈富隆）、复方醋酸环丙黄体酮（达英 -35），用法每次 1 ～ 2 片，1 日 2 ～ 3 次，血止 3 日后逐渐减量，1 日 1 片，维持至血止后 21 日。

❸ 三合激素 三合激素注射剂每支含苯甲酸雌二醇 1.25mg，黄体酮 12.5mg，丙酸睾酮 25mg，每次肌内注射 1 支，4 ～ 6 小时内流血明显减少，可于 6 ～ 8 小时重复注射。如 24 小时血量仍未控制，应考虑有器质性病变的可能。

❹ 复方黄体酮注射剂 每支含苯甲酸雌二醇 2mg，黄体酮 20mg，每日肌注 1 次，止血效果好。

❺ 其他止血药 卡巴克洛（安络血）或酚磺乙胺可减少微血管通透性，6-氨基己酸、对羧基卡胺、氨甲环酸（止血环酸）等可抑制纤维蛋白溶酶，有减少失血量的作用，但不能完全赖以止血。

（二）调整月经周期

使用性激素控制流血量及形成周期是治疗的一项过渡措施，一般常用2～3周期。常用的控制周期的方法有：

❶ **雌、孕激素序贯法（即人工周期）** 己烯雌酚1mg，或补佳乐1mg，每晚1次，从出血第5天起连服21天，于服药第10～16天，每日加用黄体酮胶囊100mg，早晚各1粒，或地屈黄体酮片10mg早晚各1片，服至第21天。常用于青春期功血患者。使用2～3个周期后，患者常能自发排卵。

❷ **雌、孕激素合并应用** 复方炔诺酮每晚1片，从出血第5天起连服20天，连用3个周期。常用于育龄期功血患者。

❸ **后半期疗法** 适用于青春期或活组织检查为增殖期内膜功血患者。可于月经周期后半期（撤药性出血第16～25日）服用醋酸甲羟黄体酮10mg，或肌注黄体酮20mg，每日1次，连用10日为1周期，3个周期为1个疗程。

（三）促排卵

功血患者经调整周期后，通过雌、孕激素对中枢的反馈调节作用常可恢复自发排卵，对有生育要求的无排卵不孕者，可针对病因采取促排卵。

❶ **氯米芬** 是最常用的促排卵药物。适用于体内有一定雌激素水平的患者，于月经第5天开始，每日口服50～100mg，连服5天。

❷ **促性腺激素** 适用于使用氯米芬促排卵失败者。常用尿促性素（HMC）或卵泡刺激素（FSH），每日75～150U，于撤药性出血第3～5日开始，连续7～12日，待优势卵泡达到成熟时，再使用绒促性素（hCG）5000～10000U促排卵。并发症为多胎妊娠和卵泡过度刺激综合征。

❸ **促性腺激素释放激素（GnRH）** 利用其天然制品促排卵，用脉冲皮下注射或静脉给药，适用于下丘脑性闭经。

（四）手术治疗

❶ **刮宫术** 具有协助诊断和迅速止血的作用，最为常用，适用于急性大出血或存在子宫内膜癌高危因素的功血患者。

❷ **子宫内膜切除术** 利用宫腔镜下电切或激光切除子宫内膜，或采用滚球电凝或热疗等方法，使子宫内膜凝固或坏死。适用于出血量多的绝经过渡期功血患者和经激素治疗无效且无生育要求的生育年龄功血患者。术前必须明确子宫内膜病理学检查。

❸ **子宫切除术** 经各种治疗效果不佳，可选择性采取子宫切除术。

（五）一般治疗

贫血者应补充铁剂、维生素C和蛋白质，严重贫血者需输血。流血时间长者给予抗生素预防感染。出血期间应加强营养，避免过度劳累和剧烈运动，保证充分休息。

二、排卵性功能失调性子宫出血

【病因病理】

引起排卵性功血的原因，与无排卵性功血相同。本型功血患者，卵巢虽有排卵，但由于卵泡期促卵泡素（FSH）相对不足，卵泡发育延迟，或黄体期促黄体生成素（LH）相对不足，引起黄体不健全；或虽有足够的FSH，但LH相对不足或LH持续分泌而导致黄体不健或萎缩不全。黄体不健患者，因黄体过早萎缩，子宫内膜提前剥脱，经期提前，因此月经周期缩短。黄体萎缩不全患者，因黄体萎缩延迟，孕激素撤退不完全，子宫内膜不完全脱落，其修复延长，导致经期延长。此外，尚有因性激素过度分泌，内膜过度反应或激素代谢紊乱引起的排卵性功血，及因排卵期性激素水平下降引起的排卵期出血。

【临床表现】

多发生于育龄期妇女，常见的症状为月经周期缩短，或经期延长，经量增多，或排卵期出血，患者不易受孕，或容易流产。

【诊断】

❶ 病史　同无排卵性功血病史。

❷ 体征　妇科检查未见生殖器官器质性病变。

❸ 辅助检查

（1）**基础体温测定**　呈双相型体温曲线。基础体温（BBT）上升后持续时间短，约为9～10天，或上升缓慢，或上升幅度少于0.3℃，均提示黄体功能不足。黄体萎缩不全患者，BBT虽呈双相但下降缓慢。

（2）**宫颈黏液检查**　宫颈黏液结晶可见排列成行的椭圆体，提示有排卵。

（3）**诊断性刮宫**　黄体不健者，子宫内膜病理检查为早期分泌期子宫内膜或分泌期子宫内膜，示分泌不良象。黄体萎缩不全患者，在月经第5～6天刮取的子宫内膜中，仍可见到部分内膜有分泌期改变。

（4）**阴道脱落细胞检查**　显示有孕激素的影响。

（5）**激素测定**　血清LH和孕醇的含量测定，对诊断有帮助。

（6）**盆腔B超扫描**　盆腔器官未见异常或可见一侧或双侧卵巢有黄素囊肿存在。

【治疗】

（一）黄体功能不足

❶ **促进卵泡发育** 于月经第 5 天开始服氯米芬 50 ～ 100mg，共 5 日，应用 3 个周期后停药，观察疗效。

❷ **绒毛膜促性腺激素** 一般在 B 超监测卵泡发育成熟时使用绒促性素（HCG）5000 ～ 10000 单位。

❸ **替代疗法** 即在下次月经前 10 ～ 14 天起肌注黄体酮 10 ～ 20mg，每日 1 次，共 10 ～ 14 天，或口服安宫黄体酮（甲羟黄体酮）8 ～ 12mg。亦可在月经的第 12 ～ 14 天开始服地屈黄体酮片 10mg ～ 20mg，每日 1 次，连服 14 天。

（二）子宫内膜不规则脱落

❶ **孕激素** 用法同黄体功能不足，其作用是调节下丘脑 - 垂体 - 卵巢轴的反馈功能，使黄体及时萎缩。具体方法：月经的第 12 ～ 14 天，每日口服甲羟黄体酮 10mg 或地屈黄体酮 10mg ～ 20mg 连服 10 日。如无生育要求月经第 5 天开始服复方醋酸环丙黄体酮（达英 -35）1 日 1 片，连服 21 天为一周期。

❷ **绒毛膜促性腺激素** 用法同黄体功能不足，HCG 有促进黄体功能的作用。

❸ **雌、孕激素序贯疗法** 用法同无排卵性功血，即“人工周期”。

（三）排卵期出血

月经周期第 10 天起给炔雌醇 0.005 ～ 0.01mg，每日 1 次，口服 10 日。

（马文光）

第二节　闭经

闭经（amenorrhea）是妇科疾病中常见症状。通常将闭经分为原发性和继发性两类，前者系指年龄超过 16 岁，第二性征已发育，月经尚未来潮，或年龄超过 14 岁，第二性征尚未发育，且无月经来潮者；后者则指以往曾建立正常月经，因某种病理性原因，月经停止 6 个月以上，或按自身原来月经周期计算停经 3 个周期以上者。青春期前、妊娠期、哺乳期以及绝经期后月经不来潮均属生理现象，不属本节讨论范畴。

【病因及分类】

月经是指子宫内膜周期性变化随之出现的周期性子宫出血。正常月经的建立和维持有赖于下丘脑－垂体－卵巢轴的神经内分泌调节，靶器官子宫内膜对性激素的周期性反应及下生殖道的通畅，其中任何一个环节发生障碍均会引起闭经。

（一）原发性闭经

较少见，往往由于遗传学原因或先天发育缺陷引起。

❶ 米勒管发育不全综合征（M ü llerian agenesis syndrome）

约 20%原发性闭经患者伴有子宫阴道发育不全。表现为始基子宫或无子宫、无阴道，而卵巢、输卵管、外生殖器则发育正常，女性第二性征正常，15%患者伴肾畸形，及 5%～12%患者伴骨骼畸形。此系副中肾管发育障碍引起的先天性畸形，可能为基因突变所致。

❷ 性腺发育不全

占原发性闭经的 35%。分为染色体正常或异常两类。前者占性腺发育不全患者的 25%，后者占 75%。

（1）特纳综合征（Turner's syndrome） 因性染色体异常引起，缺少一个 X 染色体或其分化不完全。核型为 X 染色体单体（45，X0）或嵌合体（45，X0/46，XX 或 45，X0/47，XXX）。表现为卵巢不发育，原发性闭经及第二性征发育不良，身材矮小，蹼颈、盾胸、肘外翻等。

（2）单纯性腺发育不全

1）46,XX 条索状性腺：卵巢呈条索状无功能实体，内无生殖细胞和卵泡，子宫发育不良，外生殖器女型，第二性征发育差，体格发育无异常，人工周期治疗或有撤药性出血。

2）46，XY 条索状性腺：又称 Swyer 综合征。具有女性生殖系统，但无青春期性发育，表现为性腺细长型原发性闭经，体格发育无异常，性腺易在 10～20 岁时发生肿瘤，一旦确诊应切除性腺。

❸ 对抗性卵巢综合征（resistant ovary syndrome）

对抗性卵巢综合征（resistant ovary syndrome）又称卵巢不敏感综合征。卵巢具有多数始基卵泡及初级卵泡，形态饱满，但对促性腺激素不敏感，故卵泡不分泌雌二醇，促性腺激素升高。临床表现为原发性闭经，第二性征发育差。

❹ 雄激素不敏感综合征（androgen insensitivity syndrome）

雄激素不敏感综合征（androgen insensitivity syndrome）又称睾丸女性化完

全型。为男性假两性畸形，染色体核型为46，XY，性腺为睾丸，但未下降而位于腹腔内或腹股沟。睾酮水平在男性范围，由于胞浆缺乏睾酮受体，故睾酮不能发挥生物学效应，但睾酮仍能通过芳香化酶转化为雌激素，故表型为女性型，但乳头发育不良、阴毛、腋毛稀少。睾丸能分泌米勒管抑制因子，故阴道呈凹陷状，子宫及输卵管缺如。

❺ 低促性腺素性腺功能减退（hypogonadotropic hypogonadism）

其中最常见者是Kallmann综合征，由于下丘脑GnRH分泌缺乏或不足引起。表现为低促性腺激素、低性激素，青春期延迟，无性征发育，原发性闭经，而女性内生殖器官分化正常。常伴有嗅觉障碍及先天性耳聋。

（二）继发性闭经

发生率较原发性闭经至少高10倍。其病因复杂，按下丘脑－垂体－卵巢－子宫轴解剖部位介绍引起闭经的病变。

❶ 中枢神经－下丘脑性闭经　为最常见的一类闭经，以功能性原因为主。下丘脑弓状核含有传导神经内分泌的神经元，接受多处脑区的神经冲动，汇合成信号促使脉冲式释放GnRH。在卵泡期约每90分钟有一次GnRH脉冲频率，以维持正常卵泡功能，若脉冲式分泌模式异常，包括频率、幅度及量的变化，可导致卵泡发育障碍而闭经。

（1）精神应激性（pschological stress）　精神创伤、过度紧张、环境改变等因素引起应激反应扰乱中枢神经与下丘脑之间的联系，最重要的是促肾上腺皮质激素释放激素（corticotropinreleasing hormane，CRH）和皮质激素分泌的增加。猴的实验证据表明，CRH可能通过增加内源性阿片肽分泌，抑制垂体促性腺激素分泌而引起闭经。

（2）体重下降和营养缺乏　中枢神经对体重急剧下降极为敏感，不论单纯性体重下降或真正的神经性厌食，当体重减轻标准体重的15%以上时，均可导致下丘脑功能失调，诱发闭经。精神性厌食起病可有强烈惧怕肥胖而有意节制饮食，特征表现为精神性厌食，严重消瘦和闭经。GnRH浓度降至青春期前水平以致促性腺激素和雌激素水平低下而闭经。

（3）运动性闭经　剧烈运动和其他形式的训练，如长跑、芭蕾和现代舞蹈，可引起闭经，称运动性闭经，系因体内脂肪减少及应激引起下丘脑GnRH分泌受抑制所致。

（4）药物性闭经　长期应用某些药物如氯丙嗪、利血平以及甾体避孕药，偶尔可出现闭经或异常乳汁分泌。其机理是通过抑制下丘脑多巴胺或催乳激素抑制因子的释放，使催乳激素升高而导致溢乳。而GnRH分泌不足或FSH、

LH 对 GnRH 反应迟钝，则引起闭经。药物性闭经是可逆的，一般在停药后 3 ～ 6 月月经自然恢复。

（5）**肿瘤** 颅咽管瘤是最常见的下丘脑肿瘤，发生于蝶鞍上的垂体柄漏斗部前方。瘤体增大压迫下丘脑和垂体柄时，影响下丘脑 GnRH 和多巴胺向垂体的转运，从而导致低促性腺激素闭经，伴催乳激素增加。

❷ **垂体性闭经** 主要病变在垂体。腺垂体器质性病变或功能失调，促性腺激素分泌减少，继而影响卵巢功能而引起的闭经。

（1）**垂体梗死** 常见的为 Sheehan 综合征。由于产后大出血休克，使垂体缺血坏死，尤以腺垂体为敏感，促性腺激素分泌细胞发生坏死，出现一系列腺垂体功能低下的症状，如闭经、无乳、性欲减退、毛发脱落、第二性征衰退、生殖器官萎缩等，也可出现肾上腺皮质、甲状腺功能减退症状，如畏寒、嗜睡、低血压、胃纳差、贫血、消瘦等。

（2）**垂体肿瘤** 位于蝶鞍内的腺垂体的各种腺细胞均可发生肿瘤，若压迫分泌促性腺激素的细胞可使促性腺激素分泌减少引起闭经。分泌催乳素的腺瘤是常见的垂体肿瘤。肿瘤分泌过多的催乳素，使循环中催乳素升高，可能激发下丘脑多巴胺而抑制 GnRH 分泌；同时，催乳激素的升高可抑制卵巢对促性腺激素的敏感性。

（3）**空蝶鞍综合征（empty sella syndrome）** 由于蝶鞍隔先天发育不全或某种病变，蝶鞍内出现空隙，脑脊液流向蝶鞍的垂体窝，垂体受压缩小，而蝶鞍扩大。因压迫垂体发生高催乳激素血症，临床表现为闭经，可伴溢乳。

❸ **卵巢性闭经** 闭经的原因在卵巢。卵巢分泌的性激素水平低下，子宫内膜不发生周期性变化而引起闭经。

（1）**卵巢早衰（premature ovarian failure）** 40 岁前绝经者称卵巢早衰。表现为继发闭经，常伴更年期症状，具低雌激素及高促性腺激素特征。卵巢内无卵母细胞，或虽有原始卵泡，但对促性腺激素无反应。多数患者无明确诱因，属特发性。部分患者由自身免疫性卵巢炎所致。

（2）**卵巢切除或组织破坏** 双侧卵巢手术切除或经放疗破坏卵巢组织，或严重的卵巢炎破坏卵巢组织均可导致闭经。

（3）**卵巢功能性肿瘤** 产生雄激素的睾丸母细胞瘤、卵巢门细胞瘤等，由于过量的雄激素抑制下丘脑 - 垂体 - 卵巢轴功能而闭经。

（4）**多囊卵巢综合征（polycystic ovarian syndrome，PCOS）** 由于 LH/FSH 比值高于正常；雄激素产生过多，主要为雄烯二酮和睾酮；雌激素主要是雌酮增加所致。表现为闭经、不孕、多毛和肥胖，双侧卵巢增大，持续无排卵。

❹ 子宫性闭经　闭经的原因在子宫。月经调节功能正常，第二性征发育也往往正常，但子宫内膜受到破坏或对卵巢激素不能产生正常反应而导致闭经。

（1）Asherman 综合征　指子宫内膜破坏引起的闭经，多发生于产后或流产后过度刮宫引起的子宫内膜基底层损伤和粘连；粘连可使宫腔、宫颈内口、宫颈管的部分或完全阻塞，从而引起子宫内膜不应性或阻塞性闭经，称 Asherman 综合征或宫腔粘连。

（2）子宫内膜炎　结核性子宫内膜炎时，子宫内膜遭受破坏易致闭经。流产或产后感染所致的子宫内膜炎，严重时也可造成闭经。

（3）其他　手术切除子宫或放疗破坏子宫内膜可致闭经。甲状腺、肾上腺、胰腺等功能紊乱也可引起闭经，常见的疾病为甲状腺功能减退或亢进、肾上腺皮质功能亢进、肾上腺皮质肿瘤等。

【诊断】

（一）病史

包括月经史、婚育史、服药史、手术史、家族史以及发病可能诱因和伴随症状，环境变化、精神因素、运动性职业或过强运动、营养状况及有无头痛、溢乳等。原发性闭经者应了解青春期生长和第二性征发育情况。

（二）体格检查

检查全身发育状况，有无畸形，测量体重、身高，观察智力发育情况，注意第二性征发育状况，甲状腺有无肿大，乳房有无溢乳，皮肤色泽及毛发分布等。

（三）妇科检查

应注意内外生殖器发育情况及有无畸形，外阴色泽及阴毛生长情况等。

（四）辅助诊断方法

❶ 药物撤退试验

（1）孕激素试验　每日肌肉注射黄体酮 20mg，连用 5 日，或 100mg 一次注射；或口服甲羟黄体酮，每日 10 ～ 20mg，连用 5 日。停药后 3 ～ 7 日有撤退流血者表明体内有一定内源性雌激素水平。停药后无撤退流血者可能存在两种情况：①内源性雌激素水平低落；②子宫病变所致闭经。

（2）雌、孕激素序贯试验　每日口服己烯雌酚 1mg 或妊马雌酮 1.25mg，共服 21 日。最后 7 ～ 10 日口服甲羟黄体酮，每日 10mg。停药后有撤退流血者可排除子宫性闭经；无撤退流血者应再重复上述用药方法，停药后仍无撤退流血者可诊断为子宫性闭经。

❷ 子宫功能检查　主要了解子宫、子宫内膜状态及功能。

（1）**诊断性刮宫**　适用于已婚妇女，用以了解子宫腔的深度和宽度，宫颈管或宫腔有无粘连。刮取子宫内膜作病理学检查，以了解子宫内膜对卵巢激素的反应，刮出物同时作结核菌培养可确定有无子宫内膜结核病变。

（2）**子宫输卵管碘油造影**　了解有无子宫腔病变和宫腔粘连。

（3）**宫腔镜检查**　了解有无宫腔粘连等病变。

❸ 卵巢功能检查

（1）**基础体温测定**　了解有无排卵及黄体功能情况。

（2）**B型超声监测**　为动态监测卵泡发育及排卵情况最简便可靠的方法。从周期第10日开始监测，卵泡直径达18～20mm时为成熟卵泡，大约72小时内排卵。确定排卵的声像特征为：①卵泡突然消失或明显缩小；②卵泡边缘模糊，卵泡呈稀疏光点；③直肠子宫陷凹可能出现游离液体。

（3）**宫颈黏液结晶检查**　雌激素使宫颈黏液稀薄，拉丝度延长，并出现羊齿植物叶状结晶，羊齿植物叶状结晶越明显、越粗，提示雌激素作用越显著。若见成排的椭圆体，提示在雌激素作用的基础上已受孕激素影响。

（4）**阴道脱落细胞检查**　根据阴道上皮脱落细胞中伊红染色或角化细胞所占比例了解雌激素影响程度。

（5）**血甾体激素测定**　作雌二醇、黄体酮及睾酮的放射免疫测定。若雌、孕激素浓度低，提示卵巢功能不正常或衰竭；若睾酮值高，提示有多囊卵巢综合征、卵巢男性化肿瘤或睾丸女性化等疾病可能。血黄体酮≥15.9nmol/L，为排卵标志。

❹ 垂体功能检

（1）**血PRL、FSH、LH放射免疫测定**　PRL＞25μg/L时称高催乳激素血症，需测定TSH，TSH升高者为甲状腺功能减退所致闭经。TSH正常，PRL＞100μg/L时，应行头颅及蝶鞍部位CT或磁共振显像（MRI）检查，以排除垂体肿瘤或空蝶鞍。若FSH＞40IU/L，提示卵巢功能衰竭；若LH＞25IU/L，高度怀疑为多囊卵巢，多伴有肥胖、多毛及痤疮；若FSH、LH均＜5IU/L，提示垂体功能减退，病变可能在垂体或下丘脑。

（2）**垂体兴奋试验**　又称GnRH刺激试验。通过静脉注射GnRH测定LH和FSH，以了解垂体LH和FSH对GnRH的反应性。将戈那瑞林（gonedorelin）25μg溶于生理盐水2mL，在静息状态下经肘静脉快速推入，注入后30、90分钟采血测定LH和FSH。临床意义：①LH正常反应型：注入后30分钟LH高峰值比基值升高2～4倍。②LH无反应或低弱反应：注入后

30 分钟 LH 值无变化或上升不足 2 倍，提示垂体功能减退。③ LH 反应亢进型：30 分钟时刻 LH 高峰值比基值升高 4 倍以上，此时须测定 FSH 反应型以鉴别多囊卵巢综合征与卵巢功能衰退两种不同的生殖内分泌失调。多囊卵巢综合征时 LH 反应亢进，但 FSH 反应低下；30 分钟、90 分钟 FSH 峰值＜ 10IU/L。卵巢功能衰退时 LH、FSH 反应均亢进；30 分钟、90 分钟 FSH 峰值＞ 20IU/L。

（3）**影像学检查** 怀疑有垂体肿瘤时应作蝶鞍 X 线摄片，肿瘤较大者头颅侧位平片即可辨认，或行 CT 或 MRI 检查，以早期发现垂体微腺瘤（直径＜ 1cm）。疑有子宫畸形、多囊卵巢、肾上腺皮质增生或肿瘤时可作 B 型超声检查。

❺ 其他辅助检查

腹腔镜检查对多囊卵巢综合征及卵巢肿瘤的诊断有价值。疑有先天畸形者，应进行染色体核型分析及分带检查。必要时测定血 T_3、T_4、TSH 或尿 17- 酮类固醇、17- 羟类固醇以确定是否为甲状腺功能异常或肾上腺功能异常所致闭经。

（五）闭经的诊断步骤

详细询问病史及进行体格检查、妇科检查、初步除外器质性病变，然后按图 19-1 所示的诊断步骤进行。

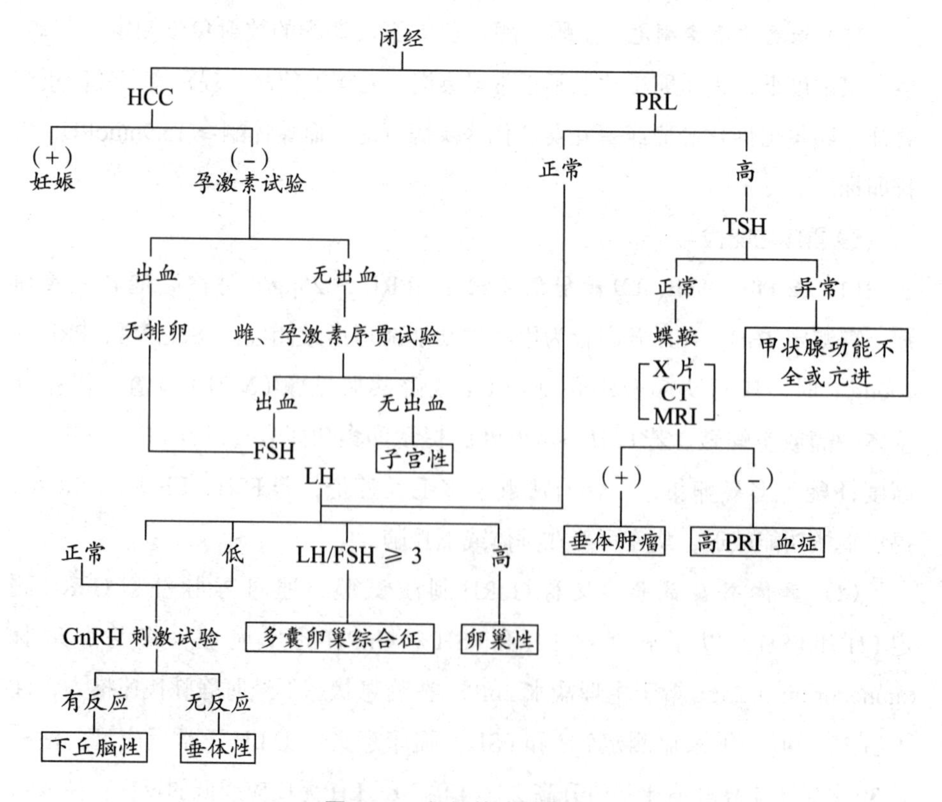

图 19-1 闭经的诊断步骤

【治疗】

（一）全身治疗

包括针对神经精神应激起因的精神心理疏导，以消除患者精神紧张、焦虑及应激状态。低体重或因节制饮食消瘦致闭经者应调整饮食，加强营养，恢复标准体重。运动性闭经者应适当减少运动量及训练程度，给予足够营养及纠正激素失衡。因全身性疾病引起闭经者应积极治疗。

（二）内分泌药物治疗

❶ 抑制垂体催乳激素过多分泌

（1）溴隐亭（bromocriptine） 适用于高催乳激素血症伴正常垂体或垂体肿瘤者。口服剂量为每日 2.5 ～ 7.5mg，一般在服药的第 5 ～ 6 周能使功能性催乳素过多者月经恢复，服药 3 个月可见肿瘤明显缩小。副反应重者，可经阴道给药。溴隐亭长效针剂（parlodel）克服口服造成胃肠道功能紊乱，用法：50 ～ 100mg，每 28 日注射 1 次，起始剂量为 50mg。

（2）甲状腺片 适用于甲状腺功能减退所致的高催乳激素血症。

❷ 诱发排卵药物

（1）氯米芬（CC） 适应证为体内有一定内源性雌激素水平的无排卵患者。用法：50 ～ 100mg/d，口服，连续 5 日，自撤药性出血第 5 日开始。

（2）戈那瑞林（gonedorelin） 适用于垂体和卵巢功能正常的下丘脑性低促性腺激素闭经。

1）促进卵泡发育：戈那瑞林溶于生理盐水注入携带泵，静脉或皮下脉冲式给药，脉冲间隔 60 ～ 90 分钟，每次脉冲剂量 10μg。

2）诱发排卵：卵泡发育成熟时，可用戈那瑞林 25μg，间隔 30 分钟，双次注射，可诱发垂体 LH 排卵峰促排卵。也可用人绒毛膜促性腺激素（HCG）5000IU 一次肌肉注射促排卵。

（3）促性腺激素 适用于低促性腺激素闭经及用氯米芬诱发排卵失败的患者。促进卵泡发育的促性腺激素有尿雌二醇（HMG）、纯化 FSH、重组 FSH。促成熟卵泡排卵的制剂为 HCG。用法：HMG/HCG 联合用药诱发排卵。HMG 或 FSH 每日剂量为 75 ～ 150U，于撤药性出血第 3 ～ 5 日开始，连用 7 ～ 12 日，待优势卵泡成熟时，肌肉注射 HCG5000 ～ 10000IU 促排卵。并发症为多胎和卵巢过度刺激综合征（Overarian Hyperstimulation Syndrome，OHSS）。

❸ 雌、孕激素替代治疗

（1）雌孕激素人工周期替代疗法 适用于低雌激素性腺功能低落患者，

用于：

1）维持女性生殖健康及全身健康，包括神经系统、心血管、骨骼和皮肤等。

2）维持性征和引起月经。

3）维持子宫发育，为诱发排卵周期作受孕准备。方法：维持健康生理需要量为每日口服妊马雌酮 0.625mg 或微粒化 17–β 雌二醇 1mg；维持子宫发育为受孕做准备的需要量为每日口服妊马雌酮 1.25 ～ 2.5mg 或微粒化 17–β 雌二醇 2 ～ 4mg，一个周期共 21 日，最后 7 ～ 10 日每日加用甲羟黄体酮 10mg。

（2）单用孕激素疗法 适用于体内有一定内源性雌激素水平的闭经患者，以阻断雌激素对内膜持续作用所致的增生过长病变，引起子宫内膜功能层剥脱性出血。方法：每隔 30 ～ 40 日肌肉注射黄体酮每日 20mg，共 5 日或口服甲羟黄体酮，每日 10mg，共 10 日。

（3）避孕药疗法 为治疗多囊卵巢综合征，抑制卵巢产生过多雄激素的有效治疗方案之一。

（三）手术治疗

针对器质性病因，采用相应的手术治疗。

❶ 生殖道畸形经血引流障碍 阻塞部位行切开术或通过手术矫正以保证经血畅通。

❷ 宫腔粘连 手术分解宫颈及宫腔粘连，现采用宫腔镜下直视的机械性切割或激光切割粘连带，较既往采用宫颈扩张器和刮宫术分解粘连效果好。需生育者可服用大剂量雌激素，每日口服妊马雌酮 2.5mg，第 3 周加用甲羟黄体酮每日 10mg，共 7 日。若撤退流血少，可重复上述方案 3 ～ 6 次。

❸ 肿瘤 卵巢肿瘤一经确诊应手术切除。垂体催乳激素过大肿瘤产生急性压迫症状或对药物不敏感者可行手术切除。染色体含 Y 者性腺易发生肿瘤，一经确诊应立即行性腺切除术。

（四）中药治疗

参照闭经（第八章第九节）辨证治疗。中药治疗闭经疗效较好。

（马文光）

第三节　多囊卵巢综合征

多囊卵巢综合征（Polycystic ovarian syndrome，PCOS ）是以排卵障碍为主，或兼有糖代谢异常的内分泌紊乱综合征。主要表现是卵巢多囊征、长期无排卵及高雄激素血症，也是生育期妇女月经紊乱最常见的原因。1935 年 Stein 和 Leventhal 首先报道，故又称 stein–leventhal 综合征。

【病因病理】

（一）发病机制

❶ 精神紧张、药物及某些疾病影响下丘脑 – 垂体 – 卵巢轴调节功能紊乱　表现以高 LH 血症和高雄激素血症为主要特征的内分泌紊乱，垂体分泌过量 LH，刺激卵泡膜细胞和间质细胞产生过量的雄激素。雄激素在外周脂肪细胞经芳香化酶转化为雌酮。持续无周期性分泌的雌酮及双卵巢多个小卵泡分泌的有一定水平雌二醇，作用于下丘脑及垂体，对 LH 的分泌呈正反馈，而对 FSH 分泌为负反馈，使 LH 分泌频率及幅度增加，LH 持续高水平，FSH 水平相对降低。无周期 LH 分泌，不形成月经中期 LH 峰，无排卵发生。大量 LH 加强刺激卵泡膜细胞及基质细胞，使卵巢白膜增厚，雄激素分泌增加。一定量 FSH 持续刺激使卵泡中小卵泡发育到一定时期，分泌一定量雌激素，但无主导卵泡及排卵形成，从而导致多囊卵巢形成。这里 PCOS 兼有高雄激素水平和高雌激素状态，而以雄激素过多占优势，导致了下丘脑 – 垂体功能紊乱。患者的内分泌改变形成恶性循环周期，产生相应的特征性临床表现。

❷ 多囊卵巢综合征的病因与胰岛素抵抗及高胰岛素血症可能有关　近年研究发现，胰岛素和胰岛素样生长因子 1 受体存在于卵巢中，而胰岛素和胰岛素样生长因子 1 对卵巢间质和卵泡皆有影响，可引起卵巢分泌雄激素，阻碍正常卵泡发育。严重的胰岛素抵抗患者有时发生雄激素过多、胰岛素抵抗和黑棘皮症综合征，常表现高睾酮和高胰岛素水平，黑棘皮症是胰岛素抵抗的标志。胰岛素抵抗和代偿性高胰岛素血症与肥胖有关，PCOS 肥胖患者 20% 有葡萄糖不耐受或明显的糖尿病。因此，脂性皮肤或黑棘皮症、肥胖等，甚至由此引发的葡萄糖不耐受或糖尿病，可以认为是胰岛素抵抗的征象。

❸ 肾上腺轴在 PCOS 发病中的作用　动物实验证明，大剂量给小白鼠注射

肾上腺皮质激素后可以诱发小鼠产生多囊卵巢的动物模型，在临床上也证实肾上腺皮质功能亢进如柯兴氏综合征的患者合并有多囊卵巢综合征。

❹ **与遗传有关** 少数多囊卵巢综合征有染色体异常，如嵌合型46，XX/45，XO或常染色体16、21、22异常。

（二）病理变化

❶ **卵巢的变化** 典型病例可见双侧卵巢增大，表面光滑，色灰发亮，白膜增厚硬化，包膜下隐约可见10～12个直径小于1cm的囊性卵泡。光镜下见皮质表层纤维化，细胞少，血管可能明显。包膜下含有很多闭锁卵泡和处于不同发育期的卵泡，但无成熟卵泡生成，更无排卵迹象。

❷ **子宫内膜的变化** PCOS患者因无排卵，子宫内膜长期受雌激素刺激，诊断性刮宫见内膜呈增生期改变。如单纯性增生、复杂性增生甚至呈不典型性增生。长期持续无排卵增加子宫内膜癌的发生概率。

【临床表现】

青春期及生育期妇女为多发人群。

❶ **月经异常、排卵障碍** 主要表现月经稀发或闭经，周期3～6个月或1年不等占80%，少数表现为月经过多，不规则出血。

❷ **不孕** 生育期妇女因排卵障碍，常表现为不孕。

❸ **多毛、痤疮** 由高雄激素引起，主要分布面部（口周）、乳周、下腹部等。雄激素主要刺激腋毛、阴毛、四肢的毛发增长。痤疮的发生是由DHT刺激皮脂腺分泌过盛有关，发生率约60%。

❹ **肥胖** 肥胖的发生机理目前不清楚，可能与遗传、肾上腺功能紊乱、饮食、运动等有关。其脂肪分布及体态无特异性，但肥胖发生与PCOS的发生发展存在相互促进的作用，肥胖引起的胰岛素抵抗及高胰岛素血症促进PCOS的发展。

❺ **黑棘皮症** 雄激素过多的另一体征是黑棘皮症，常在阴唇、颈背部、腋下、乳房下和腹股沟等处皮肤出现灰褐色色素沉着，呈对称性，皮肤增厚，质软。颈背部发生明显。

【辅助检查】

❶ **基础体温测定** 对月经不规则或淋漓不断的患者，需行基础体温测定，多表现为单相型。

❷ **B型超声检查** 发现双卵巢增大，间质增厚，回声明显增强，卵巢皮质内有数个针尖样的卵泡，一侧或两侧卵巢各有10个以上直径为2～9mm无回

声区，车轮样排列，连续监测不见主导卵泡发育及排卵迹象，可在短期内作出诊断。声像图显示子宫小于正常。

❸ 诊断性刮宫 于经前数日或月经来潮6小时内刮出的子宫内膜呈增殖期或增生过长，无分泌期变化。35岁以上患者应常规诊刮，以早期发现子宫内膜不典型性增生或子宫内膜癌。

❹ 腹腔镜检查 直接窥视到卵巢增大，包膜增厚，表面光滑，呈灰白色，有新生血管。包膜下显露多个卵泡，但无排卵现象（无排卵孔、无血体或黄体）。取卵巢组织送病理检查，即可确诊。

❺ 内分泌测定

（1）血清FSH、LH测定：血清FSH偏低而LH升高，LH/FSH≥2～3。

（2）血清睾酮、雄烯二酮增高，提示过多的雄激素主要来源于卵巢。硫酸脱氢表雄酮是肾上腺产生，PCOS时正常或轻度开高。

（3）尿17-酮类固醇正常或轻度升高，正常时提示雄激素主要来源于卵巢，升高时肾上腺功能亢进。

（4）雌二醇正常或稍升高，缺乏周期性改变，无排卵前升高现象，雌酮（E_1）/雌二醇（E_2）＞1，高于正常周期。

（5）血清催乳激素（PRL）：10%～30%患者轻度升高（10μg/L）。

（6）其他：腹部肥胖型患者，可检测空腹血糖、糖耐量试验、空腹胰岛素及葡萄糖负荷后血清胰岛素等。

【诊断与鉴别诊断】

（一）诊断

目前公认的PCOS诊断标准为：①稀发排卵或无排卵。②高雄激素血症（多毛、痤疮）和（或）血清睾酮（T）超标。③B型超声检查卵巢PCO征，每侧卵巢直径2～9mm的卵泡≥10～12个，和（或）卵巢体积≥10mL。以上三项中符合两项者诊断即可成立。非肥胖型PCOS血清LH升高，LH/FSH＞2～3可作为诊断的生化指标。肥胖型PCOS应检查有无胰岛素抵抗、糖耐量异常和异常脂质血症。

（二）鉴别诊断

❶ 与肾上腺皮质综合征或肿瘤鉴别 患者有肥胖、多毛、月经紊乱等表现，B型超声见卵巢呈多囊性变化，但患者有肾上腺皮质增生、功能紊乱的临床表现，17-羟黄体酮和雄激素明显增高，对ACTH兴奋试验反应亢进，作过夜地塞米松抑制试验时抑制率≤0.70，肾上腺皮质肿瘤患者则对这两项试验反

应均不明显。

❷ **与卵巢分泌雄激素肿瘤鉴别** 卵巢睾丸母细胞瘤、卵巢门细胞瘤等均可产生大量雄激素。多为单侧、实性肿瘤。B 型超声、CT 或 MRI 检查可协助定位。

【治疗】

PCOS 是以下丘脑–垂体–卵巢轴调节紊乱为主要表现，而其发病与糖脂代谢紊乱等密切相关，多因素相互作用的病理性恶性循环，使其病变发生发展，成为卵泡发育成熟的障碍，必须多途径打破异常作用的恶性循环的各个环节。

❶ **一般治疗** 对肥胖型多囊卵巢综合征患者，应控制饮食和增加运动量，以降低体重和腰围，可增加胰岛素敏感性，降低胰岛素、睾酮水平，从而恢复排卵及生育功能。

❷ **口服避孕药** 用短期避孕药或 Diane–35（含炔雌醇 0.035mg 及脂酸环丙黄体酮 2mg）等，周期性服用，一般疗程 3 ～ 6 个月，可重复使用。通过反馈作用降低 LH 的高频高幅异常分泌，使卵巢源性雄激素减少。同时，脂酸环丙黄体酮可有效地对抗雄激素，抑制内源性雄激素与受体结合及 5 a 还原酶的活性，抑制毛囊雄激素受体生成而减少毛发生长，和治疗痤疮。其他的避孕药有妈富隆，含炔雌醇 30μg 和去氧孕烯 150μg，后者雄激素活性低，极少有增加体重的副作用。因周期性子宫内膜剥脱起到预防子宫内膜癌的作用。

❸ **孕激素后半期疗法** 适用无高雄症状和代谢紊乱的患者。于月经后半期（月经第 16 ～ 25 日）口服地屈黄体酮片 10mg/ 片，每日 2 次，1 次 1 片，共 10 日，或醋酸甲羟黄体酮片 10mg/ 片 1 次 1 片，连用 10 日，或肌注黄体酮注射液 20mg/ 日 1 次，共 5 日。孕激素在一定程度上降低雄激素水平。

❹ **多毛痤疮及高雄激素治疗** 可采用短效口服避孕药，首选复方醋酸环丙黄体酮（达英 –35）。一般 1 日 1 片，连用 21 日，减少雄激素合成，阻断雄激素外周作用，治疗痤疮需 3 个月，治疗多毛需 6 个月。

❺ **胰岛素抵抗的治疗** 适用于肥胖或有胰岛素抵抗的患者，可采用二甲双胍治疗。二甲双胍 500mg/ 片，每日 2 次或 3 次口服，1 次 1 片，最好餐中用药，减轻胃肠反应。可 3 ～ 6 月复诊检查。

❻ **促排卵治疗** 适用于有生育要求的患者。

(1) 氯米芬作用机制及用法 氯米芬促进 FSH 和 LH 的分泌，从而诱发排卵。自然或人工诱发月经周期的第 5 日起，每日 50 ～ 100mg，晚 8 时服，共

5 日。如能应用 B 超监测卵泡发育，应于月经周期第 12 天起隔日 1 次监测卵泡发育 3 ～ 4 次，如果卵泡发育直径达到 18×18mm 以上时，立即肌注绒促性素（hCG）5000 ～ 10000 单位，以诱发排卵。治疗后排卵率为 60% ～ 80%。

（2）**促性腺激素** 尿促性素（hMG），每支含 FSH、LH 各 75 单位，使用方法：自然月经来潮或黄体酮撤退出血第 5 日，每日肌注 hMG1 支，根据 B 超监测卵泡发育情况，增减用量，优势卵泡直径达 18×18mm 以上时，肌注绒促性素（hCG)5000 ～ 10000 单位，以诱发排卵。若有 3 个优势卵泡同时发育，应停用 hCG，以避免卵巢过度刺激综合征发生。

（3）**腹腔镜下卵巢打孔术** 现多采用激光或单极电凝将卵泡气化或电凝。有增加妊娠机会。其重要合并症为盆腔粘连，偶有卵巢萎缩。

❼ **体外受精－胚胎移植** 难治性 PCOS 患者（促排卵治疗 6 个周期无排卵，或有排卵但未孕者）可采用体外受精、胚胎移植方法助孕。

（马文光）

第四节　经前期综合征

经前期综合征（premenstrual syndrome，PMS）是指反复发生在经前，影响与涉及妇女身体、精神和行为变化的证候群，月经来潮后，症状自然消失。月经周期规律的妇女，90%可出现经前的生理改变，部分妇女并有不适的感觉。经前症状较重，影响正常的工作和生活，需要药物调治者，即属经前期综合征。

【病因病理】

由于发病的特定年龄是育龄期，特定时间是经前期，特定的表现可涉及躯体与心理两大方面，而又仅是部分妇女发病。因此，目前对 PMS 病因病理的关注，已经进展到对激素、神经递质以及心理、社会等因素的综合作用上来。

❶ **性腺激素** 雌、孕激素比例失调，雌激素相对过高导致的水钠潴留，被认为是 PMS 体重增加、浮肿的主要因素。服用避孕药的妇女，不出现 PMS，而在有排卵周期，由于黄体晚期孕激素的自然撤退而出现 PMS。显示该病与孕激素的撤退有时间上的联系。

❷ **脑神经递质** 单胺类神经递质 5 羟色胺（5–HT）、多巴胺（Da）、去甲

肾上腺素（NE）、阿片肽、脑啡肽等在应付应激反应与控制情感变化方面有主要作用。如在月经周期的后半期，5-HT 下降时，体内的抗应激能力降低，易于受到多种刺激而表现出不适症状。

❸ 维生素 B_6 缺乏　部分患者由于体内缺乏维生素 B_6，使自身合成多巴胺和 5 羟色胺的辅酶不足，从而影响到单胺类神经递质在经前期的明显不足，而出现 PMS 的精神症状。

❹ 心理社会因素　PMS 的严重程度与患者的心理状态及所处的社会环境有一定的关系，单用安慰剂的治疗尚可达到 50% 的治愈效果。因此心理咨询、精神疗法也作为 PMS 治疗的辅助手段。

在 PMS 的病因病理方面，至少在病理过程中，尚有涉及催乳素、前列腺素、低血糖等方面的认识。

【临床表现】

经前期综合征为周期性发生的系列异常征象，多见于 25 ～ 45 岁妇女，常因家庭不和或工作紧张激发。症状出现于月经前 1 ～ 2 周，月经来潮后迅速明显减轻至消失。主要症状表现为以下几方面。

❶ 躯体症状　表现为头痛、乳房胀痛、腹部胀满、肢体浮肿、体重增加、运动协调功能减退。

❷ 精神症状　激怒、焦虑、抑郁、情绪不稳定、疲乏以及饮食、睡眠、性欲改变。

❸ 行为改变　思想不集中、工作效率低、意外事故倾向，易有犯罪行为或自杀意图。

【诊断与鉴别诊断】

根据在经前期出现的上述周期性典型症状，即可作出诊断。

根据上述在经前期出现的周期性典型症状，诊断并不困难。需与轻度精神及心、肝、肾等疾病引起的浮肿作鉴别。

【预防】

1. 注意平时情绪、心态的调整，加强体质锻炼，选择高碳水化合物、低蛋白饮食，并注意补充维生素及镁元素。

2. 经前减少情绪刺激，适当低盐饮食，限制咖啡。

3. 必要时可寻求心理咨询，或在医生的指导下适当服用镇静剂。

【治疗】

❶ **精神治疗** 首先应予以心理安慰与疏导，使精神松弛，重新控制生活。适当应用镇静剂接触忧虑，如在黄体后期口服艾司唑仑 1 mg，每日 2 次；或本巴比妥 0.03g，每日 3 次。

❷ **氟西汀（fluoetine）** 剂量 20mg，每日 1～2 次口服，于黄体期用药不超过 3 个月经周期。可明显缓解精神症状及行为改变，但对躯体症状疗效不佳。

❸ **利尿剂** 使用于月经前体重增加明显（> 1.5kg）者。为解除 PMS 患者水钠潴留，月经周期后半期宜低盐饮食，口服螺内酯（spironolactone）20 mg，每日 3 次，因可拮抗醛固酮而利尿。

❹ **激素治疗** 可用孕激素替代治疗。自月经第 16 日开始，每日口服甲羟黄体酮 6 mg，共 10 日。

❺ **溴隐亭（bromocriptine）** 对乳房胀痛伴高催乳激素血症者，在后半期给予溴隐亭 1.25～2.5 mg 口服，每日 2 次，可使 90% 患者的症状消失。

❻ **维生素 B6** 可调节自主神经系统与下丘脑－垂体－卵巢轴的关系，还可抑制催乳激素的合成。每日口服 100mg 以改善症状，每日剂量超过 500mg 可致感觉神经障碍。

（马文光）

第五节 绝经综合征

绝经综合征是指妇女绝经前后出现性激素波动或减少所致的一系列躯体及精神心理症状。我国城市妇女平均绝经年龄 49.5 岁，农村 47.5 岁。围绝经期是妇女自生殖年龄过渡到无生殖能力年龄的生命阶段，包括从出现与绝经有关的内分泌、生物学和临床特征起，至最后一次月经后一年。

绝经分为自然绝经和人工绝经两种。前者指卵巢内卵泡耗尽，或剩余的卵泡对促性腺激素丧失了反应。卵泡不再发育和分泌雌激素，不能刺激子宫内膜生长，导致绝经。后者是指手术切除双侧卵巢或受放射治疗和化疗停止卵巢功能而绝经。后者更易发生绝经综合征。

【内分泌变化】

绝经前后最明显变化是卵巢功能衰退，随后表现为下丘脑－垂体功能退化。主要表现了各种内分泌变化。

❶ **雌激素** 卵巢功能衰退的最早征象是卵泡对FSH敏感性降低，FSH水平升高。绝经过渡早期雌激素水平波动很多，甚至高于正常卵泡期水平。系因FSH升高对卵泡过度刺激引起雌三醇过多分泌所致。整个绝经过渡期雌激素水平并非逐渐下降，只是在卵泡停止生长发育时，雌激素水平急速下降。绝经后卵巢不再分泌雌激素，妇女循环中仍有低水平雌激素，主要来自肾上腺皮质和来自卵巢的雄烯二酮经周围组织中芳香化酶转化的雌酮。绝经期妇女循环中雌酮（E_1）高于雌二醇（E_2）。

❷ **黄体酮** 绝经过渡期卵巢尚有排卵功能，仍有黄体酮分泌。但因卵泡期延长，黄体功能不良，导致黄体酮分泌减少。绝经后无黄体酮分泌。

❸ **雄激素** 绝经后雄激素来源于卵巢间质细胞及肾上腺，总体雄激素水平下降。其中雄烯二酮主要来源于肾上腺，量约为绝经前的一半。卵巢主要产生睾酮。由于升高的LH对卵巢间质细胞的刺激增加，使睾酮水平较绝经前增高。

❹ **促性腺激素** 绝经过渡期FSH水平升高，呈波动性，LH仍在正常范围，FSH/LH仍＜1。绝经后雌激素水平降低，诱导下丘脑释放促性腺激素释放激素增加，刺激垂体释放FSH和LH增加，其中FSH升高较LH更显著，FSH/LH＞1。卵泡闭锁导致雌激素和抑制素水平降低以及FSH水平升高，是绝经的主要信号。

❺ **促性腺激素释放激素** 绝经后GnRH分泌增加，并与LH相平衡。

❻ **抑制素** 绝经后妇女血抑制素水平下降，较雌二醇下降早且明显，可能成为反映卵巢功能衰退更敏感的指标。

【临床表现】

❶ **月经紊乱** 为月经周期不规则，经期延长及月经量增多或减少，主要由于卵巢功能的波动变化。

❷ **血管舒缩症状** 潮热、出汗是围绝经期最典型症状。面部及颈胸部皮肤阵阵发红，伴有烘热，继之出汗，持续数秒至数分钟不等，症状轻者每日发作数次，重者十余次或更多。这是雌激素降低的特征性症状。

❸ **精神神经症状** 激动易怒、抑郁多疑、焦虑不安，或情绪低落，不能自我控制。雌激素缺乏还影响睡眠、记忆力及认知功能，使生活质量及工作效率

降低。

❹ **自主神经失调症状** 常出现有心悸、眩晕、头痛、失眠、耳鸣等自主神经失调症状。

❺ **泌尿生殖道症状** 由于雌激素降低，可致外阴皮肤干皱，皮下脂肪变薄，阴道干涩，皱襞变平，弹性减退，致性交疼痛；子宫体缩小；盆底松弛；乳房萎缩、下垂；尿道缩短，黏膜变薄，括约肌松弛，可导致尿失禁；膀胱黏膜变薄，易反复发作膀胱炎。

❻ **心脑血管疾病** 绝经后妇女因雌激素水平低下，致使血胆固醇水平升高，各种脂蛋白增加，而高密度脂蛋白 / 低密度脂蛋白比率降低，易发生动脉粥样硬化、心肌缺血、心肌梗死、高血压和脑卒中。

❼ **骨质疏松** 绝经后由于雌激素下降，使骨质吸收速度快于骨质生成速度，促使骨质丢失变为疏松。骨质疏松系由于骨小梁减少，致使骨骼压缩使体积变少，严重者导致骨折，桡骨远端、股骨颈、椎体等部位易发生。

❽ **阿尔茨海默病（Alzheimer’s disease）** 是老年性痴呆的主要类型。绝经后期女性比老年男性患病率高。

【诊断与鉴别诊断】

（一）诊断

年龄多为 45 ～ 55 岁，或曾有双侧卵巢切除术史或盆腔放射治疗史。月经周期不规则，经期延长及月经量增加，潮热，汗出，情绪不稳定，焦虑，易激动。妇科检查无异常。根据上述指征结合血清 FSH $\geq$ 30U/L、$E_2 \leq 10 \sim 20$pg/mL 即可诊断卵巢功能衰竭。

（二）鉴别诊断

妇女在围绝经期容易发生高血压、冠心病、肿瘤等，因此必须除外心血管疾病、泌尿生殖器官的器质性疾病，也要与神经衰弱、甲亢等鉴别。

【预防】

加强卫生宣教，使妇女了解围绝经期这一生理过程，解除不必要的顾虑。

【治疗】

（一）一般治疗

对精神、神经症状较重者应行心理治疗，必要时可选用药物治疗，每晚口服艾司唑仑 2.5mg 以助睡眠，谷维素 20mg，每日 3 次，有助于调节自主神经功能。

（二）激素替代治疗

❶ **适应证** 因雌激素缺乏而导致的老年性阴道炎、泌尿道感染、潮热及精神症状，预防骨质疏松及心血管系统疾病。

❷ **禁忌证** 严重肝病变、胆汁淤积性疾病、血栓栓塞性疾病、已有或可疑乳腺癌、子宫内膜癌、系统性红斑狼疮、原因不明的子宫出血、雌激素依赖性肿瘤及与孕激素相关的脑膜瘤患者视为禁忌。

❸ **药物选择** 原则上尽量选用天然雌激素，剂量应个体化，取最小剂量为最佳。现多用的口服制剂有：①尼尔雌醇（乙炔雌三醇环戊醚），是长效雌三醇衍生物，每半月口服 1 ～ 2mg 或每月服 2 ～ 5mg。②结合雌激素：为从孕马尿中提取出来的天然雌激素，0.3 ～ 0.625mg，每日 1 次。③戊酸雌二醇：1 ～ 2mg，每日 1 次，每月连服 21 日，停 7 日。④孕激素：常用醋酸甲羟黄体酮，每日口服 2 ～ 6mg。

❹ **用药途径** 因口服药物疗效肯定，现绝大多数妇女采用口服途径，如局部症状明显时，也可采用局部用药。

❺ **用药时间** 短期用药以解除围绝经期症状为目的，待症状消失后可停药；长期用药为防治骨质疏松，用药可持续 3 ～ 5 年。

❻ **常用方案** 现主张雌、孕激素联合用药以预防诱发子宫内膜增生过长和子宫内膜癌。

（1）**周期序贯法** 雌激素于周期第 1 ～ 21 日应用，孕激素于周期第 11 ～ 21 日应用，停药后出现撤药后出血，模拟自然月经周期。

（2）**连续序贯法** 雌激素每日给予，孕激素于周期第 15 ～ 28 天应用，孕激素用药结束后出现撤药性出血。本方案适用于绝经 3 ～ 5 年内的妇女。

（3）**连续联合治疗** 每日同时给予雌、孕激素。不发生撤药性出血，但可发生不规则阴道出血，适用于绝经多年的妇女。

（4）**单一雌激素治疗** 单一应用雌激素，适用于已切除子宫的妇女。

（5）**单一孕激素治疗** 适用于绝经过渡期或绝经后围绝经期症状严重且有雌激素禁忌证的妇女。

❼ **副作用及危险性** 根据患者年龄、卵巢功能衰退情况和激素治疗前的评估，确定激素治疗的必要性。并应告知患者激素治疗的利弊，使知情后作出选择。

（1）**子宫出血** 激素替代治疗期间出现的异常出血，应作诊断性刮宫以排除子宫内膜病变。

（2）**性激素副作用** 雌激素剂量过大时可引起乳房胀、白带多、头痛、水肿、色素沉着等；孕激素可致抑郁、易怒、浮肿及乳房胀痛；雄激素可致高血脂、动脉粥样硬化、血栓栓塞性疾病。

（3）**子宫内膜癌** 单一长期应用雌激素可增加子宫内膜增生过长及子宫内膜癌的发生率，可每月加用孕激素以降低其发生。

（4）**乳癌** 有资料表明，雌激素替代治疗超过 5 年者，有增加乳腺癌发生的危险性。

（三）其他药物治疗

补充钙剂，同时每日口服维生素 D400 ～ 500U，有利于钙的吸收。

（四）中药治疗

可参照经断前后诸证（第八章第二十二节）辨证治疗，中药治疗本病疗效好，安全性高。

（马文光）

第二十章　女性生殖系统炎症

第一节　前庭大腺炎

【病因病理】

前庭大腺位于两侧大阴唇后部，腺管开口于处女膜与小阴唇之间。由于其解剖部位的特点，在性交、分娩或其他情况污染外阴部时，病原体易侵入而引起前庭大腺炎。急性炎症发作时，病原体首先侵犯腺管，腺管呈急性化脓性炎症，腺管口往往因肿胀或渗出物凝聚而阻塞，脓液不能外流，积存而形成脓肿，称前庭大腺脓肿。主要病原体为葡萄球菌、大肠杆菌、链球菌、肠球菌、淋病奈瑟菌及沙眼衣原体。

【临床表现】

炎症初起时患者自觉外阴一侧疼痛、肿胀，局部灼热感，行走不便，检查时见局部皮肤红肿、发热、压痛明显。当脓肿形成时，可触及波动感，患者可有发热等全身症状。当脓肿内压力增大时，表面皮肤变薄，脓肿可自行破溃。如破口大，可自行引流，炎症逐渐消退而痊愈；如破口小，引流不畅，可反复急性发作。

【诊断与鉴别诊断】

外阴一侧疼痛、肿胀，行走不便；检查可见局部皮肤红肿、发热，压痛明显，脓肿形成可有波动感，即可明确诊断。

与前庭大腺囊肿鉴别　前庭大腺囊肿大小不等，可持续数年不增大。囊肿小时，患者无自觉症状；若囊肿大，患者可感外阴坠胀感或有性交不适。

【治疗】

急性炎症时需卧床休息，局部保持清洁。可取前庭大腺开口处分泌物进行细菌培养，确定病原体。根据病原体选用相应口服或肌肉注射抗生素，也可选用清热解毒的中药局部热敷或坐浴，可参照阴疮进行辨证治疗。脓肿形成后可切开引流并作造口术，并放置引流条。

（孙可丰）

第二节　阴道炎

一、滴虫阴道炎

【病因】

滴虫阴道炎是常见的阴道炎，由阴道毛滴虫引起。适应滴虫生长的温度为25℃～40℃、PH为5.2～6.6的潮湿环境，其只有滋养体而无包囊期，故生命力较强。滴虫阴道炎患者的阴道pH值一般在5～6.6，多数＞6.0。月经前后阴道pH发生改变，月经后接近中性，适合滴虫繁殖而引发炎症。滴虫能消耗或吞噬阴道上皮细胞内的糖原，阻碍乳酸生成。滴虫不仅寄生于阴道，还可侵入尿道或尿道旁腺，甚至膀胱、肾盂以及男方的包皮皱褶、尿道或前列腺中。

【传染方式】

传染途径有以下几种。

❶ **直接传染**　经性交传播，是主要的传播方式。由于男性感染滴虫后常无症状，易成为感染源。

❷ **间接传染**　经公共浴池、浴盆、浴巾、游泳池、厕所、衣物等传播。

❸ **医源性传染**　通过污染的器械或敷料传播。

【临床表现】

主要症状是稀薄的泡沫状白带增多及外阴瘙痒，若与其他细菌混合感染则分泌物呈脓性，可有臭味，阴道口及外阴灼热、疼痛、性交痛。若尿道口有感染，可出现尿频、尿痛，甚至可出现血尿。检查时见阴道黏膜充血，严重者可出现出血斑点，后穹隆有多量泡沫状白带，呈灰黄色、黄白色稀薄状或黄绿色脓状。阴道内有滴虫存在而无炎症反应的患者称为带虫者，一般在月经前后、妊娠期或产后等阴道PH改变时，常引起炎症发作。

【诊断】

具有典型症状及体征，并在阴道分泌物中查出滴虫即可确诊。常用悬滴法检查滴虫：取加温生理盐水1滴于载玻片上，于阴道后穹隆处取少许分泌物混于生理盐水中，立即于低倍光镜下寻找滴虫。若有滴虫，可见其呈波状运动而移动位置，亦可见到周围的细胞被推移。取分泌物前24～48小时避免性交、阴道灌洗及阴道用药，取分泌物时不做双合诊，窥器不涂润滑剂，取出分泌物时应注意保温，及时送检，以免使滴虫活动力减弱，造成检查时辨认困难。

【预防】

做好卫生宣传及普查工作；严格管理制度，禁止滴虫患者及带虫者进入游泳池，浴巾、浴盆等应严格消毒；医疗单位要做好消毒隔离，防止交叉感染。

【治疗】

因滴虫阴道炎可同时有尿道、尿道旁腺、前庭大腺滴虫感染，治愈此病，需全身用药，主要治疗药物为甲硝唑及替硝唑。

❶ 全身用药　患者及性伴侣应同时治疗。可口服甲硝唑400mg，每日2～3次，7日为1个疗程；对初次感染患者，可单次口服甲硝唑2g；或替硝唑2g，单次口服。甲硝唑用药期间及停药24小时内，替硝唑用药期间及停药72小时内禁止饮酒，哺乳期用药不宜哺乳。

❷ 局部给药　可单独局部用药，也可局部及全身联合用药，联合用药效果最佳。甲硝唑片200mg每晚塞入阴道，10日为1个疗程。局部用药前，若用1%乳酸或0.5%醋酸冲洗阴道，改变阴道内环境，将会提高疗效。

治疗后检查滴虫阴性时，仍应于下次月经后继续治疗1个疗程，以巩固疗效。每次月经后复查白带，若连续3次检查均为阴性，方可称为治愈。

二、念珠菌阴道炎

【病因】

念珠菌阴道炎是一种常见的阴道炎，主要由白色念珠菌感染所致。白色念珠菌为条件致病菌，约10%非孕妇女及30%孕妇阴道中有此菌寄生，并不出现症状。当阴道内糖原增加、酸度增高、局部细胞免疫力下降，适应其繁殖时，方引起炎症，此时阴道pH在4.0～4.7，通常＜4.5。通常孕妇、糖尿病患者、接受大量雌激素治疗者及长期应用抗生素者阴道内微生物之间相互制约关系改变，可使念珠菌得以繁殖而引起感染。

【传染方式】

念珠菌寄生于人的阴道、口腔及肠道，可互相自身传染，当条件适合时发病。少数患者可通过性交直接传染或通过感染的衣物间接传染。

【临床表现】

主要表现为外阴瘙痒、灼痛。严重时坐卧不宁，痛苦异常，可伴有尿频、尿痛及性交痛。急性期白带增多，典型的白带呈白色稠厚凝乳样或豆渣样。检查时可见小阴唇内侧及阴道黏膜上附着白色膜状物，擦除后露出红肿的黏膜，急性期可见糜烂面及浅表溃疡。

【诊断】

询问患者是否妊娠及有无糖尿病史、大量服用雌激素史或长期应用抗生素病史，出现典型症状及体征，并在阴道分泌物中找到白色念珠菌孢子和假菌丝即可确诊。检查方法可用悬滴法或培养法。

【治疗】

❶ **消除诱因** 若有糖尿病应积极治疗。及时停用广谱抗生素、雌激素。勤换内裤，因念珠菌对热的抵抗力不强，用过的内裤、盆及毛巾应用开水烫洗。

❷ **改变阴道酸碱度** 用2%～4%碳酸氢钠溶液冲洗阴道，造成不利于念珠菌生存的条件，10次为1个疗程。

❸ **局部用药** 可选用咪康唑栓剂1粒（200mg）或克霉唑栓剂1粒（150mg）每晚1粒置于阴道内，连用7日为1个疗程；也可用制霉菌素栓剂或片剂，每晚1粒（10万U）或1片（50万U）置于阴道内，连用7～10日；还可用1%龙胆紫涂擦阴道，每周3～4次，连续两周。

❹ **全身用药** 对于局部用药效果差或病情顽固者可采用全身用药治疗。可选用伊曲康唑200mg，每日1次口服，连用3～5日；氟康唑150mg，顿服；酮康唑200～400mg，每日1次口服，连用5日。此药损害肝脏，故治疗前及治疗中应监测肝功能变化，肝炎患者及孕妇禁用。

三、细菌性阴道病

【病因】

正常妇女阴道内寄生各种需氧菌及厌氧菌。当阴道内的细菌生态平衡失调，使能产生过氧化氢的乳酸杆菌减少而导致其他微生物大量繁殖时，即导致细菌性阴道病，其主要有加德纳尔菌、厌氧菌（动弯杆菌、普雷沃菌、紫单胞菌、类杆菌、消化链球菌等）以及人型支原体，其中以厌氧菌居多，部分患者合并支原体感染。病理特征无炎症病变，阴道黏膜充血不明显。

细菌性阴道病除导致阴道炎症外，还可引起其他不良结局，如妊娠期细菌性阴道病可导致绒毛膜羊膜炎、胎膜早破、早产；非孕妇女可引起子宫内膜炎、盆腔炎、子宫切除术后阴道断端感染。

【临床表现】

主要表现为阴道分泌物增多，有恶臭味，可伴轻度外阴瘙痒及灼热感。分泌物呈灰白色，质稀薄。检查阴道黏膜无充血。细菌学检查无滴虫、真菌或淋病奈瑟菌。

【诊断】

阴道分泌物增多者同时具有下列 4 项中 3 项即可诊断为细菌性阴道病。

❶ **阴道分泌物** 质均、稀薄。

❷ **阴道 PH ＞ 4.5。**

❸ **胺臭味试验阳性** 将少许阴道分泌物置于载玻片上，加入 10%氢氧化钾 1 ～ 2 滴，如产生烂鱼肉样腥臭气即为阳性。

❹ **线索细胞阳性** 于阴道侧壁取少许分泌物置于载玻片上，加一滴生理盐水混合，于高倍镜下见到＞ 20%的线索细胞。线索细胞即阴道脱落的表层细胞，于细胞边缘贴附大量颗粒状物即加德纳尔菌，细胞边缘不清。

【治疗】

治疗原则为选用抗厌氧菌药物，主要有甲硝唑、替硝唑、克林霉素。甲硝唑抑制厌氧菌生长，不影响乳杆菌生长，是较理想的治疗药物，但对支原体效果差。

❶ **全身用药** 甲硝唑 400mg，每日 2 ～ 3 次口服，连服 7 日；或单次给予 2g，必要时 24 ～ 48 小时重复给药 1 次；或克林霉素 300mg，每日 2 次，连服 7 日。

❷ **局部用药** 甲硝唑 400mg，每日 1 次，连用 7 日；或以 2%克林霉素软膏涂抹，每晚 1 次，连用 7 日。

四、老年性阴道炎

【病因】

老年性阴道炎常见于绝经后的老年妇女，因卵巢功能衰退，雌激素水平降低，阴道壁萎缩，阴道黏膜变薄，上皮细胞内糖原含量减少，阴道内 pH 增高，局部抵抗力降低，致病菌容易入侵繁殖而引起炎症。此外，手术切除双侧卵巢、卵巢功能早衰、盆腔放疗损伤卵巢、长期闭经等也可引起老年性阴道炎。

【临床表现】

主要症状为阴道分泌物增多，呈淡黄色，严重者可有血样脓性白带，外阴瘙痒、灼热感。检查见阴道呈老年性改变，上皮萎缩，皱襞消失，上皮变平滑、菲薄。阴道黏膜充血，有小出血点，有时可见浅表溃疡。若溃疡面与对侧粘连，阴道检查时因粘连可被分开而出血，粘连严重时可致阴道狭窄甚至闭锁，炎症分泌物引流不畅可致阴道积脓甚至宫腔积脓。

【诊断】

绝经后妇女或手术切除双侧卵巢、盆腔放疗后或长期闭经妇女，出现阴道分泌物增多及外阴瘙痒、灼热感，检查见阴道呈老年性改变，阴道黏膜充血，有小出血点或浅表溃疡，排除滴虫及念珠菌感染即可明确诊断。

如出现血性白带，应与子宫恶性肿瘤鉴别。可行宫颈刮片及分段刮宫；如见阴道壁溃疡或肉芽组织，应与阴道癌鉴别，可行局部组织活检。

【治疗】

治疗原则为补充雌激素增加阴道抵抗力；抗生素抑制细菌生长。

❶ **局部用药** 己烯雌酚 0.125 ～ 0.25mg，每晚放入阴道，7 日为 1 个疗程，以增加阴道抵抗力；甲硝唑 200mg 或氧氟沙星 100mg 放于阴道深部，每日 1 次，7 日为 1 个疗程，可抑制细菌生长。也可用 1%乳酸液或 0.1% ～ 0.5% 醋酸液冲洗阴道，以增加阴道酸度，每日 1 次，配合局部用药，效果更佳。

❷ **全身用药** 口服尼尔雌醇，首次 4mg，以后每 2 ～ 4 周 1 次，每次 2mg，维持 2 ～ 3 个月。

五、婴幼儿阴道炎

【病因】

婴幼儿阴道炎常见于 5 岁以下幼女，多与外阴炎并存。幼女外阴发育差，缺乏雌激素，阴道上皮菲薄，抵抗力低，易受感染。常见病原体为大肠杆菌、葡萄球菌、链球菌、淋病奈瑟菌、滴虫及白色念珠菌。

【临床表现】

主要症状为阴道分泌物增加，呈脓性。外阴痒痛，患儿哭闹、烦躁不安，以手搔抓外阴。检查见外阴、尿道口黏膜充血、水肿，表面可见浅溃疡或小阴唇粘连。检查时还应做肛诊排除阴道异物和肿瘤。

【诊断】

根据症状，体征及询问患儿母亲有无阴道炎病史，可做出初步诊断，用细棉棒或吸管取阴道分泌物培养，可明确病原体种类。

【治疗】

治疗原则为：

（1）保持外阴清洁、干燥，减少摩擦。

（2）针对病原体选择相应的口服抗生素治疗或用吸管将抗生素溶液滴入阴道。

（3）对症处理：有蛲虫者，给予驱虫治疗；若阴道有异物，应及时取出；小阴唇粘连者外涂雌激素软膏后，多可松解，严重者应分离粘连，并涂以抗生素软膏。

（孙可丰）

第三节　宫颈炎

宫颈炎症是生育年龄妇女的常见病，有急性与慢性两种，其中以慢性宫颈炎最为常见。

一、急性宫颈炎

【病因病理】

宫颈损伤、感染性流产或产褥感染，可导致急性宫颈炎的发生。引起急性宫颈炎的病原体主要为链球菌、葡萄球菌、肠球菌、淋病奈瑟菌及沙眼衣原体。

由于病原体累及宫颈黏膜腺体，可见宫颈红肿，宫颈管黏膜充血、水肿。

【临床表现】

大部分患者无症状。有症状者主要表现为白带增多，呈黏液脓性，伴有腰酸及下腹部坠痛，尿频、尿急、尿痛等泌尿道症状，亦可见体温轻度升高，性交痛。妇科检查见宫颈充血、肿大，有脓性分泌物自宫口流出，量多。

【诊断】

❶ 病史　宫颈创伤史、感染性流产史或产褥期感染病史等。

❷ 体征　白带量多，呈脓性，宫颈充血、水肿、肥大。

❸ 辅助检查　分泌物培养可查出致病菌。淋病奈瑟菌可用宫颈分泌物涂片、分泌物培养、聚合酶链反应技术及酶联免疫吸附试验等实验室方法检出。沙眼衣原体的检查可用直接培养法及酶联免疫吸附试验方法。

【治疗】

主要为抗生素治疗。针对不同的病原体，选用有效的抗生素进行全身治疗。若致病菌为淋病奈瑟菌，则主张大剂量单次给药，做到及时、足量、规范、彻底，性伴侣也应同时治疗，常用头孢曲松钠250mg肌注；氧氟沙星400mg口服；或头孢呋辛钠1g口服。若致病菌为沙眼衣原体，应选用阿奇霉素1g单次口服；或红霉素500mg，每日4次口服，连用7日；或环丙沙星250mg，每日2次口服，连用7日。

二、慢性宫颈炎

【病因病理】

慢性宫颈炎是妇科常见病，多由急性宫颈炎未能彻底治疗，分娩、流产或手术损伤宫颈后，病原体侵入而引起感染。导致慢性宫颈炎的病原体主要为葡萄球菌、链球菌、大肠杆菌、厌氧菌、沙眼衣原体及淋病奈氏菌。

❶ 宫颈粘膜炎　亦称宫颈管炎。病变局限于宫颈管粘膜及粘膜下组织，宫颈阴道部外观光滑，仅见宫颈外口有脓性分泌物堵塞，有时宫颈管粘膜增生向外口突出，宫颈口充血。由于宫颈管粘膜及粘膜下组织充血、水肿、炎性细胞浸润和结缔组织增生，可使宫颈肥大。

❷ 宫颈肥大　由于慢性炎症的长期刺激，宫颈组织充血、水肿，腺体和间质增生，使宫颈呈不同程度的肥大，同时由于纤维结缔组织的增生，使宫颈硬度增加。

❸ 宫颈息肉　慢性炎症的长期刺激使宫颈管局部粘膜增生，子宫有排除异

物的特点，故使增生的粘膜逐渐由基底部向宫颈外口突出而形成息肉，一个或多个不等，直径一般在1cm以下，色红、呈舌形、质软而脆，易出血，蒂细长。根部多附着于宫颈外口，少数在宫颈管壁。

❹ **宫颈腺囊肿** 在宫颈糜烂愈合过程中，新生的鳞状上皮覆盖宫颈腺管口或伸入腺管，将腺管口阻塞。腺管周围结缔组织增生或瘢痕形成压迫腺管，使腺管变窄甚至阻塞，腺体分泌物引流受阻、潴留形成囊肿。检查时可见宫颈表面突出多个青白色小囊泡，内含无色粘液。若囊肿感染，则外观呈白色或淡黄色小囊泡。

【临床表现】

慢性宫颈炎多无症状，少数患者可有阴道分泌物增多。由于病原体、炎症的轻度及范围不同，分泌物的量及性状亦不同，可呈乳白色粘液状，或呈淡黄色脓性，伴宫颈息肉时易有血性白带或性交后出血。如炎症沿宫骶韧带扩散到盆腔时，可有腰骶部疼痛、盆腔部下坠痛。宫颈粘稠脓性分泌物不利于精子穿过，可造成不孕。妇科检查可见宫颈外口有脓性分泌物、充血、肥大，有时质较硬，有时可见息肉、宫颈腺囊肿等。

【诊断】

有急性宫颈炎病史，分娩、流产或手术损伤病史，阴道分泌物量增多，呈乳白色粘液状或呈淡黄色脓性，妇科检查可见子宫颈呈糜烂样改变、或有黄色分泌物覆盖子宫颈口、子宫颈肥大、息肉或宫颈腺囊肿，宫颈质地较硬，即可作出诊断。

【鉴别诊断】

本病应与早期宫颈癌相鉴别，早期宫颈癌与慢性宫颈炎无明显区别，通过宫颈刮片细胞学检查或宫颈活组织检查则不难鉴别。

【预防】

积极治疗急性宫颈炎；避免宫颈损伤；产时发现宫颈裂伤应及时缝合；定期行妇科检查，做到早发现、早治疗。

【治疗】

不同病变采用不同的治疗方法。对表现糜烂样改变者，若为无症状的生理性柱状上皮异位无需处理。对糜烂样改变伴有分泌物增多、乳头状增生或接触性出血，可给予局部物理治疗，包括激光、冷冻、微波等方法，也可给予中药保妇康栓治疗或其作为物理治疗前的辅助治疗。但治疗前必须经筛查除外子宫颈上皮瘤变和子宫颈癌。

❶ **物理治疗** 常用电熨法、激光治疗、冷冻治疗、红外线凝结疗法及微波疗法。治疗前应常规行宫颈刮片细胞学检查，以排除早期宫颈癌。治疗时间应选在月经干净后 3 ～ 7 日内进行。有急性生殖器炎症者为禁忌证。在创面尚未完全愈合期间（4 ～ 8 周）禁盆浴、性交和阴道冲洗。治疗后应定期复查，观察创面愈合情况，同时注意有无宫颈管狭窄。

❷ **药物治疗** 局部涂硝酸银或铬酸腐蚀，现已少用。也可以中药局部治疗。也可取宫颈管分泌物行培养及药敏试验，根据结果选用相应的抗感染药物。

❸ **手术治疗** 有宫颈息肉者应行息肉摘除术。对宫颈肥大、糜烂面较深广且累及宫颈管者，可考虑做宫颈锥切术。

（孙可丰）

第四节　盆腔炎性疾病

盆腔炎性疾病（PID）指女性上生殖道及其周围组织的一组感染性疾病，主要包括子宫内膜炎、输卵管炎、输卵管卵巢脓肿、盆腔腹膜炎。炎症可局限于一个部位，也可同时累及几个部位，以输卵管炎、输卵管卵巢炎最常见。盆腔炎性疾病多发生在性活跃的生育期妇女，初潮前、无性生活和绝经后妇女很少发生盆腔炎性疾病，即使发生也常常是邻近器官炎症的扩散。盆腔炎性疾病若未能得到及时、彻底治疗，炎症反复发作，可导致盆腔炎性疾病后遗症，造成不孕、输卵管妊娠、慢性盆腔痛等，从而严重影响妇女的生殖健康，因此必须重视盆腔炎性疾病的防治。

【病因病理】

（一）病因

❶ **宫颈口未关闭** 由于分娩、流产后，宫颈口未很好关闭，如分娩造成产道损伤或胎盘、胎膜残留等，病原体侵入宫腔，容易引起感染；

❷ **宫腔内手术** 如放置宫内节育器、刮宫术、输卵管通气术、输卵管子宫造影术、宫腔镜检查等，由于消毒不严格，或术前适应证选择不当，生殖道原有的慢性炎症，经手术干扰而引起急性发作并扩散。

❸ **经期不注意卫生** 因经期不注意卫生，使用不洁的月经垫，经期性交等，可使病原体乘机侵入引起盆腔炎症。

❹ **感染性传播** 如不洁性生活史、多个性伴侣，早年性交、性交过频者，可使性传播的病原体入侵引起盆腔炎症。

❺ **继发于腹腔内其他脏器的感染** 如阑尾炎、腹膜炎等；或盆腔炎性疾病后遗症急性发作。

引起盆腔炎性疾病的病原体主要为链球菌、葡萄球菌、大肠杆菌、厌氧菌及性传播的病原体。

（二）病理

最常见的病理改变是：

❶ **急性子宫内膜炎及急性子宫肌炎** 是细菌从胎盘剥脱处的创面入侵，延及蜕膜称子宫内膜炎，如感染入肌层则形成子宫肌炎。

❷ **性输卵管炎、输卵管积脓、输卵管卵巢脓肿** 致病菌由宫颈的淋巴播散到子宫旁结缔组织者，首先侵犯浆膜层发生输卵管周围炎，然后累及肌层，病变以输卵管间质炎为主，输卵管可有充血、肿胀增粗、弯曲，炎性渗出，甚至造成周围的粘连，形成炎性肿块。如炎症经子宫内膜向上蔓延，首先引起输卵管黏膜炎，黏膜肿胀，间质水肿充血，白细胞浸润，引起输卵管黏膜粘连，导致输卵管管腔及伞端闭塞，形成输卵管积脓。卵巢很少单独发炎，白膜是一个很好的防御屏障，卵巢多与发炎的输卵管伞端粘连而发生卵巢周围炎，称输卵管卵巢炎，又称附件炎。炎症可通过卵巢排卵的破孔侵入卵巢实质形成卵巢脓肿，如脓肿壁与输卵管积脓粘连穿通，即形成输卵管卵巢脓肿。

❸ **急性盆腔腹膜炎** 盆腔内器官发生严重感染时，蔓延到盆腔腹膜，发炎的腹膜充血、水肿，并有少量浆液纤维性渗出，形成盆腔脏器之间的粘连。脓汁积聚于子宫直肠陷凹处形成盆腔脓肿。脓肿可破入直肠排出，也可破入腹腔引起弥漫性腹膜炎。

❹ **急性盆腔结缔组织炎** 内生殖器急性炎症时，或阴道、宫颈有创伤时，病原体可经淋巴管进入盆腔结缔组织而引起结缔组织充血、水肿、中性粒细胞浸润。以宫旁结缔组织炎最常见，开始局部组织增厚，质地较软，边界不清，以后向两侧盆壁成扇形浸润，如组织化脓则形成腹膜外脓肿，可自发破入直肠或阴道。

❺ **败血症及脓毒血症** 病原体毒性强，数量多，患者抵抗力低下时，常发生败血症。多见于严重的产褥感染，感染性流产，如不及时控制，很快出现感染性休克甚至死亡。发生感染后，如身体其他部位发现多处炎症病灶或脓肿

者，应考虑有脓毒血症存在，但尚需经血培养证实。

❻ **肝周围炎（Fitz-Hugh-Curtis综合征）** 指肝包膜炎症而无肝实质损害的肝周围炎。淋病奈瑟菌及衣原体感染均可引起。由于肝包膜水肿，吸气时右上腹疼痛。肝包膜上有脓性或纤维渗出物，早期在肝包膜与前腹壁腹膜之间形成松软粘连，晚期形成琴弦样粘连。5%～10%输卵管炎可出现肝周围炎，临床表现为继下腹痛后出现右上腹痛，或下腹疼痛与右上腹疼痛同时出现。

【临床表现】

（一）症状

可因炎症轻重及范围大小而有不同的临床表现。轻者无症状或症状轻微。常见症状为下腹痛、阴道分泌物增多。腹痛为持续性，活动或性交后加重。若病情严重可出现发热甚至高热、寒战、头痛、食欲缺乏。月经期发病可出现经量增多、经期延长。若有腹膜炎，出现消化系统症状如恶心、呕吐、腹胀、腹泻等。伴有泌尿系统感染可有尿急、尿频、尿痛症状。若有脓肿形成，可有下腹包块及局部压迫刺激症状；包块位于子宫前方可出现膀胱刺激症状，如排尿困难、尿频，若引起膀胱肌炎还可有尿痛等；包块位于子宫后方可有直肠刺激症状，出现腹泻、里急后重感和排便困难。若有输卵管炎的症状及体征，并同时有右上腹疼痛者，应怀疑有肝周围炎。

（二）体征

患者体征差异较大，轻者无明显异常发现，或妇科检查仅发现子宫颈举痛或宫体压痛或附件区压痛。严重病例呈急性病容，体温升高，心率加快，下腹部有压痛、反跳痛及肌紧张，甚至出现腹胀，肠鸣音减弱或消失。妇科检查：阴道可见脓性臭味分泌物；子宫颈充血、水肿，将子宫颈表面分泌物拭净，若见脓性分泌物从子宫颈口流出，说明子宫颈管黏膜或宫腔有急性炎症。子宫颈举痛；宫体稍大，有压痛，活动受限；子宫两侧压痛明显，若为单纯输卵管炎，可触及增粗的输卵管，压痛明显；若为输卵管积脓或输卵管卵巢脓肿，可触及包块且压痛明显，不活动；宫旁结缔组织炎时，可扪及宫旁一侧或两侧片状增厚，或两侧宫骶韧带高度水肿、增粗，压痛明显；若有盆腔脓肿形成且位置较低时，则后穹隆触痛明显，可在子宫直肠陷窝处触及包块，并可有波动感，三合诊检查更有利于了解盆腔脓肿的情况及与邻近器官的关系。

【诊断与鉴别诊断】

（一）诊断

根据分娩、流产、经期以及宫腔内手术等期间有感染病史。曾有发冷、发热感，体温升高，腹痛病史；有前述与体征，结合有关的辅助检查，可以确定诊断。

常用的辅助检查有：查血、尿常规、血和子宫颈管分泌物培养及药物敏感试验，虽非病灶脓液直接培养，对临床也有一定参考价值。必要时作后穹隆穿刺，如抽出脓液即可确诊。盆腔脓液培养结果直接说明感染灶的病原体，比子宫颈分泌物培养更为可靠。必要时可配合B超检查。

（二）鉴别诊断

❶ 与急性阑尾炎鉴别 急性阑尾炎无感染病史，持续性腹痛，从上腹部开始，经脐周转至右下腹。无阴道出血，盆腔检查无肿块触及，直肠指检右侧高位压痛。后穹隆穿刺阴性。超声显像子宫附件区无异常图像。

❷ 与异位妊娠鉴别 异位妊娠有停经史，腹部突然撕裂样剧痛，自下腹一侧开始向全腹扩散。阴道有少量出血，多有休克，体温正常，盆腔检查，举宫颈时一侧下腹疼痛，宫旁或子宫直肠陷凹有肿块，血红蛋白下降，后穹隆穿刺可抽出不凝血液。妊娠试验阳性。超声显像一侧附件低回声区，其内或有妊娠囊。

❸ 与卵巢囊肿蒂扭转鉴别 卵巢囊肿蒂扭转下腹一侧突然发作疼痛，无阴道出血，体温稍高。盆腔检查，宫颈举痛，卵巢肿块边缘清晰，蒂部触痛明显。后穹隆穿刺阴性，超声显像一侧附件低回声区，边缘有条索状蒂。

❹ 与黄体破裂鉴别 黄体破裂呈下腹一侧突发性疼痛，无或有如月经量的出血，体温正常，盆腔检查无肿块触及，一侧附件压痛，红细胞下降，后穹隆穿刺可抽出血液，妊娠试验阴性，超声显像一侧附件低回声区。

【预防】

1. 做好经期，孕期及产褥期的卫生宣传。

2. 严格掌握妇产科手术指征，术时注意无菌操作，术后作好护理，预防感染。

3. 彻底治愈急性盆腔炎，防止转为盆腔炎性疾病后遗症。

4. 注意性生活卫生，防止性传播疾病。

【治疗】

主要为抗生素治疗，必要时手术治疗。抗生素治疗可清除病原体，改善症状及体征，减少后遗症。中药治疗也能达到良好的治疗效果。

❶ 支持疗法 卧床休息，半卧位有利于脓液聚积于子宫直肠陷凹而使炎症局限。给予充分营养及液体摄入，纠正电解质紊乱及酸中毒，必要时少量输新鲜血，高热时采用物理降温，尽量避免不必要的妇科检查以免引起炎症扩散，

如有腹胀可给胃肠减压。

❷ 抗生素治疗 根据药物敏感试验选用抗生素较为合理，可选用头孢西丁钠 2g，每 6 小时 1 次，静脉滴注；或头孢替坦二钠 2g，每 12 小时 1 次，静脉滴注；或用加多西环素 100mg，每 12 小时 1 次，静脉滴注或口服。现实中也有用青霉素和四环素类药物联合应用，静注或口服。若病情严重则需选用广谱抗生素，联合用药疗效好，配伍需合理，药物种类要少，毒性小。细菌培养结果出来后，可根据情况选用抗生素。给药途径以静脉滴注收效快。抗生素的应用要求达到足量，且须注意毒性反应。在症状消失后，继续给药 2 周以巩固疗效，力求彻底治愈，以避免形成盆腔炎性疾病后遗症。

❸ 中药治疗 参照妇人腹痛湿热瘀结型（第十三章第二节）和产后发热感染邪毒型（第十二章第五节）进行辨证治疗。

❹ 手术治疗 有下列情况者应考虑手术治疗：

（1）经药物治疗无效，高热不退，有脓肿形成者，为避免脓肿破裂引起炎症扩散，应在使用大量抗生素 48 ～ 72 小时后考虑手术治疗。

（2）输卵管积脓或输卵管卵巢脓肿，经药物治疗病情有好转，继续控制炎症 2 ～ 3 周，脓肿、包块仍未消失，应行手术切除。

（3）若突然腹痛加剧，高热、寒战、恶心、呕吐、腹胀、拒按或有中毒性休克表现，应怀疑有脓肿破裂，需立即在抗生素治疗同时剖腹探查。

附：盆腔炎性疾病后遗症

【病因病理】

盆腔炎性疾病未得到及时有效的治疗，即可导致盆腔炎性疾病后遗症。

其主要病理改变为组织破坏、广泛粘连、增生及瘢痕形成。病变主要局限于输卵管、卵巢和盆腔结缔组织。病情较顽固，当机体抵抗力较差时，可有急性发作。常见的病变有以下几种。

❶ 慢性输卵管炎与输卵管积水 慢性输卵管炎多为双侧性，输卵管增粗，管壁变厚，管腔粘连阻塞，伞端可部分或完全闭锁，并与周围组织粘连。当输卵管伞端和峡部粘连闭锁时，浆液性渗出物积聚而形成输卵管积水，形似腊肠样（图 20–2）。

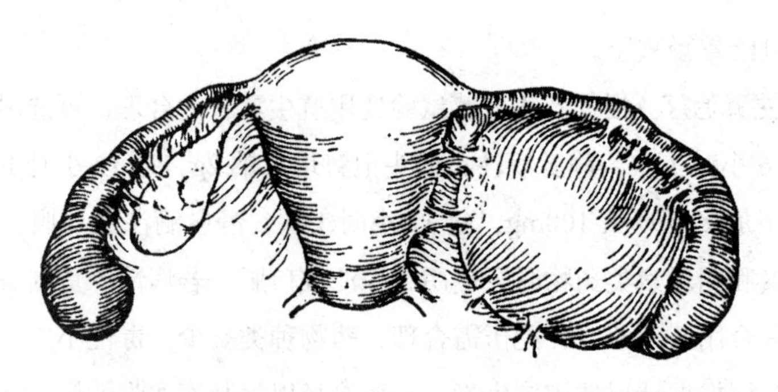

图 20–2　输卵管积水（左）、输卵管巢囊肿（右）

❷ **输卵管卵巢炎和输卵管卵巢囊肿**　输卵管发炎时波及卵巢，可互相粘连形成炎性肿块，称输卵管卵巢炎（附件炎）。当输卵管伞端与卵巢粘连贯通后，液体渗出而形成输卵管卵巢囊肿，也可由输卵管卵巢脓肿的脓液被吸收而成（图 20–2）。

❸ **慢性盆腔结缔组织炎**　炎症蔓延至子宫骶骨韧带处，使纤维组织增生、变硬。如蔓延的范围广，可使子宫固定，宫颈旁组织也增厚变硬，向外呈扇形扩散，直达盆壁，形成所谓的冰冻骨盆。

【临床表现】

（一）症状

❶ **下腹部及腰痛**　由于慢性炎症形成的疤痕粘连以及盆腔充血，可引起下腹部坠胀、疼痛及腰骶部酸痛。常在劳累、性交后及月经前后加剧。

❷ **月经不调**　由于盆腔充血，常有月经提前、经期延长、经量增多、痛经等。

❸ **带下增多**　带下量增多，多为黄白色黏液状，有时为脓性，或水样血性。

❹ **异位妊娠**　盆腔炎性疾病后遗症，如输卵管炎或轻度粘连可导致异位妊娠，其发病率为正常女性的 8 ～ 10 倍。

❺ **不孕**　输卵管粘连阻塞时可致不孕。

❻ **全身症状**　多不明显，有时可有低热，易感疲乏。病程时间较长时，部分患者可有神经衰弱症状，如精神不振，周身不适，失眠等。当患者抵抗力差时，易有急性或亚急性发作。

（二）体征

妇科检查，子宫多呈后位，活动受限或粘连固定。如为输卵管炎，则在子宫一侧或两侧可触到增粗的输卵管，呈条索状，并有轻度压痛。如有输卵管积水或输卵管卵巢囊肿，则可在盆腔的一侧或两侧摸到囊性肿物，活动多受限。

如为盆腔结缔组织炎，则在宫旁一侧或两侧可触到片状增厚、压痛，子宫骶骨韧带增粗、变硬、有压痛。

【诊断与鉴别诊断】

（一）诊断

有盆腔炎性疾病急性发作史、根据现有的症状和体征，诊断多无困难。但有时症状较多，而无明显盆腔炎性疾病病史及阳性体征，此时对盆腔炎性疾病后遗症的诊断须慎重，以免轻率作出诊断造成患者思想负担。有时盆腔充血或阔韧带内静脉曲张也可产生类似慢性炎症的症状。

（二）鉴别诊断

❶ 与子宫内膜异位症鉴别 子宫内膜异位症痛经较为明显，呈进行性加重，若能摸到典型的结节，有助于诊断。鉴别困难时，有时可按子宫内膜异位症采用试验性治疗，观察疗效，必要时可行腹腔镜检查。

❷ 与卵巢囊肿鉴别 输卵管积水、或输卵管卵巢囊肿除有盆腔炎症的病史外，肿块可为腊肠型，囊壁较薄，周围有粘连。而卵巢囊肿一般以圆形或椭圆形较多，周围无粘连，活动自如。盆腔炎性附件包块与周围粘连，不活动，有时与卵巢癌混淆。但卵巢癌一般都无腹痛。

❸ 与盆腔结核鉴别 盆腔结核多有不孕，月经量减少甚至闭经，有结核病史，低热、盗汗，盆腔检查有时可摸到结节；慢性盆腔炎多有分娩、流产、急性盆腔炎的病史，月经量一般较多，闭经极为少见。

【预防】

增强体质，注意个人卫生，及时彻底治愈盆腔炎性疾病。

【治疗】

❶ 中药治疗 对盆腔炎性疾病后遗症有突出疗效。可参照妇人腹痛之湿热瘀结型、气滞血瘀型、寒湿凝滞型（详见第十三章第二节）辨证治疗。

❷ 物理疗法 温热的良性刺激可促进盆腔局部血液循环，改善组织的营养状态，提高新陈代谢，以利炎症的吸收和消退。常用的有短波、超短波、音频、激光、蜡疗、红外线、药物离子导入等。

❸ 西药治疗 在用抗炎药物时，可同时采用 α－糜蛋白酶 5mg，或透明质酸酶 1500u，肌内注射，隔日 1 次，7 ～ 10 次为 1 个疗程，以利粘连和炎症的吸收，如有过敏者应停用。还可采用抗生素与地塞米松同时应用，口服地塞米松 0.75mg，每日 3 次。停药前应注意逐渐减量。

❹ 手术治疗 盆腔炎性包块，或已形成较大的输卵管积水，输卵管卵巢

囊肿，经中西医综合治疗无效，并有明显症状，或反复急性发作者，可行手术切除。

（孙可丰）

第二十一章　女性生殖系统肿瘤

第一节　宫颈癌

宫颈癌（cervical cancer）是最常见的妇科恶性肿瘤。原位癌高发年龄为30～35岁，宫颈细胞学筛查可使宫颈癌得到早期发现与治疗。

【组织发生和发展】

（一）正常宫颈上皮的生理

宫颈上皮是由宫颈阴道部鳞状上皮与宫颈管柱状上皮共同组成，两者交界在宫颈外口，称原始鳞柱交界部或鳞柱交界。但此交界部并非恒定，随体内雌激素水平变化而移位，称生理性鳞柱交界部。在鳞柱交界部间所形成的区域称转化区，也称为移行带，为宫颈癌的好发部位。在转化区形成过程中，柱状上皮被鳞状上皮替代。替代的机制有：

❶ **鳞状上皮化生**　当鳞柱交界位于宫颈阴道部时，暴露于阴道的柱状上皮受阴道酸性影响，转化区柱状上皮底层的储备细胞增生，并逐渐转化为鳞状上皮，继之柱状上皮脱落并被覆层鳞状细胞替代，此过程称鳞状上皮化生。化生的鳞状上皮均为大小形态一致，形圆而核大的未成熟鳞状细胞，无明显表、中、底三层之分，偶见表层角化。宫颈管腺上皮也可磷化而形成磷化腺体。

❷ **鳞状上皮化**　宫颈阴道部鳞状上皮直接张入柱状上皮与其基地膜之间，直至柱状上皮完全脱落而被鳞状上皮替代，称鳞状上皮化。

（二）宫颈癌的癌前病变及原位癌

转化区成熟的化生鳞状上皮对致癌物的刺激相对不敏感。但未成熟的化生鳞状上皮代谢活跃，在一些物质（如精子、精液组蛋白、阴道毛滴虫、衣原体、单纯疱疹病毒以及人乳头瘤病毒）的刺激下，可发生细胞分化不良，排列紊乱，细胞核异常，有丝分裂增加，形成宫颈上皮内瘤样病变（cervical intraepithelial neoplasia，CIN）。根据异型细胞占据宫颈上皮层内的范围，CIN分为：

Ⅰ级：即轻度不典型增生，异型细胞局限在上皮层的下 1/3。

Ⅱ级：即中度不典型增生，异形细胞局限在上皮层的下 1/3 ～ 2/3。

Ⅲ级：异型细胞几乎累及或全部累及上皮层，即宫颈重度不典型增生及宫颈原位癌。

CIN 有两种不同结局：一是病变自然消退，很少发展为浸润癌；二是病变具有癌变潜能，可发展为浸润癌。60% ～ 85% 的 CIN Ⅰ会自然消退；约 20% CIN Ⅱ会发展为原位癌，5% 发展为浸润癌。

（三）宫颈浸润癌的形成

当宫颈转化区上皮化生过度活跃，伴某些外来致癌物质刺激，或 CIN 继续发展，异型细胞突破上皮下基底膜，累及间质，则形成宫颈浸润癌。

【病因病理】

病因至今尚不清楚。大量国内外文献提示，本病的发生于早婚、性生活紊乱、过早性生活、早年分娩、密产、多产、经济状况、种族和地理环境等因素有关。配偶有阴茎癌、前列腺癌或其前妻曾患宫颈癌均为高危男子，与高危男子有性接触的妇女，易患宫颈癌。近年发现宫颈癌与一些病毒如人乳头瘤病毒（HPV）、单纯疱疹病毒Ⅱ型、人巨细胞病毒等的感染有一定关系。其中高危型 HPV（16、18、31、33、35、39、45、51、52、56 或 58 亚型）感染是宫颈癌的主要危险因素。常见病例改变如下：

（一）宫颈上皮内瘤样病变

❶ **宫颈不典型增生** 镜下见底层细胞增生，且有核异质改变。轻度时细胞异型性较轻，细胞极性正常；中度时异型性明显，细胞极性尚存；重度时细胞显著异型，排列紊乱，极性消失。（图 21-1）

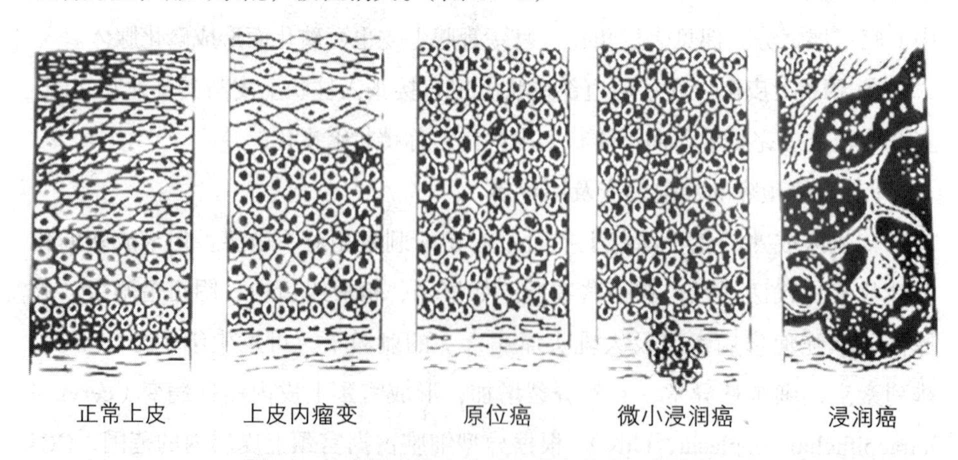

图 21-1 宫颈正常上皮 - 上皮内瘤变 - 浸润癌

❷ **宫颈原位癌** 又称上皮内癌（intraepithelial carcinoma）。上皮全层极性

消失，细胞显著异型，核大，深染，染色质分布不均，有核分裂象。但病变限于上皮层内，基底膜未穿透，间质未浸润。异型细胞可沿宫颈腺腔开口进入转化区的宫颈腺体，致使腺体原有的柱状细胞被多层异型鳞状细胞替代，但腺体基底膜仍完整，称宫颈原位癌累及腺体。

（二）**宫颈浸润癌**（invasive carcinoma of cervix uteri）

鳞癌与腺癌在外观上无特殊差异，两者均可发生在宫颈阴道部或宫颈管内。

❶ 鳞装细胞浸润癌　占 80% ～ 85%。

（1）巨检　宫颈上皮内瘤样病变，镜下早期浸润癌及微小浸润癌，外观可正常，或呈糜烂样，随着病变发展，有以下 4 种类型（图 21–2）。

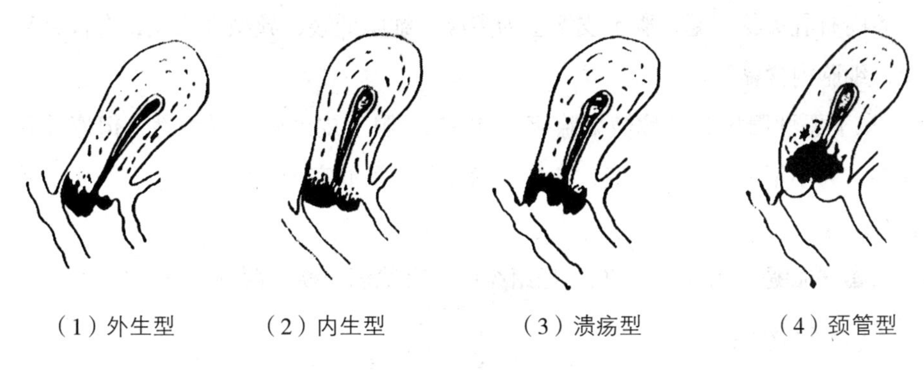

图 21–2　宫颈癌类型（巨检）

1）外生型：最常见。癌灶向外生长，起初呈乳头状隆起，以后为菜花状赘生物，又称菜花型。组织脆，触之易出血。常累及阴道。

2）内生型：癌灶向宫颈深部组织浸润。宫颈肥大而硬，膨大如桶状。常累及宫旁组织。

3）溃疡型：上述两型继续发展，癌组织坏死脱落，形成凹陷性溃疡或空洞，如火山口状。

4）颈管型：癌灶向宫颈管内浸润。常侵入宫颈管及子宫峡部供血层或转移至盆腔淋巴结。

（2）显微镜检

1）微小浸润癌：在原位癌基础上，镜检发现癌细胞小团似泪滴状、锯齿状穿破基地膜，浸润间质。

2）宫颈浸润癌：癌灶浸润间质的范围已超出镜下微小浸润癌，呈网状或团块状融合。根据细胞分化程度分为三级。

Ⅰ级：高分化鳞癌，即角化性大细胞型。癌巢中有多数角化现象，可见癌珠，无核分裂，核分裂象＜2/高倍视野。

Ⅱ级：中分化鳞癌，即非角化性大细胞型。达宫颈上皮中层细胞的分化程度，细胞大小不一，核分裂象2～4/高倍视野。

Ⅲ级：低分化鳞癌，即小细胞型。多为未分化的小细胞（相当于宫颈上皮底层的未分化细胞），核分裂象＞4/高倍视野。

❷ 腺癌 占15%～20%。

（1）巨检 癌灶呈乳头状、芽状、溃疡或浸润型。病灶向宫颈管内生长，宫颈外观正常，但宫颈管膨大如桶状。

（2）显微镜检

1）黏液腺癌：最常见，来源于宫颈黏膜柱状黏液细胞。镜下见腺体结构，腺腔内有乳头状突起，腺上皮增生为多层，细胞低矮，异型性明显，有核分裂象，细胞内含黏液。

2）恶性腺癌：又称微偏腺癌（MDC）。腺上皮细胞无异型性，但癌性腺体多，大小不一，形态多变，常含点状突起，浸润宫颈壁深层，并有间质反应包绕。

❸ 鳞腺癌 占3%～5%。癌组织中含有腺癌和鳞癌两种成分。

【转移途径】

❶ 直接蔓延 最常见。癌组织局部浸润，并向邻近器官及组织扩散。向下沿阴道壁蔓延，向上累及子宫下段及宫体，两侧蔓延至主韧带、阴道旁组织，甚至骨盆壁，晚期癌灶压迫或侵及输尿管、膀胱或直肠，甚至造成生殖道瘘。

❷ 淋巴转移 一级组包括宫旁、宫颈旁或输尿管旁、闭孔、髂内、髂外、髂总、骶前淋巴结，二级组包括腹股沟深、浅及腹主动脉旁淋巴结。

❸ 血行转移 极少见。晚期可转移至肺、肝或骨骼等。

【临床分期】

采用国际妇产科联盟（FIGO）的临床分期标准（表21–1）。临床分期在治疗前进行，治疗后不在更改。

表21–1 宫颈癌的FIGO临床分期

期别	肿瘤范围
0期	原位癌（浸润前癌）
Ⅰ期	宫颈癌局限在子宫（扩展至宫体将被忽略）
ⅠA期	镜下浸润癌。所有肉眼可见的病灶，包括表浅浸润，均为ⅠB

续表

期别	肿瘤范围
Ⅰ A1	间质浸润深度＜ 3mm，水平扩散≤ 7mm
Ⅰ A2	间质浸润深度 3 ～ 5mm，水平扩散≤ 7mm
Ⅰ B 期	肉眼可见癌灶局限于宫颈，或者镜下病灶＞ I A2
Ⅰ B1	肉眼可见癌灶最大径线≤ 4cm
Ⅰ B2	肉眼可见癌灶最大径线＞ 4cm
Ⅱ期	肿瘤超越子宫，但未达骨盆壁或未达阴道下 1/3
Ⅱ A	无宫旁浸润
Ⅱ B	有宫旁浸润
Ⅲ期	肿瘤扩展到骨盆壁和（或）累及阴道下 1/3 和（或）引起肾盂积水或肾无功能
Ⅲ A	肿瘤累及阴道下 1/3，没有扩展到骨盆壁
Ⅲ B	肿瘤扩展到骨盆壁和（或）引起肾盂积水或肾无功能
Ⅳ A	肿瘤侵犯膀胱黏膜或直肠黏膜和（或）超出真骨盆
Ⅳ B	远处转移

【临床表现】

（一）症状

宫颈癌早期常无症状和明显体征，有时甚至见宫颈光滑，尤其老年妇女宫颈已萎缩者。有些宫颈管癌患者，病灶位于宫颈管内，宫颈阴道部外观正常，易被忽略而漏诊或误诊。病变发展可出现以下症状。

❶ **阴道流血** 常表现为接触性出血。出血量可多可少，与病灶大小及侵及间质内血管的情况有关。年轻患者也可表现为经期延长、周期缩短、经量增多等。老年患者常主诉绝经后不规则阴道流血。一般外生型癌出血较早，血量也多；内生型癌出血较晚。

❷ **阴道排液** 阴道排液增多，白色或血性，稀薄如水样或米泔状，腥臭。晚期因癌组织破溃、组织坏死、继发感染而有大量脓性或米汤样恶臭白带。

❸ **晚期癌的症状** 根据病灶侵犯范围出现继发性症状。病灶波及盆腔结缔组织、骨盆壁，压迫输尿管或直肠、坐骨神经时，患者诉尿频，尿急，肛门坠胀，大便秘结，里急后重，下肢肿痛等，严重时导致输尿管梗阻、肾盂积水，最后引起尿毒症。疾病晚期，患者出现恶病质。

（二）体征

宫颈上皮内瘤变、镜下早期浸润癌及微小浸润癌，局部无明显病灶，宫颈光滑或轻度糜烂。随着病情发展，外生型见宫颈赘生物向外生长，呈息肉状或乳头状突起，继则形成菜花状赘生物，触之易出血。内生型则见宫颈肥大，质硬，宫颈管膨大如桶状，宫颈表面光滑或有浅表溃疡。晚期由于癌组织坏死脱落，形成凹陷性溃疡，并覆有灰褐色坏死组织，恶臭。累及阴道壁时见阴道壁有赘生物，向两侧宫旁组织侵犯，妇科检查扪及两侧增厚，结节状，质硬，有时浸润达盆壁，形成冰冻骨盆。

【诊断与鉴别诊断】

❶ 宫颈刮片细胞学检查 用于宫颈癌筛检。必须在宫颈转化区刮片检查。检查结果分五级：Ⅰ级正常，Ⅱ级炎症，Ⅲ级可疑，Ⅳ级可疑阳性，Ⅴ级阳性。结果Ⅲ、Ⅳ、Ⅴ级者必须进一步检查，明确诊断。但这种巴氏分类法约有20%假阳性率。目前国外普遍采用TBS分类系统，国内正在推广使用。

❷ 宫颈碘试验 正常宫颈阴道和阴道鳞状上皮含糖原丰富，碘溶液染后呈棕色或深赤褐色。若不染色，为阳性，说明鳞状上皮不含糖原。瘢痕、囊肿、宫颈炎或宫颈癌等鳞状上皮不含或缺乏糖原，均不染色，故本试验对癌无特异性。但可识别宫颈病变的危险区，以便确定活检取材部位，提高诊断率。

❸ 阴道镜检查 宫颈刮片细胞学检查巴氏Ⅲ级或Ⅲ级以上，TBS分类为鳞状上皮内瘤变，均应在阴道镜下观察宫颈表面有无异型上皮或早期癌变，在此区活检能提高诊断率。

❹ 宫颈和宫颈管活组织检查 是确诊宫颈癌最可靠的方法。选择宫颈鳞柱交界部的3、6、9、12点处活检，或在碘试验、阴道镜观察到的可以部位取活组织作病理检查。所取组织应包括间质及邻近正常组织。宫颈刮片为Ⅲ级或Ⅲ级以上涂片，宫颈活检阴性时，应用小刮勺搔刮宫颈管，刮出物送病理检查。

❺ 宫颈锥切术 当多次其他检查未能确诊而高度可疑者，应做宫颈锥切术，并将切下的宫颈组织分为12块，每块作2～3张切片检查以确诊。

确诊宫颈癌后，根据具体情况，进行胸部X线摄片、静脉肾盂造影、膀胱镜、直肠镜检查、B型超声检查及CT、MRI、PET等影像学检查，以确定其临床分期。

❻ 与宫颈糜烂或息肉、宫颈结核、宫颈乳头状瘤、子宫内膜异位症、子宫内膜癌相鉴别 主要以活体组织检查为鉴别依据。

【依据】

主要应做好以下工作。

1. 普及防癌知识，提倡晚婚、少育，开展性卫生教育。已婚妇女，特别是围绝经期妇女有月经异常或性交后出血者，应警惕生殖道癌的可能，及时就医。

2. 发挥妇女防癌保健网作用，定期开展宫颈癌的筛查，做到早发现、早诊断及早治疗。

3. 积极治疗宫颈疾患（糜烂、裂伤）及性传播性疾病；早期发现和诊治CIN，阻断宫颈癌的发生。

【治疗】

应根据临床分期、患者年龄、生育要求、全身情况、设备条件和医疗技术水平决定治疗措施。采用以手术和放疗为主、化疗为辅的综合治疗方案。

（一）宫颈上皮内瘤样病变

CIN Ⅰ级：对满意阴道镜检查者活检证实的 CIN Ⅰ并能每 6 个月复查一次细胞学或高危型 HPV-DNA 者可仅观察随访。若在随访过程中病变发展或持续存在 2 年，应进行物理治疗。CIN Ⅱ和 CIN Ⅲ：较好的治疗方法是宫颈环形电切除术（LEEP）。经宫颈锥切确诊、年龄较大、无生育要求的 CIN Ⅲ也可行全子宫切除术。

（二）宫颈浸润癌

❶ **手术治疗** 优点是年轻患者可保留卵巢及阴道功能。主要用于早期宫颈癌（Ⅰ A ～Ⅱ A 期）患者。①Ⅰ A1 期：全子宫切除术。②Ⅰ A2 期：改良根治性子宫切除术及盆腔淋巴结切除术。③Ⅰ B ～Ⅱ A 期：选用根治性子宫切除术及盆腔淋巴结切除术。髂总淋巴结有癌转移者，作腹主动脉旁淋巴切除或取样。年轻患者卵巢正常可保留。对要求保留生育功能的年轻患者，Ⅰ A1 期可行宫颈锥形切除术；Ⅰ A2 ～Ⅰ B1 期、肿瘤直径＜ 2cm 者可行根治性宫颈切除术及盆腔淋巴结切除术。

❷ **放射治疗** 适用于：①Ⅱ B ～Ⅳ期患者；②全身情况不适宜手术的早期患者；③宫颈大块病灶的术前放疗；④手术治疗后病理检查发现有高危因素的辅助治疗。放射治疗包括腔内照射及体外照射。腔内照射采用后装治疗机，放射源为 137 铯（Cs）、192 铱（Ir）等，用以控制局部原发病灶。体外照射多用直线加速器、60 钴（Co）等，治疗宫颈旁及盆腔淋巴结转移灶。早期病例以局部腔内照射为主，体外照射为辅；晚期以体外照射为主，腔内照射为辅。

❸ **化疗** 主要用于晚期或复发转移的患者，近年也用于术前静脉或动脉灌注化疗，以缩小肿瘤病灶及控制亚临床转移，也用于放疗增敏。常用药物有顺铂、卡铂、博来霉素、丝裂霉素、异环磷酰胺、氟尿嘧啶等。常采用以铂类为基础的联合化疗方案，如 BVP（博来霉素、长春新碱与顺铂）、BP（博来霉素与顺铂）、EP（氟尿嘧啶与顺铂）、TP（紫杉醇与顺铂）等。化疗途径可采用静脉或动脉灌注化疗。

（三）宫颈癌合并妊娠的治疗

较少见。对可疑宫颈微小浸润癌的孕妇推迟治疗抢救胎儿。通过宫颈锥切确定的切缘阴性的Ⅰ A1 孕妇，可以追踪至妊娠晚期并经阴道分娩。对Ⅰ A2 期或更晚期病例，应根据临床分期和孕周进行个体化处理。若在妊娠 20 周前诊断，不应推迟治疗，可连同胎儿一并进行根治性子宫切除术和盆腔淋巴结切除术。妊娠 28 周后才诊断的病例可以等待胎儿成熟后再治疗。在妊娠 20 ～ 28 周诊断的Ⅰ A2 和Ⅰ B1 期患者可以推迟至胎儿成熟后治疗，一般不影响预后。所以病例均必须在妊娠 34 周前终止妊娠。

【预后】

宫颈癌治疗后复发 50% 在 1 年内，75% ～ 80% 在 2 年内。治疗后 2 年内应每 3 个月复查 1 次，3 ～ 5 年内每 6 个月复查 1 次，第 6 年开始每年复查 1 次。随访内容包括盆腔检查、阴道刮片细胞学检查、胸部 X 线摄片及血常规等。

【随访】

一般在出院后 1 个月行第 1 次随访，以后每隔 2 ～ 3 个月复查 1 次。出院后第 2 年每 3 ～ 6 个月复查 1 次。出院后第 3 ～ 5 年每半年复查 1 次。第 6 年开始每年复查 1 次。随访内容除临床检查外，应定期进行胸透和血常规检查。

【文献摘要】

《备急千金要方》:“妇人崩中漏下，赤白青黑，腐臭不可近，令人面黑无颜色，皮骨相连，月经失度，往来无常……阴中肿如有疮之状。”

《医宗必读》:“积之成也，正气不足而后邪气踞之。”

《妇人大全良方》:“产后血气伤于脏腑，脏腑虚弱，为风冷所乘，搏于脏腑，与血气相结，故成积聚癥块也。”

【科研思路】

宫颈癌是全球女性最常见的妇科恶性肿瘤。西医研究表明，宫颈癌的发病机制主要与病毒感染、癌基因与抑癌基因、细胞周期调节、端粒与端粒酶等有关。其中，人乳头状瘤病毒（HPV）的单一或多重持续感染现已被公认为是宫颈癌发生发展的关键因素。95% 以上的宫颈癌是由高危型 HPV 引起的，其中 HPV16 与宫颈鳞状细胞癌的发生密切相关，HPV18 则与宫颈腺癌相关。目前已知与宫颈癌密切相关的癌基因包括 c-erbB-2、cmyc、c-fos、Bcl 等，抑癌基因包括 p53、Rb 等［Brychtat E，Sedlakova E，Kolar Z，et al.Proto-oncogene C-mycin uterine cervix carcinoma genesis］。大量研究也表明，几乎所有人类恶性肿瘤的端粒酶活性均有所增高，而正常组织则无表达或仅有低表达。［Sampedro CF，Cano SG，Sampedro SF，et al.Telomerase and telomeredynamics in ageing and cancer current status and futuredirections.Clin Transl Oncol，2007，9（3）：145-154.］而端粒酶的阳性表达也与 HPV 感染呈正相关，并且随着宫颈病变的级别增加而增加。宫颈癌的发病往往经历宫颈上皮内瘤变、早期浸润癌、浸润癌等一系列渐进的过程。［刘伟，梁晓春 . 环球中医药，2013，6（7）：554-558］。

另有研究发现，许多 miRNA 的表达异常也在宫颈癌的发生发展过程中起着重要的作用，如 miR-21，miR-143，miR-127，miR-218，miR-214，miR-200 等。miRNA 的表达异常在各种肿瘤中广泛存在，各种突变或者扩增都易引起 miRNA 的激活或者失活，而 miRNA 是通过作用于靶 mRNA 发挥作用的，因此，miRNA 的表达异常则可能会导致其作用的靶 mRNA 的表达异常，进而可能引起肿瘤的发生。随着后基因组时代的来临，探索非编码序列的生物学意义日益凸现，探索 miRNA 在肿瘤发生发展中的作用成为当前的研究热点。目前，miRNA 在宫颈癌方面的研究处于初级阶段，随着 miRNA 表达图谱的不断完善和宫颈癌相关的分子的不断发现，其功能和作用机制更为明确，使在宫颈癌的诊断、治疗和预后评价具有更大的应用价值［黄云辉，张树友 .miRNA 在宫颈癌中的研究进展，中国医学创新，2011，8（12）：188-190］。

宫颈癌的发生发展不仅与多个分子水平变化有关，还与细胞异常凋亡密切相关。EMMPRIN 基因异常表达在宫颈癌浸润和转移中发挥着关键作用，而细胞凋亡在宫颈癌的发生、发展及转归中已成为研究热点，如 bcl-2、cox-2 和 Livin 等能够抑制细胞凋亡，Bax、Caspase、Smac/DIABLO 和 GRIM-19 等在诱导细胞凋亡起重要作用。EMMPRIN 表达水平直接影响宫颈癌的浸润、转移及预后；凋亡调控基因与宫颈癌临床分期、病理分级和预后密切相关，并为宫颈癌放疗提供参考指标。目前凋亡调控基因在宫颈癌研究仍有许多问题亟待解决，如能否利用 R N A 技术让 Bax、GRIM-19 基因沉默，从而影响肿瘤细胞的凋亡，GRIM-19 在宫颈癌的靶向治疗等。

相信随着对 miRNA、EMMPRIN 和细胞凋亡调控基因作用机制的研究逐渐深入，结合现代药理学研究，可采用中药单味药或复方研究，探讨中医药治疗宫颈癌的作用环节及作用机制。

现代药理研究发现，白花蛇舌草可通过诱导肿瘤细胞凋亡起到抗肿瘤作用，并且肿瘤细胞端粒酶活性呈下降趋势，诱导凋亡率达 16.4% [高超，刘颖，蔡晓敏，等 . 白花蛇舌草对 U14 宫颈癌抗肿瘤作用的实验研究 . 实用癌症杂志，2007，11：557]。中药温莪术挥发油中分离出的单体榄香烯乳能抑制人宫颈癌 Hela 细胞的生长，下调转录因子 ELK1 的磷酸化水平，抑制 c-fos 的表达，从而发挥抗癌作用 [陈小军，顾立刚，李佩文，等 . 榄香烯乳对人宫颈癌 Hela 细胞转录因子 ELK1 及其靶基因的影响 . 中国中医药信息杂志，2008，15（1）：26-27]。山茱萸的重要生物学活性成分山茱萸多糖能通过上调 Bax 蛋白的表达来诱导 Hela 细胞凋亡从而抑制宫颈癌细胞的异常增殖 [王恩军，靳玮，王哲，等 . 山茱萸多糖诱导宫颈癌细胞凋亡及 Bax 蛋白表达的变化 . 中国实验方剂学杂志，2012，18（10）：260-262]。体外实验观察枸杞多糖、当归多糖、灵芝多糖和人参多糖对接种 U14 宫颈癌瘤细胞的昆明小鼠肿瘤生长、瘤组织内部和脾脏免疫的影响，结果发现 4 种多糖可通过对肿瘤的直接抑制作用和作为免疫增强剂发挥抗肿瘤作用 [罗惠娟，徐建平，黎清，等 .4 种中药多糖及胸腺素对 U14 宫颈癌荷瘤鼠脾脏和瘤内免疫影响的比较 . 中国病理生理杂志，2012，28（10）：1895-1900]。

【经验及体会】

夏桂成教授认为，宫颈癌早期症状不明显，临床患者多已届中晚期，整体表现肾虚肝脾失调，阴阳气血不足，局部则气血凝滞，湿热瘀结，证候特点为正虚邪实，寒热并存。治疗一方面补虚扶正，调理后天之本；一方面化瘀通络，化痰软坚，除湿解毒，清利浊热，抗癌消瘤等以攻邪。自拟蜀羊泉散加味（蜀羊泉 15g、土茯苓 30g、红地榆 10g、白花蛇舌草 30g、半枝莲 15g、苍术 6g、黄芪 15g）治疗宫颈癌。如脾胃失和者，去半枝莲，加炒白术、六曲、党参各 10g，心烦失眠者，加远志 6g，炒枣仁 9g。

中药蛭癌宁（水蛭、射干、牡蛎、山豆根、西洋参、黄芪、山药、猪苓、薏苡仁、半夏等组成）既可增强宫颈癌放疗患者的免疫功能，又能减轻放疗引起的毒副作用，还可弥补西医治疗的不足 [吴宁 . 蛭癌宁治疗宫颈癌的疗效观察 . 上海中医药杂，2006，40（4）：45-46]。另有报道用八珍汤加减联合化疗，治疗宫颈癌术后患者（党参 15 g、黄芪 15 g、白术 12 g、茯苓 10 g、熟地黄 12 g、川芎 12 g、当归 15 g、枸杞子 12 g、甘草 6 g)，连续服用 3 个月后抽取空腹静脉血测定血清 TNF 和免疫球蛋白水平。结果表明，八珍汤加减联合化疗治疗术后宫颈癌患者，可提高、调节术后宫颈癌患者血清免疫球蛋白水平，有效杀伤肿瘤细胞，从而改善患者的细胞和体液免疫状态。张培影等运用中药熏洗一号（主要药物为木贼草、制附子、薏苡仁、白花蛇舌草、虎杖和金钱草等）配合放疗治疗 80 例Ⅰa～Ⅰb 期子宫颈癌合并 HR-HPV 感染的患者，研究发现在早期子宫颈癌放疗中配合使用中药熏洗一号，HRHPV 阳性率明显降低，肿瘤 5 年无瘤生存率优于单纯放疗组，且盆腔淋巴结转移率较低。[张培影，刘凌，王旭波，等．熏洗一号配合放疗治疗Ⅰa～Ⅱb 期子宫颈癌合并 HR-HPV 感染的临床研究．中国中西医结合杂志，2011，3（8）：1066-1069]。

（赵莉）

第二节　子宫肌瘤

子宫肌瘤（myoma of uterus）是女性生殖器最常见的良性肿瘤，多见于 30～50 岁妇女，20 岁以下少见。据统计，至少有 20% 育龄妇女患有子宫肌瘤。因很多患者无症状，临床报道的发病率远较其真实的发病率为低。

【分类】

按肌瘤所在部位分为宫体肌瘤（占 90%）和宫颈肌瘤（占 10%）。根据肌瘤发展过程中与子宫肌壁的关系分为三类（图 21-3）。

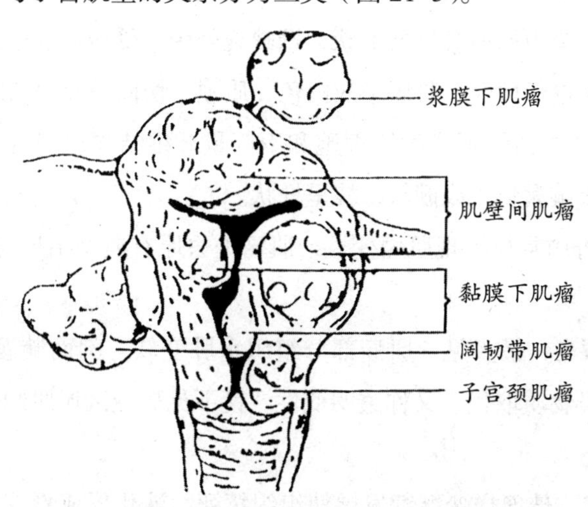

图 21-3　肌瘤发展过程中与子宫肌壁的关系

❶ **肌壁间肌瘤** 占 60% ～ 70%。肌瘤于子宫肌壁间，周围均被肌层包围。

❷ **浆膜下肌瘤** 约占 20%。肌瘤向子宫浆膜面上涨，表面覆盖浆膜层，突起于子宫表面。有的仅有一蒂与子宫肌壁相连，成为带蒂的浆膜下肌瘤。若底部扭转而断裂，肌瘤脱落至腹腔或盆腔，形成游离性肌瘤。若肌瘤位于宫体侧壁向宫旁生长，突入阔韧带两叶之间称阔韧带肌瘤。

❸ **黏膜下肌瘤** 占 10% ～ 15%。肌瘤向宫腔方向生长，表面为黏膜层覆盖，突出于宫腔。黏膜下肌瘤易形成蒂，在宫腔内生长犹如异物，常引起子宫收缩，肌瘤被挤出宫颈外口突入阴道。子宫肌瘤常为多个，各种类型的肌瘤可发生在同一子宫，称多发性子宫肌瘤。

【病因病理】

确切病因尚不清楚，根据好发于生育年龄妇女，青春期前少见，绝经后肌瘤萎缩或消失等，提示其发生可能与女性激素有关。据报道子宫肌瘤组织中雌激素受体和雌二醇含量较正常子宫肌组织高，但 17-β 羟类固醇脱氢酶含量较低，故雌二醇转变为雌酮的量少。此外，研究证实孕激素及其受体有促进肌瘤增殖，调节肌瘤有丝分裂活动，增加体细胞突变，刺激肌瘤生长等作用。细胞遗传学研究显示，25% ～ 50% 子宫肌瘤存在细胞遗传学的异常，包括 12 号和 17 号染色体长臂片段相互换位，12 号染色体长臂重排，7 号染色体长臂部分缺失等。

病理检查包括巨检和镜检。

❶ **巨检** 肌瘤为实质性球形结节，表面光滑，与周围肌组织有明显界限。虽无包膜，但肌瘤周围的子宫肌层受压形成假包膜，其与肌瘤间有一层疏松网状间隙，切开包膜后肿瘤会跃出，手术时容易剥出。血管由外穿入假包膜供给肌瘤营养。假包膜中的血管呈放射状，壁缺乏外膜，受压后易引起循环障碍而使肌瘤发生各种退行性变。肌瘤呈灰白色，质硬，切面呈漩涡状结构。

❷ **镜检** 肌瘤由梭形平滑肌细胞和不等量纤维结缔组织构成。肌细胞大小均匀，排列成漩涡状，或栅状，核呈杆状。

在病理检查中常可发现肌瘤变性，肌瘤失去原有典型结构时称肌瘤变性，常见的变性有：

（1）**玻璃样变** 最多见。肌瘤部分组织水肿变软，剖面漩涡状结构消失，被均匀的透明样物质取代，又称透明变性。镜下见病变区域肌细胞消失，为均匀透明无结构区。

（2）**囊性变** 玻璃样变继续发展使组织坏死、液化形成囊腔，囊内含清澈无色液体，可凝固成胶冻状。镜下见囊墙壁由玻璃样变的肌组织构成，内壁无上皮覆盖。

（3）**红色样变** 多见于妊娠期或产褥期。肌瘤体积迅速增大，发生血管破裂，出血弥散于组织内。患者主诉急性腹痛伴恶心呕吐、发热，检查肌瘤迅速增大等。肌瘤剖面呈暗红色，如半熟的烤牛肉，腥臭，质软，漩涡状结构消失。镜下见假包膜内大静脉及瘤体内小静脉有栓塞，伴溶血，肌细胞减少，有较多脂肪小球沉积。

（4）**肉瘤样变** 肌瘤恶变即为肉瘤样变，仅为 0.4% ～ 0.8%，多见于年龄较大妇女。因无明显症状，易被忽视。肌瘤在短期内迅速增大，或伴不规则阴道流血，或绝经后妇女肌瘤增大者，应警惕有肉瘤样变可能。

（5）**钙化** 多见于蒂部狭小、血供不足的浆膜下肌瘤及绝经后妇女的肌瘤。镜下见钙化区为层状沉积，呈圆形或不规则形，苏木素染色有深蓝色微细颗粒浸润。

【临床表现】

（一）症状

多无明显症状，仅于体检时发现。症状出现与肌瘤部位、生长速度及肌瘤变性关系密切，与肌瘤大小、数目多少关系不大。

❶ **月经改变** 为最常见症状。常表现为经量增多、经期延长、不规则阴道流血等，尤以黏膜下肌瘤最为常见。若肌瘤发生坏死、溃疡、感染时，可有持续性或不规则阴道流血或脓血性排液等。浆膜下肌瘤及肌壁间小肌瘤常无明显月经改变。

❷ **下腹包块** 肌瘤较小时在腹部摸不到肿块，当肌瘤增大超过 2 个月妊娠大时，腹部胀大，下腹正中扪及块物。当清晨膀胱充盈将子宫推向上方时更易扪及，质地坚硬，形态不规则。

❸ **白带增多** 肌壁间肌瘤使宫腔面积增大，内膜腺体分泌增多，并伴有盆腔充血，致使白带增多；黏膜下肌瘤伴感染时，产生大量脓血性排液及腐肉样组织排出，有臭味。

❹ **压迫症状** 肌瘤压迫膀胱出现尿频、排尿障碍、尿潴留等，压迫输尿管可致肾盂积水，压迫直肠可致排便困难等。

❺ **腹痛、腰酸、下腹坠胀** 通常无腹痛，浆膜下肌瘤蒂扭转时出现急性腹痛。肌瘤红色变时，腹痛剧烈且伴发热。肌瘤压迫盆腔组织及神经，可引起下腹坠胀、腰酸背痛，且经期加重。

❻ **不孕** 可能是肌瘤压迫输卵管使之扭曲，或使宫腔变形，妨碍受精卵着床。

❼ **继发性贫血** 长期月经过多所致。

（二）体征

较大肌瘤在腹部扪及质硬、不规则、结节块状物。妇科检查时，肌壁间肌瘤子宫常增大，表面不规则，单个或多个结节状突起；浆膜下肌瘤可扪及质硬、球状块物，与子宫有细蒂相连，活动；黏膜下肌瘤子宫多均匀增大，有时宫口扩张，肌瘤位于宫口内或脱出于阴道内。

【诊断】

根据病史、症状和体征可明确诊断。可借助B型超声、宫腔镜、腹腔镜、子宫输卵管造影等协助确诊。

子宫肌瘤需与下列疾病鉴别：

❶ **妊娠子宫** 有停经史、早孕反应，子宫随停经月份增大、质软等；子宫肌瘤无停经史，有月经改变，子宫增大，质硬，表面不规则，结节状突起。借助尿或血HCG测定、B型超声、多普勒超声检查可确诊。

❷ **卵巢肿瘤** 一般无月经改变，多为偏于一侧的囊性肿块，能与子宫分开。鉴别有困难时可应用B型超声、腹腔镜检查等协助诊断。

❸ **子宫腺肌病及腺肌瘤** 可使子宫增大、经量增多，但子宫常均匀性增大，多数有继发性痛经，且进行性加重；子宫很少超过2～3月妊娠大小，且有经期子宫增大、经后缩小的特征。B型超声检查有助于确诊。

❹ **盆腔炎性包块** 常有盆腔感染史。肿物边界不清，与子宫关系密切，有压痛，经抗感染治疗后症状、体征好转。B型超声检查可协助鉴别。

❺ **子宫畸形** 双子宫或残角子宫易误诊为子宫肌瘤。但无月经改变等。B型超声检查、腹腔镜检查、子宫输卵管造影可协助诊断。

【治疗】

必须根据患者年龄、有无生育要求、症状、肌瘤大小等情况全面考虑。

（一）随访观察

若肌瘤小且无症状，尤其近绝经年龄患者，通常不需治疗。每3～6个月随访一次。

（二）药物治疗

适用于症状轻、近绝经年龄或全身情况不宜手术者。

❶ **促性腺激素释放激素类似物（GnRH-a）** 采用大剂量连续或长期非脉冲

式给药，可产生抑制 FSH 和 LH 分泌作用，降低雌二醇至绝经水平，以缓解症状并抑制肌瘤生长，使其萎缩，但停药后又逐渐增大到原来大小。用药 6 个月以上可导致绝经综合征、骨质疏松等副作用，故长期用药受限制。一般应用长效制剂，每月皮下注射 1 次。常用药物有亮丙瑞林每次 3.75mg，或戈舍瑞林每次 3.6mg。临床多用于：①缩小肌瘤以利于妊娠；②术前治疗控制症状、纠正贫血；③术前应用缩小肌瘤，降低手术难度，或使阴式手术成为可能；④对近绝经妇女，提前过渡到自然绝经，避免手术。

❷ 其他药物 米非司酮，每日 12.5mg，口服，作为术前用药或促使提前绝经，但不宜长期使用，以防其拮抗糖皮质激素的副作用。

（三）手术治疗

适应证：子宫大于 10 周妊娠大小；月经过多致继发贫血；蒂扭转引起的急性腹痛；有膀胱、直肠压迫症状；确定肌瘤是不孕或反复流产的唯一原因者；肌瘤生长较快，怀疑有恶变。手术可经腹、经阴道或宫腔镜及腹腔镜下手术。术式有：

❶ 肌瘤切除术 适用于希望保留生育功能者。可经腹或腹腔镜下切除，黏膜下肌瘤可经阴道或宫腔镜下切除。术后有 50 复发率，约 1/3 患者需要再次手术。

❷ 子宫切除术 不要求保留生育功能或疑有恶变者，可行子宫切除术。术前应行宫颈刮片细胞学检查，排除宫颈恶性病变。

【子宫肌瘤对妊娠的影响】

肌瘤对妊娠、分娩的影响与肌瘤大小及生长部位有关。黏膜下肌瘤阻碍受精卵着床或致早期流产；较大肌壁间肌瘤优于机械性阻碍或宫腔畸形也易流产；浆膜下肌瘤可发生慢性或急性蒂扭转，导致肌瘤坏死、感染、化脓等；较大肌瘤于妊娠期可使胎位异常，并发生胎儿宫内发育迟缓、胎盘低置或前置等。在分娩过程中可发生铲刀阻塞、胎先露部下降困难造成难产；还可引起子宫收缩乏力而致产程延长、产后出血等。妊娠合并肌瘤者多能自然分娩，但要预防产后出血。若肌瘤阻碍胎儿下降可作剖宫产。

【文献摘要】

《校注妇人良方》：“妇人腹中瘀血者，由月经闭积，或产后余血未尽，或风寒滞瘀，久而不消，则为积聚癥瘕矣。”

《妇科玉尺》云：“积聚瘤者，本男女皆有之病。而妇人患此，大约皆由胞胎生产，月水往来，血脉精气不调，及饮食不节，脾胃亏损，邪正相侵，积于腹中之所生。”

《景岳全书·妇人规》云：“瘀血留滞作癥，惟妇人有之，其证则或由经期，或由产后，凡内伤生冷，或外受风寒，或恚怒伤肝，气逆而血留，或忧思伤脾，气虚而血滞，或积劳积弱，气弱而不行，总由血动之时，余血未净，而一有所逆，则留滞日积而渐以成癥矣。”

【科研思路】

子宫肌瘤是一种卵巢性激素依赖性良性肿瘤。近年研究发现，雌激素和孕激素的促有丝分裂作用是由一些信号通路和生长因子介导的。例如 IGF-1 可在雌激素的作用下促进平滑肌细胞的有丝分裂，介导平滑肌细胞的增殖。可推断 IGF-1 可能是作为雌激素介质促进子宫肌瘤的生长。Sfrp1 在子宫肌瘤细胞中高表达，使用 GnRH 激动剂后其表达可以忽略不计，在加入雌激素、去血清和缺氧时表达增高，表明其在子宫肌瘤中的表达与激素密切相关［Fukuhara K，Kariya M，Kita M，et al.Secreted frizzled related protein1 is overexpressed in uterine leiomyomas，associated with a high estrogenic environment and unrelated to proliferati activity.J Clin Endocrinol，2002，87（4）：1729-1736］。最近发现一些信号通路与激素和生长因子交叉作用，推测子宫肌瘤的发生可能涉及正常子宫平滑肌细胞突变、性激素、信号通路与生长因子之间的复杂相互作用。在子宫肌瘤的信号通路方面目前研究最多的是 Wnt 信号通路。

近年来研究发现 Wnt 信号转导途径是最典型的与肿瘤发生发展密切相关的信号途径。Wnt 信号转导途径的异常活化与肿瘤的形成密切相关。并有研究表明 wnt 信号转导异常与子宫肌瘤有密切关系。wnt 通路抑制剂 SFRP1、WIF1，它们不但在机体内发挥主要功能，而且其本身也肯定会受到许多细胞内外因素的调控，通过抑制 wnt 信号通路产生抗肿瘤的效果，因此，wnt 通路可能会作为抗肿瘤作用的一个靶点。

实验研究可结合临床复方、单味药研究与现代研究，利用荧光定量 RT-PCR 技术和免疫细胞化学技术探讨中药复方对于子宫肌瘤 wnt 信号通路抑制因子表达的影响，探究中药复方治疗子宫肌瘤是否是通过 wnt 抑制因子而介导 wnt 信号转导途径的调控。从而证实 wnt 信号转导途径是治疗子宫肌瘤药物的作用靶点，这对于研究 wnt 信号转导途径在子宫肌瘤发病中所起的作用以及在子宫肌瘤的治疗中的应用价值是非常有意义的［史杨，赵莉，曹阳.Wnt 信号通路与子宫肌瘤相关性研究进展，国际妇产科学杂志，2012，39（2）：137-140］。

【经验及体会】

朱南孙治疗子宫肌瘤首辨虚实，实证实体宜攻为主，治以活血化瘀，消癥散结；更年期前后，宜攻补兼施，治以清肝益肾，软坚消瘤，创制紫蛇消瘤断经汤。对于兼症如子宫肌瘤伴月经过多者施以清养通涩治法，治以清热、调补（肝、脾、肾）、化瘀，以固涩冲任；合并炎症或内异症而兼疼痛者，中医辨证属热瘀交阻，冲任气滞，治宜清热化瘀，疏利冲任。

沈仲理治疗子宫肌瘤提出“止血不忘消瘤，消瘤兼顾止血”的论点，采用扶正祛邪，消散癥瘕的治法。对于肌瘤基本型，拟以养血化瘀，消瘤缩宫；气滞血瘀型治以活血化瘀，疏肝消瘤，拟方膈下逐淤汤（《医林改错》）合香棱丸（《济生方》）加减；肝郁脾虚型治以健脾疏肝，益气固冲，消瘤缩宫，拟方举元煎（《景岳全书》）合平肝开郁止血汤（《傅青主女科》）、震灵丹（《南岳魏夫人方》）；阴虚火旺型治以养阴清肝，滋肾消瘤，泻火固冲，拟方犀角地黄汤（《备急千金要方》）合生脉饮（《柳州医话》）、逐瘀止血汤（《傅青主女科》）加减。

班秀文治疗子宫肌瘤临床辨证分为三型：①瘀血积结型：治拟软坚散结，破积消癥，体质壮实者，用桂枝茯苓丸加莪术、刘寄奴、猫爪草、夏枯草、土茯苓、香附、黄芪治之；体质虚弱者，用当归芍药散加鸡血藤、牡丹皮、莪术、夏枯草、香附、益母草治之。②湿热瘀结型：治宜清热燥湿，活血祛瘀。方用四妙汤加凌霄花、牡丹皮、马鞭草、土茯苓、夏枯草、海藻之类。如湿热已退，癥块未消者，改用桃红四物汤加虫类药如鳖甲、穿山甲、水蛭等消癥化积。③气血两虚：宜“急则治其标”，先用补气摄血之法，以当归补血汤加人参、海螵蛸、艾叶炭治之。血止之后，正气渐复，再缓图化瘀散结之法，以少腹逐瘀汤加苏木、泽兰等温化消块。

钱伯煊认为子宫肌瘤常由气血凝聚，或痰气郁结而逐渐形成。当属气阴两虚、阴虚血热、气滞血瘀三型常见。①气阴两虚型：治疗当以补气养阴软坚之法，方选生脉散加味。②阴虚血热型：治疗以养阴清热软坚之法，方选三甲煎加味，使阴血渐复，血热得清，则血不致妄行，肌瘤亦能逐渐软化缩小。③气滞血瘀型：治疗当以活血化瘀软坚之法，方选旋覆汤合失笑散加减。

目前国内批准生产的治疗子宫肌瘤的中成药有宫瘤清胶囊，具有活血逐瘀、消癥破积，养阴清热的功效，主治肌壁间肌瘤，浆膜下肌瘤。另一种中成药是桂枝茯苓胶囊，具有活血化瘀，缓消癥块的作用。主治子宫内膜异位症、盆腔炎性包块、功血、痛经、子宫肌瘤。

（赵莉）

第三节　子宫内膜癌

子宫内膜癌（carcimoma of endometrium）是发生于子宫内膜的一组上皮性恶性肿瘤，绝大多数为腺癌。为女性生殖道常见三大恶性肿瘤之一，约占女性全身癌症的7%，占女性生殖道恶性肿瘤的20%～30%，近年发病率有上升趋势。

【病因病理】

（一）病因

病因不十分清楚。目前认为子宫内膜癌可能有两种发病类型。

❶ **雌激素依赖型**　占子宫内膜癌的大多数，均为子宫内膜样腺癌，肿瘤分化较好，雌孕激素受体阳性率高，预后好。其发生的可能是在无孕激素拮抗的雌激素长期作用下，发生子宫内膜增生症（单纯性或复杂性，伴或不伴不典型增生），甚至癌变。临床上常见于无排卵性疾病（无排卵性功血、多囊卵巢综合征）、分泌雌激素的卵巢肿瘤（颗粒细胞瘤、卵泡膜细胞瘤）、长期服用雌激素的绝经后妇女以及长期服用他莫昔芬的妇女。患者较年轻，常伴有肥胖、高血压、糖尿病、不孕或不育及绝经延迟。约20%内膜癌患者有家族史。

❷ **非雌激素依赖型**　病理形态属少见类型，如子宫内膜浆液性乳头状癌、透明细胞癌、腺鳞癌、黏液腺癌等。发病与雌激素无明确关系。多见于老年体瘦妇女，在癌灶周围可见萎缩的子宫内膜，肿瘤恶性度高，分化差，雌孕激素受体多呈阴性，预后不良。

（二）病理

病理表现可分为巨检和镜检。

❶ **巨检**　不同组织类型的内膜肉眼观察无明显区别，大体分为两种类型。

（1）**弥散型**　子宫内膜大部或全部被癌组织侵犯，癌灶可充满宫腔，甚至脱出于宫口外。癌组织灰白或淡黄色，呈菜花状，表面有出血、坏死，有时形成溃疡。较少浸润肌层，晚期侵犯肌壁全层并扩展至宫颈管。

（2）**局灶型**　癌灶局限于宫腔，多见于宫底部或宫角部，呈息肉状或小菜花状，表面有溃疡，易出血。易侵犯肌层。

❷ 镜检

（1）**内膜样腺癌** 占80%～90%。腺体高度异常增生，上皮复层，呈筛孔状结构。癌细胞异型明显，核大，不规则，深染，核分裂活跃，分化差的腺癌腺体少，腺结构消失，为实性癌块。国际妇产科联盟（FIGO，1988）提出内膜样腺癌组织三级分类法，即按非鳞状或桑葚状实性生长区域所占比率分为三级：Ⅰ级（分化好腺癌）≤5%；Ⅱ级（中度分化腺癌）占6%～50%；Ⅲ级（低分化腺癌）>50%。

（2）**腺癌伴鳞状上皮分化** 腺癌组织中含有鳞状上皮成分。根据鳞状上皮的良恶性，良性为腺角化癌，恶性为鳞腺癌，介于两者之间称为腺癌伴鳞状上皮不典型增生。

（3）**透明细胞癌** 癌细胞呈实性片状、腺管状或乳头状排列，胞浆丰富、透亮，核异型居中，或由鞋钉状细胞组成。恶性程度高，易早期转移。

（4）**浆液性腺癌** 占1%～9%。呈复杂的乳头样结构，裂隙样腺体，明显的细胞复层和芽状结构，核异型性较大，约1/3伴砂粒体。恶性程度高，易广泛累及肌层、脉管；无明显肌层浸润时，也可发生腹膜播散。

【转移途径】

多数子宫内膜癌生长缓慢，局限于内膜或在宫腔内时间较长，部分特殊病理类型（浆液性乳头状腺癌、鳞腺癌）和低分化癌可发展很快，短期内出现转移。

❶ **直接蔓延** 癌灶初期沿子宫内膜蔓延生长，向上经宫角至输卵管，向下至宫颈管、阴道。也可向肌层浸润甚至穿透浆膜达盆腔。

❷ **淋巴转移** 为主要转移途径。当癌肿浸润至深肌层，或扩散到宫颈管，或癌组织分化不良时，易发生淋巴转移。转移途径与癌灶生长部位有关。

❸ **血行转移** 少见。晚期经血行转移至肺、肝、骨等全身各器官。

【临床分期】

子宫内膜癌的分期，目前广泛采用国际妇产科联盟（FIGO）制定的手术－病理分期，见表21-2。个别不进行手术者，可采用FIGO（1971）制定的临床分期。

表 21-2 子宫内膜癌手术 – 病理分期（FIGO）

0 期	原位癌（浸润前癌）
Ⅰ期	肿瘤局限于子宫体
ⅠA	肿瘤局限于子宫内膜
ⅠB	肿瘤浸润深度＜1/2 肌层
ⅠC	肿瘤浸润深度＞1/2 肌层
Ⅱ期	肿瘤侵犯宫颈，但未超越子宫
ⅡA	仅宫颈黏膜腺体受累
ⅡB	宫颈间质浸润
Ⅲ期	局部和（或）区域的扩散（在ⅢA、ⅢB及ⅢC中详述）
ⅢA	肿瘤侵犯浆膜层和（或）附件（直接蔓延或转移），和（或）腹水或腹腔洗液有癌细胞
ⅢB	阴道浸润（直接蔓延或转移）
ⅢC	盆腔和（或）腹主动脉旁淋巴结转移
ⅣA	肿瘤侵犯膀胱和（或直肠黏膜）
ⅣB	远处转移［包括腹腔内淋巴结转移，不包括阴道、盆腔浆膜和附件的转移以及主动脉旁和（或）腹股沟淋巴结转移

【临床表现】

（一）症状

早期无明显症状，仅在普查或因其他原因检查时偶然发现。

❶ **阴道流血** 主要表现为绝经后出血，量一般不多，不规则或为持续性流血；尚未绝经者表现为经量增多、经期延长或经间期出血。

❷ **阴道排液** 多为血性液体或浆液性分泌物，合并感染时有脓血性排液，恶臭。

❸ **疼痛** 通常不引起疼痛。晚期盆腔受累可引起下腹及腰骶部疼痛，并放射至下肢及足部。癌灶侵犯宫颈，堵塞宫颈管导致宫腔积脓时，出现下腹胀痛及痉挛样疼痛。

❹ **全身症状** 晚期可出现贫血、消瘦、恶病质、发热或全身衰竭等相应症状。

（二）体征

子宫大小正常，以后可增大、稍软；晚期偶见癌组织自宫口脱出，质脆，触之易出血。若合并宫腔积脓，子宫明显增大，极软。癌灶浸润周围，子宫固定或在宫旁或盆腔内扪及不规则结节状块物。

【诊断与鉴别诊断】

（一）诊断

除根据病史、临床表现外，确诊依据是病理组织学检查。

❶ 病史 注意询问本病的高危因素（如老年、肥胖、绝经延迟、少育或不育等），有无长期应用雌激素、他莫昔芬史，有无雌激素增高疾病病史，以及家族肿瘤史。

❷ 临床表现 根据上述症状、体征，即可疑为子宫内膜癌。围绝经期妇女月经紊乱或绝经后再现不规则阴道流血，应先除外内膜癌。

❸ 分段刮宫 是确诊内膜癌最常用最可靠的方法。先用小刮匙环刮宫颈管，再进宫腔搔刮内膜，刮出物分瓶标记送病理检查。刮宫时操作要轻柔，以免穿孔。

❹ 其他辅助诊断方法

（1）**细胞学检查** 用特制的宫腔吸管或宫腔刷放入宫腔，吸取分泌物查找癌细胞。

（2）**B 型超声检查** 极早期子宫正常大，仅见宫腔线紊乱、中断。典型内膜癌声像图为子宫增大或绝经后子宫相对增大，宫腔内见实质不均回声区，宫腔线消失，有时见肌层内不规则回声紊乱区，边界不清。

（3）**宫腔镜检查** 可直视宫腔有无癌灶存在，病灶大小，生长部位及形态，并可活检。

（4）**其他** MRT、CT、淋巴结造影及血清 CA_{125} 检测可协助诊断病变范围。

（二）鉴别诊断

❶ 与围绝经期功能失调性子宫出血鉴别 主要表现为月经紊乱，妇科检查无异常发现，与内膜癌的症状和体征相似。应作分段刮宫以确诊。

❷ 与老年性阴道炎鉴别 主要表现为血性白带。检查见阴道壁充血或黏膜下散在出血点，内膜癌阴道壁正常，排液来自宫颈管内。老年妇女还须注意两种情况并存的可能。

❸ 与子宫黏膜下肌瘤或内膜息肉鉴别 多表现为月经过多及经期延长。借助分段刮宫、宫腔镜检查及 B 型超声检查等以鉴别。

❹ 与原发性输卵管癌鉴别 主要表现为阴道排液、流血和下腹疼痛。分段刮宫阴性，宫旁扪及块物。B 型超声检查有助于鉴别。

❺ **与老年性子宫内膜炎合并空腔积液鉴别** 阴道排液增多，为浆液性、脓性或脓血性。子宫正常大或增大变软，扩张宫颈管及诊刮即可明确诊断。内膜癌合并宫腔积脓时，除有脓液流出外，还可刮出癌组织，病理检查即能证实。但要注意两者并存的可能。

❻ **与颈管癌、子宫肉瘤鉴别** 均表现为不规则阴道流血及排液增多。宫颈管癌病灶位于宫颈管内，宫颈管扩大呈桶状。子宫肉瘤一般多在宫腔内，致使子宫增大。多段刮宫及宫颈活检即能鉴别。

【预防】

1. 普及防癌知识，定期行防癌检查。

2. 正确掌握使用雌激素的指征及方法。

3. 围绝经期妇女月经紊乱或不规则阴道流血者应先除外内膜癌。

4. 绝经后妇女出现阴道流血应警惕内膜癌的可能。

5. 对有高危因素的人群，应密切随访或监测。

【治疗】

主要为手术、放疗及药物治疗。早期患者以手术为主，按手术–病理分期的结果及存在的复发高危因素选择辅助治疗；晚期则采用手术、放射、药物等综合治疗。

❶ **手术治疗** 为首选治疗方法。I 期行子宫次根治术及双侧附件切除术。有以下情况之一者，应行盆腔及腹主动脉旁淋巴结取样和（或）清扫术：①病理类型为透明细胞癌、浆液性癌、鳞形细胞癌或 G_3 的内膜样癌。②浸润肌层深度 ≥ 1/2。③肿瘤直径＞ 2cm。④癌灶累及宫腔面积超过 50%。II 期应行广泛子宫切除术及双侧盆腔淋巴结清扫与腹主动脉旁淋巴结清扫术。

❷ **手术加放射治疗** I 期患者腹水中找到癌细胞或已浸润深肌层，淋巴结可疑或已有转移，术后需加用放射治疗。^{60}Co 或直线加速器体外照射。Ⅱ、Ⅲ期患者根据病灶大小，可在术前加用腔内照射或体外照射。

❸ **放射治疗** 腺癌对放射线不敏感，但对老年或有严重合并症不能耐受手术及Ⅲ、IV 期患者不宜手术者仍有一定效果。包括腔内照射及体外照射。腔内照射多用 ^{137}Cs、^{60}Co 等，体外照射多用 ^{60}Co 及直线加速器。

❹ **孕激素治疗** 对晚期或复发癌患者、不能手术切除或年轻、早期、要求保留生育功能者，均可考虑孕激素治疗。用药时注意一是剂量要大，二是用药时间要长。甲羟黄体酮 200 ～ 400mg/d，己酸黄体酮 500mg，每周 2 次，至少用 10 ～ 12 周。

❺ **抗雌激素制剂治疗** 他莫昔芬（TMX）10～20mg，每日口服2次，持续3～6个月。

❻ **化疗** 适用于晚期不能手术或治疗后复发者。常用化疗药物有阿霉素、氟尿嘧啶（5-FU）、环磷酰胺（CTX）、丝裂霉素（MMC）等。可单独应用，也可联合应用，或与孕激素合并应用。

【随访】

75%～95%的复发在术后2～3年内。术后2年内，每3～6个月复查1次；术后3～5年，每6个月至1年复查1次。随访检查内容包括：详细病史、盆腔检查（三合诊）、阴道细胞学涂片检查、胸片。期别晚者，可进行血清CA125检查。根据不同情况，亦可选用CT、MRI等。

【文献摘要】

《女科百问·第十一问》："妇人卦数已尽，经水当止，而复行者，何也？此乃七七则卦数已终……或劳伤过度，喜怒不时，经脉虚衰之余，又为邪气攻冲，所以当止而不止也。"

《傅青主女科·调经》："妇人有年五十外，或六七十岁，忽然行经者，或下紫血块，或如红血淋，人或谓老妇行经，是还少之象，谁知是血崩之渐乎……乃肝不藏，脾不统之故也。"

【科研思路】

有研究表明，miR-944在子宫内膜癌组织中高表达，提示miR-944可能参与子宫内膜癌发生及发展，miR-944的表达与组织学分级、病理类型、淋巴转移、肌层浸润深度及FIGO分期等因素相关，可能可以预测子宫内膜癌的恶性程度及不良预后。miR-944可促进子宫内膜癌细胞的增殖，侵袭与转移能力，降低miR-944水平可促进细胞凋亡，表明miR-944可能发挥癌基因的作用参与子宫内膜癌的发生发展。PTPN14是miR-944其中一个靶基因，抑制PTPN14的表达，是miR-944增加子宫内膜癌细胞侵袭转移能力的作用机制之一（子宫内膜癌中差异表达microRNA的筛选及miR-944对子宫内膜癌生物学行为影响的实验研究）。另有研究通过检测Wnt10a/Wnt10b在不同子宫内膜中表达情况，探讨其与EC发生发展之间的关系。研究发现，Wnt10a/Wnt10b参与子宫内膜癌的发生，尤其是Wnt10b在子宫内膜由正常到各级增生直至癌变的过程中起到促进作用。Wnt10a在子宫内膜癌不同组织类型中的表达差异明显，对判断子宫内膜癌的组织学类型有一定指导意义，但其具体作用机制还不是很清楚。子宫内膜癌的发病机制极为复杂，原癌基因、抑癌基因、雌激素代谢酶的相关基因和甾体激素受体基因等的突变也影响着子宫内膜癌的发展、转移以及预后。因此，通过研究这些基因在子宫内膜癌发生、发展中的作用，将会使临床和科研工作者更好地理解其发病机制，为其预防、诊断及治疗提供新的思路。

【经验及体会】

中医治疗子宫内膜癌要从整体出发，肿瘤虽然是生长在身体的局部，但究其病因病机，不外气滞血瘀、痰湿蕴结，病程绵延日久，必致正虚。治疗当以扶正固本为先，再采用手术、放、化疗等综合治疗方法。中医药治疗子宫内膜癌可以弥补手术治疗、放射治疗、化学治疗的不足。运用中医术后长期治疗，既可防止复发和转移，又可减轻放疗、化疗治疗对消化道和造血系统的毒副作用，减轻患者的不适症状，提高生存质量。对于晚期患者或不能耐受手术和放疗、化疗的也可以采用中医药治疗，以扶正培本为主，兼顾脾肾，攻补兼施，常常能带瘤生存。

（赵莉）

第四节　卵巢肿瘤

卵巢肿瘤是妇科常见肿瘤，为女性生殖器三大恶性肿瘤之一，至今缺乏有效诊断方法，5 年存活率较低，严重威胁着妇女的生命。

卵巢组织成分复杂，是全身各脏器肿瘤类型最多的部位。卵巢肿瘤组织学类型多，有良性、临界恶性及恶性。卵巢位于盆腔深部，不易扪及或查清。待患者自己发觉就医，多属晚期，应高度警惕。

【组织学分类】

分类方法虽多，普遍仍沿用世界卫生组织（WHO，1973）制定的卵巢肿瘤组织学分类法（表 21-3）。

❶ 上皮性肿瘤　肿瘤占原发性卵巢肿瘤的 50% ～ 70%，其恶性类型占卵巢恶性肿瘤的 85% ～ 90%。其来源是卵巢表面的表面上皮，而表面上皮来自原始的体腔上皮，具有分化为各种苗勒上皮的潜能。

❷ 生殖细胞肿瘤　占卵巢肿瘤的 20% ～ 40%。生殖细胞来源于生殖腺以外的内胚叶组织，在其发生、移行及发育过程中，均可发生变异而形成肿瘤。

生殖细胞有发生多种组织的功能，向输卵管上皮分化，形成浆液性肿瘤；向宫颈黏膜分化，形成黏液性肿瘤；向子宫内膜分化，形成子宫内膜样肿瘤。

❸ **特异性性索间质肿瘤**　约占卵巢肿瘤的 5%。性索间质来源于原始体腔的间叶组织，可向男女两性分化。性索向上皮分化形成颗粒细胞瘤或支持细胞瘤，向间质分化形成卵泡膜细胞瘤或间质细胞瘤。此类肿瘤常有内分泌功能，故又称功能性卵巢肿瘤。

❹ **转移性肿瘤**　占卵巢肿瘤的 5% ～ 10%。其原发部位常为胃肠道、乳腺及生殖器官。

表 21–3　卵巢肿瘤组织学分类（WHO，1973）

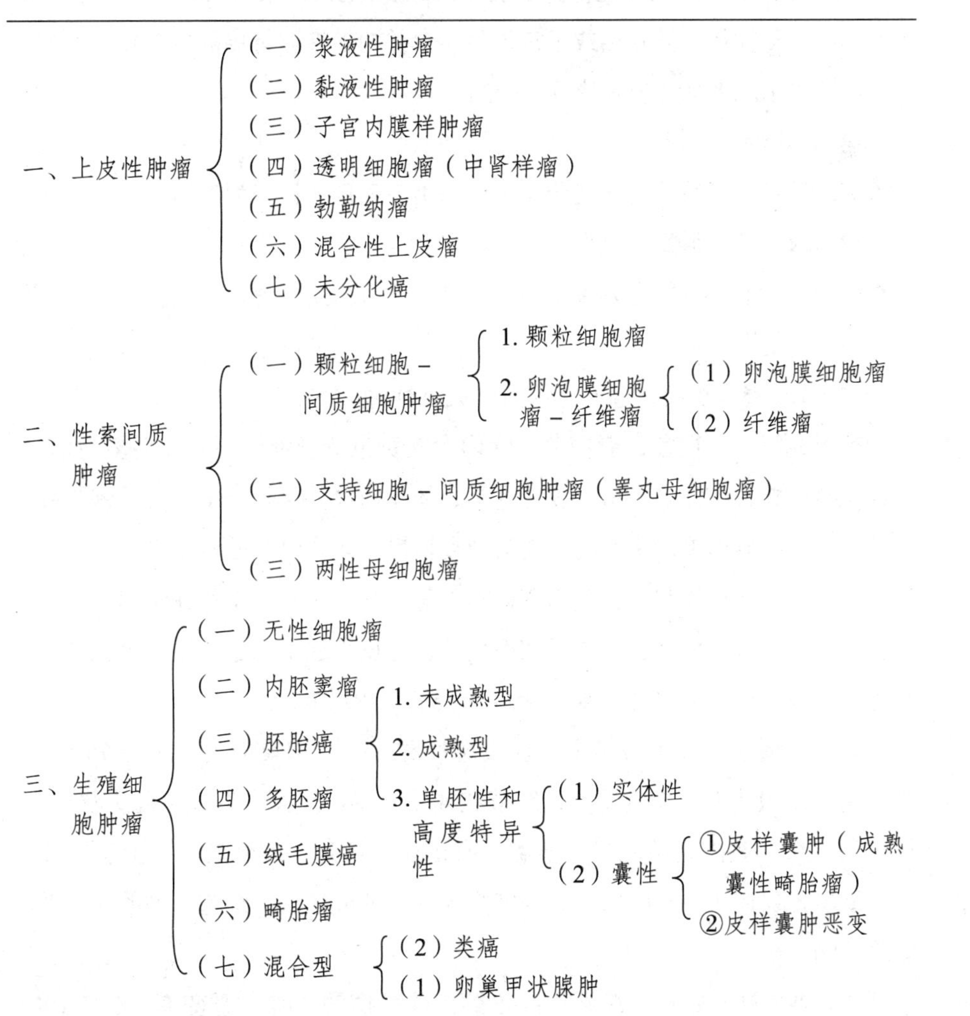

- 一、上皮性肿瘤
  - （一）浆液性肿瘤
  - （二）黏液性肿瘤
  - （三）子宫内膜样肿瘤
  - （四）透明细胞瘤（中肾样瘤）
  - （五）勃勒纳瘤
  - （六）混合性上皮瘤
  - （七）未分化癌
- 二、性索间质肿瘤
  - （一）颗粒细胞－间质细胞肿瘤
    - 1. 颗粒细胞瘤
    - 2. 卵泡膜细胞瘤－纤维瘤
      - （1）卵泡膜细胞瘤
      - （2）纤维瘤
  - （二）支持细胞－间质细胞肿瘤（睾丸母细胞瘤）
  - （三）两性母细胞瘤
- 三、生殖细胞肿瘤
  - （一）无性细胞瘤
  - （二）内胚窦瘤
  - （三）胚胎癌
  - （四）多胚瘤
  - （五）绒毛膜癌
  - （六）畸胎瘤
    - 1. 未成熟型
    - 2. 成熟型
    - 3. 单胚性和高度特异性
      - （1）实体性
      - （2）囊性
        - ①皮样囊肿（成熟囊性畸胎瘤）
        - ②皮样囊肿恶变
  - （七）混合型
    - （2）类癌
    - （1）卵巢甲状腺肿
- 四、转移性肿瘤　良性、临界恶性（低度恶性潜能）、恶性

【病因病理】

（一）病因

卵巢肿瘤的病因目前尚未完全清楚，其发生可能与下列高危因素有关：

❶ **遗传和家族因素** 遗传基因因素正被认为是特殊病因相关因素。此外5% ～ 10% 卵巢上皮性癌有家族史或遗传史。

❷ **环境因素** 工业发达国家卵巢癌发病率高，提示工业的各种物理或化学产物可能与卵巢癌的发病有关。与饮食中胆固醇含量高是否有关尚无定论。

❸ **内分泌因素** 卵巢癌患者平均妊娠数低，未产、不孕、初潮早、绝经迟妇女发病多，提示妊娠可能保护妇女不患或少患卵巢癌。因妊娠期停止排卵，减少卵巢上皮损伤。乳腺癌或子宫内膜癌合并功能性卵巢癌的机会较一般妇女高 2 倍，提示三者都是激素依赖性肿瘤。

（二）病理

卵巢肿瘤的良性、恶性之分，主要以组织病理学检查为根据。

❶ **卵巢上皮性肿瘤** 多见于中老年妇女，很少发生在青春期和婴幼儿。有良性、交界性和恶性之分。交界性肿瘤是一种低度潜在恶性肿瘤，生长缓慢，转移率低，复发迟。

（1）**浆液性囊腺瘤** 常见，约占卵巢良性肿瘤的 25%。多为单侧，大小不等，表面光滑，灰白色，囊壁薄，囊内含淡黄色清澈液体。单纯型多为单房，囊壁光滑；乳头型常为多房，内见乳头，偶见向囊外生长。镜下见囊壁为纤维结缔组织，内衬单层柱状上皮，乳头分支较粗。间质内可见砂粒体。

交界性浆液性囊腺瘤：多为双侧，中等大小，乳头状生长在囊内较少，多向囊外生长。镜下见乳头分支纤细而稠密，上皮复层不超过 3 层，细胞核轻度异型，核分裂相＜ 1/ 高倍视野，无间质浸润。预后好。

浆液性囊腺癌：为最常见的卵巢恶性肿瘤，占卵巢上皮性癌的 75%。多为双侧，体积较大，囊实质性，结节状或分叶状。表面光滑或由乳头状增生，切面为多房，腔内充满乳头，质脆，有出血、坏死。镜检见囊壁上皮明显增生，复层排列在 4 ～ 5 层以上。癌细胞为立方形或柱状，细胞异型明显，并向间质浸润。

（2）**黏液性囊腺瘤** 常见，占卵巢良性肿瘤的 20%，恶变率 5% ～ 10%。多为单侧，圆形或卵圆形，表面光滑，灰白色，体积较大或巨大。切面常为多房，囊腔内充满胶冻样黏液。镜下见囊壁为纤维结缔组织，内衬单岑高柱状上皮，有时可见杯状细胞及嗜银细胞。偶可自行穿破，黏液性上皮种植在腹膜继续生长并分泌黏液，形成许多胶冻样黏液团块，称为腹膜黏液瘤。

交界性黏液性囊腺瘤：较大，多数为单侧，表面光滑，多房。切面见囊壁增厚，由实质区和细小、质软乳头形成。镜下见上皮不超过3层，细胞轻度异型，核大、深染，有少量核分裂，增生上皮向腔内突出形成短而粗的乳头，无间质浸润。

黏液性囊腺癌：占卵巢上皮性癌的20%。单侧多见，瘤体较大，囊壁可见乳头或实质区，切面为囊实性。镜下见腺体密集，间质较少，腺上皮超过3层，细胞明显异型，并有间质浸润。

(3) **卵巢子宫内膜样肿瘤** 良性，较少见。多为单房，表面光滑，囊壁衬以单层柱状上皮，似正常子宫内膜腺上皮。囊内被覆扁平上皮，间质可有含铁血黄素的吞噬细胞。

交界性卵巢子宫内膜样肿瘤：很少见。

卵巢子宫内膜样癌：占卵巢上皮性癌的2%，单侧多见，中等大，囊性或实性，有乳头生长，囊液多呈血性。多为腺癌或腺棘皮癌。镜下特点与子宫内膜癌极相似，并常与之并发，不易区分何为原发何为继发。

❷ **卵巢生殖细胞肿瘤** 占卵巢肿瘤的20%～40%。好发于年轻妇女及幼女，青春期前发病率占60%～90%，绝经后仅占4%。

(1) **畸胎瘤** 由多胚层组织构成，偶见只含一个胚层成分。肿瘤的良、恶性及恶性程度取决于组织分化程度。

成熟畸胎瘤：属良性肿瘤，又称皮样囊肿，占卵巢肿瘤的10%～20%，占生殖细胞肿瘤的85%～87%，占畸胎瘤的95%以上。发生于任何年龄，20～40岁多见。多为单侧，中等大小，呈圆形或卵圆形，表面光滑，质韧。多为单房，腔内充满油脂和毛发，有时见牙齿或骨质。囊壁上常见小丘样隆起突向腔内，称“头节”。肿瘤可含外、中、内胚层组织，偶见向单一胚层分化，称高度特异性畸胎瘤，如卵巢甲状腺肿。

成熟囊性畸胎瘤：恶变率为2%～4%，多见于绝经后妇女，任何一种组织成分均可恶变。“头节”的上皮易恶变称鳞状细胞癌。预后较差。

未成熟畸胎瘤：是恶性肿瘤，含2～3胚层。肿瘤由分化程度不同的未成熟胚胎组织构成，主要为原始神经组织。多为实性。好发于青少年，平均年龄11～19岁，。复发及转移率均高。但复发后再次手术，可见肿瘤组织有自未成熟向成熟转化的特点，即恶性程度的逆转现象。

(2) **无性细胞瘤** 为中等恶性的实质肿瘤，约占卵巢恶性肿瘤的5%。好发于青春期及生育期妇女。单侧居多，右侧多于左侧。为圆形或椭圆形，表面光滑或呈分叶状，实性，触之如橡皮样。切面呈淡棕色，镜下见癌细胞呈片状或条索状排列，有少量纤维组织相隔，间质有淋巴细胞浸润。对放疗敏感。

（3）**内胚窦瘤**　又名卵黄囊瘤。较罕见，占卵巢恶性肿瘤的1%，恶性程度高。多见于儿童及年轻妇女。多为单侧，肿瘤较大，圆形或卵圆形。切面部分囊性，质脆，有出血坏死区，也可见囊性或海绵样区，呈灰红或灰黄色，易破裂。镜下见疏松网状和内皮窦样结构。瘤细胞扁平、立方、柱状或多角形，产生甲胎蛋白（AFP），故患者血清AFP浓度很高。生长迅速，易早期转移，预后差。对化疗十分敏感。

❸ 卵巢性索间质肿瘤　占卵巢肿瘤的4.3%～6%。

（1）**颗粒细胞－间质细胞瘤**　由性索的颗粒细胞及间质的衍生成分如成纤维细胞及卵泡膜细胞组成。

1）颗粒细胞瘤：为低度恶性肿瘤，成人型颗粒细胞瘤占95%，可发生于任何年龄，45～55岁居多。肿瘤能分泌雌激素，故有女性化作用，如性早熟、月经紊乱及绝经后不规则阴道流血，常合并子宫内膜增生，甚至发生腺癌。多为单侧。圆形或椭圆形，呈分叶状，表面光滑，实性或部分囊性。切面组织脆而软，伴出血坏死灶。镜下见颗粒细胞环绕成小圆形囊腔呈菊花样排列，即Call-Exner小体。瘤细胞呈小多边形，胞浆嗜伊红或中性，细胞膜界限不清，核圆，核膜清楚。预后良好，5年生存率为80%以上，但有晚期复发倾向。幼年型颗粒细胞瘤罕见，恶变度极高。主要发生在青少年，98%为单侧。

2）卵泡膜细胞瘤：为有内分泌功能的卵巢良性肿瘤，因分泌雌激素，故有女性化作用。常与颗粒细胞瘤合并存在。多为单侧。圆形或卵圆形，可呈分叶状。切面实性，灰白色。镜下见瘤细胞短梭形，胞浆富含脂质，细胞交错排列呈漩涡状。常合并子宫内膜增生过长，甚至子宫内膜癌。恶性较少见，预后比卵巢上皮性癌好。

3）纤维瘤：为良性肿瘤，占卵巢肿瘤的2%～5%。多见于中年妇女。单侧居多，中等大小，表面光滑或结节状，切面灰白色，实性，坚硬。镜下见由胶原纤维的梭形瘤细胞组成，排列成编织状。偶见患者伴有腹水或胸水，称梅格斯综合征（Meigs syndrome），肿瘤切除后，胸水、腹水自行消失。

（2）**支持细胞－间质细胞瘤**　又称睾丸母细胞瘤，罕见。多见于40岁以下妇女。单侧居多，较小，可局限在卵巢门区或皮质区，实性，表面光滑，有时呈分叶状，切面灰白色伴囊性变，囊壁光滑，含血性浆液或黏液。镜下见不同分化程度的支持细胞及间质细胞。多为良性，具有男性化作用。5年存活率为70%～90%。

❹ 卵巢转移性肿瘤

体内任何部位原发性癌均可转移到卵巢，常见有乳腺、肠、胃、生殖道、泌尿道以及其他脏器等原发性癌，占卵巢肿瘤的 5% ～ 10%。库肯勃瘤（Krukenberg tumor）是一种特殊的转移性腺癌，原发部位为胃肠道，肿瘤为双侧性，中等大，为卵巢原状或呈肾形。一般无粘连，切面实性，胶质样。镜下见典型的印戒细胞。预后极差。

【转移途径】

以直接蔓延及腹腔种植为主，淋巴也是重要的转移途径，血行转移少见。可达盆腔和腹腔各部组织和器官。淋巴转移有三种方式：①从卵巢淋巴管向上达腹主动脉旁淋巴结；②从卵巢门淋巴管达髂内、髂外淋巴结，经髂总至腹主动脉旁淋巴结；③沿圆韧带进入髂外及腹股沟淋巴结。横膈为转移的好发部位，尤其右膈下淋巴丛密集，故最易被侵犯。晚期可转移到肝、肺、胸膜及肝。

【组织学分级】

WHO 分级标准主要依据组织结构，并参照细胞分化程度分为三级：1 级为高度分化，2 级为中度分化，3 级为低度分化。组织学分级对预后的影响较组织学类型更重要，低度分化预后最差。

【临床分期】

现多采用 FIGO 2000 年的手术 – 病理分期，用以估计预后和比较疗效（表 21–4）。

表 21–4　原发性卵巢恶性肿瘤的手术 – 病理分期（FIGO，2000）

Ⅰ期	肿瘤局限于卵巢
ⅠA	肿瘤局限于一侧卵巢，包膜完整，卵巢表面无肿瘤，腹水或腹腔冲洗液未找到恶性细胞
ⅠB	肿瘤局限于一侧卵巢，包膜完整，卵巢表面无肿瘤，腹水或腹腔冲洗液未找到恶性细胞
ⅠC	肿瘤局限于单侧或双侧卵巢，伴有以下任何一项：包膜破裂；卵巢表面有肿瘤；腹水或腹腔冲洗液含有恶性细胞
Ⅱ期	肿瘤累及一侧或双侧卵巢，伴有盆腔内扩散
ⅡA	扩散和（或）种植到子宫和（或）输卵管，腹水或腹腔冲洗液无恶性细胞
ⅡB	扩散至其他盆腔组织，腹水或腹腔冲洗液无恶性细胞

续表

ⅡC	ⅡA或ⅡB病变，伴腹水或腹腔冲洗液找到恶性细胞
Ⅲ期	肿瘤累及一侧或双侧卵巢，镜检证实有盆腔外腹膜转移和（或）局部淋巴结转移，肝表面转移为Ⅲ期
ⅢA	淋巴结阴性，显微镜证实盆腔外腹膜转移
ⅢB	淋巴结阴性，腹膜转移灶最大径线≤2cm
ⅢC	腹膜转移灶最大径线＞2cm，和（或）区域淋巴结转移
Ⅳ期	超出腹腔外的远处转移（胸水有癌细胞，肝实质转移）

【临床表现】

❶ 卵巢良性肿瘤 发展缓慢。早期多无症状，肿瘤增至中等大时，常感腹胀或腹部扪及肿块，边界清楚。妇科检查在子宫一侧或双侧触及球形肿块，多为囊性，活动，表面光滑，与子宫无粘连。若肿瘤大至占满盆腔、腹腔时出现压迫症状，如尿频、便秘、气急、心悸等，腹部隆起，肿物活动度差，叩诊无移动性浊音。

❷ 卵巢恶性肿瘤 早期常无症状，可在妇科检查时发现。主要症状常表现为腹胀、腹部肿块及腹水等。症状的轻重取决于：①肿瘤的大小、位置、侵犯邻近器官的程度；②肿瘤的组织学类型；③有无并发症。肿瘤浸润或压迫周围组织，可引起腹痛、腰痛或下肢疼痛及下肢浮肿。若为功能性肿瘤，常表现出女性化或男性化症状。晚期可出现消瘦、严重贫血等恶病质。三合诊检查在阴道后穹隆触及盆腔内散在质硬结节，肿块多为双侧，实性或半实性，表面凹凸不平，固定不动，常伴腹水。有时在腹股沟、腋下或锁骨上可触及肿大的淋巴结。

【诊断与鉴别诊断】

（一）诊断

卵巢肿瘤虽无特异性症状，常于体检时发现，但根据病史、症状、体征等可初步确定是否为卵巢肿瘤，并估计出良、恶性，诊断困难时需借助如下辅助检查。

❶ 影像学检查

（1）B型超声检查 临床诊断符合率＞90%，但不易查出直径＜1cm的实性肿瘤，可了解肿块的部位、大小、形态，囊性或实性，囊内有无乳头。彩色多普勒超声扫描能测定卵巢及其新生组织血流变化，对诊断有帮助。

（2）腹部X线摄片 卵巢畸胎瘤可显示牙齿、骨质及钙化的囊壁。

（3）CT、MRI、PET检查 可显示肿块及肿块与周围的关系，肝、肺有无结节及腹膜后淋巴结有无转移。良性肿瘤囊壁薄，光滑，囊内均匀；恶性肿瘤轮廓不规则，向周围浸润或伴腹水。

❷ 肿瘤标志物

（1）**血清 CA125** 敏感性较高，特异性较差。80% 卵巢上皮性癌患者血清 CA125 水平升高（正常值：＜ 35IU/mL），90% 以上患者 CA125 水平与病情缓解或恶化相关，故可用于病情监测。

（2）**血清 AFP** 胚窦瘤有特异性诊断价值。对未成熟畸胎瘤、混合性无性细胞瘤中含卵黄囊成分者有协助诊断意义。

（3）**HCG** 发性卵巢绒毛膜癌有特异性。

（4）**性激素** 颗粒细胞瘤、卵泡膜细胞瘤产生较高水平雌激素。浆液性、黏液性囊腺瘤或勃勒纳瘤有时也可分泌一定量雌激素。

❸ **腹腔镜检查** 可直接观察肿块外观和盆腔、腹腔及横膈等部位，并在可疑部位进行多点活检，抽取腹水行细胞学检查。

❹ **细胞学检查** 可抽取腹水或腹腔冲洗液和胸腔积液，行细胞学检查。

（二）鉴别诊断

卵巢肿瘤在确定诊断的过程中，就应进行良性、恶性的鉴别诊断，良性及恶性卵巢癌应与盆腹腔其他病变进行鉴别诊断。

❶ 卵巢良性肿瘤与恶性肿瘤鉴别（表 21–5）

表 21–5 卵巢良性肿瘤与恶性肿瘤

	良性肿瘤	恶性肿瘤
病史	病程长，生长缓慢	病程短，迅速增大
体征	单侧多，囊性，活动，表面光滑，一般无腹水	双侧多，实性或囊实性，固定，表面结节状不平，有腹水，多为血性，可查到癌细胞
一般情况	良好	恶病质
B 型超声	为液性暗区，可有间隔光带，边缘清晰	液性暗区内有杂乱光团、光点，肿块周界不清

❷ 卵巢良性肿瘤的鉴别诊断

（1）**卵巢瘤样病变** 滤泡囊肿和黄体囊肿最常见。多为单侧，直径＜ 5cm，壁薄。暂行观察 2 ～ 3 个月，或口服避孕药，若肿块持续存在或增大，卵巢肿瘤的可能性较大。

（2）**输卵管卵巢囊肿** 为炎性囊性积液，常有不孕或盆腔感染史，附件区可扪及囊性块物，边界清或不清，活动受限。

（3）**子宫肌瘤** 浆膜下肌瘤或肌瘤囊性变易与卵巢实体瘤或囊肿混淆。肌瘤常为多发性，与子宫相连，并伴月经异常等。检查时肿瘤随宫体及宫颈移动。B 型超声检查等可协助鉴别。

（4）**妊娠子宫** 妊娠早期或中期时，子宫增大变软，峡部更软，三合诊时宫体与宫颈似不相连，易将柔软的宫体误认为卵巢肿瘤。但有停经史，HCG 测定或超声检查即可鉴别。

（5）**腹水** 大量腹水应与巨大卵巢囊肿鉴别。腹水常有肝病、心脏病史，平卧时腹部呈蛙状，叩诊移动性浊音阳性，B 型超声检查见不规则液性暗区，其间有肠曲光团浮动，液平面随体位改变。巨大囊肿平卧时腹部中间隆起，叩诊浊音，腹部两侧鼓音，移动性浊音阴性，块物边界清楚。B 型超声检查见圆球形液性暗区，边界整齐光滑，液平面不随体位移动。

❸ 卵巢恶性肿瘤的鉴别诊断

（1）**子宫内膜异位症** 异位症形成的粘连性肿块及直肠子宫陷凹结节与卵巢恶性肿瘤易混淆。前者常有进行性痛经、月经过多、不规则阴道流血等。B 型超声检查、腹腔镜检查可协助诊断。

（2）**盆腔结缔组织炎** 有流产或产褥感染史。表现为发热、下腹痛，检测附件区组织增厚、压痛，片状块物达盆壁。抗生素治疗可改善症状、体征。B 型超声检查有助于鉴别。

（3）**结核性腹膜炎** 常合并腹水，有盆腔、腹腔内粘连性块物。多见于年轻、不孕妇女。多有肺结核史及消瘦、乏力、低热、盗汗、食欲不振、月经稀少或闭经等症状。妇科检查肿块位置较高，形状不规则，界限不清，固定。叩诊时鼓音和浊音分界不清。B 型超声检查、胸部 X 线检查可协助诊断，必要时行剖腹探查以确诊。

（4）**生殖道以外的肿瘤** 包括腹膜后肿瘤、直肠癌、乙状结肠癌等。腹膜后肿瘤固定不动，位置低者使子宫或直肠移位，肠癌多有典型消化道症状，B 型超声检查、钡剂灌肠、直肠镜检、乙状结肠镜检、静脉肾盂造影等有助于鉴别。

（5）**转移性卵巢肿瘤** 若在附件区扪及双侧、中等大、肾形、活动的实性肿块，应疑为转移性卵巢肿瘤。可做胃镜、肠镜等检查。若有消化道癌、乳腺病史及消化道症状，诊断基本成立。但多数无原发性肿瘤病史，可剖腹探查。

【并发症】

❶ **蒂扭转** 是妇科常见的急腹症。约 10% 的卵巢肿瘤并发蒂扭转。好发

于瘤蒂长、中等大、活动度大、重心偏于一侧的肿瘤。其典型症状是突然发生一侧下腹剧痛，伴恶心、呕吐，甚至休克。妇科检查扪及肿物张力大，压痛，以瘤蒂部最明显，并有肌紧张。有时扭转自然复位，腹痛随之缓解。本病一经确诊，应尽快行剖腹手术（图 21–4）。

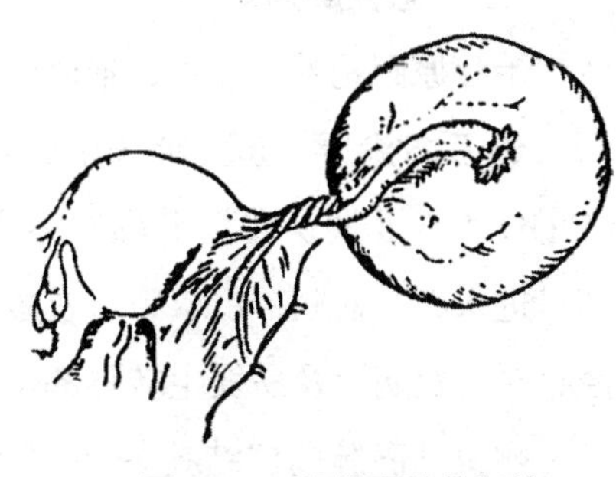

图 21–4　卵巢囊肿蒂扭转

❷ **破裂**　约 3% 的卵巢肿瘤会发生破裂，有外伤性和自发性两种。其症状轻重取决于破裂口大小、流入腹腔囊液的性质和数量。小囊肿或单纯浆液性囊腺瘤破裂时，患者仅感轻度腹痛；大囊肿或成熟性畸胎瘤破裂常致剧烈腹痛、恶心呕吐，有时导致内出血、腹膜炎及休克。检查时腹部压痛、肌紧张或有腹水征，原有肿块消失或扪及缩小瘪塌的肿块。疑有肿瘤破裂应立即剖腹探查，尽量吸净囊液，并涂片行细胞学检查，清洗腹腔及盆腔，切除标本送病理。

❸ **感染**　较少见，多因肿瘤扭转或破裂后引起，或来自邻近器官感染灶如阑尾脓肿扩散。临床表现为发热、腹痛、肿块、腹部压痛、腹肌紧张及白细胞升高等。用抗生素治疗后手术切除肿瘤。若短期内感染不能控制，应即刻手术，去除感染灶。

❹ **恶变**　卵巢良性肿瘤可恶变，恶变早期无症状，不易发现。若肿瘤生长迅速，尤其双侧性，应疑恶变。诊断后应尽早手术。

【预防】

❶ **高危因素的预防**　大力开展宣传教育，宜食高蛋白、富含维生素 A 的食物，避免高胆固醇饮食。高危妇女宜用口服避孕药预防。

❷ **开展普查普治**　30 岁以上妇女每年应行妇科检查。高危人群每半年应检查一次，最好配合 B 型超声检查、CA125 及 AFP 检测等。

❸ **早期发现及处理**　卵巢肿瘤直径＞ 5cm 者，应及时手术切除。若青春期前、绝经后或生育年龄口服避孕药的妇女卵巢肿大，应考虑为卵巢肿瘤。凡乳癌、胃肠癌等患者，治疗后应严密随访，定期作妇科检查。

【治疗】

（一）**良性肿瘤**

确诊后应手术治疗。疑为卵巢瘤样病变，可作短期观察。年轻、单侧良性肿瘤应行患侧卵巢切除术或卵巢肿瘤剥出术，保留对侧正常卵巢；即使双侧肿瘤，也应争取行卵巢肿瘤剥出术，以保留部分卵巢组织。围绝经期妇女应行全子宫及双侧附件切除术。必要时作冰冻切片组织学检查。

（二）恶性肿瘤

治疗原则是手术为主，辅以化疗、放疗及其他综合治疗。

❶ **手术治疗**　起关键作用。第一次手术的彻底性与预后密切相关。早期（FIGO Ⅰ～Ⅱ期）卵巢上皮性癌应行全面确定分期的手术，程序是：经正中切口进入腹、盆腔，留取腹水或腹腔冲洗液进行细胞学检查；全面探查盆、腹腔，对可疑病灶及易发生转移部位多处取材作组织学检查；全子宫和双附件切除（卵巢动静脉高位结扎）；尽可能切除所用明显的肿瘤病灶；大网膜、盆腔及腹主动脉旁淋巴结切除。经过全面分期手术并符合下列条件者，可施行保留生育功能（保留子宫和对侧附件）的手术：①年轻，渴望生育；②Ⅰ A期；③细胞分化好（G1）；④对侧卵巢癌应行肿瘤细胞减灭术，手术的主要目的是切除卵巢癌之原发灶和转移灶，使残余肿瘤直径＜ 2cm，必要时可切除部分肠管、膀胱或脾脏等。对于手术切除困难的患者，可先行 1 ～ 2 疗程先期治疗后再进行手术。

❷ **化学药物治疗**　为主要的辅助治疗。对于化疗，卵巢上皮性癌较敏感，恶性生殖细胞肿瘤十分敏感。除经过全面准确的手术分期、细胞分化好的Ⅰ A期恶性生殖细胞肿瘤和Ⅰ B期以内的上皮性癌患者不需化疗外，其他均需化疗。术后化疗可杀灭残留癌灶，控制复发，以缓解症状，延长生存期。化疗也可用于治疗复发。暂无法施行手术的晚期患者，可先化疗使肿瘤缩小，为以后手术创造条件。上皮性癌早期患者常采用静脉化疗，3 ～ 6 疗程。晚期患者可采用静脉腹腔联合化疗或静脉化疗，6 ～ 8 疗程。老年患者可用卡铂或紫杉醇单药化疗。恶性生殖细胞肿瘤 3 ～ 6 疗程。恶性卵巢性索间质肿瘤常用的化疗方案为 PAC、PEB、PVB，一般化疗 6 个疗程。常用联合化疗方案见表 21–6.

表 21–6　卵巢恶性肿瘤常用联合化疗方案

方案	药物	剂量及方法	疗程间隔	适应证
1. TC	紫杉醇（T）	175mg/m^2，静滴 1 次，3 小时滴完	3 周	上皮性癌
	卡铂（C）	剂量按 AUC=5 计算，静滴 1 次	3 周	
2. TP	紫杉醇（T）	175mg/m^2，静滴 1 次，3 小时滴完	3 周	上皮性癌
	顺铂（P）	70 mg/m^2，静滴 1 次		
3. PC	顺铂（P）	70 mg/m^2，静滴 1 次	3 ～ 4 周	上皮性癌
	环磷酰胺（C）	70 mg/m^2，静滴 1 次		

续表

方案	药物	剂量及方法	疗程间隔	适应证
4. BEP	博来霉素（B）	30U，每周 1 次，静滴	3 周	生殖细胞肿瘤
	依托泊苷（E）	100 mg/m²/d×5 日，静滴		
	顺铂（P）	20 mg/m²/d×5 日，静滴		
5. BVP	博来霉素（B）	15mg/m²，第 2 日 / 每周 1 次，深部肌注	3 周	生殖细胞肿瘤
	长春新碱（V）	1～1.5 mg/（m²·d）×2 日，静注		
	顺铂（P）	20mg/（m²·d）×5 日，静滴		
6. VAC	长春新碱（V）	1.5 mg/m²，静注（第 1 天）	4 周	生殖细胞肿瘤
	放线菌素 D（A）	300μg/（m²·d）×5 日，静滴（第 2～6 天）		
	环磷酰胺（C）	150 ～ 250mg/（m²·d）×5 日，静注（第 2～6 天）		

❸ 放射治疗 为手术和化疗的辅助治疗。无性细胞瘤对放疗最敏感，颗粒细胞瘤中度敏感，上皮性癌也有一定敏感性。放疗主要应用 ^{60}Co 或直线加速器作体外照射，适用于残余灶直径＜ 2cmm，无腹水，无肝、肾转移。

内照射是指腹腔内灌注放射性核素，常用 ^{32}P，可使腹膜和大网膜受到外照射不易达到的剂量，提高治愈率。腹腔内有粘连时禁用。

【预后】

预后与临床分期、组织学分类及分级、患者年龄及治疗方式有关。临床分期期别越早疗效越好。据报道 I 期癌局限于包膜内，5 年生存率达 90%。若囊外有赘生物、腹腔冲洗液找到癌细胞降至 68%。低度恶性肿瘤、细胞分化良好及对化疗药物敏感者疗效较好。术后残余癌灶直径＜ 2cm 者，化疗效果明显。老年患者免疫功能低，预后不如年轻患者。

【随访与监测】

卵巢癌易复发，应长期随访和监测。

❶ 随访时间 术后 1 年内，每 3 个月复查 1 次；第 2 年后，每 4～6 个月复查 1 次；5 年后，每年复查 1 次。

❷ 监测内容 临床症状、体征、全身及盆腔检查；B 型超声检查，必要时作 CT 或 MRI 检查；肿瘤标志物如 CA_{125}、AFP、HCG 等测定；可对产生性激素的肿瘤监测雌激素、孕激素及雄激素。

【妊娠合并卵巢肿瘤】

卵巢良性肿瘤合并妊娠较常见，以成熟囊性畸胎瘤及浆液性（或黏液性）囊腺瘤居多，占妊娠合并卵巢肿瘤的 90%。恶性肿瘤很少合并妊娠，无性细胞瘤及浆液性囊腺癌为多。妊娠时盆腔充血，可使肿瘤迅速增大，并促使恶性肿瘤扩散。早孕时肿瘤嵌入盆腔可能引起流产，中期妊娠时易并发蒂扭转，晚期妊娠时若肿瘤较大可导致胎位异常，分娩时肿瘤易发生破裂，若肿瘤位置较低可梗阻产道导致难产。

早孕合并卵巢囊肿，宜等待妊娠 3 个月后进行手术，以免诱发流产。妊娠晚期发现者，可等待至足月，临产后若肿瘤阻塞产道即行剖宫产，同时切除肿瘤。若诊断或疑为卵巢恶性肿瘤，应尽早手术，其处理原则同非孕期。

【文献摘要】

《备急备急千金要方·妇人方下》云："月经不通，结成癥瘕如石，腹大骨立。"

《妇人大全良方·妇人积年血癥块方论》云："夫妇人积年血癥块者……久而不瘥，则心腹两胁苦痛，害于饮食，肌肤羸瘦。"

《女科经纶》辑录前人对癥瘕的论述，认为："痞气之中，未尝无饮，而血癥食癥之内，未尝无痰，则痰食血，未有不因气病而后形病。故消积之中，兼行气消痰消瘀之药为是。"

【科研思路】

卵巢癌是严重威胁女性生命的生殖系统恶性肿瘤，mi R NA 是新发现的一类长度为 19 ～ 25 个核苷酸在多种真核生物中调控基因表达的小非编码 R NA，越来越多的证据表明，它们与肿瘤发生发展及侵袭转移有着密切的关系。研究表明，mi R NAs 可通过不同作用机制对卵巢癌的侵袭转移产生促进或抑制作用。明确与卵巢癌转移相关的 mi R NA 可为临床抑制肿瘤转移提供治疗靶点。mi R NAs 可通过不同作用靶点参与卵巢癌发生、发展、转移及耐药等过程。mi R NA 可通过一些 B7 家族协同刺激分子为靶点，抑制机体抗肿瘤免疫负性调控肿瘤生长而参与肿瘤的进展。因此，可通过干预这些 mi R NAs 的表达来达到治疗目的。目前这方面的研究尚处于探索阶段，如应用一些耐药相关的 mi R NA 作为靶点，通过中医药治疗阻断或下调耐药相关 mi R NA 的表达，逆转肿瘤耐药而提高治疗效果。通过调控与卵巢癌发生发展及转移相关的 mi R NA 的表达，可抑制肿瘤细胞的生长或移植瘤的形成都取得了一定的临床效果。因此，mi R NA 在诊治卵巢癌方面具有潜在的发展前景

[徐梅等，mi R NA 与卵巢癌的研究进展，现代妇产科进展，2013，7（22）：587–590]。

基质金属蛋白酶 -9（MMP–9）是重要的蛋白水解酶，参与肿瘤侵袭与转移的多步骤过程。大量研究证明，MMP–9 能降解细胞外基质的多种成分，包括明胶和基底膜的Ⅳ型胶原，Ⅳ型胶原是构成阻止肿瘤侵袭屏障的重要成分，同时 MMP–9 还可以促进肿瘤细胞的生长，减少肿瘤细胞凋亡，促进肿瘤血管的生成，在卵巢癌的侵袭与转移中发挥重要作用。多种因子被发现与卵巢癌有关很多研究都集中在对 MMP–9 的调控上，研究多种分子对 MMP–9 的调节，可以深入了解卵巢癌侵袭和转移发生的机制，同时也可以为卵巢癌的诊断和治疗方法提供更多的前景。针对 MMPIs 的研究为肿瘤治疗提供新的方向，对于选择性 MMP– 9 抑制剂的研究可能会产生更多的成果[刘天怡，李佩玲 .基质金属蛋白酶 – 9 及其相关因子与卵巢癌的研究进展[J].现代肿瘤医学，2015，4（23）：1159–1162]。

中药研究发现破壁灵芝孢子粉、鸦胆子油乳、熊果酸、蝎毒多肽、银莲花素 A、威灵仙多糖、白藜芦醇、土槿乙酸等分别可通过不同的作用机制来发挥抑制卵巢癌细胞增殖并诱导其凋亡等抗癌作用[李悦，等.卵巢癌的中医药研究应用进展，辽宁中医杂志，2016，43（1）：194–196]。目前，中药治疗卵巢恶性肿瘤，多用于卵巢癌术后放、化疗中减少化疗的胃肠道反应。对于卵巢癌的耐药以及术后复发的研究也在慢慢兴起，值得我们进一步去探索。

【经验及体会】

卵巢癌患者发病初期很少有症状，待发现盆腔肿块而确诊时，多属中晚期。庞泮池教授认为卵巢癌是全身属虚，局部属实的疾病，其发展是一个正虚邪实的过程，所以扶正固本是其治疗的根本大法。在不同的阶段，采用不同的治疗方法；对初中期有条件手术切除肿瘤者，首选手术，然后补充放、化疗及中药治疗。术前中药扶正为主，兼以软坚消癥以祛邪，为手术创造条件；术后放、化疗期间，予中药健脾和胃，扶助正气，减轻毒副反应；放、化疗间歇期，予以扶正清热解毒，软坚消癥[沈丽君，等.临床应用中药治疗卵巢癌的体会.上海中医药杂志，1993，（12）：7–9]。

刘爱武运用中药新加增免抑瘤方结合化疗治疗本证型，方药组成：党参、黄芪各 12 g，白术 9 g，生薏苡仁 12 g，八月扎 30 g，半枝莲 30 g，枸杞 9 g，天门冬 12 g，麦冬 12 g，僵蚕 9 g，陈皮 6 g，青皮 6 g。发现新加增免抑瘤方能提高患者的机体免疫机能，对抗化疗毒副作用，对提高患者生存率，改善生活质量及免疫状况，降低复发转移率均有一定作用［刘爱武，齐聪，胡争艳．中西医结合治疗卵巢癌疗效评估．辽宁中医杂志，2001，10（28）：618-619］。

（赵莉）

第二十二章　妊娠滋养细胞疾病

妊娠滋养细胞疾病（gestational tropHoblastic disease，GTD）是一组来源于胎盘滋养细胞的疾病，包括葡萄胎、侵蚀性葡萄胎、绒毛膜癌（简称绒癌）和胎盘部位滋养细胞肿瘤。后3种疾病又统称为妊娠滋养细胞肿瘤，良性葡萄胎可能延续发展，经侵蚀性葡萄胎至绒癌。

第一节　葡萄胎

葡萄胎亦称水泡状胎块（hydatidiform mole），是指妊娠后胎盘绒毛滋养细胞异常增生，终末绒毛转变成水泡，水泡间相连成串，形如葡萄得名。葡萄胎分为完全性和部分性两类，其中大多数为完全性葡萄胎。

【相关因素】

葡萄胎发生的确切原因尚不完全清楚，与下列因素有关。

❶ 完全性葡萄胎

流行病学调查表明，亚洲和拉丁美洲国家的发生率较高，而北美和欧洲国家发生率较低，即使同一种族居住在不同地域，其葡萄胎的发生率也不相同，提示造成葡萄胎发生地黄域差异的原因除种族外，尚有多方面的因素。营养状况与社会经济因素是可能的高危因素。饮食中缺乏维生素A及其前体胡萝卜素和动物脂肪者，发生葡萄胎的概率显著升高。＞35岁和40岁的妇女妊娠时葡萄胎的发生率分别是年轻妇女的2倍和7.5倍。相反，＜20岁妇女的葡萄胎发生率也显著升高。前次妊娠有葡萄胎史也是高危因素。

细胞遗传学研究表明，完全性葡萄胎的染色体核型为二倍体，均来自父系，其中90%为46XX，由一个细胞核基因物质缺失或失活的空卵与一个单倍体精于（23X）受精，经自身复制为2倍体（46XX）。另有10%核型为

46XY，认为系由一个空卵分别和两个单倍体精子（23X 和 23Y）同时受精而成。

❷ 部分性葡萄胎

部分性葡萄胎的发生率远低于完全性葡萄胎，年龄和部分性葡萄胎发病间的关系并不明显。高危因素的流行病学调查资料较少。

细胞遗传学研究表明，部分性葡萄胎的核型 90% 以上为三倍体，如果胎儿同时存在，其核型一般也为三倍体。最常见的核型是 69XXY，其余为 69XXX 或 69XYY，为一正常单倍体卵子和两个正常单倍体精子受精，或由一正常单倍体卵子（精子）和一个减数分裂缺陷的双倍体精子（卵子）受精而成，多数情况下一套多余的染色体来自父方。多余的父源基因物质是造成滋养细胞增生的主要原因。

【病理】

❶ 完全性葡萄胎

大体检查水泡状物形如葡萄，大小自直径数毫米至数厘米不等，其间有细纤维素相连，常混有血块、蜕膜碎片。水泡状物占满整个宫腔，无胎儿及其附属物或胎儿痕迹。镜下见绒毛体积增大，轮廓规则，弥漫性滋养细胞增生，间质水肿和间质内胎源性血管消失。

❷ 部分性葡萄胎

部分绒毛变为水泡，常合并胚胎或胎儿组织，胎儿多已死亡，极少合并足月儿，且常伴发育受限或多发畸形。镜下可见部分绒毛水肿，轮廓不规则，滋养细胞增生程度较轻，且常限于合体滋养细胞，间质内可见胎源性血管及其中的有核红细胞。此外，还可见胚胎和胎膜的组织结构。

❸ 黄素囊肿

常为双侧性，大小不等，囊肿表面光滑，囊壁薄，切面为多房，囊液清澈或琥珀色。镜下囊壁内衬为 2 ～ 3 层黄素化卵泡膜细胞。

病理组织学特点：

（1）滋养细胞呈不同程度增生。

（2）绒毛间质水肿及退行性变。

（3）绒毛间质中血管消失。

由于滋养细胞高度增生，产生大量绒毛膜促性腺激素（HCG），刺激卵巢颗粒细胞及卵泡膜细胞黄素化，形成囊肿，称为黄素囊肿。其直径在 10cm 以下，常为双侧，可发生蒂扭转或破裂。在葡萄胎排出后，黄素囊肿大部分可逐渐萎缩消失。

【临床表现】

（一）完全性葡萄胎的症状

❶ 停经后阴道流血 是葡萄胎最早和最常见的症状，发生率一般在98%以上。多数患者在停经2～4个月后发生不规则阴道流血，多为持续少量，以后逐渐增多，反复发作，或连绵不断，患者有贫血现象。偶可在流出的血中发现水泡状物。若葡萄胎组织从蜕膜剥离，母体大血管破裂，可造成大出血（常在孕4个月左右），导致休克，甚至死亡。

❷ 腹痛 葡萄胎增长迅速，子宫快速过度扩张，常出现阵发性下腹痛，一般不剧烈，能忍受，多发生于阴道流血之前。个别尚可因黄素囊肿扭转或破裂而致腹痛，其腹痛因扭转程度而异。

❸ 子宫异常增大、变软 由于绒毛水肿及宫腔积血，子宫常比正常妊娠时增大，质地极软，但也有少数小于停经月份者，可能因水泡退行性变，停止发育之故。检查时子宫较正常妊娠时柔软，触不到胎体。子宫已超过5个月妊娠，仍听不到胎心。

❹ 妊娠呕吐与妊高征征象 约半数患者停经早期呕吐严重，占10%～20%出现时间一般较正常妊娠早。症状严重且持续时间长。未及时纠正时可导致水、电解质紊乱。葡萄胎在妊娠中期的开始阶段即可发生高血压、水肿、蛋白尿等征象。

❺ 卵巢黄素囊肿 由于卵巢内形成黄素囊肿，在子宫两侧可扪到增大的卵巢，偶有急性扭转而致急性腹痛。清除胎块后HCG水平下降，囊肿可自趋势消退。

❻ 贫血与感染 葡萄胎组织有时可自行排出。但排出之前和排出时常伴有大量流血。反复出血引起贫血，贫血者抵抗力下降，易发生感染。

❼ 甲状腺功能亢进征象 个别情况下（约7%）患者出现轻度甲状腺功能亢进表现，如心动过速、皮肤潮湿和震颤，但突眼少见。化验检查发现T3、T4升高，HCG水平异常增高。

（二）部分性葡萄胎

可有完全性葡萄胎的大多数症状，但程度较轻，阴道流血常见，但子宫多数与停经月份相符甚至更小。

【诊断与鉴别诊断】

（一）诊断

根据停经后不规则阴道流血，子宫异常增大变软，子宫5个月妊娠大小尚摸不到胎体、听不到胎心、无胎动，应疑诊为葡萄胎。妊娠剧吐、双侧附件囊肿均支持诊断。若在阴道排出血液中查见水泡状组织，则可诊断。

❶ 绒毛膜促性腺激素（HCG）测定 因滋养细胞高度增生，产生大量HCG。定量HCG测定，其值通常高于相应孕周的正常妊娠值。葡萄胎时血β–HCG多在100kU/L以上，常超过1000kU/L，且在孕12周后仍不下降。少数葡萄胎尤其部分性葡萄胎因绒毛退行性变，HCG升高不明显。

❷ 超声检查 完全性葡萄胎典型B超图像显示子宫明显大于相应孕周，无妊娠囊或胎心搏动，宫腔内充满不均质密集状或短条状回声，呈“落雪状”；若水泡较大而形成大小不等的无回声区，呈“蜂窝状”。一般在孕15～16周可做出诊断，早在孕8周左右宫腔内无正常孕囊声像图而见到以高回声为主的不均匀回声时应想到早期葡萄胎可能。部分性葡萄胎时，除可以观察到葡萄胎的特征性声像图改变外。往往还可见胎儿及附属物的存在，胎儿多已死亡或畸形，少数胎儿仍存活。约50%患者可见两侧或一侧卵巢多房囊肿，囊壁薄，边界清晰，内分隔纤细呈放射状，提示卵巢黄素囊肿。

❸ 胎心测定 葡萄胎时以多普勒超声检查无胎心音，仅能听到子宫血流杂音。

❹ DNA倍体分析 流式细胞计数是常见的倍体分析方法，完全性葡萄胎的染色体核型为二倍体，部分性葡萄胎为三倍体。

（二）鉴别诊断

❶ 与先兆流产鉴别 不少病例最先被误诊为流产，有停经史及阴道流血症状，妊娠试验可阳性，而葡萄胎患者子宫多大于同期妊娠子宫，孕期超过12周时HCG水平仍高。B型超声图像显示葡萄胎特点。

❷ 与双胎妊娠子宫鉴别 双胎妊娠子宫较同期单胎妊娠大，HCG水平亦稍高，易与葡萄胎混淆，但双胎妊娠无阴道流血，B型超声显像可确诊。

❸ 与羊水过多鉴别 羊水过多可使子宫迅速增大，虽多发生于妊娠后期，但发生在中期妊娠者需与葡萄胎鉴别。羊水过多时不伴阴道流血，HCG水平较低，B型超声显像可确诊。

【预后】

完全性葡萄胎具有局部侵犯或远处转移的潜在危险，研究证实葡萄胎排空宫腔后发生侵犯子宫或转移率分别为15%及4%，其中，具有高危因素病例较低危病例的发生概率约高10倍。凡有显著滋养细胞增生的临床征象可视为高危因素：① β–HCG＞100 000U/L；②子宫明显大干相应妊娠月份，黄素化囊肿直径＞6cm。此外．年龄＞40岁者有1/3以上发生葡萄胎后滋养细胞肿瘤。葡萄胎组织学分级用以判断预后的价值有限，仅能作为临床参考。葡萄胎清理宫腔后HCG的消退规律对预测预后极重要，β–HCG正常回归曲线（regression culrve）稳定下降，平均在清官后8周降至不可测出水平，最长不超过12～14周。葡萄胎完全排空后3月,HCG仍持续阳性，未降至正常范围，称为持续性葡萄胎（I～ralstent mde）。其中少数患者经过一定时期可自行转为正常，但多数在不久后即可见HCG浓度上升．或出现肺或阴道转移，则可确定已发生恶变。部分性和完全性葡萄胎的最大区别是这两种病变的恶性倾向，部分性葡萄胎仅约4%发展为持续性葡萄胎，一般不发生转移。

【处理】

❶ 清除宫腔内容物 葡萄胎确诊后应及时清除宫腔内容物。由于葡萄胎子宫大而软．甚易发生子宫穿孔，一般采用吸刮术，手术较安全，且能迅速排空宫腔，即使子宫增大至妊娠6个月左右大小，仍可使用负压吸引。注意在输液、配血准备下，充分扩张子宫颈管，选用大号吸管吸引，待子宫缩小后轻柔刮宫，刮出物选取宫腔内及近种植部位组织分别送病理检查。术时使用缩宫素静脉滴注加强宫缩可减少失血及子宫穿孔，但需在官口扩大后给药，以防滋养细胞压入宫壁血窦，促使发生肺栓塞或转移。子宫大于妊娠12周者，一般吸刮2次，1周后行第二次刮宫，每次刮出物均需送病理检查。

❷ 子宫切除术 年龄超过40岁者，葡萄胎恶变率较年轻妇女高4～6倍，处理时可直接切除子宫、保留附件；若子宫超过孕14周大小，应考虑先吸出葡萄胎组织再切除子宫。然而，单纯切除子宫只能去除病变侵入局部的危险，不能防止转移的发生。

❸ 黄素化囊肿的处理 因囊肿可自行消退，一般不需处理，即使并发扭转，在B型超声或腹腔镜下穿刺吸液后多可自然复位。若扭转时间较长，血运恢复不良，则剖腹行患侧附件切除术。

❹ 预防性化疗 高危病例及无条件随访者宜行预防性化疗，但也非常规。一般选用氟尿嘧啶或放线菌素D单药化疗一疗程。部分性葡萄胎一般不作预防性化疗，除非排空宫腔后HCG持续升高者。

【随访】

定期随访可早期发现持续性或转移性滋养细胞肿瘤。葡萄胎清除后每周·次作 HCG 定量测定，直到降低至正常水平。开始 3 个月内仍每周复查一次，此后 3 个月每半月一次，然后每月一次持续半年，第 2 年起改为每半年一次，共随访 2 年。随访内容除每次必须监测 HCG 外，应注意有无异常阴道流血、咳嗽、咯血及其他转移灶症状，并作妇科检查，盆腔 B 型超声及 x 线胸片检查也应重复进行。

葡萄胎处理后应避孕 1 ～ 2 年，最好用阴茎套；不宜使用宫内节育器．因可混淆子宫出血原因；含有雌激素的避孕药可能促进滋养细胞生长，以不用为妥。

（杨东霞）

第二节　侵蚀性葡萄胎

侵蚀性葡萄胎指葡萄胎组织侵入子宫肌层局部，少数转移至子宫外，因具恶性肿瘤行为而命名。侵蚀性葡萄胎来自良性葡萄胎，多数在葡萄胎清除后 6 个月内发生。侵蚀性葡萄胎的绒毛可侵入子宫肌层或血管或两者皆有，起初为局部蔓延，水泡样组织侵入子宫肌层深部，有时完全穿透子宫壁，并扩展进入阔韧带或腹腔，半数病例随血运转移至远处，主要部位是肺和阴道。预后较好。

【病理】

大体可见水泡状物或血块，镜检时有绒毛结构，滋养细胞过度增生及不典型增生的程度不等．具有过度的侵蚀能力。组织学分为 3 型：1 型：肉眼见大量水泡，形态似葡萄胎，但已侵入宫肌层或血窦，很少出血坏死。2 型：肉眼见少量或中等量水泡，滋养细胞中度增生，部分细胞分化不良，组织有出血坏死。3 型：肿瘤几乎全部为坏死组织和血块，肉眼仔细观察才能见到少数水泡，个别仅在显微镜下找到残存肿大的绒毛，滋养细胞高度增生并分化不良，形态上极似绒癌。

【临床表现】

❶ 原发灶　最主要症状是阴道不规则流血，多数在葡萄胎清除后几个月

开始出现，量多少不定。妇科检查子宫复旧延迟，葡萄胎排空后 4 ～ 6 周子宫未恢复正常大小，黄素化囊肿持续存在。若肿瘤组织穿破子宫，则表现为腹痛及腹腔内出血症状。有时触及宫旁转移性肿块。

❷ **转移灶** 症状、体征视转移部位而异。最常见部位是肺，其次是阴道、宫旁，脑转移少见。在肺转移早期，胸片显示肺野外带单个或多个半透明小圆形阴影为其特点，晚期病例所见与绒癌相似。阴道转移灶表现为紫蓝色结节，溃破后大量出血。脑转移典型病例出现头痛、呕吐、抽搐、偏瘫及昏迷，一旦发生，致死率高。

【诊断】

❶ **病史及临床表现** 根据葡萄胎清除后半年内出现典型的临床表现或转移灶症状，结合辅助诊断方法，临床诊断可确立。

❷ **血 β-HCG 连续测定** 连续测定葡萄胎清除后 8 周以上 β-HCG 仍持续高水平，或 HCG 曾一度降至正常水平又迅速升高，临床已排除葡萄胎残留、黄素化囊肿或再次妊娠，可诊断为侵蚀性葡萄胎。

❸ **超声检查** B 型超声为非侵入性检查，可以早期发现葡萄胎组织侵入子宫肌层程度，协助诊断子宫内滋养细胞肿瘤病灶。宫壁显示局灶性或弥漫性强光点或光团与暗区相间的蜂窝样病灶，应考虑为侵蚀性葡萄胎或绒癌。

❹ **组织学诊断** 单凭刮宫标本不能作为侵蚀性葡萄胎的诊断依据，但在侵入子宫肌层或子宫外转移的切片中，见到绒毛结构或绒毛退变痕迹，即可诊断为侵蚀性葡萄胎。若原发灶与转移灶诊断不一致，只要任一标本中有绒毛结构，即应诊断为侵蚀性葡萄胎。

【治疗】

见绒癌处理。

【预后】

一般均能治愈，个别病例死于脑转移。病理分型中 3 型常发展为绒癌，预后较差。

【随访】

同绒癌随访。

（杨东霞）

第三节　绒毛膜癌

绒毛膜癌为一种高度恶性肿瘤，早期就可通过血液转移至全身，破坏组织及器官，引起出血坏死。最常见的转移部位依次为肺（80%）、依次为阴道（30%）、以及盆腔（20%）、脑（10%）、肝（10%）。

【临床表现】

先行妊娠至绒癌发病的时间在3个月以内者占44%，1年以内者为67.2%，1年及1年以上者为32.8%。

❶ **不规则阴道流血**　是最主要症状，由于子宫病灶侵蚀血管或阴道转移结节破溃引起。产后、流产后或葡萄胎清除后，出现阴道不规则流血，量多少不定。由于绒毛膜促性腺激素作用，可能引起闭经。有时子宫原发灶已消失而继发灶发展，则无阴道流血症状。

❷ **腹痛**　因癌组织侵及子宫壁或子宫腔积血引起下腹胀痛．也可因癌组织穿破子宫或脏器转移灶破裂而致急性腹痛。

❸ **盆腔肿块**　因子宫内病灶、宫旁转移性肿块或卵巢黄素化囊肿，妇科检查时可触及肿块。有时原发灶消失，子宫可不增大，黄素化囊肿也不如葡萄胎时明显。

❹ **转移灶表现**　症状、体征视转移部位而异。

（1）**肺转移**　癌肿侵及支气管，多有咳嗽、血痰或反复咯血；阻塞支气管，则形成肺不张；转移灶接近胸膜．可出现胸痛及血胸；急性肺栓塞表现为肺动脉高压及呼吸循环功能障碍。X线胸片的最初表现为肺纹理增粗，很快出现小结节状阴影，以后因病灶扩大呈棉球状，更大者为团块状。

（2）**阴道转移**　为宫旁静脉逆行性转移所致，转移灶多位于阴道下段前壁，呈紫红色结节突起。破溃后可引起大出血。

（3）**脑转移**　常继发于肺转移后，是绒癌致死的主要原因。临床病程分为3期：瘤栓期因脑组织缺血出现一过性症状，如猝然跌倒、失明、失语等。脑瘤期发生头痛、呕吐、抽搐、偏瘫以至昏迷。病情逐渐加重，颅压不断升高，进入脑疝期易致死。

（4）**肝转移**　常同时有肺或阴道转移，是预后不良因素之一。往往出现黄疸、肝区疼痛及消化道症状，通过 B 型超声等影像学检查可及时诊断。

【诊断与鉴别诊断】

（一）诊断

❶ **临床特点** 凡流产、分娩、异位妊娠后出现症状或转移灶，并有 HCG 升高，可诊断为绒癌。葡萄胎流产后 1 年以上发病者，临床可诊断为绒癌；半年至 1 年内发病则侵蚀性葡萄胎和绒癌均有可能，需经组织学检查鉴别。

❷ **HCG 测定** 是诊断绒癌的最重要手段。一般 β–HCG 降至正常值在人工流产和自然流产后分别需 30 日和 19 日，足月妊娠分娩后为 12 日。异位妊娠为 8 ～ 9 日。若超过上述时间，HCG 仍持续在高值并有上升，结合临床情况，绒癌诊断可以确定。若临床疑有脑转移，可作腰穿测定脑脊液 HCG。由于阻 HCG 不能迅速通过血脑屏障，因此，当血清与脑脊液 β–HCG 值比率在 20 ∶ 1 以下时，应考虑为中枢神经系统转移。

❸ **影像学诊断** 除 B 型超声用以诊断滋养细胞肿瘤子宫内病灶外，彩色多普勒超声因可反映绒癌所致的低阻抗血流丰富信号，故能进一步提高子宫绒癌诊断的正确性。X 线胸片作为肺转移的常规检查 .CT 用以诊断普通 X 线片难以发现的早期肺部病灶。MRI 主要用于诊断脑转移。

❹ **组织学诊断** 送检标本中，若仅见大片分化不良的细胞滋养细胞和合体滋养细胞以及出血坏死，而未见绒毛结构，即可诊断为绒癌。

（二）鉴别诊断

与绒癌易与其他滋养细胞疾病以及胎体细胞子宫内膜炎、胎盘残留等混淆。

【治疗】

治疗原则以化疗为主，手术为辅，尤其是侵蚀性葡萄胎，化疗几乎已完全替代了手术，但手术治疗在控制出血、感染等并发症及切除残存或耐药病灶方面仍占重要地位。

化疗所用药物包括氟尿嘧啶（5–FU）、放线菌素 D（Act–D）、甲氨蝶呤（MTX）及环磷酰胺（CTX）、长春新碱（VCR）、依托泊苷（VP–16）、等。

副反应：以造血功能障碍为主，其次为消化道反应，肝功能损害也常见，严重者可致死，治疗过程中应注意防治。脱发常见，停药后可逐渐恢复。

停药指征：化疗需持续到症状、体征消失，HCG 每周测定 1 次，连续 3 次在正常范围，再巩固 2 ～ 3 个疗程，随访 5 年无复发者为治愈。

手术病变在子宫、化疗无效者可切除子宫，手术范围主张行次广泛子宫切除及卵巢动静脉高位结扎术，主要切除子宫旁静脉丛。年轻未育者尽可能不切子宫，以保留生育功能；必须切除子宫时，仍应保留卵巢。

【随访】

临床痊愈出院后应密切随访，观察有无复发。第1年内每月随访1次，1年后每3个月随访1次，持续至3年，再每年1次至5年，此后每两年1次。随访内容重点同葡萄胎。

（杨东霞）

第四节　胎盘部位滋养细胞肿瘤

胎盘部位滋养细胞肿瘤是指来源于胎盘种植部位的一种特殊类型的滋养细胞肿瘤，其病理形态及生物学行为与其他滋养细胞肿瘤有诸多不同。临床罕见，近些年来颇受重视。

【病理特点】

肿瘤呈实质性，一般局限于子宫，多突向宫腔，也可侵入子宫肌层，甚至穿破子宫壁。病情进入晚期可发生转移，转移部位以肺部为多，脑、肝等其他部位少见。

肿瘤切面呈白色或黄色，质软，偶见小灶性出血。镜检瘤组织几乎完全由中间型滋养细胞构成，有时含有少许合体滋养细胞成分。瘤细胞圆形、多角形或梭形，胞浆丰富，有异染性，核分裂象少，无广泛出血坏死，也无绒毛结构可见。瘤细胞产生低水平的人绒毛膜促性腺激素（HCG）和人胎盘生乳素（HPL），与肿瘤体积比较，分泌量相对为少。

【临床表现】

❶ **病史**　一般继发于足月产、流产或葡萄胎后，发病时也可合并妊娠。

❷ **症状**　主要表现为不规则阴道出血或月经过多，有时闭经，常伴贫血、水肿。少数病例以转移症状为首发症状。

❸ **妇科检查**　子宫可增大如孕8～16周大小，呈不规则或均匀增大。

【诊断】

❶ **血β-HCG测定**　仅1/3～1/2患者升高。

❷ **血 hPL 测定** 为轻度升高。

❸ **超声检查** B 型超声显示子宫肌壁内低回声区，彩色多普勒超声可见以舒张期成分占优势的低阻抗、血流丰富肿块图像。

❹ **诊断性刮宫** 一般根据刮宫标本即可作出胎盘部位滋养细胞肿瘤的组织学诊断，临床常通过刮宫首先确诊。

【预后】

胎盘部位滋养细胞肿瘤的生物学行为各异，总的 5 年生存率是 80%。影响胎盘部位滋养细胞肿瘤的预后因素有：①先行妊娠至临床诊断间隔时间＞两年者预后不良，肿瘤多已扩散至子宫外。②临床分期晚者预后差。③先行妊娠是足月妊娠者易发生转移。④难治性或转移性胎盘部位滋养细胞肿瘤预后极坏。

【治疗】

❶ **手术** 此类肿瘤对化疗药物不够敏感，且胎盘部位滋养细胞肿瘤对血 HCG 缺乏敏感性。不利于预测肿瘤复发，使转移率、死亡率增高，故手术是首选治疗方法。手术范围为全子宫及双侧附件切除术，年轻妇女可保留卵巢。疑有淋巴结转移者同时行盆腔淋巴结清扫术。

❷ **化疗** 适用于手术后辅助治疗。

❸ **放疗** 适用于单个转移瘤或局部复发病变。

（杨东霞）

第二十三章　子宫内膜异位症与子宫腺肌病

子宫内膜异位性疾病包括子宫内膜异位症和子宫腺肌病，两者均由具有生长功能的异位子宫内膜所致，临床上常可并存。但两者的发病机制及组织发生学不尽相同，临床表现及其对卵巢激素的敏感性亦有差异，前者对孕激素敏感，后者不敏感。

第一节　子宫内膜异位症

具有生长功能的子宫内膜组织（腺体和间质）出现在子宫体以外的部位时，称为子宫内膜异位症（endometriosis，EMT），简称内异症。异位内膜可侵犯全身任何部位，如脐、膀胱、肾、输尿管、肺、胸膜、乳腺，甚至手臂、大腿等处，但绝大多数位于盆腔脏器和壁腹膜，以卵巢、宫骶韧带最常见，其次为子宫及其他脏腹膜、直肠阴道隔等部位，故有盆腔子宫内膜异位症之称。由于内异症是激素依赖性疾病，在自然绝经和人工绝经（包括药物作用、射线照射或手术切除双侧卵巢）后，异位内膜病灶可逐渐萎缩吸收；妊娠或使用激素抑制卵巢功能，可暂时阻止疾病发展。内异症在形态学上呈良性表现，但在临床行为学上具有类似恶性肿瘤的特点，如种植、侵袭及远处转移等。持续加重的盆腔粘连、不孕，是其主要的临床表现。

【发病率】

流行病学调查显示，育龄期是内异症的高发年龄，其中76%在25～45岁，与内异症是激素依赖性疾病的特点相符合。有报到绝经后用激素补充治疗的妇女也有发病者。生育少、生育晚的妇女发病明显高于生育多、生育早者。近年来发病率呈明显上升趋势，与社会经济状况呈正相关，与剖宫产率增高、人工流产与宫腹腔镜操作增多有关，在慢性盆腔疼痛及痛经患者中的发病率为

20% ～ 90%，25% ～ 35% 不孕患者与内异症有关，妇科手术中有 5% ～ 15% 患者被发现有内异症存在。

【病因】

异位子宫内膜来源至今尚未阐明，目前主要学说及发病因素有：

❶ 异位种植学说 1921 年 Sampson 首先提出经期时子宫内膜腺上皮和间质细胞可随经血逆流，经输卵管进入盆腔，种植于卵巢和邻近的盆腔腹膜，并在该处继续生长、蔓延，形成盆腔内异症，也称为经血逆流学说。种植学说虽被绝大多数学者接受，但无法解释在多数育龄女性中存在经血逆流，但仅少数（10% ～ 15%）女性发病的事实。

子宫内膜也可以通过淋巴及静脉向远处播散，发生异位种植，是子宫内膜异位种植学说的组成部分。不少学者在光镜检查时发现盆腔淋巴管、淋巴结和盆腔静脉中有子宫内膜组织，提出子宫内膜可通过淋巴和静脉向远处播散。临床上所见远离盆腔的器官，如肺、四肢皮肤、肌肉等发生内异症，可能就是内膜通过血行和淋巴播散的结果。该学说无法说明子宫内膜如何通过静脉和淋巴系统，而盆腔外内异症的发病率又极低。

❷ 体腔上皮化生学说 卵巢表面上皮、盆腔腹膜均是由胚胎期具有高度化生潜能的体腔上皮分化而来，Mayer 提出体腔上皮分化来的组织在受到持续卵巢激素或经血及慢性炎症的反复刺激后，能被激活转化为子宫内膜样组织。但目前仅有动物试验证实，小鼠卵巢表面上皮可经过 K–ras 激活途径直接化生为卵巢内异症病变。

❸ 诱导学说 未分化的腹膜组织在内源性生物化学因素诱导下，可发展成为子宫内膜组织，种植的内膜可以释放化学物质诱导未分化的间充质形成子宫内膜异位组织。此学说是体腔上皮化生学说的延伸，在兔动物实验中已证实，而在人类尚无证据。

❹ 遗传因素 内异症具有一定的家族聚集性，某些患者的发病可能与遗传有关。患者一级亲属的发病风险是无家族史者的 7 倍，人群研究发现单卵双胎姐妹中一方患有内异症时，另一方发生率可达 75%。子宫内膜异位组织中存在非整倍体（11,16,17）、三倍体（1,7）、单倍体（9,17）以及片段丢失（1p, 22q, 5p, 6q, 70 等）染色体异常。此外，有研究发现内异症与谷胱甘肽转移酶、半乳糖转移酶和雌激素受体的基因多态性有关，提示该病存在遗传易感性。

❺ 免疫与炎症因素 越来越多的证据表明免疫调节异常在内异症的发生、发展各环节起重要作用，表现为免疫监视功能、免疫杀伤细胞的细胞毒作用减

弱，而不能有效清除异位内膜，异位症患者的腹腔液细胞及生化组成与正常女性均不相同。研究还发现内异症与系统性红斑狼疮、黑色素瘤及某些 HLA 抗原有关，患者血清中 IgG 及抗子宫内膜抗体显著增加，表明其具有自身免疫性疾病的特征。还有证据表明，内异症与亚临床腹膜炎有关，表现为腹腔液中巨噬细胞、炎性细胞因子、生长因子、促血管生成物质增加，从而促进异位内膜存活、增殖并导致局部纤维增生粘连。

❻ 在位内膜决定论 国内学者提出的“在位内膜决定论”，认为在位子宫内膜的生物学特性是内异症发生的决定因素，局部微环境是影响因素。揭示了在位子宫内膜在异位症发病中的重要作用，在位内膜的组织病理学、生物化学、分子生物学及遗传学等特质，与异位症的发生发展密切相关。其“黏附－侵袭－血管形成”的“三 A 程序”，可以解释异位症的病理过程，又可以表达临床所见的不同病变。

❼ 其他因素 环境因素也与内异症之间存在潜在联系，二噁英在内异症发病中有一定作用。有学者认为子宫内膜异位症的发生及发展与异位组织的激素受体表达具有重要的联系，异位内膜与在位内膜的发育不同步导致子宫内膜异位症患者月经紊乱。异位内膜除自分泌雌激素外，还可削弱对局部雌激素的灭活作用存进自身增殖。此外，异位内膜细胞凋亡减少也可能与疾病进程有关。

【病理】

内异症的基本病理变化为异位子宫内膜随卵巢激素变化而发生周期性出血，导致周围纤维组织增生和囊肿、粘连形成，在病变区出现紫褐色斑点或小泡，最终发展为大小不等的紫褐色实质性结节或包块。

（一）巨检

❶ 卵巢 最易被异位内膜侵犯，约 80% 的病变累及一侧，累及双侧占 50%，异位病灶分为微小病灶和典型病灶两种。微小病灶型属早期，位于卵巢浅表皮层的红色、蓝紫色或褐色斑点或数毫米大的小囊，随病变发展，异位内膜侵犯卵巢皮质并在其内生长、反复周期性出血，形成单个或多个囊肿型的典型病变，称卵巢子宫内膜异位囊肿。囊肿大小不一，直径多在 5cm 左右，大至 10 ～ 20cm，内含暗褐色、似巧克力样糊状陈旧血性液体，故又称卵巢巧克力囊肿。囊肿增大时表面呈灰蓝色。囊肿在月经期内出血增多，腔内压力大，特别是近卵巢表面的囊壁易反复破裂，破裂后囊内容物刺激局部腹膜发生局部炎性反应和组织纤维化，导致卵巢与邻近的子宫、阔韧带、盆侧壁或乙状结肠等紧密粘连，致使卵巢固定在盆腔内，活动度差。手术时若强行剥离，粘连局

部囊壁极易破裂，流出黏稠暗褐色陈旧血液。这种粘连是卵巢子宫内膜异位囊肿的临床特征之一，可借此与其他出血性卵巢囊肿相鉴别。

❷ 宫骶韧带、直肠子宫陷凹和子宫后壁下段 这些部位处于盆腔后部较低处，与经血中的内膜碎屑接触最多，故为内异症的好发部位。病变早期，轻者局部有散在紫褐色出血点或颗粒状结节，宫骶韧带增粗或结节样改变。随病变发展，子宫后壁与直肠前壁粘连，直肠子宫陷凹变浅甚至消失，直肠子宫陷凹变浅，甚至完全消失。重者病灶向直肠阴道隔发展，在膈内形成肿块并向阴道后穹隆或直肠腔凸出，但穿破阴道或直肠黏膜罕见。

❸ 盆腔腹膜 盆腔腹膜内异症分为色素沉着型和无色素沉着型两种，色素沉着型为典型的病灶，呈黑色或紫蓝色结节，含有内膜腺体和间质细胞、纤维素、血管成分，并有出血肉眼容易辨认；无色素沉着型为早期细微的病变，但较前者更具活性，具有多种表现形式，呈红色火焰样、息肉样、白色透明变、卵巢周围粘连、黄棕色腹膜斑及圆形腹膜缺损等。无色素异位病变发展成典型病灶需 6 ～ 24 个月。病灶反复出血及纤维化后，与周围组织或器官发生粘连，子宫直肠陷凹常因粘连而变浅，甚至完全消失，使子宫后屈固定。腹腔镜检查可以发现许多微小的腹膜内异症病灶。

❹ 输卵管及宫颈 异位内膜累及输卵管和宫颈少见。偶在输卵管浆膜层可见紫蓝色斑点或结节，管腔多通畅。宫颈异位病灶多系内膜直接种植，呈暗红色或紫蓝色颗粒子宫颈表面，经期略增大，易被误诊为宫颈腺囊肿。深部病灶宫颈剖面呈紫蓝色小点或含陈旧血液的小囊腔，多系直肠子宫陷凹病灶蔓延而来。

❺ 其他部位 阑尾、膀胱、直肠异位病灶呈紫蓝色或红棕色点、片状病损，很少穿透脏器黏膜层。会阴及腹壁瘢痕处异位病灶因反复出血致局部纤维增生而形成圆形结节，病程长者结节可大至数厘米，偶见典型的紫蓝色或陈旧出血灶。

（二）镜检

典型的异位内膜组织在镜下可见子宫内膜上皮、腺体、内膜间质、纤维素及出血等成分。无色素型早期异位病灶一般可见到典型的内膜组织，但异位内膜反复出血后，这些组织机构可被破坏而难以发现，出现临床表现及其典型而组织学特征极少的不一致现象，约占 24%。出血来自间质内血管，镜下找到少量内膜间质细胞即可确诊内异症。临床表现和术中所见很典型，即使镜下仅能在卵巢囊壁中发现红细胞或含铁血黄素细胞等出血证据，亦应视为内异症。肉眼正常的腹膜组织镜检是发现子宫内膜腺体及间质，称为镜下内异症，发生率

10%～15%，可能在内异症的组织发生及治疗后复发方面起重要作用。

异位内膜组织可随卵巢周期变化而有增生和分泌改变，但其改变与在位子宫内膜并不一定同步，多表现为增生期改变。

异位内膜是一种良性疾病，极少发生恶变，发生率约为0.7%～1%，恶变机制并不明确。内异症恶变的细胞类型为透明细胞癌和子宫内膜样癌。恶变78%发生在卵巢，22%发生在卵巢外。卵巢外最常见的恶变部位是直肠阴道隔、阴道、结肠、盆腹膜、大网膜、脐部等。

【临床表现】

内异症的临床表现因人和病变部位的不同而多种多样，症状特征与月经周期密切相关。有25%患者无任何症状。

（一）症状

❶ **痛经和慢性盆腔痛** 疼痛是内异症的主要症状，典型症状为继发性痛经、进行性加重。疼痛多位于下腹、腰骶及盆腔中部，有时可放射到会阴部、肛门及大腿，常于月经来潮时出现，并持续至整个经期。疼痛严重程度与病灶大小不一定成正比，粘连严重的卵巢异位囊肿患者可能并无疼痛，而盆腔内小的散在病灶却可引起难以忍受的疼痛。少数患者可表现为持续性下腹痛，经期加剧。但有27%～40%患者无痛经，因此痛经不是内异症诊断的必须症状。

❷ **不孕** 内异症患者不孕率高达40%。引起不孕的原因复杂，如盆腔微环境改变影响精卵结合及运送、免疫功能异常导致抗子宫内膜抗体增加而破坏子宫内膜正常代谢及生理功能、卵巢功能异常导致排卵障碍和黄体形成不良等。中、重度患者可因卵巢、输卵管周围粘连而影响受精卵运输。

❸ **性交痛** 多见于直肠子宫陷凹有异位病灶或因局部粘连使子宫后倾固定者。性交时碰撞或子宫收缩上提而引起疼痛，一般表现为深部性交痛，月经来潮前性交痛最明显。

❹ **月经异常** 15%～30%患者有经量增多、经期延长或月经淋漓不尽或经前期点滴出血。可能与卵巢实质病变、无排卵、黄体功能不足或合并有子宫腺肌病和子宫肌瘤有关。

❺ **其他特殊症状** 盆腔外任何部位有异位内膜种植生长时，均可在局部出现周期性疼痛、出血和肿块，并出现相应症状。肠道内异症可出现腹痛、腹泻、便秘或周期性少量便血，严重者可因肿块压迫肠腔而出现肠梗阻症状；膀胱内异症常在经期出现尿痛和尿频，但多被痛经症状掩盖而被忽视；异位病灶侵犯和（或）压迫输尿管时，引起输尿管狭窄、阻塞，出现腰痛和尿血，甚至

形成肾盂积水和继发性肾萎缩；手术瘢痕异位症患者常在剖宫产或会阴侧切术后数月至数年出现周期性瘢痕处疼痛，在瘢痕深部扪及剧痛包块，随时间延长，包块逐渐增大，疼痛加剧。

除上述症状外，卵巢子宫内膜异位囊肿破裂时，囊内容物流入盆腔引起突发性剧烈疼痛，伴恶心、呕吐和肛门坠胀。疼痛多发生于经期前后、性交后或其他腹压增加的情况，症状类似输卵管妊娠破裂，但无腹腔内出血。

（二）体征

卵巢异位囊肿较大时，妇科检查可扪及与子宫粘连的肿块。囊肿破裂时腹膜刺激征阳性。典型盆腔内异症双合诊检查时，可发现子宫后倾固定，直肠子宫凹陷、宫骶韧带或子宫后壁下方可扪及触痛性结节，一侧或双侧附件处触及囊实性包块，活动度差。病变累及直肠引到间隙时，可在阴道后穹隆触及、触痛明显，或直接看到局部隆起的小结节或紫蓝色斑点。

【诊断与鉴别诊断】

（一）诊断

生育年龄女性有继发性痛经且进行性加重、不孕或慢性盆腔痛，盆腔检查扪及子宫相连的囊性包块或盆腔内有触痛性结节，即可初步诊断为子宫内膜异位症。经腹腔镜检查的盆腔可见病灶和病灶的活组织病理检查是确诊依据，但病理学检查结果阴性并不能排除内异症的诊断。

❶ **病史** 凡育龄妇女有继发性痛经进行性加重和不孕史、性交痛、月经紊乱等病史者，应仔细询问痛经出现的时间、程度、发展及持续时间等。

❷ **体格检查**

（1）妇科检查（三合诊） 扪及子宫后位固定、盆腔内有触痛性结节或子宫旁有不活动的囊性包块，阴道后穹隆有紫蓝色结节等。

（2）其他部位的病灶 如脐、腹壁疤痕、会阴侧切疤痕等处，可触及肿大的结节，经期明显。

❸ **辅助检查** 临床上大约有 25% 的病例无任何临床症状，尚需借助下列辅助检查，特别是腹腔镜检查和活组织检查才能最后确诊。

（1）影像学检查 B 型超声检查是诊断卵巢异位囊肿和膀胱、直肠内异症的重要方法，可确定异位囊肿位置、大小和形状，其诊断敏感性和特异性均在 96% 以上。囊肿呈圆形或椭圆形，与周围特别与子宫粘连，囊壁厚而粗糙，囊内有细小的絮状光点。因囊肿回声图像无特异性，不能单纯依靠 B 型超声图像确诊。盆腔 CT 及 MRI 对盆腔内异症有诊断价值，但费用昂贵，不作为初选的诊断方法。

（2）血清CA125测定 CA125水平可能增高，重症患者更为明显，但变化范围很大，临床上多用于重度内异症和疑有深部异位病灶者。在诊断早期内异症时，腹腔液CA125值较血清值更有意义。但CA125在其他疾病如卵巢癌、盆腔炎性疾病中也可以出现增高，CA125诊断内异症的敏感性和特异性均较低，与腹腔镜相比尚缺乏作为诊断工具的价值。但血清CA125水平用于监测异位内膜病变活动情况更有临床价值，动态检测CA125有助于评估疗效和预测复发。

（3）腹腔镜检查 是目前国际公认的内异症诊断的最佳方法，除了阴道或其他部位的直视可见的病变之外，腹腔镜检查是确诊盆腔内异症的标准方法，特别是对盆腔检查和B超检查均无阳性发现的不育或腹痛患者更是重要手段。在腹腔镜下见到大体病理所述典型病灶或可疑病变进行活组织检查即可确诊。下列情况应首选腹腔镜检查：疑为内异症的不孕症患者，妇科检查及B型超声检查无阳性发现的慢性腹痛及痛经进行性加重者，有症状特别是血清CA125水平升高者。只有在腹腔镜检查或剖腹探查直视下才能确定内异症临床分期。对不孕的患者还可同时检查其他不孕的病因和进行必要的处理，如盆腔粘连分解术、输卵管通液及输卵管造影术等。

（二）鉴别诊断

内异症易与下述疾病混淆，应予以鉴别。

❶ 与卵巢恶性肿瘤鉴别 早期无症状，有症状时多呈持续性腹痛、腹胀，病情发展快，一般情况差。B型超声图像显示包块为混合性或实性，血清CA125值多显著升高，多大于100IU/mL。腹腔镜检查或剖腹探查可鉴别。

❷ 与盆腔炎性包块鉴别 多有急性或反复发作的盆腔感染史，疼痛无周期性，平时亦有下腹部隐痛，可伴发热和白细胞增高等，抗生素治疗有效。

❸ 与子宫腺肌病鉴别 痛经症状与内异症相似，但多位于下腹正中且更剧烈，子宫多呈均匀性增大，质硬。经期检查时，子宫触痛明显。此病常与内异症并存。

【临床分期】

内异症的分期方法很多，目前我国多采用美国生育学会（AFS）提出的“修正子宫内膜异位症分期法”。该分期法于1985年最初提出，1997年再次修正。内异症分期需在腹腔镜下或剖腹探查手术时进行，要求详细观察并对异位内膜的部位、数目、大小、粘连程度等进行记录，最后进行评分。该分期法有利于评估疾病严重程度、正确选择治疗方案、准确比较和评价各种治疗方法的疗效，并有助于判断患者的预后。

表 23-1　子宫内膜异位症分期法

	内膜异位灶	< 1cm	1 ～ 3cm	> 3cm
腹膜	表浅	1	2	4
	深层	2	4	6
卵巢	右：表浅	1	2	4
	深层	4	16	20
	左：表浅	1	2	4
	深层	4	16	20
子宫直肠窝闭锁		无	部分	完全
		0	4	40
	粘连	< 1/3 包裹	1/3 ～ 2/3 包裹	> 1/2 包裹
卵巢	右：疏松	1	2	4
	致密	4	8	16
	左：疏松	1	2	4
	致密	4	8	16
输卵管	右：疏松	1	2	4
	致密	4*	8*	16
	左：疏松	1	2	4
	致密	4*	8*	16

【治疗】

目前看来子宫内膜异位症的治疗有 5 个“最好方法”，即郎景和教授提出的：腹腔镜手术是最好的治疗；卵巢抑制是最好的治疗；手术—药物治疗—再次腹腔镜手术的 3 阶段治疗是最好的治疗；妊娠是最好的治疗；助孕技术是最好的治疗。治疗内异症的根本目的是“缩减和去除病灶，减轻和控制疼痛，治疗和促进生育，预防和减少复发”。治疗方法应根据患者年龄、症状、病变部位和范围以及对生育要求等加以选择，强调治疗个体化。症状轻或无症状的轻微病变可选用期待治疗；有生育要求的轻度患者经过全面诊断评估后可以先给予药物治疗，重者行保留生育功能手术；年轻无生育要求的重度患者，可行保留卵巢功能手术，并辅以性激素治疗；症状及病变均严重的无生育要求者，考虑行根治性手术。

❶ **期待治疗** 仅适用于轻度内异症患者，采用定期随访，并对症处理病变引起的轻微经期腹痛，可给予前列腺素合成酶抑制剂（吲哚美辛、萘普生、布洛芬）等；希望生育者一般不用期待治疗，应尽早促使其妊娠，一旦妊娠，异位内膜病灶坏死萎缩，分娩后症状缓解并有望治愈。

❷ **药物治疗** 包括抑制疼痛的对症治疗、抑制雌激素合成使异位内膜萎缩、阻断下丘脑－垂体－卵巢轴的刺激和出血周期为目的的性激素治疗，适用于有慢性盆腔痛、经期痛症状明显、有生育要求及无卵巢囊肿形成患者。采用使患者假孕或假绝经性激素疗法，已成为临床治疗内异症的常用方法。但对较大的卵巢内膜异位囊肿，特别是卵巢包块性质未明者，宜采用手术治疗。

（1）**口服避孕药** 是最早用于治疗内异症的激素类药物，其目的是降低垂体促性腺激素水平，并直接作用于子宫内膜和异位内膜，导致内膜萎缩和经量减少。长期连续服用避孕药造成类似妊娠的人工闭经，称假孕疗法。目前临床上常用低剂量高效孕激素和炔雌醇复合制剂，用法为每日 1 片，连续用 6 ～ 9 个月，此法适用于轻度内异症患者。副作用主要有恶心、呕吐，并警惕血栓形成风险。

（2）**孕激素** 单用人工合成高效孕激素，通过抑制垂体促性腺激素分泌，造成无周期性的低雌激素状态，并与内源性雌激素共同作用，造成高孕激素性闭经和内膜蜕膜化形成假孕。各种制剂疗效相近，且费用较低。所用剂量为避孕剂量 3 ～ 4 倍，连续应用 6 个月，如甲羟黄体酮 30mg/d，副作用有恶心、轻度抑制、水钠潴留、体重增加及阴道不规则点滴出血等。患者在停药数月后痛经缓解，月经恢复。

（3）**孕激素受体拮抗剂** 米非司酮与子宫黄体酮受体的亲和力是黄体酮的 5 倍，具有强抗孕激素作用，每日口服 25 ～ 100mg，造成闭经使病灶萎缩。副作用轻，无雌激素样影响，亦无骨质丢失危险，长期疗效有待证实。

（4）**孕三烯酮** 为 19- 去甲睾酮甾体类药物，有抗孕激素、中度抗雌激素和抗性腺效应，能增加游离睾酮含量，减少性激素结合球蛋白水平，抑制 FSH、LH 峰值并减少 LH 均值，使体内雌激素水平下降，异位内膜萎缩、吸收，也是一种假绝经疗法。该药在血浆中半衰期长达 28 小时，每周仅需用药两次，每次 2.5mg，于月经第 1 日开始服药，6 个月为 1 个疗程。治疗后 50% ～ 100% 患者发生闭经，症状缓解率达 95% 以上。孕三烯酮与达那唑相比，疗效相近，但副作用较低，对肝功能影响较小且可逆，很少因转氨酶过高而中途停药，且用药量少、方便。

（5）达那唑 为合成的17α-炔孕酮衍生物。抑制FSH、LH峰；抑制卵巢甾体激素生成并增加雌、孕激素代谢；直接与子宫内膜雌、孕激素受体结合机制内膜细胞增生，最终导致子宫内膜萎缩，出现闭经。因FSH、LH呈低水平，又称假绝经疗法。适用于轻度及中度内异症痛经明显的患者。用法：月经第1日开始口服200mg，每日2～3次，持续用药6个月。若痛经不缓解或未闭经，可加至每日4次。疗程结束后约90%症状消失。停药后4～6周恢复月经及排卵。副作用有恶心、头痛、潮热、乳房缩小、体重增加、性欲减退、多毛、痤疮、皮脂增加、肌痛性痉挛等，一般能耐受。药物主要在肝脏代谢，已有肝功能损害不宜使用，也不适用与高血压、心力衰竭、肾功能不全者。

（6）促性腺激素释放激素激动剂（GnRH-a） 为人工合成的十肽类化合物，其作用与体内GnRH相同，促进垂体LH和FSH释放，但其对GnRH受体的亲和力较天然GnRH高百倍，且半衰期长、稳定性好，抑制垂体分泌促性腺激素，导致卵巢激素水平明显下降，出现暂时性闭经，此疗法又称药物性卵巢切除。目前常用的GnRH-a类的药物有：亮丙瑞林3.75mg，月经第1日皮下注射后，每隔28日注射1次，共3～6次；戈舍瑞林3.6mg，用法同前。用药后一般第2个月开始闭经，可使痛经缓解，停药后在短期内排卵可恢复。副作用主要有潮热、阴道干燥、性欲减退和骨质丢失等绝经症状，停药后多可消失。但骨质丢失需时1年才能恢复正常。因此在应用GnRH-a3～6个月时可以酌情给予反向添加治疗提高雌激素水平，预防低雌激素状态相关的血管症状和骨质丢失的发生，可以增加患者的顺应性，如妊马雌酮0.625mg加甲羟孕酮2mg，每日1次或替勃龙1.25mg/d。

❸ **手术治疗** 适用于药物治疗后症状不缓解、局部病变加剧或生育功能未恢复，较大的卵巢内膜异位囊肿者。腹腔镜手术是首选的手术方法，目前认为腹腔镜确诊、手术＋药物为内异症的金标准治疗。手术方式有：

（1）保留生育功能手术 切净或破坏所有可见的异位内膜病灶、分离粘连、恢复正常的解剖结构，但保留子宫、一侧或双侧卵巢，至少保留部分卵巢组织。适用于药物治疗无效、年轻和有生育要求的患者。术后复发率约40%，因此术后尽早妊娠或使用药物以减少复发。

（2）保留卵巢功能手术 切除盆腔内病灶及子宫，保留至少一侧或部分卵巢。适用于Ⅲ、Ⅳ期患者、症状明显且无生育要求的45岁以下患者。术后复发率约5%。

（3）**根治性手术** 将子宫、双附件及盆腔内所有异位内膜病灶予以切除和清除，适用于45岁以上重症患者。术后不用雌激素补充治疗者，几乎不复发。双侧卵巢切除后，即使盆腔内残留部分异位内膜病灶，也能逐渐自行萎缩退化直至消失。

❹ **手术与药物联合治疗** 手术治疗前给予3～6个月的药物治疗，使异位病灶缩小、软化，有利于缩小手术范围和手术操作。对保守性手术、手术不彻底或术后疼痛不缓解，术后给予6个月的药物治疗，推迟复发。

【子宫内膜异位症学术思想探讨】

古代并没有和异位症完全对应的病名，根据其主要的临床表现，有关该病的论述散见于"癥瘕""痛经""不孕""月经不调"等论述中。马宝璋教授对子宫内膜异位症的病因、病机、证后、治疗提出一些看法。

❶ 瘀血内停是子宫内膜异位症的病理基础

子宫内膜异位症其主要病理变化为异位内膜在卵巢激素的影响下发生周期性出血，血不循常道，蓄积于下焦，中医学称为"离经之血"，即瘀血。《血证论》云："凡系离经之血，与荣养周身之血绝而不合。"离经之血不循常道，无以外泄，阻滞冲任、胞脉，气血运行受阻，不通则痛，故经行腹痛或持续性下腹痛，且每个月经周期均会加重离经之血的蓄积，因此本病患者痛经有逐渐加重的趋势；瘀血久停，渐成癥瘕积聚。可见本病的病理实质为"离经之血"聚而成瘀，瘀阻冲任胞宫而发病。至于瘀血的成因与妇女特殊生理有密切关系。经、孕、产、乳是妇女基本的生理现象。就冲任、胞宫的藏泻功能而言，经期产后处于泻而不藏的特殊时期，冲任、胞宫泄溢之血总以排出排尽为顺。当此之时，若房事不禁，感受外邪，正邪搏结；或内伤七情，气机郁结；或劳伤经脉，气血不和；或脏腑功能失调，致使冲任损伤，都有可能影响冲任、胞宫的泄溢功能，使离经之血停蓄体内，成为瘀血。生育年龄的妇女，生殖功能值全盛期，除月经外，尚有产育等生理活动，社会、家庭负担又偏重，内伤外感的机会较多，故为本病的高发年龄段。此外，宫腔操作或剖宫产等，也可造成医源性瘀血内停而发病。可见本病发病中，致病因素加之于血动之时是发病的条件，而瘀血内停是发病的病理基础。

❷ 瘀久化热、湿热内蕴为子宫内膜异位症的基本病机特征

瘀血既是原发病机的结果，又是继发病机的起因，是产生子宫内膜异位症症状和体征的关键。瘀血留滞体内后，还会引发一系列病理演变。血瘀于内，新血不得归经，从而加重原有离经之血的蓄积，使痛经进行性加重；或瘀

伤脉络，络伤血溢，而见月经过多或淋漓不断，正如《血证论》中所言“瘀血不行，则新血断无生机”；中医认为“气为血之帅，血为气之母”，瘀血内蓄，势必影响局部气机的升降出入，气机郁而不达，与瘀血相互搏结，所结之处日渐坚硬，渐成癥瘕积聚；“血不利则为水”，瘀血停蓄日久，气机阻滞，津液无以尽化雾露，凝聚成湿而致湿浊内生。湿邪之为病，其性黏滞，故而子宫内膜异位症往往病势缠绵难愈。血瘀日久，势必瘀而化热。所化之热灼伤阴血，以致血脉瘀滞，进一步加重瘀血；瘀热搏结，病势难除；湿热之邪缠绵，患者还会出现低热或经期发热症状；且湿热之邪互结蕴于下焦，损伤冲任胞宫，可致内异症患者出现盆腔炎症状，而这也往往加重了痛经；离经之血积聚，冲任受损，胞脉不畅，两精不能相和，则无以摄精成孕；此外癥瘕积聚的形成也会导致不孕的发生。由此可见，尽管引起子宫内膜异位症的病因病机是错综复杂的，但以“湿、热、瘀”三者为关键。马宝璋教授经过大量的文献挖掘整理和多年的临证体会，认为“瘀久化热，湿热内蕴”为本病的基本病机特征。

❸ 化瘀止痛、清热除湿为子宫内膜异位症的治疗大法

马宝璋教授在系统整理继承前人经验的基础上，充分借鉴现代医学有关论述，并结合自己多年的临床体会，谨守内异症的病机特点，提出“化瘀止痛、清热除湿”的治疗大法。认为本病病机不离湿、热、瘀，且以邪实为主，治疗上应以攻邪为先，邪去则正安。针对病邪性质，遵从《黄帝内经》“正者逆治”和“择其要而从之”的原则，针锋相对地提出了“化瘀、清热、除湿”的治疗法则。“化瘀”直接针对本病病机本质而设，痛经是本病的常见症状，也是患者就诊和要求治疗的最常见原因，因此“止痛”尤为重要，而“清热除湿”之法可明显缓解本病患者的盆腔炎症状，可见此法为治疗本病的基本大法，贯穿于治疗始终。

❹ 马宝璋教授自拟异位宁方治疗内异症 经过多年临床摸索马宝璋教授自拟异位宁方治疗内异症。方中赤芍活血化瘀止痛；莪术、延胡索活血行气止痛；金银花清热解毒；蜈蚣破血散结、通络止痛；牡蛎软坚散结；薏苡仁清热除湿；柴胡引诸药直入肝经，共清已入血室之热。全方共奏“化瘀止痛、清热除湿”之效，使瘀去痛止，热清湿除，最终使有形之瘀血，缓缓消融于无形之中。

【预防】

内异症病因不明确、多因素起作用，并且其组织学发生复杂，因此预防作用有限，主要注意以下几点以减少其发病：

❶ 防止经血逆流 及时发现并治疗引起经血潴留的疾病，如先天性生殖道畸形、闭锁、狭窄和继发性宫颈粘连、阴道狭窄等。

❷ 药物避孕 口服避孕药可抑制排卵、促使子宫内膜萎缩，内异症的发病风险有所降低，对有高发家族史、容易带器妊娠者，可以选择。

❸ 防止医源性异位内膜种植 尽量避免多次的宫腔手术操作。进入宫腔内的经腹手术，特别是孕中期剖宫产取胎术，均应用纱布垫保护好子宫切口周围术野，以防宫腔内容物溢入腹腔或腹壁切口；缝合子宫壁时避免缝线穿过子宫内膜层；关腹后应冲洗腹壁切口。月经前禁作输卵管通畅试验，以免将内膜碎屑推入腹腔。宫颈及阴道手术如冷冻、电灼、激光和微波治疗以及整形术等均不宜在经前进行，否则有导致经血中内膜碎片种植于手术创面的危险。人工流产吸宫术时，宫腔内负压不宜过高，避免突然将吸管拔出，使宫腔内血液和内膜碎片随负压被吸入腹腔。

（徐晓宇）

第二节 子宫腺肌病

子宫腺肌病（adenomyosis，AM）是子宫内膜腺体和间质侵入子宫肌层形成弥漫或局限性的病变，是妇科常见病。多发生于30～50岁经产妇，约15%同时合并内异症，约半数合并子宫肌瘤。但近些年呈逐渐年轻化趋势，这可能与剖宫产、人工流产等手术的增多相关。虽对尸检和因病切除的子宫作连续切片检查，发现10%～47%子宫肌层中有子宫内膜组织，但其中35%无临床症状。子宫腺肌病与子宫内膜异位症病因不同，但均受雌激素的调节。

【病因】

子宫腺肌病患者部分子宫肌层中的内膜病灶与宫腔内膜直接相连，故认为内异症由基底层子宫内膜侵入肌层生长所致，多次妊娠及分娩、人工流产、慢性子宫内膜炎等造成子宫内膜基底层损伤，与腺肌病发病密切相关。由于内膜基底层缺乏黏膜下层，内膜直接与肌层接触，缺乏了黏膜下层的保护作用，使得在解剖结构上子宫内膜易于侵入肌层。腺肌病常合并有子宫肌瘤和子宫内膜增生，提示高水平雌孕激素刺激，也可能是促进内膜向肌层生长的原因之一。

【病理】

❶ **巨检** 异位内膜在子宫肌层多呈弥漫性生长，累及后壁居多，前后径增大明显，呈球形，一般不超过12周妊娠子宫大小。剖面见子宫肌壁可见肌层明显增厚、变硬，无旋涡状结构，于肌壁中见粗厚肌纤维带和微囊腔，腔中偶见陈旧血液。少数病灶呈局限性生长形成结节或团块，类似子宫肌壁间肌瘤，称子宫腺肌瘤。因局部反复出血导致病灶周围纤维组织增生所致，故与周围肌层无明显界限，手术时难以剥出。

❷ **镜检** 子宫肌层内有呈岛状分布的异位内膜腺体与间质，特征性的小岛由典型的子宫内膜腺体与间质组成，且为不成熟的内膜，属基底层内膜，对雌激素有反应性改变，但对孕激素无反应或不敏感，故异位腺体呈增生期改变，偶尔见到局部区域有分泌物改变。

【临床表现】

主要表现为经量过多、经期延长和逐渐加重的进行性痛经，疼痛位于下腹正中，常于经前1周开始，直至月经结束。有35%患者无典型症状，子宫腺肌病患者中月经过多发生率为40%～50%，表现为连续数个月经周期中月经期出血量多，一般大于80mL，并影响女性身体、心理、社会和经济等方面的生活质量。月经量多主要与子宫内膜面积增加、子宫肌层纤维增生使子宫肌层收缩不良、子宫内膜增生因素有关。子宫腺肌病痛经的发生率是15%～30%。妇科检查子宫呈均匀增大或有局限性结节隆起，质硬且有压痛，经期压痛更甚。无症状者有时与子宫肌瘤不易鉴别。

【诊断】

根据典型的进行性痛经和月经过多史、妇科检查子宫均匀增大或局限性隆起、质硬且有压痛而作出初步临床诊断。影像学检查有一定帮助，可酌情选择，确诊取决于术后的组织病理学检查。

【治疗】

临床决策需结合患者的年龄、症状及生育要求进行个体化选择。并且常常结合手术、药物等综合性治疗方案。

❶ **药物治疗** 目前无根治性有效药物，对于症状较轻，有生育要求及近绝经期的患者，以试用达那唑、孕三烯酮或GnRH-a治疗，均可缓解症状，但需注意药物的副作用，并且停药后症状可复现，在GnRH-a治疗时应注意患者骨丢失的风险，可以反向添加治疗和钙剂补充。近年来，放置左炔诺黄体酮宫

内节育器（曼月乐环）治疗子宫腺肌病取得了较好的疗效，能明显减轻痛经症状，缩短经期，改善贫血，减少月经量。

❷ **手术治疗** 年轻或希望生育的子宫腺肌瘤患者，可试行病灶挖除术，但术后有复发风险；对症状严重、无生育要求或药物治疗无效者，应行全子宫切除术。是否保留卵巢，取决于卵巢有无病变和患者年龄。经腹腔镜骶前神经切除术也可治疗痛经，约 80% 患者术后疼痛消失或缓解。

❸ **非侵入性治疗**

（1）子宫动脉介入栓塞治疗 通过超选择插管对双侧子宫动脉栓塞，使侵入子宫肌层的异位内膜病灶缺血缺氧，进而坏死、溶解、吸收，使肌层病灶缩小甚至消失，病灶释放的前列腺素类物质减少，从而使痛经症状得到缓解或消失。而术后子宫体积与宫腔面积的缩小，以及病灶的坏死使局部雌激素水平及其受体数量降低，有效地减少了月经量。但效果一般持续至 1 年左右，2 年后复发率通常较高。

（2）热消融技术 高强度聚焦超声、微波消融、射频消融等热消融技术作为具有微创医学、精准医学理念的新兴治疗技术已逐步应用于治疗子宫腺肌病。

（徐晓宇）

第二十四章　不孕症

凡婚后有正常性生活，未经避孕一年未妊娠者，称为不孕症（infertility）。未避孕而从未妊娠者称为原发性不孕，曾有过妊娠而后未避孕连续一年不孕者称为继发性不孕。不孕症的发病率因国家、民族和地区不同而存在差别。我国不孕症发病率7%～10%。反复流产和异位妊娠而未获得活婴，也属于不孕不育范围。

【病因】

女方因素约占40%～50%，男方因素占25%～40%，男女双方因素占15%～20%。

（一）女方原因

以排卵障碍及输卵管因素占多数。

❶ 排卵障碍　引起卵巢功能紊乱导致持续不排卵的因素有：①中枢神经系统因素：下丘脑功能失调导致无排卵，如精神过度紧张、全身严重消耗性疾病。②垂体因素：垂体肿瘤、Sheehan综合征、催乳素水平升高等均可抑制排卵。③卵巢因素：如先天性卵巢发育不全、多囊卵巢综合征、卵巢功能早衰、功能性卵巢肿瘤、卵巢子宫内膜异位囊肿、卵巢不敏感综合征等。④其他：甲状腺、肾上腺功能失调，影响卵巢功能导致不排卵。

❷ 输卵管因素　是不孕症常见原因，约占女性不孕因素的50%。输卵管发育不全、输卵管炎症（严重者，伞端闭锁或输卵管闭塞），均可导致不孕。此外，阑尾炎或产后、术后所引起的继发感染，也可导致输卵管阻塞造成不孕。子宫内膜异位症或输卵管炎性物产生的细胞因子，影响精子卵子质量、受精环境等，也可导致不孕。

❸ 子宫因素　子宫畸形、子宫黏膜下肌瘤、子宫内膜炎、内膜结核、内膜息肉、宫腔粘连或子宫内膜分泌反应不良等均可影响受精卵着床。

❹ 宫颈因素　宫颈炎症、宫颈黏液分泌异常及宫颈黏液免疫环境异常，影响精子活力和通过。宫颈息肉、宫颈肌瘤、宫颈口狭窄均不利于精子穿过，造

成不孕。

❺ 外阴、阴道因素 两性畸形、先天无阴道、阴道横隔、无孔处女膜及阴道损伤后形成的粘连瘢痕性狭窄，均能影响性交并阻碍精子进入。严重阴道炎症时，大量白细胞消耗精液中存在的能量物质，降低精子活力，缩短其存活时间而影响受孕。

（二）男方原因

主要是生精障碍与精子运送障碍。

❶ 精液异常 包括无精、弱精、少精、精子发育停滞、畸精症或精液液化不全等，影响精子产生的因素有：①先天发育异常：先天性睾丸发育不全，双侧隐睾。②全身原因：慢性消耗性疾病，如长期营养不良、慢性中毒（吸烟、酗酒）、精神过度紧张。③局部原因：腮腺炎并发睾丸炎，睾丸结核破坏睾丸组织，精索静脉曲张。

❷ 精子运送受阻 附睾及输精管结核可使输精管阻塞，阻碍精子通过；阳痿、早泄不能使精子进入女性阴道。

❸ 免疫因素 精子对自身具有抗原性，但免疫屏障使机体不会对自身精子发生免疫反应。当生殖道免疫屏障被破坏时，精子、精浆在体内产生对抗自身精子的抗体可造成男性不育，射出的精子发生自身凝集而不能穿过宫颈黏液。

❹ 内分泌功能障碍 垂体、甲状腺及肾上腺功能障碍可能影响精子的产生而引起不孕。

❺ 性功能异常 外生殖器发育不良或阳痿、早泄、不射精、逆行射精等使精子不能正常射入阴道内，而造成不孕。

（三）男女双方因素

1. 缺乏性生活基本知识。

2. 男女双方精神过度紧张。

3. 免疫因素：在原因不明的不孕夫妇中，至少有10%属于免疫不孕。包括两种情况：①同种免疫：精子、精浆或受精卵是抗原物质，经破坏的天然屏障进行循环，通过免疫反应产生抗体物质，使精子与卵子不能结合或受精卵不能着床。②自身免疫：不孕妇女血清中存在多种自身抗体，可阻止精卵结合而影响受孕。

4. 不明原因：经系统检查仍不能确认不孕原因。

【诊断】

通过男女双方全面检查找出原因，这是诊断不孕症的关键。男方检查应与女方检查同时进行。

（一）女方检查

❶ **询问病史** 结婚年龄，男方健康状况，有无两地分居，性生活情况，是否采用避孕措施。月经史，既往史（有无结核病、内分泌疾病），家族史（有无精神病、遗传病）。对继发不孕，应了解既往流产或分娩经过，有无感染史等。

❷ **体格检查** 注意第二性征发育情况，内外生殖器的发育情况，有无畸形、炎症、包块及乳房泌乳等。胸片排除结核，必要时作甲状腺功能检查、蝶鞍 X 线摄片和血催乳激素、尿 17- 酮类固醇、17- 羟类固醇及血皮质醇测定以排除甲状腺、垂体及肾上腺皮质疾病。

❸ **特殊检查**

（1）**卵巢功能检查** 常用的方法有 B 型超声监测卵泡发育和排卵、基础体温测定、阴道脱落细胞涂片检查、宫颈黏液结晶检查、经前子宫内膜活组织检查、女性激素测定等，了解卵巢有无排卵及黄体功能状态。测定黄体酮应在黄体中期进行，反映是否排卵和黄体功能；测定 FSH 等在月经周期第 2 ～ 3 日进行，反映卵巢基础状态。

（2）**输卵管通畅试验** 常用方法有输卵管通液术、子宫输卵管造影、腹腔镜直视下行输卵管通液（美蓝液）及 B 型超声下子宫输卵管通液。

（3）**腹腔镜检查** 直接观察子宫、输卵管、卵巢有无病变或粘连，并可结合输卵管通液术，于直视下确定输卵管是否通畅，必要时在病变处取活检。另外，对卵巢表面、盆腔腹膜等处的子宫内膜异位结节可以做电凝破坏，锐性分离附件周围粘连。

（4）**宫腔镜检查** 了解宫腔内膜情况，能发现宫腔粘连、黏膜下肌瘤、内膜息肉、子宫畸形等。

（5）**性交后试验** 经上述检查未发现异常时进行此试验。应选择在预测的排卵期进行。

试验前 3 日禁止性交，避免阴道用药或操作。受试者于性交后 2 ～ 8 小时内接受检查。先取阴道后弯隆液检查有无活动精子，若有精子证明性交成功。再取宫颈黏液，若拉丝长，放在玻片干燥后形成典型的羊齿植物叶状结晶，表明时间选择恰当。用长细钳伸入宫颈管内或聚乙烯细导管吸取宫颈管黏液，涂于玻片上检查。若每高倍视野有 20 个活动精子为正常。宫颈管有炎症时，不宜做此试验。若精子穿过黏液能力差或精子不活动，应疑有免疫问题。

（6）**宫颈黏液、精液相合试验** 选在预测的排卵期进行。取一滴宫颈黏液和一滴液化的精液放于玻片上，两者相距 2 ～ 3mm，轻摇玻片使两滴液体相互接近，在光镜下观察精子的穿透能力。若精子能穿过黏液并继续向前运行，提示精子活动力和宫颈黏液性状均正常，表明宫颈黏液中无抗精子抗体。

（7）抗精子免疫学检查 抗精子抗体（AsAb）存在于血清、精浆（宫颈黏液）和精子表面，血清内的 AsAb 主要是 IgG 和 IgM，精浆（宫颈黏液）内主要是 IgG 和 IgA，少数患者有 IgE，精子表面主要是吸附的精浆抗体。抗体滴度越高或结合有抗体的精子百分率越高，对生育的损害越大，如果女性抗心磷脂抗体（+），孕后会自然流产或胎停。

（二）男方检查

询问既往有无慢性疾病，如结核、腮腺炎等；了解性生活及有无性交困难。检查外生殖器有无畸形、感染或病变。男方必须清除吸烟史。同时必须做"精液分析检查"。检查需在性交后 5 ～ 10 天内进行，最佳时间是性交后 7 天进行。正常精液量为 2 ～ 6mL（＜ 1.5mL 为异常），精子密度为 20×10^6/mL，精子活率应为 70%，其中 A 级 25%，B 级 25%（a+b 为 50%），正常形态精子应≥ 15%。低于上述密度标准者为少精症，低于活率标准者为弱精症，低于正常形态者为畸精症。

近又有新的精液分析标准：精子浓度为≥ 15%/mL，总活率为 40%，前向运动率为 32%，正常形态≥ 4%。浓度低者为少精症，总活率和前向运动低者为弱精症，正常形态低者为畸精症。

【治疗】

首先要增强体质和增进健康，纠正不良习惯及烟、酒等嗜好；积极治疗内科疾病；学会预测排卵日期，掌握性知识和性交时机，性交次数适度，以增加受孕机会。

（一）治疗生殖器器质性疾病

积极治疗妇科肿瘤、生殖器炎症、阴道横隔、宫腔粘连等疾病；对子宫发育不良者，给予雌激素；若为宫颈口狭窄，可行宫颈管扩张术。

（二）诱发排卵

用于无排卵。

❶ **氯米芬（CC）** 为最常用的促排卵药，适用于体内有一定雌激素水平者。月经周期第 5 日起，每日口服 50 ～ 100mg，连用 5 日，3 个周期为 1 个疗程。有卵巢肿瘤者禁用。

❷ **绒促性素（HCG）** 具有类似 LH 作用。促排卵时 HCG 用量为

5000～10000IU/次，排卵后用小剂量HCG,1000～2000IU/次,2～3日1次，可支持黄体功能。

❸ **尿促性素（HMG）** 含FSH和LH各751U，能促使卵泡发育成熟。于月经来潮第3日起，每日或隔日肌注HMG 1～2支，直至卵泡成熟。用药期间密切观察宫颈黏液，测血雌激素水平及用B型超声监测卵泡发育，一旦卵泡成熟，用HCG 5000～10000IU肌注（HMG/HCG法），促进排卵及黄体形成。

❹ **黄体生成激素释放激素（LHRH）脉冲疗法** 适用于下丘脑性无排卵。采用微泵脉冲式静脉注射，脉冲间隔90分钟。常用给药方法有两种：小剂量1～5μg/脉冲，大剂量为10～20μg/脉冲。用药17～20日。

❺ **溴隐亭** 适用于无排卵伴高催乳素血症者。月经周期第5日起，每天1.25mg，如无反应，1周后改为每天2.5mg，分2次口服，血催乳激素降至正常后继续用药1～2年，每3～6个月复查血清PRL水平。恢复排卵率为75%～80%，妊娠率为60%。

（三）补充黄体酮

适用于黄体功能不全。于月经周期第20日开始，每日肌注黄体酮10～20mg，连用5日。

（四）改善宫颈黏液

于月经周期第5～15日，己烯雌酚0.1～0.2mg，每日1次。可使宫颈黏液稀薄，有利于精子穿过。

（五）输卵管慢性炎症及阻塞的治疗

❶ 输卵管通而不畅的治疗

（1）一般疗法 用活血化瘀、软坚散结中药口服并保留灌肠，同时配合超短波、离子透入等促进局部血液循环，有利于炎症消除。

（2）输卵管内注药 用地塞米松磷酸钠注射液5mg，庆大霉素40mg（4万U），透明质酸酶1500U，溶于20mL生理盐水中，在150mmHg压力下以每分钟1mL速度缓慢注入宫腔。能减轻局部充血、水肿，抑制纤维组织形成，以溶解或软化粘连。应于月经干净后2～3日始，每周2次，直到排卵期前。可连用2～3个周期。

❷ **输卵管阻塞的治疗** 对不同部位输卵管阻塞可行造影术、吻合术及输卵管子宫移植术等，应用显微外科技术达到输卵管再通目的。或可中药治疗结合输卵管加压通液术。

（六）人工授精

用器械将精液注入宫颈管内或宫腔内取代性交途径使妇女妊娠的方法。精液来源分为两类：①丈夫精液人工授精（AIH）：适用于男方患性功能障碍和女方宫颈管狭窄、宫颈黏液异常、抗精子抗体阳性等。②供精者精液人工授精（AID）：适用于男方无精症、不良遗传基因携带者。女方 Rh 阴性，男方 Rh 阳性，多次妊娠均因新生儿溶血病死亡，可选 Rh 阴性男性精液行人工授精。AID 因涉及社会道德、法律、伦理等问题，应严格掌握适应证，谨慎使用。

（七）体外受精与胚胎移植（IVF–ET）

即试管婴儿。将患者夫妇的卵子和精子取出于体外，在培养皿内受精并发育成 8 ～ 16 个细胞胚泡时，再移植到妇女宫腔内着床，发育成胎儿。主要适应于：①输卵管因素不孕；如输卵管阻塞、输卵管切除、输卵管结扎术后；②子宫内膜异位症经药物及手术治疗无效者；③排卵障碍经促排卵结合人工授精治疗无效者；④不明原因不孕者；⑤免疫因素不孕；⑥男方少弱精。

主要步骤：①促进及监测卵泡发育：采用药物诱发排卵以获取较多的卵母细胞供使用。B 型超声测量卵泡直径及测定血 E2、LH 水平，监测卵泡发育。②采卵：于卵泡发育成熟尚未破裂时，在 B 型超声指引下经腹或经阴道穹隆处以细针穿刺成熟卵泡，抽取卵泡液找出卵母细胞。③体外受精：将取出的卵母细胞放入培养液中培养，使卵子成熟到与排卵时状态相近。培养 5 小时后与经过处理的精子混合在一起，受精后培养 15 小时取出，用显微镜观察。如有两个原核，即表示卵子已受精。④胚胎移植：受精卵发育到 8 ～ 16 个细胞时，将胚泡用导管注入宫底部。⑤移植后处理：卧床 24 小时，限制活动 3 ～ 4 日，肌注黄体酮。移植后第 14 日测定血 β–HCG，若明显增高提示妊娠成功，需按高危妊娠处理。

（八）配子输卵管内移植（GIFT）

适用于不明原因不孕、人工授精失败、宫颈免疫因素、子宫内膜异位症、精液异常、卵巢早衰等但输卵管正常的女性。开腹或腹腔镜直视下，用导管将培养液中的卵子与经处理的精液 0.5mL 一起注入双侧输卵管壶腹部。

（九）宫腔内配子移植

适用于输卵管异常的女性。将多个成熟卵子与经获能处理的精液及适量培养液用导管送入宫腔深部，即直接将配子移植在宫腔内受精、着床。

（十）供胚移植

供胚来源于 IVF–ET 中多余的新鲜胚胎或冻存胚胎，受者与供者的月经周期需同步。

适用于患有卵巢功能不良或有严重遗传病的女性。

（马文光）

第二十五章　外阴色素减退性疾病与外阴瘙痒

由于外阴部皮肤及黏膜鳞状上皮细胞增生和硬化性苔藓患者的外阴皮肤黏膜多呈白色，故称为外阴白色病变（white lesions of the vulva），它包括由于各种因素影响所致之外阴部皮肤及黏膜的不等程度变白或及粗糙、萎缩的状态。长期以来称外阴白斑，1975 年国际外阴病研究会（ISSVD）将其称为“慢性外阴营养不良”（chronic vu1vardy-stropHy），1987 年 ISSVD 与国际妇科病理学家协会（ISGYP）共同讨论，制订了新的外阴皮肤病分类，见表 25-1。

表 25-1　外阴皮肤病分类（ISSVD，1987）

皮肤和粘膜上皮内非瘤样病变	上皮内瘤样病变		浸润癌
	鳞状上皮内瘤样病变	非鳞状上皮内瘤样病变	
硬化性苔藓	轻度不典型增生	派杰氏病	
鳞状上皮细胞增生	中度不典型增生	非浸润性黑色素细胞瘤	
其他皮肤病	重度不典型增生或原位癌		

本章重点讨论妇女所特有的鳞状上皮细胞增生和硬化性苔藓两种原因不明的外阴色素减退疾病。

第一节　外阴鳞状上皮细胞增生

外阴鳞状上皮细胞增生（squamous cell hyperplasia of vulva）是以外阴瘙痒为主要症状的外阴疾病。

【病因病理】

本病病因不明，但外阴潮湿和阴道排出物的刺激导致外阴瘙痒而反复搔抓可能与其发病有关。

病理变化：表皮层角化过度或伴有角化不全，棘细胞层不规则增厚，上皮脚向下延伸，末端钝圆或较尖，上皮脚愈长则尖端愈细。但上皮细胞层次排列整齐，细胞的大小、极性和核形态、染色均正常。

【临床表现】

多见于 50 岁以前的中年妇女，但亦可发生在老年期。外阴瘙痒是此病的最主要症状，患者多难耐受。由于搔抓局部时刺激较大的神经纤维，可抵制瘙痒神经纤维反射，患者瘙痒可暂得到缓解，但搔抓又可导致皮肤进一步损伤，从而触发新的瘙痒反应以致瘙痒更剧，这样愈痒愈抓，愈抓愈痒，形成恶性循环。病损主要累及大阴唇、阴唇间沟、阴蒂包皮和阴唇后联合等处，常呈对称性。病变早期皮肤颜色为暗红或粉红，角化过渡部位则呈现白色。病变晚期皮肤增厚似皮革，色素增加，皮肤纹理明显突出，皮嵴隆起，呈多数小多角性扁平丘疹，并群集成片，出现苔藓样变，严重者可因搔抓引起表皮抓破、裂隙、溃疡。其恶变率为 2%。

【诊断与鉴别诊断】

（一）诊断

根据临床症状及体征，并依靠病理组织学检查确诊。

（二）鉴别诊断

❶ 与特异性外阴炎的鉴别 假丝酵母菌外阴炎、糖尿病外阴炎、滴虫外阴炎等分泌物及糖尿长期刺激后，均可使外阴表皮角化过度、脱落而呈白色。特异性外阴炎可通过分泌物检查及血糖检测而确诊，并在原发疾病治愈后，白色区即随之消失。

❷ 与白癜风的鉴别 白癜风外阴皮肤变白，无自觉症状。病变部位及全身其他部位，发白区界限分明，无增厚、变硬、皲裂等，弹性正常。

❸ 与外阴银屑病（牛皮癣）的鉴别 外阴银屑病瘙痒，白色斑片状损害，搔之有鳞屑脱落是其特点，不伴有外阴萎缩现象。

❹ 与不典型增生或早期癌变的鉴别 活组织检查是唯一可靠的鉴别诊断方法。

【处理】

（一）一般处置

选用宽松透气内衣，以棉织物为佳。饮食宜清淡，忌烟酒及辛辣刺激食品。保持外阴清洁。忌肥皂。忌局部搔抓。

（二）药物治疗

局部选用皮质激素类药物控制瘙痒。可选用0.025%氟轻松，0.01%曲安奈德或1%～2%氢化可的松软膏或霜剂等制剂，每日涂擦局部3～4次，每次10～15分钟。当瘙痒基本控制后，停用高效类固醇制剂，改以氢化可的松软膏每日1～2次维持治疗。

（三）手术治疗

仅适用于已有恶变或恶变可能者或反复内科治疗无效者。

❶ **单纯外阴切除** 手术同时应行皮片移植以减少疤痕挛缩。术后应定期随访。一般远期复发率在50%左右，再次手术仍有复发可能。

❷ **激光治疗** CO_2激光或氦氖激光治疗对久治不愈的溃疡或皲裂激光照射可改善血运，促进溃疡愈合，皮肤变软，颜色变红，瘙痒减轻。但有复发可能。

（王艳萍）

第二节　外阴硬化性苔藓

外阴硬化性苔藓（1ichen sclerosus of vulva）是以外阴、肛周皮肤萎缩变薄为主要特征的疾病。

【病因病理】

本病病因不清，但有以下几种观点：①基因遗传病，有报道家族中母女、姐妹同时发病，且发现患者中HLA—B_{40}抗原的阳性率显著增高。②自身免疫疾病，有人发现患者可合并斑秃、白癜风、甲状腺功能亢进或减退等自身免疫性疾病。③性激素缺乏，本病好发于成年女性，男女之比为1 ∶ 10，且患者血中二氢睾酮水平明显低于正常同龄妇女，采用睾酮对患处皮肤治疗时有效。

病理变化：病变早期真皮乳头层水肿，晚期胶原纤维玻璃样变，形成均质化带，在均质化的下方即真皮中层有淋巴细胞和浆细胞浸润。表皮层角化过度和毛囊角质栓塞，棘层变薄伴基底细胞液化变性，黑素细胞减少使皮肤外观呈白色。

【临床表现】

可发生于任何年龄，但以40岁左右妇女多见。主要症状为外阴瘙痒，性交痛及外阴烧灼感。常见病损位于大阴唇、小阴唇、阴蒂包皮、阴唇后联合及肛周，多呈对称性。早期皮肤发红肿胀，出现粉红、象牙白色或有光泽的多角形平顶小丘疹，中心有角质栓，丘疹融合成片后呈紫癜状，但在其边缘仍可见散在丘疹。进一步发展时皮肤和黏膜变白、变薄，失去弹性，干燥易皲裂，阴蒂萎缩且与其包皮粘连，小阴唇缩小变薄，逐渐与大阴唇内侧融合以致完全消失。晚期皮肤菲薄皱缩似卷烟纸，阴道口挛缩狭窄，仅能容指尖以致性交困难。

幼女患者瘙痒症状多不明显，可能仅在小便或大便后感外阴及肛周不适。检查时在外阴及肛周区可见锁孔状珠黄色花斑样或白色病损坏。多数患者的病变在青春期时可能自行消失。

【诊断与鉴别诊断】

（一）诊断

根据临床表现作出初步诊断，活组织检查确诊。

（二）鉴别诊断

❶ 与老年生理性萎缩鉴别 老年生理性萎缩仅见于老年妇女，其外阴部皮肤的萎缩情况与身体其他部位皮肤相同，表现为外阴组织包括皮肤各层及皮下脂肪层均萎缩，因而大阴唇变平，小阴唇退化，但患者无任何自觉症状。

❷ 与外阴白癜风、白化病鉴别 白癜风是边缘清楚的大小片状色素脱失，其皮肤的光泽、厚薄及弹性等均与正常皮肤相同，无症状，镜下除色素脱失外，上皮与真皮均正常；白化病无自觉症状，身体其他部位发现相同病变。

【处理】

❶ 一般治疗 与外阴鳞状上皮细胞增生治疗相同，见本章第一节。

❷ 局部药物治疗 主要药物丙酸睾酮及黄体酮。①膏剂外用：以200mg丙酸睾酮加入10g凡士林油膏或软膏配制成2%制剂涂擦患部，擦后稍予按摩，每日3～4次。一般应连续治疗3～6月。瘙痒症状消失后1～2年内，可每周1～2次维持量。如瘙痒症状较严重时，将丙酸睾酮制剂与1%或2.5%氢化可的松软膏混合涂擦，瘙痒缓解后可逐渐减少以致最后停用氢化可的松软膏。在采用丙酸睾酮油膏治疗期间出现毛发增多或阴蒂增大等男性化副反应或

疗效不佳时，可改用100mg黄体酮油剂加入30g软膏或油膏中局部涂擦以替代丙酸睾酮制剂。也可用0.05%丙酸氯地塞米松软膏局部治疗，最初1月每日2次，继而每日一次，用2月，最后每周2次，用3月，总计治疗时间半年为期。②皮下注射：瘙痒顽固，表面用药无效者可将5mg曲安奈德混悬液用2mL生理盐水稀释后，取脊髓麻醉穿刺针在耻骨联合下方注入皮下，经过大阴唇皮下直至会阴，然后在缓慢回抽针头时，将混悬液注入皮下组织。对侧同法治疗。③乙醇注射疗法：先在外阴部每相距1cm作纵和横条直线标记，在每纵横直线十字交叉点皮下各注入0.1～0.2mL纯乙醇，注入后轻轻按摩促使液体弥散。

幼女硬化性苔藓至青春期时有可能自愈，不宜采用丙酸睾酮油膏或软膏局部治疗以免出现男性化。可用1%氢化可的松软膏或用100mg黄体酮油剂加入30g油膏或软膏中涂擦局部。

（三）手术治疗

手术治疗方法与鳞状上皮细胞增生治疗相同，但此病恶变机会更少，故很少采用外科疗法。

（王艳萍）

第三节　外阴瘙痒

外阴瘙痒（pruritus vulvae）是指无明显原发性损害而有局部瘙痒症状的外阴皮肤病。

【病因病理】

（一）病因

❶ **特殊感染**　如阴虱、蛲虫病、假丝酵母菌、滴虫等感染。

❷ **局部药物过敏、化学制品刺激或外阴不洁**　如月经、白带、粪便、尿液、皮肤腺异常分泌刺激，或因穿着化学纤维内裤、橡皮塑料月经带刺激而致。

❸ **原发外阴疾病**　如慢性外阴营养不良，以及外阴局部擦伤、寻常疣、湿疹、尖锐湿疣、疥疮及肿瘤，均可发生瘙痒。

❹ **全身疾病**　如糖尿病、黄疸、维生素A、B缺乏、贫血、白血病及妊娠期、更年期的内分泌改变，均可导致本病的发生。目前对不明原因的外阴瘙

痒，有些学者认为可能与精神或心理方面因素有关。

（二）病理

有原发病者，主要与原发病病理改变一致；无原发病者，一般无组织学改变。严重瘙痒者，局部可能轻度充血、水肿。

【临床表现】

❶ **病史** 常有虫菌感染或局部药物过敏史；或原发外阴皮肤病如外阴营养不良、湿疹等；或存在糖尿病、黄疸、维生素 A、B 缺乏、贫血、白血病及妊娠期、更年期的内分泌改变等。

❷ **症状** 外阴瘙痒多发生于阴蒂、小阴唇，也可波及大阴唇、会阴甚至肛门周围。常系阵发性发作，也可为持续性。可因夜间床褥过暖或精神紧张、劳累或食用刺激性饮食而加重。

❸ **体征** 如因白带浸渍而可见局部潮湿发红；或因长期搔抓或反复刺激使皮肤出现抓痕、增厚、粗糙或色素减退。

【诊断】

根据外阴瘙痒的表现及局部特征，结合实验室检查进行诊断。

1. 通过全身检查以及血、尿等实验室检查，辨清是否为糖尿病、黄疸、维生素 A 缺乏症、过敏性疾病、神经性外阴瘙痒等。

2. 通过局部体征及分泌物涂片或培养鉴别出外阴炎、外阴溃疡、外阴白色病变、滴虫性、霉菌性阴道炎及淋病等。

3. 必要时取活组织检查以排除癌前病变及癌变。

【处理】

（一）一般治疗

注意经期卫生，保持外阴清洁干燥，切忌搔抓。忌用热水洗烫，忌用肥皂。有感染时用高锰酸钾液坐浴，但忌局部擦洗。衣着特别是内裤要宽松透气。忌酒及辛辣或过敏食物。

（二）病因治疗

消除引起瘙痒的局部或全身性因素，如滴虫、假丝酵母菌感染或糖尿病等。若找到阴虱，应剃净阴毛，内裤和被褥要煮洗，局部可外用 5% 氯化氨基汞或 25%～50% 百部酊涂擦。配偶也应同时治疗。

（三）对症治疗

❶ **外用药** 急性炎症时可用 1% 间苯二酚加 1‰ 依沙吖啶溶液，或 3% 硼酸液湿敷，洗后局部涂擦 40% 氧化锌油膏；慢性瘙痒可用皮质激素软膏或 2%

苯海拉明软膏涂擦。

❷ **内服药** 症状严重时，口服氯苯那敏 4mg、苯海拉明 25mg 或异丙嗪 25mg，以兼收镇静和脱敏功效。

（四）乙醇注射疗法

对外阴皮肤完全正常，但瘙痒严重，其他治疗无效的患者亦可采用本法治疗，具体方法详见本章硬化性苔藓节中。

（五）激光治疗

小功率激光能降低末梢神经兴奋性，故能止痛、止痒。

（王艳萍）

第二十六章　性传播疾病

性传播疾病（sexually transmitted diseases，STD）是指通过性行为或类似性行为传染的一组传染病。现代意义的性传播疾病与过去的传统性病（venereal diseases VD）所包括的疾病范围明显不同。

❶ **传统性病（亦称经典性病）** 包括梅毒、淋病、软下疳、性病性淋巴肉芽肿及腹股沟淋巴肉芽肿五大性病。它是由性乱行为造成的性病，即过去民间俗称的花柳病。我们现在把它称之为第一代的性传播疾病。

❷ **第二代性传播疾病** 1975 年，世界卫生组织（WHO）以 STD 词替代传统的性病，提出性传播疾病这一概念，包括了性行为作为主要传播途径以及可经性行为传播的 20 余种疾病，病原体有细菌、病毒、螺旋体、支原体、衣原体、真菌、原虫及寄生虫 8 类。实际上，自 20 世纪 60 年代起，已经将下列疾病列入 STD 范围内，如生殖器疱疹、尖锐湿疣、传染性软疣、阴虱病、阴道滴虫病、生殖器念珠菌病、疥疮、腹股沟肉芽肿、乙型肝炎、阴道棒状杆菌或嗜血杆菌阴道炎、非淋菌性尿道炎、艾滋病（AIDS）等，大大地更新和拓展了对性传播疾病的观念

目前，我国重点监测、需作疫情报告的性传播疾病有 8 种，其中梅毒、淋病、艾滋病列为传染病法中的乙类传染病，其余 5 种为非淋菌性尿道炎、尖锐湿疣、软下疳、性病性淋巴肉芽肿和生殖器疱疹。我国性传播疾病的种类以淋病、尖锐湿疣、非淋菌性尿道炎和梅毒为主，占所有性传播疾病的 95% 以上。

第一节　淋病

淋病（gonorrhea）是由淋病双球菌（淋病奈瑟菌 Neisseria gonorrhea）引起的泌尿生殖系统化脓性感染。包括无并发症淋病、有并发症淋病和播散性淋

菌感染。是国内外最常见的性传播疾病之一。

【传播途径】

成人主要通过性交直接接触传染，极少经间接传染；儿童多为间接传染，主要通过被污染的毛巾、肛温表、尿布、浴盆及污染人员的手间接传染。妊娠期盆腔供血增多及免疫功能改变，可使播散性淋病增加。孕妇感染后可累及羊膜腔导致胎儿感染，新生儿多在分娩通过软产道时接触污染的阴道分泌物传染。

【病因病理】

淋病的病原体是淋病双球菌，其外形为卵圆形或豆形，革兰染色阴性，常成双排列，人对淋菌有易感性，也是淋菌唯一天然宿主。

淋病奈瑟菌为黏膜致病菌，对柱状上皮及移行上皮有特殊的亲和力，细菌黏附于上皮细胞表面为感染的第一步，继而被柱状上皮吞噬，并在细胞内大量增殖，上皮崩解，淋球菌到达黏膜下层，引起多叶形白细胞反应，形成典型淋球性炎症。镜下见黏膜及黏膜下组织充血、水肿、渗出、坏死、上皮脱落、白细胞聚集。在女性，淋病奈瑟菌首先侵犯宫颈管、尿道、尿道旁腺及前庭大腺，然后沿生殖道黏膜上行，引起子宫内膜炎、输卵管炎、盆腔腹膜炎，若淋球菌经血液传播则可导致播散性淋球菌感染（DGI）。若急性淋病治疗不当，迁延不愈或反复发作，可致输卵管粘连、阻塞、积水，导致不孕或输卵管妊娠。

【临床表现】

潜伏期 1 ～ 10 日，平均 3 ～ 5 日，50% ～ 70% 妇女感染淋病奈瑟菌后无临床症状，易被忽略，但仍具有传染性。

（一）女性无并发症淋病

淋病奈瑟菌感染最初引起宫颈管黏膜炎、尿道炎、前庭大腺炎，称之为无并发症淋病（uncomplicated gonococcal infections）。由于淋病初期症状较轻，患者无症状，易被忽略漏诊。

❶ **淋菌性宫颈内膜炎** 患者白带增多，常为脓性，有时略带血色，有臭味，外阴瘙痒或烧灼感，偶有下腹痛及腰痛。妇科检查，宫颈明显充血、糜烂，宫颈口可见脓性分泌物排出，宫颈触痛明显。

❷ **淋菌性尿道炎、尿道旁腺炎** 患者有尿频、尿急、尿痛及排尿时尿道口烧灼感。检查时见尿道口充血发红、肿胀、压痛，经阴道前壁向耻骨联合方向挤压尿道或尿道旁腺时，有脓液溢出。

❸ **淋菌性前庭大腺炎及脓肿** 前庭大腺腺体开口部位红、肿、热、痛，严重者伴有全身症状和发热。若腺管阻塞也可形成脓肿，腺口可有脓液溢出。

（二）**有并发症淋病**

若无并发症淋病未经治疗，淋病奈瑟菌可上行感染盆腔脏器，导致淋菌性盆腔炎，引起子宫内膜炎、输卵管炎、输卵管积脓、盆腔腹膜炎，甚至形成输卵管卵巢脓肿、盆腔脓肿，称为女性并发症淋病（complicated gonococcal infections）。

❶ **急性输卵管炎** 淋病不治或治疗不彻底，约 10% 患者发生急性输卵管炎。多在经期或经后一周内发病，起病急，突然高烧、寒战、头痛、恶心、白带增多、双侧下腹疼痛。妇科检查，阴道分泌物呈脓性、量多、宫颈充血水肿、双侧附件增厚压痛。若经治疗体温持续不降，疼痛加剧，白细胞增高，盆腔包块，压痛明显，可能已形成脓肿。B 超可协助确诊。如腹痛继续加重，且一侧剧痛，腹肌紧张，压痛、反跳痛明显，可考虑脓肿破裂。

❷ **慢性淋菌性输卵管炎** 急性淋病未治疗或治疗不彻底，转入慢性。虽炎症减轻或消失，但淋球菌未消灭，潜伏在尿道旁腺、前庭大腺、宫颈腺体和输卵管的皱褶内。妇科检查也不易发现，具有传染性。有些患者表现下腹坠痛、腰酸、背痛和白带增多。劳累和性交过度，可使炎症加重，急性盆腔炎反复发作。

（三）**播散性淋病**

播散性淋病（disseminated gonococcal infection，DGI 或 disseminated gonococcal disease，DGD）指淋病奈瑟菌通过血循环传播，引起全身淋病奈瑟菌性疾病。1% ～ 3% 淋病可发生播散性淋病，出现高热、寒战、皮疹、全身不适、食欲不振等全身症状，表现为淋菌性皮炎、关节炎、脑膜炎、胸膜炎、肺炎、心内膜炎、心包炎等全身病变，重者可出现全身中毒症状。自高效、广谱抗生素广泛使用以来，这类病例已罕见。

（四）**妊娠合并淋病**

妊娠期淋病对母儿均有影响。妊娠期淋病的表现同非孕期。妊娠早期淋菌性子宫颈管炎可致感染性流产和人工流产后感染。妊娠晚期子宫颈管炎使胎膜脆性增加，易发生绒毛膜羊膜炎、胎膜早破等。胎儿可发生宫内感染和早产，早产发生率约为 17%。妊娠期宫内感染淋病奈瑟菌可引起胎儿宫内发育迟缓、胎儿窘迫和死胎等。分娩时由于产道损伤，产妇抵抗力差，产褥期淋病奈瑟菌易扩散，引起产妇子宫内膜炎、输卵管炎等产褥感染，严重者导致播散性淋病。约 1/3 新生儿通过未治疗孕妇软产道时可感染淋病奈瑟菌，新生儿出现淋菌性眼炎、肺炎甚至出现淋菌败血症，使围产儿死亡率增加。若治疗不及时，结膜炎可发展累及角膜形成成角膜溃疡、云翳，甚至发生角膜穿孔或虹膜睫状体炎、全眼球炎而失明。

【诊断与鉴别诊断】

（一）诊断

本病诊断主要依据病史、临床表现、典型体征与实验室检查等。

❶ **病史** 不洁性交史，阴道分泌物多脓性。

❷ **典型体征** 尿道口、宫颈口、前庭大腺有脓液。

❸ **实验室检查**

（1）***涂片*** 取尿道或宫颈分泌物，在玻片上涂抹均匀，95% 酒精固定空气中晾干，革兰氏染色，油镜下可见满视野多叶形白细胞，白细胞浆内有许多革兰氏阴性双球菌，少则 2 ～ 3 对，多则 30 ～ 40 对。此法对女性患者的检出率低，且宫颈管分泌物中的有些细菌与淋病奈瑟菌相似，可有假阳性，多作为筛查手段，必要时应作培养。

（2）***淋病奈瑟菌培养*** 为诊断淋病的金标准方法。对临床表现可疑，但涂片阴性或需要做药物敏感试验者，取宫颈管分泌物送培养，先拭去宫颈口分泌物，然后用棉拭子插入宫颈管 1.5 ～ 2cm，转动并停留 20 ～ 30 秒，取出的宫颈管分泌物应注意保湿、保温，立即接种，培养阳性率为 80% ～ 90.5%。对可疑淋菌性盆腔炎并有盆腔积液者行后穹隆穿刺时，取穿刺液作涂片检查及培养。对疑有播散性淋病者，应在高热时取血作淋病奈瑟菌培养。若需要确证试验可对培养的淋病奈瑟菌行糖发酵试验及直接免疫荧光染色检查。

（3）***核酸检测*** PCR 技术检测淋病奈瑟菌 DNA 片段，PCR 方法的敏感性及特异性虽高，但只能在具备一定条件的单位开展，操作过程中应注意防止污染造成的假阳性。

（二）鉴别诊断

本病在诊断过程中需与以下疾病鉴别：

❶ **与滴虫性阴道炎鉴别** 外阴瘙痒及灼热感，白带稀、色黄绿、泡沫状、有恶臭，实验室可查见滴虫。由于滴虫病常与淋病同时并发，在诊断滴虫性阴道炎时，要做淋球菌镜检或淋菌培养，以早期发现淋病。

❷ **与念珠菌性阴道炎鉴别** 白带为豆腐渣样，镜检可见菌丝。

❸ **与老年性阴道炎鉴别** 多见于老年妇女，阴道分泌物量增多，呈黄色水状，阴道分泌物内查不到滴虫、霉菌和淋菌。

❹ **与外阴湿疹鉴别** 外阴有明显瘙痒，大小阴唇可见小红丘疹，有搔痕、血痂及脱屑，但阴道分泌物无异常，查不到滴虫、霉菌及淋菌。

【预防】

淋球菌对热很敏感，100°立即死亡。因此，病人的衣物可煮沸消毒。淋球菌喜潮湿怕干燥，在脓液或潮湿的地方可存活数天，在完全干燥的情况下，只能生存 1 ～ 2 天。因此，衣物需保持干燥，注意消毒，污染衣物用消毒剂浸泡。保持外阴清洁。

【治疗】

治疗原则是及时、足量、规范应用抗生素。由于耐青霉素的菌株增多，目前选用的抗生素以第三代头孢菌素为主。无并发症淋病推荐大剂量单次给药方案，以使有足够血液浓度杀死淋病奈瑟菌；并发症淋病应连续每日给药，保持足够治疗时间；由于 20% ～ 40% 淋病同时合并沙眼衣原体感染，因此，可同时应用抗衣原体药物。

❶ **淋菌性宫颈炎、尿道炎、前庭大腺炎** 首选头孢曲松钠 250mg，单次肌注；或头孢噻肟钠 1g，单次肌注；或喹诺酮类的环丙沙星 500mg，单次口服；或氧氟沙星 400mg，单次口服。对不能耐受头孢菌素类或喹诺酮类药物者可选用大观霉素 4g，单次肌注。以上药物可同时加用阿奇霉素 1g，单次口服；或口服多西环素 100mg，每日 2 次，共 7 日。

❷ **淋菌性盆腔炎** 头孢曲松钠 500mg，每日 1 次，肌注，连续 10 日；或大观霉素 2g，每日 1 次肌注，连用 10 日。同时加用甲硝唑 400mg，每日 2 次，口服，连续 10 日；或多西环素 100mg，每日 2 次，口服，连续 10 日。

❸ **播散性淋病** 头孢曲松钠 1g，每日 1 次，肌注或静注，连用 10 日；或大观霉素 2g，每日 2 次肌注，连用 10 日。其他头孢菌素类药物有头孢噻肟钠 1g，每 8 小时 1 次静注；或头孢唑肟 1g，每 8 小时 1 次静注。对 â– 内酰胺类药物过敏患者，可用环丙沙星 200mg，每 12 小时 1 次静滴；或氧氟沙星 400mg，每 12 小时 1 次静滴，在症状改善后继续用 24 ～ 48 小时，然后改为口服环丙沙星 250 ～ 500mg，每日 2 次，连续 7 日；或口服氧氟沙星 200 ～ 400mg，每日 2 次，连续 7 日。若考虑合并有衣原体或支原体感染，可同时加服多西环素 100mg，每日 2 次，共 7 日；或阿奇霉素 1g，单次口服。

❹ **妊娠合并淋病** 妊娠期忌用喹诺酮类或四环素类药物。可选用头孢曲松钠 250mg，单次肌注；或头孢克肟 400mg 单次口服；对不能耐受头孢菌素类药物者，可选用阿奇霉素 2g 单次肌肉内注射。合并衣原体感染的孕妇应同时

使用阿奇霉素 1g 顿服或阿莫西林进行治疗。播散性淋病，头孢曲松 1g 肌肉注射或静脉注射，24 小时 1 次，改善症状 24 ～ 48 小时后改为头孢克肟 400mg 口服，每日 2 次，连用 7 日。对所有淋病孕妇所生的新生儿应用 1% 硝酸银液滴眼，预防淋菌性眼炎。若淋病孕妇未经治疗，所分娩的新生儿应给与预防治疗，头孢曲松钠 25 ～ 50mg/kg（不超过 125mg），静注或肌注，单次给药。应注意新生儿播散性淋病的发生，治疗不及时可致新生儿死亡。

【治愈标准】

治疗结束后 2 周内，在无性接触史情况下符合下列标准为治愈：①临床症状和体征全部消失；②在治疗结束后 4 ～ 7 日取宫颈管分泌物涂片及培养复查淋病奈瑟菌阴性。

急性期淋病若能早期、及时、正确治疗可以完全治愈，无并发症淋病经单次大剂量药物治疗，治愈率达 95%；若延误治疗或治疗不当，可产生并发症或播散性淋病。因此，应在急性期积极治疗。

（时思毛）

第二节　梅毒

梅毒（sypHilis）是由苍白密螺旋体（treponema.pallidum，TP）所引起的一种慢性性传播疾病。梅毒几乎可累及全身各器官，产生各种症状和体征，并可通过胎盘传染给胎儿，导致先天梅毒。妊娠合并梅毒发病率在多数地区为 2‰～ 5‰［Hong Fc，Liu JB，Feng TJ，et al.Sex Transm Dis，2010，37：26–31］。梅毒对孕妇和胎儿均危害严重。自妊娠 2 周起梅毒螺旋体即可感染胎儿，引起流产。妊娠 16 ～ 20 周后梅毒螺旋体可通过感染胎盘播散到胎儿所有器官引起死胎、死产或早产。

【传播途径】

❶ **直接感染**　性接触直接传播是最主要的传播途径，占 95% 以上。未经治疗的患者在感染后 1 年内最具传染性，随病期延长，传染性越来越小，病期超过 4 年者基本无传染性。

❷ **间接感染**　偶有可能通过接触污染的衣物及日常用品而间接感染。

❸ **输血感染**　个别患者可通过输入有传染性梅毒患者的血液而感染。

❹ **母婴传播** 患梅毒的孕妇，即使病期超过4年，其苍白密螺旋体仍可通过妊娠期的胎盘感染给胎儿，引起先天梅毒。新生儿也可在分娩通过软产道时受传染，但不属先天梅毒。

❺ **意外感染** 医务人员、实验室工作人员，接触病人或含有螺旋体的标本，不慎受感染。

【病因病理】

病原体为梅毒螺旋体，是小而纤细的螺旋状微生物，又所以称苍白螺旋体。皮肤黏膜通过性交或接触受损后，梅毒螺旋体就能趁机侵入体内，经皮肤淋巴间隙扩散，很快到达局部淋巴结内。进入淋巴结的螺旋体，经2～3日侵入血液循环中，传播到全身。此时人体无任何反应。大约经2～4周的潜伏期，螺旋体侵入处发生炎症反应，出现结节，浸润及溃疡。

组织病理：硬下疳表面常有溃疡形成，其下真皮内为致密、弥漫以浆细胞为主的浸润，嗜银染色在表皮及真皮乳头血管周围常可见梅毒螺旋体。二期梅毒疹组织学改变以真皮浅层及深层血管周围及淋巴组织细胞浸润，并有数量不等的浆细胞及血管扩张、管壁增厚，内皮细胞肿胀为其特点。有的损害如扁平湿疣尚可见棘层肥厚，表皮突下延，在真皮乳头及表皮内有嗜中性粒细胞浸润。晚期活动性梅毒的损害有大量的淋巴细胞、浆细胞、上皮样细胞、巨噬细胞浸润。先天梅毒的组织病理与早期或晚期活动性后天梅毒相似。

【分期】

梅毒的分期 梅毒是由梅毒螺旋体所引起的一种全身性传染病，可根据传染途径的不同而分为后天梅毒与先天（胎传）梅毒。又可根据其有无传染性而分为早期梅毒与晚期梅毒。

（一）后天梅毒

❶ **早期梅毒** 病期在两年以内，包括一期（硬下疳）；二期（早期潜伏）。

❷ **晚期梅毒** 又称三期梅毒。病期在两年以上，包括良性梅毒（皮肤、黏膜、骨、眼等），内脏梅毒（心血管、肝脏等），神经梅毒，晚期潜伏梅毒。

（二）先天梅毒

❶ **早期先天性梅毒** 年龄小于2岁。

❷ **晚期先天性梅毒** 年龄大于2岁。

【临床表现】

梅毒的发病是密螺旋体与机体免疫力相互作用的复杂过程。梅毒螺旋体侵入人体后，一般经过2～4周的潜伏期。随密螺旋体与免疫力的消长，梅毒的表现多种多样，症状和体征时隐时现，进展缓慢，病程长。

（一）一期梅毒

主要表现为硬下疳。密螺旋体经皮肤黏膜的擦伤处侵入机体，数小时即沿淋巴管达附近淋巴结，2～3日后侵入血循环，经过3周（9～90日）潜伏期，在入侵部位形成硬下疳（chancre），此为一期梅毒。硬下疳可出现在外阴、阴道、宫颈、肛门、口唇、乳房等部位，初为小红斑或丘疹，迅速破溃形成糜烂或溃疡。

典型的硬下疳，1～2cm直径大小，圆形，境界清楚，疮面稍高于皮面，呈肉红色的糜烂面，上有少量渗出物，内含大量螺旋体。硬下疳还有以下几个特点：触诊时有软骨样硬度；无疼痛与压痛（无继发感染时）；损害数目通常仅一个；损害处表面清洁；不经治疗可在3～8周内自然消失，不留痕迹或仅留有轻度萎缩性疤痕。

硬下疳出现后数天到1周，一侧腹股沟淋巴结肿大，以后另一侧也肿大。这些淋巴结的特点为如手指头大小，较硬，彼此散在不融合；无疼痛及压痛；表面皮肤无红肿热；不化脓；穿刺液中有梅毒螺旋体。硬下疳的初期，大部分人的梅毒血清反应呈阴性，以后阳性率逐渐增高，到硬下疳出现7～8周后，全部病人血清反应变成阳性。

（二）二期梅毒

一期梅毒未经治疗或治疗不规范，潜伏期密螺旋体继续增殖，约在硬下疳出现2～12周（多在6～8周）或感染后6～12周（多在7～10周）发生二期梅毒。主要表现为皮肤梅毒疹。此外，尚可见骨关节损害、眼梅毒、神经梅毒。此期血清学试验几乎100%阳性。

❶ 二期皮肤黏膜损害 80%～95%的病人可发生，其特点是分布广而且对称，自觉症状轻微，破坏性轻，传染性强。二期梅毒疹有下列几种：

（1）*皮疹* 可有斑疹（玫瑰疹）、斑丘疹、丘疹、丘疹鳞屑性梅毒疹、毛囊疹、脓疱疹、溃疡疹等，这些损害可以单独出现或合并出现。一般持续2～3周后可自然消退。

（2）*扁平湿疣* 好发于肛门周围、外生殖器等皮肤互相摩擦和潮湿的部位，内含大量梅毒螺旋体。

（3）*梅毒性脱发* 成虫蚀状，多发生于颞颥部。

（4）*梅毒性白斑* 有色素脱失，可持续数日，多见于颈部。

（5）*黏膜损害* 有黏膜红肿及浅糜烂，黏膜斑内含大量梅毒螺旋体。

❷ 二期骨损害 可发生骨膜炎及关节炎，晚上和休息时疼痛较重，白天及

活动时较轻。初次接受抗梅毒治疗时有增剧反应。

❸ **二期眼梅毒** 可发生虹膜炎、虹膜睫状体炎、脉络膜炎、视神经炎和视网膜炎等。

❹ **二期神经梅毒** 一般可分¢无症状神经梅毒，无临床症状，但脑脊液有异常变化；其他如脑膜炎、脑血管梅毒及脑膜血管梅毒等。

❺ **二期复发梅毒** 因抗梅毒治疗剂量不足或病人免疫力降低，二期损害消退后可重新出现，时间是在感染后 1 ～ 2 年内，可有血清以及皮肤黏膜、眼、骨、内脏损害复发，以血清复发最多。

（三）三期梅毒

主要表现为永久性皮肤黏膜损害，并可侵犯多种组织器官危及生命。基本损害为慢性肉芽肿，局部因动脉内膜炎所致缺血而使组织坏死。早期梅毒未经治疗或治疗不规范，经 3 ～ 30 年潜伏期，约 1/3 患者可进展到晚期梅毒。

❶ **三期皮肤黏膜损害**

（1）**结节性梅毒疹** 多数皮下小结节，常见于前额、臂、四肢等处，可自然消失，遗留萎缩斑，或发生浅溃疡，愈后遗留浅瘢痕。

（2）**梅毒性树胶肿** 皮下小结节，逐渐增大，与皮肤粘连，形成浸润性斑块，中心逐渐软化发生溃疡。多见于四肢伸侧、前额、头部、胸骨部、小腿及臀部等处。上颚及鼻中隔穿孔形成马鞍鼻。

（3）**皮下结节** 发生于髋、肘、膝及坐骨关节等大关节附近。

❷ **骨梅毒** 以骨膜炎为多见，其次是树胶肿。

❸ **眼梅毒** 少数发生虹膜睫状体炎、视网膜炎及角膜炎等。

❹ **晚期心血管梅毒** 表现为主动脉炎、主动脉关闭不全、主动脉瘤。可同时合并神经梅毒。

❺ **其他晚期内脏梅毒** 如呼吸、消化及泌尿等系统，少见。

❻ **晚期神经梅毒** 表现为梅毒性脑膜炎、脑血管梅毒、麻痹性痴呆、脊髓痨、视神经萎缩。

若梅毒未经治疗，感染后 10 ～ 30 年后约 10% 发生晚期心血管梅毒、10% 合并神经梅毒，晚期梅毒可以致命。

（四）潜伏梅毒（隐性梅毒）

梅毒未经治疗或用药剂量不足，无临床症状，血清反应阳性，没有其他可以引起血清反应假阳性的疾病存在，脑脊液正常，这类病人称为潜伏梅毒。感染期限在 2 年以内的，称为早期潜伏梅毒；病期在 2 年以上的，称为晚期潜伏梅毒。潜伏梅毒如不治疗，一部分病人可发生晚期梅毒。

（五）先天梅毒（亦称胎传梅毒）

梅毒是胎儿在母体内通过血源途径感染所致，常有较严重的内脏损害，对患儿的健康影响很大，死亡率也高。

【实验室检查】

（一）暗视野显微镜检查

检测早期梅毒皮肤黏膜病损处有无密螺旋体。由于密螺旋体苍白不易染色，普通显微镜难以发现。皮肤黏膜损害处渗出物或淋巴结穿刺液于暗视野显微镜下可见密螺旋体。

（二）梅毒血清学检查

密螺旋体进入机体后产生两种抗体，非特异的抗心脂质抗体（反应素）和抗密螺旋体特异抗体。非密螺旋体抗原试验与密螺旋体抗原试验可相互确诊。

❶ **非密螺旋体抗原试验**　用心磷脂做抗原，检查血清中抗心磷脂抗体。

（1）性病研究实验室试验。

（2）血清不加热反应素玻片试验。

（3）快速血浆反应素环状卡片试验。原理是采用牛心脂质作为抗原检测受检者有无抗心脂质抗体，也称反应素。感染 4 周即可出现阳性，但可有假阳性。一期梅毒阳性率 75% ～ 85%，二期梅毒 100%，三期梅毒可有部分假阴性。

如上述试验阳性，还可做定量试验，用于疗效判断。但当患者有自身免疫性疾病、近期有发热性疾病、妊娠或药瘾时可出现假阳性反应，进一步确诊需作密螺旋体试验。

❷ **密螺旋体抗原试验**　检测抗梅毒螺旋体 IgG 抗体，感染梅毒后该抗体将终身阳性，故不能用于疗效、复发或在感染的判定。

（1）密螺旋体血凝试验。

（2）荧光密螺旋体抗体吸收试验。直接用经过处理的密螺旋体作为抗原检测受检者是否存在特异性抗体，具有快速、敏感、特异性强的特点，用于证实试验。

（三）脑脊液检查

怀疑神经梅毒者应行脑脊液检查。神经梅毒患者脑脊液中淋巴细胞 10 X 106/L，蛋白量＞ 50mg/dl，VDRL 阳性。需要脑脊液检查除外神经梅毒的情况包括：神经系统或眼部症状和体征；治疗失败；人免疫缺陷能够病毒（HIV）感染；非螺旋体试验抗体效价≥ 1 ： 32（明确病期 1 年内者除外）；非青霉素治疗（明确病期少于1年者除外）。

【诊断与鉴别诊断】

诊断主要依据性病接触史、临床表现及实验室检查。若患者有性病接触史及典型的临床表现为疑似病例，若同时血清学试验阳性或暗视野显微镜检查发现密螺旋体则为确诊病例，若脑脊液检查阳性为神经梅毒。一期梅毒硬下疳需与生殖器疱疹、贝赫切特病、外阴癌、宫颈癌鉴别。二期梅毒疹需与尖锐湿疣、药疹鉴别。

【预防】

患病3个月内，凡接触过传染性梅毒的性伴侣，夫妻双方应予检查，确诊及治疗。早期梅毒在治疗期禁止性生活。

梅毒螺旋体在人体外不易生存。煮沸、干燥、肥皂水以及一般的消毒剂如升汞、石炭酸、酒精等，很容易将其杀死。因此，注意个人卫生，严禁与娼妓接触，避免接触感染，是预防的主要措施。

【治疗】

以青霉素治疗为主，用药要尽早、足量、规范治疗。对于妊娠合并梅毒的患者，首选青霉素治疗有双重目的，一方面治疗孕妇梅毒，另一方面预防或减少婴儿患先天性梅毒。在妊娠早期治疗有可能避免胎儿感染；在妊娠中晚期治疗可能使受感染胎儿在分娩前治愈。如孕妇梅毒血清学检查阳性，又不能排除梅毒时，尽管曾接受过抗梅毒治疗，为保护胎儿，应再次接受抗梅毒治疗。梅毒患者妊娠时，如果已经接受正规治疗和随访，则无须再治疗。如果对上次治疗和随诊有疑问，或此次检查发现有梅毒活动征象，应再接受一个疗程的治疗

在首剂治疗过程中由于大量密螺旋体被杀灭，释放异体蛋白质，可能导致头痛、发热、肌肉痛等导致机体产生强烈变态反应称吉－海反应（Jarisch–Herxheimer reaction）。孕妇与胎儿梅毒感染严重者治疗后吉－海反应、早产、死胎或死产发生率高。对孕晚期非螺旋抗体试验抗体高滴度（如RPR ≥ 1 ∶ 32阳性）患者治疗前口服泼尼松（5mg，口服，4次/d，共4d），可减轻吉－海反应。

（一）**早期梅毒**

包括一、二期梅毒及早期潜伏梅毒

❶ 青霉素　苄星青霉素240万U，分两侧臀部肌注，每周1次，共2～3次；或普鲁卡因青霉素80万U，每日1次肌注，连续10～15日，总量800～1200万U。

❷ **青霉素过敏者** 盐酸四环素500mg，每日4次口服，连用15日；或多西环素100mg，每日2次口服，连用15日；或红霉素500mg，每日4次，连服15日，但红霉素效果差。

（二）晚期梅毒

包括三期皮肤、黏膜、骨骼梅毒，晚期潜伏梅毒或不能确定病期的潜伏梅毒及二期复发梅毒

❶ **青霉素** 苄星青霉素240万U，分两侧臀部肌注，每周1次，共3次，总量720万U；或普鲁卡因青霉素80万U，每日1次，肌注，连续20日。也可根据情况，2周后进行第二个疗程。

❷ **青霉素过敏者** 首先探究其过敏史可靠性。必要时重做青霉素皮肤试验。脱敏盐酸四环素500mg，每日4次，口服，连用30日；或多西环素100mg，每日2次，口服，连用30日；或红霉素500mg，每日4次，连服30日。对青霉素过敏孕妇，首选口服或静脉滴注青霉素脱敏后再用青霉素治疗。脱敏无效是，可选用头孢类抗生素，或红霉素治疗。如头孢曲松500mg肌肉注射，1次/d，共10d。或红霉素500mg，4次/d，共14d。注意头孢曲松可能和青霉素交叉过敏。尚缺乏头孢类抗生素经胎盘到胎儿的药代动力学及其预防先天性梅毒效果的已有报道文献。分娩后选择多西环素治疗。

【治愈标准】

本病治愈标准有临床治愈及血清治愈。一期梅毒（硬下疳）、二期梅毒及三期梅毒（包括皮肤、黏膜、骨骼、眼、鼻等）损害消退、症状消失为临床治愈。若抗梅毒治疗后2年内，梅毒血清学试验由阳性转为阴性，脑脊液检查阴性为血清治愈。

【随访】

梅毒经充分治疗后，应随访2～3年。第1年每3个月随访1次，以后每半年随访1次，包括临床及血清非密螺旋体抗原试验。早期梅毒经足量规范治疗后3个月非螺旋抗体滴度下降2个稀释度，6个月后下降4个稀释度。若在治疗后6个月内血清滴度未下降4倍，应视为治疗失败或再感染，除需重新加倍治疗外，还应考虑作脑脊液检查，以观察有无神经梅毒。多数一期梅毒在1年内，二期梅毒在2年内血清学试验转阴。少数晚期梅毒非密螺旋体抗体滴度低水平持续3年以上，可判为血清固定。

妊娠合并梅毒治疗后，在分娩前应每个月行非螺旋体试验，抗体高滴度患者治疗后3个月如非螺旋体抗体滴度上升或未下降2个稀释度，应予重复治

疗。低抗体滴度患者治疗后非螺旋体试验抗体滴度下降常不明显，只要治疗后非螺旋体试验抗体滴度无上升，通常无须再次治疗。分娩后按非孕妇梅毒随访。

（时思毛）

第三节　尖锐湿疣

尖锐湿疣（condyloma acuminaytum）又称尖圭湿疣、生殖器疣或性病疣，是一种由人乳头瘤病毒（human papilloma virus，HPV）感染引起的鳞状上皮增生性疣状病变。是重要的性传播性疾病之一，在我国的发生率仅次于淋病，居第二位，常与多种性传播疾病同时存在。HPV 属环状双链 DNA 病毒，目前共发现 100 多个型别，其中有 40 个型别与生殖道感染有关。生殖道尖锐湿疣主要与低危型 HPV6 型 11 型感染有关。早年性交、多个性伴侣、免疫力低下、吸烟及高性激素水平等发病的高危因素。

【传播途径】

尖锐湿疣的传染源包括尖锐湿疣患者、HPV 携带者和 HPV 亚临床感染者。HPV 感染性极强，既可经性交直接传播，也可通过污染的衣物、器械间接传播。HPV 感染的母亲所生的新生儿可患喉乳头瘤，但其传播途径是经宫内感染、产道感染、还是产后感染尚无定论，一般认为是通过母亲软产道时因吞咽含 HPV 羊水、血或分泌物而感染。

【病因病理】

病原体是人乳头瘤病毒，属 DNA 病毒。人类是其唯一宿主，HPV 尚未在体外培养成功。HPV 是通过性交损伤的皮肤黏膜到达基底层细胞。HPV 有 40 种以上的抗原型，其中 HPV6、11 不含癌基因，致癌性小，是引起尖锐湿疣的主要 HPV 病毒类型；HPV16、18 具有高度致癌性，常可引起鳞癌。

病理改变：肉眼可见散在疣状或乳头瘤状损害，镜下可见上皮角质层轻度角化，表现为角化不全，其特点为乳头瘤样增生、棘层增厚、皮突增粗延长，甚至呈不规则向下增生，类似鳞癌；但其最突出表现则是损害的浅表部出现细胞质空泡化。空泡化细胞较正常细胞大，核浓缩，核周围有透亮晕。真皮内毛细血管扩张，周围有中等度慢性炎症细胞浸润。

【临床表现】

潜伏期为3周～8个月，平均3个月。以20～29岁年轻妇女多见 。临床症状多不明显，部分患者有外阴瘙痒、烧灼痛或性交后疼痛。病变以性交时容易受损伤的部位多见，多发生于皮肤褶皱处，如舟状窝附近、大小阴唇、肛门周围、阴道前庭、尿道口，也可累及阴道和宫颈，呈良性瘤样增生性病变。50%～70%外阴尖锐湿疣伴有阴道、宫颈尖锐湿疣。典型体征初起为淡红色小柔软，其上方有细的指样突起。病灶逐渐增大，增多，互相融合呈鸡冠状或菜花状，顶端可有角化或感染溃烂。临床观察按其形态不同分为：①乳头状瘤型。②扁平型或内生型。多见于宫颈，不形成隆起的新生物。③尖刺样。由于表面角化和鳞状上皮乳头瘤状增生所致。④瘤块型。肉眼所见和真性肿瘤难以区别，需要镜下观察确诊。⑤红色丘疹样型。多见于宫颈，由于病变中血管上移，透过表面薄层的角化层可见到下面的血管，故呈红色。⑥巨大尖锐湿疣。现在认为是疣状癌。

发生尖锐湿疣后，由于HPV与机体免疫因素的相互作用，10%～30%患者的病变可自然消退，部分患者病变持续不变，部分患者病变进一步发展。

【妊娠合并尖锐湿疣】

妊娠期细胞免疫功能降低，甾体激素水平增高，局部血循环丰富，容易患尖锐湿疣。妊娠期妇女比非妊娠期妇女HPV尤其是HPV-16，18型感染明显，且妊娠期妇女亚临床感染明显，并且不同孕龄期及产褥期的HPV感染率不同，其原因目前较公认的学说是妊娠期细胞免疫功能下降，类固醇激素水平增加所致。尖锐湿疣的临床特点是：生长迅速，数目多，体积大，多区域，多形态，有时巨大尖锐湿疣可阻塞产道。此外，妊娠期尖锐湿疣组织脆弱，阴道分娩时容易导致大出血。产后尖锐湿疣迅速缩小，甚至自然消退。妊娠期HPV感染可引起新生儿喉乳头瘤及眼结膜乳头瘤。

【诊断与鉴别诊断】

（一）诊断

典型病例，肉眼即可作出诊断。外阴有尖锐湿疣者，应仔细检查阴道及宫颈以免漏诊。对体征不典型者，需进行辅助检查以确诊。

❶ **细胞学检查** 细胞学涂片中可见挖空细胞（koilocytosis）及角化不良细胞（dyskeratosis），两种特殊形态的细胞常混合存在。发现这两种细胞有助于尖锐湿疣的诊断。

❷ **醋酸试验** 在组织表面涂以3%～5%醋酸液，3～5分钟后感染组织

变白为阳性，正常组织颜色不变为阴性，但醋酸试验在皮肤炎症时有一定假阳性。

❸ 阴道镜检查 阴道镜有助于发现亚临床病变，尤其对宫颈病变颇有帮助。辅以醋酸试验（3% 醋酸）可提高阳性率。

❹ 病理检查 主要表现为鳞状上皮增生，呈乳头状生长，常伴有上皮脚延长、增宽。表层细胞有角化不全或过度角化；棘细胞层高度增生，有挖空细胞出现，为 HPV 感染的特征性改变；基底细胞增生；真皮乳头水肿，毛细血管扩张，周围有慢性炎细胞浸润。

❺ 核酸检测 可采用 PCR 及核酸 DNA 探针杂交。PCR 技术简便、快速，敏感性高、特异性强，不仅能确诊是否为 HPV 感染，且能确定 HPV 类型。

（二）鉴别诊断

本病需与下列疾病相鉴别。

❶ 与扁平湿疣鉴别 是二期梅毒的一种表现，损害为生殖器部位的扁平状丘疹，成群分布，湿润而光滑，暗视野显微镜检可在损害组织内找到梅毒螺旋体，梅毒血清反应为强阳性。

❷ 与生殖器癌鉴别 癌有明显浸润，常形成溃疡，病理组织学检查有癌细胞。

❸ 与假性湿疣鉴别 又称女阴尖锐湿疣样丘疹，为独立的良性病变。本病发展有自限性，去除刺激因素后，可自然减轻或消退。临床一般无症状，皮疹位于小阴唇内侧、阴道口及尿道口，不累及阴道、宫颈及其他部位，表面为群集不融合的鱼子状或息肉状小丘疹，触之有颗粒感或柔软感，淡红色，较潮湿，一般无自觉症状，有的有轻微痒感。HPV 病毒阴性，为非 HPV 感染，无传染性。

【治疗】

尚无根治 HPV 方法，治疗仅为去除外生疣体，改善症状和体征。应根据疣体的大小、数量、部位、患者是否可以自行用药，经济状况以及医生经验而选择治疗方法。

（一）局部药物治疗

用药前局部涂以 1% 丁卡因行表面麻醉以减轻疼痛。

❶ 5% 足叶草毒素酊外用 每日 2 次，3 日为 1 个疗程，停药 4 日后重复上述治疗，最多可用 4 个疗程。此药刺激性小，患者可自己用药，并可用于阴道、宫颈病变。

❷ **50% 三氯醋酸外涂** 每周 1 次，通过对蛋白的化学凝固作用破坏疣体。一般 1 ～ 3 次后病灶可消退，用药 6 次未愈应改用其他方法。三氯醋酸毒性小，对周围正常皮肤无损害，病变修复后不形成瘢痕，可用于阴道和宫颈病变。

❸ **5% 咪喹莫特霜** 每周 3 次，用药 6 ～ 10 个小时后洗掉，可连用 16 周。患者能自行用药，多在用药后 8 ～ 10 周疣体脱落。此药为外用免疫调节剂，通过刺激局部产生其他细胞因子而起作用。

（二）物理疗法

❶ **冷冻疗法** 适用于较平坦的疣体，用液氮或二氧化碳干冰冷冻，使疣体组织坏死。一般治疗 1 次到 3 次，有文献报道治愈率达 90%。

❷ **激光治疗** CO_2 激光适用于外阴或肛门表浅尖锐湿疣，一般 1 次即可治愈。

❸ **电灼疗法** 适用于宫颈和阴道处较小的病变，用高频电针或电刀烧灼，即可治愈。

（三）手术切除

适用于较大带蒂的疣体，手术切除后防复发，配合其他治疗。

（四）干扰素

少数顽固病例，用上述各法效果不明显，可用 Opin 奥平（新型妇科用干扰素栓剂），á- 干扰素，每次 1 粒，隔日 1 次，外用，6 ～ 10 次为 1 个疗程。干扰素 á-2b500 万 IU，分 5 个点注于疣灶内，每周 3 次，共 3 周；或干扰素 á-2a 皮下注射 300 万 IU 或 900 万 IU，每周 3 次，共 4 周。

（五）妊娠合并尖锐湿疣

妊娠 36 周前，位于外阴较小病灶者采用局部药物治疗，可选用 80% ～ 90% 三氯醋酸涂擦病灶局部。若病灶大且有蒂，可行物理及手术治疗，如激光、微波、冷冻、电灼等。巨大尖锐湿疣可直接行手术切除疣体，待愈合后再行局部药物治疗。妊娠期禁用竹叶草碱、咪喹莫特乳膏和干扰素。

近足月或足月时，若病灶局限于外阴者，仍可行冷冻或手术切除病灶，可经阴道分娩。若病灶广泛，存在于外阴、阴道、宫颈时，经阴道分娩极易发生软产道裂伤引起大出血；或巨大病灶阻塞产道或经阴道分娩可能导致大出血者，行剖宫产结束分娩。对分娩期的处理，不提倡为预防新生儿 HPV 感染而行剖宫产术。产后部分尖锐湿疣迅速缩小，甚至可自然消退。

（六）HPV 亚临床感染的处理

对亚临床感染是否给予治疗意见不一。有人认为 HPV 感染存在自限性，目前的治疗方法均不能祛除病毒，无须治疗；但部分人认为亚临床感染可继续生长，应对其治疗。目前倾向于对外阴及阴道亚临床 HPV 感染不予治疗，但由于宫颈亚临床 HPV 感染与宫颈癌密切相关，应提高警惕，定期随访，必要时行活组织检查，根据活检结果进行相应治疗。

【治愈标准】

尖锐湿疣的治愈标准是疣体消失，其预后一般良好，治愈率较高，但各种治疗均有复发可能。对反复发作的顽固性尖锐湿疣，应及时取活检排除恶变。

（时思毛）

第四节 生殖器疱疹

生殖器疱疹（genital herpes）是由单纯疱疹病毒（HSV）引起的性传播疾病。HSV 易传播，具有临床感染、潜伏感染和易复发的特征。

【传播途径】

由于 HSV 在体外不易存活，主要由性交直接传播。孕妇合并 HSV 感染，HSV 可通过胎盘造成胎儿宫内感染（少见）或经软产道感染新生儿（多见）。

【病因病理】

病原体是单纯疱疹病毒（herpes simplex virus，HSV），分 HSV-1 及 HSV-2 两型。生殖器疱疹主要是由 HSV-2 引起。

HSV 是嗜神经病毒，经破损的皮肤黏膜进入角质形成细胞，在细胞内复制，细胞肿胀、变性、坏死，产生皮肤损害。感染细胞可与未感染细胞融合，形成多核巨细胞。HSV 也可不产生临床症状而沿感觉神经轴索迁移到骶神经节，形成潜伏感染。感染的组织病理是：表皮内水疱，系细胞的气球变性及网状变性所致，疱内可见棘层松解细胞及多核上皮巨细胞。真皮乳头水肿，可见血管外红细胞，真皮内程度不等炎症细胞浸润。

【临床表现】

❶ 原发性生殖器疱疹 潜伏期为 3 ～ 14 日。患处先有烧灼感，表现群集丘疹，可单簇或散在多簇，丘疹很快形成水疱，疱液中可有病毒。2 ～ 4 日疱疹破裂形成糜烂或溃疡，伴有剧烈疼痛，随后结痂自愈，若未继发细菌感染，

不留痕迹。好发部位大小阴唇、阴道口、尿道口、阴道、肛门周围、大腿内侧或臀部，约 90% 累及宫颈。亦有原发疱疹仅累及宫颈，宫颈表面易破溃而产生大量排液。发病前可有全身症状如发热、全身不适、头痛等。几乎所有患者均出现腹股沟淋巴结肿大、压痛。部分患者出现尿急、尿频、尿痛等尿道刺激症状。病情平均经历 2 ～ 3 周缓慢消退，但愈后容易复发。

❷ **复发性生殖器疱疹** 50% ～ 60% 原发性感染患者在半年内复发。发病前局部烧灼感、针刺感或感觉异常，随后群簇小水疱很快破溃形成糜烂或浅溃疡。复发患者症状较轻，水疱和溃疡数量少，面积小，愈合时间短，病程 7 ～ 10 日，较少累及宫颈。腹股沟淋巴结一般不肿大，无明显全身症状。

❸ **妊娠妇女、新生儿 HSV 感染** 孕妇 HSV 感染率比一般人高 2 ～ 3 倍，可导致流产、死胎、胎儿畸形，主要是阴部疱疹引起的病毒血症造成的。新生儿对 HSV 异常敏感，据统计孕妇 HSV 感染后新生儿通过产道时，可有 40% ～ 60% 的机会被感染。出现高热、呼吸困难和中枢神经系统症状，受染的新生儿约有 60% 死亡，幸存者也常留有后遗症，痊愈且无后遗症者仅为 15%。

【诊断】

根据病史、典型临床表现可作出临床诊断，若下列实验室检查中的 1 项阳性即可确诊。

❶ **细胞学检查** 以玻片在疱疹底部作印片，wright-giemsa 染色，显微镜下见到具有特征性的多核细胞或核内嗜酸性包涵体，对 HSV 感染有诊断意义，但敏感性仅为 50% ～ 80%。

❷ **病毒抗原检测** 从皮损处取标本，以单克隆抗体直接免疫荧光试验或酶联免疫吸附试验检测 HSV 抗原，是临床常用的快速诊断方法。与细胞培养法相比，对生殖器疱疹早期皮损样本的敏感性较低，对溃疡结痂等晚期皮损样本的阳性率较高。

❸ **病毒分离培养** 取皮损处标本进行病毒培养、分离、鉴定、分型，是诊断 HSV 感染的金标准方法，但技术要求较高，常只能在研究机构或较大医院开展。

❹ **HSV 核酸检测** 已有报道应用核酸杂交技术及 PCR 技术诊断生殖器疱疹，可提高诊断的敏感性并可进行分型。

【预防】

1. 避免与发作期生殖器疱疹患者性接触，避孕套不能完全防止病毒传播。

2. 对反复发作的患者，在前驱期应口服阿昔洛韦，可产生部分或完全的保护作用。

3. 早期妊娠妇女患生殖器疱疹，应终止妊娠。晚期妊娠感染 HSV 者，宜做剖宫产，避免传播新生儿。

【治疗】

生殖器疱疹为易复发疾病，尚无彻底治愈方法。治疗目的是减轻症状，缩短病程，减少 HSV 排放，控制其传染性。

（一）抗病毒治疗

❶ **原发性生殖器疱疹** 阿昔洛韦 200mg，每日 5 次，口服，连用 7 ～ 10 日；或伐昔洛韦 300mg，每日 2 次，口服，连用 7 ～ 10 日；或泛昔洛韦 250mg，每日 3 次，口服，连用 5 ～ 10 日。

❷ **复发性生殖器疱疹** 最好在出现前驱症状或损害出现 24 小时内开始治疗。阿昔洛韦 200mg，每日 5 次，连服 5 日；或伐昔洛韦 300mg，每日 2 次，连服 5 日；或泛昔洛韦 125 ～ 250mg，每日 3 次，连服 5 日。

❸ **频繁复发患者（1 年内复发 6 次以上）** 为减少复发次数，可用抑制疗法。阿昔洛韦 400mg，每日 2 次口服；或伐昔洛韦 300mg，每日 1 次口服；或泛昔洛韦 125 ～ 250mg，每日 2 次口服。这些药物需长期服用，一般服用 4 个月至 1 年。

❹ **严重感染** 指原发感染症状严重或皮损广泛者。阿昔洛韦每次 5 ～ 10mg/kg 体重，每 8 小时 1 次，静脉滴注，每次滴注时间需维持 1 小时以上。连用 5 ～ 7 日为 1 个疗程。

❺ **静滴膦甲酸钠** 近期研究表明，静滴膦甲酸钠 250mg，并肌肉注射胸腺五肽 1mg，1 日 1 次，也能取得较好的效果，且安全性高，复发性小。

（二）局部治疗

保持患处清洁、干燥。皮损处外涂 3% 阿昔洛韦霜、喷 1% 阿昔洛韦乳膏或酞丁胺霜等。

【治愈标准与预后】

患处疱疹损害完全消退，疼痛、感觉异常以及淋巴结肿痛消失为治愈。虽易复发，预后好。

（赵颜）

第五节　生殖道沙眼衣原体感染

生殖器官沙眼衣原体（chlamydia trachomatis，CT）感染是最常见的性传播疾病。在发达国家沙眼衣原体感染占性传播疾病的第一位。我国沙眼衣原体感染情况不明，但感染率呈上升趋势，常与淋菌混合感染。女性是沙眼衣原体易感者，感染率比男性高 4 倍。

【传播途径】

成人主要经性交直接传播，很少经接触患者分泌物污染的衣裤等间接传播。孕妇患沙眼衣原体感染，胎儿或新生儿可通过宫内、产道及产后感染，经产道感染是最主要的感染途径。

【病因病理】

沙眼衣原体是一类具有专一性的细胞内寄生与独特生活周期的原核细胞型微生物，介于细菌与病毒之间，按外膜蛋白抗原不同分为 15 个血清型，其中与生殖道感染有关的多见于 D、E、F 几种亚型。衣原体在其生长与繁殖周期中有两个生物相。原体，是感染相，存在于细胞外，无繁殖能力，传染性强；始体，是繁殖相，存在于细胞内，繁殖能力强，但无传染性。衣原体进入机体后，原体吸附于易感的柱状上皮细胞及移行上皮细胞，通过吞饮作用进入细胞内形成吞噬体，原体在吞噬体内变成始体，始体以二分裂方式进行繁殖形成大量子代原体。子代原体随感染细胞的破坏而释放出来，再感染周围细胞。衣原体感染的主要病理改变是慢性炎症造成的组织损伤，形成瘢痕，可能与衣原体外膜上的热休克蛋白 60 及脂多糖诱导的迟发型变态反应有关。

【临床表现】

临床特点是无症状或症状轻微，患者不易察觉，病程迁延。临床表现因感染部位不同而异。

❶ 宫颈黏膜炎　宫颈管是衣原体最常见的感染部位，其感染只发生在子宫颈柱状上皮，而不感染鳞状上皮，故不致成阴道炎，只形成宫颈炎。70% ～ 90% 衣原体宫颈黏膜炎无临床症状。若有症状则表现为阴道分泌物增加，呈黏液脓性，性交后出血或经间期出血。若伴有泌尿系感染，则出现尿频、尿急、尿痛，但尿常规检查多为无菌尿。妇科检查见宫颈管脓性分泌物，

宫颈红肿，黏膜外翻，脆性增加。

❷ 子宫内膜炎 30% ～ 40% 宫颈管炎上行感染引起子宫内膜炎，可与子宫颈炎一样无明显特异症状。有症状者表现为下腹痛、阴道分泌物增多、阴道不规则少量流血。

❸ 输卵管炎 8% ～ 10% 宫颈管炎可发展为输卵管炎，输卵管炎是沙眼衣原体性盆腔炎中最严重疾病。2/3 输卵管炎为亚临床型，长期轻微下腹痛、低热，久治不愈，腹腔镜见输卵管炎症较重，表现为盆腔广泛粘连。由于输卵管炎症、粘连、瘢痕形成，沙眼衣原体感染的不良后果是导致异位妊娠及不孕。

❹ 妊娠合并沙眼衣原体感染 孕期沙眼衣原体感染可引起流产、早产、胎膜早破、低体重儿和胎儿发育不良。

❺ 新生儿感染 未经治疗的衣原体感染孕妇分娩时，其新生儿经软产道感染，感染率可达 25% ～ 70%。新生儿感染后数周或数月才出现症状，主要是眼结膜炎和肺炎。

【诊断】

由于沙眼衣原体感染无特征性临床表现，临床诊断较困难，常需实验室检查确诊。

❶ 细胞学检查 临床标本涂片后，行 Giemsa 染色，显微镜下在上皮细胞内找到包涵体，方法简便、价廉，但敏感性及特异性低。一般不主张用于临床标本的检查，仅限于沙眼衣原体的鉴定。

❷ 沙眼衣原体培养 为诊断沙眼衣原体感染最为敏感和特异的方法，被视为金标准。其敏感性为 70% ～ 90%，而特异性为 100%。取材时注意先用 1 个棉拭子擦去宫颈口的黏液及脓液，再用另一个棉拭子伸到宫颈管内转动或用小刮勺刮取细胞，放入试管中送检。

❸ 沙眼衣原体抗原检测 应用针对沙眼衣原体外膜蛋白或脂多糖的抗体检测抗原，是目前临床最常用的方法。包括：①直接免疫荧光法，敏感性及特异性 95% 左右。②酶联免疫吸附试验，敏感性 88%，特异性 97% ～ 98%。

❹ 沙眼衣原体核酸检测 PCR 技术高度敏感特异，细胞培养阴性时亦能检出衣原体 DNA，而且对于有症状或无症状人群同样敏感，但应防止污染而致的假阳性。

【治疗】

由于衣原体的发育周期独特，细胞外的衣原体，对抗生素不敏感，细胞内的衣原体对抗生素敏感，因此，选用的抗生素应具有良好的细胞穿透性。此外，衣原体的生命周期较长，抗生素使用时间应延长或使用半衰期长的药物。

❶ 无并发症沙眼衣原体感染的治疗（包括子宫颈炎或尿道炎） 首选多西环素 100mg 口服，每日 2 次，连服 7 ～ 10 日；或阿奇霉素 1g，单次顿服；也可选用红霉素 500mg 口服，每日 4 次，连服 7 日；或琥乙红霉素 800mg 口服，每日 4 次，连服 7 日；或氧氟沙星 300mg 口服，每日 2 次，连服 7 日。

❷ 沙眼衣原体盆腔炎的治疗 选用多西环素 100mg，每日 2 次，连服 14 日；或氧氟沙星 400mg，每日 2 次，连服 14 日。同时加用其他治疗盆腔炎的抗生素。

❸ 孕妇沙眼衣原体宫颈黏膜炎的治疗 孕妇禁用四环素、多西环素及氧氟沙星。常用红霉素 500mg 口服，每日 4 次，连服 7 日；或红霉素 250mg，1 日 4 次，连服 14 日；若不能耐受红霉素，应用阿莫西林 500mg，每日 3 次，连服 7 日。或阿奇霉素 1g，单次顿服。

❹ 局部用药 α 干扰素栓（奥平栓），于睡前 1 粒塞入阴道深部宫颈部位，隔日 1 次，6 次为 1 个疗程。治疗期间禁止性生活，经期停用。

现代研究表明，八正散中单味中药及黄柏等 7 种清热利湿中药的体外抗沙眼衣原体活性。

❺ 性伴侣治疗 对患者的性伴侣应按无并发症沙眼衣原体感染治疗。治疗期间禁止性生活。

（赵颜）

第六节 艾滋病

艾滋病，又称获得性免疫缺陷综合征（acquired immunodeficiency syndrome，AIDS），是由人免疫缺陷病毒（human immunodeficiency virus，HIV）引起的一种严重的性传播疾病，1981 年 6 月由美国疾病控制中心（CDC）首先报道，并于 1982 年 9 月正式命名。HIV 可引起 T 淋巴细胞损害，导致持续性免疫缺陷，多个器官出现机会性感染及罕见恶性肿瘤，最后导致死亡。目前尚缺乏有效的预防疫苗和治疗手段，且病死率极高，已成为全球危害人类健康的重要公共卫生问题之一。

【专用名词】

❶ **逆转录病毒（ratrovirus）** 包括一大组 RNA 病毒，如白血病病毒和人类免疫缺陷病毒等。因其有逆转录酶，故名。

❷ **CD_4** 为 T_4 淋巴细胞、单核细胞、巨噬细胞和某些皮肤和脑细胞表面的一种受体分子。人类免疫缺陷病毒可识别 CD_4 并与之结合，故表面有 CD_4 受体分子的细胞易受感染。

❸ **机会性感染（opportunistic infections）** 机会性感染是指 HIV 感染患者由于 CD_4 细胞数减少至 200/μl 后，导致细胞免疫缺陷，防御能力明显下降，而招致多种病原体的感染，特别是由致病力较弱或无病原性的病原体引起的单一或重复感染。而且在临床上表现为多种异常的临床表现，即呈播散性多种感染症。这种感染所致的临床表现在不同的地区可有所不同。

【传染源与传播途径】

传染源为艾滋病患者及 HIV 携带者。病人的精液、血液、脑脊液、唾液、泪液、宫颈分泌物、乳汁中都含有 HIV，故艾滋病患者是 HIV 的主要传染源。HIV 携带者亦具传染性，因无明显临床症状，很难被发现，因而长期携带病毒，是艾滋病难以控制的重要原因之一。病毒阳性而抗体阴性的 HIV 感染者，是更加危险的传染源。

艾滋病的传播途径有以下几方面。

❶ **直接传播** 性接触是 HIV 的主要传播途径，包括同性接触及异性接触。

❷ **血液及血制品** 接受带 HIV 的血液或血液制品是艾滋病的另一种重要传播途径，其传播方式主要有：①输血。②器官移植。③静脉吸毒。④共用其他医疗器械或生活用品。⑤医务人员及实验室工作人员接触患者的标本及医疗机械被间接感染等。

❸ **母婴传播** 母婴间传播是婴幼儿感染 HIV 的主要方式，可通过胎盘血液、产道羊水以及哺乳时的母乳传播。

【病因病理】

病原体为人类免疫缺陷病毒（human immunodeficiency virus，HIV），是一种结构最复杂的逆转录病毒。病毒蛋白有核心蛋白、包膜蛋白、酶蛋白 3 种。HIV 有 HIV–1、HIV–2 两个型别，引起世界流行的是 HIV–1 型、HIV–2 主要在西部非洲局部流行。

HIV 对 CD_4 细胞具有特殊的趋向性，HIV 经皮肤黏膜破损处或经血液等其他途径到达血液后，可选择性地侵入 CD_4 淋巴细胞，将其遗传物质整合到淋巴细胞 DNA 分子上，致使产生新的病毒颗粒，这些释放出来的病毒又可再侵入其他细胞。HIV 还能侵入巨噬细胞及神经胶质细胞，并且长期存在于人体内。由于 HIV 细胞内的大量复制，导致 CD_4 淋巴细胞损伤、死亡，CD_4 淋巴细胞明显减少。如此周而复始，最后导致 CD_4 淋巴细胞耗竭，人体免疫功能严重破坏，从而不能防御病原微生物入侵，失去自我稳定功能和丧失免疫监视功能，并发各种条件致病菌的感染和恶性肿瘤，最后导致死亡。

【临床表现】

从感染 HIV 到发展为艾滋病，其潜伏期长短不一，短则几个月，长达 15 年，平均 10 年。由于 HIV 感染后期常发生各种机会性感染及恶性肿瘤，因此，临床表现多样。我国于 1996 年 7 月 1 日起执行的《HIV/AIDS 诊断标准及处理原则》中，将艾滋病分为 3 个阶段。

❶ 急性 HIV 感染期 部分患者在感染 HIV 初期无临床症状，但大部分 HIV 感染后 6 日～6 周可出现急性症状，临床主要表现为：发热、乏力、咽痛、全身不适等上呼吸道感染症状；个别有头痛、皮疹、脑膜脑炎或急性多发性神经炎；颈、腋及枕部有肿大淋巴结，类似传染性单核细胞增多症；肝脾肿大。上述症状可自行消退。约在感染 HIV2～3 个月后出现 HIV 抗体阳性，95% 感染者在 6 个月内 HIV 抗体阳性。从感染 HIV 至抗体形成的时期，称为感染窗口期。窗口期 HIV 抗体检测阴性，但具有传染性。

❷ 无症状 HIV 感染 临床常无症状及体征。血液中不易检出 HIV 抗原，但可以检测到 HIV 抗体。

❸ 艾滋病 临床表现为：

（1）原因不明的免疫功能低下。

（2）持续不规则低热超过 1 个月。

（3）持续原因不明的全身淋巴结肿大（2 个以上非腹股沟部位，淋巴结直径＞1cm）。

（4）慢性腹泻超过 4～5 次 / 日，3 个月内体重下降＞10%。

（5）合并口腔假丝酵母菌感染、卡氏肺囊虫肺炎、巨细胞病毒感染、弓形虫病、隐球菌脑膜炎、进展迅速的活动性肺结核、皮肤黏膜的 Kaposi 肉瘤、淋巴瘤等。

（6）中青年患者出现痴呆症。

【实验室检查】

❶ 免疫功能缺陷指标 $CD_4 < 200/\mu l$，$CD_4/CD_8 < 1$（正常人为 1.25～2.1）。

❷ **HIV抗体检测** 测定抗体包括筛查实验及确证实验两种。

（1）筛查实验有酶联免疫吸附试验（ELISA）、明胶颗粒凝集试验（PA）。

（2）确诊实验有蛋白印迹试验（WB）、免疫荧光试验（IFA）。

❸ **病毒培养** 病毒分离培养是诊断HIV感染最可靠的方法，但敏感度低。

❹ **病毒相关抗原检测** 双抗体夹心法检测HIV相关抗原P24。

❺ **核酸检测** PCR技术检测血浆中HIV RNA。

❻ **病原体检查** 条件致病性感染的病原体检查。

【诊断】

根据病史、临床表现及实验室检查诊断。我国有关《HIV/AIDS诊断标准及处理原则》的诊断标准如下：

（一）急性HIV感染

❶ **流行病学史** 包括①同性恋或异性恋者有多个性伴侣史，或配偶、性伴侣抗HIV抗体阳性；②静脉吸毒史；③用过进口第Ⅷ因子等血液制品；④与HIV/AIDS患者有密切接触史；⑤有梅毒、淋病、非淋病性尿道炎等性传播疾病史；⑥出国史；⑦HIV抗体阳性者所生的子女；⑧输入未经HIV抗体检测的血液。

❷ **临床表现** 具有上述典型临床表现。

❸ **实验室检查**

（1）周围血白细胞及淋巴细胞总数起病后下降，以后淋巴细胞总数上升，可见异型淋巴细胞。

（2）$CD_4/CD_8>1$。

（3）感染初期HIV抗体阴性，2–3个月后，最长可达6个月HIV抗体阳性，在感染窗口期抗体阴性。

（4）少数人感染初期血液HIVp24抗原阳性。

（二）无症状HIV感染

流行病学史同急性HIV感染。无任何临床表现。实验室检查如下：

1. 抗HIV抗体阳性，经确证实验证实。

2. CD_4淋巴细胞总数正常，$CD_4/CD_8>1$。

3. 血清p24抗原阴性。

（三）艾滋病

流行病学史同急性HIV感染。临床表现同上述临床表现。实验室检查：

1. 抗HIV抗体阳性，经确证实验证实。

2. 血液 P24 抗原阳性。

3. CD_4 淋巴细胞总数＜ 200/mm3 或 200 ～ 500/mm3。

4. CD_4/CD_8 ＜ 1。

5. 周围血 WBC、Hb 下降。

6. β_2 微球蛋白水平增高。

7. 可找到艾滋病合并感染的病原学或肿瘤的病理依据。

（四）病理分类

1. HIV 感染者需具备抗 HIV 抗体阳性，急性 HIV 感染系高危人群在追踪过程中抗 HIV 抗体阳转。

2. 若有流行病学史，或有艾滋病的临床表现，并且同时具备艾滋病实验室检查中的 1、3、7 项为艾滋病。

【预防】

由于艾滋病无治愈方法，重在预防。

1. 利用各种形式进行宣传教育，了解 HIV/AIDS 的危害性及传播途径。

2. 打击并取缔娼妓活动，严禁吸毒。

3. 对 HIV 感染的高危人群进行 HIV 抗体检测，对 HIV 阳性者进行教育及随访，防止继续播散，有条件者应对其配偶及性伴侣检测抗 HIV 抗体。

4. 献血人员献血前检测抗 HIV 抗体。

5. 防止医源性感染，医疗单位严格消毒，注射器、针头、手套应使用一次性器具，医务人员应防止被用过的针头等器械刺伤。

6. 性生活中使用阴茎套有预防 AIDS 传播的作用。

7. 艾滋病或感染 HIV 的妇女避免妊娠。

【治疗】

目前尚无治愈方法。临床对 HIV 和艾滋病患者的治疗主要有以下几大方面：

❶ **免疫治疗**　通过各种治疗方法以达到增强患者机体免疫力的目的，常用 α－干扰素、白细胞介素 -2、丙种球蛋白、中医药治疗。

❷ **机会性感染的治疗**　对机会性感染采取积极有效的治疗以缓解病情，改善生活质量。

❸ **抗 HIV 治疗**　抑制 HIV 病毒的繁殖和复制，目前临床常用药有：

（1）核苷类逆转录酶抑制剂（NRTI）：已批准上市的核苷类抗病毒药物主要有齐多夫定（Zidovudine，ZDV）、去羟肌苷（Didanosine，DDI）、扎西他滨

（Zalcitabine，DDC）、司坦夫定（Stavudine，D4T）及拉米夫定（Lamivudine，3TC）等。

（2）蛋白酶抑制剂（PI）：英地那韦（Indinavir，IDV）、尼非那韦（Nelfinavir，NFV）、利杜那韦（Ritonavir，RTV）、沙奎那韦（Saquinavir，SQV）。

（3）非核苷类逆转录酶抑制剂（N-NRTI）：台拉维定（Delavirdine，DLV）、奈韦拉平（Nevirapine，NVP）。

❹ **继发性肿瘤** 继发性肿瘤的治疗等。

❺ **HIV 合并妊娠** HIV 阳性孕妇所生的新生儿，其中 15% ～ 25% 感染 HIV。对有 HIV 感染的高危人群，在妊娠早期应作 HIV 抗体检查。HIV 合并妊娠者，应劝其终止妊娠。

（赵颜）

第二十七章　女性避孕

本章主要介绍女性避孕的各种方法，以及绝育、避孕失败的补救措施。常用的女性避孕方法有工具避孕、药物避孕及外用避孕法。

第一节　避孕

避孕（contraception）是应用科学手段使妇女暂时不受孕。主要控制生殖过程中的三个环节：①抑制精子与卵子产生；②阻止精子与卵子结合；③使子宫环境不利于精子获能、生存，或者不适宜受精卵着床和发育。理想的避孕方法，应符合安全、有效、简便、实用、经济的原则，对性生活及性生理无不良影响，为男女双方均能授受及乐意持久使用。本节主要介绍宫内节育器、激素避孕及其他避孕方法。

一、推算“安全期”避孕法

根据卵子离开卵巢后容易受精的时间和精子进入女性生殖道后能够存活的时间，推算出在妇女的排卵日及前后各 4 ～ 5 天为易孕期，在易孕期及月经期之外的时间进行性生活，受孕的概率小，故此种方法，习惯上称安全期避孕。该方法适用于月经规律，并能严格遵守安全期性交的女性使用，其可靠性较差，不能作为普遍应用的避孕方法。对于月经不规律，阴道不规则流血，分娩后、流产后或哺乳期月经尚不规律的女性不适用。

二、体外排精避孕

体外排精，指在性交达到高潮即将射精时，阴茎迅速退出阴道，将精液射到体外，勿让精液进入阴道，从而达到避孕的目的。此种避孕方法需要夫妻配合，并可能影响夫妻双方性生活生活质量，避孕可靠性差，不是主要推荐的避孕方法。

三、外用避孕药具避孕

❶ 阴茎套（condom） 即男用避孕套，由乳胶薄膜或其他细腻薄透的生物材料制成，顶端有蓄精小囊。按阴茎套的直径 29、31、33、35mm，可分为 4 种规格。性生活时选择合适的套子套在阴茎上，使精液排在蓄精小囊内而不能进入阴道，达到避孕目的。适用于有各年龄段有避孕需求者。

❷ 阴道隔膜 阴道隔膜是一种女性避孕工具，由一层优质乳胶薄膜覆盖在弹簧圈上构成，俗称“子宫帽”，通过阻止阴茎和宫颈接触，使精子不能进入宫腔而达到避孕目的。阴道隔膜按弹簧圈外圆直径大小分为 50、55、60、65、70、75、80 等 7 个型号，弹簧圈外圆直径 50mm 为 50 号，其他以此类推。我国妇女一般用 65、70 和 75 三种型号。不适用于阴道畸形、阴道肿瘤、阴道炎症未控制、子宫脱垂、阴道前后壁膨出的女性。

❸ 阴道内杀精剂（vaginal spermicides） 性交前置于女性阴道以灭活精子的一类化学避孕制剂。有胶冻、药膜、泡腾片等不同的剂型。育龄期女性均可使用，但是接近绝经期的女性建议使用胶冻、不推荐药膜或者片剂。

四、宫内节育器避孕（intrauterine device，IUD）

宫内节育器是一种安全、有效、简便、经济、可逆的避孕工具，为我国育龄妇女的主要避孕措施。

（一）避孕原理

宫内节育器抗生育作用的机制是多方面的，尚未完全明确。大量研究表明，IUD 的主要避孕机制可能有以下几方面：

❶ 对精子和胚胎的毒性作用 ① IUD 由于压迫局部产生炎症反应，分泌的炎性细胞对胚胎有毒性作用。同时产生大量巨噬细胞覆盖于子宫内膜，影响受精卵着床，并能吞噬精子及影响胚胎发育。②铜离子具有使精子头尾分离的毒性作用，使精子不能获能。

❷ 干扰着床 ①长期异物刺激导致子宫内膜操作及慢性炎症反应，产生前列腺素，改变输卵管蠕动，使受精卵运行速度与子宫内膜发育不同步，受精卵着床受阻。②子宫内膜受压缺血及吞噬细胞的作用，激活纤溶酶原，局部纤溶酶活性增强，致使囊胚溶解吸收。③铜离子进入细胞，影响锌酶系统如碱性磷酸酶和碳酸酐酶，阻碍受精卵着床及胚胎发育。并影响糖原代谢、雌激素

摄入及DNA合成，使内膜细胞代谢受到干扰，使受精卵着床及囊胚发育受到影响。

❸ 含孕激素IUD的避孕作用 主要是孕激素对子宫内膜的局部作用：①使腺体萎缩，间质蜕膜化，间质炎性细胞浸润，不利于受精卵着床。②改变宫颈黏液性状，使宫颈黏液稠厚，不利于精子穿透。

❹ 含吲哚美辛IUD的避孕作用 吲哚美辛抑制前列腺素合成，减少前列腺对子宫的收缩作用而减少放置IUD后出现的出血反应。

总之,IUD通过阻碍受精过程和干扰受精卵着床而达到避孕，不影响排卵。

（二）适应证

凡育龄妇女要求避孕，或因身体原因不宜在短期孕育者，排除禁忌证后，都可考虑安放宫内节育器。置器前必须排除妊娠的存在。

（三）禁忌证

1. 妊娠或妊娠可疑者。

2. 生殖器官炎症，如阴道炎、急性宫颈炎、重度宫颈糜烂、急慢性盆腔炎、性传播性疾病等，未经治疗及未治愈者。

3. 3个月以内有月经频发、月经过多或不规则阴道出血者。

4. 子宫颈内口过松（固定式IUD除外）、重度撕裂及重度狭窄者。

5. 子宫脱垂II度以上者。

6. 生殖器官畸形，如子宫纵隔、双角子宫、双子宫等。

7. 子宫腔深度小于5.5 cm或大于9 cm者不宜放置。

8. 生殖器官肿瘤，如子宫肌瘤特别是影响宫腔形态、位置的肌瘤，易造成操作困难并影响节育效果。

9. 全身性疾病：如严重心力衰竭、出血性疾患、重度贫血及其疾病的急性期。

10. 产后42天，如恶露未净或会阴伤口未愈者，应暂缓放置。

11. 人工流产出血多，怀疑有妊娠组织物残留或感染可能；中期妊娠引产、分娩或剖宫产胎盘娩出后，子宫收缩不良有出血或潜在感染可能。

12. 铜过敏或者可能过敏者，不宜放置带铜节育器。

（四）置器时间

1. 月经净后3～7天为最佳放置时间，也是常规放置时间。

2. 哺乳期及月经延后者，应排除妊娠后放置。

3. 人工流产术后，中期妊娠引产流产后24小时内清宫术后，无子宫收缩不良、出血过多或者感染可能者。

4. 自然流产于转经后放置，药物流产2次正常月经后放置。

5. 正常产后42日，恶露已干净，会阴伤口愈合，子宫恢复正常者。

6. 剖宫产术后满半年放置。

7. 用于紧急避孕，在无保护性交后5日内放置。

（五）宫内节育器的种类

宫内节育器大致分为惰性IUD和活性IUD两大类，常见的节育器见图27–1。

❶ **惰性宫内节育器（第一代IUD）** 由惰性材料如金属、硅胶、塑料或者尼龙等制成。由于脱落率及带器妊娠率高，1993年已停止生产使用，目前已经淘汰。

❷ **活性宫内节育器（第二代IUD）** 内含有活性物质如铜离子（Cu^{2+}）、激素及药物等，这些物质能提高避孕效果，减少副作用。分为铜IUD和含药IUD两大类。

（1）**含铜宫内节育器** 是目前我国应用最广泛的IUD。在宫内持续释放具有生物活性、有较强抗生育能力的铜离子。从形态上分为T形、V形、宫形等多种形态。不同形态的IUD，根据含铜的表面积，分为含不同表面积的IUD，如TCu–220（T形，含铜面积220mm^2）、TCu–380A、VCu–220等。含铜宫内节育器避孕效果与含铜表面积呈正比。临床副作用主要表现为点滴出血。避孕有效率均在90%以上。

1）带铜T形宫内节育器（TCu–IUD）：是目前临床常用的宫内节育器。TCu–IUD按宫腔形态设计制成，呈T字形。根据铜表面积分为TCu–200、TCu–220C、TCu–380A等。以聚乙烯为支架，在纵臂或横臂上绕有铜丝或铜套。铜丝易断裂放置年限较短，一般放置5–7年。含铜套IUD设置时间可达10–15年。TCu–IUD带有尾丝，便于检查及取出。

2）带铜V形宫内节育器（VCu–IUD）：是我国常用的宫内节育器之一。IUD呈V形状，横臂及斜臂绕有铜丝，由不锈钢作V形支架，两横臂中间相套为中心扣，外套硅橡胶管，有尾丝，放置年限5–7年。其带器妊娠率低、脱落率低，但因症取出率较高。

3）母体乐（MLCu–375）：1995年引入我国生产。以聚乙烯为支架，呈伞状，两弧形臂上各有5个小齿，具有可塑性。铜表面积375mm^2，可放置5～8年。

4）宫铜IUD：在我国四川省应用广泛。形态更接近宫腔形状，不锈钢丝呈螺旋状内置铜丝表面积300mm^2，分大、中、小号，无尾丝，可放置20年左右。

5）含铜无支架 IUD：又称吉妮 IUD。已引入我国，为 6 个铜套串在一根尼龙线上，顶端有一个结固定于子宫层，使 IUD 不易脱落，悬挂在宫腔中。铜表面积 330mm^2，有尾丝，可放置 10 年。

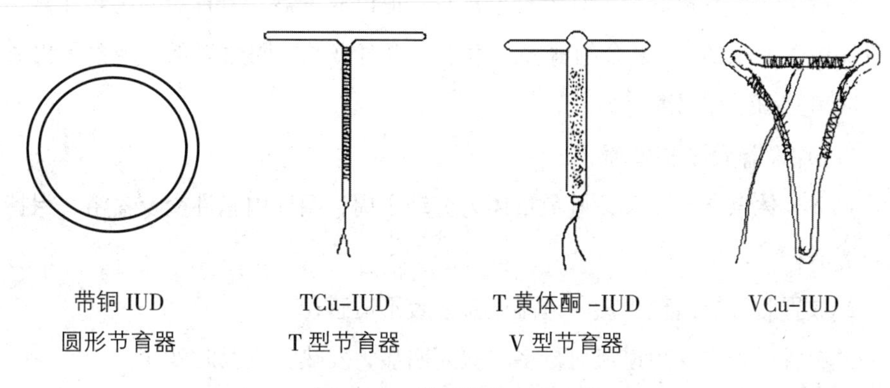

带铜 IUD　　　　TCu–IUD　　　　T 黄体酮 –IUD　　　　VCu–IUD

圆形节育器　　　　T 型节育器　　　　V 型节育器

图 27–1　常用的宫内节育器

（2）含药缓释宫内节育器　将药物储存于节育器内，通过每日微量释放提高避孕效果，降低副作用。目前我国临床主要应用含孕激素 IUD 和含吲哚美辛 IUD。

1）含孕激素 IUD：目前用左炔诺黄体酮（Levonorgestrel）代替黄体酮，左炔诺黄体酮 IUD（LNG–IUD）以聚乙烯作为 T 形支架，人工合成孕激素——左炔诺黄体酮储存在纵管内，总量 52mg，纵管外包有含聚二甲基硅氧烷的膜控制药物释放，每日释放左炔诺黄体酮 20μg。左炔诺黄体酮的主要作用是使子宫内膜变化不利于受精卵着床，宫颈黏液变稠不利于精子穿透，一部分妇女排卵抑制，有效率 99% 以上。主要副作用为出血模式改变，表现为点滴出血，经量减少甚至闭经。取器后恢复正常。放置有效时间为 5 年，含有尾丝。

2）含吲哚美辛（indomethacin）IUD：包括含铜 IUD 和活性 γ–IUD 等。通过每日释放一定量的吲哚美辛，其特点为妊娠率、脱落率低而且减少放置 IUD 后引起的月经过多等副作用。

3）含其他活性物质的 IUD：如含锌、磁其他止血药如抗纤溶药物等的 IUD。

（六）宫内节育器的选择和消毒

选择型号应根据宫腔深度、宽度和宫口松紧来选择合适的节育器。几种常见 IUD 在月经后放置，不包括仅有一种型号的 IUD。

（七）放置方法

1. 常规消毒外阴、阴道，铺巾；作双合诊复查子宫位置、大小及附件情况。

2. 窥开阴道、暴露宫颈，再次消毒阴道，并作宫颈及宫颈口消毒。

3. 宫颈钳夹持前唇，稍向外牵拉，并用子宫探针顺子宫屈向探测宫腔深度。宫颈管较紧者应予扩张。

4. 放置器将节育器推入宫腔直至宫底，退出放置器。节育器的尾丝在宫颈外只保留 1 ～ 1.5cm，多余的剪去。术毕可再对宫颈、阴道消毒，观察无出血即可取出宫颈钳和阴道窥器。

（八）置器后注意事项

1. 适当休息 2 ～ 3 天，避免重体力劳动 1 周，两周内忌性交及盆浴，保持外阴清洁；

2. 放置后可能出现少量阴道流血及下腹不适感；

3. 放置后若出现阴道流血量多、腹痛明显、发热，应及时就诊；

4. 定期随访，了解 IUD 在宫腔内情况，发现问题，及时处理，以保证 IUD 避孕的有效性。

（九）并发症及处理

❶ **放置过程中子宫穿孔**　切忌用取环钩取器，需立即行腹腔镜或剖腹探查取出 IUD，同时应用足量抗生素，视穿孔大小行修补术。

❷ **置器后出血**　月经量增多、出血时间延长或不规则出血者，可按月经不调论治；若常规治疗无效，或系节育器选择不当而导致的出血，应取出节育器，必要时同时行诊刮术。

❸ **节育器嵌顿或断裂**　由于节育器放置时损伤子宫壁或带器时间过长，致部分器体嵌入子宫肌壁或发生断裂，应及时取出。若取出困难，应在 B 型超声下、X 线直视下或在宫腔镜下取出。

❹ **继发感染**　按妇科炎症治疗，并在控制感染的同时取出节育器。

❺ **带器妊娠**　多见于 IUD 下移、脱落或异位。一经确诊，行人工流产同时取出 IUD。

（十）节育器取出术

❶ **适应证**

（1）生理情况　①计划再生育或以无性生活不再需要避孕者；②放置期限已满需更换者；③绝境过渡期停经 1 年内；④拟改用其他避孕措施或绝育者。

（2）病理情况　①有并发症及副作用，经治疗无效；②带器妊娠，包括宫内或宫外妊娠。

❷ **禁忌证**　①并发生殖道炎症时，先给与抗感染治疗，治愈后再取出

IUD；②全身情况不良或在疾病的急性期，应待病情好转后再取出。

❸ 取器时间 ①月经干净后 3 ～ 7 天，或绝经后半年到一年；②带器早期妊娠行人工流产同时取器；③带器异位妊娠术前行诊断性刮宫时，或在术后出院前取出 IUD；④子宫不规则出血者，随时可取，取 IUD 同时需行诊断性刮宫，刮出组织送病理检查，排除子宫内膜病变。

❹ 取器方法 常规消毒后，有尾丝者，用血管钳夹住尾丝轻轻牵引取出。无尾丝者，需在手术室进行，按进宫腔操作程序操作，用取环钩或取环钳将 IUD 取出；若系 T 型节育器，可以用长直血管钳伸入宫颈管内，夹住 IUD 纵杆，牵引取出。取器困难可在 B 型超声下进行操作，必要时在宫腔镜下取出。

❺ 注意事项 ①取器前应做 B 型超声检查或 X 线检查，确定节育器是否在宫腔内，同时了解 IUD 的类型；②使用取环钩取 IUD 时，应十分小心，不能盲目钩取，更应避免向宫壁钩取，以免损伤子宫壁；③取出 IUD 后，如仍需避孕，应指导患者其他避孕措施。

五、药物避孕

（一）作用机理

女用甾体避孕药主要是人工合成的孕激素与雌激素制成的。其作用机理主要是抑制排卵和改变生殖器官的某些功能状态。如甾体激素通过干扰性腺轴的正常功能而抑制卵巢排卵；或通过改变输卵管的分泌与蠕动，改变受精卵的正常运行速度，改变子宫内膜的形态与功能，不适于受精卵着床；改变宫颈黏液的性状不利于精子穿透等，达到避孕的目的。

（二）种类与用法

❶ 短效避孕药 短效口服避孕药按剂型分常用的有糖衣片、纸型片、滴丸三种；按雌、孕激素含量的变化分，有单相片、双相片及三相片三种。

（1）复方炔诺酮片（口服避孕片 1 号） 含炔雌醇 0.035mg，炔诺酮 0.625mg。

（2）复方甲地黄体酮片（口服避孕片 2 号） 含炔雌醇 0.035mg，甲地黄体酮 1.0mg。

（3）复方炔诺黄体酮短效片 炔雌醇 0.03mg，炔诺黄体酮 0.3mg。

（4）妈富隆（marvelon） 为荷兰在我国注册的短效口服避孕片。每片含炔雌醇 0.03mg，去氧孕烯 0.15mg。

（5）三相片 第 1 ～ 6 片为第一相的黄色片，每丸含炔雌醇 0.03mg，左旋炔诺黄体酮 0.05mg。第 7 ～ 11 片为第二相的白色片，每片含炔雌醇 0.04mg，左旋炔诺黄体酮0.075mg。第12～21片为第三相的棕色片，每片含炔雌醇0.03mg，左旋炔诺黄体酮0.125mg。

前三种短效口服药片都是从月经周期第5日开始，每晚1片，连续22日，不能间断，若漏服，可于次晨补服1片。一般在停药后2～3日来月经，如停药7日月经未来，应开始服下个月的避孕药。妈富隆是从月经周期第1日开始按箭头所指方向，每晚服1片，连续21日服完，停药7天后，继服第2个周期。三相片第一周期从月经第1日开始服用，第二周期后改为第3日开始。

❷ 长效避孕药

（1）长效口服避孕药 如复方炔诺黄体酮长效片、复方炔雌醚片、三合一炔雌醚片等。长效片于月经周期第5天服第一片，第10天服第二片；以后按第一次服药日期每月服1片。

（2）长效避孕针 肌注后药物在局部储存、缓慢释放而起到持续避孕的作用。微囊复方甲地黄体酮避孕针为每月注射一次，醋酸甲地黄体酮注射液（DMPA）每三个月注射一次。

❸ 速效避孕药

即探亲避孕药。如甲地黄体酮探亲片、炔诺酮探亲片、甲醚抗孕丸等，于探亲当日中午服1片，以后每晚1片，直到探亲结束第2日再服1片。

❹ 缓释系统避孕药

（1）皮下埋植剂 目前推广应用的为左炔诺黄体酮（LNG）硅胶棒埋植剂I型（6根）、左炔诺黄体酮硅胶棒埋植剂II型（2根）。LNG硅胶棒能缓慢、恒定地向血中释放左炔诺黄体酮发挥避孕作用。于月经周期的第七天在上臂内侧作皮下扇形插入，可避孕五年。

（2）缓释阴道避孕环 国内研制的硅胶阴道环，又称甲7环，环外径40mm，每环内含甲地黄体酮250mg，每只环可持续使用一年。

（3）药物皮贴 避孕药放在特殊贴片内，粘贴在皮肤上，通过每日一定剂量的透皮吸收达到避孕的目的。月经来潮24小时内贴上，每周1片，连用3周，停用1周，每月共用3片。人工流产后即刻可以使用，产后如不哺乳，4周后可用。

❺ 紧急避孕 紧急避孕是指无保护性交后为避免妊娠而临时采取的紧急补救方法。妊娠率低于2%。在无保护性交后3日（72小时）内服用紧急避孕药，其有效率可达98%，原则上服用越早，避孕效果越好。

（1）激素类

①雌、孕激素复方制剂：标准的Yuzpe方案，是采用左炔诺黄体酮

0.5mg+ 炔雌醇 0.05mg。我国现有的为复方左旋炔诺黄体酮，首剂 4 片，12 小时后再服 4 片。

②单纯孕激素制剂：左炔诺黄体酮，每片含左炔诺黄体酮 0.75g，口服 1 片，12 小时后再服 1 片。

③单纯雌激素制剂：双炔失碳酯（53 号避孕药），性交后立即服 1 片，次晨加服 1 片。

（2）非激素类 米非司酮：低剂量米非司酮有望成为最安全、有效的紧急避孕药。房事后 72 小时内服 1 片，隔 12 小时后再服 1 片。

（三）注意事项

1. 口服药片要避免潮解，短效片要避免漏服。

2. 针剂要深部肌肉注射，并应在注射后观察 15 分钟。

3. 停用长效避孕针、药，可过渡性使用 2 ～ 3 周期的短效药以减少月经紊乱。

4. 期间怀孕者应终止妊娠；停药半年后可以怀孕。

（四）禁忌证

1. 严重的心血管疾病、血栓性疾病，如高血压病、冠心病、静脉栓塞等；

2. 急、慢性肝炎或肾炎；

3. 需要胰岛素控制的糖尿病，甲状腺功能亢进；

4. 精神病生活不能自理者；

5. 恶性肿瘤、癌前病变及子宫、附件、乳房肿块；

6. 月经稀发或年龄超过 45 岁的妇女，阴道出血而原因不清的患者；

7. 哺乳期妇女不宜用含雌激素的避孕药。

（五）副反应及处理

❶ 类早孕反应 服药初期约 10% 妇女出现食欲缺乏、恶心、呕吐、乏力、头晕等类似妊娠早期的不适反应。轻症不需处理，可逐渐自然消失；重症可加服维生素 $B_6$10mg，每日三次，或考虑更换制剂、停药改用其他措施。也可辨证服用健脾和胃止呕的中药。

❷ 突破性出血 口服避孕药过程中出现少量阴道出血者，每晚加服炔雌醇 1 片（0.005mg）；出血稍多者，每晚加服炔雌醇 2 片（0.01mg），直至该服药周期结束。也可用中药益气摄血或固肾止血。若出血量如同月经量，或出血发生在近月经期，则停止服药，将其作为撤药性出血。皮埋或缓释类导致的少量出血，宜用中药治疗。

❸ 经量过少甚至闭经 应停用药物避孕，采用其他避孕方式，并当用中药

调理。其他若发生体重增加、色素沉着、乳房胀痛、皮疹、瘙痒等不适反应者，也可改用其他避孕方法。

❹ **体重及皮肤变化** 个别女性服药后食欲亢进，体内合成代谢增加，体重增加；极少数妇女面部出现淡褐色色素沉着。

❺ **其他** 个别妇女服药后出现头痛、复视、乳房胀痛等，可对症处理，必要时停药做进一步检查。

（六）长期应用甾体激素避孕药对人体的影响

❶ **对机体代谢的影响** 长期应用甾体激素避孕药对糖代谢的影响与避孕药中雌、孕激素成分及剂量有关。部分使用者对胰岛功能有一定影响，可出现糖耐量改变，但无糖尿病征象，停药后恢复正常。对脂代谢的影响，目前认为雌激素使低密度脂蛋白（LDL）降低，高密度脂蛋白（HDL）升高，也可使甘油三酯升高。而孕激素可对抗甘油三酯升高，但高密度脂蛋白降低。高密度脂蛋白增高，对心脏、血管的保护作用，防止动脉硬化。低密度脂蛋白增高，可使动脉硬化，对心血管不利。因此对有心血管疾病发生存在潜在因素的妇女（如年龄较大长期吸烟者，有高血压等心血管疾病者）不宜长期用甾体激素避孕药。甾体激素避孕药对蛋白质代谢的影响较小，无临床症状。

❷ **对心血管系统的影响** 由于甾体激素避孕药对脂代谢的影响，长期应用甾体激素避孕药对心血管系统有一定影响，增加卒中、心肌梗死的发病概率。目前使用的低剂量甾体激素避孕药对心血管疾病的风险明显降低，尤其是年轻（年龄＜35岁）、无吸烟、无高血压史或服药期间血压不增高的妇女。

❸ **对凝血功能的影响** 雌激素可以使凝血因子升高，使用较大剂量的雌激素可发生血栓性疾病。目前国内使用的甾体避孕药是含雄激素30～35μg，属于低剂量甾体激素避孕药，并不增加血栓性疾病的发生率。

❹ **对肿瘤的影响** 复方口服避孕药中孕激素成分对于子宫内膜有保护作用，可减少子宫内膜癌的发病概率。长期服用复方口服避孕药也可降低卵巢癌的发病风险。长期用甾体激素避孕药是否增加乳腺癌的发生，近年仍有争议，有待进一步研究。

❺ **对子代的影响** 有证据显示，复方短效口服避孕药停药后，妊娠不增加胎儿畸形的发生率。由于复方短效口服避孕药，激素含量低，停药后即可妊娠，不影响子代生长与发育。长效避孕药内含激素成分及剂量，与短效避孕药有很大不同，停药后6个月妊娠安全。

（赵锐）

第二节 人工流产

人工流产（induced abortion）指在妊娠的前三个月内，采用人为的方式（药物或手术）使妊娠终止的方法，是避孕失败的补救措施，也是某些疾病不宜继续妊娠时的治疗措施。人工流产对妇女的生殖健康有一定的影响，做好避孕工作，避免或减少意外妊娠才是计划生育工作的真正目的。

一、药物流产

❶ **口服** 米非司酮与米索前列醇配伍为目前药物流产首选方案，适用于终止7周内的宫内妊娠。米非司酮作为黄体酮拮抗剂在蜕膜、绒毛、子宫肌、子宫颈有对抗黄体酮的作用；米索前列醇作为兴奋子宫肌类型前列腺素有兴奋子宫肌、抑制子宫颈胶原合成的作用；通过两类药物多方面的协同作用，使蜕膜绒毛退化和凋亡，子宫肌兴奋和宫颈扩张，达到满意的终止早孕效果。

米非司酮服用方法有两种，顿服法和分次服法。每次服药前后各禁食1小时。米非司酮第1天顿服200mg，或第1天、第2天早服米非司酮50mg，晚服米非司酮25mg，第3天上午空腹口服米索前列醇600ug或卡前列甲酯栓（卡孕栓PG05）1mg置阴道后穹隆。留院观察6小时，完全流产率达90%～95%。药物流产后出血时间过长和出血量多是其主要副反应，所以用药后应严密随访。若药物流产失败，宜及时手术终止妊娠。不全流产引起出血量多者需急诊刮宫。流产后可配伍中药益气化瘀，缩宫止血，缩短出血时间和减少出血量。

❷ **口服与阴道给药** 即口服米非司酮二天，第三天阴道后穹隆置入卡孕栓1mg的药物流产方式。

二、手术流产

（一）适应证

负压吸引术适用于妊娠在10周以内自愿要求终止妊娠而无禁忌证者；钳刮术可用于妊娠在10～14周以内自愿要求终止妊娠而无禁忌证者。

（二）禁忌证

1. 各种疾病的急性阶段。

2. 生殖器炎症，如阴道炎、急性或亚急性宫颈炎、急慢性盆腔炎、性传播疾病等，未经治疗者。

3. 全身健康状况不良不能耐受手术者。

4. 术前两次体温在37.5℃以上者暂缓手术。

（三）术前准备

1. 详细询问病史，注意既往的流产史、剖宫产史，是否有生殖道发育异常；

2. 体格检查，主要是测体温、脉搏及血压；

3. 做妇科内诊，核对盆腔超声及术前相关化验的结果，如阴道分泌物常规、血常规及凝血常规；

4. 解除思想顾虑，进行避孕宣传；术前排空膀胱。

（四）方法

❶ **负压吸引术** 受术者取膀胱截石位。按宫腔手术常规消毒、铺巾、探测宫腔屈向和深度，宫颈扩张器扩张宫颈管，由小号到大号，循序渐进。扩张到比选用吸头大半号或1号。根据宫腔大小选择吸管，孕7周以内常用5～6号吸管，孕7～9周用6～7号吸管，孕9周以上用7～8号吸管。按孕周及宫腔大小给予负压，一般控制在400～500mmHg，按顺时针方向吸宫腔1～2圈。感到宫壁粗糙，提示组织吸净，此时将橡皮管折叠，取出吸管。用小号刮匙轻轻搔刮宫底及两侧宫角，检查宫腔是否吸净。必要时重新放入吸管，再次用低负压吸宫腔1圈。取下宫颈钳，用棉球拭净宫颈及阴道血迹，术毕。将吸出物过滤，测量血液及组织容量，检查有无绒毛，无绒毛需送病理检查。

❷ **钳刮术** 术前12～24小时子宫颈管内插入16号或18号导尿管以扩张宫颈。也可先用米非司酮及米索前列醇阴道后穹隆放置，以促使宫颈口松弛，便于手术。术中用卵圆钳夹取主要的妊娠物，辅以负压吸引或搔刮残留组织，酌情使用宫缩剂。术后预防感染。

（五）并发症及处理

❶ **吸宫不全** 指人工流产术后部分妊娠组织物的残留。与操作者技术不熟练或子宫位置异常有关，是人工流产术常见的并发症。手术后阴道流血时间长，血量多或流血停止后再现多量流血，应考虑为吸宫不全，血或尿hCG检测和B型超声检查有助于诊断。无明显感染征象，应尽早行刮宫术，刮出物送病理检查。术后给予抗生素预防感染。若同时伴有感染，应控制感染后再行刮宫术。

❷ **漏吸或空吸** 施行人工流产术未吸出胚胎及绒毛而导致继续妊娠或胚胎

停止发育，称为漏吸。漏吸常见子宫畸形、位置异常或操作不熟练引起。一旦发现漏吸、应再次行负压吸引术。误诊宫内妊娠行人工流产术，称为空吸。术毕吸刮出物肉眼未见绒毛，要重复妊娠试验及B型超声检查，宫内未见妊娠囊，诊断为空吸，必须将吸刮的组织全部送病理检查，警惕宫外孕。

❸ 人工流产综合反应 又称心脑综合征。指手术时疼痛或局部刺激，使受术者或术中或术毕出现恶心呕吐、心动过缓、心律不齐、面色苍白、头昏、胸闷、大汗淋漓，严重者甚至出现血压下降、昏厥、抽搐等迷走神经兴奋症状。这与受术者的情绪、身体状况及手术操作有关。发现症状应立即停止手术，给予吸氧，一般能自行恢复。严重者可加用阿托品0.5～1mg静脉注射。术前重视精神安慰，术中动作轻柔，吸宫时掌握适当负压，减少不必要的反复吸刮，均能降低人工流产综合反应的发生率。

❹ 术中出血 多由于妊娠物不能迅速清除而影响子宫收缩。可使用缩宫素，同时尽快钳取组织。

❺ 子宫穿孔 是人工流产术的严重并发症。发生率与手术者操作技术以及子宫本身情况（如哺乳期妊娠子宫，剖宫产后瘢痕子宫再次妊娠等）有关。器械进入宫腔突然出现无底感觉，或深度明显超过宫腔深度，或受术者突然腹痛剧烈时，应考虑子宫穿孔。如裂孔小、宫内胚胎组织已刮净，可用宫缩剂及抗炎药物处理；未刮净但患者情况稳定者，可在B型超声引导下或腹腔镜下完成清宫，或抗感染治疗一周后再行清宫术；内出血多或疑脏器损伤者，应立即剖腹探查或腹腔镜检查、修补。

❻ 宫颈裂伤 轻度裂伤可压迫止血，裂伤大者缝合、修补。

❼ 术后感染 可发生急性子宫内膜炎、盆腔炎等，术后应预防性应用抗生素，参照盆腔炎治疗。

❽ 宫颈或宫腔粘连 主要表现为术后闭经或经量过少，多伴有周期性腹痛或下腹不适感。可用探针分离粘连，宫腔内放置IUD以防粘连再度发生，同时预防性抗感染，中药活性化瘀也有积极的治疗作用。

❾ 羊水栓塞 很少见，往往由于宫颈损伤、胎盘剥离使血窦开放，为羊水进入创造条件，即使并发羊水栓塞，其症状及严重性不如晚期妊娠发病凶猛。

（赵锐）

第三节　输卵管绝育术

输卵管绝育术（tubal sterilization operation），指通过手术或手术配合药物等人工方法，阻止精子与卵子在输卵管中相遇，从而达到不再发生妊娠的目的。可选择的方法包括结扎切断、电凝、钳夹、环套、粘堵及栓堵输卵管管腔。手术途径可经腹、经阴道、经腹腔镜等。最常用的是经腹输卵管结扎术（tubal ligation）

一、经腹输卵管结扎术

（一）适应证

1. 已婚妇女，夫妇双方自愿绝育者。

2. 严重疾病不宜妊娠，或遗传性疾病不宜妊娠者。

（二）禁忌证

1. 急、慢性盆腔炎症，腹壁皮肤感染，以及呼吸系统、泌尿系统感染者；

2. 24 小时内体温两次在 37.5℃及以上者。

3. 全身状况不能耐受手术者，如心衰、血液病等。

4. 患严重的神经官能症。

5. 腹部皮肤感染未治愈。

（三）手术时间

1. 月经干净后 3 ～ 7 天内。

2. 人工流产或取环后的即时，中期妊娠终止产后 1 日或足月顺产后 1 日。

3. 剖宫取胎、剖宫产及其他妇科腹部手术的同时。

4. 闭经或哺乳期排除妊娠后。

5. 自然流产或其他病理性流产，正常转经后，以月经干净后 3 ～ 7 天为宜。

（四）术前准备

1. 做好宣教及咨询，解除手术者恐惧心理及思想负担，并签署知情同意书。

2. 详细询问病史，并作全身检查和妇科检查，实验室检测阴道分泌物常规、血尿常规、凝血功能、肝功能、心电及胸透检查等。

3. 常规腹部手术皮肤准备。

4. 术前 1 天夜间可给予镇静剂。便秘者术前 1 天给予润肠剂或清洁灌肠。

（五）麻醉

采用局部浸润麻醉，也可用硬膜外麻醉。

（六）手术方式

目前最常用的是抽芯包埋法，又名近端包埋法、浆膜下输卵管峡部切除法。受术者仰卧臀高位，常规消毒、铺巾，于耻骨联合上 4cm 处作正中纵切口 2cm（产后则在宫底下 2cm 作切口），提取输卵管并确认，同时检查卵巢。然后分别处理两侧输卵管。即切开输卵管浆膜，切除管芯 1.5 ～ 2cm。将近端结扎并包埋于输卵管浆膜内，远端结扎并留于浆膜外。

其他尚有输卵管双折切除术、折叠结扎法、切除法等。

二、经腹腔镜输卵管绝育术

（一）适应证

同经腹输卵管绝育术。

（二）禁忌证

1. 同经腹输卵管绝育术。

2. 腹腔粘连、心肺功能不全、各部位疝气等。

（三）术前准备

同经腹输卵管绝育术。

（四）麻醉

采用局麻、连持续硬膜外麻醉或静脉全身麻醉。

（五）手术方式

受术者取头低仰卧位。消毒、铺巾后，于脐孔下缘作 1 ～ 1.5cm 横弧形切口，插入 Verres 气腹针，充 CO_2 2 ～ 3L，然后换置腹腔镜。在腹腔镜直视下将弹簧夹（hulka clip）钳夹于输卵管狭部；或将输卵管提起呈双折状，将硅胶环（falope ring）套于输卵管襻上；也可采用双极电凝烧灼输卵管峡部 1 ～ 2cm。

绝育术后应观察有无内出血、感染及脏器损伤，以便及时对症处理。经腹腔镜输卵管绝育术优点多，手术时间短，恢复快，但费用相对较高。

（赵锐）

附录一　妇科方剂索引

五画

六画

七画

八画

九画

十画

十一画

十二画

十三画

十四画

十五画

十六画

附录二　妇产科常用药物

I　雌激素类药物

【种类和制剂】

❶ 天然雌激素　体内分泌的天然雌激素为雌二醇、雌酮及雌三醇。目前国内临床常用的雌激素多为其衍生物，如苯甲酸雌二醇等。它们在机体内的代谢过程与天然雌激素类似。

（1）17β－雌二醇　微粒化17β－雌二醇，系天然人17β－雌二醇，商品名诺坤复。口服片剂，1mg/片。

（2）戊酸雌二醇（estradiol valerate）　为雌二醇的戊酸酯，是长效雌二醇衍生物，肌注后缓慢释放，作用维持时间2～4周。针剂有5mg（1mL）/支、10mg（1mL）/支。口服片剂，商品名补佳乐（Progynova），1mg/片。

（3）妊马雌酮（conjugated estrogens）　通常称妊马雌酮，商品名倍美力（premar- in），是从孕马尿中提取的水溶性天然妊马雌酮，其中主要成分为雌酮硫酸钠。口服片剂有0.3mg/片、0.625mg/片。

（4）苯甲酸雌二醇（estradiol benzoate）　为雌二醇的苯甲酸酯。是目前最常用的雌激素制剂之一，作用可维持2～5日，为油溶剂，仅供肌肉注射。针剂有1mg（1mL）/支、2mg（1mL）/支两种。

（5）环戊丙酸雌二醇（estradiol cypionate）　为雌二醇的环戊丙酸酯。是长效雌激素制剂，作用比戊酸雌二醇强而持久，维持时间3～4周以上。针剂有1mg（1mL）/支、2mg（1mL）/支及5mg（1mL）/支，供肌肉注射。

（6）雌三醇（estriol）　为存在于尿中的一种天然雌激素，活性微弱。针剂为10mg（1mL）/支，口服片剂有1mg/片、5mg/片，局部外用鱼肝油制剂含雌三醇0.01%。

❷ 半合成雌激素

（1）炔雌醇（ethinyl estradiol）　也称炔雌醇，为口服强效雌激素，作用约为己烯雌酚的20倍。口服片剂有5μg/片、20μg/片、50μg/片及500μg/片。

（2）**尼尔雌醇**（nilestriol） 为雌三醇衍生物，为口服长效雌激素，能选择性作用于阴道及宫颈管，而对子宫内膜作用很小。口服片剂有 1mg/ 片、2mg/ 片、5mg/ 片。

❸ **合成雌激素（非甾体雌激素）** 己烯雌酚（diethylstilbestrol）又称乙莀酚，曾是常用的雌激素制剂，作用强，价廉，因服后有恶心呕吐，近年已较少应用。口服片剂有 0.1mg/ 片、0.25mg/ 片、0.5mg/ 片、1mg/ 片、2mg/ 片。针剂有 0.5mg（1mL）/ 支、1mg（1mL）/ 支、2mg（1mL）/ 支，供肌肉注射。

【药理作用】

雌激素制剂的药理作用有：①促使生殖器生长与发育，使子宫内膜增生和阴道上皮角化。②增强子宫平滑肌的收缩，提高子宫对缩宫素的敏感性。③对下丘脑和腺垂体有正、负反馈调节，间接影响卵泡发育和排卵。④抗雄激素作用。对雌激素有无致癌作用，目前尚未能确定。雌孕激素合用的避孕药，经长期观察未证明有致癌作用。临床合理使用通常并无致癌危险。若妇女已患乳腺癌或子宫内膜癌，雌激素可能加速其发展。

【适应证】

雌激素的主要适应证有：卵巢功能低下、闭经、子宫发育不良、功能性月经失调、原发性痛经、绝经综合征、老年性阴道炎、回乳及绝经后妇女激素替代治疗（一般加用孕激素）等。

Ⅱ 孕激素类药物

【种类和制剂】

❶ **黄体酮（progesterone）** 为天然孕激素，为常用的孕激素。口服无效。肌肉注射后作用快，消失亦快，故需每日或隔日注射。针剂有 10mg/ 支、20mg/ 支。复方黄体酮注射液每支（1mL）内含苯甲酸雌二醇 2mg 及黄体酮 20mg。

❷ **黄体酮衍生物** 黄体酮的代谢物 17α－羟基黄体酮并无生物效应，但其 17α 上的羟基酯化后，其孕激素作用不但恢复且有所加强，常用制剂有：

（1）**甲羟黄体酮**（medroxyprogesterone） 商品名为安宫黄体酮。口服有效。口服片剂为 2mg/ 片、5mg/ 片及 10mg 片，目前已有 100mg/ 片、200mg/ 片、

500mg/ 片大剂量的口服片。

（2）**甲地黄体酮**（megestrol） 化学名为 6- 甲 - △ 6-17α 乙酰氧基黄体酮，商品名为甲地孕酮。口服片剂为 1mg/ 片及 4mg/ 片等。

（3）**氯地黄体酮**（chlormadinone） 化学名为 6- 氯 - △ 6-17α 乙酰氧基黄体酮，为强效口服孕激素。口服片剂有 2mg/ 片、6mg/ 片、12mg/ 片等。

（4）**羟黄体酮**（hydroxyprogesterone） 常用其己酸酯，化学名为 17α - 羟基孕己酸酯，为长效孕激素，其孕激素活性为黄体酮的 7 倍，缓慢释放，可维持 1~2 周以上。针剂有 125mg(1mL)/ 支、250mg(lmL 及 2mL)/ 支，供肌肉注射。

❸ **19- 去甲基睾酮衍生物** 睾酮在 19 位上去甲基后具有强孕激素作用。国内常用剂有：

（1）**炔诺酮**（norethisterone） 为 19- 去甲基睾酮衍生物，商品名为妇康片。除孕酬作用外，具有轻微雄激素和雌激素活性。口服片有 0.625mg/ 片、2.5mg/ 片、3mg/ 片。

（2）**炔诺黄体酮**（norgestrel） 为强效孕激素。较炔诺酮强 10 倍，是炔诺酮族中孕激素作用最强者，并有雄激素、雌激素和抗雌激素活性。口服片剂有 0.3mg/ 片、3mg/ 片等。

（3）**孕三烯酮**（gestrinone） 具有较强的抗孕激素与抗雄激素活性，还有很弱的雌激素和雄激素作用。商品名为内美通，口服片剂为 2.5mg/ 片。

【药理作用】

1. 孕激素有抑制子宫收缩和使子宫内膜由增生期转变为分泌期的作用，因此有安胎与调整月经的功能。应用时应注意选择制剂的种类，最好使用黄体酮。一般来说，孕激素的衍生物具有溶黄体作用。另外，具有雄激素作用的制剂还可能引起女胎生殖器官男性化。

2. 长期使用孕激素可使内膜萎缩，特别是异位的子宫内膜。大剂量孕激素可使分化良好的子宫内膜癌细胞退变。

3. 孕激素通过抑制下丘脑 GnRH 的释放，使 FSH 及 LH 分泌受抑制，从而抑制排卵；孕激素使宫颈黏液减少、黏度增加和子宫内膜受药物影响，增生被抑制，腺体发育不良而不适于受精卵着床。

【适应证】

孕激素主要适应证有：闭经，与雄激素并用作为性激素人工周期治疗；功能性子宫出血；保胎治疗；子宫内膜异位症及子宫内膜腺癌。孕激素作为常用女性避孕药的主要成分。

Ⅲ 雄激素类药物

【种类和制剂】

❶ 雄激素

（1）**丙酸睾酮**（testosterone propionate） 为睾酮的丙酸酯，是目前最常用的雄激素制剂，为油剂，仅供肌肉注射，吸收缓慢。针剂有 10mg（1mL）/ 支、25mg（lmL）/ 支及 50mg（lmL）/ 支。

（2）**苯乙酸睾素**（testosterone pHenylacetate） 作用维持较甲睾酮长，供肌肉注射针剂有 10mg（1mL）/ 支、20mg（2mL）/ 支。

（3）**十一酸睾酮** 口服后经肠道吸收，道过淋巴系统进入血液循环，使其避开肝脏的分解作用，保证在口服后能保持其有效作用。商品名为十一酸睾酮（andriol），口服制剂 40mg/ 丸。

（4）**甲睾酮**（methyltestosterone） 为睾酮 C17 的甲基衍生物。片剂供舌下含化，含化后可直接吸收入血循环。吞服需经肝代谢灭活，药效仅为舌下含化的 50%。效能约为丙酸睾酮的 1/5。制剂有 5mg/ 片、10mg/ 片两种。

（5）**三合激素** 针剂每支含丙酸睾酮 25mg、苯甲酸雌二醇 1.25mg 及黄体酮 12.5mg，供肌肉注射。

❷ 蛋白同化激素

（1）**苯丙酸诺龙**（nandrolone pHenylpropionate） 为一种低雄激素高蛋白合成作用的激素，其雄激素作用仅为丙酸睾酮 1/2，而蛋白合成作用为后者的 12 倍。供肌肉注射。肌注后作用可维持 1 ～ 2 周。针剂 10mg（1mL）/ 支、25mg（lmL）/ 支。

（2）**癸酸南诺龙**（nandrolone decanoate） 作用同苯丙酸诺龙，肌肉注射后作用可维持 3 周以上。针剂有 10mg/ 支、25mg/ 支及 50mg/ 支，供肌肉注射。

（3）**美雄酮**（metandienone） 为甲睾酮的去氢衍生物。其雄激素作用极小，仅为丙酸睾酮的 1/100，蛋白合成作用较强。口服片剂有 1mg/ 片、2.5mg/ 片、5mg/ 片。

（4）**达那唑**（danazol） 为 17α－炔孕酮衍生物。具有弱雄激素作用，兼有蛋白同化作用和抗孕激素作用，而无雄、孕激素活性。口服胶囊剂有 100mg/

粒及 200mg/ 粒两种。

【药理作用】

❶ **雄激素** 对男性具有促进生殖器官及第二性征发育，而对女性则具有拮抗雌激素、抑制子宫内膜增生及卵巢与垂体功能。雄激素还具有促进蛋白合成、加速组织修复、逆转分解代谢过程。应用不当可致女性男性化、肝损害及浮肿等副反应。

❷ **达那唑** 进入体内后，作用于下丘脑 – 垂体 – 卵巢轴，抑制促性腺激素的分泌与释放，影响卵巢性激素的合成，造成体内低雄、孕激素环境，不利于异位子宫内膜的生长。

【适应证】

雄激素主要适应证有：功血的月经调节，子宫肌瘤及子宫内膜异位症。蛋白同化激素主要适应证有：慢性消耗性疾病、贫血、低蛋白血症、术后体弱消瘦及晚期癌症等。达那唑的主要适应证为子宫内膜异位症。

Ⅳ 氯米芬

【制剂】

氯米芬（clomifene） 为人工合成的非甾体制剂，化学结构与己烯雌酚相似。口服片剂每片含氯米芬 50mg。

【药理作用】

氯米芬具有较强的抗雌激素作用和较弱的雌激素活性。其药理作用机制目前尚不十分明确，可能是低剂量药物作用于下丘脑，与雌激素竞争受体，解除雌激素的反馈作用，刺激内源性 GnRH 释放，促进脑垂体分泌 FSH 及 LH，诱发排卵。也可能作用于卵巢，增加卵泡对促性腺激素的反应。

【适应证】

氯米芬主要适应证有体内具有一定雌激素水平的功能性闭经、无排卵性功能失调性子宫出血、多囊卵巢综合征及黄体功能不全等所致的不孕症。

V　促性腺激素

【种类和制剂】

❶ **尿促性素（menotropine）** 从绝经期妇女尿中提取制成。国外制剂商品名为 Pergo-nal，每支含卵泡刺激素及黄体生成激素各 75U，供肌肉注射。国产 HMG 也已在临床扩大应用。

❷ **绒促性素（chorionic gonadotropine）** 从孕妇尿中提取制成。药理作用类似黄体生成激素。制剂为粉剂，500U/ 支、1000U/ 支，供肌肉注射。

【药理作用】

❶ **尿促性素**　含有 FSH、LH 两种促性腺激素，能促使卵泡发育和成熟并分泌雌激素，若垂体和卵巢有一定功能，所产生雌激素的正反馈作用能间接使垂体分泌足量 LH 而诱发排卵。若垂体功能低下，则需加用绒促性素才能诱发排卵并维持黄体功能。

❷ **绒促性素**　若垂体能分泌足量卵泡刺激素，而黄体生成激素分泌不足，于接近卵泡成熟时给予本药，可以诱发排卵，继续应用可维持黄体功能。若垂体功能不足，则可先用氯米芬或尿促性素，使卵泡发育成熟，然后用本药以替代黄体生成激素，方能达到诱发排卵的目的。

【适应证】

上述两药主要适应证为无排卵性不孕症、黄体功能不全等。

Ⅵ　黄体生成激素释放激素

【种类和制剂】

黄体生成激素释放激素（LH-RH），又称促性腺激素释放激素（GnRH），它同时具有 LH-RH 及 FSH-RH 作用。

❶ **戈那瑞林（gonadorelin）** 为 10 肽化合物，人工合成的药物结构与天然提出物完全相同。制剂为粉剂，每支 500μg，供肌肉注射或静脉滴注，临用时

溶解于生理盐水内。

❷ 促性腺激素释放激素类似物（GnRH-α） GnRH-α 包括增效剂和拮抗剂，常用为增效剂。GnRH-α 为 9 肽化合物，其作用远比 GnRH 强，半衰期也比 GnRH 长。

常用制剂：戈舍瑞林（goserelin），为微囊注射剂，每支 3.6mg，皮下注射，每 4 周 1 次；亮丙瑞林（leuprorelin），为微囊注射剂，每支 3.75mg，皮下注射，每 4 周 1 次。

【药理作用】

GnRH 能兴奋垂体合成和分泌 LH 及 FSH。大量 GnRH 或 GnRH-a 的应用，可消耗效应器官组织中的本身受体而产生功能抑制状态，称降调作用。

【适应证】

GnRH 主要用于垂体兴奋试验，下丘脑闭经与下丘脑性不孕等。GnRH-a 可用于子宫内膜异位症、子宫肌瘤等的治疗。

Ⅶ 溴隐亭

【制剂】

溴隐亭（bromocriptine） 系多肽类麦角生物碱，为多巴胺受体激动剂。口服片剂每片为 2.5mg。

溴隐亭长效注射剂（parlodel）可避免口服造成的胃肠功能紊乱。每支含量 50mg。

【药理作用】

溴隐亭作用于下丘脑，增加催乳激素抑制因子分泌，抑制垂体催乳激素合成及释放，或直接作用于腺垂体抑制催乳激素细胞活性，使血中催乳激素水平下降而达到终止溢乳；溴隐亭还能解除催乳激素对促性腺激素分泌的抑制，恢复卵巢功能。

【适应证】

可用于闭经溢乳综合征、高催乳激素血症、垂体微腺瘤的治疗及产后回乳等。

Ⅷ 前列腺素

【种类与制剂】

前列腺素（PG） 是一组化学结构相似，具有广泛生理性活性的不饱和脂肪酸，广泛存在于机体各组织和体液中，含量极微，而效应很强，不同类型的PG因结构上微小差异而表现出不同的生理活性。目前常用有两大类制剂，即E型PG及F型PG。

（1）**硫前列酮**（sulprostone） 系 PGE_2 类似物。针剂有0.25mg/支、0.5mg/支。

（2）**吉美前列素**（gemeprost） 系 PGE_1 衍生物，制剂为阴道栓剂，1mg/粒。

（3）**米索前列醇**（misoprostol） 系 PGE_1 衍生物，口服片剂有100μg/片及200μg/片。

（4）**卡前列素**（carboprost） 系 PGF_2a 衍生物，国产为消旋卡前列腺素，有针剂、栓剂及海绵剂等，针剂1mg（1mL）/支、2mg（1mL）/支，栓剂含8mg，海绵块含6mg。

（5）**卡前列甲酯**（carboprost methylate） 系PGE2a衍生物，栓剂每粒含1mg和0.5mg。

【药理作用】

❶ **生殖系统** PGF2a及PGE2对妊娠各个时期的子宫平滑肌均有收缩作用，以妊娠晚期的子宫最敏感。为妊娠足月的孕妇静脉滴注 PGE_2 或PGF2a所引起的宫缩与正常分娩的宫缩相似。早孕妇女阴道内给药，可引起强烈宫缩而致流产。前列腺素还有使宫颈软化作用。

❷ **心血管系统** PGE2使血管舒张，降低外周血管阻力而致血压下降，心、肾及子宫血流量增加。PGF2a的作用正好相反。

❸ **呼吸系统** PGE2对气管平滑肌有松弛作用，而PGF2a则有收缩作用。

❹ **消化系统** PGE2及PGF2a对胃肠道平滑肌均可引起收缩，临床上可出现恶心、呕吐、腹痛及腹泻等症状。

❺ **其他** 前列腺素对中枢神经系统也有一定影响，有癫痫史者可引起抽搐。并可能引起持续性瞳孔缩小和眼压升高，故青光眼患者禁用。

【适应证】

主要用于诱发流产、中期妊娠引产及产后出血。